国际经典影像学译著

Genitourinary Radiology

泌尿生殖系统影像诊断学

·原书第6版·

原　著　[美] N. Reed Dunnick　　　[美] Jeffrey H. NewHouse
　　　　[美] Richard H. Cohan　　　[美] Katherine E. Maturen
主　译　陈　涓　姜　蕾
主　审　陈　敏

中国科学技术出版社
·北 京·

图书在版编目（CIP）数据

泌尿生殖系统影像诊断学 : 原书第6版 / (美) N.里德·邓尼克 (N.Reed Dunnick) 等原著; 陈涓, 姜蕾主译. — 北京 : 中国科学技术出版社, 2019.5
ISBN 978-7-5046-8262-8

Ⅰ. ①泌… Ⅱ. ①N… ②陈… ③姜… Ⅲ. ①泌尿生殖系统—泌尿系统疾病—影像诊断 Ⅳ. ①R690.4

中国版本图书馆CIP数据核字(2019)第054237号

著作权合同登记号：01-2019-3844

策划编辑	焦健姿　王久红
责任编辑	黄维佳
装帧设计	佳木水轩
责任校对	龚利霞
责任印制	李晓霖

出　　版	中国科学技术出版社
发　　行	中国科学技术出版社有限公司发行部
地　　址	北京市海淀区中关村南大街16号
邮　　编	100081
发行电话	010-62173865
传　　真	010-62179148
网　　址	http://www.cspbooks.com.cn

开　　本	889mm×1194mm　1/16
字　　数	1013千字
印　　张	35.25
版　　次	2019年5月第1版
印　　次	2019年5月第1次印刷
印　　刷	北京威远印刷有限公司
书　　号	ISBN 978-7-5046-8262-8 / R · 2385
定　　价	248.00元

Wolters Kluwer Health did not participate in the translation of this title and therefore it does not take any responsibility for the inaccuracy or errors of this translation.

This is translation of *Genitourinary Radiology*（*Sixth Edition*）.

译者名单 Translators List

主　译　陈　涓　　姜　蕾

主　审　陈　敏

译　者　（以姓氏笔画为序）

叶晓华　朱　捷　李春媚　邹明珠

沈　枨　姜雨薇　徐文睿　徐筑津

郭　锬　焦　晟

内容提要　Abstract

　　本书是引进自 Wolters Kluwer 出版社的一部高质量医学影像学著作，综合介绍了超声、放射、核医学等各种影像学检查方法在泌尿生殖系统的应用。开篇先阐述了泌尿道及男性和女性生殖系统的先天发育异常及影像表现；阐释了肾脏的功能解剖、生理及对比剂的不良反应，这是后续阐释肾脏疾病影像表现的基础。接下来，阐述了肾上腺的功能亢进疾病和非功能亢进疾病的影像表现，腹膜后疾病的影像诊断及鉴别诊断，肾脏囊性疾病、肾脏肿瘤、肾脏炎性疾病、肾脏血管性疾病、尿石症及肾钙盐沉积症、肾盂肾盏输尿管疾病、膀胱疾病的影像诊断及肾衰竭和肾移植相关问题的影像表现。在生殖系统方面，详细阐述了前列腺与精囊、尿道与阴茎、阴囊与内容物及卵巢与附件、子宫（包括宫颈）、女性会阴与阴道的正常和异常影像表现。本书内容系统、翔实，可供泌尿生殖亚专业影像科医师和临床医师参考阅读。

作为长期工作在医疗、教学、科研一线的影像人，在日常实践工作中，我们认识到，一本全面、专业、严谨的专业书籍能给我们的工作带来极大的便利。尤其是对于广大年轻的泌尿生殖专业临床医师和影像诊断医师，在新学之初，一本值得信赖并能常备案头的专业书籍便是他们的良师益友，能够在该专业疾病的诊断中提供极大的帮助。

Genitourinary Radiology 作为泌尿生殖系统领域的一本经典影像学书籍，详细介绍了不同医学影像学技术在泌尿生殖系统诸多疾病诊断中的具体应用。基于此，在陈涓、姜蕾等专家的组织下，北京医院放射科众多优秀的中青年医师积极投身到这本书的翻译工作中，在他们字斟句酌之下，本书的全部编译、审校工作终于圆满完成。

本书的内容编排体现了原著者的匠心独运，对从泌尿生殖系统的正常功能性解剖到先天发育异常，从血管性、代谢性、肿瘤性等自身疾病到影像学对比剂损伤等各疾病谱，都进行了全面梳理，帮助读者构建一个全面、宏观的疾病诊断思维。同时，结合当下广泛应用的影像学技术，通过经典、严谨、高质量的影像资料和量身定做的示意图，为读者呈现一个直观、立体的疾病特征，帮助不同领域、不同层次的读者更好地理解、记忆相关专业知识。此外，书中各章末都有附有"推荐阅读"，这些经典的文献资料也为读者提供了一个拓展阅读、获得更多参考资料的机会。

医学影像学的进步和临床各专业的发展一直都是相辅相成、密不可分的，只有将新的检查设备、新的诊断理念和新的治疗方式结合起来，才能创造更大的医疗价值。这些年来，一些较为原始、陈旧，甚至对患者损伤较大的技术逐渐被时代所淘汰，更多超声、放射（CT 和 MR）及核医学的新技术不断涌现，使我们在对泌尿生殖系统疾病的诊断上有了更多、更好的选择。因此，全新第 6 版紧跟现代医学的发展步伐，展示了更多新方法、新技术、新思路，为读者提供了更多、更实用的内容。

衷心希望本书的中文翻译版能得到广大读者朋友及医疗同行的喜爱，并希望通过分享这本书为影像科和泌尿生殖专业的临床医生带来切实的帮助。相信对于所有关注泌尿生殖系统疾病的医生来说，这本书必将成为你的良师益友抑或得力助手。

陈　敏

于北京医院

译者前言 Foreword by Translators

随着医学影像硬件及软件技术的飞速发展，很多疾病的诊断手段发生了重大变革，综合影像诊断越来越被广大临床医师所认可。一些传统的影像检查手段逐渐过时，有些已弃之不用，有些则被更先进、更高分辨率的无创检查所替代。本书综合介绍了超声、放射（CT 和 MR）、核医学等目前常用的各种影像学检查方法在泌尿生殖系统的应用。

与前 5 版一样，全新第 6 版系统全面地阐述了泌尿生殖系统的解剖及各种相关疾病的临床特征与影像学表现。影像学表现涵盖了包括超声、放射、核医学在内的综合影像诊断技术。

在前 5 版的基础上，新版删减了一些过时的内容，同时补充了新的内容，紧跟医学发展步伐，更符合当前医学发展形势。

本书的翻译工作主要由北京医院放射科的中青年医师合力完成，并由陈敏教授主审。相信本书不但能为影像医师提供借鉴，也能为泌尿生殖专业的临床医师提供综合影像诊断信息及治疗方面的参考。

在本书即将付梓之际，我们对所有参与本书翻译工作的同事表示由衷的感谢，正是各位译者高质量的工作使得本书的翻译工作顺利完成。同时，感谢中国科学技术出版社给予的大力支持。鉴于业务能力及英文水平的限制，翻译可能存在一些不足之处，还望同道不吝指正。

陈 涓 姜 蕾

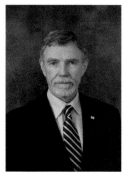
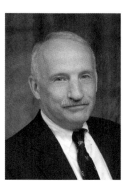
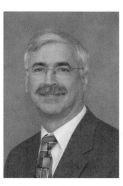
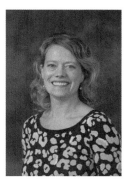

N. Reed Dunnick, MD　　Jeffrey H. Newhouse, MD　　Richard H. Cohan, MD　　Katherine E. Maturen, MD, MS

　　1986 年 5 月，在荷兰 Scheveningen 召开的泌尿放射学年会上，Dr. Ronald McCallum、Dr. Carl Sandler 和 Dr. Reed Dunnick 一起讨论后诞生了第 1 版的泌尿系统影像学教科书。该书于 1990 年由 Williams & Wilkins 出版社出版。Dr. McCallum 退休后，Dr. Dunnick 和 Dr. Sandler 又邀请了 Dr. E. Stephen Amis 和 Dr. Jeffrey H. Newhouse 两位著者，后两位教授编写了自己的教科书《泌尿系统影像学要领》，由 Little, Brown and Company 出版社出版。这四位作者共同完成了第 2、第 3 和第 4 版的泌尿系统影像学。Dr. Amis 因工作繁忙，无法参与第 5 版的编写，Dr. Richard Cohan 和 Dr. Stuart Silverman 在各自专长的领域编写了一个章节。第 5 版出版后，休斯敦得克萨斯大学的放射科教授 Dr. Sandler 去世了。Dr. Cohan 和 Dr. Katherine Maturen 加入了本书第 6 版的编写工作。这本书的编写初衷仍是希望涵盖读者必须要知道的内容，而不是所有要知道的内容。

　　本书的每一版都增加了很多新的内容。为了保证篇幅大小在可控制范围内，我们会删减旧的和过时的内容。比如，排泄性尿路造影，这种用于泌尿系统几十年的主要成像方法，现在已很少使用，所以就删除了。此外，还删除了解剖章节，将其相关内容汇入先天异常和其他特定器官的章节；由于许多传统的泌尿放射学检查已退出历史舞台，所以删除了检查技术章节；同时对对比剂章节进行了精简，只关注当前的使用情况。

　　各章节的著者会适当交叉调换，以确保内容更新。此次修订仍延续了第 1 版的传统，没有著者在某一章节的单独署名，因为本书是大家共同协作完成的。和以往的各个版本一样，每章最后都有“推荐阅读”，以便为那些希望获得更多相关主题内容的读者提供更多的指导，但我们认为没有必要在正文里单独引用。

　　我们仍然希望读者把这本《泌尿生殖系统影像诊断学（第 6 版）》纳入自己的收藏图书中，并希望这个新版本能够获得如以往版本一样的认可度。

N.R.D.　J.H.N.　R.H.C.　K.E.M.

Contents
目　录

第1章　先天异常（Congenital Anomalies）

一、上尿路异常 ··· 001

二、梅干腹综合征 ··· 017

三、下尿路异常 ·· 018

第2章　功能性肾脏解剖、肾生理学与对比剂
　　　　（Functional Renal Anatomy, Renal Physiology, and Contrast Media）

一、功能性肾解剖 ··· 030

二、基础肾生理 ·· 031

三、对比剂：历史背景 ··· 032

四、对比剂排泌生理学 ··· 034

五、对比剂：包装 ··· 035

六、对比剂急性不良反应 ··· 035

七、急性过敏样反应 ·· 036

八、迟发反应 ·· 039

九、急性生理性/化学毒性不良反应 ··· 039

十、增强后急性肾损伤 ··· 039

十一、二甲双胍 ·· 042

十二、含碘对比剂外渗 ··· 042

十三、罕见的含碘对比剂不良反应 ·· 043

十四、磁共振钆对比剂 ··· 043

十五、对比剂不良反应的治疗 ··· 045

第3章　肾上腺（The Adrenal Gland）

一、概述 ·· 051

二、功能亢进疾病 ··· 051

三、肾上腺髓质 ·· 055

四、非功能亢进病变 ·· 061

第4章　腹膜后（The Retroperitoneum）

一、液体积聚 ··· 079

二、腹膜后纤维化 ··· 085

三、腹膜后原发肿瘤 088

四、鉴别诊断 093

第5章 肾囊性病变（Renal Cystic Disease）

一、皮质囊肿 095

二、肾髓质囊性病 102

三、多囊肾病 102

四、肾小球囊性病 105

五、多囊性发育不良肾 106

六、多囊性肾瘤 106

七、锂诱发肾中毒 108

八、系统性疾病相关肾囊肿 108

九、获得性肾囊性病变 111

十、肾脏淋巴管瘤 112

十一、其他类型肾囊肿 112

十二、实质外囊肿 114

第6章 肾脏肿瘤（Renal Tumors）

一、概述 119

二、未定性的非常小的肾脏肿块 119

三、肾脏实性肿块 120

四、少见的原发性肾脏肿瘤 154

五、继发性肾脏肿瘤 155

六、肾脏和肾周间叶组织肿瘤 160

七、肾盂肿瘤 161

八、易与肾脏肿瘤混淆的炎性病变 161

九、儿童实性肾脏肿块 163

第7章 肾脏炎性疾病（Renal Inflammatory Disease）

一、细菌性感染 170

二、肾结核 183

三、肾脏少见感染性疾病 186

四、结节病 188

五、艾滋病的肾脏表现 188

第8章 肾衰竭（Renal Failure）

一、肾衰竭 192

二、肾衰竭的影像学检查 193

三、内科肾脏疾病 198

第9章　肾移植（Renal Transplantation）
一、移植前评估 207
二、肾移植并发症 210

第10章　肾脏血管性疾病（Vascular Diseases）
一、解剖 230
二、肾内动脉疾病 234
三、栓塞和梗死 237
四、动脉瘤 240
五、动静脉瘘 241
六、肾性高血压 243
七、儿童肾血管性高血压 252
八、肾静脉血栓形成 253
九、性腺静脉血栓形成 254
十、肾淋巴管瘤 254

第11章　尿石症和肾钙盐沉着症（Urolithiasis and Nephrocalcinosis）
一、尿石症 260
二、肾盏憩室内结石和钙乳症 278
三、肾钙盐沉着症 279

第12章　肾盂肾盏系统和输尿管（Pelvicalyceal System and Ureter）
一、生理 287
二、肾乳头坏死 288
三、髓质海绵肾（良性肾小管扩张症） 290
四、肾盏憩室 290
五、肾窦 292
六、血管压迹/骑跨 293
七、集合系统和输尿管良性肿块 294
八、恶性肿瘤 296
九、膀胱输尿管反流 302
十、输尿管梗阻 307
十一、输尿管扩张 315
十二、输尿管走行 315
十三、炎性疾病 316
十四、其他疾病 320

第13章　膀胱（The Urinary Bladder）

一、正常膀胱 327

二、膀胱良性疾病 328

三、膀胱肿瘤 345

四、尿流改道术 363

五、膀胱扩容术 368

六、神经源性膀胱 368

第14章　前列腺和精囊（Prostate and Seminal Vesicles）

一、前列腺和精囊的解剖 377

二、前列腺和精囊的成像技术 379

三、良性前列腺疾病 379

四、前列腺癌 387

五、精囊 395

第15章　尿道和阴茎（Urethra and Penis）

一、正常男性尿道 398

二、男性尿道获得性狭窄 399

三、外伤 403

四、尿道周围脓肿 404

五、尖锐湿疣 404

六、男性尿道肿瘤 404

七、女性尿道肿瘤 406

八、女性尿道憩室 407

九、尿道阴道瘘 408

十、尿道结石 408

十一、尿道术后改变 408

十二、阴茎 409

第16章　阴囊和内容物（Scrotum and Contents）

一、解剖和胚胎学 416

二、睾丸和阴囊急症 418

三、睾丸内病变 422

四、睾丸外阴囊病变 431

五、总结 433

第17章　卵巢及附件（Ovaries and Adnexa）

一、正常解剖 436

二、卵泡和囊肿 437

三、卵巢扭转 441

四、子宫内膜异位症 442

五、盆腔炎性疾病 445

六、卵巢肿瘤 451

七、结论 466

第18章　子宫和宫颈（Uterus and Cervix）

一、子宫的带状解剖 469

二、子宫肌层 469

三、子宫内膜 479

四、子宫颈 485

第19章　女性会阴和阴道（Female Perineum and Vagina）

一、解剖 497

二、会阴的囊性疾病 499

三、盆底功能障碍 503

四、盆底肿瘤 506

五、结论 511

第20章　泌尿道创伤（Urinary Tract Trauma）

一、肾脏损伤 515

二、肾盂输尿管结合部损伤 529

三、输尿管损伤 530

四、膀胱损伤 531

五、尿道损伤 540

六、阴茎损伤 549

Congenital Anomalies
先天异常

1

一、上尿路异常 / 001
  （一）肾脏 / 001
  （二）肾盂和输尿管 / 005
  （三）重复集合系统 / 009
  （四）输尿管末端异常 / 014

二、梅干腹综合征 / 017
三、下尿路异常 / 018
  （一）膀胱 / 018
  （二）脐尿管 / 019
  （三）苗勒管囊肿和前列腺小囊扩张 / 019

  （四）精囊腺 / 021
  （五）输尿管 / 022
  （六）隐睾 / 025
  （七）宫内异常 / 026
  （八）女性生殖道 / 026

一、上尿路异常

（一）肾脏

1. 解剖

肾脏是成对的腹膜后器官，位于腰椎两侧，与腰大肌相平行。它们是由许多肾锥体组成，每个肾锥体都有一个肾小盏和与之相对应的无数肾小管。肾锥体的底部由肾皮质覆盖，尖部是突向肾小盏的肾乳头。肾乳头包含了远端集合管（Bellini 管）的开口，注入肾盏内。肾盏是肾内集合系统的一部分，杯形，边缘为穹窿。尿液从每个肾盏流入漏斗部再流入肾盂。

肾脏以每个肾锥体底部的弓状动脉为界，分为外部的皮质和内部的髓质。皮质有时呈柱状，伸入髓质锥体间，被称为 Bertin 柱。肾盏、漏斗部及肾盂被称为肾内集合系统。肾窦是集合系统周围的间隙，包含大量的脂肪、肾动静脉、淋巴管的分支。

腹膜后被筋膜划分为三部分：肾旁前间隙、肾周间隙和肾旁后间隙（图 1-1）。肾旁前间隙包括胰腺、十二指肠降段至升段、升结肠、降结肠和肝脾动脉。肾周间隙前后界为 Gerota 筋膜的前层和后层。两层筋膜可以在中线融合；也可跨越中线而不融合，这使两侧肾周间隙相通。肾脏、肾上腺和近侧输尿管被 Gerota 筋膜包裹在肾周间隙内。肾旁后间隙内仅包含脂肪组织。

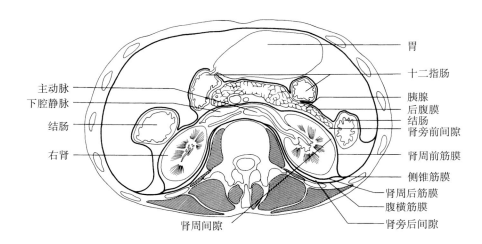

◀ **图 1-1　腹膜后解剖**
引自 Amis ES Jr, Newhouse JH. *Essentials of Uroradiology*. Boston, MA: Little, Brown & Co., 1991:5.

图中标注：胃、十二指肠、胰腺、后腹膜、结肠、肾旁前间隙、肾周前筋膜、侧锥筋膜、肾周后筋膜、腹横筋膜、肾旁后间隙、肾周间隙、右肾、结肠、下腔静脉、主动脉

2. 位置异常

（1）旋转不良：正常位置的肾脏旋转不良通常是由于肾脏沿垂直轴方向旋转失败，导致肾盂朝向前方，可以单侧或双侧发生，极少出现由于过度旋转导致肾盂朝向侧面的情况。在计算机断层扫描（computed tomography，CT）上可以看到肾盂朝向前方（图1-2）。

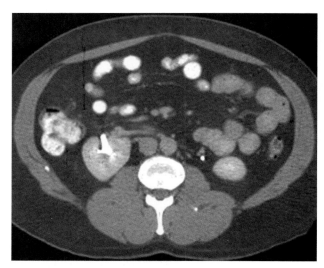

▲ 图 1-2　肾脏旋转不良
在 CT 上，肾盂朝向前方

（2）异位肾：胎儿时期肾脏从骨盆开始上升，每个肾脏从周围血管获得血供。初始时血供来自髂内外血管，在发育过程中的第 8 周左右血供直接来自主动脉。血供异常可能妨碍肾脏向头侧移位从而导致肾脏异位。最常见的肾脏异位类型是盆腔肾，肾脏位于真性骨盆或骶骨前方（骶骨肾）。异位肾的发病率据报道为 1/1200～1/500。由于异位肾经常没有临床症状所以准确的发病率很难确定。伴随先天异常的发生，在同一器官或其他器官发现异常的可能性会增加。因此，盆腔肾伴有其他病理改变的情况并不少见，例如伴有肾盂积水或膀胱输尿管反流。与盆腔肾相关的临床症状通常是由于与之伴随的疾病引起的，比如由于梗阻导致的疼痛或由于反流引起的感染。

影像所见取决于盆腔肾脏的肾功能情况及是否伴随其他异常。超声上，可以在盆腔发现具有肾窦回声特征的肾形肿块。CT 上，经常可以发现具有

功能的肾实质肿块（图 1-3）。由于盆腔肾血供变异大，所以在计划手术前常进行血管造影检查。

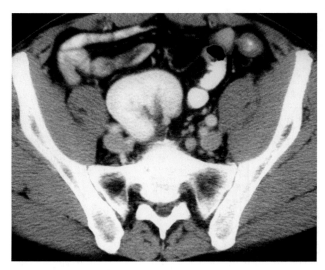

▲ 图 1-3　盆腔肾
增强 CT 检查示右肾位于盆腔内

（3）胸内肾：这是当肾脏上升的位置高于第 2 腰椎水平时发生罕见的异常。肾脏通过先天或后天形成的后膈孔到达胸腔，男性较为常见，常发生于左侧。胸内肾的血供通常来自腹主动脉发出正常肾动脉的位置。先天性胸内肾在新生儿中的发生率约为 1∶15 000，经常由于发现胸腔后部肿块，在胸片上看似来源于横膈，从而进一步得到诊断。

3. 数目异常

（1）肾脏未发育：真性肾脏未发育是先天性肾脏组织的完全缺如（图 1-4）。这种情况需要跟获得性发育不全相区别，获得性发育不全时肾脏组织有发育，但在发育过程中或儿童时期由于功能不良导致萎缩。肾脏未发育在新生儿中的发生率约 1∶1000。它的发生被认为是由于输尿管芽形成失败或者是由于后肾胚基先天缺如造成的。在后种情况下，可以出现部分发育的输尿管。真性肾未发育时，膀胱镜检查下可以发现同侧的膀胱三角区及输尿管口缺如。肾动脉缺如，患侧肾隐窝被结肠占据。同侧肾上腺缺如发生在 8%～10% 的患者中。肾未发育几乎总是伴随对侧肾脏代偿性肥大，对侧肾代偿性肥大也见于一侧肾脏被切除或功能受损等情况。然而，老年患者有肾损伤时，代偿性肥大则

较少发生。

生殖系统异常也可以与单侧肾脏发育不全伴随发生。当这种情况发生时，提示病因也影响到中肾管。在男性中，这种异常包括囊肿、同侧精囊腺缺如、同侧输精管缺如、睾丸发育不全或未发育或者尿道下裂。

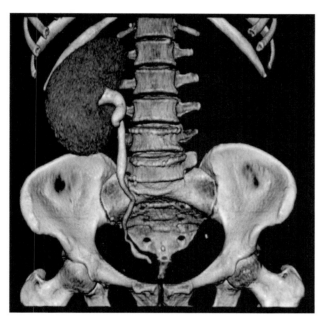

▲ 图 1-4　真性肾脏未发育
CT 尿路造影容积重建图像上显示右侧孤立肾脏（由韩国光州医院放射科 Seog Wan Ko 博士提供）

在女性，肾脏未发育可伴有单角或双角子宫、子宫缺如或发育不良、阴道缺如或发育不全、Mayer-Rokitansky-Kuster-Hauser 综合征（女性生殖道畸形综合征，MRKH 综合征）。在男性中，与 MRKH 综合征对应的是 Zinner 综合征（精囊囊肿伴同侧肾缺如），包括单侧肾脏未发育、同侧精囊腺囊肿和射精管梗阻。Zinner 综合征常在男性成年时期因为不育症而得以诊断。

双侧肾脏未发育的情况极其罕见而且危及生命。男性患者约占 3/4。患有此病的婴儿会表现出特征性的 Potter 面容，包括低位耳和眼睑襞突出。

（2）肾脏发育不良或发育异常：肾脏发育不良不常见，肾脏体积较正常缩小 50%，肾盏数量减少。通常发生于单侧，肾功能相对于肾脏体积来说是正常的。多数的单侧小肾脏是由后天因素所致，

如慢性贫血、反流（慢性萎缩性肾盂肾炎）、长期梗阻（肾盂积水萎缩）。然而，这些疾病与肾脏发育不良的区别在于，反流或者梗阻时肾盏的杯状形态是异常的。

Ask-Upmark 肾（见第 10 章）被认为是肾发育不良的一种变异。肾脏体积小，主要由于肾上极皮质缺失导致，肾上极有皮质凹陷。然而多数患者同时有相关的反流和感染表现。Ask-Upmark 肾目前被认为是罹患慢性肾盂肾炎后形成瘢痕所致，而不是真性先天性病变。

（3）额外肾：额外肾极其罕见，是由于后肾胚基分裂所致。大多数额外肾位于身体尾侧且发育不良。它和同侧的主肾脏完全或通过疏松结缔组织相连。通常额外肾有独立的集合系统。

4. 形式异常

（1）交叉异位肾：交叉异位肾是一侧肾脏由原侧跨过中线到对侧，而其输尿管仍位于原侧。交叉肾的位置通常低于肾脏的正常位置。90% 的病例中至少有部分肾脏融合（交叉融合异位）。其余病例为同侧的两个孤立不融合的肾脏（交叉未融合异位）。其他多种的交叉异位包括孤立性交叉异位

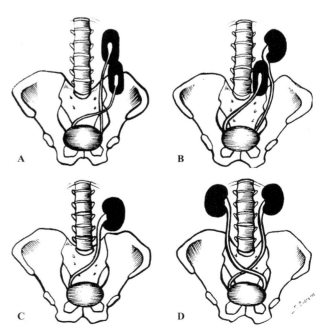

▲ 图 1-5　不同类型的交叉异位肾
A. 交叉融合异位肾；B. 交叉未融合异位肾；C. 孤立性交叉异位；D. 双侧交叉异位肾

和双侧交叉异位（图1-5）。交叉异位肾常见于男性（2∶1），左侧肾脏异位至右侧约是右侧肾脏异位至左侧的3倍。交叉融合异位的新生儿发病率约为1∶1000。

交叉异位肾被认为是由于脐动脉位置异常阻碍了肾脏向头侧正常移动，这种情况下，肾脏会向阻力最小的方向移动从而跨越到对侧。其他假说认为，当输尿管芽交叉到对侧时会发生交叉异位肾，它在对侧的后肾胚基诱导肾单位形成。

在大多数的交叉异位肾中，输尿管是不异位的，膀胱镜显示膀胱三角区是正常的。伴随的先天畸形的发生率低。交叉异位肾极少引起临床症状，然而这些患者可能在成年时出现腹痛、脓尿或尿路感染。与交叉异位肾相关的尿路结石的发生率稍高，被认为是与尿液瘀滞有关。

交叉异位肾很容易在横断图像上被发现（图1-6）。超声图像上，交叉融合异位肾的特征是两个肾脏之间前部或者后部有切迹。交叉肾单元的血液供应通常是异常的，如盆腔肾一样，手术前通常推荐进行血管造影检查。

（2）马蹄肾：马蹄肾是最常见的肾脏畸形，新生儿发病率大约为1∶400，男女比例为2∶1。双侧肾脏由一个峡部相连接。这种畸形的发生被认为是由于脐动脉位置异常干扰了肾脏向头侧正常移动。因此，两侧发育中的后肾胚基相接触导致了部分肾脏融合。

马蹄肾的峡部通常为带状的肾实质（图1-7）且有自身的血供。在某些病例中，该带状结构仅仅由纤维组织构成。通常，该带状结构连接两肾下极，这阻碍了肾脏的正常旋转，所以两侧肾盂都朝向前方。很少情况下该带连接两侧肾上极而不是下极。该带状结构通常位于主动脉和下腔静脉前方，但是在肠系膜下动脉后方，后者进一步阻碍了肾脏向头侧移动。然而，马蹄肾变异很多，所以肾脏的位置、血供、与大血管的关系，甚至两侧肾脏的大小都是多种多样的。马蹄肾常常伴有输尿管结合处（ureteropelvic junction, UPJ）梗阻（图1-8）。许多马蹄肾患者终生没有症状，其他的患者因尿路梗阻、感染或肾结石的症状而就诊。马蹄肾在腹部钝伤时更容易受伤，大概是由于它的前方相对缺少保护所致。

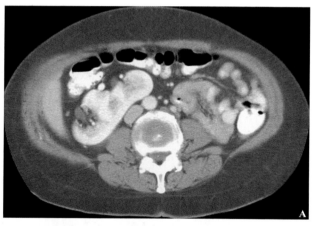

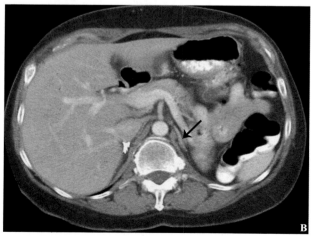

▲ 图1-6 交叉融合异位肾
A. 左侧肾脏位于右腹部并且与右肾融合；B. 左侧肾上腺（箭）只有一肢

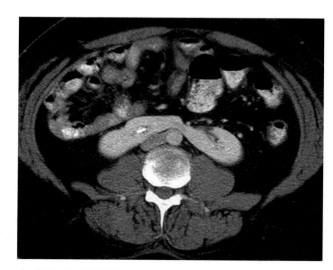

▲ 图1-7 马蹄肾
增强CT示两肾融合

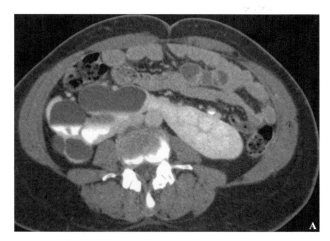

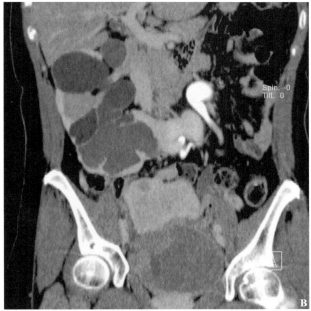

▲ 图 1-8　马蹄肾伴肾盂输尿管结合处（UPJ）梗阻
A. 轴位 CT 示马蹄肾右侧部分肾盂积水，仅仅残留菲薄的环状有功能肾实质；B. 冠状重建图像（由韩国光州医院放射科 Seog Wan Ko 博士提供）

马蹄肾的血供非常多样，大多数患者双侧有多个肾动脉（图 1-9）。峡部可能由肾动脉分支供血或者直接由腹主动脉、肠系膜下动脉或髂动脉供血。

马蹄肾患者的影像表现包括：①肾轴异常，每侧肾的下极比上极更偏内侧；②肾脏位置更偏尾侧；③双肾旋转不良，双侧肾盂朝向前方，所以下部肾盏比近侧输尿管的位置更偏内侧。在 CT 或 MR 上，马蹄肾的峡部更容易识别，同时可能对于确定肾脏与大血管的关系有帮助。

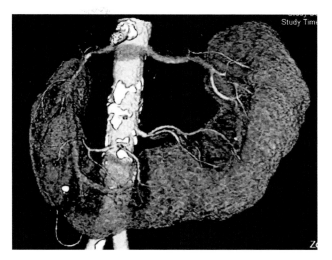

▲ 图 1-9　马蹄肾
CT 尿路造影重建图像示多条动脉给马蹄肾供血

5. 其他融合畸形

其他融合畸形较马蹄肾或交叉异位肾少。环状肾是两肾上下极融合形成一个环形的肾肿块。块状或薄饼状肾是两肾广泛融合形成的罕见畸形。肾脏通常位于中线或轻微偏向一侧，一般不高于骶岬水平。肾盂朝前引流肾脏的不同部分。输尿管通常是不交叉的。

（二）肾盂和输尿管

1. 单乳头肾和多肾盏

正常人肾脏集合系统典型的有 10 ～ 14 个肾盏。单乳头肾在极少情况下可见。左肾更常见，通常伴有其他重大的畸形，例如同侧肾脏发育不良，也常有对侧肾脏的异常。相反地，多肾盏表现为肾盏数量增多，它经常单独发生，而肾脏的其他部分都是正常的。

2. 先天性巨肾盏

许多研究者认为，先天性巨肾盏又称巨肾盏是一种获得性疾病。肾盏全部对称性扩大，但是肾盂和输尿管是正常的（图 1-10）。而且没有尿路梗阻或反流病史。几乎总是累及单侧肾脏，肾脏大小和功能是正常的。虽然巨肾盏可以是先天性的，但是很久以前（甚至可能是胚胎时期）发生的临床隐匿性梗阻或反流可能是形成巨肾盏的原因。另一个支持后天性因素的证据是巨肾盏通畅发生于成人。

3. 微肾盏

微肾盏和正常肾盏除了大小不同以外其他均相似（图1-11）。它可以从肾盂或者漏斗开始终止于乳头体尖。通常有正常的穹窿和引流的肾小管。

4. 迷走（异位）乳头

多数的肾乳头注入肾小盏。在肾极区域，复合肾盏比较常见，表现为几个肾乳头并排注入一个肾大盏。罕见情况下，肾乳头可以迷走插入集合系统，表现为充盈缺损，需要和结石、肿瘤或者其他病变鉴别。 实际上， 迷走的乳头可以突入被肾实

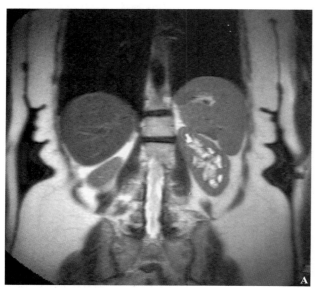

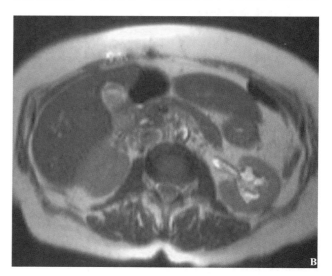

▲ 图 1-10　先天性巨肾盏
A. 冠状位；B. 轴位 MR 示左肾肾盏广泛扩张，左侧肾盂不扩张

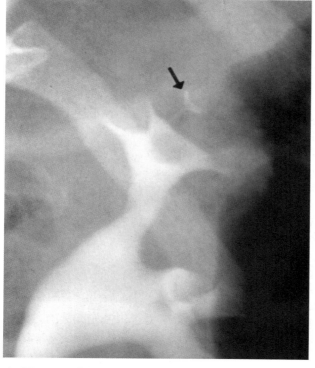

▲ 图 1-11　微肾盏
上极可见一个小的但是其他都正常的肾盏（箭）

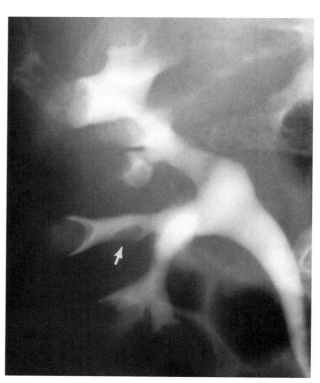

▲ 图 1-12　异位乳头
排泌性尿路造影可见漏斗内一个光滑的卵圆形充盈缺损（箭）

质包围的集合系统的任何部分，包括漏斗或肾盂的肾内部分。排泌性尿路造影或逆行性肾盂造影可以在充满对比剂的集合系统内见到一个光滑的圆形或卵圆形的透亮缺损（图 1-12）。边界光滑而且位置固定在集合系统边缘的征象可以用来区分肿瘤或结石。斜位像可以显示乳头的外部起源。

5. 肾盂输尿管结合部梗阻（UPJ）和先天性巨输尿管

尽管发生在输尿管两端，将 UPJ 梗阻和先天性巨输尿管放在一起讨论是因为二者在组织学和生理学上相类似。两种疾病都是由于输尿管平滑肌纤维缺失或排列紊乱伴有纤维化，从而导致受累的输尿管不能正常蠕动，进而继发功能性梗阻。UPJ 先天性梗阻是常见的尿路异常，由于功能性 UPJ 狭窄导致肾盂肾盏扩张。

在大约 5% 的病例中，迷走的肾动脉外源性压迫 UPJ 可以导致类似的影像表现。先天性 UPJ 梗阻是新生儿腹部肿块最常见的原因。目前妇产超声几乎常规应用，因此这一疾病在产前被发现得越来越多。这种疾病可以至成年时才有临床症状，当出现血尿、协腹疼痛、发热或罕见地出现高血压时患者才就诊。据报道，有些患者直到六七十岁才就诊。一些患者是由于其他原因进行检查时才偶然发现。男女比例约 2 : 1，左侧较右侧多见，但原因不明。有报道称该病具有家族倾向性。

在一些患者中，症状仅发生在持续利尿的情况下，这种情况被称为"喝啤酒者肾积水"（"beer-drinker's hydronephrosis"）或者 Dietl 危象。这种患者的 UPJ 梗阻非常轻微，在正常尿流情况下，UPJ 异常被代偿而无症状。当患者无症状时，检查结果可能是正常的或仅仅表现为肾外型肾盂；在出现急性症状时，推荐使用利尿肾图或者尿路造影来显示潜在的异常。

当长期梗阻或梗阻非常严重时，肾盂肾盏扩张，实际上肾脏可能已经无功能了。这类患者 UPJ 自身很难被观察到，似乎结合部位置更高或更偏内侧（图 1-13 和图 1-14）。必须要注意仔细区分真性 UPJ 梗阻（图 1-15）和肾外型肾盂，后者可以表现为肾盂扩张，而肾盏不扩张。UPJ 以远的输尿

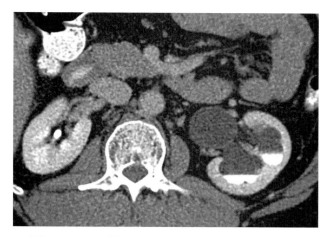

▲ 图 1-13　UPJ 梗阻
增强 CT 排泌期示左侧肾盂肾盏扩张，集合系统内见对比剂沉积、分层

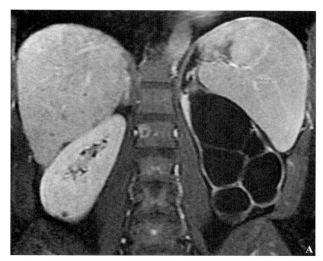

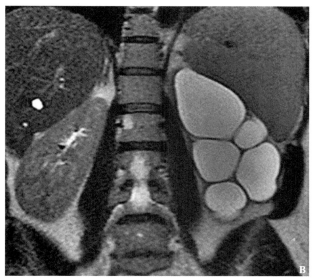

▲ 图 1-14　UPJ 梗阻
MR T₁WI（A）和 T₂WI（B）图像示明显扩张的肾

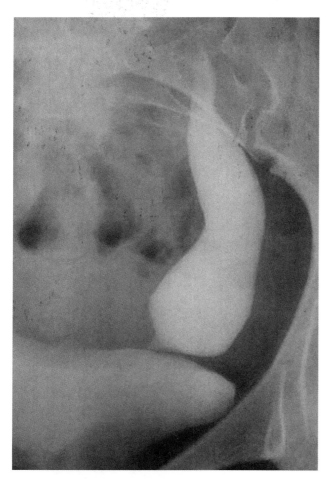

▲ 图 1-15 原发性巨输尿管
排泄性尿路造影示左侧输尿管远段明显扩张

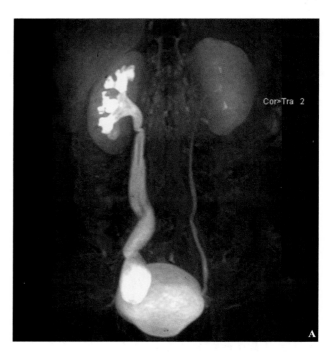

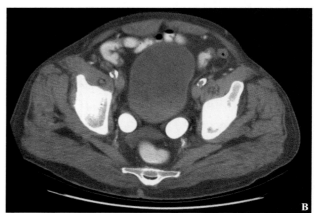

▲ 图 1-16 原发性巨输尿管
A. MR 尿路造影示右侧集合系统扩张，远端输尿管呈"鸟嘴状"为原发性巨输尿管的特征（由韩国光州医院放射科 Seog Wan Ko 博士提供）；B. 另一位患者的轴位 CT 示双侧远段输尿管扩张，其近侧输尿管表现正常，提示病因是原发性巨输尿管

管充盈程度变化较多。当 UPJ 扭曲明显时，迷走血管可能是导致梗阻的原因。

　　肾盂成形术被认为是治疗 UPJ 梗阻的首选方法。据报道，经皮肾造瘘术后行球囊肾盂成形术或内镜下肾盂内切开术，是手术治疗失败患者的主要和辅助的治疗手段。尽管报道称肾盂内切开术的成功率能达到 85%，但肾盂成形术能稳定地纠正85%～90% 患者的这种缺陷。肾盂内切开术很可能不应该用于婴儿，而且对于多肾盂或者 UPJ 狭窄较长的患者失败率会比较高。

　　先天性巨输尿管，或称为原发性巨输尿管，是远段输尿管的功能性梗阻。典型者累及输尿管开口上方约 2cm 的输尿管范围，异常段输尿管的口径通常是正常的。然而功能异常段近侧的输尿管有不同程度的扩张。常见仅远段 1/3 的输尿管扩张，

但如果梗阻足够严重，也可以出现明显的肾积水（图 1-16）。正如 UPJ 梗阻一样，正常大小的输尿管导管可以轻松通过输尿管异常段。因此，这个狭窄不是解剖上的狭窄，而是异常段输尿管不能正常蠕动所致。还有一种可能性，是异常段输尿管狭窄非常轻微，或者不能扩张到多数远端输尿管可以扩张到的正常的最大管径。在这种情况下，当收缩波向下推动尿液团通过扩张有限的输尿管段时，输尿管内静水压会升高，高于正常。经过一段时间，紧

邻病变段上方的输尿管扩张，就像其他情况的输尿管扩张一样，扩张的输尿管不能够传递正常的收缩波。对于重症患者的治疗，包括切除异常的远段输尿管、手术使"正常的"扩张的输尿管逐渐变细、通过抗反流技术将变细的输尿管重新植入膀胱。

6. 环腔静脉输尿管

下腔静脉的胚胎学较为复杂。正常情况下，通常肾脏上方的下腔静脉起自右侧下主静脉，肾脏下方的下腔静脉起自右侧上主静脉。当位于输尿管腹侧的下主静脉存留并形成下腔静脉的主要部分时，就导致了环腔静脉输尿管（图 1–17）。下主静脉迁移形成下腔静脉的过程中携带右侧输尿管向内侧移位。环腔静脉输尿管的症状与尿路梗阻的程度有关。

典型表现是邻近的右侧输尿管近段扭曲扩张和肾积水。近段输尿管走行呈"反 J"形，然后跨到下腔静脉后方并环绕下腔静脉，然后沿同侧椎弓根

内侧下降。这种严重的向内侧偏移的特点是环腔静脉输尿管的特征。

（三）重复集合系统

集合系统的重复可以是完全性的或者仅部分重复。部分重复畸形在先天性尿路异常中是最常见的。无论是在儿童还是成人，重复集合系统及其相关的异常都可以导致一些影像学上复杂的表现。

尸检中，部分重复畸形的发生率约 1∶150，完全重复畸形发生率约 1∶500。然而，临床上发病率高出尸检的 6 倍，这也许反映了这种异常可能会引起临床症状。双侧的完全重复畸形约占 20%。

1. 输尿管解剖

UPJ 通常表现为肾盂向下逐渐变细并连接近段输尿管。输尿管在跨到髂总或髂外血管前方的过程中始终位于腹膜后。输尿管下段向外侧弯曲然后向

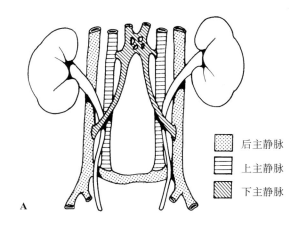

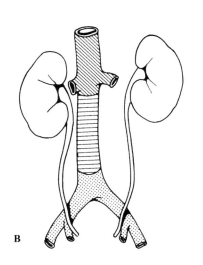

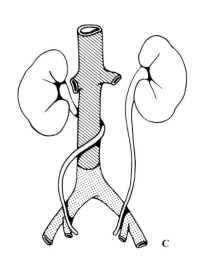

后主静脉

上主静脉

下主静脉

◀ 图 1–17 环腔静脉输尿管胚胎学

A. 胚胎时期，输尿管在三个主静脉中间蜿蜒而行；B. 正常发育的腔静脉，肾脏下方的腔静脉起源于输尿管背侧的上主静脉；C. 当肾脏下方的腔静脉起源于胚胎时期位于输尿管腹侧的下主静脉时，就形成了环腔静脉输尿管（引自图 9-195 in Witten DM, Myers GH, Utz DC, eds. *Emmett's Clinical Urography.* 4th ed. Philadelphia, PA：WB Saunders Co.; 1977：678.）

内侧走行，然后进入膀胱壁内走行约 2cm，最后在膀胱三角区外侧缘进入膀胱腔内。输尿管膀胱连接处是输尿管最窄的部分。

2. 胚胎学

输尿管由一个起自中肾管的芽形成（图 1–18）。该芽陷入后肾胚基，发出多个分支形成远端集合管及集合系统，这时正常肾脏就形成了。如果输尿管芽在连接后肾胚基前就发出分支，则形成部分重复畸形。输尿管芽发出分支的分叉点决定了两个输尿管的汇合点，这个分叉点可以发生在从膀胱壁至肾盂的任何位置。后者会导致双肾盂。在罕见的情况下，一个输尿管芽在与后肾胚基接触前可以分成三

个甚至四五个分支，从而导致多个肾盂。另一种变异是部分重复集合系统的一个分支没能接触到肾脏，进而变成了一个跟有功能的输尿管相连的盲端（图 1–19）。这个分支有时很短，被称作输尿管憩室。然而，由于它有输尿管壁的全层，所以这个分支并不是一个真正的憩室，更适合被称作输尿管芽盲端。

当两个独立的芽起自中肾管时发生输尿管完全重复畸形。这两个芽分别陷入后肾胚基，从而形成上下两个独立的肾内集合系统。两个集合系统各占一半，被各自的输尿管引流。在胚胎时期，当中肾管向尾侧移位时，下半部的输尿管会沉降于膀胱上预期正常位置的附近，因此它的输尿管膀胱结

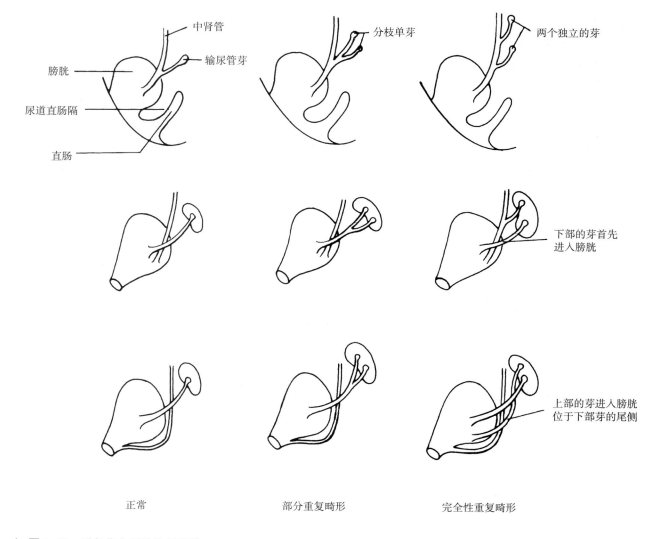

▲ 图 1–18　重复集合系统的胚胎学

引自 Amis ES Jr, Newhouse JH. *Essentials of Uroradiology*. Boston, MA: Little, Brown & Co.; 1991: 258.

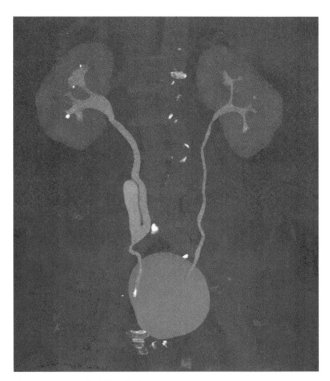

▲ 图 1-19 输尿管憩室
CT 尿路造影示右侧输尿管中部的一个输尿管芽盲端

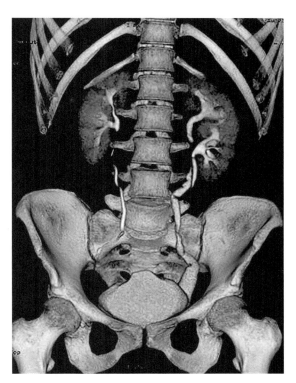

▲ 图 1-20 重复集合系统
CT 尿路造影容积重建显示左侧重复的集合系统

合部通常接近它在膀胱三角区的正常位置。上半部的输尿管在中肾管向尾侧移行的过程中依附于中肾管的时间更长，最终在下内侧部连接膀胱。Meyer-Weigert 定律指出，相对于来自下半部分的输尿管（正位输尿管），来自上半部分的输尿管（异位输尿管）在下内侧进入膀胱。Meyer-Weigert 定律的推论结果就是上半部常发生梗阻，而下半部可能发生反流。

　　绝大多数的完全或不完全重复畸形有正常功能，是在影像检查时偶然发现的。典型的情况下，上半部较小，仅包括两个或三个肾盏，引流大约 25% 的肾脏。在不完全重复畸形中，两个输尿管汇合点可以发生在任何位置，包括膀胱壁，这时很难与完全重复畸形相区别。这时就需要膀胱镜来确定是一个还是两个开口。在简单的完全重复畸形中，通常两个开口彼此相邻，开口在膀胱三角区相对正常的位置。超声扫描时，输尿管重复畸形可能在纵向扫查时显示两组独立的肾窦回声。CT 扫描时，重复肾在冠状重建图像上显示最佳（图 1-20）。轴位扫描中，上下部交界处表现为集合系统或肾窦脂

肪缺如，被称为"无面肾"（"faceless kidney"），该特点甚至可以在缺少对比剂增强时帮助确定重复畸形（图 1-21）。

　　在完全重复畸形中，输尿管终点的三种不同的异常可以导致重复的肾脏明显不同的病理改变。

　　• 下极输尿管的膀胱输尿管连接处的瓣膜机制发育不良（导致反流）。

　　• 上极输尿管异位汇入膀胱以外的位置。

　　• 异位输尿管囊肿也可以发生于引流上半部肾脏的输尿管。

　　（1）下极输尿管瓣膜机制发育不良：它是指膀胱输尿管连接处瓣膜机制发育不良累及引流下半部肾脏的输尿管开口处。这个输尿管开口可以在它膀胱三角区正常位置的略上方和侧方。由于开口位置异常，远段输尿管的膀胱壁内段缩短，更加容易直接穿过，这促成了反流的发生。完全重复肾的下半部输尿管反流的发生率明显高于单个集合系统。下半部的输尿管反流是伴随完全重复畸形发生最常见的异常。

　　X 线片上，输尿管反流可以通过膀胱尿道排尿

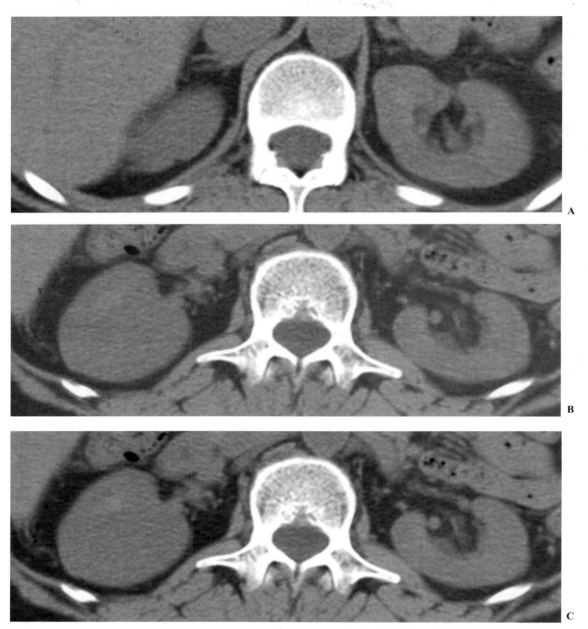

▲ 图 1-21 "无面肾"（faceless kidney）征象
增强 CT 示右肾中部没有肾盂

造影显示，经常是行放射性核素排尿膀胱造影。影像学上，从表现为尿液反流入不扩张的正常的下极集合系统到表现为反流入完全丧失功能的明显扩张的下半部集合系统都有。此外，经常可见反流性肾病，包括局部或弥漫性下极的肾的瘢痕伴有杵状肾盏。

（2）输尿管异位插入：另一个伴随完全重复畸形的重要异常是引流肾上极的输尿管异位插入。插入位置在正位输尿管的尾侧或膀胱外，从而导致尿

路梗阻并可能导致上半部肾脏发育不良。超过 2/3 的膀胱外输尿管异位插入与完全重复肾有关（图 1-22）。大约 1/4 成年女性的阴道壁、子宫和阔韧带有胚胎中肾管残留结构。这些残留结构解释了输尿管异位插入女性生殖器官的原因。在男性中，输尿管异位插入输精管和精囊腺是由于这些器官起源于中肾管，中肾管也是输尿管的起源。终止于尿道外的异位输尿管更容易阻塞上半部集合系统。一般

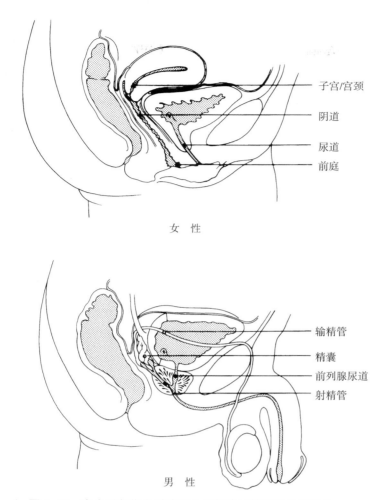

子宫/宫颈
阴道
尿道
前庭

女　性

输精管
精囊
前列腺尿道
射精管

男　性

▲ 图 1-22　完全重复集合系统的上半部输尿管膀胱外开口位
引自 Amis ES Jr, Newhouse JH. *Essentials of Uroradiology*. Boston, MA：Little, Brown & Co.; 1991：261.

来说，异位开口越远，上半部集合系统发育越差。

　　临床上，女性的膀胱外输尿管异位开口常不受括约肌控制，导致持续点滴状排尿。在男性中，输尿管异位开口常发生在尿道外括约肌水平以上。男性典型的临床表现是慢性或反复性附睾炎，这是因为输尿管异位开口于同侧输精管或精囊腺。

　　影像表现包括上极集合系统扩张、下极集合系统在它正常的轴位方向上反转、肾盏数目较正常减少，以及由于来自无功能上半部肾脏的输尿管扩张向内侧移位导致邻近输尿管向外侧方移位。超声典型表现为肾内上部无回声囊性区域（图 1-23A），代表扩张的上部集合系统扩张，输尿管扩张常能一直追溯到其开口处（图 1-23B）。CT 和 MR 同样可以显示上半部肾盂积水和输尿管扩张。必要时，可以进行

顺行性肾盂造影检查来显示异位输尿管开口的解剖结构。在一些病例中，可以识别异位输尿管开口并插入导管，进行逆行性尿路造影检查。所有重复畸形病例都应进行膀胱尿道排尿造影以显示是否有反流。

　　（3）异位输尿管囊肿：输尿管囊肿是远端输尿管膀胱黏膜下部分的局限性扩张。输尿管囊肿可以是正常位置的（单纯性）或异位的。单个集合系统的正常位置的输尿管囊肿会在后面的部分进行讨论。实际上，所有的异位输尿管囊肿都和同侧的完全重复肾有关。输尿管囊肿总是和起自上半部的肾输尿管有关，可以延伸至膀胱颈或者甚至到达后尿道（图 1-24）。约 50% 的异位输尿管囊肿在膀胱内终止，可能与膀胱输尿管反流入下半部肾输尿管有关。然而大多数患者有输尿管入口狭窄没有反流，

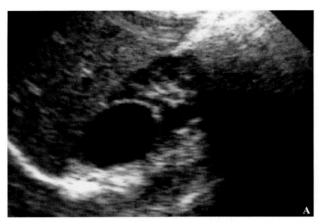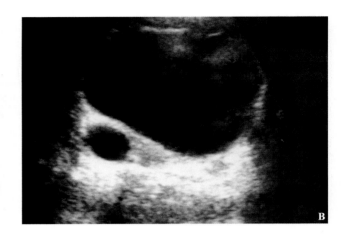

▲ 图 1-23　完全重复畸形的输尿管异位插入

A. 超声显示右肾上极无回声肿块；B. 在经盆腔的超声轴位图像上可以看到在膀胱右后方扩张的输尿管（引自 Amis ES Jr, Newhouse JH. *Essentials of Uroradiology*. Boston, MA：Little, Brown & Co.; 1991：262.）

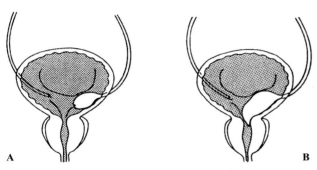

▲ 图 1-24　异位输尿管囊肿类型示意图

A. 大约一半的异位输尿管囊肿终止于膀胱内；B. 异位输尿管囊肿延伸经过膀胱颈部终止于近侧尿道（引自 Amis ES Jr, Newhouse JH. *Essentials of Uroradiology*. Boston, MA：Little, Brown & Co.; 1991：263.）

导致上半部肾积水。异位输尿管囊肿也可在膀胱黏膜下穿行通过膀胱颈，终止于后尿道，后尿道处开口常宽大。这时经常在排尿时发生反流，但不排尿时闭塞，因为它开口于正常闭合的尿道。总的来说，大约一半的输尿管囊肿在膀胱尿路造影时会发生反流，至少是在排尿时。

就像输尿管异位插入一样，发生异位输尿管囊肿时，同侧的上极集合系统可以几乎或完全没有功能，当输尿管囊肿引起轻微梗阻时也可以见到CT尿路造影肾盂期上部集合系统显影良好。大的异位输尿管囊肿因其大小和位置的关系可以导致同侧下极的输尿管开口扭曲，可能增加下部集合系统输尿管反流的发生率。相反地，大的输尿管异位囊肿也可能直接压迫或阻塞同侧的下端输尿管开口。异位

输尿管囊肿可以大到越过中线，阻塞对侧输尿管开口或脱垂入膀胱颈内，继而引起膀胱出口梗阻。

异位输尿管囊肿典型表现为膀胱内光滑的圆形或卵圆形的充盈缺损（图1-25）。尽管异位输尿管囊肿趋向于向侧方生长，但当足够大时可以延伸至中线位置。异位输尿管囊肿大小范围从直径1cm至几厘米不等。

完全重复畸形的尿路造影中，伴输尿管异位插入和异位输尿管囊肿的上尿路表现是类似的，两种病变都会影响上半部集合系统，常导致集合系统扩张或肾功能丧失。因此，超声、MR、CT（图1-26）的表现和前文提到的输尿管异位插入的表现类似。输尿管异位囊肿在盆腔超声中表现为膀胱内壁的分隔，代表扩张囊肿的壁。

（四）输尿管末端异常

关于输尿管末端异常，前面我们详细讨论过原发性巨输尿管和输尿管重复畸形。然而，正常位置的输尿管囊肿、输尿管开口异位和输尿管反流也可以发生在没有重复畸形时。

1. 输尿管囊肿

正常位置的输尿管囊肿发生在膀胱三角区的正常位置，又被称为单纯或成人型输尿管囊肿。正常位置的输尿管囊肿表现为膀胱三角区边缘光滑、圆形、水样密度的输尿管远端肿块，突入膀胱腔内。

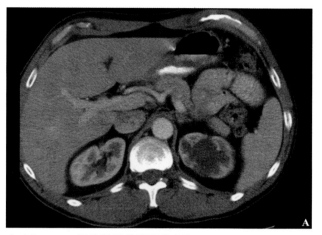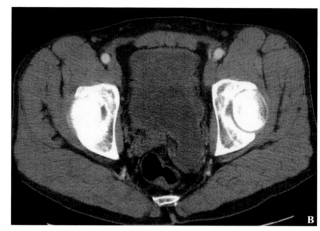

▲ 图 1-25　异位输尿管囊肿伴梗阻
A. CT 示尿路梗阻继发左上极部肾萎缩；B. 膀胱内见边界清楚的未显影的引起梗阻的输尿管囊肿

如果输尿管内有对比剂充盈，输尿管囊肿的中央部分也会充盈，与输尿管其他部分相连续，但是周围环绕一圈透明晕，代表输尿管囊肿周围的膀胱黏膜。在 CT 上，当对比剂充盈输尿管囊肿而尚未充盈膀胱时，容易观察到输尿管囊肿（图 1-27）。典型情况下几乎或完全不会出现尿路梗阻，但是在极少的情况下输尿管囊肿会造成严重的上尿路扩张。"假性输尿管囊肿"这个术语是指并没有输尿管末端异常，影像上出现和真性输尿管囊肿相似的表现。大多数的假性输尿管囊肿是后天获得性的，最常见的是结石嵌入远端输尿管，在输尿管开口周围形成了一个水肿带，当膀胱内充满对比剂时会和真性输尿管囊肿表现类似。

2. 异位输尿管插入

异位输尿管的末端不在膀胱三角区正常的位置终止。按照惯例，这个术语是用来定义输尿管开口在膀胱外的位置。80% 的异位输尿管是与完全重复畸形有关的。这种病变在女性中更常见，男女比例为 1 : 6。然而，在男性患者中，大多数的异位输尿管发生于单个集合系统。在不伴有重复畸形的输尿管开口异位中，异位侧的膀胱三角区找不到输尿管开口。异位开口可能发生的位置在前面重复畸形的部分已经讨论过。异位开口的位置越远（例如，在男性中开口于精囊腺），同侧肾脏越可能发育不良（图 1-28）。在这些病例

中，即使肾脏有功能也是很差的。对于更多的膀胱外异位开口，例如开口于尿道后部，其主要表现都是尿路梗阻和肾功能减低。

3. 膀胱输尿管反流

作为一个单向瓣膜，正常的膀胱输尿管结合处能够使尿液自由地从输尿管进入膀胱，并且能够阻止膀胱内尿液反流入输尿管。输尿管以略倾斜的角度穿入膀胱壁，然后在黏膜下走行约 2cm 到达开口处。当膀胱充盈时，膀胱内压力在各个方向上平均地施加于膀胱壁，覆盖在膀胱黏膜下输尿管上的膀胱上皮受到压力，继而使该段输尿管抵抗它肌肉的力量而变扁平，从而阻止反流。虽然输尿管膀胱黏膜下段变扁平，但是只要膀胱内压力保持在正常限度内，正常的输尿管蠕动仍可推动尿液从输尿管经过进入膀胱。

如果输尿管更直接地进入膀胱壁并且输尿管黏膜下段缩短，这种瓣膜机制就不能再发挥作用，膀胱输尿管反流就会发生。单单反流的静水压力就可导致肾脏反流性萎缩。然而，尿液的肾内反流也可以导致反流性肾病，表现为杵状增宽的肾盏和肾实质瘢痕，又被称为慢性萎缩性肾盂肾炎，倾向于发生在肾极区域。肾脏两极的复合肾盏被认为会促进尿液反流入集合管内。正常情况下，集合管在肾乳头上的开口有抗反流的结构，但是在复合肾盏处，这种结构会扭曲从而导致肾内反流的发生。

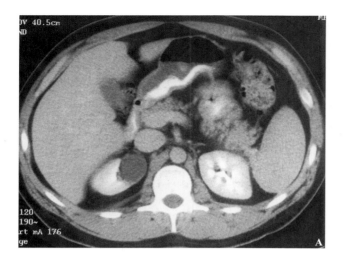
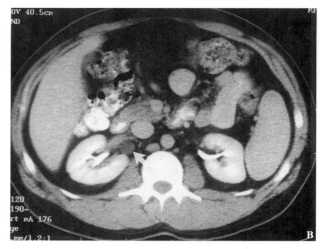
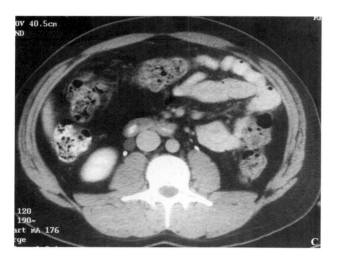
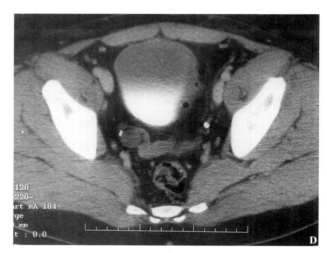
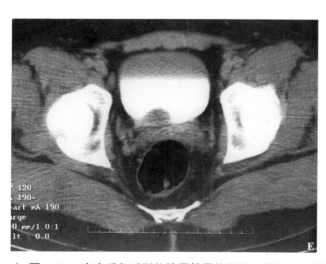

▲ 图 1-26　完全重复畸形伴输尿管异位囊肿，导致上半部集合系统梗阻

A. 肾脏层面显示右肾上极囊性病变；B. 肾脏下部层面示位于下部肾盂后方扩张的未充盈对比剂的上部输尿管（箭）；C、D. 中腹部和盆腔层面示正常大小的充盈对比剂的下部输尿管；E. 膀胱层面示在充盈对比剂的膀胱后部一水样密度的膨隆结构，为异位输尿管囊肿

二、梅干腹综合征

梅干腹综合征（Eagle–Barrett 综合征）是一种罕见的生殖系统综合征，特征为三联征：腹壁肌肉缺损、隐睾、尿路异常。尽管腹壁肌肉缺损曾经在女性中发现过，整个综合征包括尿路异常仅发生在男性。

由于腹壁肌肉缺损所导致的特征性表现，所以该综合征在出生时即可发现（图 1–29）。肌肉缺损典型位于下腹壁，上腹部表现是正常的。在一些病例中，肌肉缺损可以是部分或不对称的。下腹部表面的皮肤呈褶皱状，令人联想到梅干；在年龄较大的孩子中，褶皱会趋向消失，取而代之表现为"大肚腩"。尿路异常会累及肾、输尿管、膀胱和尿道。

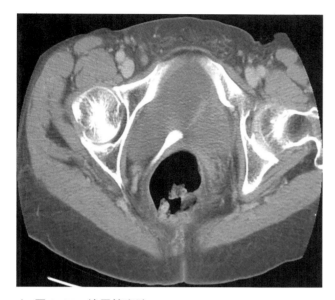

▲ 图 1–27　输尿管囊肿
远端扩张的输尿管内充满对比剂，易与未充盈对比剂的膀胱相区别

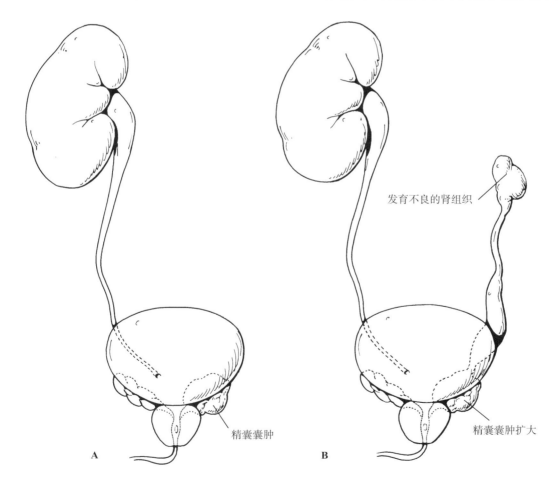

发育不良的肾组织

精囊囊肿

精囊囊肿扩大

A

B

▲ 图 1–28　精囊腺囊肿伴同侧肾脏发育不良（A）与肾脏发育不良（B）伴输尿管异位开口于精囊腺的表现是类似的

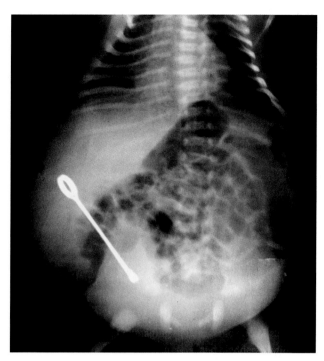

▲ 图 1-29 梅干腹综合征
新生儿梅干腹综合征腹平片示由于腹壁肌肉缺失导致侧腹部膨隆

肾脏发育不良和肾积水常常可见，但肾脏也可以是正常的。肾脏的病变可以是不对称的，一侧的肾脏正常，而对侧的肾脏发育不良。输尿管易迂曲扩张，最常呈节段性分布。膀胱输尿管反流常见。输尿管异常是由于缺少平滑肌所致。典型时膀胱非常巨大，可以伴有脐尿管未闭。

尿道前列腺部特征性扩张和在尿道膜部迅速变细，偶尔与后尿道瓣膜类似。扩张的后尿道被认为是继发于前列腺发育不良。前尿道通常是正常的，但也曾报道过有伴随巨尿道的病例。隐睾通常发生在腹部。

三、下尿路异常

（一）膀胱

1. 解剖

膀胱是一盆腔的空腔脏器，由平滑肌层、固有层、黏膜下层和黏膜层构成。肌肉为逼尿肌，肌肉排列包括三层：内层为纵行，中层为环形，外层为纵行。三层肌肉在下部压缩形成膀胱三角区，一个三角形的肌肉组织，尖端延伸至膀胱颈部。输尿管在三角区侧方进入膀胱。输尿管间嵴是在两个输尿管开口间的嵴状肌肉结构，形成了三角区的基底部。内括约肌位于膀胱颈部。

膀胱位于腹膜外，只有顶部和侧壁上部由腹膜覆盖。膀胱动脉供应主要来自髂内动脉，还有丰富的静脉丛引流入髂内静脉。与静脉丛相连的辅助静脉引流入椎间静脉丛，并在 IVC（下腔静脉）阻塞时提供静脉引流。

2. 膀胱外翻

最常见的膀胱先天性疾病是膀胱外翻。它是由于下腹壁肌肉组织发育缺损导致的，以至于膀胱前壁不连续，膀胱腔向前开放，膀胱黏膜与皮肤相连续。伴随的尿道上裂表现为尿道背侧开放，尿道黏膜覆盖短阴茎的背部。这种疾病在新生儿中的发病率约 1/50 000，男女比例 2∶1。

骨骼和胃肠道异常常与膀胱外翻伴随。耻骨联合分离直接和膀胱外翻合并尿道上裂的严重程度相关。在完全膀胱外翻中，耻骨分离宽大（图 1-30）。膀胱外翻合并尿道上裂可伴有输尿管梗阻和单侧或双侧肾盂肾盏扩张有关，这是由于膀胱输尿管结合处纤维化所致。然而，在大多数的病例中，上尿路正常，但是远段输尿管可以增宽。这种增宽曾被比作"爱尔兰棒球的球棒"（"hurley"），它是在传统

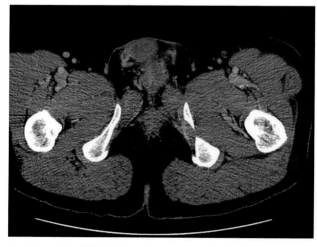

▲ 图 1-30 膀胱外翻
此处可见耻骨联合分离

的爱尔兰曲棍球游戏中使用的球棒。膀胱外翻常常发生脐疝和腹股沟疝。大多数儿童通过一期缝合和随后的膀胱扩张手术进行治疗。

膀胱发育不全常常无法存活，原因是尿路梗阻和肾衰竭。据报道，有些膀胱发育不全的儿童可存活到做出诊断。大多数患者是女性。

3. 先天性膀胱憩室

先天性膀胱憩室的发生与输尿管开口关系密切（图 1-31），典型的憩室开口于输尿管开口的上方或侧面。这种表现常被称为 Hutch 憩室。由于输尿管膀胱结合处的瓣膜机制受憩室影响而扭曲，从而可以导致膀胱输尿管反流。

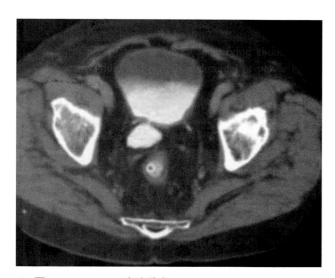

▲ 图 1-31 Hutch 膀胱憩室
CT 示在输尿管旁的膀胱憩室

（二）脐尿管

脐尿管是膀胱顶与脐之间的尿囊。膀胱最初是腹腔器官，但是之后它下降到盆腔内。这时，膀胱顶部缩窄形成脐尿管，后者随着膀胱的下降而延长。这条连接带正常情况下为完全闭塞的纤维索（脐韧带）。如果闭合失败，则会导致脐尿管未闭，尿液可以由此从膀胱流到脐部（图 1-32）。男女脐尿管未闭发病比例约 3:1。脐尿管在膀胱附着处节段性未闭合会导致脐尿管憩室或膀胱顶部憩室。脐尿管在脐部附着处未闭会导致脐窦。任何其他部分未闭合会导致脐尿管囊肿（图 1-33）。脐尿

管囊肿通常没有临床症状，除非继发感染。结石可以发生在脐尿管囊肿内，平片上可见膀胱轮廓上方的小点状钙化灶。

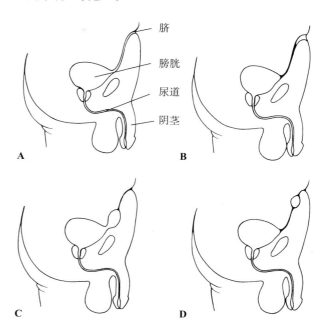

▲ 图 1-32 脐尿管异常
A. 脐尿管未闭；B. 脐窦；C. 脐尿管憩室；D. 脐尿管囊肿

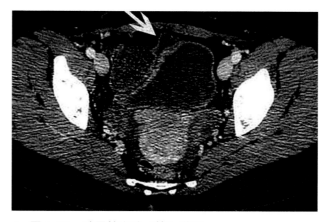

▲ 图 1-33 脐尿管囊肿（箭）增强
CT 示膀胱前上方一个小的脐尿管囊肿

（三）苗勒管囊肿和前列腺小囊扩张

1. 解剖

男性尿道由四部分组成。尿道前列腺部从膀胱颈部延伸到尿生殖膈上方长约 3.5cm。尿道前列腺部后壁纵行的平滑肌肿胀形成 1cm 的隆起，即精阜（图 1-34）。前列腺小囊是在精阜中间部分的一

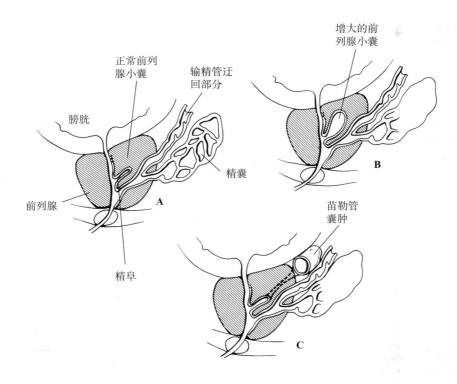

▲ 图 1-34　男性苗勒管残端异常

A. 正常的前列腺小囊是在精阜的小的囊袋结构；B. 扩张的前列腺小囊：与尿道相通，尿路造影可以显影；C. 苗勒管囊肿——前列腺上方的囊性结构，在两侧精囊腺之间，与尿道不相通

个小的凹陷，射精管在精阜两侧进入尿道。尿道前列腺部与膀胱相延续，被覆着移行细胞。

尿道膜部长度大约只有 1.0cm，从精阜远端延伸至尿道球部的锥尖，是尿道最窄的部分。尿道球腺（Cowper 腺）分布于尿道膜部的两侧。

尿道球部从尿生殖膈下缘延伸至成角的阴茎阴囊交界处。与尿生殖膈邻近的部分呈圆锥形，尖端窄。两个引流尿道球腺的导管进入尿道球部，此处是尿道最宽的部分。

尿道阴茎部从阴茎阴囊交界处延伸至外口。舟状窝是在尿道阴茎部远段 2cm 轻度扩张的部分。

尿道球部和阴茎部组成了前尿道，内衬复层柱状上皮。前尿道黏膜下排列着 Littre 腺，在性兴奋时可以向尿道分泌黏液。

（1）尿道括约肌：三种括约肌控制尿液排泄。内括约肌位于膀胱颈部，是被动控尿的主要肌肉。第二种括约肌是固有括约肌，分布在精阜下方，环绕着尿道膜部。外括约肌由横纹肌组成，分布尿道前列腺部远端在精阜下方。

（2）女性尿道：女性尿道是一个长约 4cm 的较直的管道。内括约肌在膀胱颈部，外括约肌靠近尿道外口。

正常的苗勒管在男性胎儿第 6 周时萎缩。苗勒管闭合的残端就是前列腺小囊和睾丸附件。没有萎缩的苗勒管可以沿着输精管的方向从阴囊到射精管形成囊状扩张（图 1-35）。苗勒管囊肿罕见，但最常见发生在前列腺上方中线的位置。偶然情况下，囊肿可以大到压迫膀胱后壁或者阻塞膀胱出口。如果继发感染，会出现耻骨上方和直肠的疼痛。苗勒管囊肿内液体可能是浆液性的、黏液性的、脓性的或者血性的，但没有精子。囊肿可以在超声、CT 或者 MRI 上被发现（图 1-36）。

偶然情况下可以见到扩张的前列腺小囊，但是它与尿道下裂和隐睾有关，如果有多种表现则提示两性畸形可能。正常的前列腺小囊长 8 ～ 10cm，开口于精阜，开口处狭窄（2mm），盲端呈球状。由于扩张的前列腺小囊与尿道相通，在逆行或顺行性尿路造影时可以显影。

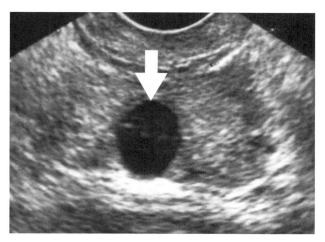

▲ 图 1-35　苗勒管囊肿
经直肠超声检查可见一个囊性病变（箭）

（四）精囊腺

输精管起自附睾的尾部，穿过内精索环进入盆腔。远段扩张形成壶腹，然后与精囊的排泄管汇合形成射精管。精囊腺是毗邻输精管壶腹的成对结构。

先天性精囊腺异常是由于正常中肾管发育过程中断或失败导致的。中肾管在妊娠 5 周后在中间背侧发育出输尿管芽。输尿管芽向头侧、背侧生长遇到生肾脊，形成可以发育成正常肾脏的后肾。随着胎儿生长发育，输尿管单独开口于膀胱，中肾管向尾侧移位，最终发育成射精管。中肾管远端发出小芽发育成精囊腺。

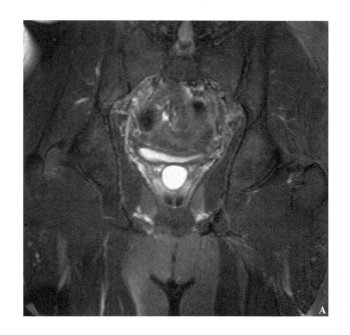

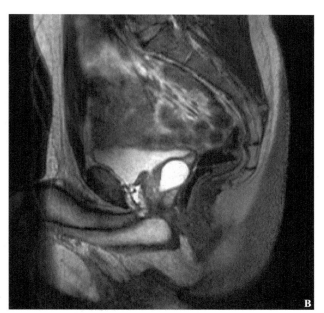

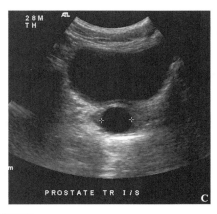

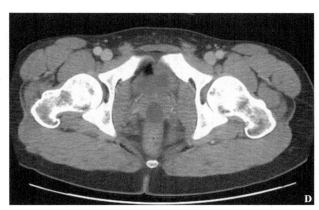

▲ 图 1-36　苗勒管囊肿
A. 冠状位；B. 矢状位：T_2WI 示膀胱后方的囊性病变，即苗勒管囊肿；C. 超声；D. CT 图像

任何输尿管芽或精囊腺芽发育异常均可导致先天畸形。当二者均没有发育时，则同侧肾脏、输尿管、一半的膀胱三角区及精囊腺缺失。输尿管芽没有发育会导致肾脏不发育，但精囊腺正常。精囊腺芽没有发育会导致精囊腺闭锁，但肾脏、输尿管和膀胱三角区是正常的。中肾管远端小芽发育异常会导致精囊腺导管闭锁，从而引起精囊腺梗阻，形成精囊腺囊肿（图1-37）。精囊腺囊肿常伴有同侧

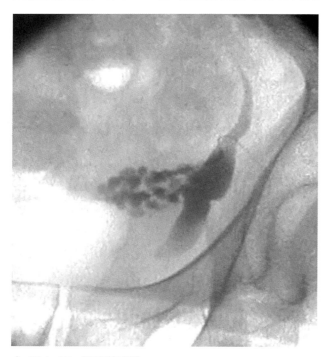

▲ 图1-37 精囊腺囊肿
可见异位输尿管进入左侧精囊腺

肾脏和输尿管缺如。很少情况下，由于输尿管芽发育延迟，精囊腺芽发育成输尿管芽，导致输尿管异位开口于精囊腺。精囊腺囊肿极少大到引起临床症状，通常在30岁时可以被发现，但是文献报道有患者60岁才发现。当囊肿很大，患者可有尿频、尿急、排尿困难的症状。常见盆腔和会阴部疼痛。

（五）输尿管

接下来我们会讨论许多引起梗阻或继发引起精囊腺和输尿管扩张的先天性输尿管病变。严重的梗阻会导致明显肾积水伴梗阻性肾萎缩。下部输尿管完全形成是在妊娠4个月末，由于胎儿排尿同时发生在这个时候，完全尿路梗阻可能导致胎儿宫内死亡。不完全尿路梗阻的胎儿可以正常出生，但是会出现由于肾衰竭导致婴幼儿时期发育停滞和呕吐，这些症状也提示了由尿道异常导致出口梗阻的可能性。

1. 后尿道瓣膜

精阜下部延续为尿道嵴，它是一种黏膜皱襞，最初位于中线，但是分为2～4个鳍（皱襞丘），螺旋状向下走行止于尿道膜部前部中线的位置。这些皱襞丘是退化的中肾管开口的残留。当中肾管开口太靠前部，正常的迁移会发生改变，导致皱襞丘异常融合和插入，导致瓣膜尖增厚。

在1919年，Young将输尿管瓣膜分为三型（图1-38）。Ⅰ型是最常见的，由从远端精阜延伸至尿

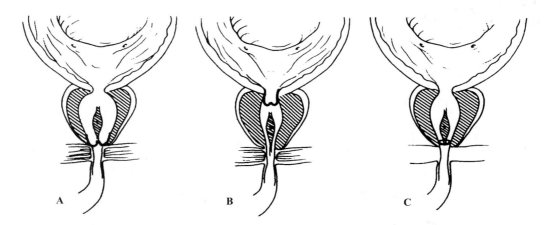

▲ 图1-38 后尿道瓣膜分型
A. Ⅰ型瓣膜从精阜远端延伸至尿道壁；B. Ⅱ型瓣膜在尿道前列腺部近侧，很可能是冗余的黏膜皱襞；C. Ⅲ型瓣膜是一种横膈横贯远端尿道前列腺部，横膈的开口大小决定了梗阻程度（引自 Amis ES Jr, Newhouse JH. *Essentials of Uroradiology*. Boston, MA：Little, Brown & Co.；1991：66.）

道壁的瓣膜小叶构成。这些瓣膜在膀胱排尿时鼓起，导致出口梗阻（图 1-39）。Ⅱ型后尿道瓣膜为从精阜延伸至膀胱颈部的黏膜皱襞。这种类型罕见，很可能是由于现在或者以前的更远侧尿道梗阻所致的黏膜冗余。由于Ⅱ型瓣膜是获得性的而不是先天性的，因此许多权威不再认为Ⅱ型瓣膜是真正的瓣膜。后尿道Ⅲ型瓣膜同样罕见，与精阜无关。它发生在尿道前列腺部远端，是一个中间有小孔状开口的虹膜样的膜性结构。

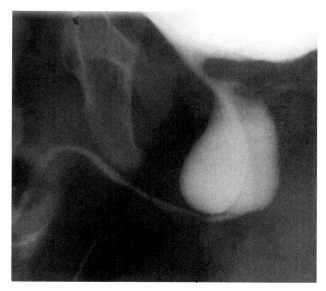

▲ 图 1-39　2 岁男孩膀胱尿道排尿造影
后尿道至尿道膜部扩张，可见瓣膜（由 A. Daneman 博士提供）

后尿道瓣膜是婴儿和幼儿最常见的引起梗阻症状的原因，仅在男性发生。该病可引起完全尿路梗阻从而导致肾衰竭、羊水过少和宫内死亡。膀胱输尿管反流（发生率约 50%）或膀胱内高压导致肾脏内巨大的静水压，从而引起肾盏破裂和继发包膜下或肾周尿液集聚（尿管瘤）。胎儿或新生儿也可以出现尿性腹水。新生儿的临床诊断包括可触及肾脏和膀胱、腹部膨隆、腹水、排尿困难、无尿或排尿滴沥。肌酐升高提示肾损伤，在解除梗阻后肾功能可以恢复正常，但这取决于肾损伤的程度。偶尔可发生慢性肾衰竭，即使梗阻已解除。

幼儿可能会出现尿路感染的症状；然而由于较大儿童或年轻人中由后尿道瓣膜引起梗阻的程度可以很轻，以致检查不及时，至合并感染时才发现。

后尿道瓣膜在膀胱尿道排尿造影时显示最佳。Ⅰ型瓣膜时插入导尿管毫无困难，但是Ⅲ型时导尿管插入可能比较困难。半数病例膀胱充盈像显示大容量的膀胱、膀胱壁小梁形成伴憩室或者膀胱输尿管反流，另外由于膀胱逼尿肌肥大导致膀胱颈部一定程度狭窄。排尿造影显示后尿道扩张伴随尿道膜部和前尿道扩张不良。偶尔可以看到，瓣膜呈透明的带状从尿道前列腺部向远侧膨隆，阻碍了尿流。

2. 纤维上皮息肉

尿道的纤维上皮息肉罕见，通常起源于前列腺突入尿道。该病在出生时表现为排尿困难或间歇性排尿，可以进展成尿潴留。息肉通过一个蒂与精阜相连接，使得它可以停在尿道前列腺部甚至从膀胱颈部延伸至膀胱内（图 1-40），在膀胱尿道造影的排尿期，可以看到典型的延伸至尿道球部中部的边缘光滑的充盈缺损。

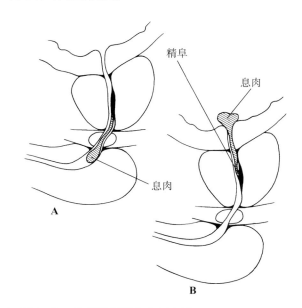

▲ 图 1-40　先天性尿道息肉示意图
A. 在排尿期，息肉延伸入尿道球部；B. 静息状态下，息肉可以卷曲在尿道，甚至通过膀胱颈部延伸至膀胱内

3. 尿道肛门闭锁

男性肛门闭锁可以与肠管和后尿道间的瘘道伴随，导致导尿管插入困难。如果瘘道不经治疗，反复发作的尿路感染可能最终导致肾衰竭。通过结肠造瘘术治疗肛门闭锁是不够的，由于尿液通过瘘道进入肠管从而形成"肠道结石"，它是由尿晶体和

结肠黏液混合而成。

4. 尿道口狭窄

先天性尿道口狭窄可以引起男性严重的尿道外口梗阻，造成同等程度的肾积水、膀胱扩张和小梁形成。能够引起肾积水的尿道口狭窄远远少于后尿道瓣膜狭窄。导尿管插入困难或不可能。这种狭窄可以很容易通过尿道外口切开术治疗。与之伴随的宽颈的憩室可能起源于阴茎头内的尿道背侧，被称作大陷窝，后者也可以单独发生。尿道口狭窄是一个临床诊断。

5. 尿道下裂

尿道下裂中，尿道外口可以位于阴茎腹侧面从接近正常位置到会阴的任何部位。尽管体检时临床症状明显，但尿道下裂通常是在儿童完成小便训练后才出现症状，症状为尿流溅射，可能需要坐位排尿。尿道下裂需要进行尿道成形术，重建新的远段尿道。

6. 尿道上裂

尿道上裂比尿道下裂少见。尿道外口位于阴茎背部，与尿道下裂一样，需要尿道成形术进行纠正。在有膀胱外翻的患者中，尿道上裂完全，整个缩短的阴茎的背侧开放。

7. 前尿道憩室

先天性尿道憩室仅发生在男性，起源于前尿道的腹侧面。目前认为成年女性的尿道憩室是获得性的。在男性中，前尿道憩室是由于尿道皱襞闭合失败或者尿道重复畸形失败所致。憩室有一个稍微狭窄的颈部，排尿时充盈。当憩室充盈时，体积会增大并压迫真尿道，这可能导致明显的排尿梗阻症状。在排尿结束时，憩室开始排空，造成排尿滴沥。最好的诊断方法是膀胱尿道排尿造影。憩室的切除需要尿道成形术来修复尿道底部。

前尿道瓣膜与前尿道憩室很难在临床和影像上区分（图1-41）。这种瓣膜是否真实存在目前还不清楚，或者它仅仅是憩室的前缘。

背侧的尿道憩室可以位于舟状窝区域。这些憩室典型是圆形的，被称为大陷窝。它们的开口在逆行性尿路造影被掩盖，但是如果怀疑此病，可以通过排尿检查来显示。

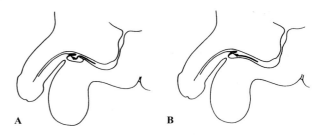

▲ 图1-41 前尿道憩室和前尿道瓣膜示意图
A. 显示憩室近侧部分与尿道形成一个锐角，当憩室充盈时，憩室远侧缘抬高抵在尿道顶部，造成梗阻；B. 前尿道瓣膜，如果真的有这种病，它造成梗阻的机制与憩室相同，但是它没有憩室近侧的锐角（引自 Amis ES Jr, Newhouse JH. *Essentials of Uroradiology*. Boston, MA: Little, Brown & Co.; 1991: 67.）

8. 尿道重复畸形

完全或不完全的尿道重复畸形并没有一个令人满意的胚胎学解释。在完全重复畸形的男性患者中，可能伴随膀胱和（或）阴茎的重复畸形。在男性中，一个尿道位于另一个的上方，腹侧的尿道通常是更有功能和看似正常的。在女性患者中，重复的尿道并排排列。当异常的尿道在内外括约肌的远侧而不受控制时，表现为尿失禁。畸形的尿道有尿道上裂或尿道下裂，易出现反复的尿路感染。畸形尿道切除的适应证为尿失禁和畸形尿道的尿道炎。

在不完全尿道重复畸形中，可以发现两个尿道外口，两个尿道在膀胱颈部附近汇合，或者两个尿道可能起源于膀胱颈，然后在远侧某处汇合形成一个尿道。有必要进行逆行性或排尿尿路造影以完整确定畸形的程度。

9. 尿道球腺导管（Cowper导管）潴留囊肿

尿道球腺（Cowper腺）是一对豌豆大小的腺体，位于尿生殖膈。其导管长约2cm，从尿生殖膈向下方延伸，在中线两旁进入尿道球部的中部。尿道球腺分泌黏蛋白润滑精液，防止精子在射精过程中凝固。尿道球腺导管囊肿曾经在新生儿中报道过，被认为是由于导管口先天畸形，引起导管梗阻从而导致潴留囊肿。潴留囊肿突入尿道球部，可以造成轻微的尿路症状例如尿频或痛性尿淋漓，大的潴留囊肿可以导致梗阻症状。

在尿路造影上，尿道球腺导管囊肿可以近侧或中段尿道球部的底壁上形成压迹（图1-42）。

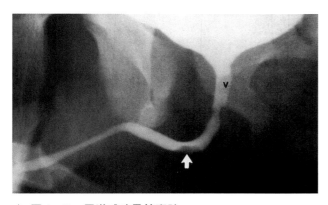

▲ 图 1–42　尿道球腺导管囊肿

膀胱尿道排尿造影显示在尿道球部的中部管壁上边界清楚的压痕（箭）。这个病例没有尿路梗阻的症状。精阜可以清楚地看到（∨）

（六）隐睾

睾丸长 4～5cm，宽 3cm，厚 2.5cm。附睾位于睾丸的后外侧。睾丸附件是睾丸上端邻近附睾头的小卵圆形的固定结构。

睾丸未降，又称为隐睾，通常单独发生或伴随其他泌尿生殖器异常，例如肾脏不发育或异位、梅干腹综合征、尿道上裂。隐睾同样可以在睾丸雌化的患者中发现。在完全睾丸雌化患者中，雄激素不敏感会导致女性表型，表现为乳腺发育良好、女性外阴、苗勒结构缺失和一端为盲端的阴道。高达20% 的早产男婴出生时有睾丸未降。这些婴儿大部分在出生后几周或几个月内，睾丸会正常降至阴囊。足月儿中，睾丸未降的发病率明显低于早产儿，出生后睾丸自然下降，到 1 岁时发病率降低至约 1%。

未降的睾丸通常比正常下降的睾丸小。在少数患者中，可以发生睾丸未发育。大多数未降的睾丸异位于腹股沟管。然而，睾丸下降受阻可以发生于腹腔、盆腔或者穿过腹股沟管位于阴囊上部。

隐睾的并发症包括恶变、不育和睾丸扭转。腹股沟管内睾丸易受到外伤。隐睾恶变的发生率很高。在正常男性，睾丸肿瘤发生比例约2∶100 000。位于腹股沟内的未降的睾丸的发病率提升至10∶100 000，腹部或盆腔睾丸的更高。

在许多医学中心，腹腔镜是发现触及不到的睾丸的首选检查手段。可能对发现未下降睾丸有帮

助的影像检查方法包括超声、CT、MR。当睾丸位于腹股沟内时，超声可以帮助发现隐睾。然而，超声对于腹腔或盆腔睾丸的价值不大，除非睾丸恶变形成肿块。高频探头在大多数病例中可以成功发现未降的位于腹股沟的睾丸。需要检查双侧腹股沟的对称性。最常见的声像表现是腹股沟区不对称的肿块，有正常睾丸的回声特点。隐睾恶变在超声上可以看到位于腹股沟管内的模糊不清回声的肿块。

CT 可以准确地发现在腹股沟管内或毗邻腹股沟管的隐睾（图 1–43）。正常情况下，这个区域的结构是对称的；在隐睾中，这一区域则表现为结构不对称，患侧可见一个小肿块，符合未降的睾丸。比预期睾丸体积更大的不对称肿块提示恶变的可能性。因为未降的睾丸体积可以小到 1cm，所以口服对比剂使肠管充盈很有必要。MR 与 CT 空间分辨率相似。未降的睾丸在 T$_1$WI 上呈中等信号（图 1–44），在 T$_2$WI 上呈高信号。

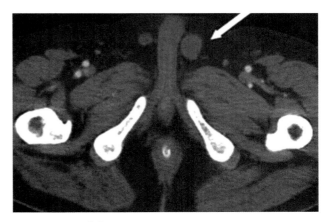

▲ 图 1–43　隐睾

耻骨联合层面 CT 扫描示左侧（箭）腹股沟管内睾丸

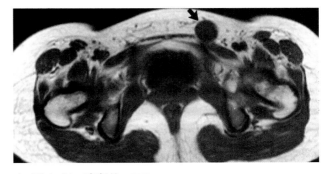

▲ 图 1–44　隐睾的 MRI

T$_1$WI 上显示左侧腹股沟管内的睾丸（箭）呈中等信号

（七）宫内异常

筛查宫内胎儿异常常用超声。尿路检查很适合使用超声，因为胎儿肾脏在 13 ～ 14 周通过经腹部或阴道超声可以辨别。胎儿膀胱在孕 11 周可以观察到。肾积水的诊断需要小心，因为测量正常胎儿肾盂前后径的时候肾盂扩张到 1cm 并不少见。尽管目前为止对于宫内异常并没有成功的治疗方法，多数异常还是可以确诊的。并且，这些异常的超声影像表现和胎儿出生后是一样的。

（八）女性生殖道

卵巢位于子宫两侧，系于子宫阔韧带后部。卵巢大小随着年龄增长而缩小，30 岁以下平均体积约 6.6cm³，超过 70 岁卵巢体积缩小到小于 2cm³。

输卵管将卵子从卵巢传输到子宫腔内。卵子受精发生在通过输卵管的过程中。输卵管由四部分组成。间质部是穿过子宫肌层的较短部分。峡部是与子宫毗邻的狭窄的一段。壶腹部是膨大的部分，漏斗部毗邻卵巢有伞状开口。输卵管上皮有纤毛，帮助卵子通过。

子宫是一个厚壁的肌性器官，位于膀胱和直肠之间。长 8cm，宽 4cm，前后径 4cm。妊娠后子宫每个径线会增加 1cm。绝经后子宫大小缩小到约 7cm×3cm×2cm。子宫体部经常前屈在膀胱上方，宫颈相对固定在中线位置上。

子宫和阴道先天异常发病率为 0.5% ～ 3%，这个差异可能与是否将子宫非常轻微的变异算作异常有关。通常情况下，子宫先天异常主要分为三类：发育不全、重复畸形和己烯雌酚（diethylstilbestrol，DES）相关异常。

这些先天异常的临床表现十分多样。如果发生阴道或子宫闭锁，月经初潮会延迟。如果阴道闭锁但有正常的子宫内膜，青春期会出现周期性疼痛，但没有初潮。任何形式的梗阻都可能引起子宫或阴道积血。不孕症可能是一些先天异常诊断的首要线索，也可表现为妊娠女性自发性流产或者胎儿表现异常。如果月经阻塞但输卵管通畅，则月经排泌物可流入腹腔，发展成子宫内膜异位。

美国生育协会采用了一种最初由 Buttram 提出的分类标准。

Ⅰ 型由苗勒管不发育或发育不全构成。这种类型的患者临床表现多种多样，包括阴道、宫颈、子宫和输卵管发育不全或以上几种的综合。Mayer-Rokitansky-Kuster-Hauser 综合征（MRKH 综合征）包括整个子宫、宫颈和阴道缺如；部分类型会有正常的输卵管和肾脏，部分类型肾脏、卵巢、输卵管也异常。阴道通常短小。影像表现明显：可能有或没有正常的卵巢，单侧肾脏不发育，子宫缺如。

Ⅱ 型包括一侧苗勒管发育失败所致的异常和各种形式的单角子宫。可以出现子宫一侧完全不发育，以至于只有一侧的子宫角和输卵管形成。另外，也可出现异常子宫角依然存在，但严重发育不良。发育不良的一侧可能没有子宫内膜或者子宫内膜发育不全，发育不全的子宫内膜可能与子宫内膜的主体部分相连或者不相连。

影像表现取决于畸形的具体表现。如果是一侧子宫角完全不发育，子宫输卵管造影可以显示正常的子宫下段，但是子宫底部小，只有一个子宫角和输卵管（图 1-45）；超声会显示子宫不对称及宫底部子宫内膜不对称，MRI 显示只有一个子宫角。如果异常侧发育不良但不含子宫内膜，子宫输卵管造影和前一种畸形的表现没有差异，但是 MR 可以显示延伸向患侧的子宫肌层的残端。如果患侧有很小的与子宫内膜腔，且与主要的子宫内膜腔相通，则子宫输卵管造影时这个小的子宫内膜腔会显影。如果患侧子宫内膜腔存在，但与主要的子宫内膜腔不相通，则可以形成局部血肿，类似子宫肌层和附件的肿块；超声可以显示内部充满液性回声，MR 表现为含陈旧出血信号特点的肿块。

Ⅲ、Ⅳ、Ⅴ、Ⅵ 型均包括子宫重复畸形，编号越小越严重。

Ⅲ 型为完全子宫重复畸形，通常被称为双子宫。包括两个宫颈，每个宫颈管与一个基底部相连，每个基底部有一个子宫角，各与一个输卵管相连。可以有一个阴道或一个带分隔的阴道，通常分隔会

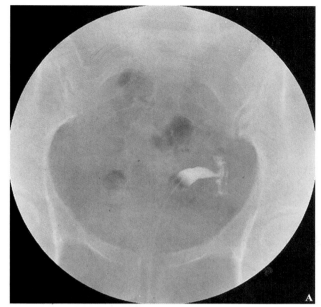

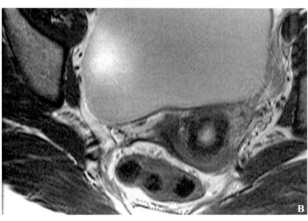

▲ 图 1-45 单角子宫
A. 子宫输卵管造影示单侧的子宫角显影；B. MR 证实只有一个子宫角

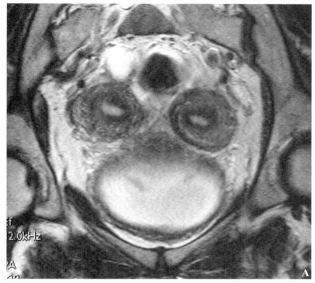

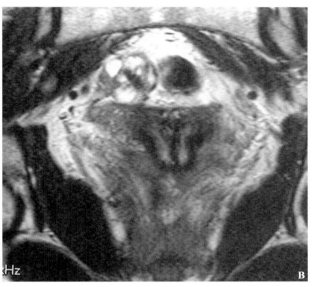

▲ 图 1-46 双子宫
在 MRI T$_2$WI 冠状位图像上可见两个分开的宫腔

阻塞一半的阴道，导致阴道或子宫积血。一侧的阴道闭锁和双子宫伴随一侧肾脏不发育非常常见。子宫输卵管造影要显示这些异常，需要每个宫颈外口都插管。超声和 MR 可以显示两个宫体，MRI T$_2$WI 可以清楚显示分开的宫腔（图 1-46）和宫角。

　　Ⅳ型是双角子宫。只有一个宫颈，但有两个子宫上段、两个宫底，分别有各自的宫角。可以通过手术、腹腔镜、MR 或超声检查发现子宫外表面有两个宫角（图 1-47）。

　　Ⅴ型即中隔子宫。子宫的外表面是正常的，但是有一个大小各异的分隔将子宫底部分为左右两

半（图 1-48）。因为该病能够通过内镜治疗，所以确认患者不是真正的双角子宫尤为重要，MR 是显示子宫外部形态最准确的非侵入性检查手段（图 1-49）。

　　Ⅵ型为弓形子宫。宫底的外表面正常是凸向外的，该病的子宫底部轻微向宫腔内隆起。该病极少合并上尿路异常，可以认为是正常的变异而不是畸形。

　　Ⅶ型是与 DES 暴露相关的子宫异常。孕妇服用这种药品，会导致女性胎儿苗勒管发育异常。这

种药在 1970 年不再用于孕妇，所以随着这批受影响人群的年龄增长，这种子宫畸形越来越少。

由于 DES 暴露引起的宫内异常多种多样，包括形态学异常和阴道腺病，阴道腺病可能会提高宫颈透明细胞癌发生的风险。宫颈的异常包括横嵴、宫颈罩和狭窄。子宫通常体积较小，子宫输卵管影像学表现十分多样，包括小的 T 形的宫腔、子宫上部缩短、宫颈不规则和狭窄（图 1-50）。尽管 T 形宫腔是经典的异常表现，但是也报道过许多特别的宫腔形态。然而宫腔的体积都是缩小的。MR 和超声易显示子宫体积的缩小。

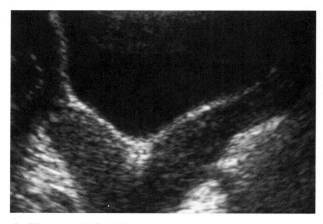

▲ 图 1-47 双角子宫
超声显示两个子宫角，子宫在中线被一个很深的表面裂隙分为两部分

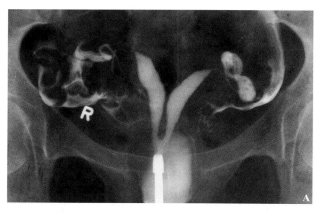
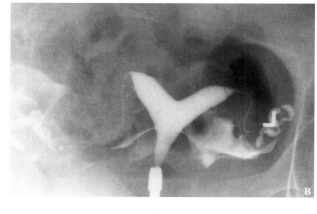

▲ 图 1-48 两个中隔子宫病例
A. 一个深的狭窄的分隔几乎完全将宫腔分开；B. 一个宽而浅的分隔将底部的宫角分开

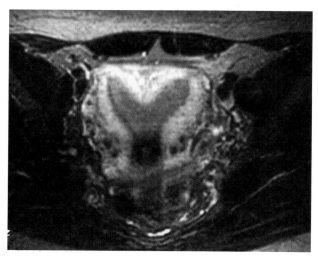

▲ 图 1-49 中隔子宫
MR T₂WI 显示一个厚而浅的宫底部的分隔，子宫的外形没有凹陷
（由 Tova Koenigsberg 博士提供）

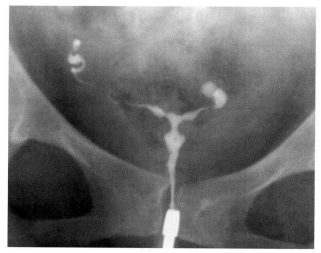

▲ 图 1-50 妊娠期 DES 暴露后的子宫
子宫腔形态小而不规则，底部宫腔呈 T 形

（姜雨薇 译，陈涓 校）

☞ **推荐阅读**

上尿路异常

［ 1 ］ Amis ES Jr, Cronan JJ, Pfister RC. Lower moiety hydronephrosis in duplicated kidneys. *Urology*. 1985;26:82.

［ 2 ］ Claudon M, Ben-Sira L, Lebowitz RL. Lower pole reflux in children: uroradiologic appearances and pitfalls. *AJR Am J Roentgenol*. 1999;172:795.

［ 3 ］ Cronan JJ, Amis ES Jr, Zeman RK, et al. Obstruction of the upper pole moiety in renal duplication in adults: CT evaluation. *Radiology*. 1986;161:17.

［ 4 ］ Daneman A, Alton DJ. Radiographic manifestations of renal anomalies. *Radiol Clin North Am*. 1991;29:351.

［ 5 ］ Fernbach SK, Feinstein KA, Spencer K, et al. Ureteral duplication and its complications. *RadioGraphics*. 1997;17: 109.

［ 6 ］ Smith SJ, Cass AS, Aliabadi H, et al. Unipapillary kidney:a case report and literature review. *Urol Radiol*. 1984;6: 43–47.

［ 7 ］ Srinivasa MR, Adarsh KM, Jeeson R, et al. Congenital anatomic variants of the kidney and ureter:a pictorial essay. *Jpn J Radiol*. 2016;34:181–193.

梅干腹综合征

［ 8 ］ Berdon WE, Baker DH, Wigger JH, et al. The radiologic and pathologic spectrum of the prune belly syndrome. *Radiol Clin North Am*. 1977;15(1):83.

［ 9 ］ Greskovich FJ, Nyberg LM. The prune belly syndrome:a review of its etiology, defects, treatment and prognosis. *J Urol*. 1988;140:707.

下尿路异常和睾丸未降

[10] Arora SS, Breiman RS, Webb EM, et al. CT and MRI of congenital anomalies of the seminal vesicles. *AJR Am J Roentgenol*. 2007;189:130–135.

[11] Herman TE, McAlister WH. Radiographic manifestations of congenital anomalies of the lower urinary tract. *Radiol Clin North Am*. 1991;29:365.

[12] Khati NJ, Enguist EG, Javitt MC. Imaging of the umbilicus and periumbilical region. *RadioGraphics*. 1998;18:314.

[13] Nguyan HT, Coakley F, Hricak H. Cryptorchidism:strategies in detection. *Eur Radiol*. 1999;9:336.

[14] Rowell AC, Sangster GP, Caraway JD, et al. Genitourinary imaging:part I, congenital urinary anomalies and their management. *AJR Am J Roentgenol*. 2012; 199: W545–553.

[15] Young HH, Frontz WA, Baldwin JC. Congenital obstruction of the posterior urethra. *J Urol*. 1919;2:298.

泌尿生殖异常的子宫检查

[16] Hill MC, Lande IM, Larsen JW Jr. Prenatal diagnosis of fetal anomalies using ultrasound and MRI. *Radiol Clin North Am*. 1988;26:287.

[17] Sanders RC. In utero sonography of genitourinary anomalies. *Urol Radiol*. 1992;14:29.

女性生殖道

[18] Fedele L, Bianchi S, Agnoli B, et al. Urinary tract anomalies associated with unicornuate uterus. *J Urol*. 1996; 155(3): 847–848.

[19] Hall-Craggs MA, Williams CE, Pattison SH, et al. Mayer-Rokitansky-Kuster-Hauser syndrome:diagnosis with MR imaging. *Radiology*. 2013;269:787–792.

[20] Mueller GC, Hussain HK, Smith YR, et al. Müllerian duct anomalies: comparison of MRI diagnosis and clinical diagnosis. *AJR Am J Roentgenol*. 2007;189:1294–1302.

[21] O'Neill MJ, Yoder IC, Connolly SA, et al. Imaging evaluation and classification of developmental anomalies of the female reproductive system with an emphasis on MR-imaging. *AJR Am J Roentgenol*. 1999;173:407–416.

[22] Ozsarlak O, De Schepper AM, Valkenburg M, et al. Septate uterus:hysterosalpingography and magnetic resonance imaging findings. *Eur J Radiol*. 1995;21(2):122–125.

[23] Robbins JB, Parry JP, Guite KM, et al. MRI of pregnancy-related issues: mullerian duct anomalies. *AJR Am J Roentgenol*. 2012; 198: 302–310.

[24] Troiano RN, McCarthy SM. Mullerian duct anomalies: imaging and clinical issues. *Radiology*. 2004;233:19–34.

[25] Woodward PJ, Wagner BJ, Farley TE. MR imaging in the evaluation of female infertility. *RadioGraphics*. 1993; 13: 293–310.

2 Functional Renal Anatomy, Renal Physiology, and Contrast Media 功能性肾脏解剖、肾生理学与对比剂

一、功能性肾解剖 / 030
二、基础肾生理 / 031
三、对比剂：历史背景 / 032
四、对比剂排泌生理学 / 034
　（一）原则 / 034
　（二）生理学考虑 / 034
　（三）CT及MRI的增强时相 / 035
　（四）肾外（替代性）排泌 / 035
五、对比剂：包装 / 035
六、对比剂急性不良反应 / 035
七、急性过敏样反应 / 036
　（一）对比剂过敏样反应机制 / 036
　（二）危险因素 / 037

（三）类过敏（或过敏样）反应的预防 / 038
（四）提前使用糖皮质激素 / 038
（五）突破反应 / 038
（六）预防性使用糖皮质激素的风险 / 038
八、迟发反应 / 039
九、急性生理性化学毒性不良反应 / 039
十、增强后急性肾损伤 / 039
　（一）增强后急性肾损伤的危险因素 / 040
　（二）增强后AKI的预防 / 041
十一、二甲双胍 / 042
十二、含碘对比剂外渗 / 042
十三、罕见的含碘对比剂不良反应 / 043
　（一）血液学影响 / 043

（二）碘中毒 / 043
十四、磁共振钆对比剂 / 043
　（一）磁共振钆对比剂的分类 / 043
　（二）GBCA的急性不良反应 / 044
　（三）肾源性系统性纤维化 / 044
　（四）钆在脑和骨骼中的残留 / 045
十五、对比剂不良反应的治疗 / 045
　（一）轻度反应 / 045
　（二）呼吸系统反应 / 046
　（三）低血压 / 046
　（四）室性心律失常 / 047

一、功能性肾解剖

　　肾脏通过排泄代谢终产物及毒素的方式维持体液平衡，调节体内液体含量及血压稳定，调节矿物质及酸碱平衡。肾脏的调节功能直接影响血管内的液体（相当于总液体量的1/3），由于水在细胞内与细胞外自由移动，而细胞外液（extracellular fluid, ECF）占体内总液体量的2/3，因此肾脏的功能实际上影响着全身液体。

　　肾脏由内部的肾髓质及外部的肾皮质组成（图2-1）。肾的基本功能单位称为肾单位（图2-2）。每个肾脏约含一百万个肾单位。每个肾单位包含一个特殊的毛细血管网称为肾小球；周围环绕肾小囊（Bowman囊），它是一个气球样结构，中间为突入其内的肾小球毛细血管丛。每一个肾小球都连接一系列特殊的上皮区段结构，统称为肾小管。

　　肾小管分为多个节段。第一节段为近端小管，进一步分为曲折部及直部；第二节段为髓襻（Henle襻），进一步分为降支细段、升支细段及升支粗段；第三节段为远端小管，进一步分为远曲小管、皮质、髓质及乳头集合管。肾皮质包括肾小球、近端小管、远端小管及髓质集合管。肾髓质由髓襻、髓

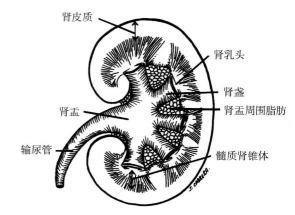

▲ 图 2-1　肾脏冠状剖面
显示肾皮质、髓质及集合系统的位置关系；肾窦中的脂肪包绕肾盏及肾盂

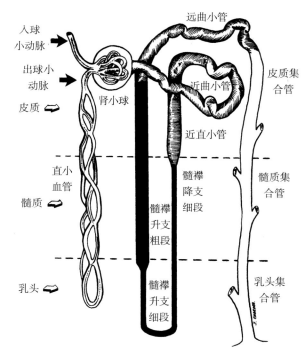

入球
小动脉

出球小动脉

皮质

肾小球

远曲小管

近曲小管

皮质集
合管

近直小管

直小血管

髓质

髓襻
降支
细段

髓质集
合管

髓襻
升支
粗段

乳头

髓襻
升支
细段

乳头集
合管

▲ 图 2-2 肾单位

质和乳头集合管及肾锥体组成，肾锥体尖端突入肾小盏内。与位于表浅皮质部的肾单位相比，临近皮髓交界处的肾单位具有较大的肾小球，其髓襻更深入肾乳头。

主肾动脉分支形成叶间动脉，后者在皮髓交界处形成弓形动脉。弓形动脉反过来再形成叶间动脉，最终分支分成入球小动脉，每个入球小动脉与一个肾小球相连。肾小球由出球小动脉引流，进一步形成围绕肾小管的毛细血管网，被称为直小血管。直小血管继续汇合形成静脉管道。肾小球位于两段有阻力的毛细血管网之间，这种独一无二的血管排布不同于身体其他组织内"小动脉–毛细血管–小静脉"的血管排列方式。这不但有助于在血压波动的情况下维持肾小球的静水压力，而且也形成了肾小球滤过的驱动力。

致密斑位于髓襻升支及在入球小动脉及出球小动脉之间走行的远曲小管之间的肾小管，是该段肾小管的一个独特结构。致密斑代表了被称为球旁器的特殊肾单位区域的小管部分。球旁器是合成肾素的场所，在调节血压中起着重要作用。

二、基础肾生理

肾脏的内环境稳定功能是通过两个机制共同决定的：肾小球滤过和肾小管重吸收及分泌。净滤过压（net filtration pressure, NFP）等于肾小球静水压及肾小囊胶体渗透压之和（利于液体从毛细血管进入 Bowman 间隙）减去肾小球胶体渗透压及 Bowman 间隙静水压之和（阻止超滤作用的主要力量）。由于蛋白质不能通过肾小球滤过，所以 Bowman 间隙内液体不含蛋白，因此 Bowman 间隙内的胶体渗透压可以忽略。肾小球滤过率（glomerular filtration rate, GFR）由 NFP 和滤过面积决定，肾小球毛细血管床通透性也会对其产生影响。人类正常肾功能下的平均 GFR 约为 125ml/min，等于每日 180L，或大约相当于细胞外液容量的 12 倍。

虽然肾脏每日能滤过 180L 液体，然而每日只产生 1～2L 的尿液，其中代谢废物的含量是它们在血浆中浓度的 100～200 倍。最终尿液中代谢产物的浓度是肾小管分泌及重吸收的结果。正常情况下，通过主动分泌 H^+ 及重吸收钠、葡萄糖、氨基酸及其他溶质，近端小管重吸收 2/3 的原尿。由于水在近端小管内是自由通透的，近端小管内液体与血浆保持等渗。

从皮髓交界处开始，髓襻吸收氯化钠程度不同，导致肾小管内液体最初与其周围间质保持等渗，随着髓襻下降，液体浓度逐渐升高，在髓襻弯曲处达到最大浓度后，随后液体浓度开始下降，到达髓襻升支粗段时渗透压低于血浆。这种氯化钠的差别化吸收是由于髓襻降支对水具有高通透性，对盐的通透性低；而髓襻升支粗段对水通透性低，对盐的通透性却很高，可以主动重吸收盐。这个过程被称为肾的逆流机制，使髓质出现渐进性间质高渗，这对远端小管的尿液浓缩功能非常重要。

远端小管通过主动转运钠及氯离子，而对水相对无通透性，使得尿液进一步稀释。集合管是抗利尿激素（antidiuretic hormone, ADH）的主要作用部位。最终在集合管内有 15% 的水分被吸收。集合管实际上在无 ADH 作用时对水无通透性，而在有 ADH 时水可以自由通过管壁，使得管内渗透压与周围间质渗透压相等。因此高渗尿是在没有水的主动转运时形成。在醛固酮的影响下，远端肾单位也可以重吸收钠，并分泌氢离子及钾离子。甲状旁腺激素也可以作用于远端小管来保存钙离子。

在一定时间内某物质从血浆中清除的速率被称为该物质的清除率。对于某一种物质来说，如果可以在肾小球中自由滤过，而在肾小管中没有重吸收及分泌，那么该物质的清除率等于 GFR。菊粉多聚糖符合这些条件，可以用来测量 GFR。内源性肌肉代谢产物肌酐的每日相对产量比较恒定。肌酐在血浆中存在，通过肾小球滤过排泄。测量肌酐清除率非常方便，然而却不如菊粉清除率那样精确，因为肾小管可以分泌少量肌酐。肌酐清除率可能会低估肾功能不全的程度，特别是在轻度肾功能不全时，因此美国肾脏基金会建议使用肾小球滤过率估算值（estimated glomerular filtration rate, eGFR），这个参数可能比单纯依靠血清肌酐含量来评价肾功能不全更有优势。eGFR 一般是根据血肌酐含量计算得来，通过 Cockcroft-Gault 公式或者更常见的简化肾脏病膳食（the modified diet in renal disease, MDRD）公式进行计算。用这些公式进行计算是都需要知道患者的血肌酐含量、年龄及性别。使用 Cockcroft-Gault 公式还需要知道患者体重，而使用 MDRD 公式还需要知道患者的种族。

以上提及的最常用的 eGFR 计算公式是含 4 个变量的 MDRD 公式：eGFR [ml/（min·1.73m^2）] = 175 × [血肌酐浓度（μmol/L）× 0.0113]$^{-1.154}$× 年龄（岁）$^{-0.203}$（如果为女性，则 × 0.742）。另外，在网上还可以查到许多 eGFR 计算器。

三、对比剂：历史背景

虽然在 1895 年伦琴发现 X 线后不久，人们就尝试进行尿道的 X 线摄影，但是直到 1923 年才有泌尿道显影的第一个报道，当时梅奥诊所的研究人员发现正在接受碘化钠治疗患者的膀胱有显影。值得注意的是，在该发现之后的 80 年中，除了碘之外，没有其他任何一种血管内元素被证实可以替代碘进行 X 线成像。

关于注射用不透 X 线碘对比剂的研发，最初是由美国泌尿科医生 Moses Swick 在德国进行的。他最终采取的方案是将碘连接在 6 碳苯环上，目的是为了增加水溶性，降低毒性。

1955 年，Hoppe 等在 Sterling Winthrop 研究所制造出泛影酸钠（图 2-3），这是一种 2,4,6- 三碘苯甲酸的完全替代衍生物，这是第一个现代碘对比剂。这个对比剂是离子型对比剂，带负电荷的苯与带正电荷的钠结合，在溶液中泛影酸钠分子解离成 2 个粒子（3 个碘原子对 2 个粒子的比例）。该物质及其衍生物包括泛影酸钠 / 泛影葡胺、碘肽葡胺，成为之后 30 年中泌尿系的标准对比剂。

虽然这些对比剂为离子型（目前仍常用于非血管成像中，如膀胱造影、食管造影及灌肠造影），但它们的安全性明显高于之前的对比剂。其毒性主要来自于该化合物的高渗透压（标准浓度时，渗透压 > 1500 mOsm/kg 或比血浆渗透压高 5 倍）。

1968 年，瑞典科学家 Torsten Almen 提出下列理论，离子型对比剂的高渗透压（渗透压由溶液中的粒子数量决定）可以通过合成非解离性化合物而降低。他使用非解离亲水性的基团（如酰胺基）替代传统对比剂中离子性羧基，使得溶液中碘原子与粒子的比例降为 3∶1。这减少了溶液中粒子数量而碘浓度没有降低，理论上会降低 50% 的渗透压。然而第一个非离子型对比剂甲泛葡胺没有在美国广泛用于泌尿道造影，主要是因为其价格高昂，而且需要以冻干粉末方式存储，使用前再用水溶解。

甲泛葡胺应用几年后，第二代低渗透压对比剂开始在临床使用，并向两个方向发展。一是非离子亲水性自由基位于苯环的 1、3、5 号位，而碘原子仍然位于 2、4、6 号位。由于位于 1 号位的自由基不会解离，所以溶液中碘与粒子的比例为 3∶1，而不是离子型对比剂的 3∶2。这类造影剂如今仍然在广泛使用，例如碘海醇（图 2-4，欧乃派克，

GE 医疗），碘帕醇（图 2-5，典必乐，Bracco 公司），碘普洛胺（优维显，Bayer 医疗），碘佛醇（图 2-6，安射力，Mallinckrodt 影像公司）。所有这些产品都是非离子型单体结构。研究表明，静脉注射非离子型对比剂的不良反应较离子型对比剂明显减少（约降低 5 倍），这种差别主要是由于降低了渗透压。

第二种低渗对比剂的发展方向是直接连接两个 3 碘苯环，使他们共享一个离子化羧基（位于其中一个苯环的 1 号位）。这种化合物 2 个分子中含有 6 个碘原子，碘与粒子的比例仍然是 3∶1。这些对比剂粒子一般被认为是离子二聚体，与非离子单体具有相似的渗透压。

进一步发展，将两个非离子型单体化合物连接成一个非离子型二聚体，这样溶液中碘原子与粒子的比例就是 6∶1。这个变化使得对比剂的渗透压进一步降低，使得这种非离子型二聚体对比剂的渗透压等于血浆渗透压。其中，碘克沙醇（图 2-7，威视派克，GE 医疗）是这类对比剂中唯一允许在美国使用的产品。但有趣的是使用非离子二聚体的急性不良反应发生率并没有明显低于非离子型单体的不良反应发生率。

对比剂的另一个特性是黏度。这个特性描述了对比剂分子间的相对黏性，是非常重要的特性，因为黏度决定了对比剂可以用多快的速度来注射。一般来说，高浓度对比剂的黏度高于低浓度对比剂。同样浓度的对比剂，分子越大黏度越大，因此非离子二聚体对比剂的黏度也就顺理成章的高于非离子单体对比剂。另外，对比剂黏度随着温度的升高而降低，因此对黏稠的对比剂进行预热可以使注射更容易。

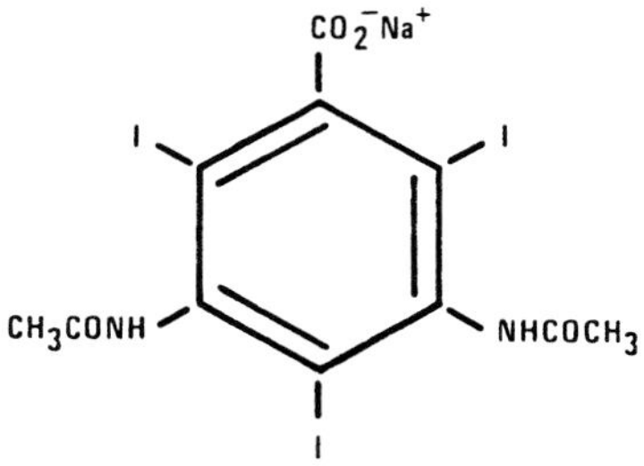

▲ 图 2-3　泛影酸钠（泛影葡胺）

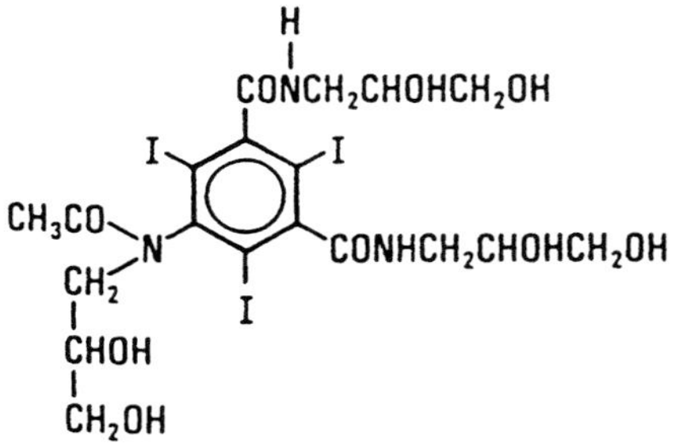

▲ 图 2-4　碘海醇（欧乃派克）

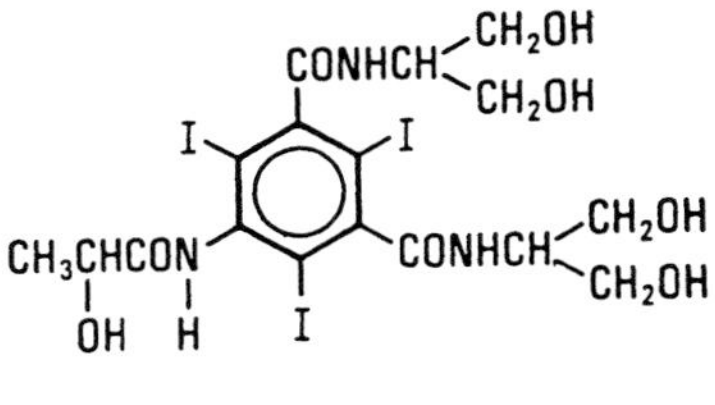

▲ 图 2-5　碘帕醇（典必乐）

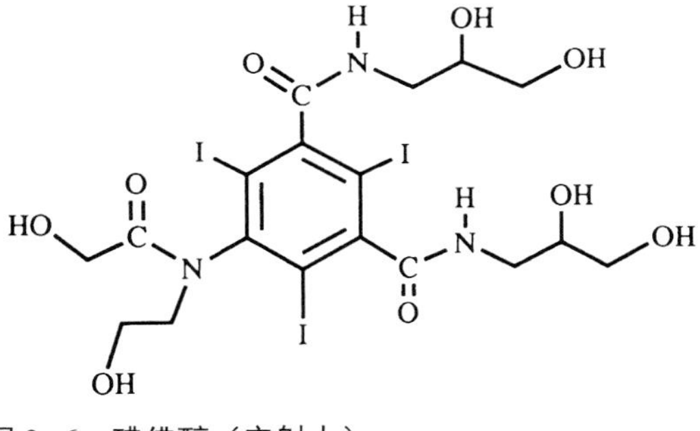

▲ 图 2-6　碘佛醇（安射力）

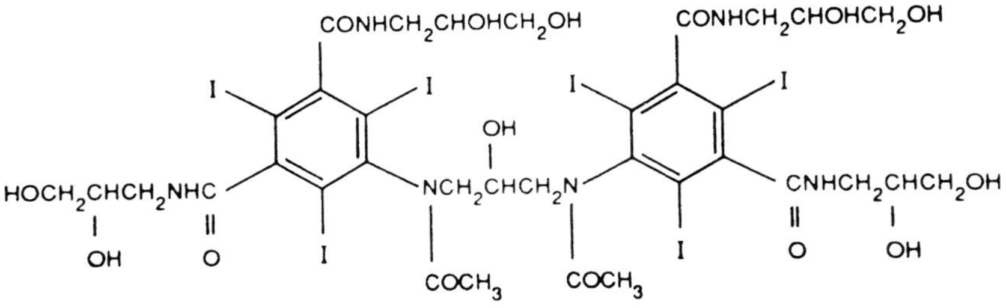

▲ 图 2-7　碘克沙醇（威视派克）

四、对比剂排泄生理学

（一）原则

目前使用的三碘苯甲酸衍生物对比剂是完全通过肾小球滤过排泄的，无显著的肾小管排泌。静脉注射对比剂后，血浆对比剂浓度先是迅速增加，之后又迅速下降。虽然绝大部分（88%）对比剂浓度的迅速下降是由于对比剂通过细胞外液达到平衡所致，12%的对比剂浓度减低是由于对比剂通过肾脏排泄至集合系统及输尿管内。在这期间，对比剂的滤过达到了峰值。因此在对比剂注射后前几分钟内肾实质强化最明显（代表对比剂在肾小管内）。

尿道的强化程度并不是仅仅与尿液里对比剂浓度呈函数关系，而是主要取决于对比剂的总量（尿路中对比剂浓度乘以尿液生成量）。因此，尿液的强化程度取决于X线路径上碘原子的总量，而不是尿液中的碘浓度。在注射对比剂后，尿流速率也增加，与对比剂用量相关，这与单体对比剂的渗透利尿作用有关。

对比剂排泄速率在注射后10min内最高，之后成指数衰减。随着时间的延长，之前与血浆浓度达

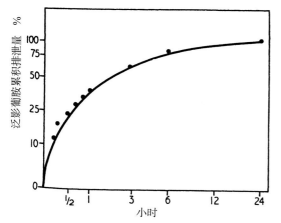

▲ 图2-8 泛影葡胺随时间的累积排泄量

引自 Cattell WR, Fry IK, Spencer AG, et al.Excretory urography 1-factors determining the excretion of Hypaque. Br J Radiol., 1967; 40 (476): 561-571.

到平衡的 ECF 中的对比剂开始回到血管内，并被排泄掉。24h 基本上可以将注射的对比剂完全排泄掉（图2-8）。

在静脉团注对比剂后，CT上肾皮质的密度变化直接与碘用量相关。实际上，CT值与时间的函数曲线（图2-9）和血浆对比剂浓度与时间的函数曲线非常相似。因此，肾皮质CT值变化准确反映了对比剂的生理排泄。

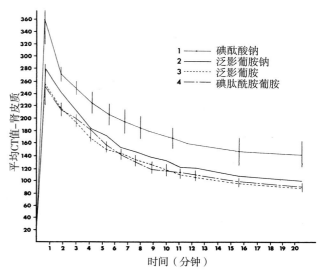

▲ 图2-9 注射对比剂后肾皮质 CT 值随时间的动态变化呈快速下降的曲线

引自 Brennan RE, Curtis JA, Pollack HM, et al. Sequential chan-ges in the CT numbers of the normal canine kidney following intravenous contrast administration. I. The renal cortex.Invest Radiol. 1979;14(2):141-148.

（二）生理学考虑

过去，通常建议检查前夜通过限制液体摄入来提高排泄性尿路造影的诊断质量，这样可以增加对比剂浓度，从而增加集合系统及输尿管显影强度。这种方法的原理主要基于脱水状态的生理变化，即脱水状态时（抗利尿肽）ADH 产生增加，使尿液浓缩。但是现在，在进行 CT 及 MRI 检查前不需要提前限制液体，而且不建议这样做。通过静脉对患者进行水化会给 CT 及 MRI 上进行肾盂造影带

来不利。虽然肾脏造影质量不受影响，在排泄期行 CT 扫描可出现肾盂显影浅淡。但是目前尚无证据表明，随着集合系统及输尿管内对比剂排泄浓度的下降，诊断准确性会受到影响。

（三）CT 及 MRI 的增强时相

行 CT 或 MRI 造影时有 4 个对比增强时相：①动脉期，出现在开始注射对比剂后 20 ～ 40s，该期腹主动脉强化程度最高；②皮髓质期，这期动脉对比剂浓度下降，而明显强化的肾皮质与弱强化的肾髓质具有最明显的对比（峰值出现在开始注射对比剂后 60 ～ 70s）；③肾实质期，该期肾皮质及髓质强化程度相似，使肾实质密度均匀，出现在 90 ～ 120s；④排泄期，从集合系统出现对比剂开始，通常在 120s 或之后。

（四）肾外（替代性）排泄

肾功能正常的患者，小于 5% ～ 10% 的低渗对比剂是通过非肾途径排泄的。主要的非肾排泄途径是通过胆管及小肠。在正常情况下，即便在对比剂用量很大的情况下，平片也是不能显示这种排泄途径的。如果在使用大剂量对比剂后的 15 ～ 48h 进行 CT 检查，胆囊内可能看到对比剂，这可能是由于 CT 具有很高的对比剂敏感性，并不是肝、肾疾病的表现。

在肾功能不全的患者中，对比剂经胆管 - 小肠排泄增加，平片上可以观察到这种现象。这种排泄方式被称为替代性排泄。这种现象的确切机制目前不清楚，但推测是由于这类患者血中对比剂与蛋白结合，导致肝脏排泄增加。另外，除胆管排泄外，对比剂也可直接透过小肠肠壁排泄。这样的排泄方式在小肠内通常是不可见的，在对比剂到达结肠、水分被吸收后，其浓度提高可显影。通常认为结肠不能直接排泄对比剂。曾有观点认为，如果对肾功能不全或无肾功能患者使用对比剂，将产生血流动力学副作用，因此这类患者在使用对比剂后应立刻行血液透析。但有证据显示，增强检查后立即行腹膜透析是不必要的，即使肾脏无功能的患者在使用

非离子型对比剂后也不会产生明显的副作用，对比剂会最终通过胆管 - 小肠排泄，也会在下次透析时被清除。

五、对比剂：包装

从美国目前广泛使用的对比剂来看，有很多物理、化学性质可以被用于描述对比剂的特性，其中最重要的是电离度和渗透压。对于较老的离子型对比剂，用对比剂强化分子浓度百分比来描述对比剂的强度。这个参数代表了每 100ml 水中总的对比剂分子质量数（g）。虽然这个参数并不是直接描述对比剂溶液中碘的含量，但一般来说，浓度百分比越高则对比剂的不透 X 线性能越强。目前，许多常用的对比剂都使用每毫升对比剂中碘的毫克数（mg）来描述。例如康瑞 325（Mallinckrodt 影像），一种离子型单体，每毫升溶液含有 325mg 碘；又如碘帕醇 370（Bracco 公司），一种非离子型单体，每毫升溶液中含 370mg 碘。

六、对比剂急性不良反应

尽管大量的实验在研究对比剂不良反应的特点、发生率及发生机制，但是对于患者来说不良反应还是非常危险的，虽然它们并不常见。幸运的是，大多数不良反应都是轻度和可自愈的，症状包括嘴中有金属味道、感觉发热或偶尔出现的荨麻疹。

对比剂不良反应可分为两类：①过敏样不良反应，表现与过敏反应很类似；②生理或化学毒性效应，这些被认为是继发于对比剂直接毒性反应。对比剂的这些过敏样反应类似于真正的有已知变应原的反应（荨麻疹或支气管痉挛），但却不是由免疫球蛋白介导的，这些反应有时候被称为类过敏性或过敏样反应，而不是过敏反应性的。

七、急性过敏样反应

非离子型对比剂的过敏样反应较为罕见，在Wang 等报道的 80 000 多例行增强 CT 的患者中，只有 0.6% 的患者有过敏样反应。过敏样不良反应分为轻度、中度和重度，其中绝大部分为轻度。轻度不良反应被定义为症状轻微、不需要进行治疗的反应。中度不良反应是不威胁生命的短暂反应，但通常需要治疗。严重不良反应被定义为那些危及生命的、需要紧急治疗的反应。表 2-1 列出了这些不同类型过敏样反应的常见症状。

（一）对比剂过敏样反应机制

目前还没有被广泛认同的机制可以解释对比剂过敏样反应的多样表现。虽然一些研究者提出抗原抗体介导的机制，但是证据表明大部分对比剂不良反应不是真正的过敏反应。事实上，一些患者在第一次接触对比剂时就出现反应（在致敏之前），该反应并不持续存在（直到再次暴露时），而且大多数重复反应不是渐进性加重，这些都违背了标准的免疫应答理论。另外，只有少量报道发现血液循环中存在对比剂抗体。但是，一些研究报道一部分不只有简单荨麻疹症状的患者有 IgE 介导的反应，这可以通过皮试检验出。尽管如此，并不推荐把皮试作为

表 2-1　对比剂不良反应症状

轻　度	中　度	重　度
生理性	生理性	生理性
• 头晕	• 胸痛（心绞痛）	• 心律失常
• 头痛	• 高血压	• 呼吸心搏骤停
• 感觉发热	• 需要治疗的低血压及心动过缓（迷走反射）	• 高血压危象
• 恶心	• 持续的恶心呕吐	• 意识丧失
• 轻度迷走反射（迅速恢复，不需要治疗）	过敏样	• 肺水肿
• 轻度呕吐或干呕	• 全身性荨麻疹	• 治疗无效的迷走反射
• 手臂痛	• 支气管痉挛，不伴随或轻度低氧血症	• 癫痫
过敏样	颜面水肿，不伴呼吸困难	过敏样
• 轻度荨麻疹或水肿	• 喉头发紧或嘶哑，不伴呼吸困难	• 治疗无效的支气管痉挛，或合并低氧血症
• 局部皮肤水肿		• 意识丧失，包括呼吸心搏骤停
• 鼻充血		• 喉头水肿伴喘鸣或低氧血症
• 打喷嚏 / 鼻塞 / 红眼		• 低血压（收缩压＜ 70 mmHg）及心动过速（心率＞每分钟 100 次）
		• 肺水肿
		• 持续性心律失常

引自 ACR 对比剂手册（V.10.1）

常规操作，因为该皮试并不能发现绝大多数会出现过敏样反应的患者，他们的反应是没有办法预测的。

部分对比剂反应中，有免疫调节因子参与。对比剂可以诱导肥大细胞及嗜碱性粒细胞释放组胺，且不通过免疫球蛋白介导途径，但是否能够产生足够量的组胺而导致对比剂过敏时见到的反应类型仍是个问题。在注射对比剂后，补体系统也被激活，但是补体系统的激活和对比剂敏感性之间是否有因果关系仍存在疑问。另外，接触系统在对比剂反应中的作用也受到关注。这个接触系统起初激活了凝血因子Ⅻ（可能在扎针或注射对比剂时导致局部血管内皮损伤），继而出现了瀑布式的连锁反应，使激肽释放酶原活化为激肽释放酶，从而使高分子量的激肽原转化为激肽。

（二）危险因素

1. 过敏及哮喘

很多危险因素可以增加患者出现对比剂过敏样反应的风险（表 2-2）。曾经有过对比剂不良反应病史是未来发生对比剂不良反应的最好的单独预测指标，风险增加 5 倍。但幸运的是，只有少部分这样的患者在之后使用对比剂时出现不良反应。因此，在有合理医学指征的情况下，轻度或中度对比剂反应病史不应该作为再次使用对比剂检查的绝对禁忌。对比剂重度不良反应的病史可以作为再次使用对比剂的相对禁忌，但仅限于反应严重而紧急的患者，因为考虑到万一患者再次出现对比剂反应，可能会同样严重甚至更严重。

过去没有对比剂不良反应病史不代表之后使用对比剂就一定安全。曾报道过，很多患者在多次使用对比剂无不良反应的情况下，却在再次使用对比剂时出现了不良反应，或是后续使用对比剂时的不良反应与之前不一致的情况。

患者有食物、药物、季节过敏史（如花粉热）或哮喘病史时，也会增加出现对比剂反应的概率，但是它们增加对比剂反应风险的程度在多项研究中报道不一（通常认为增加了 2 ～ 3 倍对比剂反应风险）。

表 2-2　对比剂不良反应危险因素

过去的对比剂不良反应病史
• 哮喘病史
• 过敏或特异反应病史
• 心脏病
• 用药史（白介素 -2）

引自 Morcos SK, Thomsen HS. Adverse reactions to iodinated contrast media. Eur Radiol. 2001;11: 1267–1275.

2. 贝类

虽然贝类食物和对比剂同样含有碘元素，但一般认为它们之间没有特异的交叉反应性。因此，认为对贝类食物过敏的患者产生对比剂反应的概率不会明显提高，起码不会高于对其他食物或药物过敏的患者。对其他含碘产品过敏也同样被认为与对比剂敏感无关。因此对含碘产品过敏，如聚维酮碘溶液（碘伏），不应该作为使用含碘对比剂的绝对禁忌证。

3. 年龄

轻、中、重度对比剂反应的发生率在各年龄组中几乎没有差别。现有数据并不支持人们常认为的儿童的对比剂反应尚不明确的观念。事实上，1990 年 Katayama 等进行的多中心研究已经发现年龄小的患者的对比剂反应发生率更高。但是多数严重的对比剂反应致死事件发生于患者已有严重的心血管疾病的情况下。

4. 剂量

轻、中度对比剂过敏样反应的发生率与使用对比剂的剂量无关；虽然研究严重对比剂不良反应与使用剂量的数据有限，但是当使用大剂量对比剂（＞ 20g 碘）时，严重不良反应的发生率会轻微提高。

5. 检查种类

动脉内注射对比剂总体上可以降低一半的对比剂不良反应，但是其严重不良反应的发生率却比静脉注射的发生率高。非血管性检查（如逆行肾盂造影、膀胱造影、消化道造影）的不良反应发生率很难准确确定。虽然非血管性检查的过敏样反应及死亡病例也有报道，却极其少见。在这些病例中，少量对比剂似乎通过尿路上皮或小肠黏膜吸收入血。

6. 反应发生时间

大多数对比剂反应发生在注射之后的前 10 ~ 20min；一些患者几乎是立刻出现症状，而有些患者直到检查结束才出现症状。

7. 其他因素

有严重基础心脏病并使用 β 肾上腺素阻滞药的患者，其发生呼吸系统对比剂过敏样不良反应的风险更高，特别是支气管痉挛的风险。

（三）类过敏（或过敏样）反应的预防

人们试图预测或改变对比剂过敏样不良反应的尝试得到了一些结果。提前试验性注射小剂量对比剂并不能预测之后使用大剂量对比剂检查时的不良反应发生风险，所以这种方法已经被摒弃。进一步说，相对于大剂量对比剂，小剂量对比剂预注射发生不良反应的可能性没有减少，不良反应的严重程度不会因为剂量少而减轻。事实是，如果一位患者会发生对比剂反应，那么即使小剂量也会发生与大剂量相同严重程度的反应。相似地，单独使用抗组胺药，无论是与对比剂混合使用还是在注射之前使用，都不会降低严重不良反应的发生率。

（四）提前使用糖皮质激素

由于对比剂过敏样反应的特异质，对高风险患者经验地预防使用糖皮质激素的方法在临床上实行了很多年。Lasser 等（1987）进行的多中心随机双盲前瞻性研究指出，分别在注射对比剂（离子型单体对比剂）前 12h 及 2h 2 次给予糖皮质激素（甲强龙，32mg）可以明显减少高风险及低风险组患者的各种对比剂不良反应的发生（与安慰剂对照）。仅在注射对比剂前 2h 使用激素则无保护作用。

提前使用糖皮质激素也可能对非离子型对比剂有效。一项后来的随机对照研究（Lasser 等，1994年）显示，对比剂注射前 6h 或更长时间使用 32mg 泼尼松，可以有效地降低患者使用非离子型对比剂的轻度不良反应发生率。虽然这种方法也可以降低

中度及重度不良反应的发生率，但是降低的程度没有达到统计学意义。

虽然 Lasser 的方法在今天仍然被一些放射科医生使用，但是目前更常用的方法是由 Greenberger 和 Patterson（1991）提出的，该方法能有效地降低高危患者使用非离子型对比剂的风险。这种方法是在进行对比剂增强前 13h、7h、1h 注射 50mg 泼尼松，并在增强前 1h 注射 50mg 苯海拉明。

（五）突破反应

一些曾经出现过对比剂过敏样反应的患者，即便提前给予糖皮质激素，在后续使用对比剂时仍然会出现对比剂反应。Mervak 等（2015）发现，为 626 位曾经出现过对比剂反应的患者提前使用激素，其中的 13 位患者仍然出现对比剂反应。这些在预防使用激素后仍然出现的对比剂反应，被称为突破反应。突破反应的高风险患者是曾经出现过对比剂反应且对其他一种药物或食物有过至少一次严重过敏的患者。在该研究中，对 425 位患者预防性给予激素，不是因为之前有过对比剂过敏，通常是因为食物或药物过敏原因，其中无一例出现突破反应。

有趣的是，如果患者经预防性用药后仍发生突破反应，80% 的情况下突破反应的严重程度相当于初次不良反应的严重程度。剩下的 20% 中，有一半更重，一半更轻。近期 Davenport 等的研究（2009）也发现重复出现的突破反应不常见。如果出现，则和上一次突破反应的严重程度相似。因此举例来说，如果患者在前一次预防使用激素后仍出现对比剂反应，只要这个突破反应是轻度的，就可以在下一次检查时经预防性激素用药后再次注射对比剂。

（六）预防性使用糖皮质激素的风险

预防性用药有很多潜在风险，但是这些风险都被夸大了。理论上，预防性用药会加重感染，加重消化道溃疡程度，可能引发类固醇精神病，或可能促成肿瘤溶解综合征（淋巴瘤患者中出现）。实际上，一个更常见的问题与短暂性血糖升高有关，少量的皮质醇就会导致血糖升高，这对一些患者（尤其糖

尿病患者）是个问题。Davenport 及其同事的近期研究（2010，2011）显示，预防使用糖皮质激素导致的暂时性血糖升高几乎总是很轻微（血糖升高的程度通常为 5 ～ 20mg/dl），并且即便是在糖尿病患者中也极少引起任何症状。有趣的是，在 Davenport 的研究中，那些没有使用激素的糖尿病患者在进行影像检查后也会出现高血糖。这些研究的结论是，在进行影像检查的糖尿病患者中，他们的血糖升高除了与预防性用药有关外，也与自身疾病有关。

很少有报道称患者对预防性应用的糖皮质激素有过敏反应。这些过敏反应更像是由于口服激素中的其他成分导致的，例如类固醇琥珀酸酯或其他添加成分。如果有患者曾对类固醇激素过敏，那么建议他在使用糖皮质激素前参考变态反应科医生的意见。使用不同类固醇激素时可能出现一些交叉反应，变态反应科医生可以用多种激素进行皮试，来确定哪种激素是安全的。

可能预防性用药的最大风险来自于其延长了患者的诊疗时间，因为预防性用药的整个过程需要持续 13h。在 Davenport 的近期研究中（2016），住院患者在进行增强 CT 前预防性使用激素，使他们的平均住院时间增加了 25h，提高了不良反应的风险，特别是院内获得性感染。作者计算得出，通过预防性使用激素来预防任何程度的对比剂不良反应，将会产生近 15.9 万美元的额外支出（在额外的住院期间产生的费用），而预防严重不良反应的花销将更多（1.31 亿美元）。理论上，住院患者预防性用药以预防各程度的对比剂不良反应会增加 0.04 倍的院内感染相关死亡的概率（因而增加了住院时间），而预防严重不良反应会增加 32 倍的院内感染相关死亡的概率。

从以上阐述可以看到，预防性使用激素既有益处，也存在风险，需要综合考虑患者的个体情况。最近 O'Malley 等的一项调查显示：目前普遍认为，对于曾经有中度或重度荨麻疹或者任何呼吸系统及心脏对比剂过敏反应的患者应预防性用药，这已成为标准诊疗程序；而避免威胁生命的不良反应的最安全方法就是避免使用对比剂。相比之下，当

患者使用对比剂后产生少量荨麻疹，或对其他物质过敏，或有哮喘时，是否需要预防性用药，目前没有达成共识，也没有标准的处置办法。

八、迟发反应

对比剂迟发反应（注射对比剂后 1h 至 2d 内出现）通常是自限性的，最常见的表现为头痛或皮肤出疹（皮疹或荨麻疹）。迟发反应的机制不清，虽然有可能是因为迟发免疫反应。在接受白介素 -2 化疗的患者中，报道过一种不典型的迟发对比剂反应（通常发生在过去的几周内注射过白介素 -2 的患者）。大多数这样的反应发生在使用对比剂后的 1 ～ 8h，症状包括皮肤红斑、腹泻、流感样症状、面部潮红、关节疼痛、瘙痒和其他非特异性症状。这些症状类似于化疗本身出现的症状。少数患者中，这些症状可能严重到需要住院治疗。

九、急性生理性/化学毒性不良反应

对比剂的化学毒性效应是指对比剂对器官的直接毒性。大多数对比剂的生理效应是轻度的，包括口中金属味或者感觉发热。一些疾病在使用对比剂后会加重，包括慢性肾病（chronic kidney disease, CKD）（见对比剂急性肾损伤部分）、心律失常、重症肌无力及甲状腺功能亢进（当后者非常严重或控制不佳时）。对比剂使用过量会导致神经毒性，包括导致癫痫。引起神经毒性的确切剂量尚不清楚，但是除非在特殊情况下，否则系统性给药剂量不应超过（5 ～ 6）ml/kg。

十、增强后急性肾损伤

从 20 世纪 70 年代早期开始，关于对比剂导致急性肾衰竭的报道越来越多。但有争议的是，急

性肾衰竭发生的频率一部分与急性肾衰竭的不同定义有关。传统上，大多数学者将注射对比剂后48h内血肌酐水平升高50%或者0.5mg/dl定义为增强后AKI。相比较，急性肾损伤网络（acute kidney injury network, AKIN）对急性肾损伤的定义为48h内血肌酐上升0.3mg/dl或增加50%。

与对比剂相关的AKI通常是非少尿性的，典型病例的血肌酐峰值出现在3～5d，7～10d降回至基线水平。极少数病例是少尿性肾衰竭。少尿性的肾衰竭多数会发展为永久性肾衰竭。对比剂性肾损伤的临床后果可能很严重。Levy比较了使用对比剂后出现AKI和未出现AKI两组患者的死亡率：出现AKI组的死亡率为34%，未发展为AKI组的死亡率为7%。

体外实验显示，含碘对比剂确实有肾毒性，这可能是由多种潜在不利效应所致：①血管收缩及髓质缺血导致的血流动力学改变；②对比剂分子对近端小管细胞的直接毒性作用；③有可能形成游离自由基。

近期研究提出对比剂对活体的肾毒性可能被大大地夸张了。这可能是由于大量发表的关于对比剂性AKI的文章缺少未使用对比剂的患者对照组，Rao和Newhouse在2006年也强调了这点。近来，McDonald及其同事们提出，在进行对照研究后发现，曾进行平扫CT的患者出现增强后AKI的概率高于曾进行对比增强检查的患者。这个结果提示，CT扫描后的AKI与对比剂使用无关，有可能与包括基础疾病在内的多种其他因素有关。在他们的这些非随机对照研究中，平扫CT的患者发生AKI的概率更高，很可能反映了下述事实：这些患者之所以被选择去做CT平扫检查是因为他们有发生AKI的其他危险因素。

最近，梅奥诊所（McDonald等，2013）和密歇根大学（Davenport等，2013）进行了两项开创性的研究，他们应用了一种称为"趋势匹配"的统计学方法，用以比较增强CT患者与不增强患者（与增强组患者1：1配对）发生AKI的概率。基于大量的预先确定的AKI的危险因素，两组患者具有相同

的可能性进行对比增强检查。梅奥诊所的研究显示，增强扫描组与平扫组AKI发生率无明显差别，这其中还包括了严重的CKD患者。在密歇根大学的研究中，只有严重的CKD患者在增强或不增强时AKI的发生率有显著差异[36%:19%，当eGFR<30ml/（min·1.73m^2）时]。Davenport等的研究也发现，当eGFR在（30～44）ml/（min·1.73m^2）时，AKI在增强扫描患者中较非增强患者略常见（17%：14%），差别不显著。McDonald和Davenport等的研究都指出，使用对比剂后导致的AKI是非常少见的，如果有的话，仅在严重的肾病患者中才会出现。

（一）增强后急性肾损伤的危险因素

1. 既存的肾功能不全

既存的肾功能不全是增强后AKI的危险因素，然而正如上文所提及的，大多数增强后AKI实际上并不是对比剂本身造成的，而更多的是由于患者之前已经存在的疾病造成的。如果对比剂确实造成AKI，通常只在患者eGFR < 30 ml/dl时才可能发生。也有可能是患者目前已存在的急性肾损伤状态使发生对比剂肾毒性损伤的危险性更高。

有证据表明，已经存在的严重肾功能不全与增强后AKI有关，因此很多放射科医生认为在进行对比剂增强之前进行常规肾功能检查是有必要的，至少要检查那些怀疑或已知CKD患者的肾功能。这种方式对于患者特别是门诊患者来说，可能导致就诊延迟、花费增加及就医体验下降。Choyke等（1998）应用一个常规调查问卷来确定患者是否之前有肾病或手术、糖尿病、蛋白尿、痛风及高血压的病史，可以筛选出99%的不适合使用对比剂的血肌酐升高的患者。该研究的结论是，没有这些病史的患者在进行增强扫描之前不需要进行血肌酐检查。ACR建议仅在以下情况下需要在增强扫描前检查肾功能：年龄大于60岁，肾病病史（包括透析、肾移植、独肾、肾癌及肾脏手术），需要药物控制的高血压，糖尿病，或使用二甲双胍及含有二甲双胍的药物。在过去，血清肌酐水平被用于确定基础肾功能，而现在推荐计算eGFR水平来

替代血清肌酐，因为它能更准确地评价肾功能情况（图 2-10）。

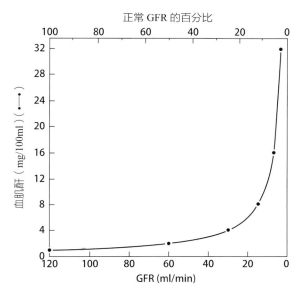

正常 GFR 的百分比

▲ 图 2-10　GFR 与血肌酐的关系

血肌酐随着 GFR 早期下降而缓慢升高，而 GFR < 60ml/min 时血肌酐明显增高

2. 糖尿病

虽然之前的结果有相互矛盾之处，但是近期 McDonald、Davenport 等的趋势匹配分析中没有发现糖尿病患者的 AKI 发生率增加的现象，至少在 eGFR 高于 30 ml/（min·1.73m²）的糖尿病患者中没有增加。

3. 脱水

一些学者推测，在进行增强扫描时或准备期间处于脱水状态，可能会在增强后 AKI 的发生中起一定的作用，尤其在严重肾功能不全的患者中。

4. 对比剂剂量

大多数学者认为对比剂的使用剂量是发生造影后 AKI 的一个因素，至少在易患人群中是如此。公认的观点是，当使用大剂量对比剂时，易患人群发生对比剂肾毒性的风险增高。

5. 对比剂种类

目前，尚无共识认为非离子二聚体对比剂比非离子单体对比剂在预防对比剂 AKI 方面更有优势。

6. 给药途径

与静脉注射对比剂相比，动脉注射更常发生增强后 AKI。可能的因素有两点：①进行动脉注射时，肾脏被暴露于动脉系统中更高浓度的对比剂中；②与对比剂注射无关，动脉插管的操作可能导致动脉硬化斑块脱落，其中一些斑块进入肾动脉就会影响肾功能。基于第二点原因，直接比较动脉注射和静脉注射发生 AKI 的概率高低可能是不恰当的。

7. 其他因素

有许多其他因素与增强后 AKI 的发生有关系。这些因素包括高龄、高血压、周围血管病、充血性心衰、蛋白尿及肝功能不全。在短时间内（72h 或更短）多次进行对比增强检查也被认为是危险因素（很可能是由于患者短时间内接受的对比剂累积量过多）。多发骨髓瘤的患者很长时间以来一直被认为具有增强后高 AKI 风险，因为骨髓瘤产生的蛋白沉淀在肾小管内。多数学者现在认为多发骨髓瘤的患者只要血肌酐正常，就可以安全地进行对比增强检查，但需要避免脱水状态。一些研究显示，对比剂具有强大的促尿酸排泄能力，这个机制可能导致高尿酸血症患者发展为尿酸盐性肾病。该综合征也可见于化疗后的骨髓增殖异常或白血病患者。然而需要强调的是，现有的研究都未证实以上任何一个因素与增强后 AKI 独立相关。

（二）增强后 AKI 的预防

因为治疗少尿性肾衰竭的手段有限，所以人们把大部分注意力都集中在如何预防增强后 AKI 上。有研究建议进行经静脉水化，最好使用等渗液体（生理盐水或乳酸林格液），其效果要好于口服水化治疗。进行 24h 的静脉水化（速率约为 125ml/h）效果最好，最早可以在增强前 12h 开始，最晚在增强后 24h 结束。

最初，Merten 等的研究显示使用碳酸氢钠水化在预防 AKI 上比单独用生理盐水更有效。该作者推断，与生理盐水比较，碳酸氢钠可能在减少自由基数量方面更有效。这篇文章被一些学者质疑，因为使用碳酸氢钠组的患者数量太少，而且实验结束过早。后续研究得到不同的结果，最终也不清楚使用碳酸氢钠水化是否比生理盐水水化更有优势。血管扩张药包括钙离子拮抗药、低剂量多巴胺、腺苷拮抗药如茶碱及双嘧达莫、抗氧化剂氮乙酰半胱氨酸，这些都曾经被推荐使用过，然而现在的观点认为所有这些药物干预措施不会使患者受益。近期研究建议，使用他汀类药物可以降低心脏导管治疗后出现 AKI 的可能性。这似乎反映了通过多种因素减少 AKI，也包括对比剂因素。

十一、二甲双胍

曾经，很多注意力集中在下列现象：使用含碘对比剂后，在口服降糖药二甲双胍（格华止或大量复方药）的糖尿病患者中出现非常少见的乳酸性酸中毒。由于二甲双胍是通过肾脏排泄的，所以肾衰竭时持续使用会导致二甲双胍毒性，最严重的情况就是导致致命的乳酸性酸中毒。对比剂本身不会导致乳酸性酸中毒，但是可能会导致 AKI，所以服用二甲双胍的患者在给予对比剂后会增加发生乳酸性酸中毒的风险。

必须强调的是，在使用对比剂后发生乳酸性酸中毒的情况是极其罕见的。二甲双胍的包装上明确写着二甲双胍可以一直使用至注射对比剂前，但是注射之后需要停止使用，直到确定患者肾功能正常时才可接着使用。目前的最新认知是，对比剂导致肾毒性的情况比曾经我们认为的要少见得多，很多专家都推荐使用对比剂的指征不必非常严格。目前，美国放射学院的药物与对比剂委员会建议，如果患者 eGFR 等于或高于 30ml/（min·1.73m^2），那么在使用对比剂之前不必停用二甲双胍，也不需要在造影之后复查肾功能，因为这些患者极少发生对比剂相关肾毒性反应。委员会同时也建议，在 eGFR 小于 30ml/min 或已有 AKI 的情况下停止使用二甲双胍。当然，对于这种情况的患者来说，一开始就不适合使用二甲双胍（由于乳酸性酸中毒的风险）。相比较而言，美国联邦药物管理局（Federal Drug Administration, FDA）目前建议在 eGFR 大于等于 60ml/（min·1.73m^2）可以继续安全使用二甲双胍。根据 FDA 的建议，eGFR < 60 ml/（min·1.73m^2）的患者都应该停止使用二甲双胍，只有在使用对比剂 48h 后肾功能仍未出现变化时才可以继续使用。

十二、含碘对比剂外渗

对比剂向皮下或皮内外渗是对比剂注射的偶见并发症，几乎总是发生在使用高压注射器进行增强 CT 扫描时。注射对比剂时外渗的概率为 0.1%～0.9%。大量的对比剂外渗通常发生于儿童、老年人，以及那些在进行注射时不能及时沟通的患者。对比剂外渗通常发生在选择手或脚进行注射的情况，在选择静脉血管困难的时候才会选择这些部位。外渗通常导致局部疼痛、红斑、肿胀，这些症状即使在外渗达 150ml 时通常也会自行缓解，不会出现后遗症。

严重并发症极为罕见（远远小于 1% 的外渗病例），最常见的严重并发症是骨筋膜室综合征。即使有少量外渗，组织坏死和皮肤脱落也可能发生。骨筋膜室综合征最初可能很难确定，如果患者的症状不随着时间而改善，甚至恶化，则应咨询外科医生（整形外科医生、血管外科医生或骨科医生）。典型的骨筋膜室综合征的特征包括毛细血管充盈减少和感觉异常。治疗骨筋膜室综合征的办法是筋膜切开术。即便进行了筋膜切开术，这种外渗也可能导致长期后遗症（包括需要皮肤移植的情况）。如果手术没有及时进行，导致长期后遗症的可能性更大。

目前尚不清楚对于大多数外渗损伤是否有及时有效的治疗，甚至不清楚绝大多数情况下这些治疗是否必要。尽管如此，还是建议立即应用冷压缩的方法。也建议抬高患肢，使其高于心脏水平。现已不再推荐注射生理盐水或注射用水来实现局部稀释和（或）局部注射药物，包括透明质酸酶。美国放射学会（ACR）药物和对比剂委员会推荐使用的对比剂外渗管理协议总结在表 2-3 中。

表 2-3 推荐使用的对比剂外渗治疗措施

初步治疗	后续治疗
抬高患肢至心脏上方	护士或放射科医生要每日打电话询问，直至症状缓解，需要评估以下内容
冰袋（每日 3 次，每次 15 ～ 60min，持续 1 ～ 3d）	• 残留疼痛
医生评估患者后，患者离开医院后还需密切观察 2 ～ 4h	• 是否起疱
明确指示患者，如果出现血管或神经系统损伤，以及肿胀、疼痛加重等症状，需要立即就医	• 皮肤发红或其他颜色改变
对于显著的外渗损伤，可以进行外科咨询	• 硬度
所有指导和治疗必须清楚记录，包括对比剂的估计使用量和类型	• 外渗处皮肤温度升高或降低（与其他部位皮肤温度比较）
	• 外渗部位以远的感觉改变
	• 填写对比剂外渗表（给予监督和质量保证部门）
	• 进度备注（病历）

十三、罕见的含碘对比剂不良反应

（一）血液学影响

早期的离子型对比剂抑制血小板聚集，并通过抑制纤维蛋白单体聚合导致凝血酶时间的延长。这些抗凝特性在血管造影术中具有潜在的益处，有助于防止导管和注射器中的血栓形成。然而，这种抗血栓形成作用在非离子对比剂中并不明显。

在镰状细胞贫血患者中，早期的离子型对比剂会引发镰状细胞病，偶尔发生镰状细胞危象。这不是非离子对比剂的公认并发症。

注射对比剂后化学性静脉炎很少发生，主要见于下肢静脉造影时。使用低渗透压对比剂发生静脉炎的概率较低；通过稀释对比剂和其他措施，包括在注射后使用肝素盐水冲洗，可以进一步降低发生静脉炎的风险。在其他影像学检查中，在通过上肢注射对比剂的患者中也偶尔可见静脉炎。

（二）碘中毒

碘中毒是对碘自身的急性反应，是一种以涎腺炎、腹泻或偶尔发生的肺水肿为特征的综合征，据报道很少在对比剂给药后发生。这种情况被称为"碘腮腺炎"。

十四、磁共振钆对比剂

（一）磁共振钆对比剂的分类

磁共振对比剂是顺磁性化合物，具有化学上未配对的电子，未配对的电子具有比原子核磁矩更强大的磁矩。经批准用于美国的基于钆化合物的对比剂是水溶性的，因此在生物体内具有类似于碘对比剂的分布。目前有 9 种 FDA 批准的钆对比剂（gadolinium-based contrast agent，GBCA）（表 2-4）。所有的磁共振对比剂都主要由肾脏排泄，一种对比剂例外，就是钆塞酸二钠（普美显 - 拜耳制药），这种对比剂约 50% 经肾脏排泄，50% 经肝脏排泄。

表 2-4　美国批准的 GBCA

GBCA	线性／大环性	离子型／非离子型	稳定性
钆双胺（欧乃影 –GE 医疗）	线性	非离子型	低
弗塞胺（欧浦迪 – 万灵科）	线性	非离子型	低
钆喷酸葡胺（马根维显 – 拜耳）	线性	离子型	高
钆贝葡胺（莫迪司 – 博莱科）	线性	离子型	高
钆塞酸二钠（普美显 – 拜耳）	线性	离子型	高
钆磷维塞三钠（Ablavar– 兰索斯）	线性	离子型	高
钆特醇（普海司 – 博莱科）	大环性	非离子型	高
钆布醇（加乐显 – 拜耳）	大环性	非离子型	高
钆酸葡甲胺（多它灵 – 加柏）	大环性	离子型	高

引自 ACR 对比剂手册（V.10.1）

　　尽管所有的 GBCA 都含有围绕钆原子的配合基，但一些被归类为线性，另一些被归类为大环类（取决于分子是否围绕钆形成完整的环）。大环类比线性对比剂具有更高的稳定性。GBCA 也可以分为离子型或非离子型，但这种区别被认为比碘对比剂的重要性要小。

（二）GBCA 的急性不良反应

　　所有基于钆的顺磁性化合物都被证明没有急性不良反应。所有商用 GBCA 的急性反应发生的频率比碘对比剂的不良反应低得多。例如，在78 353 次 GBCAs 的使用中，Dillman 等发现不良反应率仅为 0.07%。绝大多数的反应比较轻，但有四种严重的不良反应（但没有死亡）。急性反应最常表现为恶心和呕吐（25%～40%）、注射部位疼痛（13%～25%）、头痛（18%）、感觉异常（8%～9%）和头晕（7%～8%）。出现荨麻疹的情况也有报道。危及生命或致命的类过敏反应是非常罕见的，但也可发生。

　　GBCA 不良反应的危险因素与碘对比剂相似，包括既往有 GBCA 不良反应，其他食物或药物过敏以及哮喘的患者。应该注意的是，对于碘对比剂有过敏样反应的患者，与其他药物或食物过敏患者相比，对 GBCA 不会更容易出现过敏样反应。

（三）肾源性系统性纤维化

　　肾源性系统性纤维化（nephrogenic systemic fibrosis, NSF）是一种系统性疾病，最明显的临床表现是皮肤症状，该病在一些透析患者、尚未透析的终末期肾病患者可以见到，偶尔急性肾损伤（acute kidney injury，AKI）患者也可以见到，所有这些患者都曾做过 GBCA 对比增强 MR 检查。2006 年首次发现 NSF 和 GBCA 之间的联系。NSF 导致大面积皮肤硬化，伴有凸起斑块和黏蛋白在真皮内的异常沉积。在某些病例，患者无法弯曲或伸直四肢。肌肉无力很常见。由于实质器官受累，一些患者可能会出现死亡，且没有已知的有效治疗方法。

　　2%～7% 患有严重慢性肾病（chronic kidney disease, CKD）的患者（几乎总是透析或接近透析）或 AKI 患者在注射 GBCA 后发展为 NSF，绝大多数此类患者使用了三种不太稳定的药物（钆双胺、钆弗塞胺和钆喷酸葡胺）。使用其他 GBCA 后发生 NSF 的情况，只有少数病例报告。接受高剂量高风险 GBCA（如磁共振血管造影使用的 GBCA）或多次重复注射的患者更可能发生该病。

　　关于 NSF 的原因，最广泛认可的理论是存在肾衰竭，血液中 GBCA 的清除被延迟，为从螯合分子解离出钆原子提供了更多时间，这个过程被称为金属转移。随后钆与其他有机阴离子形成沉淀物，沉积在皮肤、皮下组织和许多内脏器官中。这种沉积会导致强烈的免疫反应，使组织增厚和纤维化。其他因素如代谢性酸中毒、其他炎症前事件、促红细胞生成素治疗和免疫抑制药使用，均与之相关，但尚未被证实能够发挥作用。但是很明显，还有其他未知因素参与其中，因为大多数暴露于"高风险"钆剂的患者没有出现 NSF。

在认识到 GBCA 和严重肾功能不全在 NSF 发生中的协同作用后，放射科医生制定了指南，以便在 GBCA 使用前筛选出有风险患者。具体来说，现在建议尽可能避免给 eGFR 水平低于 30 ml/（min·1.73m^2）的 CKD 患者或 AKI 患者使用 GBCA。然而，如果这些患者必须要使用 GBCA，则应避免使用三种"高风险"钆对比剂。当需要 GBCA 时，应使用影像诊断所需的最低剂量。由于这些措施的使用，自 2006 年以来所遇到的 NSF 病例数量已大幅下降。目前，只有少数 NSF 病例尚有报道，其中许多案例可能与多年前使用 GBCA 有关。

（四）钆在脑和骨骼中的残留

多年来人们已经知道，在 GBCA 使用后，少量的钆会残留于骨中。其中，线性非离子对比剂的残留量比大环类和离子性对比剂高。最近的一些研究表明，接触 GBCA 的患者脑内也存在渐进性钆累积，其中齿状核和苍白球的钆沉积产生高 T$_1$ 信号区（Kanda，2015；McDonald，2015）。这种沉积在使用最不稳定 GBCA 的患者中最为显著，并且注射 GBCA 的剂量越多，钆的沉积越多。残留发生在所有患者中，包括肾功能正常的患者。目前，大脑中的钆滞留并未与神经系统病变相关，但是这种积聚是否会有更长期的并发症还有待观察。

十五、对比剂不良反应的治疗

每位使用对比剂的医生必须准备好应对对比剂反应，并且所有参与血管内对比剂使用的人员都必须熟悉紧急药物和设备的位置。应该使用处理紧急对比剂反应的常规方法，因为过度治疗可能与治疗不足一样是灾难性的。必须熟悉心肺复苏的基本原理（现在的操作顺序为：C，循环；A，气道；B，呼吸）。注射对比剂后，负责注射的医生必须即刻准备好实施抢救。用于复苏的设备包括血压监测设备、脉搏血氧仪、药物、氧气和用于给氧或抽吸的管道，必须处于立即可用的状态。其他设备（包括自动体外除颤器）也需要在方便取用的范围之内。在注射对比剂后保留安全的静脉注射通路是明智的，注射后留置几分钟静脉通路，以便立即通过静脉给予抢救药物。

尽管放射科医生应该准备好应对轻度和中度反应及严重反应的初步治疗，但是普通放射科医生的职业生涯中很少遇到危及生命的对比剂反应。因此，对住院患者的明智做法是寻求经常处理复苏及紧急情况的其他医生的帮助。下面的段落仅提供初步治疗的一般原则。

出现对比剂反应的第一个征兆时应立即询问患者，以便获得患者症状和病史的简要情况。应测量患者的脉搏和血压情况。有时可能需要进行胸部听诊以评估通气是否充足。表 2-5 总结了针对对比剂急性反应的适当治疗。

（一）轻度反应

通常情况下，轻微的反应不需要治疗。恶心和呕吐通常是自限性的。但是，应该密切监测出现这些症状的患者，因为恶心、呕吐和其他轻度症状可能是严重不良反应的前兆。

一般情况下，轻度荨麻疹反应不需要治疗。有时，局限的荨麻疹反应可能会受益于抗组胺药的使用，主要是因为它们的止痒作用。使用许多抗组胺药时应特别谨慎，特别是门诊患者，因为某些药物，特别是常用的抗组胺药如苯海拉明有引起嗜睡的倾向。

更广泛的皮肤反应通常对抗组胺药有反应（稀释的苯海拉明 50mg，静脉注射 1～2min；西咪替

表 2-5　急性对比剂反应的治疗方法

反应类型		药 物	剂量 / 途径	建 议
恶心、呕吐		无	—	支持性措施；通常是暂时的
荨麻疹 - 轻度		无	—	自限性；只需要支持治疗
荨麻疹 - 广泛性		苯海拉明	25 ～ 50mg，缓慢静脉注射或肌内注射	观察睡意
支气管痉挛 / 哮鸣	轻度	沙丁胺醇	深度吸入，重复 2 次	β 受体激动药吸入器
	中重度	肾上腺素 1：1000	0.3ml 肌内注射	
		肾上腺素 1：10 000	1ml 静脉注射	
颜面水肿		肾上腺素 1：1000	0.3ml 肌内注射	重复 3 次
喉头痉挛 / 水肿		肾上腺素 1：10 000	1ml 静脉注射	严重者需要插管
低血压心动过缓		抬高下肢		
		静脉滴注（乳酸林格液或生理盐水）	快速静脉滴注	
		阿托品	0.6 ～ 1mg 缓慢静脉注射	
低血压心动过速		静脉滴注（乳酸林格液或生理盐水）	快速静脉滴注	使患者垂头仰卧位；给氧
		肾上腺素 1：10 000	1ml 静脉注射	

注意：对于所有潜在的呼吸和低血压反应，应该监测生命体征；应该考虑面罩给氧（6 ～ 10L/min）；应使用脉搏血氧仪监测氧饱和度

丁 300mg 静脉注射；缓慢给予 10ml 的 5% 葡聚糖溶液。如果荨麻疹非常广泛以至于存在全身性水肿，0.3ml 肾上腺素（1：1000）肌内注射可能是必要的。

（二）呼吸系统反应

应用 β 受体激动药定量吸入器（沙丁胺醇）常能有效治疗支气管痉挛。可根据需要连续给予患者 2 次吸入，重复给药剂量。对 β 受体激动药无反应的支气管痉挛和喉痉挛，通常肾上腺素（浓度为 1：1000）治疗有效，0.3ml 肌内注射或肾上腺素（浓度为 1：10 000）静脉注射 1ml。如果无效或症状复发，在 15min 或更长时间内可以重复肌内注射肾上腺素。静脉注射肾上腺素应该缓慢，根据患者的症状调节滴定速度。如果以每 5 ～ 10min 1ml 的速度静脉内给药，则该药物可以恒定输注速度给予。皮质类固醇对呼吸窘迫没有直接治疗效果，但可作为补充剂来预防症状的复发。

（三）低血压

将血管迷走性（低血压性心动过缓）与低血压性过敏样反应区分开来是至关重要的，因为这些反应的治疗是不同的。然而，所有发生低血压的患者都应该通过抬高下肢和大量等渗静脉输液（500 ～ 1000ml 生理盐水或乳酸林格液，迅速给药）进行治疗。另外，应该给予患者吸氧（高剂量吸氧时使用面罩，而不是鼻腔管）。

血管迷走反射的特征是窦性心动过缓和低血压。当患者心动过缓严重时，应静脉注射阿托品 0.6 ～ 1.0mg。每 5 分钟可以给予 0.5mg 的额外剂量，直至恢复 60/ min 的心率，或给药总剂量达到 3mg。

服用 β 肾上腺素受体阻滞药（即普萘洛尔）的患者如果在对比剂反应过程中出现低血压，可能会给诊断带来特殊的问题。由于 β 受体阻滞药导致的窦性心动过缓即使在休克发生时也不会变化，所以理论上使得血管迷走反射与过敏样反应的鉴别更加

困难。但不管怎样，血管迷走反射导致的心动过缓比使用β受体阻滞药导致的心动过缓更加严重，所以应该是可以鉴别的。

由于肾上腺素既是α肾上腺素受体激动药又是β肾上腺素受体激动药，因此给予β受体阻滞药可以成功地中和肾上腺素的β受体激动效应，而不会影响其α受体激动效应。理论上这种情况的组合导致血压急剧增加。在这种情况下，应该单独补充液体治疗，直到得到更多专业化的帮助。接受心脏选择性阻滞药（如阿替洛尔）的患者在这一问题上的情况相对简单。钙通道阻滞药如硝苯地平和地尔硫䓬是有效的外周血管扩张药，它们也使得对比剂反应的治疗复杂化。

（四）室性心律失常

如果发生严重的室性心律失常，如多次室性期前收缩、二联律或搏动性室性心动过速，应立即向有资质的专科医生咨询。在发病 10min 内给予 150mg 胺碘酮（溶于 100ml 5% 的葡萄糖盐水中）的负荷剂量，然后在 6h 内继续给予 360mg。如果发生持续性室性心动过速并伴随低血压或心室颤动，除颤是必要的。如果发生全面的心搏骤停，应立即开始心肺复苏。

（郭　锬　译，陈　涓　校）

☞ 推荐阅读

一般性阅读

[1] Almén T. Development of nonionic contrast media. *Invest Radiol*.1985;20(suppl):S2–S9.

[2] Bettmann MA. Frequently asked questions: iodinated contrast agents. *Radiographics*. 2004:24:S3–S10.

[3] Dyer RB, Gilpin JW, Zagoria RJ, et al. Vicarious contrast material excretion in patients with acute unilateral ureteral obstruction. *Radiology*. 1990;177(3):739–742.

[4] Lasser EC, Lang JH, Lyon SG, et al. Changes in complement and coagulation factors in a patient suffering a severe anaphylactoid reaction to injection of contrast material: some considerations of pathogenesis. *Invest Radiol*. 1980;15(suppl):S6–S12.

[5] Sherwood T, Doyle FH, Breckenridge A, et al. Value of fluid deprivation in large dose urography. *Lancet*. 1968;2: 754–755.

[6] Siegle RL, Halvorsen RA, Dillon J, et al. The use of iohexol in patients with previous reactions to ionic contrast material: a multicenter clinical trial. *Invest Radiol*. 1991;26:411–416.

[7] Trcka J, Schmidt C, Seitz CS, et al. Anaphylaxis to iodinated contrast material: nonallergic hypersensitivity or IgEmediated allergy? *AJR Am J Roentgenol*. 2008;190: 666–670.

对比剂急性不良反应

[8] Caro JJ, Trindade E, McGregor M. The risks of death and of severe nonfatal reactions with high vs low osmolality contrast media: a meta-analysis. *AJR Am J Roentgenol*. 1991;156:825–832.

[9] Cochran ST, Bomyea K, Sayre JW. Trends in adverse events after IV administration of contrast media. *AJR Am J Roentgenol*. 2001;176:1385–1388.

[10] Curry NS, Schabel SI, Reiheld CT, et al. Fatal reactions to intravenous nonionic contrast material. *Radiology*. 1991;178:361–362.

[11] Gomi T, Nagamoto M, Hasegawa M, et al. Are there any differences in acute adverse reactions among five low-osmolar non-ionic iodinated contrast media? *Eur Radiol*. 2010;20:1631–1635.

[12] Katayama H, Yamaguchi K, Kozuka T, et al. Adverse reactions to ionic and nonionic contrast media: a report from the Japanese Committee on the Safety of Contrast Media. *Radiology*. 1990;175:621–628.

[13] Morcos SK. Acute serious and fatal reactions to contrast

media. Our current understanding. *Br J Radiol*. 2005;78: 686–693.

[14] Mortelé KJ, Oliva MR, Ondategui S, et al. Universal use of nonionic iodinated contrast media for CT: evaluation of safety in a large urban teaching hospital. *AJR Am J Roentgenol*. 2005;185:31–34.

[15] Schabelman E, Witting M. The relationship of radiocontrast, iodine and seafood allergies: a medical myth exposed. *J Emerg Med*. 2010;39(5):701–707.

[16] Somashekar DK, Davenport MS, Cohan RH, et al. Effect of intravenous low-osmolality iodinated contrast media on patients with myasthenia gravis. *Radiology*. 2013;267:727–734.

对比剂注射前的准备：疗效和风险

[17] Davenport MS, Cohan RH, Caoili EM, et al. Hyperglycemic consequences of corticosteroid premedication in an outpatient population. *AJR Am J Roentgenol*. 2010;194: W483–W488.

[18] Davenport MS, Cohan RH, Khalatbari S, et al. Hyperglycemia in hospitalized patients receiving corticosteroid premedication. *Acad Radiol*. 2011;18:384–390.

[19] Davenport MS, Mervak BM, Khalatbari S, et al. Indirect cost and harm attributable to oral 13-hour inpatient corticosteroid prophylaxis prior to contrast-enhanced computed tomography. *Radiology*. 2016;279:492–501.

[20] Greenberger PA, Patterson R. The prevention of immediate generalized reactions to radiocontrast media in high-risk patients. *J Allergy Clin Immunol*. 1991;87(4):867–872.

[21] Lasser EC, Berry CC, Talner LB, et al. Pretreatment with corticosteroids to alleviate reactions to intravenous contrast material. *N Engl J Med*. 1987;317(14):845–849.

[22] Lasser EC, Berry CM, Mishkin MM, et al. Pretreatment with corticosteroids to prevent adverse reaction to nonionic contrast media. *AJR Am J Roentgenol*. 1994;162:523–526.

[23] O'Malley RB, Cohan RH, Ellis JH, et al. A survey on the use of premedication prior to iodinated and gadolinium-based contrast material administration. *J Am Coll Radiol*. 2011;8:345–354.

对比剂突破反应

[24] Davenport MS, Cohan RH, Caoili EM, et al. Frequency and severity of repeat contrast reactions in premedicated patients. *Radiology*. 2009;253:372–379.

[25] Freed KS, Leder RA, Alexander C, et al. Breakthrough adverse reactions to low-osmolar contrast media. *AJR Am J Roentgenol*. 2001;176:1389–1392.

[26] Mervak BM, Davenport MD, Ellis JH, et al. Breakthrough reaction rates in high-risk inpatients premedicated before contrast-enhanced CT. *AJR Am J Roentgenol*. 2015; 205: 77–84.

对比剂延迟反应

[27] Choyke PL, Miller DL, Lotze MT, et al. Delayed reactions to contrast media after interleukin-2 immunotherapy. *Radiology*. 1992;183:111–114.

[28] Christensen J. Iodide mumps after intravenous administration of a nonionic contrast media: case report and review of the literature. *Acta Radiol*. 1995;36(1):82–84.

[29] Rydberg J, Charles J, Aspelin P. Frequency of late allergy-like adverse reactions following injection of intravascular nonionic contrast media. *Acta Radiol*. 1998;39:219–222.

增强后急性肾损伤

[30] Abujudeh HH, Gee MS, Kaewlai R. In emergency situations, should serum creatinine be checked in all patients before performing second contrast CT examination within 24 hours? *J Am Coll Radiol*. 2009;6:268–273.

[31] ACT Investigators. Acetylcysteine for prevention of renal outcomes in patient s undergoing coronary and peripheral vascular angiography: main results from the randomized Acetylcysteine for Contrast-induced nephropathy Trial (ACT). *Circulation*. 2011;124:1250–1259.

[32] ACR Manual on Contrast Media v. 10.1 Published by the American College of Radiologyww.acr.org/~/media/ACR/Documents/PDF/QualitySafety/Resources/Contrast%20 Manual/2015_Contrast_Media.pdf/#page=49. *Accessed April* 13, 2016.

[33] Aspelin P, Aubry P, Fransson SG, et al. Nephrotoxic effects in high risk patients undergoing angiography. *N Engl J Med*. 2003;348(6):491–499.

[34] Bruce RJ, Djamail A, Shinki K, et al. Background fluctuation of kidney function versus contrast induced nephrotoxicity. *AJR Am J Roentgenol*. 2009;192:711–718.

[35] Choyke PL, Cady J, DePollar SL, et al. Determination of serum creatinine prior to iodinated contrast media: is it necessary in all patients? *Tech Urol*. 1998;4(2):65–69.

[36] Davenport MS, Khalatbari S, Cohan RH, et al. Contrast-induced nephrotoxicity risk assessment in adult inpatients: a comparison of serum creatinine and estimated glomerular filtration rate-based screening methods. *Radiology*. 2013;269:292–100.

[37] Davenport MS, Khalatbari S, Dillman JR, et al. Contrast material-induced nephrotoxicity and intravenous low-osmolality iodinated contrast material. *Radiology*. 2013;267:94–104.

[38] Gleeson TG, Bulugahapitiya S. Contrast-induced nephropathy. *AJR Am J Roentgenol*. 2004;183:1673–1689.

[39] Heinrich MC, Haberle L, Muller V, et al. Nephrotoxicity of iso-osmolar iodixanol compared with nonionic low-osmolar contrast media: metaanalysis of randomized controlled trials. *Radiology*. 2009;250(1):68–86.

[40] Heinrich MC, Kuhlmann MK, Grgic A, et al. Cytotoxic effects of ionic high osmolar, nonionic monomeric, and nonionic iso-osmolar dimeric iodinated contrast media in renal tubular cells in vitro. *Radiology*. 2005;235:843–849.

[41] Herts BR, Schneider E, Poggio ED, et al. Identifying outpatients with renal insufficiency before contrast-enhanced CT by using estimated glomerular filtration rates versus serum creatinine levels. *Radiology*. 2008;248: 106–113.

[42] Katzberg RW, Newhouse JH. Intravenous contrast media-induced nephrotoxicity:is the medical risk really as great as we have come to believe? *Radiology*. 2010;256:21–28.

[43] Kuhn MJ, Chen N, Sahani DV, et al. The PREDICT study: a randomized double blind comparison of contrast-induced nephropathy after low- or isoosmolar contrast agent exposure. *AJR Am J Roentgenol*. 2008;191:151–157.

[44] Levy E, Viscoli CM, Horwitz RI. The effect of acute renal failure on mortality. A cohort analysis. *JAMA*. 1996;275: 1489–1494.

[45] McDonald RJ, McDonald JS, Bida JP, et al. Intravenous contrast material-induced nephropathy: causal or coincident phenomenon? *Radiology*. 2013;267(1):106–118.

[46] McDonald JS, McDonald RJ, Comin J, et al. Frequency of acute kidney injury following intravenous contrast media administration: a systematic review and meta-analysis. *Radiology*. 2013;267:119–128.

[47] Morcos SK. Prevention of contrast media-induced nephrotoxicity after angiographic procedures. *J Vasc Interv Radiol*. 2005;16:13–23.

[48] Newhouse JH, Kho D, Rao QA, et al. Frequency of serum creatinine changes in the absence of iodinated contrast material: implications for studies of contrast nephrotoxicity. *AJR Am J Roentgenol*. 2008;191:376–382.

[49] Nguyen SA, Suranyi P, Ravene JG, et al. Iso-osmolality versus low-osmolality iodinated contrast media at intravenous contrast-enhanced CT: effect on kidney function. *Radiology*. 2008;248(1):97–105.

[50] Pahade JK, LeBedis CA, Raptopoulos VD, et al. Incidence of contrastinduced nephropathy in patients with multiple myeloma undergoing contrast-enhanced CT. *AJR Am J Roentgenol*. 2011;196:1094–1101.

[51] Rao QA, Newhouse JH. Risk of nephropathy after intravenous administration of contrast material: a critical literature analysis. *Radiology*. 2006;239(2):392–397.

[52] Sandler CM. Contrast-agent-induced acute renal dysfunction—is iodixanol the answer? *N Engl J Med*. 2003;348(6):551–553.

[53] Thompson HS, Morcos SK. Risk of contrast-media-induced nephropathy in high risk patients undergoing MDCT—a pooled analysis of two randomized trials. *Eur Radiol*. 2009;19:891–897.

[54] Xie H, Ye Y, Shan G, et al. Effect of statins in preventing contrast-induced nephropathy: an updated meta-analysis. *Coron Artery Dis*. 2014;25:565–574.

对比剂外渗

[55] Cohan RH, Ellis JH, Garner WL. Extravasation of radiographic contrast material: recognition, prevention and treatment. *Radiology*. 1996;200:593–604.

钆对比剂

[56] Dillman JR, Ellis JH, Cohan RH, et al. Frequency and severity of acute allergic-like reactions to gadolinium-containing IV contrast media in children and adults. *AJR Am J Roentgenol*. 2007;189:1533–1538.

[57] Li A, Wong CS, Wong MK, et al. Acute adverse reactions to magnetic resonance contrast media—gadolinium chelates. *Br J Radiol*. 2006;79:368–371.

[58] Murphy KJ, Brunberg JA, Cohan RH. Adverse reactions to gadolinium contrast media. A review of 36 cases. *AJR Am J Roentgenol*. 1996;167(4):847–849.

[59] Nelson KL, Gifford LM, Lauber-Huber C, et al. Clinical safety of gadopentetate dimeglumine. *Radiology*. 1995;196 (2):439–443.

[60] Perez-Rodriguez J, Lai S, Ehst BD, et al. Nephrogenic systemic fibrosis: incidence, associations and effect of risk factor assessment—report of 33 cases. *Radiology*. 2009; 250:371–377.

[61] Sena BF, Stern JP, Pandharipande PV, et al. Screening patients to assess renal function before administering gadolinium chelates: assessment of the Choyke question-naire. *AJR Am J Roentgenol*. 2010;195:424–428.

肾源性系统性纤维化

[62] Abujudeh HH, Kaewlai R, Kagan A, et al. Nephrogenic systemic fibrosis after gadopentetate dimeglumine expos-ure: case series of 36 patients. *Radiology*. 2009;253(1): 81–89.

[63] Cowper SE. Nephrogenic systemic fibrosis: an overview. *J Am Coll Radiol*. 2008;5(1):23–28.

[64] Marckmann P, Skov L, Rossen K, et al. Nephrogenic systemic fibrosis: suspected causative role of gadodiamide used for contrast enhanced magnetic resonance imaging. *J Am Soc Nephrol*. 2006;17:2359–2362.

[65] Thompsen HS. Nephrogenic systemic fibrosis: a serious

late adverse reaction to gadodiamide. *Eur Radiol*. 2006;16: 2619–2621.

[66] Thompsen HS. How to avoid nephrogenic systemic fibrosis: current guidelines in Europe and the United States. *Radiol Clin North Am*. 2009;47(5):871–875.

脑内钆残留

[67] Kanda T, Osawa M, Oba H, et al. High signal intensity in the dentate nucleus on unenhanced T_1-wieghted MR images: association with linear versus macrocyclic gadoli-nium chelate administration. *Radiology*. 2015;275:803–809.

[68] McDonald RJ, McDonald JS, Kallmes DF, et al. Intracranial gadolinium deposition after contrast-enhanced MR imaging. *Radiology*. 2015;275:772–782.

[69] Ramalho J, Castillo M, AlObaidy M, et al. High signal intensity in globus pallidus and dentate nucleus on unenhanced T_1-weighted MR images:evaluation of two linear gadolinium-based contrast agents. *Radiology*. 2015; 276:836–844.

对比剂不良反应的治疗

[70] Bush WH, Swanson DP. Acute reactions to intravascular contrast media:types, risk factors, recognition, and specific treatment. *AJR Am J Roentgenol*. 1991;157:1153.

[71] Hamilton G. Severe adverse reactions to urography in patients taking beta-adrenergic blocking agents. *Can Med Assoc J*. 1985;133:122.

[72] Segal AJ, Bush WH. Avoidable errors in dealing with anaphylactoid reactions to iodinated contrast media. *Invest Radiol*. 2011;46(3):147–151.

[73] Wang CL, Cohan RH, Ellis JH, et al. Frequency, outcome and appropriateness of treatment of nonionic iodinated contrast media reactions. *AJR Am J Roentgenol*. 2008; 191:409–415.

The Adrenal Gland
肾上腺

3

一、概述 / 051
二、功能亢进疾病 / 051
　　（一）库欣（Cushing）综合征 / 051
　　（二）原发性醛固酮增多症 / 052
　　（三）先天性肾上腺增生 / 052
　　（四）促男性化肿瘤 / 053
　　（五）促女性化肿瘤 / 053
　　（六）肾上腺功能不全 / 053
　　（七）放射学 / 053

三、肾上腺髓质 / 055
　　（一）嗜铬细胞瘤 / 055
　　（二）放射学 / 056
　　（三）神经母细胞瘤和神经节细胞瘤 / 058
　　（四）放射学 / 059
四、非功能亢进病变 / 061
　　（一）腺瘤 / 061
　　（二）癌 / 062
　　（三）髓样脂肪瘤 / 065

　　（四）出血 / 065
　　（五）囊肿 / 068
　　（六）血管瘤 / 068
　　（七）嗜酸细胞肿瘤 / 069
　　（八）转移瘤 / 069
　　（九）肾上腺偶发病变 / 070
　　（十）腺瘤与转移瘤的鉴别 / 070
　　（十一）淋巴瘤 / 074
　　（十二）假性肿瘤 / 074
　　（十三）感染 / 075

一、概述

　　肾上腺位于肾脏上方、肾周间隙内。由于肾上腺被脂肪包绕，所以在 CT 或 MR 上可以很好地显示（图 3-1）。肾上腺异常的患者可能会出现由肾上腺病变引发的症状，或者由于其他指征进行检查时意外发现肾上腺异常。由于肾上腺是合成多种激素的活跃场所，患者可能表现出激素过多或少数情况下表现为激素缺乏。因此肾上腺疾病可以按照肾上腺功能状态来讨论：激素分泌过剩的功能亢进疾病、功能不全的疾病、功能正常的疾病。因为这些激素很容易被检测出来，所以患者疾病的分类很少有疑问。

二、功能亢进疾病

（一）库欣（Cushing）综合征

　　库欣综合征的临床表现为糖皮质激素分泌过

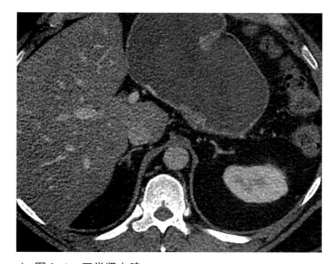

▲ 图 3-1　正常肾上腺
两侧肾上腺呈 Y 字形，尾部指向前内侧

多。这些类固醇激素可以是外源性的，也可为内源性的。外源性的库欣综合征见于使用大剂量类固醇激素进行治疗的患者。内源性的库欣综合征是由于肾上腺皮质产生的皮质醇过多导致。库欣综合征的特征表现包括向心性肥大、多毛、腹纹和肌肉萎缩。高血压和葡萄糖耐受不良比较常见。库欣综合征可以通过尿液中游离皮质醇的水平升高来诊断。

库欣综合征进一步分为促肾上腺皮质激素（adrenocorticotropic hormone, ACTH）依赖性和非ACTH依赖性。ACTH依赖的患者血浆ACTH水平升高，而非ACTH依赖的患者血浆ACTH水会降低。ACTH依赖性库欣综合征占大约80%的病例，ACTH分泌量未得到控制，刺激肾上腺皮质，导致双侧肾上腺增生。非ACTH依赖库欣综合征的原因包括肾上腺腺瘤、腺癌和两种罕见的增生综合征：原发性色素结节性肾上腺增生（primary pigmented nodular adrenal dysplasia, PPNAD）和非ACTH依赖性结节样增生（ACTH-independent macronodular hyperplasia, AIMAH）。

在ACTH依赖性库欣综合征的患者中，垂体不一定总是ACTH的来源。很多其他肿瘤，例如燕麦细胞瘤、支气管腺瘤和卵巢、胰腺、胸腺及甲状腺的肿瘤，在罕见情况下也可以分泌ACTH。

非ACTH依赖性库欣综合征的病因包括肾上腺腺瘤、肾上腺腺癌和几种遗传综合征，包括内分泌瘤病1型（multiple endocrine neoplasia type 1, MEN 1）、McCune-Albright综合征、家族性腺瘤息肉病、Carney综合征。40%的MEN 1型患者会有肾上腺病变，通常是双侧结节样增生。McCune-Albright综合征通常在出生后1年内就诊时被发现，表现为骨的病变、皮肤色素沉着、性早熟和双侧肾上腺结节样增生。家族性腺瘤息肉病的患者表现为多发的结肠息肉、硬纤维瘤、骨瘤、视网膜病变和肾上腺病变，肾上腺病变包括腺瘤、腺癌和增生。Carney综合征包括心脏、乳腺、皮肤的黏液瘤、砂粒体形黑色素性神经鞘瘤以及骨软骨黏液瘤。在这些患者中，PPNAD是最常见的肾上腺病变。一些有肾上结节样增生的患者在CT检查时可以发现肾上腺大结节。这些结节通常直径小于3cm，也可以小于1cm。结节样增生在大多数病例中是由于垂体微腺瘤分泌的ACTH造成的。结节样增生与分泌皮质醇的腺瘤可以通过对侧肾上腺的大小来鉴别。在腺瘤的患者中，对侧的肾上腺和同侧肾上腺的其余部分是萎缩的，但是在结节样增生的患者中是增大的（增生的）。

（二）原发性醛固酮增多症

原发性醛固酮增多症，又称Conn综合征，是由于肾上腺分泌醛固酮过多所致。大约60%的原发性醛固酮增多症原因是肾上腺增生，35%是由于腺瘤。罕见原因包括肾上腺皮质腺癌和单侧肾上腺增生。肾上腺增生可以进一步分为特发性醛固酮增多症（idiopathic hyperaldosteronism, IHA）和原发性肾上腺增生（primary adrenal hyperplasia, PAH），IHA远比PAH常见。由于双侧肾上腺切除术不能有效地控制IHA患者的高血压和低血钾，所以需要通过药物进行治疗。尽管形态学上PAH类似IHA，PAH可能是双侧或单侧发生的，肾上腺切除对于单侧的治疗是有效的。罕见的情况下，原发性肾上腺皮质腺癌可以分泌足够的醛固酮引起可以识别的临床症状。随着诊断的进步，更多原发性醛固酮增多症在高血压患者中被发现，这些患者很大一部分有IHA，应该通过药物进行治疗。

原发性醛固酮增多症（1955年报道）包括低血钾、高血压、血清醛固酮水平升高，但肾素水平降低。过量的醛固酮会引起钠潴留、血浆容量增加和高血压。由于远曲小管中钠钾交换，所以钠潴留引起低血钾。醛固酮增多症同样发生在肾血管性高血压的患者。然而这种形式继发的醛固酮增多症与原发性醛固酮增多症可以通过测量血浆肾素水平来区分，原发性醛固酮增多症的患者肾素水平比较低。

实验室检查同样可以用来帮助区分原发性醛固酮增高症的病因是增生还是腺瘤。然而，这些检查并不完全准确，需要影像学的确认。肾上腺静脉取样（adrenal venous sampling, AVS）是识别单侧醛固酮分泌来源的最好方法。虽然AVS技术要求高，但在经验丰富的医疗中心，AVS是非常准确的。结合CT或MRI的解剖图像和定位AVS，单侧肾上腺切除的治愈率＞95%。

（三）先天性肾上腺增生

先天性肾上腺增生（congenital adrenal hyperplasia,

CAH）是一组常染色体隐性遗传病，引起皮质醇合成减少或缺失。这种缺陷可能存在于将胆固醇转化为皮质醇必需的五个酶催化反应中的任何一个，但是＞ 90% 的 CAH 是由于缺乏 21- 羟化酶。缺少正常的反馈抑制导致垂体分泌过多的 ACTH，过度刺激肾上腺，从而导致双侧肾上腺增生。

因为雄激素合成不需要 21- 羟化酶，高水平 ACTH 使雄激素产生过量。雄激素分泌过量的临床表现取决于患者的性别和年龄。外阴性别不明和继发的女性男性化可以在女性中见到，而在男性中表现为性早熟。

（四）促男性化肿瘤

雄激素生成肿瘤是罕见的，可能是良性的或者恶性的，发生在任何年龄的男性或者女性。因肿瘤导致男性化的患者比 CAH 导致的年龄更大。

典型的临床表现为闭经、多毛、阴蒂肥大和声音低沉。睾酮水平的升高也经常在肾上腺肿瘤的患者中被发现，所以睾酮水平升高不能够用来区分性腺肿瘤和肾上腺肿瘤。

（五）促女性化肿瘤

促女性化肿瘤非常罕见，而且大多数是恶性的。通常发生在男性，但是也在青春期前和绝经后的女性中曾有报道。男性乳房发育是最主要的临床表现。

（六）肾上腺功能不全

肾上腺功能不全是由于肾上腺组织破坏（原发性）或由于缺少 ACTH 刺激（继发性）引起的。继发性肾上腺功能不全比原发更常见，二者都常见于女性。因为正常肾上腺的功能依赖于 ACTH，任何疾病损伤垂体分泌 ACTH 的功能会导致肾上腺功能减退。ACTH 活性减低，皮质醇和雄激素分泌减少，但是醛固酮分泌相对是正常的。因此垂体功能减退的患者可以比原发性肾上腺功能不全的患者更耐受缺钠。此外，垂体功能低下的患者不会发生因 ACTH 过度分泌导致的皮肤黏膜色素沉着。

肾上腺皮质功能不全（又称阿狄森病）的临床发病通常是渐进性的，难以发现。临床表现是由于皮质醇和醛固酮缺乏引起的。因为皮质醇缺乏导致垂体分泌 ACTH 和促黑激素增多，肾上腺皮质功能不全患者会出现特征性的色素沉着。治疗方法包括皮质醇和醛固酮替代治疗以及生理盐水纠正细胞外液的丢失。

原发性肾上腺功能减低影像学表现取决于肾上腺功能不全的原因。腹部平片可以经常发现结核或组织胞浆菌病的肾上腺钙化。

最有效的检查手段是 CT 或者 MR，显示肾上腺的大小和形状。在自身免疫病的患者中，可以发现严重的肾上腺皮质萎缩，以至于很难找到肾上腺。

肉芽肿性结核或组织胞浆菌病累及双侧肾上腺。肾上腺增大，但保持正常的形态。钙化常见。

如果肾上腺出血是急性的，可以通过密度增高来识别近期的出血。当血肿密度降低时，它很难与其他肾上腺肿块鉴别。尽管肾上腺转移常见，肾上腺功能减低很少发生。这是因为只有肾上腺皮质大量破坏，才能发生功能不全。

（七）放射学

1. 超声

虽然正常的肾上腺可能很难在超声上发现，但大于 2cm 的肿瘤经常可以探查到。右侧肾上通常更容易探查到，因为肝脏提供了一个良好的声窗。超声在鉴别肾上腺实性肿块或囊肿上具有一定价值。

2. CT

CT 是评估肾上腺的常规检查手段。多数患者中，肾周脂肪使得肾上腺可以被清楚地观察到，小到 5mm 的肿瘤都可以发现。很少需要静脉注射对比剂来帮助区分肾上腺肿块和肾上极肿块。

原发性醛固酮增多症的腺瘤是最难检查出的，因为它们往往是最小的，平均直径＜ 2cm（图 3-2）。

相反，库欣综合征患者相对容易通过 CT 检查出来。这些患者的肿瘤往往比原发性醛固酮增多症的肿瘤体积大，肾上腺被丰富的腹膜后脂肪衬托得很清晰（图 3-3）。肿瘤直径＞ 4cm 或中心出现坏死的需要怀疑是否为恶性。

双侧肾上腺增生是肾上腺整体增大，但没有局限性肿块。肾上腺的两侧肢增厚并拉长（图 3-4 和图 3-5）。因异位 ACTH 分泌导致的肾上腺增生比因垂体腺瘤 ACTH 分泌过多导致的肾上腺增生更明显，体积更大。

通常，在库欣综合征患者的肾上腺增大要比原发性醛固酮增多症的明显。然而，增生的肾上腺和正常的肾上腺表现有显著的重叠，增生不应该仅仅从形态来诊断。

少数库欣综合征患者有大结节状增生，可以见到一个或多个结节（图 3-6）。很少情况下，患者可能患有 AIMAH，大的肾上腺结节提示双侧肾上腺腺瘤或转移。PPAND 是另一种罕见的引起非 ACTH 依赖性库欣综合征的原因。PPNAD 为常染色体显性遗传，与 Carney 综合征有关。组织学上可见直径 2 ～ 5mm 的含色素结节。患有 AIMAH 和 PPNAD 的患者需行双侧肾上腺切除来治疗。

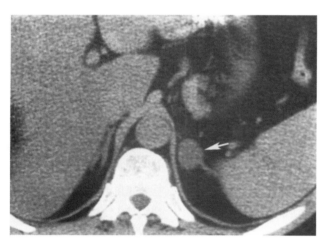

▲ 图 3-2　肾上腺腺瘤
左侧肾上腺可见一分泌醛固酮的腺瘤（箭）

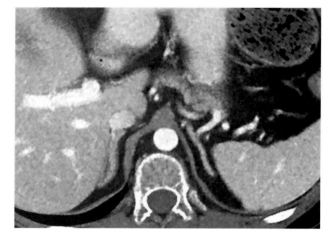

▲ 图 3-4　双侧肾上腺增生
双侧肾上腺拉长、增厚

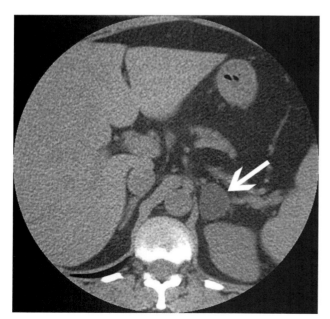

▲ 图 3-3　肾上腺腺瘤
一位库欣综合征患者的分泌皮质醇的腺瘤（箭）

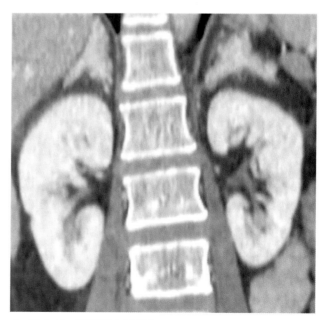

▲ 图 3-5　双侧肾上腺增生
冠状位 CT 重建图像上可见双侧肾上腺增厚

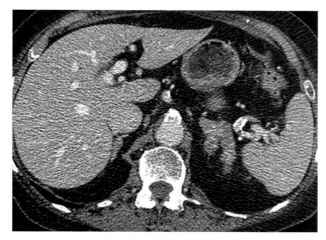

▲ 图 3-6　双侧肾上腺结节样增生
左侧肾上腺可见多发小结节；右侧肾上腺仅显示顶部，但它也有多发小结节

3. 静脉取样

由于每侧肾上腺都有一个中央静脉引流，每侧腺体引流出的静脉血都可以通过取样来进行激素检测。肾上腺静脉取样（adrenal venous sampling，AVS）在原发性醛固酮增多症的患者中很有价值，因为分泌醛固酮的腺瘤通常 < 1cm，太小以至于 CT 有时很难发现。而且，患者可以有 PAH 或非高功能腺瘤，难以与分泌醛固酮的腺瘤区分。通过静脉取样定位过度分泌激素的肾上腺能指导肾上腺手术切除。静脉取样很少用于评价库欣综合征患者，但是可以用于促男性化或促女性化肿瘤患者。

由于肾上腺静脉很小，所以，AVS 在技术上很困难。由于左侧肾上腺静脉流入左侧膈下静脉，所以很容易找到并取样。大多数患者中右侧肾上腺静脉直接在后方注入下腔静脉，但在很大一部分病例中可与一个肝静脉共干。精确准直的对比增强 CT 的静脉期可以显示大多数患者的右侧肾上腺静脉。

4. MR

肾周脂肪为磁共振成像（MRI）提供了很好的对比。MRI 的空间分辨率与 CT 相似，其他额外的参数可以用于鉴别良恶性病变。对于大多数肾上腺皮质高功能腺瘤的患者，MRI 在 CT 检查后并不能提供更多的信息。

三、肾上腺髓质

（一）嗜铬细胞瘤

嗜铬细胞瘤由嗜铬细胞组成，通常位于肾上腺髓质。它是一种罕见的肿瘤，占系统性高血压患者的比例 < 1%。肾上腺外的嗜铬细胞瘤被称为副神经节瘤，可以分为由沿颅神经或迷走神经的副交感组织起源和交感嗜铬组织起源。因此，可以位于大脑底部至附睾间的任何位置，但是通常是位于腹膜后的交感神经链上。85% 的嗜铬细胞瘤起源于肾上腺髓质的嗜铬细胞组织。散发性嗜铬细胞瘤平均直径约 4cm，与综合征有关的细胞瘤通常会更小。

患者的主诉可以为伴有心悸和出汗的阵发性头痛。如果嗜铬细胞瘤位于膀胱壁，排尿会引起症状发作。

高血压是最常见的临床表现，在超过 90% 的患者中出现。由嗜铬细胞瘤引起的高血压很难与肾血管性高血压或原发性高血压相区别，然而嗜铬细胞瘤患者更有可能出现阵发性高血压。这些患者在麻醉诱导期间更容易出现高血压发作。在进行肾上腺手术操作、经皮肾上腺穿刺或者选择性肾上腺血管造影时同样会诱发高血压危象。

嗜铬细胞瘤与其他内分泌肿瘤的发生相关。多发内分泌肿瘤综合征 2A 型（multiple endocrine neoplasia syndrome 2A, MEN 2A 型）包括甲状腺髓样癌、甲状旁腺增生和嗜铬细胞瘤。MEN 2B 型综合征罕见，有嗜铬细胞瘤、甲状腺髓样癌、黏膜神经瘤的黏膜皮肤表现、肠道神经节瘤病和马方综合征体型。MEN 2A 或 MEN 2B 型综合征的大多数患者有双侧嗜铬细胞瘤，通常发生在肾上腺。但是，综合征的所有临床表现可能不发生在同一时间。因此，在评估可能患有此类疾病的患者时，应仔细了解以往内分泌异常的病史。这些综合征是通过常染色体显性的方式遗传的。

1. 多发内分泌肿瘤综合征 2A 型
- 甲状腺髓样癌。

- 嗜铬细胞瘤（通常为双侧）。
- 甲状旁腺腺瘤。

2. 多发内分泌肿瘤综合征 2B 型

- 甲状腺髓样癌。
- 嗜铬细胞瘤（通常为双侧）。
- 黏膜神经瘤。
- 肠道神经节瘤病。
- 马方综合征体型。

嗜铬细胞瘤也与神经纤维瘤病（Ⅰ型）和 von Hippel–Lindau 综合征（Ⅱ型）有关。副神经节瘤也与结节硬化和 Sturge–Weber 综合征有关。

同样也有与其他内分泌肿瘤无关的家族性嗜铬细胞瘤综合征。已经检测出涉及线粒体琥珀酸脱氢酶（succinate dehydrogenase,SDH）的特定的基因突变。最常见的是 SDHB 突变，患者患有具恶变倾向的胸腹部的副神经节瘤。有 SDHD 突变的患者会有头颈部的副神经节瘤。

1977 年，Carney 等报道了胃平滑肌肉瘤、肺软骨瘤和功能性肾上腺外嗜铬细胞瘤之间的关联。这一罕见的肿瘤组合被称为 Carney 三联征。

虽然嗜铬细胞瘤 85% 位于肾上腺髓质，但散发肿瘤和与 MEN 相关综合征相关的肿瘤之间仍存在明显差异。散发性嗜铬细胞瘤 25% 位于肾上腺外，但 MEN 2 型综合征相关的嗜铬细胞瘤几乎总是在肾上腺内。在 MEN 2 型患者中，嗜铬细胞瘤通常是多中心的，超过 80% 的病例累及双侧肾上腺。

散发性与 MEN 2 型相关性嗜铬细胞瘤在组织学上也存在不同。在散发性病例中，肿瘤被包裹于正常的髓质中。在 MEN 2 型综合征的患者中，髓质是增生的，而且肿瘤可以多发。

如果怀疑嗜铬细胞瘤，可以通过测得血清或尿液中儿茶酚胺升高来诊断。收集 24h 尿液测量尿液中的甲氧基肾上腺素或者尿香草扁桃酸（vanillylmandelic acid,VMA），超过 90% 的患者会出现二者升高。99% 患者的血浆游离甲氧基肾上腺素会升高。然而，由于这些患者会有阵发性激素分泌，所以应进行多次检测。此外，服用药物如甲基多巴或乌洛托品的患者可能儿茶酚胺水平假性增高。

约 15% 的嗜铬细胞瘤位于肾上腺外。起源于交感神经副神经节的被称作副神经节瘤，而那些起源于颅神经或迷走神经交感神经组织的为球瘤、化学感受器瘤、颈动脉体瘤。尽管他们可以发生在从颅底至附睾水平的任何位置，但最常见的位置是从腹膜后的肾上腺水平至主动脉分叉水平的交感神经链，包括位于肠系膜下动脉起始处附近的 Zuckerkandl 器的区域。

嗜铬细胞瘤通常是良性的，但是大约 13% 的肿瘤会出现恶性行为。肾上腺外的嗜铬细胞瘤比肾上腺内的嗜铬细胞瘤恶性的可能性要大。

少数嗜铬细胞瘤不能产生足够的儿茶酚胺来引起临床症状。这种"无功能"的嗜铬细胞瘤要么由于可触及肿块从而被发现，要么通过手术、尸检或 CT、MR 等影像学检查偶然被发现。Motte-Ramirez 等的一项近期研究发现，超过一半的嗜铬细胞瘤为偶然被发现的。由于有功能的嗜铬细胞瘤产生激素，它比无功能嗜铬细胞瘤更早引起注意，所以无功能肿瘤比有功能肿瘤的体积更大。

嗜铬细胞瘤患者需要进行外科治疗。诊断性生化检查和术前影像的精确定位使得手术更加安全。虽然如此，患者在手术切除时仍然必须在麻醉诱导前接受肾上腺素能阻滞以及术中严密监测以免发生任何危险情况。主张同时使用 α 肾上腺素能阻断药（酚苄明）以及 β 受体阻滞药（心得安），而硝普钠可用于治疗高血压发作。同样的方法可以用于需要进行有创放射学检查的患者。

（二）放射学

1. 超声

超声可用于肾上腺内嗜铬细胞瘤的定位，但也可发现位于主动脉旁区域的异位肿瘤。嗜铬细胞瘤通常比正常肾上腺组织回声高，可能是由于其内部血管丰富所致。超声在儿童也有价值，因为儿童的腹膜后脂肪相对缺乏，因此 CT 评估具有难度。

2. CT

CT 是定位嗜铬细胞瘤的主要成像方式（图 3-7 和图 3-8）。CT 能发现大多数肾上腺内嗜铬细胞瘤，预估敏感性为 95%。但是在检查 MEN 患者时必须要注意，因为这类患者的肿瘤通常较小（图 3-9）。大多数肾上腺外嗜铬细胞瘤（副神经节瘤）位于主动脉旁的区域，腹部 CT 检查也可以显示该区域（图 3-10）。

对于大多数患者来说，没有必要使用血管内对比剂。肾上腺可以很好地观察到，多数的肿瘤足够大，容易被观察到，就诊时直径 2～5cm。出血、坏死常见，尤其是在较大的肿瘤。尽管对嗜铬细胞瘤患者静脉注射离子型对比剂会刺激儿茶酚胺分泌导致高血压危象，但非离子型对比剂不会出现这种情况。

3. MRI

MRI 发现嗜铬细胞瘤的敏感性较高。典型者在 T_1WI 上相对肝脏呈低信号，在 T_2WI 上信号可能非常高。然而，最常见的表现为不均匀强化的肿块，有局灶性 T_2WI 高信号区（图 3-11）。

4. 核医学

放射性核素检查使用 ^{131}I 标记的间碘苄胍（MIBG）或 ^{111}In 标记的喷曲肽（奥曲肽）可能对嗜铬细胞瘤或副神经节瘤的定位非常有用（图 3-12）。

MIBG 的整体准确度与 CT 和 MRI 的相似，然而闪烁照相有几个优点。一次性注射放射性核素可

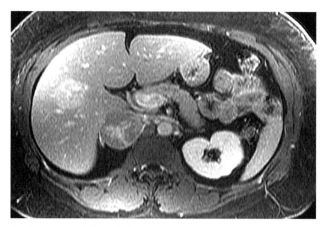

▲ 图 3-8　嗜铬细胞瘤
右侧肾上腺嗜铬细胞，直径 4cm，在 T_1WI 上呈不均匀强化；另外，偶然发现一肝脏血管瘤

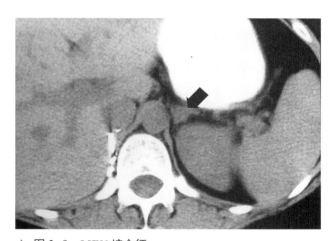

▲ 图 3-9　MEN 综合征
该患者有甲状腺髓样癌病史，2 年前曾切除右侧肾上腺嗜铬细胞瘤（外科夹）；平扫 CT 发现左侧肾上腺小肿块（箭）

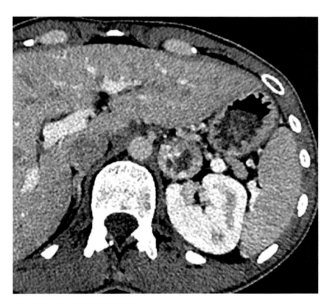

▲ 图 3-7　嗜铬细胞瘤
左侧肾脏前方——肾上腺肿块，直径 3cm，表现为不均匀强化

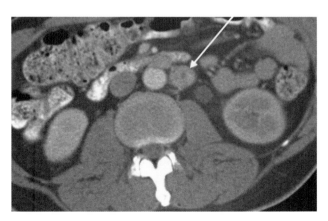

▲ 图 3-10　副神经节瘤
腹部增强 CT 可见直径 2cm 肿块（箭）

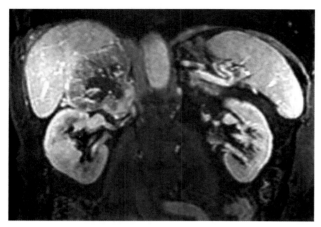

▲ 图 3-11　嗜铬细胞瘤
右侧肾上腺肿块在 MRI 上呈不均匀强化

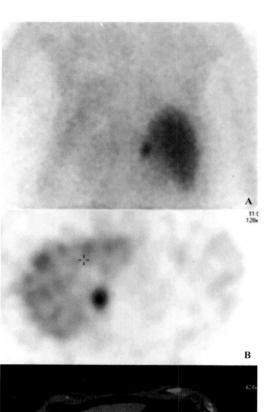

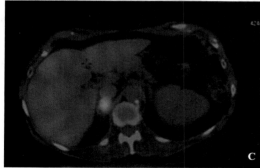

▲ 图 3-12　嗜铬细胞瘤
A. ^{123}I-MIBG 扫描后位像显示右后腹 MIBG 摄取增高及肝的生理代谢活性；SPECT（B）和融合 SPECT/CT（C）扫描显示右侧肾上腺摄取 MIBG 增高的小结节，符合嗜铬细胞瘤

以进行全身扫描，对于异位肿瘤或者发现转移灶特别有帮助。MIBG 同样可以发现 MEN 综合征患者的髓质增生，这是嗜铬细胞瘤的早期表现。

使用 2-^{18}F-2- 脱氧 -D- 葡萄糖（FDG）进行正电子发射断层扫描（positron emission tomography，PET）也可以定位嗜铬细胞瘤。大多数良、恶性嗜铬细胞瘤都可以摄取 FDG，包括一些不能摄取 MIBG 的嗜铬细胞瘤。

（三）神经母细胞瘤和神经节细胞瘤

神经母细胞瘤是起源于交感神经系统组织的原始肿瘤。可以发生在颈部、胸部、腹部和盆腔，但是在少数患者中，没有明确的原发部位。最常见的位置是肾上腺，约占所有患者的 35%。

神经母细胞瘤常发生在年龄小的孩子。约 25% 的患者发病于出生后 1 年内，约 60% 到 2 岁时发病。

尽管神经母细胞瘤是儿童时期最常见的颅外恶性肿瘤，但它的发病率每年仅十万分之一至十万分之三。其在神经纤维瘤病中的发病率有所提高，具有家族相关性。

一些神经母细胞瘤会自然发育成为良性的神经节细胞瘤。组织学上，神经母细胞瘤包含密集的小圆细胞，很难与其他肿瘤鉴别，例如尤因肉瘤、淋巴瘤、横纹肌肉瘤。含有神经母细胞和较多成熟神经节细胞的肿瘤被分类为节细胞神经母细胞瘤。与神经母细胞瘤相比，节细胞神经母细胞瘤和神经节细胞瘤的细胞成熟度更高。节细胞神经母细胞瘤是恶性肿瘤，但是可以有部分或完整的包膜。神经节细胞瘤是有完整包膜的良性肿瘤，但是由于肿瘤不同部分可能有明显的差异，所以病理检查时要仔细评估整个肿瘤。

神经节细胞瘤是良性的非高功能肿瘤，由纤维基质中的成熟的神经节细胞和施万细胞组成。它们起源于交感神经系统，可以发生在颈部、胸部、腹部及盆腔。在一项研究中，46 个腹部的神经节细胞瘤中有 19 个（41%）发生在肾上腺。因为它们不分泌激素，所以常在 CT 或 MRI 检查时偶然被发现，表现为较大的肿块。

肾上腺神经节细胞瘤在 CT 上是一个边界清楚的、圆形的、均质的、密度略低于肌肉的肿块。静脉内注射对比剂后，可以见到轻度不均匀强化，尤其是肿瘤较大时，但是密度仍低于肌肉（图 3-13）。

肿瘤在 T_1WI 上呈相对均匀的低信号，在 T_2WI 上呈不均匀的高信号。

儿童神经母细胞最常见的表现是腹痛、腹胀或父母发现腹部肿块。在测量每毫克肌酐的儿茶酚排泄量时，大多数患者的尿儿茶酚胺升高。超过 50%

的患者 VMA 的分泌水平升高，多达 90% 的患者有 VMA 和高香草酸的升高。

国际神经母细胞瘤分期（表 3-1）是基于临床、放射和外科学特征。I 期肿瘤是指没有非粘连性的转移淋巴结或转移瘤，该期肿瘤可以完整手术切除。肿瘤侵犯一侧神经管为 II 期。肿瘤跨越中线至椎体对侧为 III 期。IV 期肿瘤是发生远处转移的，其中 IVs 期的肿瘤是指肿瘤细胞占所有骨髓细胞的比例少于 10%，且其他部位转移仅局限于肝脏和皮肤。约 70% 的患者发现时即有转移。

表 3-1　神经母细胞瘤分期

分期病变范围			
I	局限于原发器官	IV	远处转移包括骨骼、实质器官、软组织或远处淋巴结转移
II	超出原发器官，周围浸润，但不超过中线。同侧区域淋巴结可能受累		
III	病变浸润超过中线。双侧区域淋巴结可以受累	IVs	I 期、II 期或远处转移局限于以下一个或多个部位：肝、皮肤、骨髓

（四）放射学

1. 超声

超声对于腹膜后脂肪较少的小孩尤其有价值。通常在肾上腺区可见一个回声不均匀的肿块（图 3-14）。边界模糊，没有包膜。在少数患者中，声

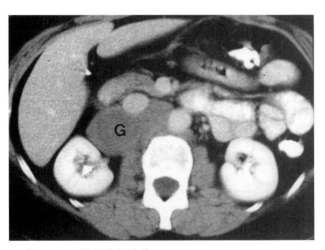

▲ 图 3-13　神经节细胞瘤
CT 增强检查偶然发现腹膜后肿块（G）

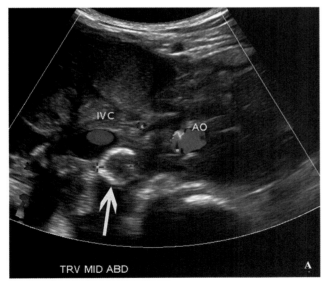

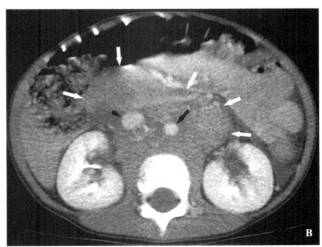

▲ 图 3-14　神经母细胞瘤
A. 轴位多普勒超声示腹膜后肿块（箭）使得下腔静脉移位；B. 增强 CT 示一个边界不清的分叶状肿块（白箭）包绕下腔静脉（短黑箭）和主动脉（长黑箭）

像图上见回声均匀增高的"小叶"结构，这是由聚集的细胞组成的，胶原沉积将这些聚集的细胞与周围肿瘤分离开。超声同样可以用于观察是否侵犯邻近血管结构，例如下腔静脉。

2. CT

平扫 CT 比平片在发现神经母细胞瘤中常见的斑点状钙化方面更加敏感（图 3-15）。静脉注射对比剂通常用于区分肾内和肾外的肿块（图 3-16）。CT 可以用于发现腹部、盆腔或胸部的神经母细胞瘤，也可发现邻近器官和腹膜后淋巴结受累。

肿瘤通常体积大且不均匀，低密度区代表出血或者坏死。血管包绕常见，但是血管侵犯罕见。椎旁肌肉和神经孔侵犯常见，在 MRI 上比较好观察到。区域淋巴结肿大和肝转移通常容易发现。

3. MRI

MRI 对评价儿童神经母细胞瘤有价值，但通常需要使用镇静药。肿瘤信号在 T_1WI 上比肝脏或肾皮质略低；在 T_2WI 上，信号比肝脏高但与肾脏信号相似（图 3-17）。由于肿瘤内部坏死和出血，肿瘤信号常不均匀。

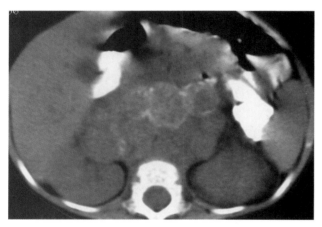

▲ 图 3-15　神经母细胞瘤
在恶性肿瘤中可见钙化，主动脉旁淋巴结受累

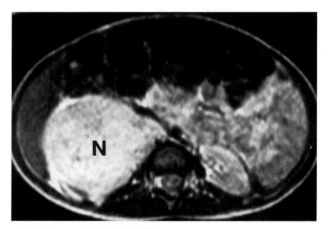

▲ 图 3-17　神经母细胞瘤
MRI 检查中，在 T_2WI 上可见右侧体积较大的神经母细胞瘤（N）

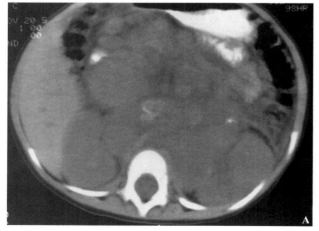
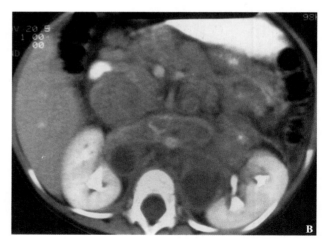

▲ 图 3-16　神经母细胞瘤
A. 主动脉旁可见肿块，但平扫 CT 较难区分；B. 注射对比剂后，肾脏和腹膜后大血管显示清晰

MR 能够在任意平面进行扫描有助于确定肿瘤的起源器官和观察肿瘤的局部侵犯情况。采用冠状位 T_1 加权序列，可以区分肾脏和肝脏的神经母细胞瘤。T_2WI 有良好的对比度，用于区分肿瘤对邻近正常组织侵犯范围。

MRI 对确定椎管内侵犯情况尤其有价值（图 3-18）。约 10% 的腹部肿瘤可以穿过椎间孔，向硬膜外膨胀生长，形成"哑铃"状肿瘤，甚至在胸腔更加常见。累及骨髓时可见 T_1WI 上低信号和 T_2WI 上高信号影。

MR 在区分治疗后纤维化和肿瘤残留或复发方面也有价值。纤维化在 T_2WI 上信号是降低的，而肿瘤是高信号的。

4. 核医学

因为神经母细胞瘤通常发生骨转移，放射性核素骨扫描是非常有用的。另外，许多原发肿瘤可以摄取骨显像剂。不论 MIBG 或奥曲肽对于发现神经母细胞都是很敏感的，对于确定腹部肿块为神经母细胞瘤可能有帮助。

5. 治疗

手术切除是 Ⅰ、Ⅱ 期患者的首选治疗方法。低度或中度风险的患者预后相对较好。高危患者采取手术及术后化疗，但即使骨髓移植，其预后仍相当差。放化疗结合可改善患者的预后。

四、非功能亢进病变

（一）腺瘤

良性的、非功能亢进的肾上腺腺瘤通常在腹部 CT 检查中偶然发现，更常见于老年人和糖尿病、高血压患者。非功能亢进腺瘤几乎总是偶然发现的。偶尔，肿瘤体积较大导致疼痛或压迫邻近结构。腺瘤内出血罕见。

放射学

虽然超声能够发现直径 2 ~ 3cm 的肾上腺腺瘤，但大多数腺瘤是在上腹部 CT 检查时被发现的。典型的非高功能腺瘤是一个边界清楚的、圆形的、均质的肿块（图 3-19）。钙化少见，中央坏死或出血罕见。肾上腺腺瘤因含有脂质而与其他肾上腺肿块尤其是转移瘤和嗜铬细胞瘤表现不同。大约 80% 的肾上腺腺瘤是"富含脂质"的，包含丰富的胞质脂质。不论在平扫 CT 或化学位移 MR 检查上能确认肿瘤内存在脂质，就可以很有信心地诊断腺瘤（图 3-20）。

MRI 上易于显示肾上腺肿块。腺瘤是边界清楚的、均质肿块，T_1WI 和 T_2WI 上均呈相对低信号。

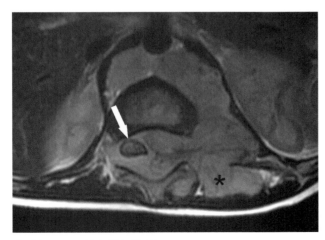

▲ 图 3-18　神经母细胞瘤
T_2WI MR 图像显示膈脚后和脊柱旁肿块从左侧椎间孔穿过延伸至椎管内，脊髓移位（箭），肿瘤延伸至左后方椎旁肌肉内（星号）

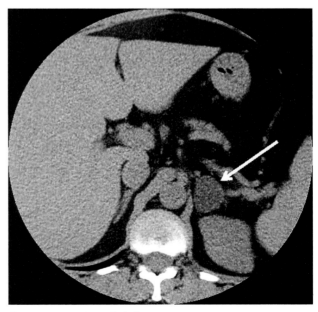

▲ 图 3-19　肾上腺腺瘤
在平扫 CT 检查上可见左侧肾上腺肿块（箭）

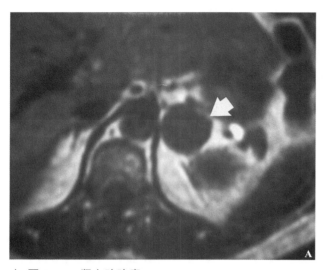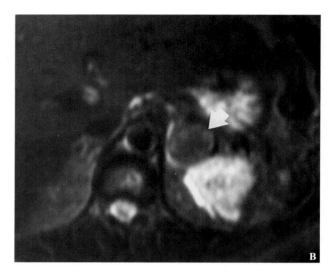

▲ 图 3-20　肾上腺腺瘤
A. 在 T_1WI 上左侧肾上腺边界清楚的肿块（箭）；B. T_2WI 上肿块呈相对低信号（箭），与肾上腺转移瘤不同

MRI 同样可以用来区分非高功能腺瘤和转移瘤。虽然典型的转移瘤在 T_2WI 上信号较腺瘤高（图 3-20），但比较同反相位信号变化仍是鉴别的可靠方法，腺瘤在反相位上信号较同相位减低。

（二）癌

原发性肾上腺皮质腺癌是一种少见的恶性肿瘤，发病率约一百万分之一。男女比例相等，但是女性患者中有功能的肿瘤更常见。尽管中位就诊年龄为五十几岁，但是 1—80 岁均可。大多数肾上腺癌是散发的，但是有些遗传综合征肾上腺腺癌的发病率会增高，包括 Beckwith–Wiedemann 综合征、MEN 1 型、Carney 综合征、家族性结肠腺瘤性息肉病和 Li–Fraumeni 癌综合征。

肾上腺癌通常在发现时体积很大，但是小到 1cm 的肿瘤也曾报道过。肿瘤表明呈结节状，包膜不完整。肿瘤中央坏死和出血常见。

显微镜下表现多样。有些癌分化得很好，以至于很难与腺瘤相鉴别。恶性程度高的病变可以见到高度异常的细胞（巨核、多核和非典型的有丝分裂）。

肾上腺癌患者最常见的表现是腹痛或可触及肿块。约 50% 的肿瘤可以产生过量的激素，导致特征性的临床表现。库欣综合征是最常见的，但也可以见到男性化和女性化的迹象。高醛固酮症罕见。许多"非功能性"癌可以产生不引起临床症状的激素。可以通过测量尿 17- 酮类固醇水平来显示。无功能的癌往往比分泌激素的癌体积更大。

手术切除是治疗的首选。米托坦（OP'DDD）可以影响肾上腺皮质细胞内的线粒体，抑制肾上腺皮质激素的合成和破坏肾上腺皮质细胞。米托坦是主要的化疗药，但由于它的不良反应严重，使用受到限制。不良反应包括消化道症状和肾上腺功能不全。放疗可以作为姑息治疗，特别是对骨转移患者。

放射学

超声可见肾脏上方肿块。较小的病灶（可达 6cm），通常是均质的，但是更大的肿瘤常不均质，其内有散在的坏死或出血回声区。

肾上腺癌的典型 CT 表现为较大的肿块伴中心低密度坏死区（图 3-21）。冠状位图像（图 3-22）有助于确定肿块起源于肾上腺。钙化可以在大约 30% 的病例中见到（图 3-21）。CT 上可以发现是否有肝脏转移或区域淋巴结转移、肿瘤侵犯左侧肾静脉或 IVC（图 3-23）。如果不能精确定位癌栓的范围，就可能需要 MRI 检查。

CT 分期最困难之处是确定肾上腺癌是否直接侵犯肝脏。如果肿瘤和肝脏间的脂肪间隙存在，说明没有侵犯肝脏。但如果脂肪间隙消失，就不能够准确估计是否侵犯肝脏。

　　MRI 通常用于评估可疑的肾上腺癌。肿瘤通常在 T_1WI 和 T_2WI 上均呈不均匀信号（图 3-24）。T_2WI 上高信号和增强扫描不均匀强化更进一步支持恶性诊断（图 3-25）。矢状位可以帮助判断是否侵犯肝脏。静脉受累通常在 MRI 上显示较 CT 清晰。

　　肾上腺癌通常摄取 FDG 活跃，在 ^{18}F-FDG PET/CT 检查上表现为高代谢（图 3-26）。该检查有助于辨别原发肿瘤、转移瘤和局部复发。

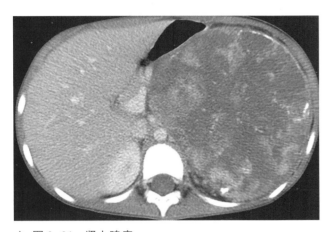

▲ 图 3-21　肾上腺癌
CT 增强检查可见左上腹巨大肿块

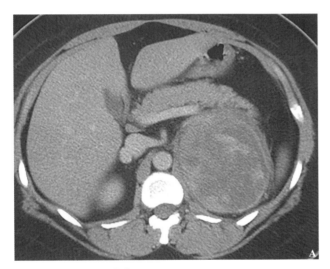

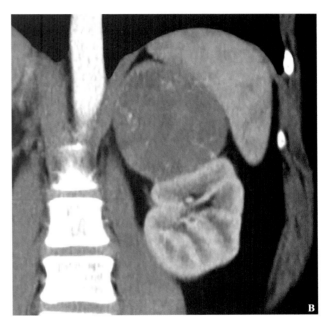

▲ 图 3-22　肾上腺癌
轴位图像（A）可见左上腹肿块，冠状位 CT 图像可见肾脏向下方移位（B）

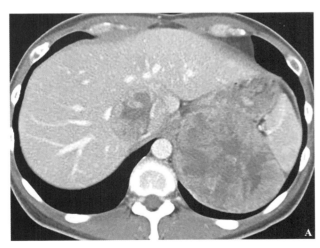

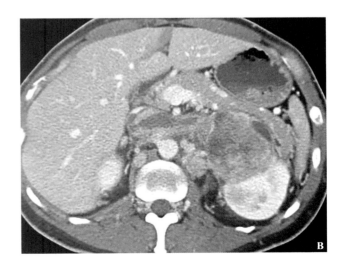

▲ 图 3-23　肾上腺癌
A. 左侧肾上腺巨大肿块伴下腔静脉瘤栓；B. 肿瘤侵犯左侧肾静脉

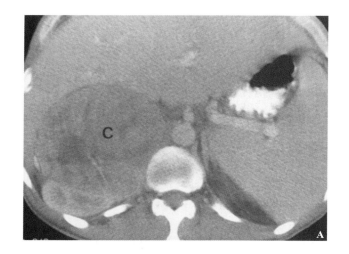

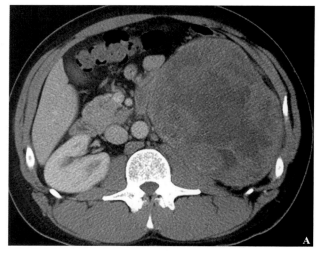

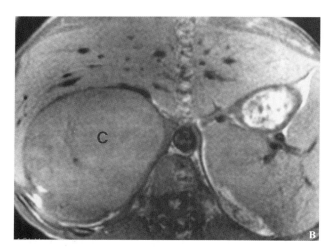

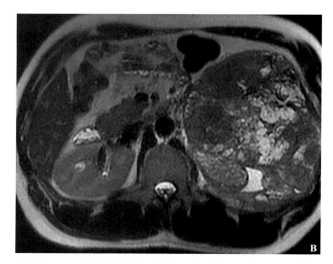

▲ 图 3-25　肾上腺癌
A. 增强 CT 可见左上腹巨大肿块；B.MRI 上信号不均匀

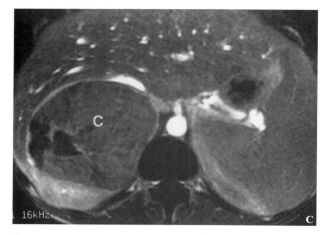

▲ 图 3-24　肾上腺癌
A. 增强 CT 可见右侧肾上腺巨大肿块（C）；B. 在 T_2WI 上肿瘤（C）呈中等信号；C. 在 T_1WI 增强图像上肿瘤（C）呈不均匀强化

肾上腺癌通常不需要进行动脉造影检查来评价。当肾上腺区肿块巨大时，确定肿块的组织起源可能比较困难。肾上腺可能由于受压而无法显示，肾上腺与邻近器官比如肝和肾的脂肪间隙也消失。选择性动脉造影可以确定肿块血供来源，从而确定肿块起源的器官。应选择性地进行肾动脉、膈下动脉、腹腔干或肝动脉造影。如果可能的话，选择中肾动脉造影也可能有帮助。

肾上腺癌分期采用 TNM 分期，比如国际抗癌联盟（Union for International Cancer Control，UICC）提出的 TNM 分期（表 3-2）。

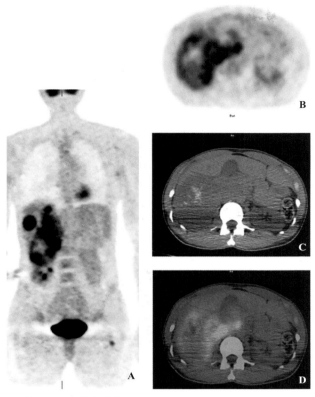

▲ 图 3-26　肾上腺癌

^{18}F-FDG PET/CT 扫描：多平面图像（A）显示右腹部高代谢大肿块，肝脏局部和左侧股骨近段的高代谢病灶提示远处转移；PET（B）、CT（C）和融合 PET/CT（D）图像显示右侧肾上腺不均匀高代谢肿块，伴钙化和中心坏死，同时可见腹膜后高代谢肿大淋巴结

表 3-2　肾上腺皮质癌分期（UICC）

I期	T_1	N_0	M_0
II期	T_2	N_0	M_0
III期	T_3	N_0	M_0
	T_1 或 T_2	N_1	M_0
		N_1	M_0
IV期		N_0	M_0
		N_0	M_1

$T_1 \leqslant 5 \text{cm}$

$T_2 \geqslant 5 \text{cm}$

$T_3 =$ 周围组织浸润

$T_4 =$ 侵犯局部器官或肾静脉或 IVC

（三）髓样脂肪瘤

髓样脂肪瘤是良性肿瘤，由成熟脂肪细胞和造血组织构成。大体外观与脂肪组织类似，但是可能含有由造血细胞形成的斑片状红色区域。尽管是不常见的病变，但却经常在腹部 CT 检查时意外发现。双侧或肾上腺外髓样脂肪瘤也有报道。

肿瘤是无功能的，通常意外发现。偶尔较大的肿块可能引起疼痛或邻近器官移位。可以出现腹膜后出血。好发年龄为六十几岁。性别无差异，双侧肾上腺可以同时发生。

放射学

超声表现为高回声肿块（图 3-27）。如果肿瘤达 4cm 或更大，可能会出现传播速度伪影。这些表现提示肿块可能为髓样脂肪瘤，但是和腹膜后的脂肪瘤或脂肪肉瘤很难清楚区分。如果肿瘤较小或者患者有丰富的腹膜后脂肪，髓样脂肪瘤很难与肾周脂肪鉴别。

最能确诊的影像学检查方法是 CT（图 3-28），平扫通常足以做出诊断。确定为肾上腺的含脂肪肿块就几乎可以做出髓样脂肪瘤的诊断。但是，有文献报道过，极少数肾上腺皮质癌、腺瘤、转移腺癌可以含有脂肪。肾上腺脂肪瘤或脂肪肉瘤同样有类似的表现。髓样脂肪瘤的 MR 表现反映了肿瘤内丰富的脂肪和骨髓的成分。脂肪在 T_1WI 和 T_2WI 上均为高信号，而骨髓成分在 T_1WI 上呈低信号，T_2WI 上呈中等信号。

髓样脂肪瘤通常保守治疗。其诊断一般不需要取病理，尽管也报道过用细针穿刺来诊断。有症状的病变应该切除。超过 4cm 的无症状病变有时也需要切除，以避免潜在的并发症，例如腹膜后出血。

（四）出血

肾上腺出血可以是自发性的、创伤性的或抗凝相关性的。自发性肾上腺出血通常发生在败血症、高血压、肾静脉血栓或肾上腺病变（例如肿瘤）时。

胎儿的肾上腺体积相对较大，在分娩或新生儿时期更易出血。肾上腺出血在新生儿比儿童和成人

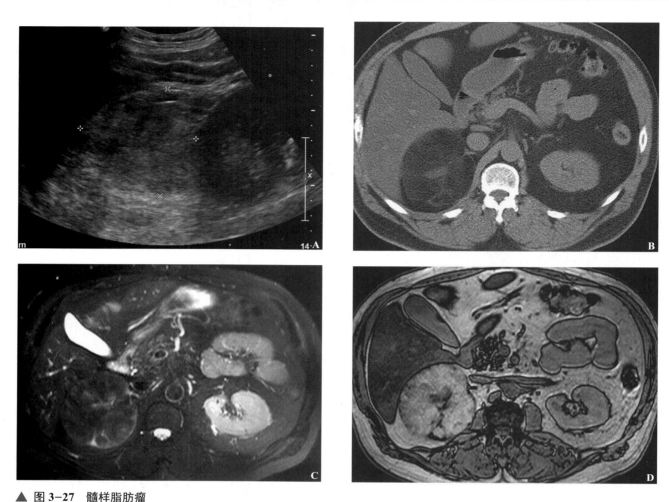

▲ 图 3-27　髓样脂肪瘤

A. 肾上腺高回声肿块提示髓样脂肪瘤；B.CT 确认为脂肪密度；C、D.MRI 上 T_2WI（C）和 T_1WI（D）的信号强度与脂肪相似

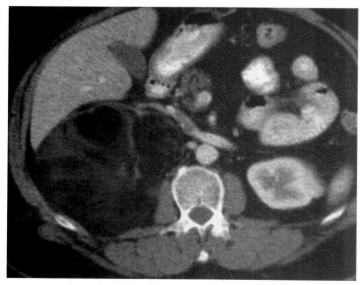

▲ 图 3-28　髓样脂肪瘤

脂肪密度影在 CT 检查上清晰显示

更加常见。可能是由于分娩、窒息、败血症或凝血因子异常所致。仅大约 10% 的病例双侧发生。如果出血量比较大，可出现明显可触及的肿块、贫血或长时间黄疸。肾上腺功能不全在婴儿罕见。出血通常要与肿瘤鉴别，如神经母细胞瘤，从而避免不必要的手术。多数肾上腺出血可以吸收，但是有些可以液化，形成肾上腺假性囊肿。

当肾上腺出血发生在较大的儿童或成人时，常常是由于创伤或者与系统性疾病或抗凝相关。可以见于高血压、败血症、肾静脉血栓形成、癫痫、手术治疗后、ACTH 治疗后、用胰岛素或类固醇治疗后。当进行有关抗凝治疗后，肾上腺出血通常发生在治疗的第 3

周。然而，这并不是由过度的抗凝治疗导致的，因为在其他部位并没有出血。

原发抗磷脂综合征的患者发生血栓事件的频率增加，包括静脉血栓和中风。肾上腺出血可以出现在这些患者中，可能是由于肾上腺静脉血栓形成所致。

肾上腺出血在严重创伤的患者中发病率可以高达 25%，大约 20% 的病例是双侧的。右侧肾上腺受累较左侧多。可能是由于静脉压力急剧升高，因为右侧肾上腺静脉直接进入 IVC，而左侧肾上腺静脉在进入左肾静脉前注入膈下静脉最后进入 IVC，所以压力会更加直接传导至右侧肾上腺。同样右侧肾上腺可以因为在肝脏和脊柱之间而受到挤压。出血通常发生在肾上腺髓质，伴随周围皮质牵拉。

大多数肾上腺出血无临床症状。极少数可以出现肾上腺内分泌功能受损，导致肾上腺功能不全，只有双侧肾上腺都受累及，才能发生这种情况。

放射学

在儿童，肾上腺出血通常使用超声检查。不同时期的血肿回声不同，可能是低回声、混合回声或中等回声。急性血肿很难与实性肿块相鉴别。随着凝血块溶解和血肿液化，肿块回声进一步减低。

最常见诊断成人肾上腺出血的方法是 CT（图 3-29）。最初，血肿是高密度的，CT 值为 50 ～ 90HU，反映了聚集的血红蛋白。随访时常常表现为血肿吸收（图 3-30），密度逐渐减低至水样密度。

肾上腺出血的 MR 表现反映了血红蛋白从急性期到慢性期的分解过程。急性出血在 T_1WI 和 T_2WI 上信号不均匀。由于细胞内含有脱氧血红蛋白，所以 T_2WI 上常常表现为低信号。1 周后亚铁血红蛋白被氧化成正铁血红蛋白，血肿在 T_1WI 和 T_2WI 上表现为高信号。如果血肿没有吸收，慢性期的影像表现类似囊肿。血肿中心 T_1WI 上呈等信号，T_2WI 上呈高信号。周边可能由于细胞外的含铁血黄素表现为低信号。注射 DTPA 增强扫描后没有强化，但

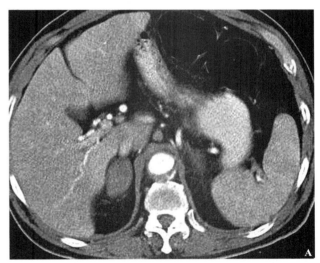

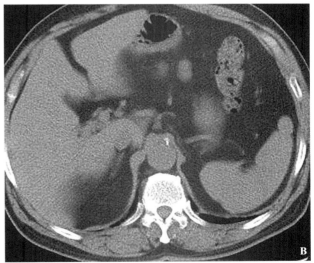

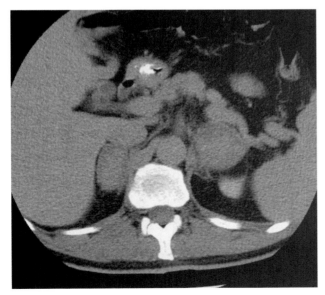

▲ 图 3-29　肾上腺出血
一位使用肝素抗凝的患者出现双侧肾上腺肿块（出血）

▲ 图 3-30　肾上腺出血
A. 右侧肾上腺高密度肿块，提示出血；B. 复查 CT 显示血肿溶解

是如果周围血管纤维包膜形成可以有边缘强化。

（五）囊肿

肾上腺囊肿少见，可以发生在任何年龄。两侧肾上腺发病率相同，男女比例 1 ：3。

大多数肾上腺囊肿无症状，在尸检或检查中偶然发现。较大的囊肿可能由于胃或十二指肠受压引起钝痛或其他症状。

有几种公认的肾上腺囊肿的病因。内皮囊肿是最常见的，约占所有肾上腺囊肿的45%。内皮囊肿有一个内皮里衬，可能起源于淋巴管或血管。淋巴管囊肿更常见，可能由于淋巴管阻塞发展而来。

上皮囊肿相当少见，仅占肾上腺囊肿的9%。囊壁由柱状上皮构成，上皮囊肿包括囊性腺瘤在内。

寄生虫囊肿是最少见的，约占总数的7%。通常起源于包虫，与流行病相关。

假性囊肿是第二常见的，占肾上腺囊肿的39%。可能是由于正常或异常的肾上腺出血导致。囊壁没有上皮细胞覆盖。假性囊肿最常通过影像学检查发现，它往往比内皮囊肿大。

放射学

超声显示位于肾脏上方的囊性肿块（图3-31）。不像肾囊肿，肾上腺囊肿通常表现为厚壁。假性囊肿内部可能有分隔。如果出现软组织成分，就需要手术切除来排除肿瘤的可能性。

CT上表现类似（图3-31）。可见近似水样的液体密度，60%的病变可见钙化（图3-32）。

MRI表现类似于肾囊肿。囊液在 T_1WI 上呈低信号，T_2WI 上呈高信号。囊壁在增强扫描时常有强化。尽管囊肿抽吸可以帮助诊断（囊液清亮，细胞学是良性的），但囊肿抽吸可能没必要，病变可以通过断层影像随诊。

（六）血管瘤

肾上腺血管瘤是一种罕见的肾上腺皮质肿瘤。直径为2～22cm，可以发生退行性改变，包括血栓形成、出血和坏死。患者年龄25—79岁。血管瘤更常发生在右侧肾上腺，且女性多见。目前没有

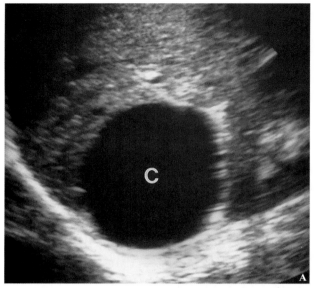
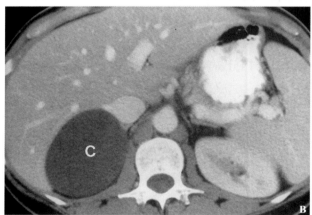

▲ **图3-31　肾上腺囊肿**
A. 超声显示右肾上方巨大囊性肿块（C）；B. 水样密度肿块（C）在CT上被证实

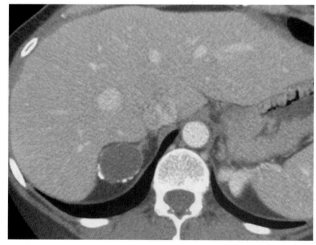

▲ **图3-32　肾上腺假性囊肿**
右侧肾上腺水样密度肿块伴边缘少许钙化

报道显示血管瘤具有高功能，但是可以见到肾上腺功能减低。

多数患者无症状，多是在尸检或进行其他检查时偶然发现。但是，当血管瘤比较大时可见出现钝痛和隐约的上消化道症状。

其超声表现为一个复杂的肿块，内有囊性区域。CT 表现取决于肿瘤的形态。典型的表现为壁厚不规则的较大的肿块，中心呈低密度。周边区域可见斑片状强化。由于静脉石或之前曾出血，因此钙化比较常见。在 MR 上，血管瘤在 T_1WI 上相对于肝脏呈低信号，信号增高的区域提示出血。肿瘤在 T_2WI 上呈高信号。边缘强化常见，且持续强化至延迟期。

血管造影表现为少血供肿块，伴血池形成和延迟血管染色，类似于其他器官的血管瘤。但是，影像表现很少有特点，往往需要手术切除。

（七）嗜酸细胞肿瘤

起源于肾上腺的嗜酸细胞肿瘤罕见。由富含嗜酸颗粒的嗜酸细胞构成。在女性比较常见，良恶性均可。嗜酸细胞瘤不会分泌激素，多是偶然发现。

肿瘤通常较大（图 3-33）。直径 < 5cm 的通常为良性。它们缺乏脂质，与富含脂质的腺瘤容易区分。恶性的嗜酸细胞腺瘤通常较大，与肾上腺皮质腺癌无法区别。

（八）转移瘤

肾上腺是转移的常见部位。在 1000 例经尸检患有上皮恶性肿瘤的患者中，Abrams 等发现 27% 的患者有肾上腺转移。最常见的原发肿瘤是支气管癌、肾细胞癌、肝细胞癌、结肠癌和黑色素瘤。肾上腺转移治疗方法为化疗、放疗或手术切除。最近，射频消融已被证明是另一个有效的选择，尤其是对于那些不适合手术的患者。

肾上腺转移瘤的影像表现并不特异。大小不一，可以单侧或双侧发生。转移瘤是实性肿块，当直径 < 3cm 时，内部通常较均质（图 3-34）。较大病灶内会出现中央坏死（图 3-35）或者出血（图

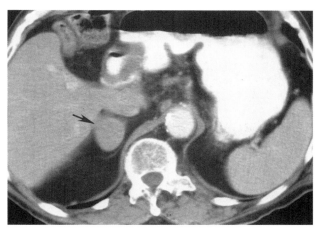

▲ 图 3-34　肾上腺转移
来自肝癌的右侧肾上腺转移（箭），肿块小、边界清楚、密度均匀

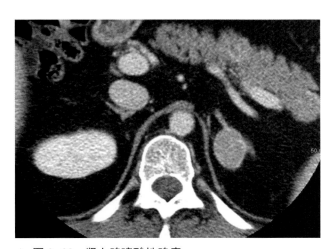

▲ 图 3-33　肾上腺嗜酸性腺瘤
左侧肾上腺可见一个小的、良性的嗜酸性腺瘤

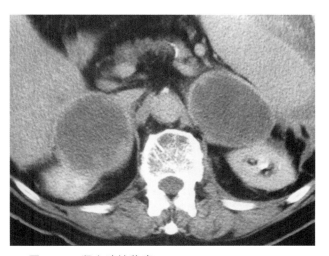

▲ 图 3-35　肾上腺转移瘤
可见双侧肾上腺肿块，中心呈低密度，代表肿瘤坏死

3-36）。因此，仅根据形态，很难讲肾上腺转移瘤与良性病变如腺瘤、血管瘤、假性囊肿或炎性肿块等鉴别。然而，如果存在其他远处转移，肾上腺转移瘤的存在不太可能会改变治疗方式（图 3-37）。

（九）肾上腺偶发病变

肾上腺偶发病变（incidental adrenal lesion，IAL）或"偶发瘤"是指由于其他指征而不是为了监测或评估肾上腺而进行影像学检查时偶然发现的肾上腺结节。病变通常在腹部 CT 检查时发现，肾

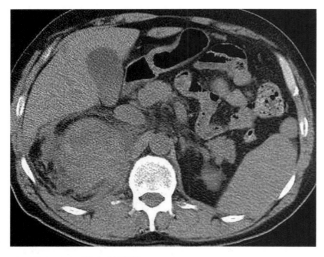

▲ 图 3-36 出血性转移
右侧肾上腺高密度肿块伴周围软组织条索，提示右侧肾上腺出血性转移

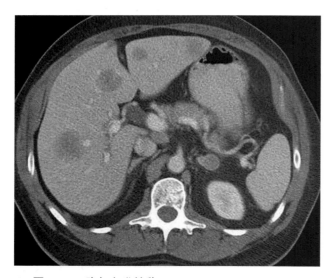

▲ 图 3-37 腹部多发转移
可见左侧肾上腺结节及肝多发转移瘤

上腺肿块的大小多样，可以小于 1cm。

IAL 发病率约 5%，随着年龄增长发病率显著提高。大多数为良性，尤其是如果没有其他潜在恶性病变时。

肾上腺病变通常是非高功能的，但是有些可能会分泌过量的肾上腺素。应该寻找过度分泌皮质醇、醛固酮、雌激素、雄激素或儿茶酚胺的证据。可以通过尿液或血浆来确认。

大多数 IAL 是良性腺瘤，但几乎所有病变都可能，虽然患者无症状。IAL 患者影像检查的目的是识别会影响患者治疗的病变。最常见的问题是区分肾上腺腺瘤和转移瘤。

（十）腺瘤与转移瘤的鉴别

在有些临床情况下，有必要区分肾上腺良性肿块与恶性肿块。一个有已知恶性肿瘤的患者，肾上腺肿块可能是转移，但也可能是无关的良性病变，如腺瘤。如果患者有其他部位的转移，肾上腺病变是腺瘤还是转移瘤对于分期和治疗无影响。在这些病例中，不需要花费太多精力确定病变性质。但另一方面，如果肾上腺肿块是唯一的转移证据，确定它是转移或是良性的就十分关键。

第二种情况就是患者无恶性肿瘤病史，偶然发现肾上腺肿块，来确定肾上腺肿块的性质。在这些患者中，肾上腺病变多数是良性的，潜在恶性病变包括隐匿的原发恶性病变的转移或原发肾上腺癌。

肾上腺肿块通常是在腹部 CT 或 MRI 检查中发现。这两种检查通常可以有效区分腺瘤和转移，因此很少需要经皮穿刺活检。

恶性病变的特征表现包括大小（> 4cm）、边界不清、邻近结构侵犯、密度不均、壁厚、边缘不规则强化。小的、卵圆形的、薄壁的、密度均匀的病变更可能是良性的。然而，许多转移瘤也是小的、边界清楚的、密度均匀的肿块，很难与腺瘤相区分（图 3-38）。此外，一些腺瘤可以很大，中心有坏死或出血。因此，这些形态上的标准不足以做出明确诊断。

核医学技术可以利用不同病变代谢活动的差异

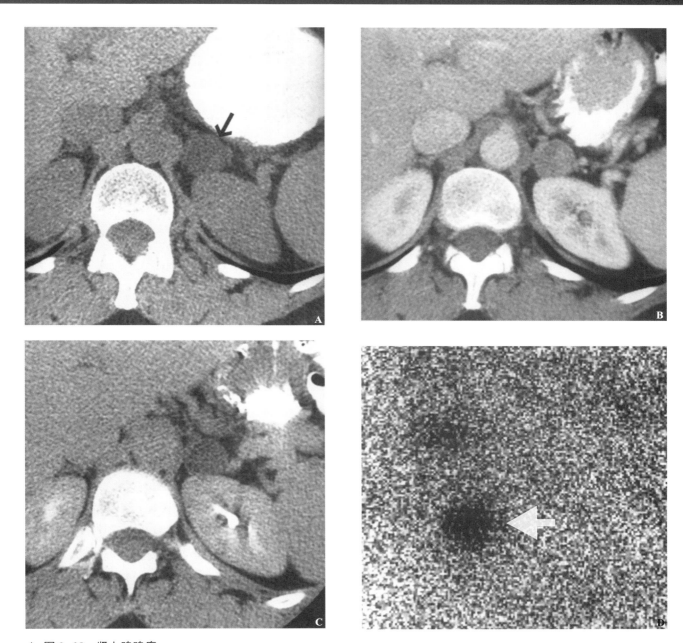

▲ 图 3-38 肾上腺腺瘤

A. 平扫 CT 检查显示左侧肾上腺低密度（5HU）肿块（箭）；B. 静脉注射对比剂后，肿块密度增高至 77HU；C. 延迟图像示对比剂洗脱，密度为 15HU；D. 有放射性核素摄取（箭），符合肾上腺肿块相，提示它是一个腺瘤

来辅助诊断。由于恶性肿瘤细胞比正常组织消耗更多的葡萄糖，所以肾上腺转移瘤相对于腺瘤 FDG 摄取会更高。

一个区分肾上腺腺瘤和转移瘤的特征是大多数（约 80%）的腺瘤富含胞质内脂质，而转移瘤没有。因此，确定肿块内存在脂质有助于提高腺瘤诊断的信心，就不需要进一步诊断性检查。但如果肿块内缺乏脂质，则诊断准确性不高，因为有些肾上腺腺瘤是乏脂的，不能与其他不含脂质的良性病变或者转移瘤区分。

脂质可以通过平扫 CT 低密度或 MR 检查出来（图 3-39）。有报道，如果 CT 阈值设在 10HU 时，其诊断腺瘤的灵敏度和特异度分别为 71% 和 98%。较低的阈值会增加特异度但灵敏度会显著降低。提

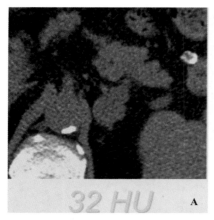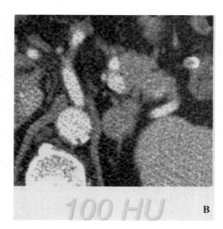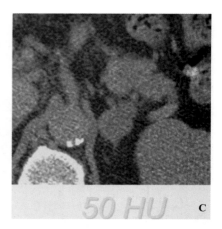

▲ 图 3-39　左肾上腺乏脂性腺瘤

A. 该例肾上腺肿块的 CT 值（32HU）对于诊断富含脂质的腺瘤来说太高；B. 对比增强后，CT 值为 100HU；C.10min 后，测得的值为 50HU。74% 的对比剂洗脱表明诊断为良性腺瘤

高阈值可以增加灵敏度但特异度会减低。以灵敏度为代价维持一个较高的特异度通常比较重要，因为腺瘤的假阴性诊断会导致不必要的活检，而假阳性诊断可能会使患者的治疗方案错误。

由于大多数肾上腺偶发瘤是通过增强 CT 检查发现的，患者必须返回做平扫 CT，用平扫 CT 的密度来诊断肾上腺腺瘤。关于双能量 CT 扫描的初步研究表明，双能量 CT 测得的肾上腺虚拟密度值与真正平扫测得的 CT 值没有明显差异。

一些研究者利用直方图分析 CT 增强检查的肾上腺肿块。可以在标准工作站上做出反映像素衰减和像素频率关系的图，同时可以测量含脂肪密度（＜ 10HU）的像素数目。如果有超过 10% 的含脂像素，就可以有信心诊断腺瘤。然而这项技术的低灵敏度限制了它的应用。

肾上腺转移瘤和腺瘤在增强后均可强化，但腺瘤的对比剂"洗脱"较快，且恢复到增强前的密度较转移瘤快。而且，这种对比剂的快速洗脱在富含脂质和乏脂的腺瘤中都可以见到（图 3-39）。

对比剂洗脱百分数可以通过以下公式计算：

$$增强洗脱百分数 = \frac{增强洗脱值}{增强值}$$

其中，增强值是指增强后 CT 值与平扫 CT 值之间的差值，增强洗脱值是指增强后 CT 值和延迟扫描 CT 值的差值。

如果没有进行平扫检查，可以通过以下公式计算相对增强百分数：

$$相对增强洗脱百分数 = \frac{增强洗脱值}{增强后密度值}$$

肾上腺肿块的增强洗脱百分数 > 60% 可以自信地诊断为腺瘤。如果相对增强洗脱百分数 > 40%，诊断为腺瘤是合理的。这些洗脱值的测量对富含脂质和乏脂的腺瘤都适用。

这种利用对比剂洗脱来区分良性腺瘤和恶性病变的方法有潜在的缺陷。良性病变包括梗死的髓样脂肪瘤、少脂的血管平滑肌脂肪瘤和神经节瘤据报道同样有延迟强化。相反的，肾细胞癌和肝细胞癌肾上腺转移的洗脱曲线可以与良性乏脂腺瘤的类似。

MR 的化学位移技术（chemical shift imaging, CSI）是最准确的鉴别腺瘤和转移的方法。由于在磁场下水中的质子的进动频率与三酰甘油的不同，所以即使少量的脂质都能被发现（图 3-40）。

由于 CT 密度测量和 MR CSI 诊断肾上腺腺瘤都依赖于脂质的存在，人们认为 CSI 对于 CT 值＞ 10HU 的肾上腺肿块是无效的。然而最近的研究证实，CSI 可以用信号下降幅度 20% 为阈值，其灵敏度比 CT 直方图分析更高。

经皮穿刺活检是确诊转移的最准确方法，可以在 CT 或超声引导下穿刺（图 3-41）。有经验的细

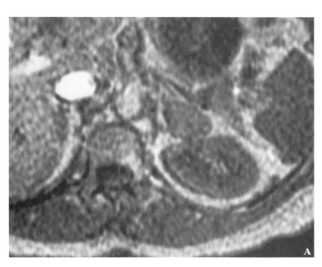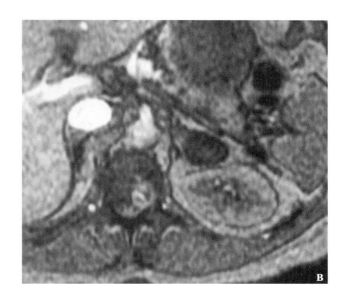

▲ 图 3-40　良性腺瘤
A. 在同相位梯度回波（GRE）序列上显示左侧肾上腺肿块与脊柱旁肌肉信号相同；B. 肿块在反相位 GRE 图像上信号较脊柱旁肌肉低
（引自 Korobkin M, Lombardi TJ, Aisen AM, et al. Characterization of adrenal masses with chemical shift and gadolinium-enhanced MR imaging. Radiology.1995;197:411–418）

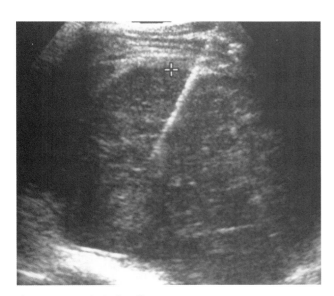

▲ 图 3-41　肾上腺活检
超声引导下肾上腺肿块穿刺活检

胞病理学家诊断的阳性预测值接近 100%。阴性的穿刺结果没有诊断价值，因为样本误差或标本量不足会妨碍诊断。经皮肾上腺活检的总体准确度据报道为 80%～100%。这些统计结果随着研究样本人群和穿刺病变的类型不同而报道不一。阳性的结果提示恶性肿瘤。如果标本中有正常的肾上腺皮质细胞，则阴性的结果相对可靠，重复穿刺可以增加诊断良性病变的信心。

肾上腺活检是一种有创检查，可能出现并发症。最常见的并发症是气胸，通常为少量、自行吸收。大的或有症状的气胸应在透视引导下放置小的胸腔引流管来治疗。肿瘤延针道种植和菌血症罕见。右侧肾上腺肿块可以经后部或经肝脏穿刺（图 3-42）。左侧肾上腺肿块应经后部穿刺。当从前路进行左侧肾上腺穿刺活检时，可能发生胰腺炎，并发症可能严重。因此，应该尽可能避免胰腺炎的发生。许多患者会有少量出血，但是很少有症状。Welch 等报道，在 227 例肾上腺穿刺的病例中 8 例（2.8%）有并发症。

肾上腺肿块经皮穿刺活检最令人担心的并发症是诱发由嗜铬细胞瘤引起的高血压危象。尽管可以重新控制血压，但这种并发症可能是致命的。嗜铬细胞瘤患者血浆中的甲氧基肾上腺素可以升高，有助于判断高血压的原因，但在无功能的嗜铬细胞瘤中不会升高。

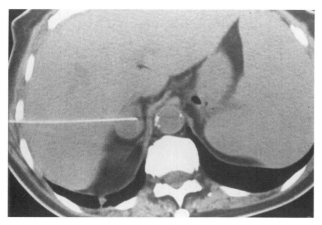

▲ 图 3-42 肾上腺活检
CT 是最有效的引导经皮肾上腺穿刺活检针进入小肿瘤的方法（引自 Dunnick NR. The adrenal gland. In: Tavaras JM, Ferrucci JT, eds. *Radiology: Diagnosis, Imaging, Intervention*. Philadelphia, PA: JB Lippincott; 1991)

腺瘤
• 平扫 CT 呈低密度（< 10HU）
• 增强 CT 快速洗脱
• 化学位移 MR 信号减低
• 穿刺活检结果为正常的肾上腺细胞

转移瘤
• CT 平扫呈高密度（> 20HU）
• 增强 CT 洗脱慢
• MR 化学位移信号无变化
• 经皮穿刺活检有转移细胞

（十一）淋巴瘤

与霍奇金病相比，非霍奇金淋巴瘤累及肾上腺更加常见。大多数患者表现为弥漫性病变而不是结节状病变。肾上腺很少单独受累，尽管其他受累的部位比较远。大多数患者也有腹膜后淋巴瘤，但可能在影像学检查中没有被发现。肾上腺双侧受累约占 50%。即使肾上腺广泛受累，也罕见肾上腺功能不全。

肾上腺淋巴瘤检查方法有超声、CT 和 MRI。在超声上，淋巴瘤表现为边界清楚的、回声相对均匀的肿块。如果向腹膜后延伸，可能很难识别出肾

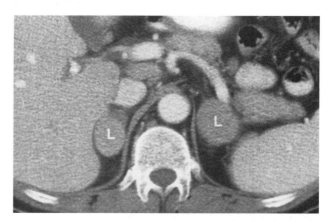

▲ 图 3-43 淋巴瘤
双侧肾上腺均质肿块 (L)，符合淋巴瘤

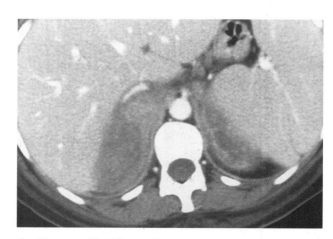

▲ 图 3-44 淋巴瘤
腹膜后和双侧肾上腺弥漫受累，呈低密度

上腺。CT 能最清晰地勾画出病变的形态学特点。可以表现为肾上腺增大伴圆形肿块（图 3-43），更多的是表现为对称性增大并且保持腺体基本轮廓（图 3-44）。病变通常均质，增强扫描有强化。但这些表现不特异。淋巴瘤在 MRI 的 T_1WI 上相对于肾皮质呈低信号，在 T_2WI 上为低至中等信号。静脉注射对比剂，淋巴瘤强化比肾实质强化程度低。

（十二）假性肿瘤

上腹部的一些异常可能类似肾上腺肿块。除了混淆诊断外，还可能使患者遭受经皮穿刺活检。认识肾上腺假性肿瘤一些潜在的病因有助于避免这些问题。

可能类似肾上腺肿块的情况包括外生性的肾肿

块、肝肿块、位于肝肾隐窝的结肠、下腔静脉扩张。

左侧肾上腺区假性肿瘤更常见。包括脾脏的分叶、副脾、静脉曲张、脾血管迂曲和脾动脉瘤。胰腺尾部可以延伸到肾上腺区域，类似左侧肾上腺病变。尽管口服对比剂可以清楚地区分胃，但胃憩室可能会造成诊断困难（图 3-45）。

仔细寻找肾上腺和使用口服对比剂可以区分大多数令人迷惑的结构。静脉团注对比剂可以进一步显示血管结构。容积重建和冠状位或矢状位重建图像可能也对明确这些病变的本质有帮助。如果诊断仍有疑问，可能需要进一步检查来明确诊断，如超声或 MRI。

（十三）感染

肾上腺可以感染真菌、分枝杆菌、寄生虫、细菌或病毒，最常见的是分枝杆菌。

结核是肾上腺最常见的感染性疾病，而且，在世界范围内是肾上腺功能不全最常见的原因。肾上腺结核通常是由肺内的原发感染血行播散而来，尽管在影像学上肺部感染可能表现不明显。活动性肾上腺感染表现为双侧肾上腺增大、中心坏死。疾病晚期，肾上腺萎缩，仅有钙化残留（图3-46）。另外，组织胞浆菌病的影像表现类似结核，有流行病学区域。

肾上腺脓肿罕见，经常在手术后发生，或是肾上腺出血的并发症。免疫功能缺陷的患者发生肾上腺卡氏肺孢子虫和巨细胞病毒感染的风险增高。

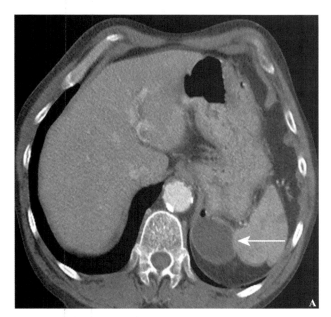
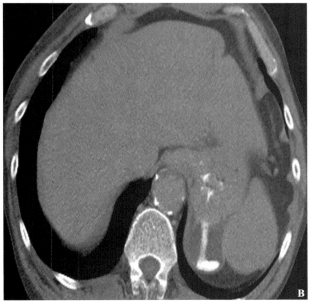

▲ 图 3-45 假性肿瘤
A. 左侧肾上腺区域可见肿块（箭）；B. 随后吞钡检查显示为胃憩室

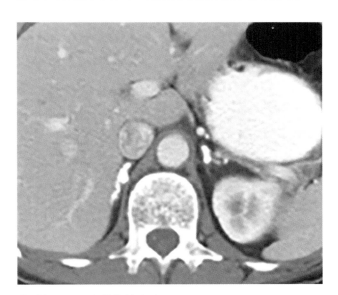

▲ 图 3-46 肉芽肿性疾病
肾上腺体积正常，伴钙化。原因最可能是曾经有结核或组织胞浆菌病感染

（姜雨薇 译，陈 涓 校）

☞ 推荐阅读

一般参考文献

[1] Adams SZ, Nikolaidis P, Horowitz JM, et al. Chemical shift MR imaging of the adrenal gland: principles, pitfalls and applications. *Radiographics*. 2016;36:414–432.

[2] Johnson PT, Horton KM, Fishman EK. Adrenal mass imaging with multidetector CT: evidence-based protocol optimization and interpretative practice. *Radiographics*. 2009;29:1319–1331.

[3] Johnson PT, Horton KM, Fishman EK. Adrenal mass imaging with multidetector CT: pathologic conditions, pearls and pitfalls. *Radiographics*. 2009;29:1333–1351.

[4] Kawashima A, Sandler CM, Fishman EK, et al. Spectrum of CT findings in nonmalignant disease of the adrenal gland. *Radiographics*. 1998;18:393.

[5] Lattin GE Jr, Sturgill ED, Tujo CA, et al. From the radiologic pathology archives. adrenal tumors and tumorlike conditions in the adult: radiologicpathologic correlation. *Radiographics*. 2014;34:805–829.

[6] Tirkes T, Gokaslan T, McCrea J, et al. Oncocytic neoplasms of the adrenal gland. *AJR Am J Roentgenol*. 2011;196: 592–596.

功能性疾病

[7] Choyke PL, Doppman JL. Case 18: adrenocorticotropic hormone-dependent Cushing syndrome. *Radiology*. 2000; 214:195.

[8] Conn JW. Primary aldosteronism. *J Lab Clin Med*. 1955; 45:661.

[9] Doppman JL, Miller DL, Dwyer AJ, et al. Macronodular adrenal hyperplasia in Cushing disease. *Radiology*. 1988; 166:347.

[10] Doppman JL, Nieman L, Miller DL, et al. Ectopic adrenocorticotropic hormone syndrome: localization studies in 28 patients. *Radiology*. 1989;172:115.

[11] Dunnick NR, Leight GS, Roubidoux MA, et al. CT in the diagnosis of primary aldosteronism: sensitivity in 29 patients. *AJR Am J Roentgenol*. 1993;160:321.

[12] Galati S-J. Primary aldosteronism: challenges in diagnosis and management. *Endocrinol Metab Clin N Am*. 2015;44: 355–369.

[13] Nieman LK, Turner MLC. Addison's disease. Clin Dermatol. 2006;24:276–280.

[14] Patel SM, Lingam RK, Beaconsfield TI, et al. Role of radiology in the management of primary aldosteronism.

Radiographics. 2007;27:1145–1157.

[15] Sohaib SA, Peppercorn PD, Allan C, et al. Primary hyperaldosteronism (Conn syndrome): MR imaging findings. *Radiology*. 2000;214:527.

[16] Turcu AF, Auchus RJ. Adrenal steroidogenesis and congenital adrenal hyperplasia. *Endocrinol Metab Clin N Am*. 2015;44:275–296.

肾上腺静脉取样

[17] Doppman JL, Gill JR Jr. Hyperaldosteronism: sampling the adrenal veins. *Radiology*. 1996;198:309.

[18] Dunnick NR, Doppman JL, Gill JR, et al. Localization of functional adrenal tumors by computed tomography and venous sampling. *Radiology*. 1982;142:429–433.

[19] Kahn SL, Angle JF. Adrenal vein sampling. *Tech Vasc Interv Radiol*. 2010;13:110–125.

[20] Mailhot J-P, Traistaru M, Soulez G, et al. Adrenal vein sampling in primary aldosteronism: sensitivity and specificity of basal adrenal vein to peripheral vein cortisol and aldosterone ratios to confirm catheterization of the adrenal vein. *Radiology*. 2015;277:887–894.

[21] Morita S, Nishina Y, Yamazaki H, et al. Dual adrenal venous phase contrast-enhanced MDCT for visualization of right adrenal veins in patients with primary aldosteronism. *Eur Radiol*. 2016;26:2073–2077.

[22] Ota H, Seiji K, Kawabata M, et al. Dynamic multidetector CT and noncontrast-enhanced MR for right adrenal vein imaging: comparison with catheter venography in adrenal venous sampling. *Eur Radiol*. 2016;26:622–630.

肾上腺功能不全

[23] Doppman JL, Gill JR, Nienhius AW, et al. CT findings in Addison's disease. *J Comput Assist Tomogr*. 1982;6(4):757.

[24] Seidenwurm DJ, Elmer EB, Kaplan LM, et al. Metastases to the adrenal glands and the development of Addison's disease. *Cancer*. 1984;54:552.

嗜铬细胞瘤

[25] Carney JA, Sheps SG, Go VL, et al. The triad of gastric leiomyosarcoma, functioning extra-adrenal paraganglioma and pulmonary chondroma. *N Engl J Med*. 1977;296:1517.

[26] Lee KY, Oh Y-W, Noh HJ, et al. Extraadrenal paragangliomas of the body: imaging features. *AJR Am J Roentgenol*.

2006;187:492–504.

[27] Motte-Ramirez GA, Remer EM, Herts, BR, et al. Comparison of CT findings in symptomatic and incidentally discovered pheochromocytomas. *AJR Am J Roentgenol*. 2005;185:684–688.

[28] Mukherjee JJ, Peppercorn PD, Reznek RH, et al. Pheochromocytoma:effect of nonionic contrast medium in CT on circulating catecholamine levels. *Radiology*. 1997;202:227.

[29] Saurborn DP, Kruskal JB, Stillman IE, et al. Paraganglioma of the organs of Zuckerkandl. *Radiographics*. 2003; 23: 1279–1286.

[30] Scarsbrook AF, Thakker RV, Wass JA, et al. Multiple endocrine neoplasia: spectrum of radiologic appearances and discussion of a multitechnique imaging approach. *Radiographics*. 2006;26:433–451.

[31] Walther MM, Herring J, Enquist E, et al. Von Recklinghausen's disease and pheochromocytomas. *J Urol*. 1999; 162:1582.

神经母细胞瘤

[32] Lonergan GJ, Schwab CM, Suarez ES, et al. Neuroblastoma, ganglioneuroblastoma, and ganglioneuroma: radiologic-pathologic correlation. *Radiographics*. 2002;22:911–934.

[33] Spottswood SE, Narla LD. Spectrum of adrenal lesions in children. *Acad Radiol*. 1999;6:433.

腺　瘤

[34] Hedeland H, Östberg G, Hökfelt B. On the prevalence of adrenocortical adenomas in an autopsy material in relation to hypertension and diabetes. *Acta Med Scand*. 1968;184: 211.

[35] Korobkin M, Giordano TJ, Brodeur FJ, et al. Adrenal adenomas: relationship between histologic lipid and CT and MR findings. *Radiology*. 1996;200:743.

癌

[36] Agrons GA, Lonergan GJ, Dickey GE, et al. Adrenocortical neoplasms in children: radiologic-pathologic correlation. *Radiographics*. 1999;19:989.

[37] Baudin E. Adrenocortical carcinoma. *Endocrinol Metab Clin N Am*. 2015;44:411–434.

[38] Bharwani N, Rockall AG, Sahdev A, et al. Adrenocortical carcinoma: the range of appearances on CT and MRI. *AJR Am J Roentgenol*. 2011;196:W706–W714.

[39] Dunnick NR, Heaston D, Halvorsen R, et al. CT appearance of adrenal cortical carcinoma. *J Comput Assist Tomogr*. 1982;6(5):978.

[40] Fishman EK, Deutch BM, Hartman DS, et al. Primary adrenocortical carcinoma: CT evaluation with clinical correlation. *AJR Am J Roentgenol*. 1987;148:531.

[41] Hamper UM, Fishman EK, Hartman DS, et al. Primary adrenocortical carcinoma: sonographic evaluation with clinical and pathologic correlation in 26 patients. *AJR Am J Roentgenol*. 1987;148:915.

髓样脂肪瘤

[42] Cyran KM, Kenney PJ, Memel DS, et al. Adrenal myelolipoma. *AJR Am J Roentgenol*. 1996;166:395.

[43] Han M, Burnett AL, Fishman EK, et al. The natural history and treatment of adrenal myelolipoma. *J Urol*. 1997;157: 1213.

[44] Kammen BF, Elder DE, Fraker DL, et al. Extraadrenal myelolipoma: MR imaging findings. *AJR Am J Roentgenol*. 1998;171:721.

[45] Rao P, Kenney PJ, Wagner BJ, et al. Imaging and pathologic features of myelolipoma. *Radiographics*. 1997;17:1373.

出　血

[46] Hammond NA, Lostumbo A, Adam SZ, et al. Imaging of adrenal and renal hemorrhage. *Abdom Imaging*. 2015;20: 2747–2760.

[47] Kawashima A, Sandler CM, Ernst RD, et al. Imaging of nontraumatic hemorrhage of the adrenal gland. *Radiographics*. 1999;19:949.

[48] Provenzale JM, Ortel TL, Nelson RC. Adrenal hemorrhage in patients with primary antiphospholipid syndrome: imaging findings. *AJR Am J Roentgenol*. 1995;165:361.

[49] Rana AI, Kenney PJ, Lockhart ME, et al. Adrenal gland hematomas in trauma patients. *Radiology*. 2004;230: 669–675.

囊　肿

[50] Johnson CD, Baker ME, Dunnick NR. CT demonstration of an adrenal pseudocyst. *J Comput Assist Tomogr*. 1985;9(4): 817.

[51] Ricci Z, Chernyak V, Hsu K, et al. Adrenal cysts: natural history by longterm imaging follow-up. *AJR Am J Roentgenol*. 2013;201:1009–1016.

血管瘤

[52] Derchi LE, Rapaccini GL, Banderali A, et al. Ultrasound and CT findings in two cases of hemangioma of the adrenal gland. *J Comput Assist Tomogr*. 1989;13(4):659.

[53] Salup R, Finegold R, Borochovitz D, et al. Cavernous

hemangioma of the adrenal gland. J Urol. 1992;147:110.

神经节细胞瘤

[54] Johnson GL, Hruban RH, Marshall FF, et al. Primary adrenal ganglioneuroma: CT findings in four patients. *AJR Am J Roentgenol*. 1997;169:169.

[55] Radin R, David CL, Goldfarb H, et al. Adrenal and extra-adrenal retroperitoneal ganglioneuroma: imaging findings in 13 adults. *Radiology*. 1997;202:703.

嗜酸细胞瘤

[56] Khan M, Caoili EM, Davenport MS, et al. CT imaging characteristics of oncocytic adrenal neoplasms (OANs): comparison with adrenocortical carcinomas. *Abdom Imaging*. 2014;39:86–91.

转移瘤

[57] Abrams HL, Spiro R, Goldstein N. Metastases in carcinoma: analysis of 1000 autopsied cases. *Cancer*. 1950; 3: 74–85.

[58] Casola G, Nicolet V, vanSonnenberg E, et al. Unsuspected pheochromocytoma: risk of blood-pressure alterations during percutaneous adrenal biopsy. *Radiology*. 1986; 156:733.

[59] Hasegawa T, Yamakado K, Nakatsuka A, et al. Unresectable adrenal metastases: clinical outcomes of radiofrequency ablation. *Radiology*. 2015;277:584–593.

[60] Silverman SG, Mueller PR, Pinkney LP, et al. Predictive value of image-guided adrenal biopsy: analysis of results of 101 biopsies. *Radiology*. 1993;187:715–718.

腺瘤和转移瘤的鉴别

[61] Blodgett TM, Meltzer CC, Townsend DW. PET/CT: form and function. *Radiology*. 2007;242:360–385.

[62] Boland GW, Blake MA, Hahn PF, et al. Incidental adrenal lesions: principles, techniques, and algorithms for imaging characterization. *Radiology*. 2008;249:756–775.

[63] Caoili EM, Korobkin M, Brown RK, et al. Differentiating adrenal adenomas from nonadenomas using F-FDG PET/CT: quantitative and qualitative evaluation. *Acad Radiol*. 2007;14:468–475.

[64] Caoili EM, Korobkin M, Francis IR, et al. Adrenal masses: characterization with combined unenhanced and delayed enhanced CT. *Radiology*. 2002;222:629–633.

[65] Choyke PL. ACR appropriateness criteria on incidentally discovered adrenal mass. *J Am Coll Radiol*. 2006;3: 498–504.

[66] Dong A, Cui Y, Wang Y, et al. [18] F-FDG PET/CT of adrenal lesions. *AJR Am J Roentgenol*. 2014;203:245–252.

[67] Elaini AB, Shetty SK, Chapman VM, et al. Improved detection and characterization of adrenal disease with PET-CT. *Radiographics*. 2007;27:755–767.

[68] Ho LM, Marin D, Neville AM, et al. Characterization of adrenal nodules with dual-energy CT: can virtual unenhanced attenuation values replace true unenhanced attenuation values? *AJR Am J Roentgenol*. 2012;198: 840–845.

[69] Israel GM, Korobkin M, Wang C, et al. Comparison of unenhanced CT and chemical shift MRI in evaluating lipid-rich adrenal adenomas. *AJR Am J Roentgenol*. 2004; 183: 215–219.

[70] Jhaveri KS, Wong F, Ghai S, et al. Comparison of CT histogram analysis and chemical shift MRI in the characterization of indeterminate adrenal nodules. *AJR Am J Roentgenol*. 2006;187:1303–1308.

[71] Kebapci M, Kaya T, Gurbuz E, et al. Differentiation of adrenal adenomas (lipid rich and lipid poor) from nonadenomas by use of washout characteristics on delayed enhanced CT. *Abdom Imaging*. 2003;28:709–715.

[72] Korobkin M, Brodeur FJ, Francis IR, et al. CT time-attenuation washout curves of adrenal adenomas and nonadenomas. *AJR Am J Roentgenol*. 1998;170:747.

[73] Remer EM, Motta-Ramirez GA, Shepardson LB, et al. CT histogram analysis in pathologically proven adrenal masses. *AJR Am J Roentgenol*. 2006;187:191–196.

[74] Sangwaiya MJ, Boland GW, Cronin CG, et al. Incidental adrenal lesions: accuracy of characterization with contrast-enhanced washout multidetector CT–10-minute delayed imaging protocol revisited in a large patient cohort. Radiology. 2010;256:504–510.

[75] Song JH, Chaudhry FS, Mayo-Smith WW. The incidental indeterminate adrenal mass on CT (>10H) in patients without cancer: is further imaging necessary? Follow-up of 321 consecutive indeterminate adrenal masses. *AJR Am J Roentgenol*. 2007;189:1119–1123.

假性肿瘤

[76] Berliner L, Bosniak MA, Megibow A. Adrenal pseudotumors on computed tomography. *J Comput Assist Tomogr*. 1982; 6(2):281.

The Retroperitoneum
腹膜后

4

一、液体积聚 / 079
　（一）出血 / 079
　（二）尿性囊肿 / 082
　（三）脓肿 / 083
　（四）淋巴囊肿 / 084
　（五）胰腺假性囊肿 / 085
　（六）盆腔积液 / 085

二、腹膜后纤维化 / 085
三、腹膜后原发肿瘤 / 088
　（一）间叶组织肿瘤 / 088
　（二）神经源性肿瘤 / 090
　（三）原始神经外胚层肿瘤 / 092
　（四）原发血管源性肿瘤 / 093
　（五）生殖细胞肿瘤 / 093

四、鉴别诊断 / 093

本章涉及一些影响泌尿道的疾病，如积液、腹膜后纤维化和原发性腹膜后肿瘤；不会涉及内容庞杂的淋巴性疾病；来自泌尿或妇科肿瘤的淋巴结转移将在这些肿瘤的相应章节中阐述。

一、液体积聚

（一）出血

腹膜后出血的原因很多；临床和影像学信息通常可以提示其来源，但有时出血的原因一时难以查清。介入操作（图 4-1）和其他创伤是出血的常见原因。凝血障碍和抗凝治疗可能会在无相关潜在器质性疾病的情况下导致出血，并加剧多种腹膜后病变的自发性出血倾向。任何肿瘤都可能出血，在肾脏中最常见的原因是血管平滑肌脂肪瘤（图 4-2）和肾癌。在肾上腺，嗜铬细胞瘤（图 4-3）、转移瘤和肾上腺皮质腺癌可能会出血。血管性疾病可能导致出血，任何动脉瘤，包括腹主动脉（图 4-4）以及肾动脉的肾外和肾内部分都可能破裂。动静脉畸形和动静脉瘘可见出血，有动脉炎的血管也可见

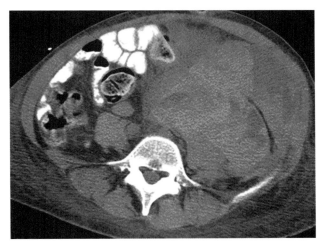

▲ 图 4-1　移植肾（未显示）活检后腹膜后血肿
血肿密度较高的部位是血红蛋白浓缩所致

出血（图 4-5）。严重休克可能会导致正常肾上腺出血。腰大肌和髂肌特别容易出血（图 4-6），可以出现于动脉插管或相对轻微创伤之后的抗凝治疗过程中。

如果肾内血肿或肾周血肿自发出现，并且在初次检查时没有发现潜在原因，则建议在血肿吸收后重复扫描，以排除小肿瘤。

少量出血可能没有症状；较大量的出血可能会

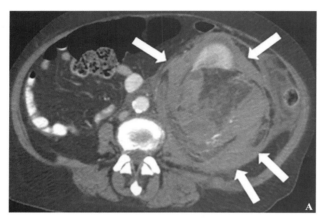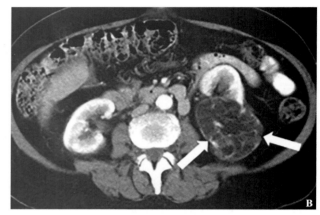

▲ 图 4-2　A. 围绕自发出血性肾血管平滑肌脂肪瘤的大血肿（箭）；B. 出血前数月，血管平滑肌脂肪瘤（箭）

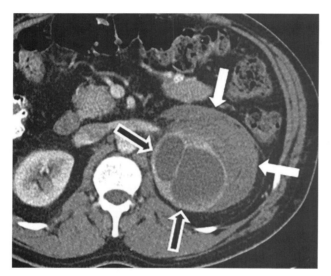

▲ 图 4-3　伴有自发性出血（白箭）的囊性肾上腺嗜铬细胞瘤（黑箭）

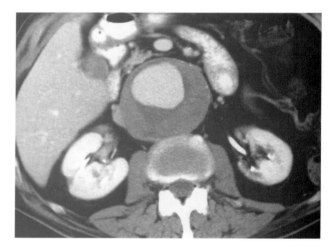

▲ 图 4-4　主动脉瘤出血
高密度血液包绕部分动脉瘤

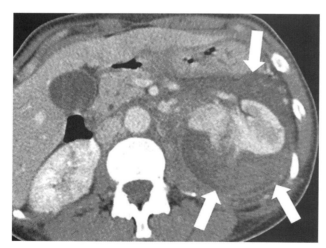

▲ 图 4-5　动脉炎
肾脏不均匀增强，血管出血导致的血肿（箭）围绕左肾

产生疼痛、休克和（或）贫血症。罕见情况下，肾周围或包膜下血肿压迫肾脏，产生 Page 肾现象（图 4-7），即压力诱发的肾缺血激活肾素 – 血管紧张素系统，导致高血压。大多数血肿最终被完全吸收，但一些仍然存在。这些血肿逐渐被包裹，其中的血红蛋白被吸收，血肿演变为慢性积液，被称为血清肿（图 4-8）。

如果怀疑出血或血肿，CT 是首选的检查方法。平扫 CT 足以发现血肿，但如果怀疑活动性出血，则应进行 CT 动脉造影。MRI 和 MR 动脉成像可能效果类似，但迄今为止，关于二者在评估腹膜后出血方面的价值尚未有大宗病例比较。CT 通常更快

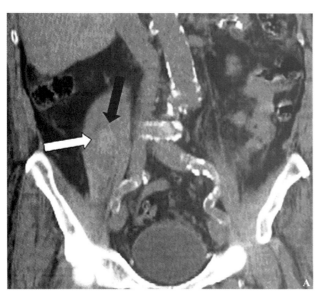
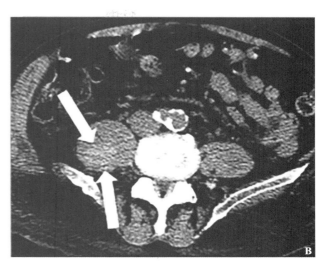

▲ 图 4-6　平扫 CT 显示增大的右侧腰大肌中的血肿，呈略微致密的区域（箭）

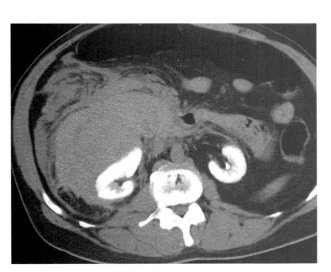

▲ 图 4-7　肾周血肿造成 Page 肾
尽管有急性失血，但是患者开始出现活动性高血压

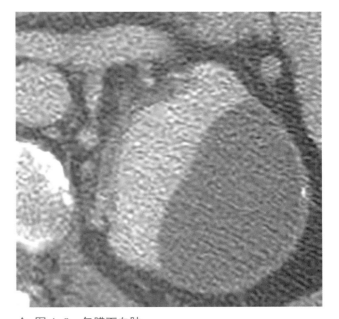

▲ 图 4-8　包膜下血肿
肾脏表面变平提示积液位于肾包膜下；血红蛋白已被吸收，血肿演变为血清肿

速便捷，更便宜，并且在检查时受技术问题影响小。经导管动脉造影在发现小血管异常上是有必要的，并且可以进行栓塞治疗。

外漏的血液可以浸润软组织产生瘀青，或者可能聚集在某间隙内。血肿常常出现在肾周间隙内；而肾旁前间隙的血肿可能是由胰腺炎及胰腺或十二指肠创伤引起。肾旁后间隙血肿常常起源于腰肌或

髂肌（图 4-6）。血肿可以使任何腹膜后脏器或血管移位。

超声显示脂肪挫伤的效果很差，但可以显示大多数血肿，与脂肪相比血肿表现为低回声区域，内部回声杂乱无章，常常透声增强（图 4-9）。慢性血清肿通常内部回声很少。CT 在发现出血方面非常敏感，并且能清晰显示出血位置和范围。急性血

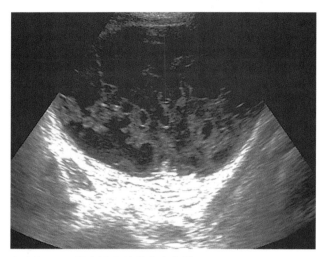

▲ 图 4-9 超声显示膀胱上方血肿
无回声区域和透声增强是液体的特征，血肿内的网状回声代表纤维蛋白成分和血凝块

肿通常显示羽毛状不清晰边缘（图 4-3），除非它们被光滑的筋膜包绕。血液的 CT 密度与血红蛋白浓度成正比，所以当血凝块形成时，或红细胞在血肿内沉积分层时，就会形成局部高密度区。在平扫 CT 上，这些区域比未钙化的组织密度更高（< 100HU）。肌肉内出血可能密度不会显著增加，仅表现为非特异性肿胀。

进行 MRI 检查时，超急性血肿通常表现出 T_1WI 上的低到中等信号和 T_2WI 上的明亮信号。随着血肿时间延长，在 T_1WI 上，血肿周围信号增强（图 4-10）；而慢性期血肿内可以出现 T_1 和 T_2 图像上都是均匀高信号的区域。

如果血肿保守治疗，它可能会被完全吸收，仅有线状的纤维残留。有时候，血红蛋白会被吸收，但仍有液体集聚，被称为血清肿。在 CT 上，这些液体将最终接近水样密度。MRI 可以显示含铁血黄素环（所有序列为低信号），其中的液体在 T_1WI 上为低至中等信号，在 T_2WI 上为高信号。

（二）尿性囊肿

尿液可能会从集合系统或输尿管漏出并进入腹膜后。如果尿液漏出短暂并且量少，通常会被吸收。但是如果量大，则可能在被吸收的过程中形成积液，偶尔这种积液会被包膜，形成慢性囊性病变。尿性囊肿可能位于包膜下（图 5-6）或局限于肾周或肾旁间隙。偶尔漏出的尿液进入腹膜腔并变成尿性腹水。包膜下尿性囊肿像血肿一样，可以压迫肾实质，引起高血压，形成 Page 肾现象。

包括手术在内的创伤（图 4-11）可能会造成尿液泄漏，这些创伤会破坏集合系统或输尿管的壁或导致延伸到集合系统的肾实质的撕裂。输尿管梗阻也可能导致尿液泄漏：急性严重输尿管梗阻时，健康的肾脏会在结石或其他梗阻原因近侧产生非常高的尿压，这会导致肾盏穹窿与肾乳头连接处破裂。然后，漏出的尿液（"肾盂肾窦外渗"）从肾窦延伸通过肾门进入肾周间隙（图 4-12），可以呈层状积聚在肾包膜旁，也可沿输尿管外表面流动，有时会形成尿性囊肿。无菌尿液泄漏问题不大，但如

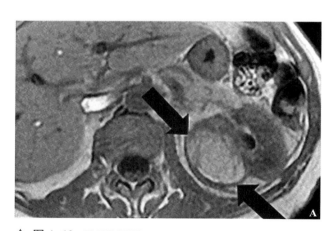
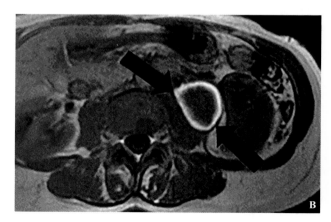

▲ 图 4-10 T_1WI MRI
显示肾血管平滑肌脂肪瘤（A，箭）；几周前出血；产生的血肿（B，箭）位于肿瘤下方，有明亮的边缘

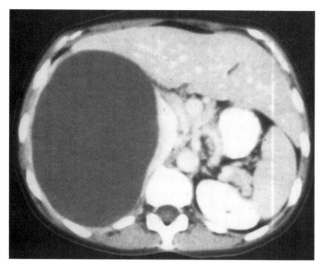

▲ 图 4-11　创伤后慢性尿性囊肿
右肾被大量积液压迫变形

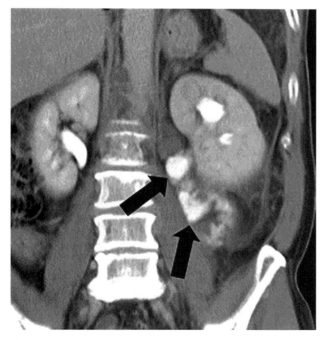

▲ 图 4-12　急性梗阻导致尿漏
左侧肾盏扩张，含造影剂的高密度尿液（箭）从肾窦漏到肾周间隙，显示了梗阻性尿性囊肿的起源

果感染，外渗的尿液可能会产生肾周脓肿。

任何断层影像技术都可以显示尿性囊肿。在超声上为透声增强的无回声囊性区，在 CT 上为水样密度（图 4-13），在 MRI 上呈水样信号（在 T_1WI 上呈低信号，在 T_2WI 上呈高信号）。如果行延迟增强扫描，急性漏尿可能会因含有排泄的造影剂而

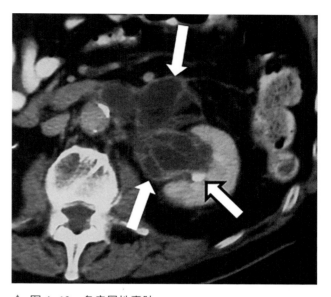

▲ 图 4-13　多房尿性囊肿
左侧输尿管已被结石严重阻塞几次，造成的肾盏尿漏形成慢性尿性囊肿（白箭）；目前没有尿路梗阻，在 CT 尿路造影上显示正常的高密度肾盏（黑框箭）

密度增高（图 4-11）。

（三）脓肿

腹膜后脓肿很少自发形成，通常是由腹膜后或后腹膜旁器官感染或穿孔引起。严重的肾盂肾炎、阻塞性肾盂肾炎、胰腺炎、脊柱骨髓炎和溃疡穿孔，以及升或降结肠、十二指肠及盲肠后位阑尾的炎性或肿瘤性疾病，都可能产生腹膜后脓肿。十二指肠和胰腺疾病有在肾旁前间隙产生脓肿的倾向，肾脏疾病可引起肾周间隙的脓肿，骨髓炎则倾向于肾旁后间隙，但脓肿并不总是遵守筋膜及腔隙的分布原则。罕见情况下会遇到腹膜后筋膜炎，就像其他任何解剖部位的坏死性筋膜炎。

影像检查可以发现脓肿，脓肿壁通常较厚，并且比无菌性积液的壁强化明显（图 4-14 和图 4-15），偶尔脓肿腔内含气泡。但这些征象并不绝对可靠，感染和无菌性积液的壁厚和壁的强化程度可以重叠，最近有过手术操作和瘘形成都可导致腔内出现气体。邻近组织也常有炎症迹象。在声学上，脓液比无菌性液体含有更多能产生回声的碎片；在 CT 上，脓液密度可能比水稍高，但绝对 CT 值在诊断感染时用处不大。

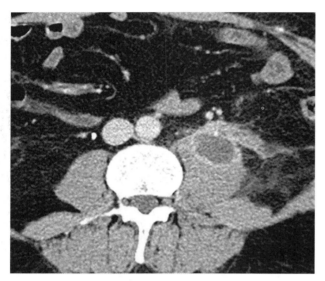

▲ 图 4-14 腰大肌脓肿
左腰肌液性区周围壁增厚，提示炎症

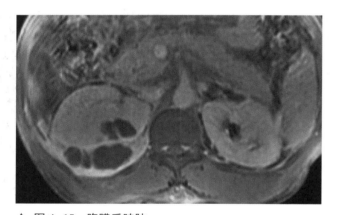

▲ 图 4-15 腹膜后脓肿
T_1 加权钆增强图像显示右侧肾周后间隙多房液性区，壁增厚可见强化；这是由严重肾盂肾炎引起的，经过抗生素治疗后发展为肾脓肿

除非与血液混合，否则脓液与其他液体具有相同的 MRI 信号特点：T_1WI 低信号，T_2WI 高信号。CT 可能是初步寻找腹膜后脓肿的最佳成像技术。腹膜后筋膜炎在 CT 上会产生炎症征象，包括脂肪水肿或"条索"、液体沿筋膜面聚集及气泡；这些征象会出现于多种疾病，但当患者的临床表现是严重败血症伴疼痛和休克时，应考虑腹膜后筋膜炎。

（四）淋巴囊肿

淋巴囊肿是乳糜液聚集形成的。它可以是盆腔或腹膜后手术的并发症，尤其是在淋巴结清扫和肾

移植后。通常在手术后几周出现，有报道称可发生于手术后的几天至数年。淋巴囊肿足够大时，可引起静脉阻塞和下肢水肿。

淋巴囊肿可能难以与其他腹膜后积液鉴别开。超声上，淋巴囊肿通常表现为液体聚集区，回声消失或微弱。可能存在分隔（图 4-16）和碎屑沉积，这些碎屑也可能发生在脓肿或清除期的血肿中。在 CT 和 MRI 上，淋巴囊肿的壁非常薄（图 4-17）。淋巴囊肿中的脂质可以通过 CT 值（脂肪密度）和脂肪敏感的 MRI 序列来判定。

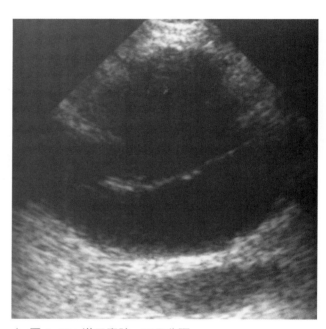

▲ 图 4-16 淋巴囊肿，可见分隔

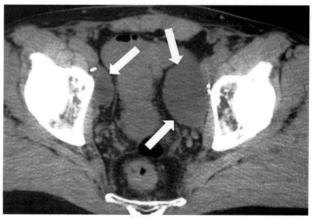

▲ 图 4-17 盆腔双侧壁淋巴囊肿（箭）
患者为前列腺切除术及淋巴结清扫术后

（五）胰腺假性囊肿

胰腺假性囊肿的解剖分布部位广泛，当然也包括腹膜后区域。在大多数情况下，患者有活动性胰腺炎或曾经有胰腺炎病史，并且胰腺假性囊肿很容易识别。然而，有时该类囊肿为慢性的，并且没有已知的胰腺炎病史，从而表现为未知来源的囊性积液。腹膜后胰腺假性囊肿与其他地方具有相同的表现：其内的液体通常不是血性的，壁的厚度多样。胰腺炎的影像特点已有较多阐述，不在本文讨论范围内。

（六）盆腔积液

盆腔内积液可以在腹膜内，也可位于膀胱前的腹膜外间隙。膀胱前间隙直接与肾筋膜锥体下方的腹膜后间隙相连。膀胱前腹膜外间隙的液体在轴位CT 或 MRI 上呈"臼齿"形结构，其中"牙冠"部分位于膀胱前方，"牙根部"在膀胱两侧向后延伸（图 4-18）。"牙根部"常常是不对称的，导致腹膜

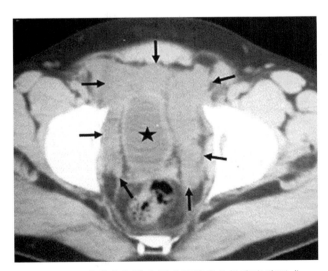

▲ **图 4-18**　腹膜外积液由重症胰腺炎血性渗出液形成
积液（箭）呈臼齿形状，并将膀胱（星号）压缩至骨盆的中心

外盆腔积液较多时膀胱移位离开中线。原则上，任何使膀胱向上或向中心移位的积液（或者肿块）都是腹膜外的；腹腔内包裹的积液和肿块倾向于使膀胱顶部凹陷。

二、腹膜后纤维化

腹膜后纤维化是腹膜后纤维组织异常增生的一种疾病。当它最初在 70 年前被发现时，因其有造成输尿管梗阻的倾向以及当时腹膜后尿路成像的技术限制，人们认为该病仅限于下腰部腹膜后。但是人们逐渐意识到，该病的解剖范围可以延伸至腹膜后的任何水平，可以沿肠系膜分布，甚至进入胸腔。

该病最初被认为是特发性的，现在已知该病是具有多种病因的一组疾病。免疫球蛋白 G4（IgG4）相关疾病包括自身免疫性胰腺炎、胆管炎和胆囊炎，有时累及腹膜后，引起腹膜后纤维化。血管炎，特别是主动脉炎，可以累及血管周围组织，并最终造成纤维化。感染，例如腰椎骨髓炎，可以像腹膜后放射治疗一样导致腹膜后纤维化。某些药物，包括麦角生物碱衍生物（美西麦角、麦角胺）和多巴胺激动药（甲基多巴），已证实与该病有关。腹膜后肿瘤包括乳腺、胃、结肠、前列腺和肺的转移癌，以及淋巴瘤和类癌，可以造成促结缔组织增生反应，从而产生腹膜后纤维化；成功治疗肿瘤，可以缩小腹膜后纤维化的范围（图 4-19）。腹膜后出血可能会在血液被吸收后出现腹膜后纤维化。Erdheim-Chester 病是罕见的组织细胞增生症，可以出现在腹膜后，并进展为纤维化。

腹膜后纤维化最常发生于 60 多岁的患者；男性比女性好发。腹膜后纤维通常在临床上表现为输尿管阻塞（图 4-20），产生肾积水和肾衰竭。它也可以压迫和阻塞静脉，包括下腔静脉、髂静脉和性腺静脉，产生相应解剖区域水肿。它也可表现为慢性腹部或背部疼痛。

该病初始为炎症阶段，随后发展为成熟纤维化，其影像特点反映了这种转变。如果病变的体积足以在超声下见到，则纤维团块通常是低回声的；多普勒超声上显示为乏血流病变。在 CT 上，所有时相的组织都趋向于等肌肉密度；在炎症期中等程度强化，纤维化期强化轻微。MRI 显示病

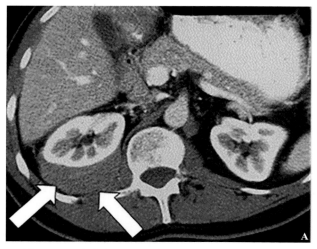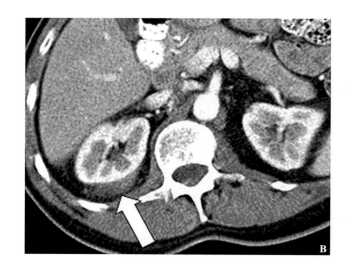

▲ 图 4-19　肿瘤成功治疗前后腹膜后纤维化的变化
淋巴瘤治疗前（A，箭）可见肾周巨大肿块，使肾脏前移；治疗 1 年后，肿瘤已经转变为明显缩小的纤维斑块（B，箭），在随后的几年中稳定无进展

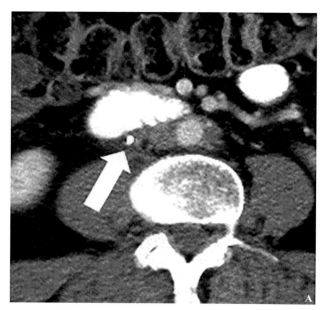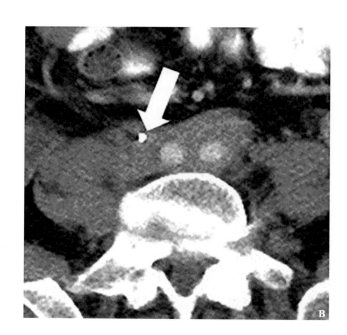

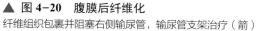

▲ 图 4-20　腹膜后纤维化
纤维组织包裹并阻塞右侧输尿管，输尿管支架治疗（箭）

变各时期 T_1WI 均为低至中等信号；在 T_2WI 上，炎症期呈高信号，纤维化期呈低信号（图 4-21），增强方式上 MRI 与 CT 所见相同；MRI 弥散加权像上它几乎没有弥散受限。肿瘤通常可以与成熟的纤维化鉴别，肿瘤在 T_2WI 上信号更高，弥散受限更明显。虽然 PET 扫描通常显示炎症期病变摄取 FDG 活跃（图 4-22），但随后的纤维化期病变却摄取不明显；该特征有助于区分腹膜后纤维化

和恶性肿瘤。

　　病变的形态为片状或肿块状。如上所述，它可发生在许多部位，但常出现 L_4 ～ L_5 水平的腹膜后。病变组织可以在任何水平上包裹和阻塞输尿管，通常是双侧的；典型但不常见的表现是输尿管腰段向中线回缩。病变可以包绕动脉和静脉；常阻塞静脉，但不会使动脉狭窄。当纤维化与主动脉相邻或围绕主动脉时（图 4-23），它不会使主动脉移

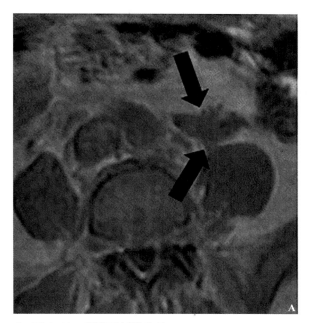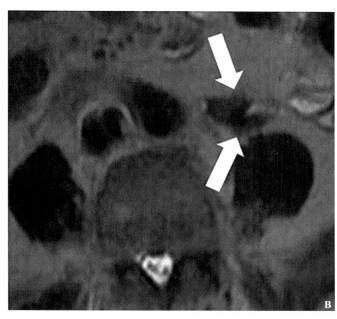

▲ 图 4-21　腹膜后纤维化的 MRI
A. T₁WI 显示纤维化斑块（箭）为中等信号，与肌肉信号相似；B. 在 T₂WI 中，纤维斑块（箭）的信号非常低，这是成熟纤维化的特征

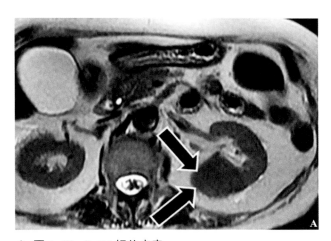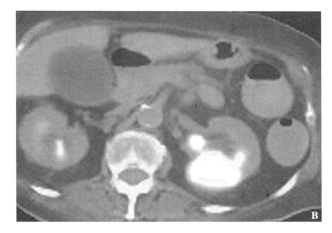

▲ 图 4-22　IgG4 相关疾病
A. T₂WI 显示左肾后部膨胀性病变（箭）；B. PET-CT 扫描显示病灶摄取 FDG 活跃

位；因为主动脉周围恶性肿瘤常常推移主动脉，特别是使其向前移位，远离腰椎，这一特征有助于鉴别二者。

经典的特发性腹膜后纤维化通常在大血管和输尿管周围形成斑块。与 IgG4 相关的纤维化表现更多样化：它可能在腹膜后产生肿块样病变，呈幔状组织包绕肾脏，甚至浸润肾脏形成外周肿瘤样结节或楔形低强化病变。Erdheim-Chester 病是一种罕见的组织细胞增生症，常常类似于腹膜后纤维化；它的特点是均匀一致的由组织细胞形成的幔状软组织包绕肾脏。由肿瘤产生的促结缔组织反应形成的腹膜后纤维化，可有波浪状表面。腹膜后纤维化和融合性肿瘤有时难以鉴别，特别是淋巴瘤。MRI 信号强度低、弥散不受限、不摄取 FDG，大量软组织包绕却不使主动脉移位，并且长期监测病变形态无改变，这些均提示腹膜后纤维化的诊断，但通常

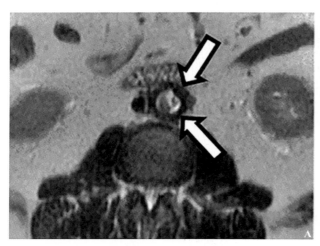

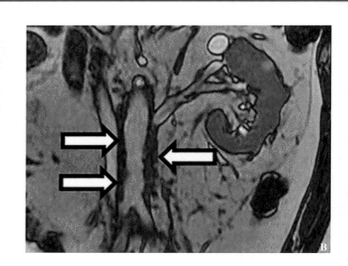

▲ 图 4-23　腹主动脉周围腹膜后纤维化
包裹组织（箭）的信号较低

还是需要进行活检确认。

　　腹膜后纤维化的主要治疗方法是皮质激素。如果有输尿管梗阻，可能有必要行逆行支架置入术或经皮肾造口术。影像检查对于观察治疗反应至关重要，主要记录病变组织体积变化以及评估输尿管梗阻的程度。如果输尿管梗阻变成慢性，则可能有必要行输尿管松解术。

三、腹膜后原发肿瘤

　　原发性腹膜后肿瘤是指起源于腹膜后，但不来自胰腺、肾上腺或肾等特定实质脏器的肿瘤。能产生这种肿瘤的腹膜后组织包括肌肉、筋膜、结缔组织、脂肪、血管、泌尿生殖胚胎残余物和神经组织。鉴于腹膜后肿瘤的来源过多，可以在腹膜后发现各种类型肿瘤。淋巴瘤是腹膜后淋巴结最常见的恶性肿瘤，其他肿瘤的腹膜后淋巴结转移更常见，但这些情况不在本章讨论范围内。

　　原发性腹膜后肿瘤生长缓慢，在体积不大的时候仅产生轻微症状（如果有的话）。因此，除非无意中发现，典型的原发性腹膜后肿瘤只有生长到非常大才会引起疼痛或才可被触及。

　　巨大腹膜后肿瘤甚至可以占据腹腔，以至于难

以确定其起源。如同积液一样，如果腹膜后器官被向前推移，则提示肿瘤为腹膜后来源。

（一）间叶组织肿瘤

1. 脂肪瘤

　　脂肪瘤是由正常脂肪组织组成的间叶组织肿瘤。在腹膜后并不常见，并且可能很难与高分化脂肪肉瘤鉴别。该肿瘤质地均匀，可以为任何大小，在 CT 上呈脂肪密度，在 MRI 上呈脂肪信号（图4-24）。可以看到细的分隔，但如果分隔为结节状

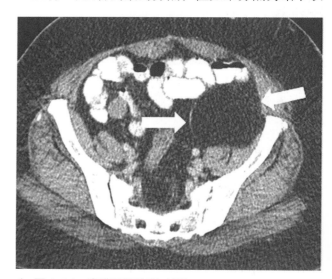

▲ 图 4-24　腹膜后脂肪瘤（箭）
肿瘤完全由脂肪组成；缺乏软组织成分提示可能为非恶性，但也并非完全不可能。这例患者已随诊 4 年以上，肿瘤没有增大

或较厚时则提示恶性。

2. 脂肪母细胞瘤

这种罕见的肿瘤来源于胎儿脂肪组织，可见于婴幼儿。它们通常是四肢最常发生的浅表性肿瘤，但可以在腹膜后出现。

3. 髓样脂肪瘤

髓样脂肪瘤是由造血成分和成熟脂肪组成的良性肿瘤。多发生于肾上腺，但也可能出现在腹膜后，特别是骶前间隙。通常是偶然发现的，较大的病变易于出血。像其他含脂肪肿瘤一样，它在超声上回声增强；CT 常显示脂肪和非脂肪成分。在 MRI 上，脂肪部分具有正常脂肪的信号特征。这些肿瘤几乎无法与脂肪肉瘤区分开来。

4. 脂肪肉瘤

脂肪肉瘤是最常见的原发性腹膜后恶性肿瘤。脂肪肉瘤分为三种亚型：高分化、黏液样和多形性；高分化亚型是最常见的。它被视为脂肪性肿块，其 CT 和 MR 特征与正常脂肪组织相似（图 4-25）。分化良好的脂肪肉瘤可能难以与良性脂肪瘤鉴别。

黏液样脂肪肉瘤具有数量不等的脂肪（图 4-26）。多形性脂肪肉瘤是完全恶性的肿瘤，影像

上几乎看不到成熟脂肪（图 4-27）。初次诊断时，所有类型脂肪肉瘤体积通常都很大，包绕相邻腹部脏器的同时也使其移位。腹膜后脂肪肉瘤的治疗主要是手术治疗。切除整个肿瘤往往是不可能的，手术后剩余的部分会继续增大。

5. 平滑肌肉瘤

平滑肌肉瘤是一种不常见的平滑肌来源的恶性肿瘤。女性比男性更常见。在腹膜后，它来自血管壁，通常发生在下腔静脉的中间 1/3 段。几乎 2/3

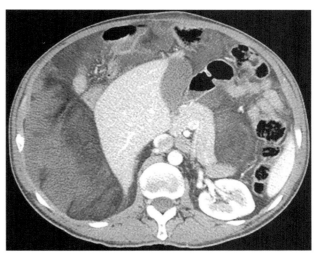

▲ 图 4-26 黏液样脂肪肉瘤
巨大肿块由脂肪组织区域和密度更高的黏液样区域组成，包绕肝脏，并使其移位

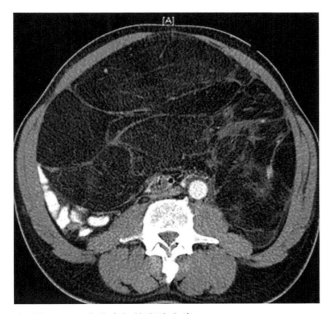

▲ 图 4-25 分化良好的脂肪肉瘤
充满腹部的巨大肿块几乎完全由脂肪组织组成

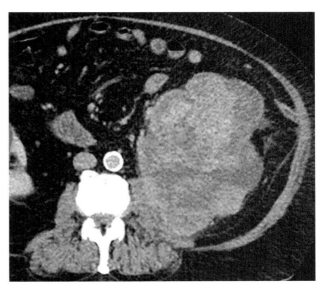

▲ 图 4-27 多形性脂肪肉瘤
肿块没有可见的脂肪组织

的肿瘤完全位于血管外，部分肿瘤既有血管内也有血管外成分。

在CT检查中，平滑肌肉瘤通常表现为大肿块，常有坏死区域。在对比增强的图像上，肿瘤的腔外生长和腔内延伸都能很好地得到显示。平滑肌肉瘤在 T_1WI MR 像上显示低到中等信号强度，在 T_2WI 上显示中等到高信号强度（图 4-28）。手术切除是唯一有效的治疗方法。

6. 多形性未分化肉瘤

这种肿瘤过去常被称为恶性纤维组织细胞瘤。它常见于四肢，但也见于腹膜后。多形性未分化肉瘤的影像特征是 CT 密度接近肌肉的软组织肿块（图 4-29）。其内钙化比其他原发性腹膜后肿瘤更常见。

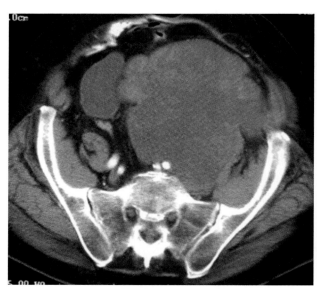

▲ 图 4-29　多形性未分化肉瘤
CT 显示盆部巨大不均匀肿块

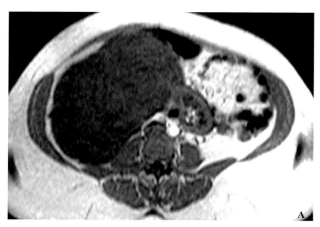

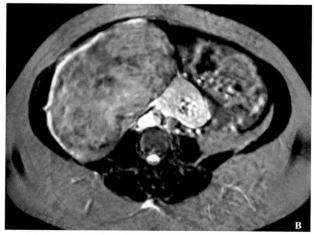

▲ 图 4-28　腹膜后肉瘤
这个巨大块肿块已将右肾推过中线；在 T_1WI（A）上信号低，在 T_2WI（B）上信号高

（二）神经源性肿瘤

神经源性肿瘤包括神经鞘肿瘤（神经鞘瘤或施万细胞瘤、神经纤维瘤和恶性神经鞘瘤），神经节细胞肿瘤（神经节瘤、神经母细胞瘤和神经节母细胞瘤）和副神经节细胞肿瘤（嗜铬细胞瘤和副神经节瘤）。这一系列肿瘤可以出现在许多解剖区域；当位于腹膜后时，它们倾向位于脊柱旁或者起源于脊柱（起源于神经孔）。这些肿瘤之间经常难以鉴别，可能根本无法区分彼此。

大多数神经鞘瘤位于头部和颈部；也可位于腹膜后脊柱旁区域。它在 CT 上表现为清楚的椭圆形肿块，通常密度低，可能是由于含有脂质髓鞘的缘故；肿瘤可含有囊变和钙化（图 4-30）。

像大多数外周神经肿瘤一样，神经鞘瘤在 T_1WI MR 图像上信号相对较低，而在 T_2WI 上信号强度较高（图 4-31）。

神经纤维瘤可以是孤立性肿瘤或神经纤维瘤病的一部分。神经纤维瘤很少出现囊变，偶尔会恶性变。在平扫 CT 检查中，神经纤维瘤表现为边界清楚的卵圆形肿块，CT 值为 20 ～ 25HU（图 4-32）。

神经纤维瘤为中等强度强化，通常是均匀的。神经纤维瘤病Ⅰ型主要累及周围神经系统和皮肤，表现为牛奶咖啡斑和神经纤维瘤结节。这些患者可以有许多来源于腹膜后神经的丛状肿瘤，该肿瘤形态上偏长，密度相对较低，并且常常是对称的（图4-33）。

神经鞘肿瘤可能发生恶性变。影像上不总是能可靠地区分肿瘤的良性、恶性，但恶性肿瘤往往更大且更不均匀，边缘更不清楚，生长更快（图4-34）。

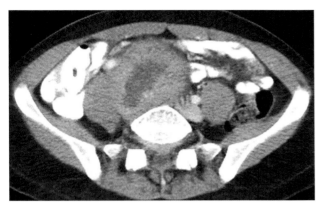

▲ 图 4-30　神经鞘瘤
肿块中心有囊变

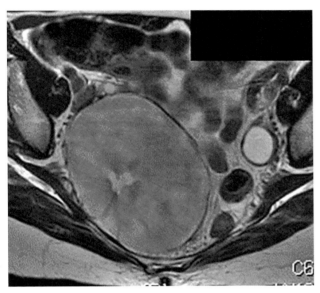

▲ 图 4-31　神经鞘瘤
MRI T₂WI 显示肿块为中等高信号；肿块左侧可见一生理性卵巢囊肿

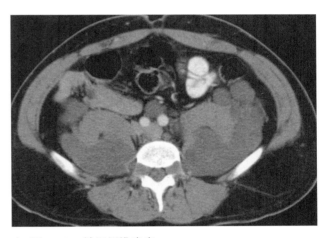

▲ 图 4-33　神经纤维瘤病
沿周围神经走行的多个对称性低密度肿块，这是神经纤维瘤病的典型表现

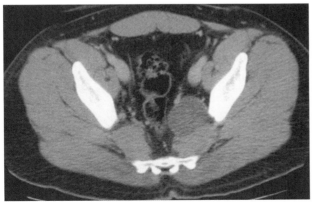

▲ 图 4-32　神经纤维瘤
与左侧梨状肌相邻的低密度肿块，沿着 S1 神经根的走向生长

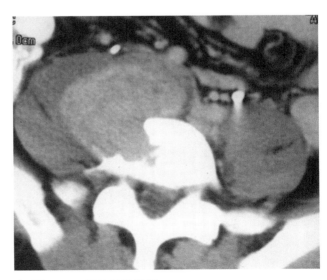

▲ 图 4-34　恶性神经鞘瘤
CT 显示起源于右腰肌后部的软组织肿块，侵蚀椎体右侧

神经节瘤在 CT 上密度相对均匀，比肌肉密度低，偶尔会发生钙化；MRI T₁WI 上呈低信号，在 T₂WI 上呈高信号。肾上腺外神经母细胞瘤也是神经节细胞起源的，不如肾上腺神经母细胞瘤常见，但有同样的发病年龄，并且具有相同的影像特征。

副神经节瘤是肾上腺外嗜铬细胞瘤，可伴有 MEN 综合征、神经纤维瘤病和 von Hippel-Lindau 病。虽然它们可能出现在从颈部到腹股沟的任何地方，但最常见于离肾上腺不远的椎旁区域，并可能累及 Zuckerkandl 器。偶尔，肿瘤位于膀胱壁并在排尿时产生交感神经活动症状。它们具有与肾上腺嗜铬细胞瘤相同的影像表现。实性成分通常在 CT（图 4-35）和 MRI 增强上明显强化。它在 T₁WI 的 MR 图像上呈中、低信号，在 T₂WI 上明显高信号（图 4-36）。它可以是完全囊性的，此时在 T₂WI 上可能为均匀一致的高信号。如果有必要，使用放射性核素间碘苯甲胍（metaiodobenzylguanidine，MIBG）可能有助于区分副神经节瘤与其他腹膜后肿瘤。

（三）原始神经外胚层肿瘤

外周原始神经外胚层肿瘤（peripheral primitive neuroectodermal tumor, PNET）是少见的肿瘤，由小圆形细胞组成，发生在胸部、腹部和头颈部的软组织。大约有 14% 的 PNET 发生在腹部，已报道的有位于肾脏、肾上腺、腹膜后和盆腔。它可发生在任何年龄，但在年轻人中更常见。肿瘤通常很大，发现时平均直径超过 10cm。钙化不常见。增强不均匀强化，常有肿瘤坏死区。血管侵犯或病变

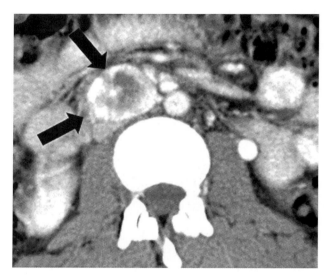

▲ 图 4-35　腹膜后副神经节瘤
肿瘤外围（箭）显示特征性明显强化

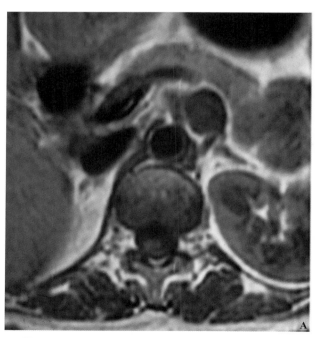

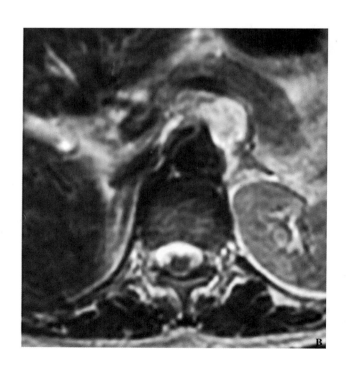

▲ 图 4-36　副神经节瘤
T₁WI（A）病变为低信号，T₂WI（B）病灶呈明显高信号

直接侵犯很常见，反映了该肿瘤的侵袭性。

（四）原发血管源性肿瘤

淋巴管瘤 / 血管瘤

罕见，这些肿瘤表现为原发性腹膜后肿瘤。淋巴管瘤是有淋巴管分化的良性血管性病变。虽然大多数出现在颈部和腋窝，但也可能出现在腹膜后，表现为薄壁囊性肿块。病变在超声上倾向于无回声，但内部可能含有有回声的碎屑。在 CT 上，由于乳糜的存在，囊性成分密度可能低于水。MRI 检查显示 T_1WI 上低信号，T_2WI 上高信号。血管瘤有时表现出与肝血管瘤相同的特征：分界清楚，CT 上密度相对较低，在 T_1WI MRI 上为低信号，T_2WI 上为高信号，增强后 CT 和 MRI 均表现为缓慢的外周性强化。

（五）生殖细胞肿瘤

畸胎瘤

畸胎瘤占原发性腹膜后肿瘤的 10%。它可发生在高位腹膜后到骶前区域的任何地方，通常发生于 6 个月以内幼儿或年轻人。女性比男性多 3 倍。大部分是良性病变，小于 10% 的病例出现恶性变（图 4-37）。

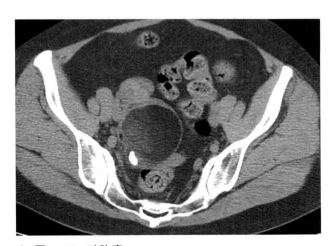

▲ 图 4-37 畸胎瘤
具有软组织和脂肪成分的肿块，以及牙齿状钙化；最初认为来源于卵巢，但手术切除时发现病变位于腹膜外

腹膜后畸胎瘤具有可以明确诊断的影像特征。它们主要为囊性或实性，或者表现为含有脂肪或皮脂 / 液体分层的复杂病变。

四、鉴别诊断

腹膜后肿瘤种类较多，影像学表现重叠，导致鉴别诊断困难。事实上，特异性的诊断通常是不可能的，但对特定征象的分析有助于缩小鉴别诊断范围。大多数腹膜后恶性肿瘤都是转移性的：结节状肿块应首先警惕是否为转移，应在扫描范围内寻找原发灶，并询问恶性肿瘤病史。只要有可能，应该确定肿瘤是否来自某特定器官，如肾、肾上腺、胰腺、腹膜后肠管或脊柱；如果来源于器官，则鉴别诊断范围明显不同。大的不均匀的肿瘤常常是肉瘤。脂肪密度组织通常提示脂肪肉瘤或脂肪瘤；脂肪肉瘤更常见，并且通常具有更高密度的软组织区域，而脂肪瘤看起来像纯脂肪。黏液样组织比大多数非脂肪组织更透亮，并且可能见于脂肪肉瘤中。较小的边界清楚的脂肪性肿瘤可能是畸胎瘤或髓样脂肪瘤。从大血管壁生长并长入血管腔的肿瘤通常是平滑肌肉瘤。能使神经孔扩大的肿瘤通常是神经源性的；副神经节瘤来自交感神经链。MIBG 扫描阳性可以确定嗜铬细胞瘤、副神经节瘤或神经母细胞瘤。神经鞘来源肿瘤通常边缘平滑。副神经节瘤经常显示明显的对比增强。几乎任何肿瘤都可能出现液化坏死区，但主要呈囊性表现的肿瘤有神经鞘瘤、副神经节瘤和淋巴管瘤。尽管有这些线索，但腹膜后肿瘤通常无法进行特异性影像学诊断，需要进行病理学检查，这往往需要手术切除而不是活检。

（郭 锬 译，陈 涓 校）

☞ 推荐阅读

积 液

[1] Aikawa H, Tanoue S, Okino Y, et al. Pelvic extension of retroperitoneal fluid: analysis in vivo. *AJR Am J Roentgenol.* 1998;171:671.

[2] Bechtold RE, Dyer RB, Zagoria RJ, et al. The perirenal space: relationship of pathologic processes to normal retro-peritoneal anatomy. *Radiographics.* 1996;16:841.

[3] Korobkin M, Silverman PM, Quint LE, et al. CT of the extraperitoneal space: normal anatomy and fluid collections. *AJR Am J Roentgenol.* 1992;159:933.

[4] Yang DM, Jung DH, Kim, H, et al. Retroperitoneal cystic masses: CT, clinical, and pathologic findings and literature review. *Radiographics.* 2004;24(5):1353–1365.

腹膜后纤维化

[5] Al Zahrani H, Kim TK, Khalili D, et al. IgG4-related disease in the abdomen:a great mimicker. *Semin Ultrasound CT MRI.* 2014;35(3):240–254.

[6] Caiafa RO, Vinuesa AS, Izquierdo RS, et al. Retroperitoneal fibrosis: role of imaging in diagnosis and followup. *Radiographics.* 2013;33(2):535–552.

[7] Kottra JJ, Dunnick NR. Retroperitoneal fibrosis. *Radiol Clin North Am.* 1996;34:1259.

[8] Urban ML, Palmisano A, Nicastro M, et al. Idiopathic and secondary forms of retroperitoneal fibrosis: a diagnostic approach. *Rev Med Interne.* 2015;36(1):15–21.

原发腹膜后肿瘤

[9] Brennan C, Kajal D, Khalili K, et al. Solid malignant retroperitoneal masses—a pictorial review. *Insights Imaging.* 2014;5(1):53–65.

[10] Craig WD, Fanburg-Smith JC, Henry LR, et al. Fat-containing lesions of the retroperitoneum: radiologic-pathologic correlation. *Radiographics.* 2009;29:261–290.

[11] Kaushik S, Neifeld JP. Leiomyosarcoma of the renal vein: imaging and surgical reconstruction. *AJR Am J Roentgenol.* 2002;179:276–277.

[12] Kim MS, Kim B, Park CS, et al. Radiologic findings of peripheral primitive neuroectodermal tumor arising in the retroperitoneum. *AJR Am J Roentgenol.* 2006;186:1125–1132.

[13] Lane RH, Stephens DH, Reiman HM. Primary retroperitoneal neoplasms: CT findings in 90 cases with clinical and pathologic correlation. *AJR Am J Roentgenol.* 1989; 152:83.

[14] Levy AD, Cantisani V, Miettinen M. Abdominal lymphangiomas: imaging features with pathologic correlation. *AJR Am J Roentgenol.* 2004;182:1485.

[15] Mingoli A, Feldhaus RJ, Cavallaro A, et al. Leiomyosarcoma of the inferior vena cava: analysis and search of world literature on 141 patients and report of three new cases. *J Vasc Surg.* 1991;14:688–699.

[16] O'Sullivan PJ, Harris AC, Munk PL. Radiological imaging features of nonuterine leiomyosarcoma. *Br J Radiol.* 2008;81:73–81.

[17] Pereira JM, Sirlin CB, Pinto PS, et al. CT and MR imaging of extrahepatic fatty masses of the abdomen and pelvis: techniques, diagnosis, differential diagnosis, and pitfalls. *Radiographics.* 2005;25:69.

[18] Rha SE, Byun JY, Jung SE, et al. Neurogenic tumors in the abdomen: tumor types and imaging characteristics. *Radiographics.* 2003;23:29.

[19] Sangster GP, Migliaro M, Heldmann MG, et al. The gamut of primary retroperitoneal masses: multimodality evaluation with pathologic correlation. *Abdom Radiol (NY).* 2016;41(7):1411–1430.

[20] Scali EP, Chandler TM, Heffernan EJ, et al. Primary retroperitoneal masses:what is the differential diagnosis? *Abdom Imaging.* 2015;40(6):1887–1903.

[21] Verstraete KL, Acten E, De Schepper A, et al. Nerve sheath tumors: evaluation with CT and MR imaging. *J Belge Radiol.* 1992;75(4):311–320.

[22] Weiss SW, Enzinger FM. Malignant fibrous histiocytoma. *Cancer.* 1978;41(6):2250–2266.

Renal Cystic Disease
肾囊性病变

5

一、皮质囊肿 / 095
　（一）单纯囊肿 / 095
　（二）单侧性囊性病变 / 097
　（三）复杂囊肿 / 097
二、肾髓质囊性病 / 102
三、多囊肾病 / 102
　（一）常染色体隐性多囊肾病 / 102

（二）常染色体显性多囊肾病 / 103
四、肾小球囊性病 / 105
五、多囊性发育不良肾 / 106
六、多囊性肾瘤 / 106
七、锂诱发肾中毒 / 108
八、系统性疾病相关肾囊肿 / 108
　（一）结节性硬化症 / 108
　（二）von Hippel-Lindau病 / 110

九、获得性肾囊性病变 / 111
十、肾脏淋巴管瘤 / 112
十一、其他类型肾囊肿 / 112
　（一）口-面-指综合征 / 112
　（二）包虫病 / 112
　（三）交通性囊肿 / 113
十二、实质外囊肿 / 114
　肾窦囊肿 / 114

　　肾囊肿、囊性病变和囊性肿块是在泌尿系影像学中遇到的最常见的异常表现。在一些患者中，肾囊肿是系统性疾病的一部分。在大多数患者中如果发现到一个或几个囊性肿块，那么放射科医生必须确定该囊性肿块是良性还是恶性。在大多数患者中，影像学检查足以确诊，不需要进一步评估。然而，在某些情况下，可能需要进行专门的肾脏肿块的检查，然后才能做出准确诊断。

一、皮质囊肿

（一）单纯囊肿

　　最常见的肾脏肿块是单纯的肾皮质囊肿。在计算机断层扫描（CT）、磁共振成像（MRI）和超声波（US）检查中，皮质囊肿在儿童或年轻成人中并不常见，但在老年人群中经常可见。事实上，估计50岁以上的人群中50%有肾囊肿。因此，肾囊肿是获得性病变。

　　单纯囊肿来自远曲小管或集合管。单纯囊肿的确切病因尚不清楚；推测是由于肾小管阻塞导致肾

小管不再与肾单位相通所致。囊肿壁由纤维组织组成，内衬扁平立方上皮。囊内含有清亮浆液，不与集合系统相通。

　　大多数单纯囊肿患者无症状，囊肿为偶然发现。良性肾囊肿偶尔导致血尿，但非常少见，必须寻找导致血尿的其他病因。罕见情况下，大的单纯性囊肿可以阻塞集合系统或导致高血压。囊壁张力大或囊内自发出血可导致局部疼痛；然而，绝大多数囊肿无症状。单纯囊肿偶尔可能会合并感染。

　　虽然所有年龄组都可以有单纯囊肿，但儿童却不常见。必须仔细检查儿童的囊肿，以区分良性囊肿和囊性 Wilms 瘤。儿童的囊肿也可能是囊性肾病的早期征兆。

　　在腹部 X 线片上偶尔可以发现肾囊肿。水样密度的囊肿表现为突入肾周脂肪的皮质凸起。只有约 1% 的病例有囊肿壁的钙化。如果钙化薄而且在囊肿边缘，则病变很可能是一个良性但复杂的囊肿。

　　肾囊肿通常在进行腹部增强 CT 时被偶然发现，因无平扫无法确定病变是否有强化（图 5-1）。然而，如果囊液的密度＜ 20HU 且符合其他单纯囊肿

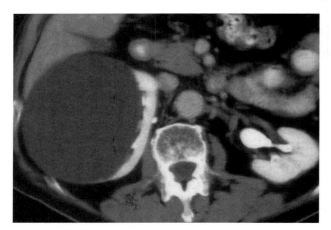

▲ 图 5-1　大的右肾囊肿
囊肿具有不易察觉的薄壁，分界清晰

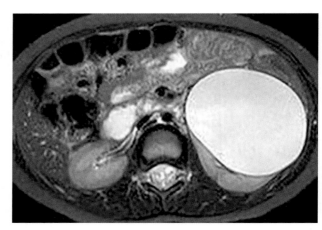

▲ 图 5-2　大的左肾囊肿
MR T₂WI 显示高信号强度

的标准，则病变几乎肯定是良性的。

　　良性单纯皮质囊肿的壁常常很薄而不能在 CT 上看到，但是有时也可以看到薄而光滑的壁。当用 CT 评估壁的厚度时，注意评估囊肿远离肾实质一侧的壁以免受到相邻肾组织（喙）的影响，这点很重要。如果囊肿完全在肾内，则无法评估囊肿壁的厚度。

　　MRI 可以很容易地发现单纯肾皮质囊肿（图 5-2）。表现与 CT 相似：壁薄而光滑，与正常肾实质界面锐利，信号均匀的圆形肿块。长 T_1 值导致 T_1WI 上低信号；T_2WI 上信号非常高，这反映了水的长 T_2 值。

　　超声波检查也可以看到相应的特征。单纯囊肿是一个圆形的均质肿块，与正常的肾实质有锐利的界面。单纯囊肿为透声增强的无回声（图 5-3）。CT 上看不到的细分隔有时却可在超声上看到。

　　肾脏闪烁扫描中，由于囊肿导致有功能肾实质的移位，故囊肿表现为放射性核素缺损区。如果囊肿小或为外生性，闪烁扫描可能显示为正常。向肾中央延伸到肾窦的盂旁囊肿或皮质囊肿，可能表现为类似于肾盂积水的肾窦内放射性核素缺损区。如果在输尿管中可以见到同位素，即使核素缺损区仍然存在，也可以做出正确的诊断。

　　肾囊肿影像学诊断的准确性取决于每种影像检查对其显示的清晰程度。当符合良性单纯囊肿的所

有诊断标准时，诊断应该不会有问题，并且不需要进一步评估。超声是诊断单纯囊肿最有效的方法。超声容易操作，准确且相对便宜。CT 是评估肾肿块的金标准，但它比超声检查更贵，需要静脉注射造影剂，并且有电离辐射。当超声诊断不确定或由于患者肥胖或肠气干扰导致成像困难时，需要考虑使用 CT。MRI 用于对使用对比剂有禁忌的患者，或者在 CT 扫描之后对囊性肿块的性质仍然存在疑问。虽然通常花费更高且相对不常用，但 MRI 也可以用来代替 CT，特别是在年轻患者希望减少辐

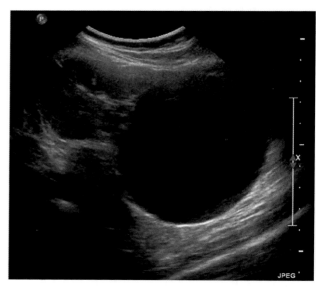

▲ 图 5-3　大的肾囊肿
超声显示透声增强的无回声肿块

射剂量时。

少数情况下肾囊肿可能会缩小或完全消失，通常是悄无声息的。尽管这种现象可能是由误诊为囊肿的血肿吸收而导致的，但大多数病例可能是由于囊肿自发性破裂所致。囊肿内的压力增加，高于集合系统或肾周空间，可导致其破裂。这种压力增加可能是由囊肿内出血或囊内液体成分变化引起的。

如果有症状的话，囊肿破裂的最常见表现是血尿和侧腹痛。如果囊肿与集合系统相通，则可以通过 CT 或 MRI 进行诊断。在大多数情况下，囊肿与集合系统的通路可以自行闭塞。所以一旦确诊，可以进行保守治疗。

（二）单侧性囊性病变

单侧或局限性肾囊性疾病的特征是多个囊肿占据一侧肾的全部或一部分（图 5-4 和图 5-5）。它有时被称为肾节段性囊性疾病。虽然该病有时被描述为单侧多囊肾病，但并不是家族性的。该病病程缓慢，不是进行性的，并且与肾衰竭或其他器官的囊肿无关。发病机制不清，推测是有后天病因。最常见的临床表现是伴或不伴有血尿的侧腹痛。

（三）复杂囊肿

不符合良性单纯囊肿诊断标准的囊肿必须进一步评估以排除恶性肿瘤。有下列形态特征者，可以排除单纯囊肿的诊断。

1. 分隔

囊肿可以有分隔；当分隔薄而光滑，没有局部增厚或不规则，并且数量很少时，通常认为该囊肿还是良性病变，为复杂囊肿。超声或 MRI 比 CT 更容易发现这些薄的分隔。当囊性肿块包含一个或多个厚的分隔时，就有恶性的可能性了。如果伴有结节，则需要考虑为恶性。

2. 钙化

钙化是非特异性表现（图 5-6）。当主要依靠排泄性尿路 X 线造影来评价肾脏时，钙化的存在，特别是中央性钙化，是一个不良的征象。然而，CT 检查中钙化的存在与否对判断病变的良恶性几

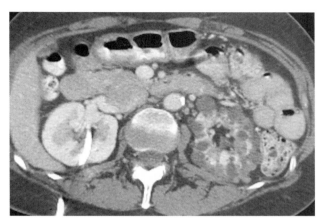

▲ 图 5-4　单侧肾囊性疾病
排泄期 CT 图像显示左肾多个囊肿和正常右肾；右侧经皮肾造口术后

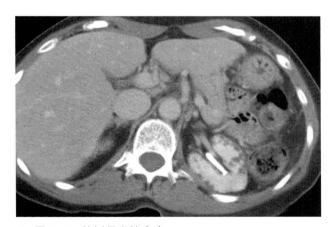

▲ 图 5-5　单侧肾囊性疾病
左肾见多发小囊肿；右肾正常（未显示）

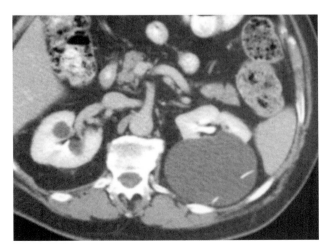

▲ 图 5-6　Bosniak Ⅱ 型囊肿
此囊肿中有薄而直的间隔钙化；此囊肿的恶性可能性很小

乎无关紧要,因为无论有无钙化,都可以较容易地发现囊壁增厚和软组织肿块。囊壁或分隔的薄层钙化几乎总是良性的,本身并不需要手术探查。

3. 厚壁

厚壁不符合单纯囊肿,提示病变是其他性质的囊性肿块或者囊肿合并其他病变如感染、出血或肿瘤形成。炎性或感染性囊性肿块可以导致囊壁增厚,典型者伴有肾周大量条索影。厚壁囊性肾肿块也可能是囊性肾细胞癌(见第 6 章)。这些病变通常影像无法准确定性,除非通过临床表现或经皮穿刺抽吸确定为炎症性或感染性病变,否则需要进行

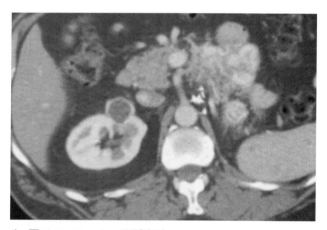

▲ 图 5-7 Bosniak Ⅲ型囊肿

该患者已经因左肾细胞癌进行了左肾切除术,现右肾可见一源自前缘的厚壁囊肿;胰腺可见转移,活检证实为另外一个原发性肾细胞癌

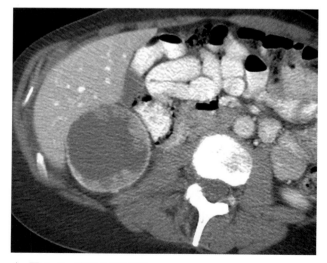

▲ 图 5-8 囊性肾细胞癌

囊性肿块具有明显增厚和不规则的壁

密切的随访或手术探查(图 5-7)。囊壁显著增厚及不规则(图 5-8)或伴有软组织肿块是更加不良的表现,高度怀疑恶性肿瘤。

4. 密度增高

如果囊性肿块的密度高于水,则一定含有比单纯囊液更多的物质。CT 值超过 20HU 的囊性肾肿块需要小心,可能是含蛋白性囊肿、出血性囊肿或实性肿瘤,需要进一步评估。密度增高的不典型囊肿中的一类被称为高密度囊肿。在 CT 上,这些病变在某些方面类似典型的单纯囊肿:圆形、边缘清楚、密度均匀、静脉内注射对比剂后不强化。典型的高密度囊肿为周围性病变,较小,直径小于或等于 3cm(图 5-9A、B);CT 值 50 ~ 90HU,而不是水的密度。比肾实质密度更高的病灶很容易在平扫 CT 检查中发现,但在增强 CT 时可能会被增强的肾实质掩盖。因此,这些病变可能比实际看到的更多,因为大多数腹部 CT 扫描是增强扫描。高密度肿块如果在肾内则更需要小心;必须注意将这种病变与高密度实性肿瘤区分开来。平扫 CT 上,几乎所有密度高于 70HU 的肾实质肿块,均为良性高密度囊肿。

高密度肾囊肿有几种可能的病因。最常见的病因是出血和囊液中的高蛋白含量。但是,某些囊肿内也发现了弥漫性糊状的钙化物质。这些高密度囊肿大多是良性的,但必须仔细观察是否有其他非典型特征。对比增强前后的 CT 检查常常有帮助。囊肿不会增强,而实性肿瘤会增强。

超声可能在评估密度高于水的肾脏肿块方面比 CT 更有用。检查者能够通过超声区分囊性和实性病变。超声有时可以看到血液成分在囊肿内漂浮。但是,如果 US、CT 或 MRI 检查都无法明确病变的性质,则可能需要进行经皮活检或手术探查。

高密度囊肿也可以用 MRI 评价。单纯囊肿在 T_1WI 上呈低信号,而出血或高蛋白含量的高密度囊肿可能在所有脉冲序列上都表现为高信号。血液成分会沉淀分层,在 T_1WI 上顺磁性正铁血红蛋白的高信号会位于囊肿底层。在 T_2 加权序列上,囊肿内两个分层的信号强度会反过来。随着时间的推

移，出血性或蛋白性囊肿在 T_1WI 上显示低至中等信号，并且在 T_2WI 上具有相似的表现（图 5-9C）。肾细胞癌通常可以通过其质地不均匀、边缘模糊或不规则、缺乏液体 – 血红蛋白分层平面或有强化而得以与高密度囊肿区分开来。

5. 增强

增强后 CT 或 MRI 中，病变是否强化是区分良性囊性肾肿块与血管或实性病变的一个最重要的标准。可以通过测定对比剂增强后肾肿块信号强度变化的百分比来评价 MRI 增强。信号增加 15% 或更多认为有强化。MR 减影是另一种确定囊性肿块是否有强化的方法。T_1WI 图像中减去未增强的压脂 T_1WI 得到相应的减影图像。增强前后图像必须呼吸时相相同，以避免配准失真。当没有强化时，

肿块为均匀的信号缺失，为黑色。

CT 通过测量增强和未增强扫描之间肿块区域的 CT 值差异来确定是否有强化。如果差值 < 10 HU，则认为其没有强化。如果差值大于或等于 20HU，则认为有强化。如果差值为 10 ～ 20HU，则不能确定，可以进一步用 US 或 MRI 来确定肿块是实性还是囊性。对于复杂和不均匀的病变，应该通过多次小范围的测量进行评价，同时确保没有把肾窦或肾周脂肪纳入测量感兴趣区以免造成误差。

"假性增强"这个术语用于描述注射对比剂后出现的不真实的增强效果。这是由为纠正线束硬化效应而调整的 CT 重建算法引起的。当肾内病变较小（＜ 1cm）、对比剂增强的早期阶段（此时血浆

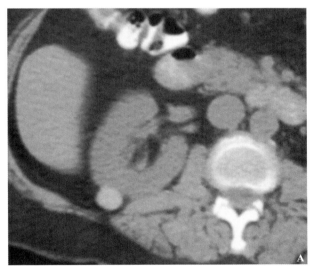

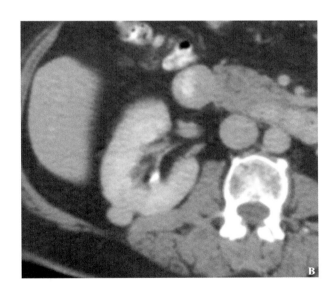

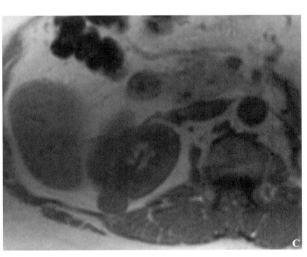

▲ 图 5-9　高密度肾囊肿

A. 平扫 CT 显示右肾高密度、外生性肿块，左肾已被切除；B. 造影剂增强后，肿块相对于增强的肾实质呈等密度；C. 轴位 T_1WI MRI 显示病变为中等信号强度

对比剂的浓度最高）时，假性增强最为明显。当不确定在 CT 上的强化是真是假时，其他成像方法比如 US 或 MRI 会有帮助。

6. Bosniak 分类

为了使复杂囊性病变的进一步评估或治疗清晰化，Bosniak 将肾囊性肿块分为五类。

Ⅰ类：囊肿，符合良性单纯囊肿的所有诊断标准（图 5-1）。无须进一步评价。

Ⅱ类：具有一些非典型特征但可以可靠地考虑为良性的囊性病变。这些特征包括少量、菲薄、不强化的间隔及囊壁或间隔的薄的钙化（图 5-6）。符合上述所有标准的外生性（指至少 1/4 周长与脂肪相邻）高密度囊肿也包括在此类别中（图 5-9）。

ⅡF 类：是Ⅱ类的一个亚组，该类别病变有一些更可疑的征象，需要随访（"F" 是 "follow-up" 的缩写）。这些表现包括薄分隔更多并有非常轻微的强化（因为分隔太薄而无法放置感兴趣区测量

CT 值），以及囊壁或分隔轻微增厚（图 5-10）。位于肾内或较大（ > 3cm）的高密度囊肿属于此类别。建议 6 个月内随访评估，并每隔 1 年重复一次，以确定肿块不长大，更重要的是，确定肿块没有出现更多可疑的形态特征。

Ⅲ类病变无法与恶性肿瘤区分开来，通常需要手术探查。恶性肿瘤的总体风险很可能 > 50%。Ⅲ类肿块的特征包括：一个或多个厚或不规则的分隔、增厚的囊壁及大而非边缘型的钙化（图 5-7 和图 5-11）。这类病变可以有能够测量出来的强化。虽然此类病变中有些是良性的，但一般情况下应该切除这些病变，因为没有其他的影像检查手段能够进一步明确证明它们是良性的。这类病变常常与出血性、炎症性或感染性囊肿类似。因此，在应用 Bosniak 分类之前首先需要考虑肿块型病变的非肿瘤性病因，特别是当临床表现提示感染的时候，如局灶性细菌性肾盂肾炎和脓肿。如果根据影像表现

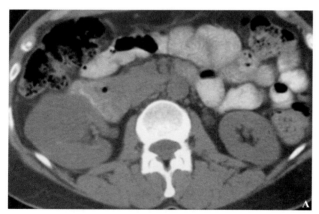

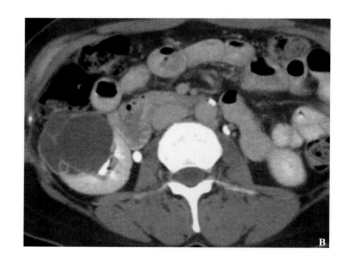

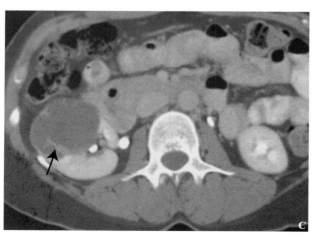

▲ 图 5-10 Bosniak ⅡF 囊肿

A. 平扫 CT 检查；B、C. 两个排泌期 CT 图像显示右侧肾脏含有分隔的囊肿；其中一个分隔（箭）稍微增厚，需要随访

和临床表现不能诊断为感染性病变时，应考虑经皮穿刺针吸活检。如果针吸活检仍不能确定为感染，则需要手术来确诊。另外，如果患者手术风险高，则应考虑经皮活检。然而，这些病变的实质部分通常很难取样，除非活检可以肯定为良性病变，否则应该谨慎看待阴性活检结果。

Ⅳ类病灶具有强烈提示为恶性的特征（图 5-8 和图 5-12）。尽管可能有一个大的囊性区域，但至少有一个强化结节，特别是结节不位于囊肿壁时。这些征象被视为肾细胞癌的表现。

Bosniak 分类是很有用的分类方法，对特定病变的关注程度在分类中被清晰地表达出来。一般来说，Ⅰ类和Ⅳ类病变观察者之间的一致性非常好。难度在于如何将病变归类为Ⅱ、ⅡF 和Ⅲ类，而这些分类的处理方法明显不同。另外，诸如患者年龄和伴发疾病等，也是影响处理方法的重要因素。例如，对于预期寿命有限或同时有其他严重

疾病的患者，小的肾囊实性肿块可以随诊，而对于无其他病变的患者，相似的影像表现就应该手术切除。

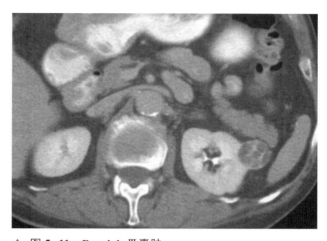

▲ 图 5-11　Bosniak Ⅲ囊肿
排泌期图像显示左肾囊性肿块有明显强化的间隔，最终证实为肾细胞癌

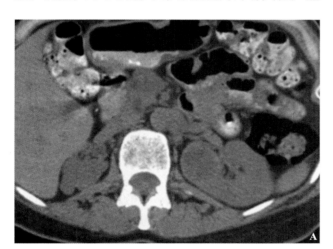

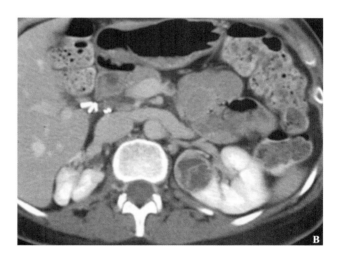

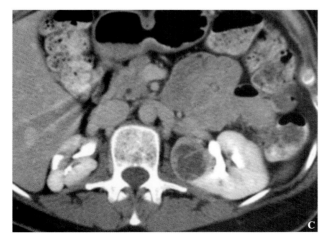

▲ 图 5-12　Bosniak Ⅳ囊肿
A. 平扫 CT 检查；B. 肾实质期；C. 排泄期 CT 图像显示结节增厚的壁，呈增强分隔的囊性肿块，最终证实为肾细胞癌

Bosniak 分类
Ⅰ类：没有非典型特征的单纯囊肿
Ⅱ类：有轻微的非典型特征，几乎没有恶性风险
ⅡF类：有需要随访的轻微可疑特征
Ⅲ类：不确定性质的病变，可疑恶性
Ⅳ类：囊性表现，但有明显的恶性特征

7. 钙乳囊肿

钙乳是含小钙化颗粒的囊性液。颗粒通常是碳酸钙，悬浮并分层，沉积于囊肿底层。它们在肾盏憩室中最常见（见第 12 章）。钙乳囊肿没有性别偏好，但在肾脏的上极更常见。

钙乳在仰卧位 X 线片上可能无法检出，但液体 – 钙乳分层容易在立位 X 线片或 CT 检查中显示（图 5-13）。无论患者处于什么体位，超声检查都可以发现水平走行的钙化线。大多数这些囊肿为偶然发现，不需要进行干预。

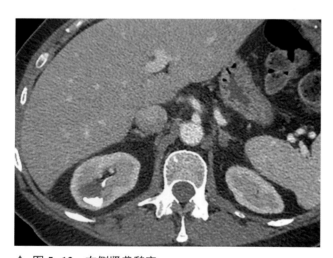

▲ 图 5-13　右侧肾盏憩室
内容物分层，一堆小结石沉积在憩室底部

二、肾髓质囊性病

这类疾病包括成人型髓质囊性疾病和少年型肾单位肾痨。肾外表现如视网膜变性、肝纤维化和骨骼异常，与青少年型有关。肾脏体积小或正常，保持正常的形态和光滑的轮廓。囊肿数目不等，较小，直径最大者 2cm，主要位于髓质。皮质薄但不含囊肿。活检显示间质和肾小球周围纤维化以及肾小管萎缩。然而，如果活检标本中没有包括囊肿，则不能明确诊断，因为纤维性改变是非特异性的。

尿毒症性髓质囊性疾病可按发病年龄分类。成人型为常染色体显性遗传。通常患者为年轻成人，表现为贫血，贫血可能较严重，并有进行性肾衰竭。这些患者有电解质消耗性肾病，使用盐皮质激素无法纠正。除固定的低比重尿外，尿沉渣检查是正常的。在病程的晚期可能会出现高血压。

少年型肾单位肾痨患者通常在 3 — 5 岁出现多饮和多尿。贫血和进行性肾衰竭的临床病程类似于成人型的表现，但进展更慢，经过 8 ～ 10 年才发展成终末期尿毒症。少年型肾单位肾痨是常染色体隐性遗传。

腹部 X 线片可显示无钙化的缩小的肾。CT 和 MRI 显示肾皮质变薄。可以看到从肾锥体辐射的线状对比剂集聚。然而，增强 CT 扫描对诊断没什么帮助，并且由于肾衰竭很少进行增强。平扫 CT 或 MRI 显示小而光滑的肾脏，并可能显示小的髓质囊肿。

高分辨率超声可能是这类患者首选的检查方法。皮质髓质分界消失，肾实质与肝或脾比较呈等回声或低回声。在有严重尿毒症的患者中，通常可以发现髓质囊肿，但在较轻的病例中可能无法发现囊肿。当超声检查不确定时，平扫 MRI 检查可能很有帮助。快速自旋回波屏气技术可减少呼吸引起的运动伪影。

三、多囊肾病

（一）常染色体隐性多囊肾病

常染色体隐性多囊肾病（autosomal recessive polycystic kidney disease，ARPKD）是婴儿或儿童

时期最常见的遗传性疾病。它包括一系列异常，从新生儿的明显增大的海绵肾到大龄儿童的髓质导管扩张症。ARPKD 会同时影响肾脏和肝脏，然而通常以累及一个器官为主。

在 ARPKD 中，肾囊肿从扩张和延长的集合管的局部上皮细胞增殖发展而来，伴有间质纤维化。在肝脏，胆管扩张，沿门静脉系统走行的纤维化。所有 ARPKD 患者均出现先天性肝纤维化（congenital hepatic fibrosis，CHF）。但根据 CHF 不能诊断 ARPKD，因为其他疾病也可有 CHF，包括结节性硬化症、先天性肝内胆管扩张（Caroli 病）和偶见的常染色体显性多囊肾病（ADPKD）。

临床表现多样，根据患者发病的年龄，分为围产期、新生儿、婴幼儿和青少年发病，其中年龄越小病情越严重。严重的 ARPKD 患者，在出生时就出现肾衰竭，大部分患儿在出生后几天内死亡。程度较轻的患者肾脏受累较轻，表现为肾小管扩张和肾囊肿。年龄较大的患者（青少年型）通常以肝纤维化及门静脉高压症和静脉曲张的表现就诊，而不是肾衰竭。肾脏和肝脏病变之间存在相反的关系；当出生时存在肾脏疾病时，肝脏异常表现轻微。当年龄较大的儿童出现疾病时，肝脏病变为主要表现，而肾脏表现不太严重。所有类型的 ADPKD 均为位于 6 号常染色体上单个基因的异常。

影像学反映了发病年龄和肾脏受累的严重程度。在新生儿型中，肾脏明显增大但保持其肾脏形状。肾脏增大但功能不良。肾实质强化轻微，呈斑驳状。由于对比剂在扩张的肾小管中滞留而造成线状条纹。双侧皮层和髓质中的许多小（1～2mm）囊肿使超声检查表现为强回声。然而，使用高分辨率扫描仪，可以看到外周的透声边缘，这代表压缩的肾皮质（图 5-14）。肾盂和肾盏可使中央区透声良好。

大龄儿童中，小于 10% 的患者肾小管受到影响，而肝纤维化是主要的临床表现。临床表现通常是由门静脉高压、脾大、胃和食管静脉曲张所致。肾脏只是轻度扩大，包含不同大小的囊肿，主要位于髓质。这些儿童的肾小管扩张症的表现与成人的

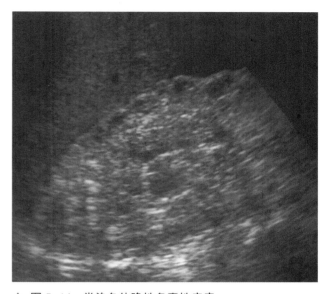

▲ 图 5-14　常染色体隐性多囊性疾病
肾脏肿大；无数小囊肿造成组织回声紊乱及皮质髓质分界不清

髓质海绵肾相似（见第 12 章）。

超声显示正常皮质髓质交界结构消失，并且回声增强。压缩肾实质的透声边缘也可见于少年型。在 CT 上，肾脏密度减低，反映了肾小管的扩张；由于在肾小管中对比剂集聚，可见条纹样增强。

（二）常染色体显性多囊肾病

常染色体显性多囊肾病（autosomal dominant polycystic kidney disease，ADPKD）是囊性肾病最常见的形式，约占慢性透析患者的 10%。它通过常染色体显性遗传传播，具有 100% 的外显率。在大多数患者中，该疾病是遗传的，但大约 10% 是由于自发基因突变。有两种类型的 ADPKD。在大约 85% 的患者为 I 型，病变基因（PKD1）定位在 16 号染色体短臂的顶端；15% 的患者为 II 型，病变基因（PKD2）位于 4 号染色体的长臂上。I 型基因编码多囊蛋白 I，参与细胞周期调控和钙转运。II 型基因编码蛋白称为多囊蛋白 II。两种蛋白质都存在于肾上皮细胞的纤毛中。囊肿形成的机制似乎与在表皮生长因子影响下细胞增殖和凋亡之间平衡失调有关。肾小管上皮细胞的增殖和肾小管内液体分泌增加导致囊肿形成。囊肿在肾单位的每个部位都

能发生，并迅速从起源的肾小管闭合出来。尽管只有 1%～2% 的肾单位出现囊肿，但囊肿通过局部缺血导致自身扩大并损伤了相邻的肾单位。

ADPKD 患者通常为三四十岁。Ⅰ型 ADPKD 患者的终末期肾病的发病年龄往往小于Ⅱ型患者。但是，ADPKD 也可能在儿童或年龄更大的成年人中出现。两种基因均发生突变的患者预后最差。最初的主诉通常是腰、腹股沟或上腹部疼痛。增大的肾脏可能会像腹部肿块一样被触及。

患有 ADPKD 的患者经常出现多种原因引起的侧腹疼痛。由于其中某个囊肿因出血或感染而增大，可能出现急性疼痛。结石、血块或少数情况下囊肿可引起输尿管梗阻，导致肾绞痛。慢性疼痛更可能是由于随着囊肿的增大肾包膜被牵拉所致。

几乎 2/3 的 ADPKD 患者有高血压，这是由肾脏产生的肾素增加引起的。血尿可能是由于一个肾囊肿破入肾盂，或者是因为有结石而引起的。

所有 ADPKD 患者都有进行性肾衰竭。氮质血症的进展速度与发病年龄有关；那些在 50 岁以后开始出现症状的患者预后更好。虽然对发病率的说法不一，但大约 1/2 的 ADPKD 患者的 Willis 环有动脉瘤，并且动脉瘤破裂是引起中风发病和死亡的重要原因。ADPKD 患者的肾结石发病率高于一般人群。由于这些结石中有一半以上的主要成分是尿酸，是 X 线能够穿透的，因此可能会在腹部 X 线片上被忽略。Levine 和 Grantham（1985）使用 CT 在 36% 的 ADPKD 患者中发现肾结石。与 ADPKD 相关的其他异常表现包括肝囊肿、二尖瓣脱垂和结肠憩室病。

尽管过去存在争议，但现在认为 ADPKD 患者肾细胞癌的发病率增加。这些患者中的肾细胞癌发生年龄较小，常常为肉瘤样类型，并且双侧和多灶性病变较普通人群更常见。

腹部平片显示肾脏轮廓不佳。不足 10% 的 ADPKD 患者可见 3/4 的肾脏轮廓，而其他原因导致单侧肾肿大的患者则有 80% 可见。囊肿壁钙化常见，可发现肾结石。

超声和 CT 已经取代肾断层 X 线摄影，成为 ADPKD 患者的标准检查方法。无论哪种方法都可以看到无数的肾囊肿。肾脏明显增大，但保持肾形。

CT 具有清楚显示双侧肾脏囊肿和集合系统的优点。需要平扫 CT 来显示肾结石及协助诊断出血性囊肿（图 5-15）。由于肾脏通常充满了无数彼此相邻的囊肿，所以囊肿不是圆形的，而是呈现各种不规则的轮廓。

CT 和 MRI 都可用于显示肝脏囊肿，大约 60% 的 ADPKD 患者有肝囊肿。这些肝囊肿是由于异常胆管的扩张而形成的，这些胆管在胚胎学上未能建立与胆管树的交通。囊肿逐渐积聚由立方上皮细胞分泌的液体。其他器官中出现囊肿较少见，但有过报道，如在胰腺、脾脏、卵巢、精囊、附睾、睾丸、膀胱、子宫、甲状腺、食管和脑。

MRI 很容易发现多发的肾囊肿。无并发症的囊肿类似于单纯皮质囊肿，于 T_1WI 上呈均匀的低信号，于 T_2WI 上为高信号（图 5-16）。复杂的囊肿可能是由于感染或出血所致。急性出血可以在各个脉冲序列上都是高信号。随着出血时间增加，信号会有变化。高蛋白含量的感染性囊肿的信号介于纯囊肿和急性出血之间。

肾囊肿出血很常见，可能造成急性侧腹疼痛（图 5-17）。如果囊肿破入肾盂，就会出现血尿。因为伴随高血压、尿毒症及透析期间肝素化导致

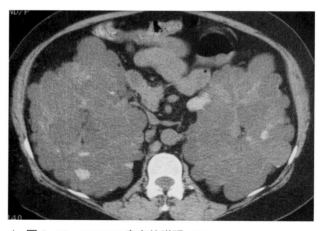

▲ 图 5-15　ADPKD 患者的增强 CT
检查显示由于无数囊肿而导致双侧肾脏增大；可见几个高密度囊肿，提示出血

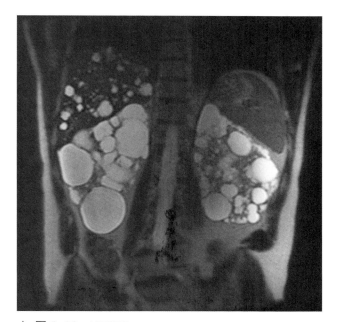

▲ 图 5-16　ADPKD
冠状 T₂ 加权脂肪饱和图像显示双侧多发肾囊肿

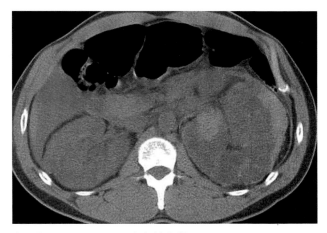

▲ 图 5-17　ADPKD 患者的左肾
可见包膜下和肾内出血

出血倾向增加，ADPKD 患者的囊肿出血很常见。70% 的 ADPKD 患者可见出血性肾囊肿。肾周出血也有报道，但罕见。

ADPKD 患者的双肾都受累，但受累程度可以不对称。罕见的单侧 ADPKD 病例曾有过报道，但这些病例可能是局限性肾囊性疾病，不是遗传性的，并且在其他器官中没有囊肿。局限性肾囊性疾病不是进行性的，不需要治疗或随访监测。

ADPKD 没有治疗方法，患者通常必须通过透析或肾移植来维持。通过告知患者 ADPKD 的遗传性，遗传咨询可以帮助他们进行家庭规划。因此，在患者达到生育年龄之前进行诊断很重要。超声能够发现该病家族中儿童 ADPKD 的变化。由于超声波无创，因此是首选筛查方法。30 岁以上的患者中，超声发现 ADPKD 的敏感性几乎为 100%。对于 30 岁以下的患者，超声对 Ⅰ 型患者的敏感性仍然很高，但对 Ⅱ 型患者的敏感性要低得多。

四、肾小球囊性病

肾小球囊性病患者的 Bowman 间隙扩张。该病为常染色体显性遗传，但是可以在怀疑有常染色体隐性多囊性疾病的儿童的婴儿期被发现。

超声可见多发微小囊肿，比 ADPKD 的（通常 > 2cm）更小，主要位于皮质，这有助于区分肾小球囊性疾病和其他肾囊性疾病，如 ARPKD。由于患者通常处于肾衰竭状态，因此不能进行增强，平扫 CT 检查仅显示小皮质囊肿。如果需要进一步的影像学检查，则推荐使用平扫 MR 成像（图 5-18）。

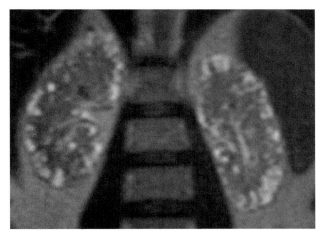

▲ 图 5-18　有轻度肾功能不全的 69 岁男性患者
MR T₂WI 显示无数局限于肾皮质的小囊肿，提示肾小球囊性病的诊断（引自 Borges Oliva MR, Hsing J, Rybicki FJ, et al. Glomerulocystic kidney disease: MRI findings. Abdom Imaging. 2003;28:889–892.）

五、多囊性发育不良肾

多囊性发育不良肾（multicystic dysplastic kidney，MCDK）是胎儿输尿管闭塞的结果，通常发生在妊娠 8 ～ 10 周前。输尿管未能与后肾相连，从而未能刺激正常的肾发育。肾脏由不规则大小的囊肿和纤维组织组成，不含有正常功能的肾实质，表现为"葡萄串"状。囊肿间不交通，肾脏集合系统很小或不存在，同侧肾脏血管闭锁。

肾积水型多囊性发育不良，是 MCDK 的一个变异，可能是由于妊娠后期输尿管不完全梗阻所致。这种情况下，囊肿与肾盂沟通。在极少数情况下，MCDK 可能局限于肾脏的一个节段，大多发生在重复畸形的上半部分（图 5-19）。

大多数肾发育不良是在婴儿期因腹部肿块而被发现。MCDK 是新生儿腹部肿块的第二大常见原因，仅次于肾盂积水。男性比女性更常见，并且左肾好发。

MCDK 常伴有一些畸形，包括双侧 MCDK、输尿管肾盂交界处（ureteropelvic junction，UPJ）梗阻、对侧输尿管反流、对侧肾发育不全和马蹄肾。Kleiner 等超声检查的胎儿中有 41% 发生这些病变（1986）。其中一些对侧肾的畸形是致命的，一些较轻的病变更常见，其中 UPJ 梗阻是儿童或成人中最常见的畸形。如果 MCDK 在婴儿期未被发现，则可能是无症状的，并可在成人后偶然发现。

腹部 X 线片可显示偏侧腹部软组织肿块。在成人中，钙化很常见，通常发生在囊壁，而通常很小。患侧没有有功能的肾实质，对侧肾脏代偿性肥大。

如果进行逆行肾盂造影，可以显示闭锁的输尿管。闭锁可以在任何水平，或者根本没有输尿管。由于小输尿管开口的插管很困难，所以插管后的外渗很常见。

CT 或 MRI 可以显示具有较厚分隔的多个囊肿。可以在囊壁看到壁钙化，但没有对比剂排泄的证据。

超声检查对于评估婴儿的病变特别有价值，显示多个不同大小的囊肿。相邻囊肿和囊肿周围的肾实质之间没有联系。如果进行动脉造影，则不会见到同侧肾动脉。

在异位输尿管囊肿阻塞的患者中，可能出现肾上部的节段性多囊性肾发育不良。发育不良的节段与 MCDK 具有相同的特征，并引起正常功能的下部肾组织受压。

局灶性多囊性肾发育不良也有报道。这大概是由宫内漏斗部阻塞引起的。幸运的是，这种类型很少见，因为它不能通过影像学与其他肾囊性肿块区分开来。

经典的 MCDK 必须与"肾积水型"多囊性发育不良相鉴别。这种肾积水型很可能是妊娠 10 周后输尿管不完全梗阻造成的。这种类型中，肾盂与多个囊肿相通。肾功能可以通过 CT 对比剂或核医学放射性核素的排泄情况来评价。如果诊断不确定，可能需要经皮穿刺行顺行性肾盂造影。肾积水型的患者需要手术，因为手术后通常可以保留大部分肾功能。

我们对 MCDK 发病过程的了解随着宫内超声的使用而增加。有多达 41% 的 MCDK 胎儿有对侧肾脏异常，远高于新生儿中的 11% ～ 15% 的发生率。许多这些伴随的异常都是致命的，并且在某些情况下，MCDK 会转化为新生儿肾发育不全。这种转化也可能发生于出生后。Vinocur 等回顾了 30 例 MCDK 患者（1988），13.5% 的囊性肿块体积减小或消失，大概是由于囊液的渗漏或重吸收。大多数 MCDKs（73%）病变的大小没有变化，而 13.5% 的病例大小增大。如果在 1 岁内病变出现显著增长或诊断不确定，以及出现需要进行肾切除的并发症，则进行手术。

六、多囊性肾瘤

多囊性肾瘤（multicystic nephroma，MCN）是一种不常见的病变，以前称为多房囊性肾瘤。这是

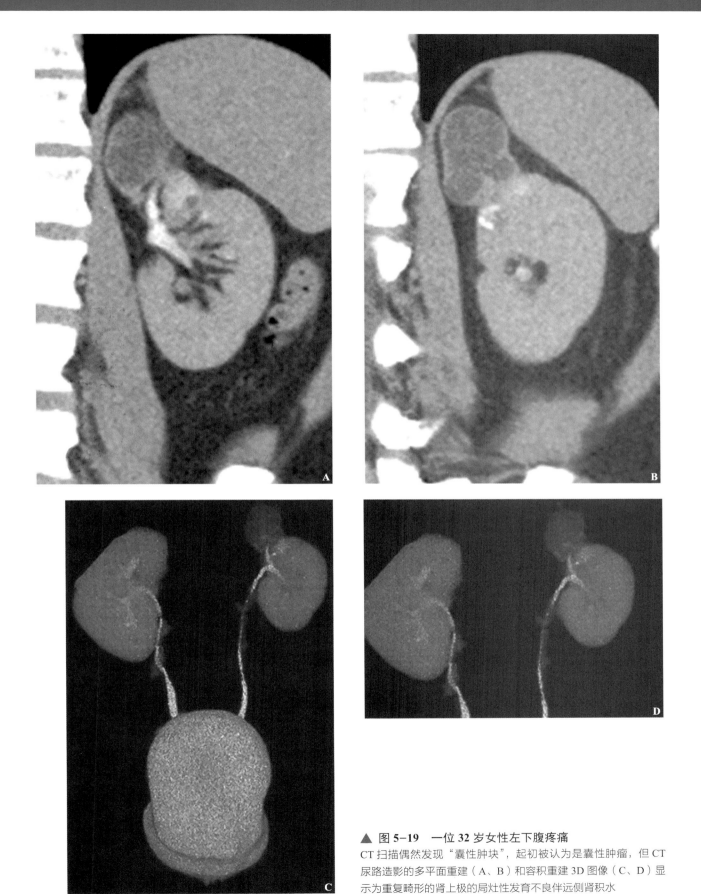

▲ 图 5-19　一位 32 岁女性左下腹疼痛
CT 扫描偶然发现"囊性肿块"，起初被认为是囊性肿瘤，但 CT
尿路造影的多平面重建（A、B）和容积重建 3D 图像（C、D）显
示为重复畸形的肾上极的局灶性发育不良伴远侧肾积水

一个包含许多不同大小囊肿的边界清楚的病变。囊性肿块被厚厚的纤维囊所包绕，压迫相邻的肾实质并可能伸入肾盂。囊肿内衬扁平、立方形或大头钉样扁平上皮细胞，通常缺乏明显的核仁，囊内含有清亮的液体。出血和坏死并不常见。

儿童有两种形式的MCN，在组织学上是不同的，但肉眼无法区分。囊性肾瘤是一种多分隔的囊性肿块，完全由成熟分化组织组成。而囊性部分分化肾母细胞瘤在分隔中还含有未成熟的胚胎细胞。MCN的这两种亚型不能通过影像学区分，因此通常都是手术治疗。

在儿童中，MCN累及两种群体。其体征和症状取决于患者的年龄。MCN男性患者通常年龄小于4岁，腹部可触及肿块。女性患者通常4—20岁出现症状。4岁以下的儿童患者中，73%是男性；而4岁以上的患者中，89%是女性。在成人中，MCN可因其他无关的主诉就诊时或在寻找疼痛、血尿或尿路感染原因时偶然发现。中年女性（约40岁）的鉴别诊断包括混合上皮和间质细胞瘤，这是一种病灶间隔中含有卵巢样间质的多房囊性肿瘤。影像检查可发现一大的肾脏肿块。该囊性肿块在双侧肾脏发生频率相同，但在下极更常见。肿块经常突出于肾盂中。肿块乏血供，外表斑驳不均匀。儿童MCN钙化并不常见。然而，Banner等报道（1981）的12例成人患者中有7例发现了钙化。这种钙化通常见于囊壁或夹杂的间质中。

超声可以最好地观察多发囊性结构。在超声下，被有回声间质分隔的大的多房性病变提示MCN的诊断。如果囊肿很小，根据超声可能无法诊断，并且间质的回声可能使人们做出复杂或实性肾脏肿块的诊断。

CT表现通常是有特点的。肿块很大，平均直径约10cm，与正常肾实质分界明显。MCN为乏血供，但静脉内注射对比剂后分隔会强化。当囊肿较大时，内部的分隔可清楚显示。如果囊肿很小，肿块可能表面呈凹陷状。另一个典型特征是肿块可能突入肾盂（图5-20）。在平扫MRI的T_1WI和T_2WI上，病变的信号强度多样，反映了不同的蛋白质或出血性成分。薄的可强化的分隔在屏气序列上显示最好。

MCN必须与囊性肾细胞癌区分开来。尽管已报道MCN中会出现肾细胞癌，但这些病例可能是多房性肾细胞癌，因存在多房囊性肾细胞癌的病理特征。

影像评估不足以排除恶性肿瘤，需要进一步评估。囊肿抽吸通常是不充分的，因为肿块的房室之间不相通，并且需要反复穿刺来评估病变的所有部分。因此，通常需要手术切除。

七、锂诱发肾中毒

长期锂盐治疗的患者可能会发生肾性尿崩症，如果停止锂盐治疗，这种情况是可逆的。采用长期锂盐治疗，患者可能会出现慢性肾脏疾病。肾脏大小正常，但有多发小囊肿，直径只有 $1 \sim 2mm$。增强CT检查可以评价囊肿，但在平扫MRT2加权序列中显示更好，可以看到多发高信号病灶（图5-21）。

八、系统性疾病相关肾囊肿

斑痣性错构瘤病是一组累及皮肤和其他器官的先天性神经系统疾病。这些疾病中的两种，结节性硬化症和von Hippel-Lindau（VHL）病伴有肾囊肿。

（一）结节性硬化症

结节性硬化症（Bourneville病）包括脸上的小皮肤血管纤维瘤（皮脂腺瘤）和各种器官如脑、眼睛、心脏和肾脏的错构瘤。该疾病为常染色体显性遗传，但具有不完全外显率。由自发基因突变导致的散发性病例可能多达50%。该疾病是由位于第9号染色体上的TSC1基因或位于第16号染色体上的TSC2基因失活突变导致的。

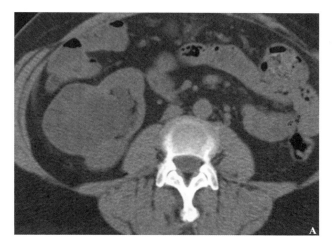

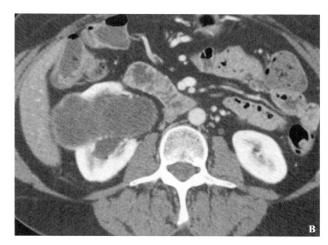

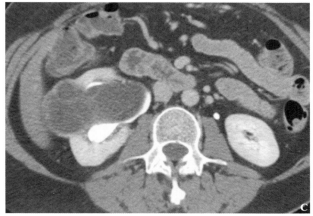

▲ 图 5-20　MCN
A. 平扫 CT 检查；肾实质期（B）和（C）排泌期图像显示右肾多囊性肿块，疝入肾盂

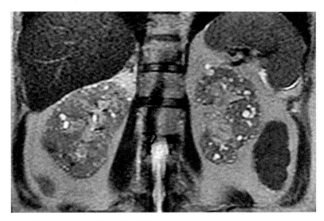

▲ 图 5-21　锂诱发肾囊肿
在 T₂WI MR 上可见多个小囊肿

生上皮具有独特的显微镜下表现。严重的肾脏受累可导致肾衰竭，是这类患者的第二死因，仅次于中枢神经系统（CNS）受累。多发逐渐增大的肾囊肿和血管平滑肌脂肪瘤的腹膜后出血是肾衰竭的最常见原因。横断面成像可显示只有血管平滑肌脂瘤（图 5-22）、血管平滑肌脂瘤和囊肿都有或仅有囊肿。

　　超声检查可以明确区分通常为强回声的血管平滑肌脂肪瘤及无回声的囊肿。囊肿的表现与单纯皮质囊肿相同。血管平滑肌脂肪瘤的表现与肿瘤内每种组织成分的比例有关；一些血管平滑肌脂肪瘤可含有少量（如果有的话）脂肪，主要由平滑肌和血管组成。

　　CT 通常通过发现肿瘤内脂肪来确认血管平滑肌脂肪瘤的诊断。不含脂肪的血管平滑肌脂肪瘤如果不进行经皮活检或手术，可能与肾细胞癌难以鉴别。

　　患者可因智力障碍、癫痫发作或特征性皮肤损伤而就诊。大约 80% 的患者有肾血管平滑肌脂肪瘤，可能导致血尿。大约 1/3 的患者也有肾囊肿，这些囊肿通常很小，直径很少超过 3cm。囊肿的增

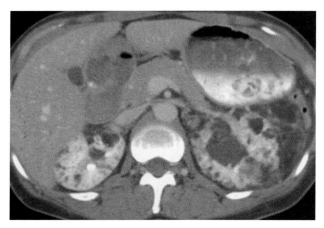

▲ 图 5-22 结节性硬化症
双肾见多发含脂肪肿瘤，提示为血管平滑肌脂肪瘤，双肾同时有多个囊肿

（二）von Hippel-Lindau 病

该综合征由小脑和视网膜血管网状细胞瘤、肾细胞癌、嗜铬细胞瘤和各种内脏囊肿组成，包括肾囊肿和胰腺囊肿。它为常染色体显性遗传，并具有很高的外显率，从而导致该疾病在生命早期就开始发病。VHL 综合征是由位于染色体 3 上的 VHL 抑制基因的失活导致的。生长因子水平增高促使发生富血管性肿瘤。

VHL 综合征患者最常见小脑血管网状细胞瘤。毛细血管瘤发生于视网膜并可导致进行性视力丧失。约 3/4 的患者有肾囊肿，25% ～ 45% 的患者

发生肾细胞癌（见第 6 章）。肾肿瘤通常是双侧的、多灶性的。其他表现包括嗜铬细胞瘤、神经内分泌肿瘤、胰腺囊肿和附睾的乳头状囊腺瘤。

已经确认 VHL 综合征有三种不同表型。最常见的形式（Ⅰ 型）包括视网膜和中枢神经系统血管网状细胞瘤、肾囊肿和肾癌，以及胰腺囊性疾病（图 5-23 和图 5-24）。第二种最常见的模式（Ⅱ A 型）包括视网膜和中枢神经系统血管网状细胞瘤，以及嗜铬细胞瘤和胰腺神经内分泌肿瘤。Ⅱ A 型没有肾囊肿和肾癌。Ⅱ B 型为最不常见的表型，包括视网膜和中枢神经系统血管网状细胞瘤、嗜铬细胞瘤以及肾和胰腺疾病。

肾囊肿的大小通常在 0.5 ～ 3cm，大约 60% 的 VHL 综合征患者有肾囊肿。但如果排除嗜铬细胞瘤家族（Ⅱ A 型），患病率将增加到 85%。囊肿的表现多样，从单纯囊肿到表现为有突入囊腔的乳头状结构的肾癌。然而，囊肿内的增生上皮可能是恶性肿瘤的前兆。

VHL 综合征患者的影像学评价很困难，因为囊肿数量大，使正常肾脏结构扭曲。影像表现包括单纯囊肿、有不典型特征的囊肿、囊性肿瘤和实性肾细胞癌，所以仔细评价很有必要，薄层 CT 对此很有帮助。推荐这类患者至少每年随访检查一次，通常使用 MR 成像，以避免电离辐射的长期效应。要仔细地跟踪每个肿瘤的生长变化，因为需要在肿

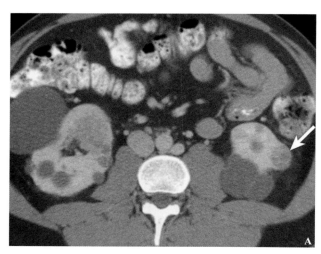
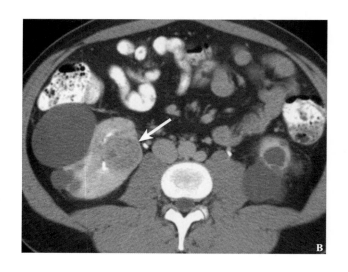

▲ 图 5-23 VHL 综合征 Ⅰ 型
A、B. 轴位图像显示肾囊肿和实性肿瘤（箭）

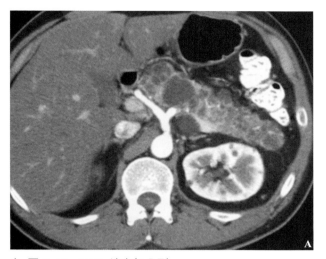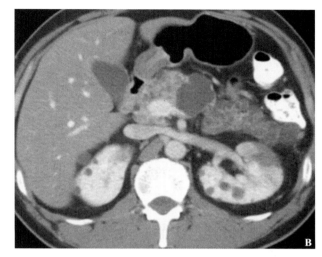

▲ 图 5-24　VHL 综合征 I 型
动脉期（A）和肾实质期（B）图像显示多发胰腺囊肿和双肾囊肿；位于左肾前部的实性肿瘤已经进行射频消融

瘤直径达到 3cm 之前开始治疗。由于可能会发生多个肿瘤，因此强调保留肾功能。较大肿瘤的治疗方法是射频消融或保留肾单位手术。

九、获得性肾囊性病变

自从 1977 年的首次报道之后，许多研究者报道了肾衰竭患者发生进行性发展的肾囊肿和实性肿瘤。囊肿形成的机制与生长因子的增加以及原癌基因的激活有关。肾小管梭形扩张伴有液体积聚导致囊肿形成。肾移植成功后，囊肿逐渐消失。

大约 8% 的患者在透析开始时发生肾囊肿，并且与透析持续时间成正比。3 年后，10%～20% 的患者有获得性肾囊性疾病（acquired renal cystic disease, ARCD）。透析 3 年后增加至 40%，5～10 年后增至 90%。ARCD 在接受血液透析或腹膜透析的患者中发生的概率是相同的。

实性肿瘤的发生频率也在提高，高达 7%。这些实性肿瘤包括腺瘤、嗜酸细胞腺瘤和肾细胞癌。从病理学来看，确定这些肿瘤的生物学行为并不容易，但侵袭性强的肾细胞癌的发生率很低。很多组织学上分类为恶性的肿瘤并未表现出侵袭性恶性行为。在回顾分析了 14 个有关长期透析的研究后，

Grantham 等发现 601 例患者中只有 2 例（0.33%）发生转移性癌症。前瞻性纵向研究表明，透析患者转移性或局部浸润性肾癌的发病率是一般人群的 3～6 倍。

虽然成功的肾移植后肾囊肿倾向于消退，但对肾癌发生风险的影响尚不清楚。与透析相关的致癌因素在成功移植后都不会持续存在，因此肾癌的风险应该会降低。然而实际上，移植受体发生肾细胞癌的风险增加，可能是由于使用免疫抑制药导致的。最终的结果是这些患者的肾细胞癌发病风险仍然较高，而且移植成功后，这些癌症可能表现出侵袭性更强的生物行为。

对肾衰竭患者进行肾脏超声检查较困难，因为他们原来的肾脏通常很小、扭曲，并被高回声脂肪包围。肾囊肿和肾周间隙出血的发生率增加。钙化常常发生在囊壁或肾间质中，使超声检查更加困难。有内部回声、壁结节或无后方回声增强的肾脏肿块很可能是肾细胞癌。可以用彩色血流多普勒来显示肿瘤的血供。

使用 CT（图 5-25）和 MRI 检查患者原来的肾脏比使用超声检查更容易。几乎所有 ARCD 患者都可以在 CT 或 MRI 上见到多个小囊肿。营养不良性钙化常见于肾实质或囊壁。出血是常见的并发症，因此经常发现出血性囊肿和包膜下或肾周血

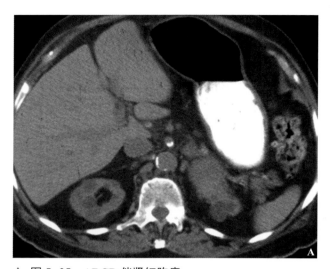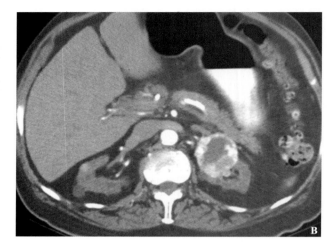

▲ 图 5-25　ARCD 伴肾细胞癌

长期透析患者双肾多发性小肾囊肿；腹部平扫 CT（A）和增强（B）CT 可见左肾一大的明显强化的肿瘤

肿（图 5-26）。肾癌的密度类似于未增强的肾实质，增强图像上较大肿块可能密度不均匀（图 5-27）。

十、肾脏淋巴管瘤

肾淋巴管瘤是一种罕见的疾病，是指肾窦和肾实质中存在多发性囊肿（图 5-28）。在成人和儿童中均可见。病因未知，但被认为是淋巴阻塞的结果。临床表现为肾素依赖性高血压。

十一、其他类型肾囊肿

（一）口 – 面 – 指综合征

这种罕见的 X 连锁遗传疾病包括口、面部和手指的畸形。男性婴儿在宫内就已死亡，因此，所有患者都是女性。多发肾囊肿可类似于常染色体显性遗传或常染色体隐性遗传多囊肾病。许多患者发展为进行性肾功能不全，最终需要透析。

（二）包虫病

人类的包虫病通常是由细粒棘球绦虫或多房棘球绦虫感染引起的。这种疾病在所有五大洲都有流

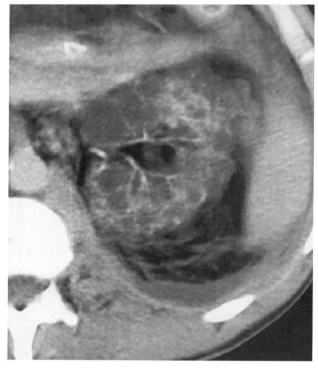

▲ 图 5-26　获得性肾囊性疾病

增强 CT 扫描发现多发肾囊肿和肾周血肿

行，并且可能出现在到流行地区旅行的非流行区域人群。

成年蠕虫生活在狗的肠道（最终宿主），并将含有卵子的节片随动物粪便排出。中间宿主通常是在污染地面上放牧时食入虫卵的羊。虫卵的保护质层在十二指肠溶解，包虫囊胚穿过肠壁进入门静

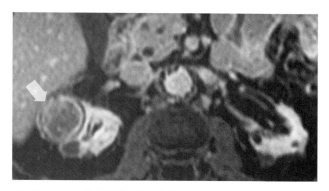

▲ 图 5-27 获得性肾囊性疾病
磁共振 T_1 加权脂肪饱和技术增强扫描，发现右肾的小肾癌（箭）

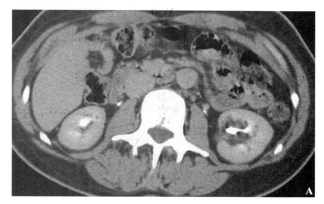

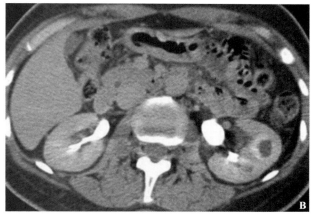

▲ 图 5-28 一位中年女性肾淋巴管瘤患者
A、B.CT 轴位图像显示左肾肾实质和肾窦的囊肿

脉。因此，肝脏是最常见的受累器官。胚胎发育成缓慢增大的囊肿。当中间宿主（羊）死亡并且幼虫由最终宿主（狗）食入后，循环完成。由于吃了受污染的食物，人类作为偶然的宿主受到感染。

包虫囊肿由三层组成：外部保护性外囊、容易破裂的中间膜以及产生头节的薄的内层生发层。最常见的人类累及器官是肝脏（75%）和肺脏（15%）。

小于 10% 的病例有其他器官受累，如脑、骨骼和肾脏。

虽然大多数病例是在童年时期感染的，但可以直到成年后才被发现。肾包虫病的症状是非特异性的，许多患者无症状。侧腹部疼痛、血尿或尿路感染等症状都可能出现。根据接触史及影像学检查结果，需要对疑似患有包虫病的患者进行血清学检测。

在 20% ～ 30% 的病例中，可以在普通 X 线平片上发现包虫囊壁的弧形钙化。表现从薄蛋壳状钙化到致密的网状钙化都可。超声检查可见囊性肿块。内部可有回声，由包虫囊液内存在的小钩、头节及子囊所致。

CT 可很好地显示囊的厚壁。如果子囊存在，子囊囊壁在周围清亮的水样密度囊液的衬托下呈高密度。子囊的密度比母囊内的液体密度低，像玫瑰花形排列。

去除包虫囊肿有可能将子囊扩散到腹膜腔或腹膜后。当囊肿内容物溢出时，可能发生过敏反应，轻者为皮肤过敏反应，重者表现为过敏性休克和死亡。然而，也有肾包虫囊肿成功治疗的报道。

（三）交通性囊肿

偶尔，肾囊肿会与集合系统相通，并在 CT 或逆行肾盂造影中有对比剂进入。任何囊性肾肿块，如良性皮质囊肿、炎性囊肿、甚至囊性肾细胞癌都可能会破裂，并与集合系统相交通。然而，最常见的病因是肾盂囊肿或肾盏憩室（见第 12 章）。

肾盏憩室内壁衬有移行上皮，并通过狭窄的峡部与集合系统连通。连接处通常位于肾盏的穹窿部，但也可以在肾盏的任何部位。大多数肾盏憩室很小，直径通常＜ 2cm。它们通常无症状，但偶尔可含有结石或钙乳，可阻塞或合并感染。

由于对比剂从 Bellini 集合管进入肾盏，所以肾盏的强化先于肾盏憩室。这一特点对于区分肾盏憩室与肾乳头坏死或局灶性肾积水很有用。通过 CT 可以很好地显示交通性囊肿，可以清楚地看到对比剂的积聚（图 5-29）。

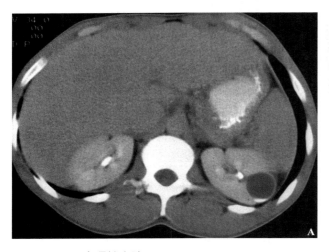
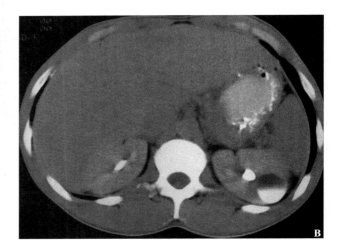

▲ 图 5-29　交通性囊肿
A. 左肾囊肿内可见少量对比剂，厚壁表明它很可能是肾盏憩室；B. 延迟期图像显示对比剂在囊内进一步积聚

十二、实质外囊肿

许多研究者曾用不同的术语来描述肾实质外的囊肿，或者说，源自肾内但却位于肾外突入肾窦的囊肿。为了减少这种模糊性，我们根据解剖位置将这种囊肿分为两种。术语"盂旁（parapelvic）囊肿"适用于突入肾窦的皮质囊肿，"盂周（peripelvic）囊肿"一词用于描述源自肾窦的囊肿。盂周囊肿被认为是淋巴性起源，并被称为肾盂淋巴管扩张症。盂旁囊肿通常很大而孤立，而盂周囊肿通常是小的、多发的，并且常常是双侧的。

肾窦囊肿

这些良性囊肿位于肾门区域并压迫集合系统。成像时可见漏斗部呈光滑的弓形或移位（图 5-30）。CT 表现为位于肾门区而不是肾皮质的良性囊肿。肾窦囊肿不一定是肾脏来源，可以是淋巴细胞或可能由肾门胚胎残余物引起（盂周囊肿）。随着 CT 和超声使用的增多，肾窦囊肿经常被发现，它通常是多发和双侧性的（图 5-31）。当肾窦囊肿与其他病变混淆时会造成麻烦。

超声显示良性囊肿特征。然而，肾脏中央部分的多个无回声区可能为肾积水。平扫 CT 或早期增强 CT 图像可能会出现混淆。排泄期成像通常可以明确囊肿的真实性质（图 5-32）。

不应将肾窦囊肿与过多的肾窦脂肪（肾窦脂肪瘤病）混淆。这两种病变都会在肾脏集合系统上产生外源性压迫，但在 CT、MRI 或超声检查中很容易被区分。

肾周囊肿起源于肾脏，但并不是真正的囊肿。它实际上是液体，很可能是渗出的尿液，在肾外伤后形成，但被困在肾包膜下面。先天性下尿路梗阻的婴儿也可见肾周囊肿。囊壁由纤维组织组成，并且没有上皮内衬。它没有任何临床意义，但如果很大，可能由于肾实质的受压而导致高血压（Page 肾）。

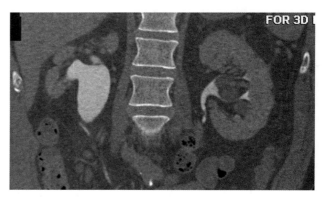

▲ 图 5-30　盂旁囊肿
来自 CT 尿路造影的重建图像显示左肾盂变形，继发于盂旁囊肿

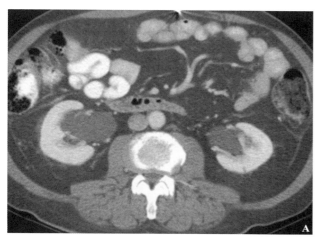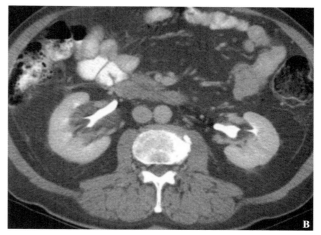

▲ 图 5-31　双侧盂旁囊肿
A. 在实质期图像上，肾盂出现扩张，类似双侧肾盂积水；B. 排泄期图像显示肾盂正常，但被盂旁囊肿包围

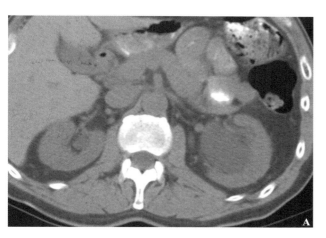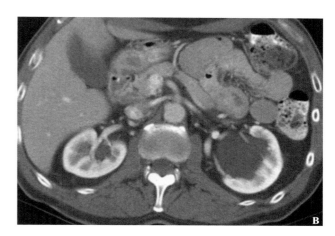

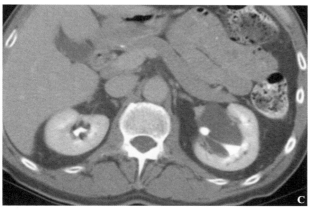

▲ 图 5-32　盂旁囊肿
平扫（A）和肾实质期（B）图像提示左肾积水；C. 排泄期图像显示"扩张"的结构实际为盂旁囊肿

（郭　锬　译，陈　涓　校）

☞ 推荐阅读

皮质囊肿

[1] Beer AJ, Dobritz M, Zantle N, et al. Comparison of 16-MDCT and MRI for characterization of kidney lesions. *AJR Am J Roentgenol*. 2006;186:1639–1650.

[2] Berland LL, Silverman SG, Gore RM, et al. Managing incidental findings on abdominal CT: white paper of the ACR incidental findings committee. *JACR*. 2010;7:754–773.

[3] Bosniak MA. Diagnosis and management of patients with complicated cystic lesions of the kidney. *AJR Am J Roentgenol*. 1997;169:819.

[4] Bosniak MA. The Bosniak renal cyst classification: 25 years later. *Radiology*. 2011;202:781–785.

[5] Coulam CH, Sheafor DH, Leder RA, et al. Evaluation of pseudoenhancement of renal cysts during contrast enhanced CT. *AJR Am J Roentgenol*. 2000;174:493.

[6] Dunnick NR, Korobkin M, Silverman PM, et al. Computed tomography of high density renal cysts. *J Comput Assist Tomogr*. 1984;8(3):458.

[7] Harisinghani MG, Maher MM, Gervais DA, et al. Incidence of malignancy in complex cystic renal masses (Bosniak category III): should imagingguided biopsy precede surgery? *AJR Am J Roentgenol*. 2003;180:755–758.

[8] Hartman DS, Choyke PL, Hartman MS. From the RSNA refresher courses: a practical approach to the cystic renal mass. *Radiographics*. 2004;24:S101–S115.

[9] Hindman NM, Hecht EM, Bosniak MA. Follow up for Bosniak category 2F cystic renal lesions. *Radiology*. 2014; 272:757–766.

[10] Hindman NM. Approach to very small (<1.5 cm) cystic renal lesions:ignore, observe or treat? *AJR Am J Roentgenol*. 2015;204:1182–1189.

[11] Israel GM, Bosniak MA. Calcification in cystic renal masses: is it important in diagnosis? *Radiology*. 2003;226: 47–52.

[12] Israel GM, Bosniak MA. How I do it: evaluating renal masses. *Radiology*. 2005;236:441–450.

[13] Jonisch AI, Rubinowitz A, Mutalik P, et al. Can high attenuation renal cysts be differentiated from renal cell carcinoma at unenhanced computed tomography? *Radiology*. 2007;243:445–450.

[14] Karabathina VS, Kota G, Dawyam AK, et al. Adult renal cystic disease: a genetic, biological and developmental primer. *Radiographics*. 2010;30:1509–1523.

[15] Levine E, Grantham JJ. High-Density renal cysts in autosomal dominant polycystic kidney disease demonstrated by CT. *Radiology*. 1985;154:477.

[16] Nascimento AB, Mitchell DG, Zhang XM, et al. Rapid MR imaging detection of renal cysts: age based standards. *Radiology*. 2001;221:628–632.

[17] Papanicolaou N, Pfister RC, Yoder IC. Spontaneous and traumatic rupture of renal cysts: diagnosis and outcome. *Radiology*. 1986;160:99.

[18] Silverman SG, Mortele KJ, Tuncali K, et al. Hyperattenuating renal masses:etiologies, pathogenesis, and evaluation. *Radiographics*. 2007;27:1131–1143.

[19] Silverman SG, Israel GM, Herts B, et al. Management of the incidental renal mass. *Radiology*. 2008;249:16–31.

[20] Weber TM. Sonography of benign renal cystic disease. *Radiol Clin North Am*. 2006;44(6):777–786.

[21] Wood CG III, Stromberg LJ, Harmath CB, et al. CT and MR imaging for evaluation of cystic renal lesions and diseases. *Radiographics*. 2015;35:125–141.

单侧囊性疾病

[22] Curry NS, Chung CJ, Gordon B. Unilateral renal cystic disease in an adult. *Abdom Imaging*. 1994;19:366.

髓质囊性疾病

[23] Garel LA, Habib R, Pariente D, et al. Juvenile nephronophthisis: sonographic appearance in children with severe uremia. *Radiology*. 1984;151:93.

[24] Steele B, Lirenman DS, Beattle CW. Nephronophthisis. *Am J Med*. 1980;68:521.

[25] Wise SW, Hartman DS, Hardesty LA, et al. Renal medullary cystic disease: assessment by MRI. *Abdom Imaging*. 1998;23:649.

多囊性肾病

[26] Alpern MB, Dorfman RE, Gross BH, et al. Seminal vesicle cysts: association with adult polycystic kidney disease. *Radiology*. 1991;180:79.

[27] Bisceglia M, Galliani CA, Senger C, et al. Renal cystic diseases. A review. *Adv Anat Pathol*. 2006;13(1):26–56.

[28] Borges Oliva MR, Hsing J, Rybicki FJ, et al. Glomerulocystic kidney disease: MRI findings. *Abdom Imaging*.

2003;28: 889–892.

[29] Levine E, Grantham JJ. Calcified renal stones and cyst calcifications in autosomal dominant polycystic kidney disease: clinical and CT study in 84 patients. *AJR Am J Roentgenol*. 1992;159:77.

[30] Lonergan GJ, Rice RR, Suarez ES. Autosomal recessive polycystic kidney disease: radiologic-pathologic correlation. *Radiographics*. 2000;20:837–855.

[31] Nicolau C, Torra R, Badenas C, et al. Autosomal dominant polycystic kidney disease types 1 and 2: assessment of US sensitivity for diagnosis. *Radiology*. 1999;213:273.

[32] Wilson PD. Polycystic kidney disease. *N Engl J Med*. 2004;350(2):151–164.

系统性疾病相关囊肿

[33] Choyke PL, Glenn GM, Walther MM, et al. von Hippel–Lindau disease: genetic, clinical, and imaging features. *Radiology*. 1995;194:629.

[34] Hough DM, Stephens DH, Johnson CD, et al. Pancreatic lesions in von Hippel–Lindau disease: prevalence, clinical significance, and CT findings. *AJR Am J Roentgenol*. 1994;162:1091.

[35] Loughlin KR, Gittes RF. Urologic management of patients with von Hippel–Lindau's disease. *J Urol*. 1986;136:789.

[36] Rabenou RA, Charles HW. Differentiation of sporadic versus tuberous sclerosis complexassociated angiomyolipoma. *AJR Am J Roentgenol*. 2015;205:292–301.

[37] Shinohara N, Nonomura K, Harabayashi T, et al. Nephron sparing surgery for renal cell carcinoma in von Hippel–Lindau disease. *J Urol*. 1995;154:2016.

获得性肾囊性疾病

[38] Chandhoke PS, Torrence RJ, Clayman RV, et al. Acquired cystic disease of the kidney: a management dilemma. *J Urol*. 1992;147:969.

[39] Grantham JJ, Levine E, Acquired cystic disease: replacing one kidney disease with another. *Kidney Int*. 1985;28:99.

[40] Levine LA, Gburek BM. Acquired cystic disease and renal adenocarcinoma following renal transplantation. *J Urol*. 1994;151:129.

[41] Levine E, Slusher SL, Grantham JJ, et al. Natural history of acquired renal cystic disease in dialysis patients: a prospective longitudinal CT study. *AJR Am J Roentgenol*. 1991;156:501.

多囊性肾发育不良

[42] Kleiner B, Filly RA, Mack L, et al. Multicystic dysplastic kidney: observations of contralateral disease in the fetal population. *Radiology*. 1986;161:27.

[43] Pedicelli G, Jequier S, Bowen A, et al. Multicystic dysplastic kidneys: spontaneous regression demonstrated with US. *Radiology*. 1986;160:23.

[44] Sanders R, Hartman D. The sonographic distinction between neonatal multicystic kidney and hydronephrosis. *Radiology*. 1984;151:621.

囊性肾瘤

[45] Agrons GA, Wagner BJ, Davidson AJ, et al. From the archives of the AFIP. Multilocular cystic renal tumor in children: radiologic–pathologic correlation. *Radiographics*. 1995;15:653–669.

[46] Granja MF, O'Brien AT, Trujillo S, et al. Multilocular cystic nephroma: a systematic literature review of the radiologic and clinical findings. *AJR Am J Roentgenol*. 2015;205: 1188–1193.

[47] Kettritz U, Semelka RC, Siegelman ES, et al. Multilocular cystic nephroma: MR imaging appearance, current techniques, including gadolinium enhancement. *J Magn Reson Imaging*. 1996;6(1):145–148.

[48] Madewell JE, Goldman SM, Davis CJ, et al. Multilocular cystic nephroma: a radiographic–pathologic correlation of 58 patients. *Radiology*. 1983;146:309.

[49] Moch H, Cystic renal tumors: new entities and novel concepts. *Adv Anat Pathol*. 2010;17(3):209–214.

[50] Sahni VA, Mortele KJ, Glickman J, et al. Mixed epithelial and stromal tumour of the kidney: imaging features. *BJU Int*. 2010;105:932–939.

[51] Zhou M, Kort E, Hoekstra P, et al. Adult cystic nephroma and mixed epithelial and stromal tumor of the kidney are the same disease entity: molecular and histologic evidence. *Am J Surg Pathol*. 2009;33(1):72–80.

口–面–指综合征

[52] Curry NS, Milutinovic J, Grossnickle M, et al. Renal cystic disease associated with orofaciodigital syndrome. *Urol Radiol*. 1992;13:153.

包虫病

[53] Akhan O, Üstünsöz B, Somuncu I, et al. Percutaneous renal hydatid cyst treatment: long-term results. *Abdom Imaging*. 1998;23:209.

[54] Angulo JC, Sanchez-Chapado M, Diego A, et al. Renal echinococcosis: clinical study of 34 cases. *J Urol*. 1997; 157:787.

[55] Migaleddu V, Conti M, Canalis GC, et al. Imaging of renal hydatid cysts. *AJR Am J Roentgenol*. 1997;169:1339.

[56] Turgut AT, Odev K, Kabaalioglu A, et al. Multitechnique evaluation of renal hydatid disease. *AJR Am J Roentgenol*. 2009;192:462–67.

实质外囊肿

[57] Amis ES Jr, Cronan JJ. The renal sinus: an imaging review and proposed nomenclature for sinus cysts. *J Urol*. 1988;139:1151.

[58] Cronan JJ, Yoder IC, Amis ES Jr, et al. The myth of anechoic renal sinus fat. *Radiology*. 1982;144:149.

[59] Hidalgo H, Dunnick NR, Rosenberg ER, et al. Parapelvic cysts: appearance on CT and sonography. *AJR Am J Roentgenol*. 1982;138:667.

[60] Younathan CM, Kaude JV. Renal peripelvic lymphatic cysts (lymphangiomas) associated with generalized lymphangiomatosis. *Urol Radiol*. 1992;14:161.

Renal Tumors
肾脏肿瘤

6

一、概述 / 119
二、未定性的非常小的肾脏肿块 / 119
三、肾脏实性肿块 / 120
　（一）成像技术 / 120
　（二）血管平滑肌脂肪瘤 / 122
　（三）无肉眼可见脂肪的肾脏实性
　　　肿块 / 128
　（四）肾癌 / 131
　（五）嗜酸细胞瘤 / 142
　（六）乏脂型血管平滑肌脂肪瘤 / 145
　（七）已知或怀疑肾癌患者的分期和
　　　评分 / 145
　（八）肾癌的治疗 / 146
　（九）肾脏部分或全部切除术后成像 /147

（十）热消融术后影像表现 / 150
（十一）肾癌转移患者化疗后的影像
　　　表现 / 151
四、少见的原发性肾脏肿瘤 / 154
　（一）球旁细胞瘤 / 154
　（二）后肾腺瘤 / 154
　（三）混合性上皮和间质肿瘤 / 155
五、继发性肾脏肿瘤 / 155
　（一）肾淋巴瘤 / 155
　（二）白血病 / 158
　（三）多发性骨髓瘤 / 158
　（四）肾脏转移瘤 / 159
六、肾脏和肾周间叶组织肿瘤 / 160
　（一）脂肪瘤和脂肪肉瘤 / 160

（二）平滑肌瘤和平滑肌肉瘤 / 160
（三）孤立性纤维瘤 / 160
（四）血管瘤 / 160
（五）淋巴管瘤 / 161
（六）骨肉瘤 / 161
七、肾盂肿瘤 / 161
八、易与肾脏肿瘤混淆的炎性病变 / 161
九、儿童实性肾脏肿块 / 163
　（一）Wilms瘤 / 163
　（二）横纹肌肿瘤 / 165
　（三）肾母细胞瘤 / 165
　（四）中胚层肾瘤 / 165

一、概述

肾脏实性肿瘤有很多类型，最常见的是肾细胞癌、血管平滑肌脂肪瘤和嗜酸细胞瘤。然而，除了大部分血管平滑肌脂肪瘤外，多数肾脏实性肿瘤都没有单一的足够特异的影像学特征可以明确诊断，不过联合多个影像学特征可以帮助做出可能的诊断。另外，新技术的应用也在肾脏肿瘤患者的治疗和随诊中起着相当大的作用。

二、未定性的非常小的肾脏肿块

横断成像模式的不断发展使得极小肾脏病变的发现成为可能。多数最大径为 1～1.5cm 的肿块看

似软组织密度，但通常因病变太小而难以判断是囊性还是实性（图 6-1）。其原因主要有两点：容积效应和假性强化。

容积效应是肾脏小肿块的像素被邻近正常组织的像素不小心平均的结果。如果在小的囊性病灶内放置感兴趣区，得到的 CT 值代表了病灶实际的 CT 值和邻近肾实质 CT 值的均值。因此，在平扫和增强 CT 上，囊性病灶都可能会被误认为是软组织密度，而且通过增强前后的比较会误认为有强化。在 CT 扫描的层厚降至肾脏小病灶直径一半以下时，容积效应可以消除；这样，至少会有一层通过肿块的层面没有包括会引起容积效应的病灶周围组织。

假性强化是注入对比剂之后，考虑并消除了部分容积效应的前提下，由于 CT 重建算法导致肾脏囊肿内 CT 值的假性增高。因此，尽管层厚降至足够薄，小的肾脏囊肿在增强 CT 上仍会表现为实性病变的假象。目前已知一些因素会增加出现假性

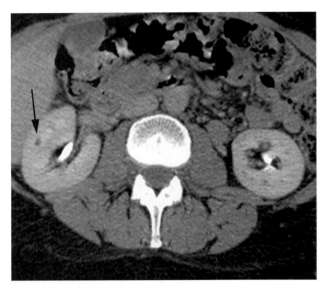

▲ 图 6-1　未定性肾脏肿块
增强 CT 轴位显示右肾一个极小的亚厘米级的未定性病灶（箭），病灶太小无法准确测量 CT 值

强化的可能性。当病灶很小时，多排 CT 扫描更容易出现假性强化，因此，在最大径小于 1cm 的肾脏病灶中，大约有 1/3 会出现假性强化（而最大径 1cm 以上的病灶中，仅约 10% 会出现假性强化）。另外，位置靠近肾脏中心的病灶内也容易出现假性强化，见于这类病灶中的约 1/3（肾脏外周的病变中约 10% 可见）。值得注意的是，假性强化时 CT 值的增幅通常不超过 30HU，因此，如果排除了容积效应，任何强化幅度超过该值的强化均应认为是真正的强化。

　　绝大多数的肾脏小肿块都是良性的囊肿，因此，在 CT 上无法定性的小肿块几乎都可以被忽略。只有少数情况下，需要做进一步的评价：肾脏小肿块密度明显不均匀（此征象不支持诊断囊肿）或者即使肾脏小肿块的密度均匀，但患者有明确的肾脏肿瘤相关症状。在上述两种情况下，需行 CT 随访或 MRI 检查以更准确评估病变的稳定性。然而，需要注意的是，许多肾脏良性和恶性肿块的生长速度均较慢且速度相似（每年仅 2 ～ 4mm）。所以在间隔 6 个月的连续 2 次随访中，即使病灶并没有生长，测得的肾脏肿块的平均生长速率可能和读片者内及读片者间的变异度接近。因此，随访应与多次

既往检查结果比较，而且任何新增的肾脏肿块都需评估，因为病变的复杂程度增加了。同时，一旦未定性病灶的最大径增大到超过 1.5cm，就可以更可靠地确定其为囊性抑或实性。

三、肾脏实性肿块

（一）成像技术

　　在横断成像中，肾脏实性肿块基本上可以分为两类：含有和不含有肉眼可见的脂肪组织。前者几乎都是良性的肾血管平滑肌脂肪瘤，而后者大部分是肾癌。怀疑肾脏肿块的患者首选的检查方法是薄层 CT 或 MRI 平扫及多期增强扫描。当因为其他目的做 CT 检查偶然发现肾脏肿块时，需进一步完善肾脏 CT 扫描以评价病变的血供和强化特征，并评价下腔静脉、区域淋巴结和邻近脏器的情况。

　　尽管超声在区分实性和囊性肾脏肿块方面有帮助，但在发现肾脏小肿块方面不及 CT 和 MRI。对一组 von Hippel-Lindau（VHL）综合征患者同时行超声和 CT 随访的研究发现，CT 显示的小于 1cm 的病灶在超声检查中漏诊了 80%。对于被超声发现的肾脏实性肿块，超声虽然可见到代表出血或坏死的囊性区域，但通常报告为实性。已证实超声微泡造影可显示软组织包括肾脏内的血管成分，因此对于已知或怀疑肾癌而无法行 CT 或 MRI 增强的患者，超声微泡造影对于病灶评价是有帮助的。

　　超声可能不易发现等回声的肾脏肿块，特别是在病灶较小、没有推移集合系统或导致肾脏轮廓改变的情况下。回声较弱的原发肾脏肿瘤可能会类似回声更均匀的肿瘤如淋巴瘤，或与肾囊肿混淆，但这些实性肿瘤通常边界不清，且没有囊肿后方回声增强的表现。一些肾癌主要为囊性，但这些囊性肿瘤通常有不规则厚壁且囊内有回声，可与单纯性囊肿鉴别。双功能和彩色超声多普勒可无创评价肾脏肿块的血流情况。高速率信号（可能是由于动静脉分流产生的）在肾癌中很常见。

对于任何已知或怀疑肾脏肿块的患者，应进一步针对肾脏肿块行 CT 或 MRI 检查。至少应做包括肝脏及肾脏在内的双期扫描，包括平扫和肾实质期（nephrographic phase，NP）增强扫描。条件许可时，多期增强扫描更有帮助，包括动脉期（如术前评价肾动脉情况）、皮髓质期（corticomedullary phase，CMP）（以评价静脉和其他脏器）和（或）排泄期（以评估肾脏集合系统）。动脉期图像（表现为动脉明显强化，肾皮质明显强化，但肾髓质仅轻微强化）通常在开始静脉注入对比剂后的 20 ～ 30s 开始采集。CMP 期图像（表现为动脉强化不那么显著，但肾皮质依然强化明显，髓质亦强化，但程度稍低于皮质）常规在 60 ～ 70s 开始采集。NP 期图像（肾脏均匀强化）在 90 ～ 100s 开始采集。排泄期（excretory phase，EP）图像（表现为肾实质仍均匀强化但开始消退，集合系统可见对比剂排泄）在 120 ～ 180s 开始采集。

CT 平扫和增强扫描最好用薄层扫描（层厚不超过 2.5 ～ 5.0mm），增强前后的密度变化能够评价增强的幅度。尽管轴位图像能够显示病变的全部征象，冠状重建图像依然对诊断有帮助，尤其是对于小肿块或位于肾脏两极的肿块。

NP 期图像对于发现肾脏实性肿块是非常重要的。第一，一些实性肾脏肿块直到 NP 期才在 CT 图像上表现出明确的强化。这类病变如果只行 CMP 期扫描，可能会把肾癌误诊为高密度囊肿。第二，CMP 期肾脏皮、髓质的强化不一致可能会漏诊一些皮质内富血供肿块（强化程度与正常肾脏皮质接近）或髓质内乏血供肿块（强化程度与正常髓质接近）（图 6-2）。

肾脏实性肿块的 CT 成像存在一些问题。近年来的研究表明，接近 10% 的肾癌在平扫 CT 上表现为水样密度（CT 值在 –10 ～ 20HU），给诊断带来了困难。如果只做 CT 平扫，这些病变可能被误诊为囊肿（图 6-3）。这些病变主要见于肾透明细胞癌，其内的低密度灶可能是由于肿瘤内含有大量细胞内脂质。因此，尽管平扫 CT 显示的水样密度肿块大部分是囊肿，但是为了减少将肾癌误诊为良性病变的可能性，对于任何细微的密度不均匀都要注意评价，这点很重要。

通常，如果增强扫描与平扫比较，肾脏肿块 CT 值增高幅度达到或超过 20HU，可以认为是实性的（即有强化）。多数研究者认为 CT 值增高 10 ～ 20HU 时难以判断性质，建议随访（最好行

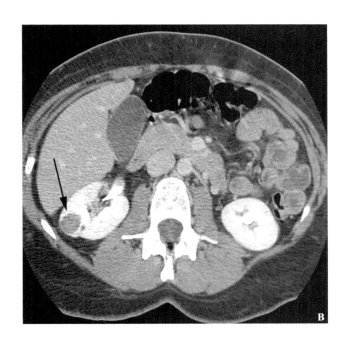

▲ 图 6-2　与 CMP 图像相比 NP 或 EP 图像的优势
右肾的小肾癌在 CMP 图像上（A）不及 EP 图像上（B）明显（箭）

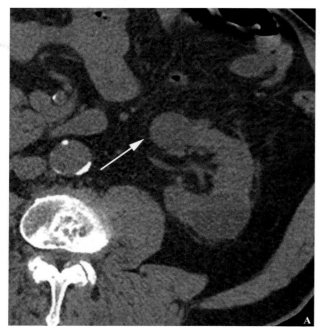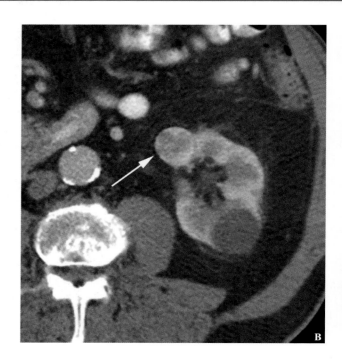

▲ 图 6-3　平扫 CT 上貌似囊肿的肾癌

A. 平扫轴位图像显示左肾 2 个肿块，测量显示水样密度，一个位于肾脏后部（4HU），另一个位于肾脏前部（9HU）（箭）；B. 增强扫描 CMP 期图像上后部肿块仍为水样密度，而前部肿块因表现为不均匀明显强化（达到 113HU）而诊断为肾透明细胞癌（箭）

MRI 随访，对发现有无强化更敏感）。近期的一项研究发现，116 个肾癌病灶中有 20 个（17%）仅在 CMP 图像上强化幅度没有超过 15HU，4 个（3%）病灶在 CMP 和 NP 两期图像上强化幅度均不超过 15HU。在该研究中，如果将强化幅度阈值提高到 20HU，那么没有强化的肾癌在 CMP 图像上增加到 24 例（21%），在 CMP 和 NP 两期图像上增加到 11 例（9%）。强化幅度不足 10HU 的肿块应该认为是真正没有强化的病灶，然而甚至这个阈值也不是绝对的，一些强化不明显的肾癌可能表现为强化幅度小于 10HU（图 6-4）。因此，再次提醒，理论上任何肾脏肿块都需要在增强 CT 上评价它的均匀性，这点很重要。多数情况下（并不是所有），无强化或强化不明显的肾癌不会是完全均匀的。MRI 对于发现是否有强化更敏感。在一些研究中，CT 上增强与平扫对比没有 CT 值增加的肾脏肿块，在 MR 减影图像上可以看到强化（图 6-5）。

（二）血管平滑肌脂肪瘤

血管平滑肌脂肪瘤（angiomyolipoma，AML）是一类由成熟脂肪组织、厚壁血管和平滑肌束混合组成的肿瘤，每个肿瘤内各成分的含量不尽相同。AML 属于一类血管周围上皮样细胞肿瘤或 PEC 瘤（perivascular epithelioid cell tumors），这类肿瘤大部分为良性，主要见于两类患者：①表现为孤立的小肿块，见于中老年女性；②见于最高达 80% 的结节性硬化患者（这类患者的肿瘤通常多发且无性别差异）。与散发病灶相比，结节性硬化相关的 AML 好发于较年轻的患者，且体积更大。

结节性硬化的表现包括癫痫、智力发育迟缓、错构瘤（可能是脑的）和视网膜晶状体瘤，面颊部可有皮质腺瘤，也可发生肝内 AML。除了肾脏 AML，结节性硬化患者肾脏的异常还包括多发肾囊肿。结节性硬化是常染色体显性遗传基因突变导致的疾病，有多种表达方式。一些患者临床综合征的表现可能不完全，然而影像学显示的伴或不伴有肾囊肿的多发 AML 可提高诊断结节性硬化的可能性。

肾脏 AML 也见于 15% 的淋巴管肌瘤患者，该疾病被一些学者认为是结节性硬化的顿挫型，是一类好发于年轻女性的特发性疾病。由沿着淋巴系统

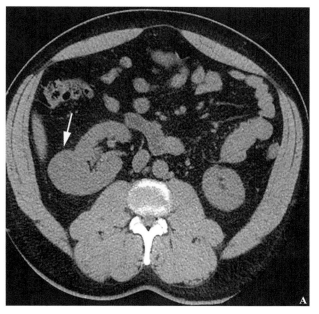
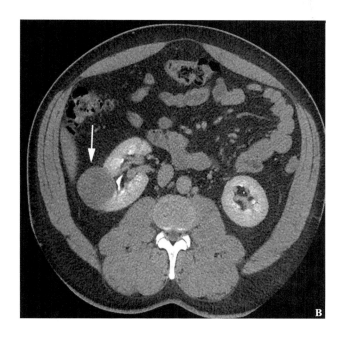

▲ 图 6-4　无强化的肾乳头状癌

A. 轴位平扫 CT 显示密度均匀的右肾肿块（箭），CT 值 27HU；B. 增强后，密度仍然均匀，CT 值增加至 35HU（箭）。CT 值增加了 8HU 不足以认为这个病灶有强化或为实性

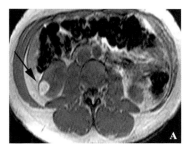
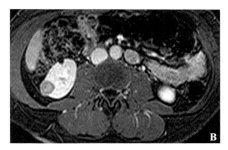
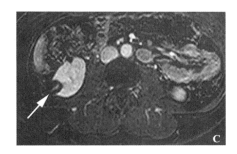

▲ 图 6-5　仅在 MR 减影图像上显示的右肾轻度强化肿块

A. T₁WI 轴位图像上显示右肾后侧部见一高信号肿块（箭）；B. T₁WI 增强扫描肿块仍表现为高信号，但病灶表现为轻度不均匀，考虑到平扫 T₁WI 上病灶为高信号，难以确定肿块是否有强化；C. 轴位减影图像显示病灶中央有一个强化的较厚的分隔（箭）

分布的平滑肌错构瘤组成，最常累及胸内淋巴道，腹部受累时可能范围广泛。肺部病变弥漫，包括网状影或网结节状影及多发小囊状影，呈蜂窝样。

多数 AML 患者无症状，但肿瘤较大时可表现为腹胀或腹痛。肿瘤出血是最常见的有临床意义的并发症，表现为突发的后背及胁腹部疼痛、低血压和（或）血尿。出血常见于最大径超过 4cm 的 AML 和（或）含有较多或较大的肾动脉分支上的动脉瘤的肿瘤。

大约 95% 的 AML 含有肉眼可见的脂肪，在影像学表现上有特征性。腹平片上，一些大的 AML 可以含有足够多的脂肪而表现为局部透光度增高。钙化在平片及其他影像学检查中很少见，但偶尔见于出血后的患者。

多数 AML 在超声上表现为高回声（图 6-6 和图 6-7），偶尔高回声病灶内可见低回声区域，可能是既往出血的结果。然而，值得注意的是，小肾癌也可能表现为高回声（图 6-8）。因此，高回声病变并不都是 AML。一些 AML 可能会表现为后方声影，这一征象在肾癌很少见（图 6-9）。而高回声肾癌周围有时可见的无回声边缘或晕征，在 AML 周围不会出现。

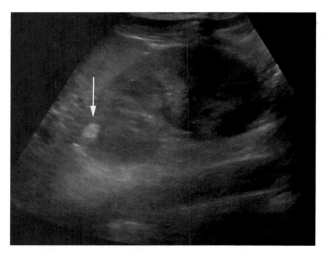

▲ 图 6-6　AML 的超声图像
左肾长轴位的超声图像显示一位中年女性的肾上极一单发的高回声肿块（箭）。表现有特征性，但尚不能确定诊断散发 AML

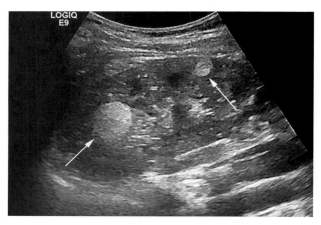

▲ 图 6-7　两个 AML 的超声图像
右肾长轴位超声图像显示一位结节性硬化患者的 2 个高回声肿块（箭）。表现有特异性，但不能确定诊断 AML

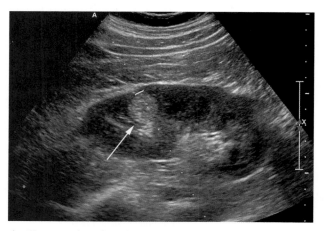

▲ 图 6-8　高回声肾癌的超声图像
肾脏长轴超声图像显示一个高回声肾脏肿块（箭）。该征象提示 AML，但该病灶后来证实为肾嫌色细胞癌

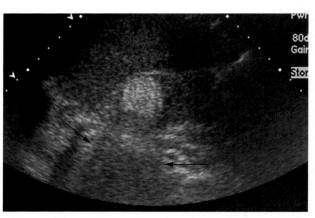

▲ 图 6-9　伴有后方声影的 AML 的超声图像
右肾上极外侧见一个高回声肿块，后方声影明显。后方声影仅见于 AML（箭）

　　多数情况下，CT 和 MR 可以明确诊断 AML。CT 上发现实性肿块内含有脂肪密度成分即可明确诊断。通常，测得实性肿块内成分的 CT 值小于或等于 −10HU，可认为其内含有肉眼可见脂肪（图 6-10 至图 6-12）。小的含脂肪肾脏肿块的 CT 扫描必须小心避免容积效应，防止将一个无肉眼可见脂肪的肾脏实性肿块和邻近肾周脂肪产生的容积效应误读为低密度肿块。除此之外，含有肉眼可见脂肪的 AMLs 和邻近正常肾实质的容积效应也可能产生密度较高的假象（图 6-13）。其他区分少量脂肪的检查方法（如计算单一像素和像素分布分析）仍有争议，尚未被广泛采用。

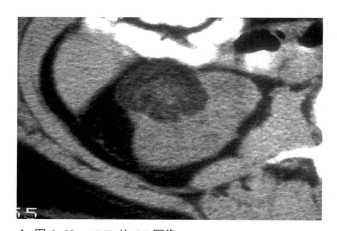

▲ 图 6-10　AML 的 CT 图像
轴位平扫 CT 显示右肾一个巨大肿块，几乎全部是脂肪密度（多数成分测得 CT 值小于 −10HU）

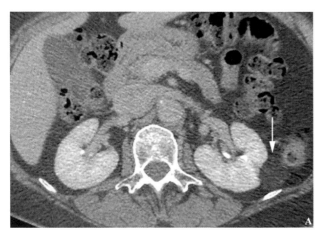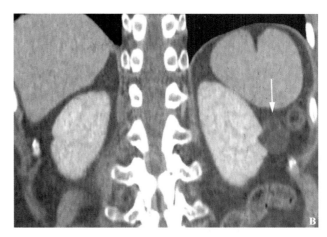

▲ 图 6-11　AML 的 CT 图像
增强 CT 轴位（A）和冠状位（B）重建图像显示左肾外侧份 1 个小肿块，表现为均匀的脂肪密度（箭）

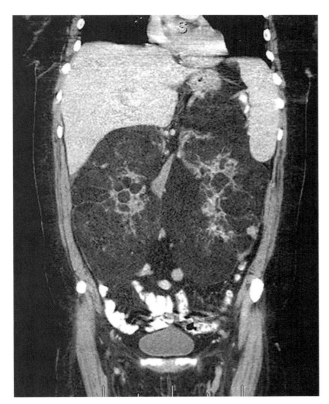

▲ 图 6-12　结节性硬化患者多发 AML 的 CT 图像
增强 CT 冠状位重建图像显示多发分叶状脂肪密度肿块，几乎完全取代了正常肾实质

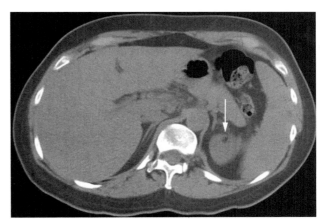

▲ 图 6-13　小 AML 的 CT 图像
平扫轴位 CT 图像显示左肾上极 1 个小 AML（箭），肉眼可见的脂肪可能会由于层厚太厚或者注入对比剂后被掩盖而不易被观察到

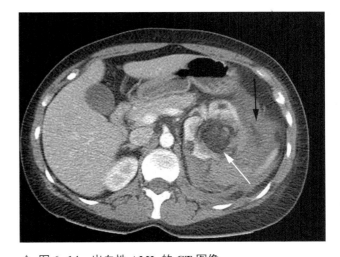

▲ 图 6-14　出血性 AML 的 CT 图像
增强轴位 CT 显示左肾后部一个巨大的含脂肪肿块（白箭），还可见大量肾周血肿（黑箭）

　　CT 检查有时会碰到有症状的 AML 患者。自发性出血可能会产生大的急性肾周血肿，甚至出现活动性血管外渗血，增强扫描肾动脉期可发现（图 6-14）。在某些病例里，肾周血肿太大，甚至可以掩盖肿瘤本身，这类患者需要在血肿吸收后再次检

查以发现 AML。因此，任何包膜下或肾周自发性出血，如果初次检查中没有找到出血的原因，推荐在 4～6 周后复查。

MRI 能够发现 AML 内的脂肪，也可以做出肯定性诊断。AML 内肉眼可见的脂肪在 T_1WI 和 T_2WI 上均表现为高信号。最具特征的是在压脂图像上肉眼可见的脂肪表现为信号减低（图 6-15C）。化学位移成像也有一定帮助，反相位上在 AML 和周围肾实质的交界处表现为细的黑线影，即被称为"印度墨水征"的伪影，代表了脂肪和水分界处

的信号衰减（图 6-15A、B）。有时在反相位上整个 AML 都会出现信号衰减，这对诊断造成了困难，因为：① 有些 AML 并不出现信号衰减（因为这类病灶可能含有大量脂肪，而几乎不含水，只有当这两种成分同时存在时才会产生信号衰减）；② 有些肾透明细胞癌在反相位上也会出现信号衰减（由于其内含有大量细胞内脂质）（图 6-16）。

虽然肉眼可见的脂肪在其他肾脏肿瘤内偶尔也可见到，包括肾癌（通常是由于骨化生，此类病变中常见钙化）、嗜酸细胞瘤、Wilms 瘤和转移瘤，

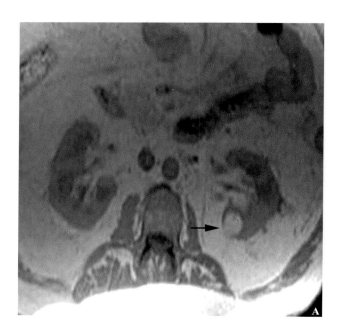

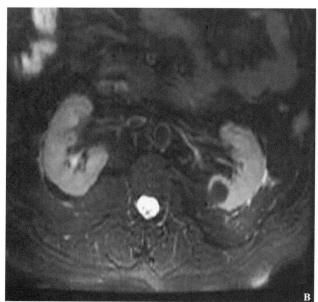

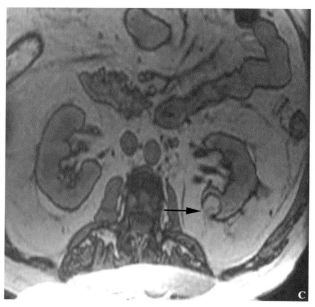

▲ 图 6-15 AML 的 MR 图像

A. T_1WI 同相位图像显示左肾中部后内侧部一均匀的高信号肿块（箭）；B. 轴位脂肪抑制图像显示肿块信号衰减，提示肿块内含有肉眼可见脂肪，诊断 AML；C. 反相位梯度回波图像上肿块仍呈高信号（箭），该征象在部分但不是全部的 AML 可以见到。高信号的肿块和正常肾实质间可见一条细黑线或"印度墨水征"，是诊断 AML 的另一征象

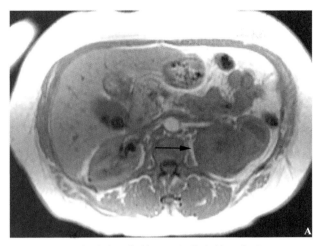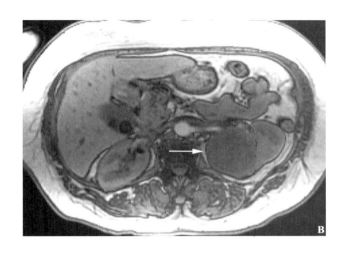

▲ 图 6-16　肾癌在反相位 MR 图像上信号衰减
A. 轴位 MR 同相位图像显示左肾一实性信号不均匀肿块（箭）；B. 相同层面的反相位显示肿块信号衰减（箭），最终诊断为肾透明细胞癌

但都仅见于个案报道中（图 6-17）。因此，在 CT和 MR 上发现含有肉眼可见脂肪的实性肿块，除非肿块内含有钙化（仅在 CT 上可见的特征）都应考虑 AML。另外，有时实性肿块中会卷入肾周或肾窦内脂肪，从而产生肿块本身含有脂肪的假象，虽然极少见，但确实会造成诊断上的困惑。

脂肪瘤和脂肪肉瘤通常会含有 CT 可发现的肉眼可见脂肪。多数情况下，这些肿瘤易与 AML 鉴别，因为前者对肾脏产生光滑的压迹，而后者造成

肾轮廓的缺损（缺损处提示病变起源的位置）（图6-18 和图 6-19）。另外，AML 通常是富血供病灶，增强 CT 上可显示强化的大血管，而脂肪瘤和脂肪肉瘤是乏血供的。

AML 有多种变异类型。AML 中有达 5% 的病灶仅含有少量脂肪或不含有脂肪，因此没有脂肪的病灶并不能排除 AML 的诊断。这些病灶被称为乏脂的或少脂的 AML。在超声上，乏脂的 AML 通常表现为等回声而不是高回声（图 6-20A）。在 CT

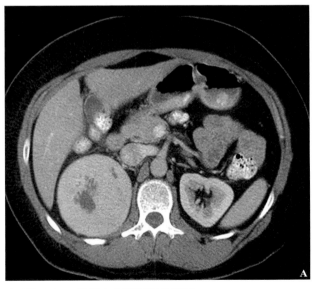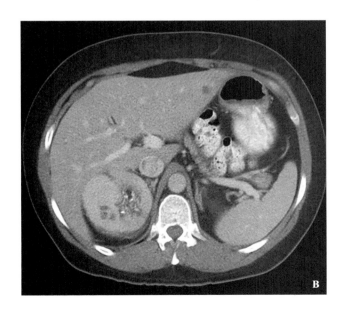

▲ 图 6-17　肾癌内肉眼可见的脂肪
A. 轴位增强 CT 显示右肾上极一较大不均匀实性肿块；B. 更近足侧的水平轴位图像显示病灶中心可见小的肉眼可见脂肪及一些散在点状钙化。结合这些征象提示更可能的诊断是肾癌合并骨化生，而非 AML（因为 AML 很少含有钙化）

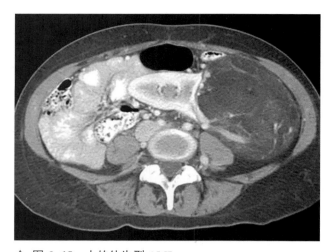

▲ 图 6-18 大的外生型 AML

CT 增强轴位图像显示一较大含脂肿块和左肾关系密切。肾脏外侧可见明显的缺损，提示病变的起源位置。肿块也含有一些大血管

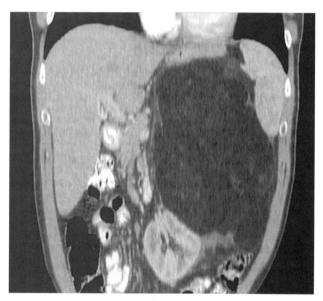

▲ 图 6-19 巨大肾周脂肪肉瘤

增强 CT 冠状位重建图像显示一个巨大含脂肿块与左肾关系密切。肿块对肾脏有光滑的压迹，该层面及其他层面未见肾脏皮质的缺损征象

上，乏脂 AML 通常表现为密度均匀的高于正常肾实质的肿块（图 6-20B）。从定义上说，这些病灶不包含任何在 CT 和 MRI 上可检测的脂肪（图 6-20C）。静脉注入对比剂之后，可表现为均匀强化（图 6-21）。这类病灶无法与包括肾癌在内的其他不含脂肪的肾脏肿块鉴别。

AML 有一些少见组织类型。上皮样 AML 部分或全部由上皮样细胞组成，含大量肿瘤组织。大部分病灶表现为良性，但是大约 1/3 的这类 AML 亚型有侵袭性。在组织学上，这些病灶每高倍视野下含有 2 个或 2 个以上有丝分裂象。尽管上皮样 AML 很少含有轴位成像能检测到的肉眼可见的脂肪（图 6-22），但部分病灶确实能见到脂肪（图 6-23），后者几乎不可能与其他类型 AML 鉴别。临床上，这类肿瘤可侵犯肾静脉或下腔静脉，甚至可以远处转移。因此，当 CT 或 MR 上见到一个含脂肿块表现出侵袭性（局部侵犯其他器官或生长入下腔静脉）时，需考虑上皮样 AML（图 6-24）。

另一个 AML 的变异类型是 AML 合并上皮囊肿（AML with epithelial cyst，AMLEC）。这是良性的肿瘤，包含了实性和囊性两种成分，在断层成像中均可见。这类病变中无肉眼可见的脂肪，因此，AMLEC 可能和囊性肾癌混淆。

无症状的单发 / 孤立的最大直径小于 4cm 的 AML 不需要治疗。对于直径超过 4cm 的 AML，破裂出血的可能性增加，所以许多泌尿外科医生推荐部分肾切除。对于不能行部分肾切除的患者还可采用选择性肾动脉栓塞。万一肿瘤发生出血，立刻行导管栓塞更有效。对于结节性硬化伴多发 AML 的患者，外科处理面临更多的问题。近年来研究发现，一些化疗药物可以有效地缩小这类患者的 AML 大小，特别是哺乳动物雷帕霉素靶蛋白（mammalian target of rapamycin，mTOR）抑制药，如西罗莫司可用于这种情况。研究观察到，约一半的治疗患者的肿瘤体积缩小 50% 或以上，且治疗第一年内效果最明显（约 3 个月开始起效）（图 6-25）。当然，mTOR 抑制药是有不良反应的，包括胃炎、高脂血症、闭经和感染概率增加。

（三）无肉眼可见脂肪的肾脏实性肿块

许多肾脏肿块不含有脂肪，这类不含脂肪的肾脏肿块大部分是肾癌，但是，直径小于或等于 4cm 的肾脏实性肿块大约 20% 都是良性的，直径小于或等于 1cm 者约 50% 是良性的。肾脏肿块的直径

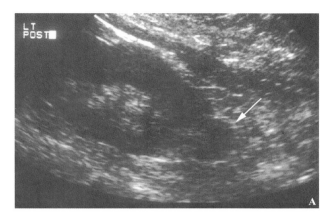

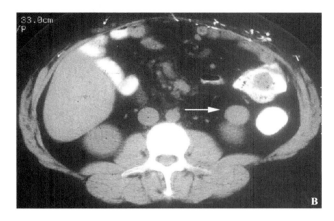

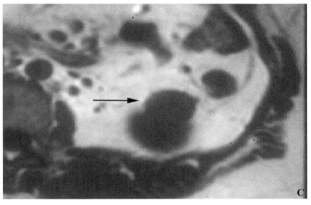

▲ 图 6-20 乏脂的 AML

A. 长轴位超声图像显示左肾下极小的等回声的外生性肿块（箭）；B. 平扫轴位 CT 显示肿块为软组织密度（箭）。无肉眼可见脂肪。与正常肾实质比较，肿块表现为更高的密度；C.MR T₁WI 显示与正常肾实质相比肿块呈等信号（箭）。T₁WI 上没有高信号区域，即脂肪的特征

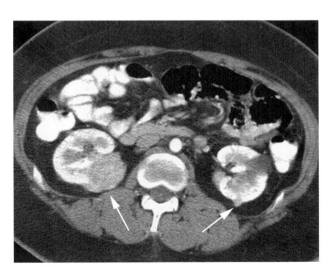

▲ 图 6-21 结节性硬化患者的乏脂 AML

增强 CT 轴位图像显示双侧乏脂 AML 明显强化（箭）

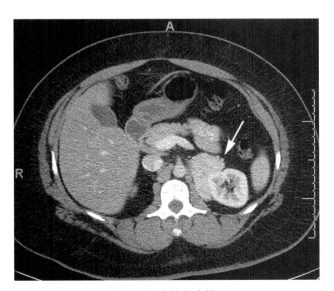

▲ 图 6-22 无肉眼可见脂肪的上皮样 AML

增强 CT 轴位图像显示从左肾上极内侧向外突出的一外生性密度均匀的实性肿块（箭）

越大，肾癌的可能性越大，直径超过 7cm 的肾脏实性肿块约 95% 是恶性的。

目前有大量研究分析不含脂肿块的 CT 和 MR

的影像特点，试图在各类病变中做出鉴别（包括分析平扫的密度或信号强度、增强的幅度、增强速率及感兴趣区内像素分布等）；但总的来说，因为病

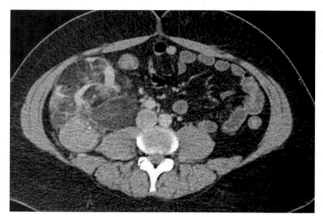

▲ 图 6-23　含有肉眼可见脂肪的上皮样 AML
增强 CT 轴位图像显示右肾下极巨大肿块，肿块同时含有软组织和脂肪成分，和其他类型的 AML 无法鉴别

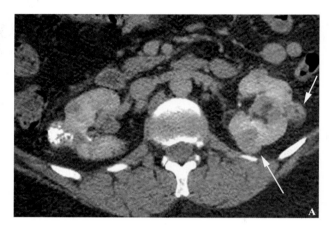

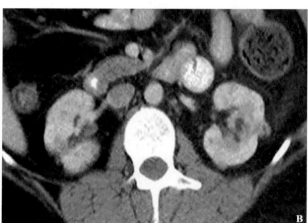

▲ 图 6-25　结节性硬化患者的 AML 对 mTOR 抑制药的反应
A. 增强轴位 CT 显示结节性硬化患者双侧多发肾脏肿块，均疑是 AML。有的含有肉眼可见的脂肪，其余为乏脂型，分别如箭所示。患者开始使用 mTOR 阻滞药依维莫司。右肾的一个 AML 内有栓塞物质；B. 3 个月后，多数 AML 的体积缩小，包括前面 2 个标示的病灶

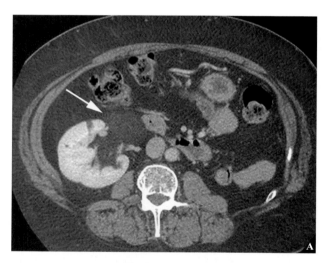

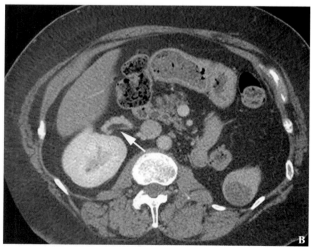

▲ 图 6-24　AML 侵犯肾静脉
A. 增强 CT 轴位图像显示一相对均匀的脂肪密度肿块自右肾中部向外呈外生性生长至肾窦内（箭）；B. 略偏头侧的轴位 CT 层面显示右肾静脉内少量脂肪密度的肿瘤栓子（箭）

变之间影像特征的重叠，目前并没有很好的结果。偶尔一些影像征象的联合应用对诊断有帮助，将在以下各章节中讨论。

需要强调的是，目前仍没有证实肿块生长的速率可用于鉴别肾脏肿块的良恶性。一些研究显示，良性和恶性肾脏肿块生长的速率常常是相同的。一些学者推荐当肾脏肿块的生长速度在 12 个月内超过 5mm 时，则该肾脏肿块可疑恶性。

近年来，对于小的不含脂肪的肾脏实性肿块有倾向进行经皮穿刺活检以确定性质。对绝大多数患者来说，活检是安全的，并发症的发生率低，出现明显出血和沿穿刺针道种植的可能性很小。

（四）肾癌

肾细胞癌（renal cell carcinoma, RCC）男性的发病率是女性的 2 倍。肿瘤可发生于任何年龄，高峰期在 60 岁左右。目前尚未发现特定的致病原因，但吸烟患者肾癌的发病率可增加 50%，肥胖和血压控制不佳的高血压人群的发病率也会提高。世界范围内 RCC 的发病率都在升高，部分是由于影像学检查发现了更多病变，但也是由于危险因素的增多。另外，RCC 患者一级直系亲属的发病率是其他人的 4 倍，这主要是因为 5% ~ 10% 的肾癌患者有遗传性肾癌综合征，包括 von Hippel-Lindau（VHL）综合征、遗传性乳头状肾癌、遗传性平滑肌瘤病性肾癌综合征、Birt-Hogg-Dube 综合征、遗传性琥珀酸脱氢酶缺乏型肾细胞癌和 Lynch 综合征。

另一方面，慢性血液透析或腹膜透析的患者几乎最终都会有获得性肾脏囊性病变（见第 8 章）。这类患者发生肾癌的可能性约 7%，不过这其中并不是所有的肿瘤都表现出侵袭性的生物学行为。有获得性肾囊肿的透析患者最早可在透析开始后的 3 年内发生肾癌，病变可能不易发现，因为这类患者的肾脏无功能，并且通常含有多发囊肿和营养不良性钙化。肾脏肿瘤的发病率似乎和获得性肾囊肿的发生是平行的，也就是说，患者透析的时间越长，越可能发现更多的肾脏肿瘤。肾移植对发生肾脏肿瘤的影响尚不明确。尽管肾移植成功有可能减少发生肾癌的风险，但免疫抑制却可以增加发生恶性肿瘤的风险。

仅少数患者有肾癌的典型临床症状，包括胁腹部肿块、疼痛和血尿。随着腹部 CT 和超声检查大范围的应用，大多数肾癌是偶然发现的，患者通常无任何症状。

在有症状的患者中，血尿最常见，大约占50%。胁腹部疼痛见于约 1/3 的患者，很可能是由于肾包膜受牵张引起的。大约 1/3 的患者肿瘤较大可触及胁腹部肿块。

肿瘤较大的患者偶尔可主诉非特异性的症状，如体重减轻、乏力，甚至是胃肠道或神经系统症状。还有一些少见的症状，包括发热或新出现的左侧精索静脉曲张（图 6-26）。乏力可能是由于正常血色素性和正常红细胞性贫血导致的。RCC 患者可能分泌多种激素而出现独特的临床症状，这些激素包括肾素、红细胞生成素、甲状旁腺激素、促肾上腺皮质激素、泌乳素及促性腺激素（表 6-1）。

肾癌的自然病程是很难预见的。有些肿瘤生长迅速，远处转移发生早，表现出侵袭性的生物学行为。然而，偶尔有肾癌患者未经治疗却生存多年。特别是小的肿瘤，可能随诊很多年都生长很缓慢。转移通常见于原发肿瘤直径大于 5cm 的患者，直径小于 3cm 的肿瘤很少发生转移。转移可能发生

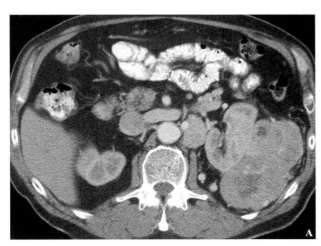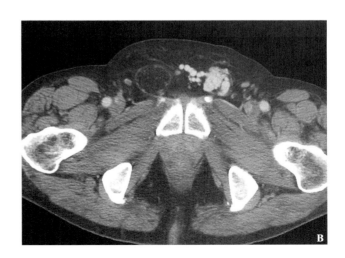

▲ 图 6-26　肾癌表现为精索静脉曲张
左肾见一巨大肿块（A），并见左侧精索静脉曲张（B）

在初诊时，但也有报道发生在肾切除 31 年后。原发病灶和转移灶自发性的退缩也有报道。

表 6-1　肾癌的内分泌表现

激　素	临床表现
肾素	高血压
红细胞生成素	红细胞增多症
甲状旁腺素	高钙血症
催乳素	溢乳
促性腺激素	男性乳房发育
ACTH	库欣（Cushing）综合征

1. 分类

虽然现在认为肾脏皮质肿瘤是包含了多种有着不同细胞遗传学缺陷和分子缺陷并有着不同预后和发病率的肿瘤家族，但所有这些原发肾癌的组织学分级评价系统是相似的。通常采用 Fuhrman 核分级系统来评价肾癌的侵袭性，从 1 级（细胞核小而均匀）到 4 级（严重的核间变），与肾癌分期和患者存活率有很好的相关性。

近些年来，由于基因测序和多种免疫组化染色的应用，已知的肾癌组织学类型急剧增长。2016 年 WHO 肾癌分类见表 6-2。到目前为止，最常见的肾癌类型是透明细胞型，约占肾癌的 70%。其次是乳头型（10% ～ 15%），多数乳头状肿瘤的侵袭性比透明细胞癌弱。因此，一般情况下，多数乳头状癌患者的预后比同等大小透明细胞癌要好。嫌色细胞癌是第三常见的病理类型，约占肾癌的 5%。还有很多其他少见的肾癌类型，包括集合管癌和肾髓样癌（二者都有很强的侵袭性，预后很差）、低度恶性潜能的多房囊性肾癌、管状囊性肾癌、小眼畸形 /TFE（MiT）基因家族易位肾癌（包括 Xp11 癌）以及未分类癌。随着肾癌中越来越多的基因突变被发现，肾癌组织学分类系统可能会有更多的修改。

2. 肾癌的一般影像学特征

多数肾癌表现为实性不均匀强化肿块（平扫 CT 值 20 ～ 70HU），但囊性肾癌并不少见。多数情况下对于这类囊性肾脏肿块能够正确诊断为恶性，而不是良性，因为囊性肾癌通常有增厚并强化的壁或者有强化的壁结节。可能导致这种独特的囊性 RCC 的病理学机制有内在的多房性生长、内在的单房性生长（囊性腺癌）、囊性坏死以及来源于原有单纯囊肿的上皮质。囊性肾癌有三种影像学表现：单房囊性肿块、多房囊性肿块和囊性肿块伴有散在壁结节。

很多肾癌在 CT 上都可见钙化灶，但是钙化并不是特异性征象，在其他肾脏肿块，包括肾囊肿中也可见到，不过一些特征性的钙化对于肾脏肿块的诊断还是有帮助的。薄的外周弧形钙化在囊肿更常见，而中心性或厚壁钙化提示肾癌可能（图 6-27 至图 6-29）。如果一个肿块全部或部分位于集合系统，则更倾向于是尿路上皮癌侵犯肾实质而不是 RCC 侵犯集合系统（图 6-30），但有时鉴别位于中央的肾癌和尿路上皮癌是很困难的（图 6-31）。MRI 上，肾癌的 T_1 和 T_2 特点、扩散能力和增强后信号特点变化很大，与肿瘤的血供、有无中心坏死、钙化、出血和铁沉积有关，

表 6-2　肾癌的分类

类　型
透明细胞型（67%）
乳头型（10% ～ 15%）
嫌色细胞型（<10%）
集合管型（<2%）
肾髓质型（罕见）
低度恶性潜能的多房囊性肾癌（2% ～ 3%）
MiT 基因家族易位（Xp11）（<1%）
琥珀酸脱氢酶缺乏型
黏液管状和梭形细胞型
管状囊性
获得性肾囊性疾病相关的透明细胞和乳头型
未分类型
乳头状腺瘤
嗜酸细胞瘤

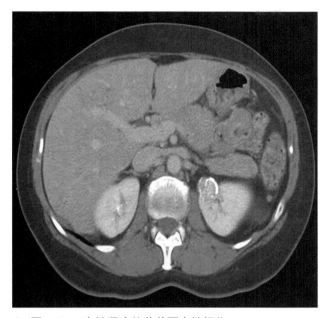

▲ 图 6-27　实性肾癌伴营养不良性钙化

肾癌患者增强 CT 轴位图像显示轻度不均匀密度的肾脏实性肿块内可见广泛营养不良性钙化。尽管部分钙化位于周边，但多数钙化较粗大，而且部分钙化是中心性的

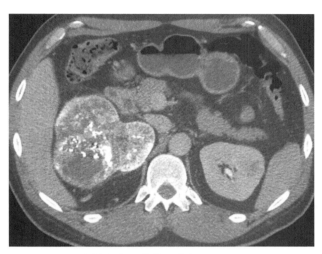

▲ 图 6-28　实性肾癌伴营养不良钙化

肾癌患者增强 CT 轴位图像显示一较大的明显密度不均匀的实性肾脏肿块内广泛营养不良性钙化。多数钙化是中心性的

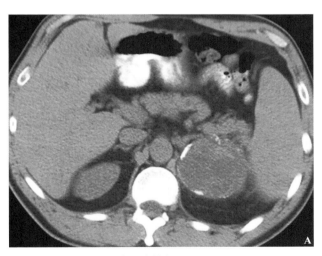

▲ 图 6-29　囊性肾癌伴边缘钙化

CT 平扫（A）和实质期（B）图像显示左肾上极一囊性肿块伴囊壁粗大钙化。增强图像上可见多发强化的肿瘤结节

也和肾癌的不同病理类型有关。

　　一些肾癌可能因为肾周血肿而表现出相应的临床症状（图 6-32）。除了 AML 可以自发性出血，肾癌也可以。实际上，无抗凝药物使用史的患者出现肾周自发性出血的最常见原因是肾癌。

肾癌的 CT 特征

- 典型表现为外生性生长的肿块，但可全部位于肾内或浸润性生长

- 可表现为富血供，密度不均匀（多数情况下）或均匀；强化不明显的肿瘤多为乳头状癌

- 多数情况下是偶然发现的

- 实质期或排泄期图像上特征更明显

肾癌的 MRI 特征

- 发现病变的敏感性与 CT 接近，但显示病变的强化特征优于 CT
- 信号均匀的肿瘤可能在 T_1WI 和 T_2WI 上与肾实质一致呈等信号（T_2WI 上呈低信号提示乳头状癌）
- 反相位上信号衰减提示透明细胞
- 可表现为富血供和不均匀信号（多数情况下）或者信号均匀且强化不明显（乳头状癌）

3. 不同病理类型肾癌的影像学特征

（1）透明细胞型：透明细胞癌组织学上含有大量透明的胞质及显著的小泡状结构。影像学上，透明细胞癌通常表现为实性不均匀肿块，但偶尔可均匀。因为多数透明细胞癌是富血供的，所以表现为明显强化。在 CT 和 MRI 上，透明细胞癌在 CMP 期表现出比其他肾脏肿瘤更明显的强化（图 6-33）。

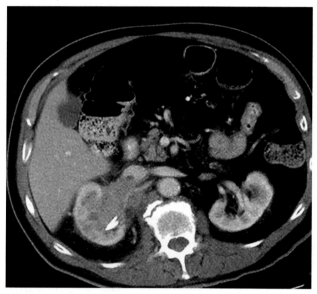

▲ 图 6-30 位于肾中央的尿路上皮癌

轴位增强 CT 皮髓质期图像显示右肾中央肾窦区实性肿块，后证实为尿路上皮癌。肿块内的高密度影是尿路支架的头端

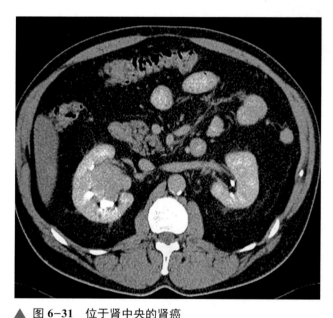

▲ 图 6-31 位于肾中央的肾癌

增强 CT 排泄期图像显示右肾中央肾窦区一实性肿块，后证实为肾癌。与尿路上皮癌相比，肾癌多占据集合系统而不引起变形，也更容易侵犯肾静脉，但二者仍不易鉴别

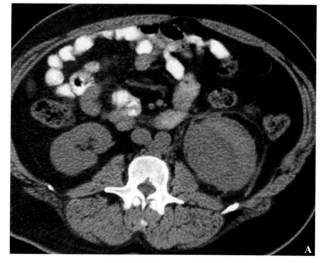

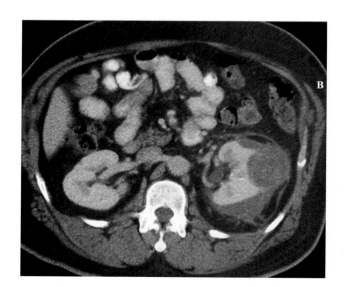

▲ 图 6-32 肾癌伴急性出血

A. 轴位 CT 平扫显示左肾周围高密度的急性肾周出血；B. 增强扫描在略向头侧几厘米的层面显示潜在的肾脏肿块

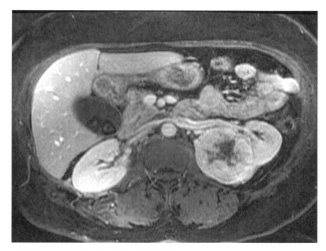

▲ 图 6-33　肾癌：透明细胞癌

轴位增强 MR 肾实质期图像显示左肾中部后份一较大的明显强化的肾细胞癌

如前所述，透明细胞癌在化学位移成像上表现为反相位信号衰减，这是由于多数肿瘤内含有大量细胞内脂质（图 6-16）。

（2）乳头状：乳头状癌在组织学上的典型表现为叶状且有中心纤维血管核。乳头状癌在 CT 和 MRI 上的表现具有特征性。CT 平扫上，乳头状癌的 CT 值通常高于正常肾实质（这一特征在许多乏脂型的 AML 中也可见到）。增强 CT 或 MRI 上，乳头状癌通常均匀强化，强化程度比其他肾癌低且呈延迟强化（这一特点有助于与快速明显强化的乏脂型 AML 鉴别）（图 6-34），多在实质期或排泄期达到强化峰值。乳头状癌在 T_2WI 上常为低信号，这一特点在透明细胞癌中很少见到（图 6-35 和图 6-36），部分乳头状癌可有显著囊变（图 6-37）。

有些学者将乳头状肾癌分为两个亚型。Ⅰ 型乳头状癌为低级别（Fuhrman 分级 1 级或 2 级），有少量嗜碱性的透明胞质。肿瘤生长缓慢，预后比透明细胞癌和 Ⅱ 型乳头状癌好（图 6-35 和图 6-36）。Ⅱ 型乳头状癌是高级别肿瘤（Fuhrman 分级 3 或 4 级），含有大量嗜酸性细胞，预后差。Ⅰ 型和 Ⅱ 型乳头状癌在影像学上能否鉴别一直有争议，不过有些研究认为肿瘤不均质、边界不清以及 T_2WI 上信号不均匀在 Ⅱ 型乳头状癌中更常见（图 6-38）。

不幸的是高达 1/3 的乳头状癌在组织学上不能区分是属于 Ⅰ 型还是 Ⅱ 型，其组织学特征难以鉴别，例如侵袭性较强、级别较高却为 Ⅰ 型组织学，以及侵袭性不强、级别较低却为 Ⅱ 型组织学，和（或）同时有透明细胞和乳头状细胞，这甚至产生了是否继续使用这个分型的争议。

遗传性乳头状肾细胞癌（hereditary papillary renal cell carcinoma, HPRCC）是一类常染色体显性遗传性疾病，患者发生多发的乳头状肾癌，通常为 Ⅰ 型（图 6-39）。和其他的 Ⅰ 型乳头状癌类似，HPRCC 的转移也不及透明细胞癌常见。但是，当 HPRCC 有转移时，常表现为侵袭性生物行为。

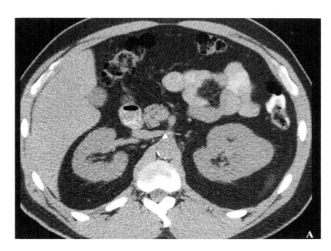

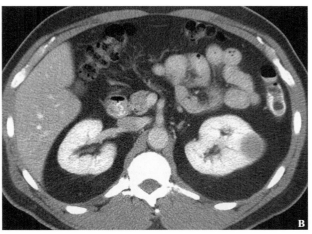

▲ 图 6-34　肾癌：乳头状癌

A. 轴位平扫 CT 显示肾脏外突性肿块，CT 值为 40HU，许多乳头状癌在 CT 平扫上密度高于正常肾实质，该例与正常肾实质相比呈等密度；B. 增强扫描轴位 CT 显示肿块强化不明显，CT 值仅增高到 60HU。因为病灶强化程度低且密度均匀，可能会与略高密度囊肿混淆

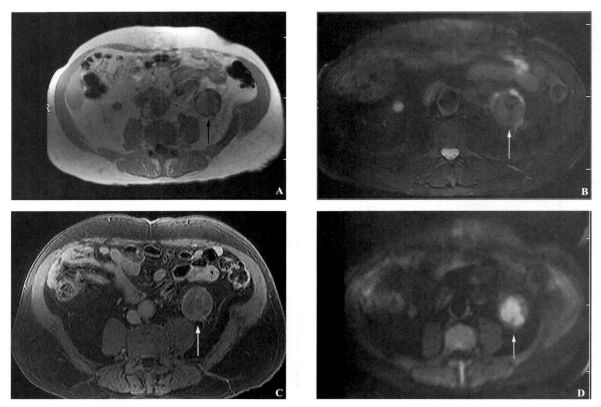

▲ 图 6-35　肾癌：乳头状癌 I 型
轴位 MR 图显示 I 型乳头状癌在 T_1WI 上呈稍高信号（A，箭），在 T_2WI 压脂相上呈特征性的低信号（B，箭）。注射钆对比剂后，T_1WI 脂肪抑制图像上表现为相对低强化（C，箭）且 DWI 上扩散受限（D，箭）

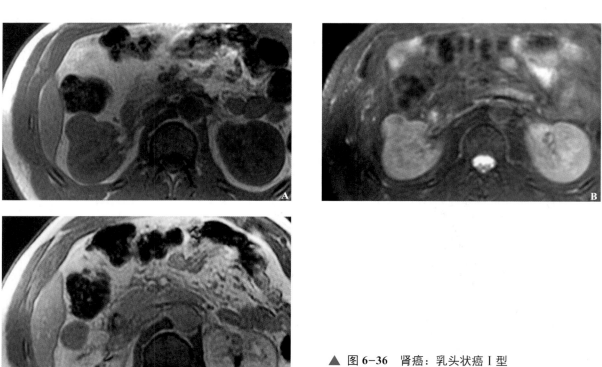

▲ 图 6-36　肾癌：乳头状癌 I 型
轴位 MR 图像显示右肾乳头状癌与周围肾实质比较在 T_1WI（A）和 T_2WI 压脂相（B）上呈中等至略低信号；注射对比剂后，实质期呈低强化，信号均匀（C）

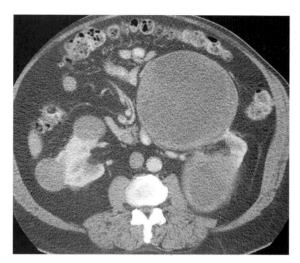

▲ 图 6-37　肾癌：囊性乳头状癌

多发囊性乳头状癌的轴位增强 CT 图像显示病灶中心接近水样密度。多数病变有一个厚壁的强化边缘

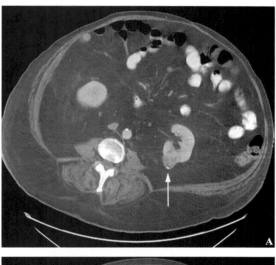

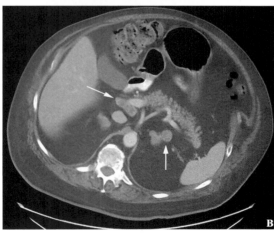

▲ 图 6-38　肾癌：乳头状癌 Ⅱ 型

A. 轴位增强 CT 图像显示左肾后部外生性的 Ⅱ 型乳头状癌（箭）。病变密度不均匀、边缘欠清晰在 Ⅱ 型乳头状癌更常见；B. 虽然原发病灶体积较小，但略向头侧几厘米的层面已显示左侧肾上腺及淋巴结转移（箭）

（3）嫌色细胞型：嫌色细胞癌来源于髓质集合管，是肾癌中第三常见的肿瘤，通常比其他类型肾癌的病程更缓和。组织学上，嫌色细胞癌的特点是有大的多角形细胞。Birt-Hogg-Dube 综合征和遗传性肾肿瘤相关，毛囊错构瘤和薄壁肺囊肿（常破裂导致气胸）也是该综合征的特点。该综合征患者经常发生嫌色细胞癌，或嫌色细胞癌和嗜酸细胞瘤混合发生。嫌色细胞癌没有显著的影像学特征（图 6-40 和图 6-41）。

（4）透明细胞乳头状癌：目前认为第四位常见的肾癌类型是混合性透明细胞乳头状癌或透明细胞小管乳头状癌。这类肿瘤生长缓慢，很少发生远处转移。可散发，但常见于终末期肾病的患

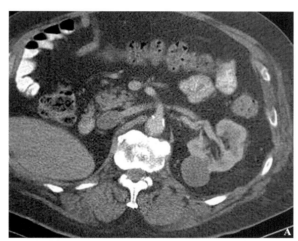

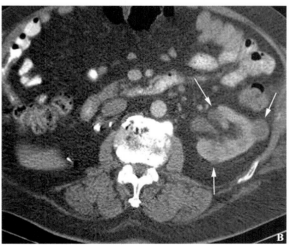

▲ 图 6-39　遗传性乳头状肾癌综合征（HPRCC）

A. 轴位增强 CT 显示左肾后部一较大的低强化乳头状癌，该例患者已经因为右肾 1 个乳头状癌行右肾切除术；B. 略向足侧的层面显示左肾的另外三个乳头状癌（箭）。HPRCC 患者常同时出现多发的乳头状癌

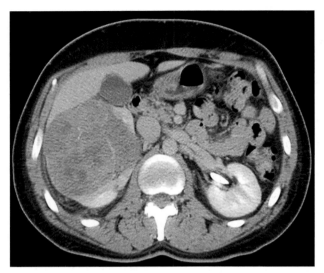

▲ 图 6-40　肾癌：嫌色细胞癌
轴位增强 CT 排泌期图像显示右肾一轻度不均匀强化的肿块，其征象无特异性，难以做出嫌色细胞癌的诊断

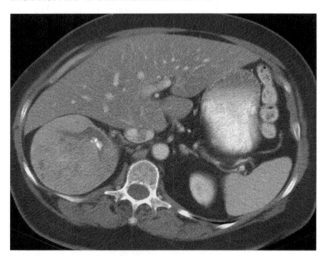

▲ 图 6-41　肾癌：嫌色细胞癌
轴位增强 CT 皮髓质期显示右肾一轻度不均匀强化的肿块伴边缘强化，并可见一小片营养不良性钙化。同样，这些征象与其他肾癌的表现有重叠

者。目前还没有发现可以与其他肾癌鉴别的征象（图 6-42）。

（5）低度恶性潜能的多房囊性肿瘤：肾癌还有一些非常少见的类型。低度恶性潜能的多房囊性肿瘤是一类低级别的肿瘤，目前未见有转移的报道。CT 和 MRI 上，其表现类似复杂囊肿，多为 Bosniak Ⅲ级或Ⅳ级，分隔增厚和壁钙化也常见（图 6-43）。

（6）肾髓质肿瘤：还有一类肿瘤来源于肾脏髓质，包括集合管癌、小眼畸形（MiT）基因家族易

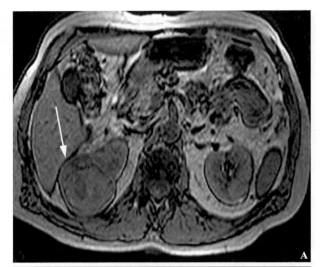

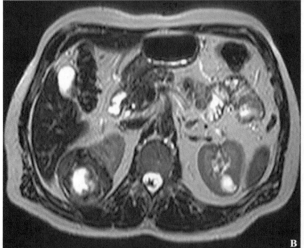

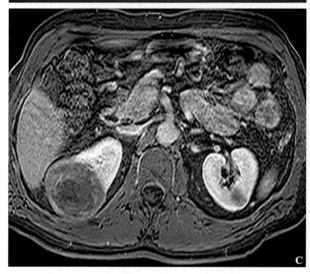

▲ 图 6-42　肾癌：透明细胞乳头状癌
轴位 T_1WI（A）、T_2WI（B）和钆对比剂增强 T_1WI（C）图像显示右肾上极后外侧一不均匀的透明细胞乳头状癌（箭）。终末期肾病的患者发现实性有强化的肾脏肿块要考虑到该类型肿瘤，但缺乏特征性的影像学特点

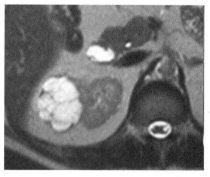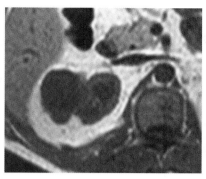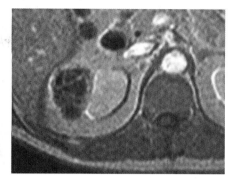

▲ 图 6-43　肾癌：多房囊性肾癌

T₂WI、T₁WI 和钆对比剂增强 T₁WI 轴位 MR 图像显示右肾一多房囊性肾癌

位肾癌（其中包括 Xp11.2 易位癌）以及肾髓质癌。这些肿瘤除了通常位于肾中心和有时有侵袭性表现外，没有其他突出的影像学特点。对于肾脏中心性生长的肿瘤，鉴别诊断还包括其他更常见的肾癌细胞类型、尿路上皮癌和淋巴瘤。肾脏动脉瘤偶尔也会和位于肾脏中心的实性肿块混淆（图 6-44）。

与集合管癌好发于老年人不同（图 6-45），肾髓质癌常见于患有镰状细胞贫血的年轻非洲裔美国男性。肾髓质癌生长迅速，预后差，是一类侵袭性很强的肿瘤。目前报道的病例中大多数有转移，以淋巴结转移多见（图 6-46）。治疗首选外科手术切除，但术后的平均生存期并不乐观，所有报道的病例都以死亡告终。

Xp11.2 癌是最常见的 MiT 基因家族易位癌之一，常见于年轻人，其中 1/3 患者是儿童。通常这类肿瘤多位于肾髓质，因此肾髓质占位要考虑这类肿瘤的可能。影像学上，Xp11.2 基因易位肾癌表现为不均匀的、明显强化的肿块，伴有坏死或囊变，通常肾脏髓质和皮质都累及（图 6-47）。与典型的透明细胞肾癌不同，这类肿瘤表现为延迟强化，但仍然不易与透明细胞癌或其他肾癌类型鉴别。

（7）肉瘤样去分化肿瘤：病理上部分肾癌有肉瘤样特点，含有特征性的纺锤形细胞，但也含有腺瘤成分和移行成分。肉瘤样肾癌多见于老年人，具有较强的侵袭性，预后较差。肉瘤样特点可见于原发性肾癌的多种组织学类型中，并不是肾癌的一个独立类型，影像学上不具有特征性，无法与没有肉瘤样特点的肾癌鉴别。

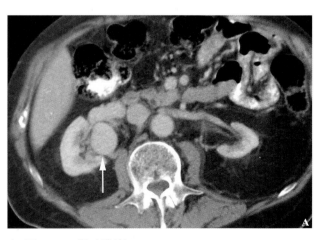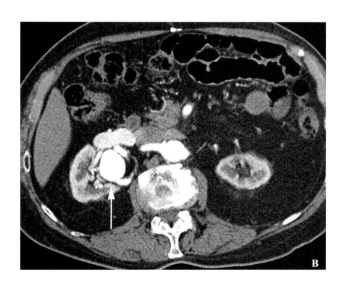

▲ 图 6-44　肾动脉瘤

A. 轴位增强 CT 肾实质期图像显示右侧肾窦内均匀强化的肿块，可能与肾癌混淆（箭）；B. 动脉期图像显示注射对比剂后病变迅速强化，程度接近腹主动脉（箭）。这类血管性病变在多普勒超声或 MR 上的表现更具特征性

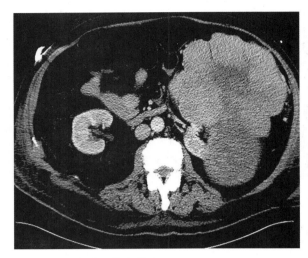

▲ 图 6-45 肾癌：集合管癌
轴位增强 CT 显示左肾一巨大密度不均匀集合管癌

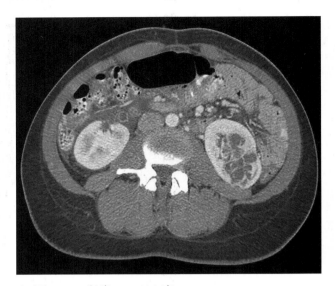

▲ 图 6-47 肾癌：Xp11.2 癌
年轻女性，增强 CT 实质期图像显示左肾一密度不均匀肿块自髓质凸向皮质。肿块呈多房状，含有囊变区和多个分隔

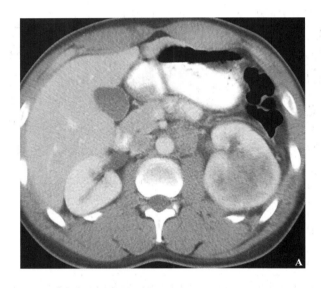

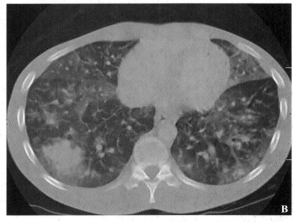

▲ 图 6-46 肾癌：髓质癌
A. 轴位增强 CT 显示左肾中部肾脏中心浸润性生长的肿块；
B. 同一时期胸部轴位 CT 显示肺内广泛多发转移灶

4. 多发肾癌

随着肾癌患者常规断层影像随访的广泛应用，更多的多发性肾癌被发现。肾癌中有 5% ～ 10% 为多发性肾癌，同时或异时发生，多发病灶并不意味着肿瘤更大或者分期更晚。

有时，多发肾脏实性肿块提示可能有某种遗传性肾癌综合征。越来越多的遗传性肾癌综合征被发现，表 6-3 列出了部分遗传性肾癌综合征，其中一些常见的综合征在接下来还会提到。

表 6-3 部分遗传性肾癌综合征、肾癌的类型及发生肾癌患者的比例

von Hippel-Lindau 综合征	透明细胞癌（75%）
结节性硬化	透明细胞癌（2% ～ 4%）
遗传性乳头状肾癌	I 型乳头状癌（90%）
Birt-Hogg-Dube 综合征	嫌色细胞癌（和嗜酸细胞腺瘤）（10% ～ 34%）
遗传性平滑肌瘤病和肾癌综合征	II 型乳头状癌（20% ～ 30%）
Lynch 综合征	尿路上皮癌（3% ～ 5%）

VHL 综合征是一类常染色体显性遗传疾病，包括肾囊肿、胰腺囊肿以及富血供肿瘤，如小脑脊

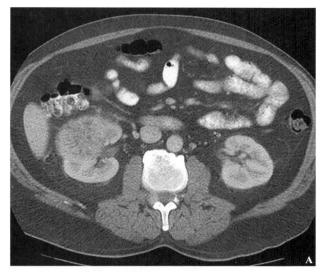

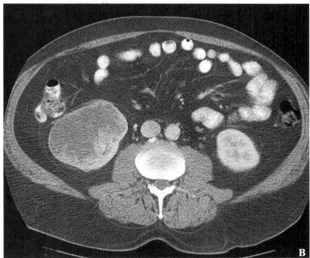

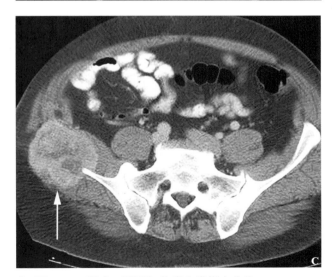

▲ 图 6-48　肾癌：透明细胞癌肉瘤样去分化

A、B. 增强 CT 轴位皮髓质期显示右肾一巨大肿块，由于坏死广泛而呈低密度；C. 向足侧若干厘米层面显示一巨大转移灶累及右侧髂骨和臀部肌肉（箭）

髓血管网状细胞瘤、视网膜血管瘤、胰腺神经内分泌肿瘤和双肾多发透明细胞癌（图 6-49 和图 6-50）。这类患者肾癌的 Fuhrman 分级通常比较低，生长速度较散发的肾透明细胞癌缓慢。大于 3cm 的病灶通常行手术切除，也可行射频消融治疗，但由于消融后瘢痕形成，会对后续的手术治疗带来困难。

结节性硬化也是一类常染色体显性遗传疾病，通常有多发的肾 AML（图 6-21 和图 6-25）。目前认为这类患者发生肾癌的可能性有轻度增加。肾癌可以为双侧多发，影像学上与乏脂肪的 AML 不易鉴别（图 6-51）。

遗传性乳头状肾癌是常染色体显性遗传疾病，表现为多发的乳头状肾癌，多为低级别的 I 型乳头

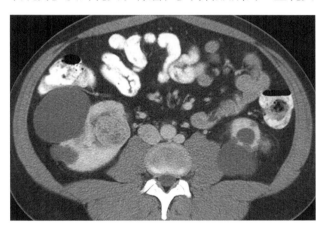

▲ 图 6-49　von Hippel-Lindau 综合征

轴位增强 CT 扫描肾实质期显示双肾囊肿和实性肿块，诊断 von Hippel-Lindau 综合征

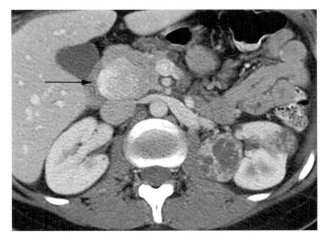

▲ 图 6-50　von Hippel-Lindau 综合征

轴位增强 CT 扫描皮髓质期显示左肾两个密度混杂的不均匀肿块，并见一较大强化明显的胰腺神经内分泌肿瘤（箭）

状癌（图 6-39）。

Birt-Hogg-Dube 综合征是常染色体显性遗传疾病，表现为多种皮肤疾病（纤维滤泡瘤）、肺囊肿合并自发性气胸及肾脏肿瘤。易发生的肾肿瘤为嫌色细胞癌和嗜酸细胞腺瘤，但也可碰到透明细胞癌或乳头状癌（图 6-52）。

遗传性平滑肌瘤病和肾癌综合征是常染色体疾病，表现为皮肤和泌尿系平滑肌瘤及乳头状肾癌。肾癌通常单发，有典型的乳头状癌表现（增强 CT 和 MRI 上强化不明显）。尽管其影像学表现侵袭性不明显，但病变多为高级别（多数病理学家认为其为 II 型乳头状癌），具有较强的侵袭性（图 6-53）。

Lynch 综合征是另一类常染色体显性遗传疾病，患者有结直肠癌和子宫内膜癌、上尿路尿路上皮癌（该类患者中第三位常见的恶性肿瘤）及其他部位的恶性病变。

（五）嗜酸细胞瘤

嗜酸细胞瘤占肾脏肿瘤的 5%，多为偶然发现，少数患者会出现胁腹部肿块、疼痛或血尿。嗜酸细胞瘤大体病理表现为边界清楚的棕褐色至棕色肿瘤。嗜酸细胞瘤无明显出血或坏死，而在影像学上可见明显的中央星形瘢痕。与之不同的是，肾癌大体上为橘色至黄色，常见出血和坏死区域，可以鉴别。然而，影像学上，肾癌的中心坏死和出血与嗜酸细胞瘤的中心瘢痕表现可能相似。大多数嗜酸细胞瘤为良性肿瘤，无明显侵袭性，但有区域淋巴结受累及肿瘤扩散至肾静脉的个案报道。

与许多肾癌一样，平扫 CT 上嗜酸细胞瘤的密度接近周围肾实质。平扫 MR 上，嗜酸细胞瘤表现为 T_1WI 上低信号，与肾癌表现为中等至高信号不同（图 6-54）；T_2WI 上表现为高信号，与肾癌大多数类型一致（图 6-54）。嗜酸细胞瘤在 DWI 上也表现为扩散受限，ADC 值与许多肾癌的有重叠。

与肾脏大多数富血供肿瘤如透明细胞癌类似，嗜酸细胞瘤在 CT 和 MR 增强扫描中均表现为部分区域明显强化（图 6-55 和图 6-56 CT 图，图 6-57 和图 6-58 MRI 图）。一项研究发现，嗜酸细胞瘤在

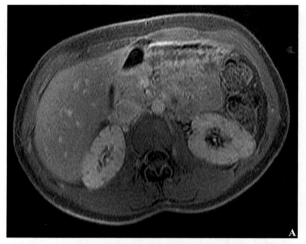
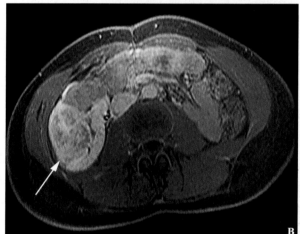
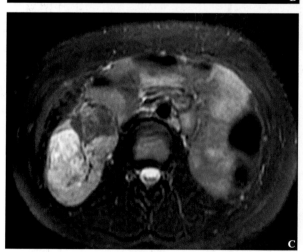

▲ 图 6-51 有肾癌的结节性硬化

A. 钆对比剂增强的 T_1WI 脂肪抑制图像显示双肾散在多发小的无强化低信号灶，为多发小血管平滑肌脂肪瘤；B. 轴位增强 T_1WI 脂肪抑制图像向足侧数厘米的层面见右肾 2 个较大肿块，右肾后部高信号肿块（箭），病理证实为肾癌，不易与乏脂型血管平滑肌脂肪瘤鉴别，偏前方的肿块强化不明显，为乏脂型血管平滑肌脂肪瘤；C. 平扫 T_2WI 压脂像显示同一层面肾癌比邻近的血管平滑肌脂肪瘤信号高

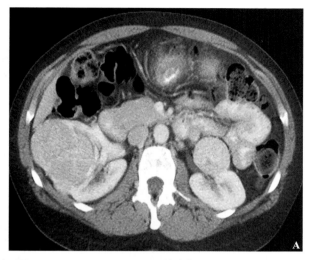
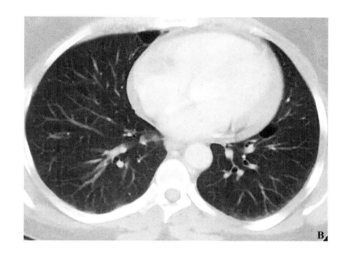

▲ 图 6-52 **Birt-Hogg-Dube 综合征**

A. 轴位增强 CT 皮髓质期显示双肾实性肿块，为嗜酸细胞腺瘤和嫌色细胞癌的混合癌；B. 胸部轴位图像显示双肺底小囊性病灶，部分会自发性破裂导致气胸

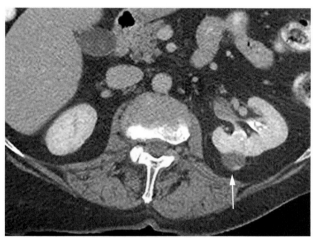
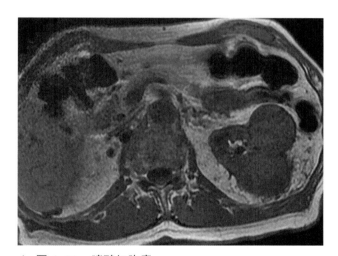

▲ 图 6-53 **遗传性平滑肌瘤和肾癌综合征**

患者有子宫肌瘤病史，轴位增强 CT 皮髓质期显示左肾中部后份单发的低强化实性肿块（箭），病理证实为乳头状肾癌。这类患者中，尽管乳头状癌表现像良性病变，却有很强的侵袭性

▲ 图 6-54 **嗜酸细胞瘤**

T_1WI 平扫显示左肾 2 个低信号肿块，信号不均匀

CMP 期强化程度高于多数肾肿瘤，但是与透明细胞癌有重叠。另一项研究发现，延迟期仅有嗜酸细胞瘤表现出大于 50% 的对比剂洗脱。而另一项综述中，嗜酸性腺瘤更常表现为均匀强化，NP 期强化程度较其他肿瘤明显，但该表现仍然有重叠。增强 CT 和 MR 上，嗜酸细胞瘤通常边界清楚，和正常肾实质分界清晰（图 6-55）。如果存在中心星状瘢痕，影像学上常可以显示（图 6-56 和图 6-58）。但如前所述，该征象不具有特征性，在许多出现

中心坏死的肾癌内也可以看到类似表现。

近年来报道的一个征象可能对鉴别肾癌和嗜酸细胞瘤有帮助，即节段性增强反转征。该征象中，肿瘤在 CMP 期表现为强化程度不同的两个部分，其中强化明显的部分在延迟期呈低强化，而强化不明显的部分在延迟期明显强化，并且这部分在延迟期的强化程度超过 CMP 期强化明显的部分。因此，延迟期和增强早期比较，病变明显强化的部分和低强化的部分发生了反转。然而，并不是所有嗜酸细胞瘤都有节段性增强反转征，但如果有该征象则提

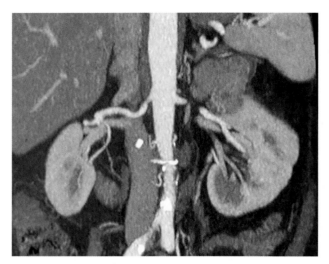

▲ 图 6-55　嗜酸细胞瘤
增强 CT 扫描皮髓质期冠状位显示左肾上极密度均匀的嗜酸细胞瘤，边缘光滑，与肾实质分界清晰，中心无瘢痕

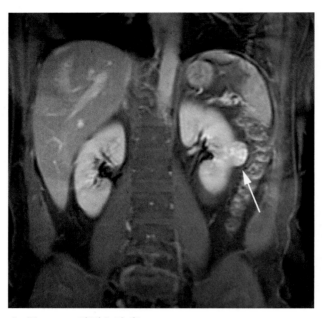

▲ 图 6-57　嗜酸细胞瘤
MR 增强扫描 T_1WI 实质期冠状位图像显示左肾中部外侧一向外生长的小嗜酸细胞瘤（箭）。肿块明显均匀强化，不含中心瘢痕

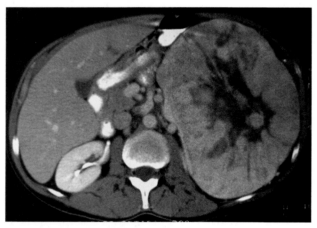

▲ 图 6-56　嗜酸细胞瘤
增强 CT 排泌期显示左肾巨大嗜酸细胞瘤，有明显的中央瘢痕，该征象在大的嗜酸细胞瘤更常见

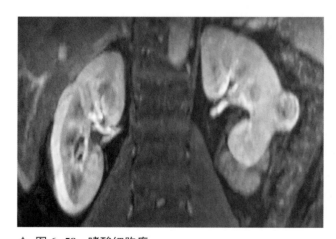

▲ 图 6-58　嗜酸细胞瘤
MR 增强扫描 T_1WI 实质期冠状位图像显示左肾中部外侧一向外生长的小嗜酸细胞瘤，肿块明显均匀强化，含有小的中心瘢痕

示可能是嗜酸细胞瘤。

　　因此，一些学者认为，对于肾脏实性肿块，联合应用这些影像学特征能够明显提高嗜酸细胞瘤与肾癌鉴别的准确性。例如，研究表明直径大于 4cm、强化均匀且排泌期 CT 值为 30HU 的实性肿块 99% 均为恶性。然而，部分影像学特征的联合应用比较复杂，尚不能广泛应用于临床。

　　目前，嗜酸细胞瘤在影像学上并不能与肾癌准确鉴别，因此，许多医院要求穿刺活检以明确肾脏肿块的类型。过去曾认为穿刺活检不能够用于鉴别

嗜酸细胞瘤和肾癌（因为部分肾癌内也含有嗜酸细胞），但是随着免疫组化染色的应用，这个问题已不存在，大多数情况下都可以鉴别。然而，对于如何处理嗜酸性腺瘤目前仍不明确。既往这类病变均行手术切除或射频治疗（前提是术前无法明确鉴别嗜酸细胞瘤和肾癌），近年来对于活检明确诊断的嗜酸细胞瘤更推荐非手术治疗。由于对嗜酸细胞瘤的自然病程尚不明确（例如部分病例可能进展为嗜

酸细胞腺癌），后期还需进行一系列影像学随访。

（六）乏脂型血管平滑肌脂肪瘤

如前所述，大约 5% 的 AML 在断层影像上没有足够的脂肪以诊断 AML。对于这类病例，很难与肾癌或嗜酸细胞瘤鉴别。尽管有些征象可能有提示性，例如平扫 CT 上乏脂型血管平滑肌脂肪瘤的 CT 值高于肾实质，但与肾癌的表现仍有重叠（图 6-20 和图 6-21），这时穿刺活检有帮助。

（七）已知或怀疑肾癌患者的分期和评分

1. 分期

如今，肾癌的分期采用美国癌症分期联合委员会（the American Joint Committee for Cancer Staging, AJCC）提出的 TNM 分期系统（表 6-4）。该系统与患者的预后密切相关，便于各医院之间数据的准确比较。

表 6-4 肾癌的分期

2010TNM 分期
T_X 原发肿瘤无法评估
T_1 肿瘤位于肾内，直径 ≤ 7cm
T_{1a} < 4cm
T_{1b} 4 ~ 7cm
T_2 肿瘤位于肾内，直径 > 7cm
T_{2a} 直径 > 7cm 但 < 10cm，位于肾内
T_{2b} 直径 > 10cm，位于肾内
T_3 肿瘤累及肾静脉或肾周间隙，但未累及同侧肾上腺
T_{3a} 侵犯肾静脉、肾周脂肪囊，但局限于吉氏筋膜内
T_{3b} 侵犯膈下水平的下腔静脉
T_{3c} 侵犯膈上水平的下腔静脉
T_4 肿瘤突破吉氏筋膜累及邻近器官或累及同侧肾上腺
N_0 无淋巴结受累
N_1 仅有一个区域淋巴结转移
N_2 超过一个淋巴结转移
M_x 远处转移无法评估
M_0 无远处转移
M_1 远处转移

有研究表明，CT 和 MRI 对肾癌分期的准确性高达 90%，能够准确评估肿瘤的大小以及对肾静脉、下腔静脉和邻近脏器的侵犯（图 6-59），还可以发现引流区域淋巴结肿大和远处转移。确定是否有静脉侵犯及其准确范围对外科手术和评估肾脏的血供情况非常重要（图 6-60）。CT 和 MRI 均能够显示静

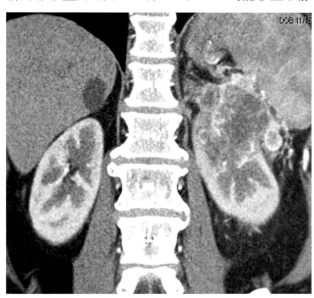

▲ 图 6-59 T_4 期肾癌
增强 CT 皮髓质期于左肾上极见巨大浸润性肾癌，侵犯左肾上腺，诊断为 T_4 期

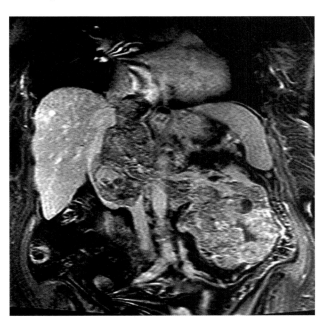

▲ 图 6-60 T3c 期肾癌
T_1WI 压脂增强 MR 冠状位图像显示左肾巨大肾癌患者可见左肾静脉内巨大不均匀强化的肿瘤栓子，并通过下腔静脉进入左心房水平，诊断为 T_{3c} 期

脉内肿瘤栓子的血供，从而鉴别肿瘤栓子和血栓。

CT 和 MRI 对肾癌分期的局限性在于不能准确评估肿瘤突破肾包膜对肾周间隙的浸润情况（T3a 期），假阳性和假阴性都会出现。肾周间隙内线样的软组织增多可以是水肿、侧支血管或肿瘤浸润条索。因此建议只有在肾周脂肪内见到强化的结节才能诊断肾包膜侵犯（图 6-61）。反之，显微镜下观察到的肿瘤侵犯肾包膜可能在 CT 或 MRI 上无异常发现（图 6-62）。

2. RENAL 肾测量评分系统

RENAL 测量评分系统是目前被很多泌尿科医生和放射科医生用于预测肾脏肿块实施肾部分切除术是否优于根治术，以及实施肾部分切除术后出现并发症可能性有多大的一个系统。一些学者建议，该评分系统还可用于评估热消融术的有效性，以及无并发症治疗反应的可能性。因此，在很多医院，确诊或怀疑肾癌的患者需要同时做 TNM 分期和 RENAL 评分系统评估肾脏肿块。表 6-5 列出了最常用的肾测量评分系统。概括地说，该系统评价肾癌的六个特征：包括大小、外凸率（即肿瘤凸出于肾脏轮廓的多少）、距集合系统的距离、位于肾脏的腹侧还是背侧、位于肾脏的上极或下极以及与肾动脉和肾静脉的距离，病变的得分越高则越难处理。一旦 RENAL 评分系统确定，肾癌患者可被分为三组：肿块评分为 4 ～ 6 分者行部分肾切除术的预后较好，7 ～ 9 分者行部分肾切除术的预后中等，10 ～ 12 分者不宜行部分肾切除术，而应选择肾全切术或根治术。

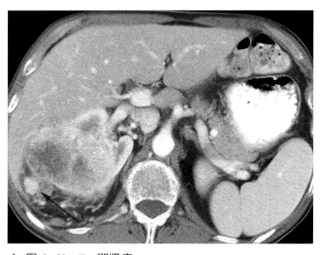

▲ 图 6-61　T_{3b} 期肾癌

增强 CT 轴位皮髓质期显示右肾巨大肾癌，可见右侧肾周间隙内强化结节（箭）。出现这样的结节强烈提示包膜侵犯

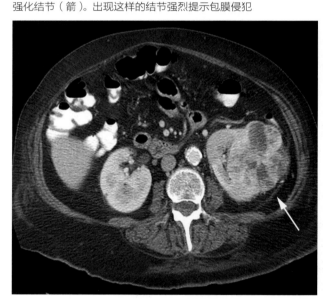

▲ 图 6-62　T_{3b} 期肾癌

增强 CT 轴位皮髓质期显示左肾巨大肾癌，可见左侧肾周间隙软组织密度条索影（箭）。该征象不具有特异性，可以是肿瘤浸润，也可以仅仅是肾周水肿或肾周血管

表 6-5　肾测量评分系统

	1 分	2 分	3 分
肿瘤大小	< 4cm	4 ～ 7cm	> 7cm
外凸率	突出 ≥ 50%	< 50%	位于肾内
距集合系统的距离	≥ 7mm	4 ～ 7mm	< 4mm
位于肾脏腹侧或背侧	没有分值，用字母表示，"a" 代表腹侧，"p" 代表背侧，"x" 代表二者均不符合		
肿瘤与肾上下极的关系	完全位于肾脏上极或下极（最好在冠状位观察）	超过肾脏上极或下极	50% 以上超过肾脏上极或下极，或完全位于两极之间，或跨中线

注：病变累及肾动脉或肾静脉，在前方加 "h"

（八）肾癌的治疗

多数 T_1 期肾癌患者行部分肾切除术，通常被称为保留肾单位手术。对于直径小于 4cm 的肿瘤，保留肾单位手术的结果与根治性肾切除术一致。但保留肾单位手术的难度比根治性肾切除术要大，当有时肾癌病灶多发时，可能会导致肿瘤残留。在某些改进的情况下，保留肾单位手术的无病生存期与根治术一致甚至稍高，术后转移概率更低，局部复发很少。而且肾部分切除术后出现肾功能不全、高血压及蛋白尿的发生率低于根治术。部分肾切除术目前多在腹腔镜下进行，与开放性部分肾切除术相比，腹腔镜下部分肾切除术的围术期死亡率明显降低，平均住院日缩短。

肿瘤较大侵犯肾窦或集合系统（RENAL 评分较高）的患者通常接受全肾切除术，完整切除患肾。手术时需要保留肾周筋膜，以保留同侧的肾上腺。

根治性肾切除术指完整切除患肾，包括肾上腺和肾周脂肪囊，以预防肿瘤沿肾蒂的早期播散，这种术式已不再常用。该手术只有在肿瘤巨大或肿瘤侵犯肾周间隙、肾静脉和（或）下腔静脉时才会采用。事实上，下腔静脉内的癌栓通常容易被切除，即使癌栓向头侧蔓延达到心脏水平。这是因为血管内的癌栓通常被很好地包裹，不附着在血管壁。根治性肾切除术中，常需要进行区域淋巴结清扫，左肾肾癌需清扫主动脉周围淋巴结，右肾肾癌需清扫下腔静脉周围淋巴结。

有时，肾癌患者有转移灶也会进行肾切除术，进行姑息手术，防止并发症的发生，例如血尿、疼痛或者大的动静脉瘘继发的心衰，该治疗称为减瘤肾切除术。与单纯化疗相比，减瘤术可以延长部分肾癌转移患者的生存期。

当肾癌非常大且伴有血管内癌栓时，可以采用一些辅助治疗方式。术前对大的富血供肾癌进行栓塞可以有效减少肿瘤的血供，从而更易切除病变（减少术中出血）。无法手术的肾癌也可以行动脉栓塞以治疗肿瘤引起的并发症，栓塞后血尿通常不再出现。

T_{1a} 期及部分 T_{1b} 期肾癌患者还可以行热消融术［射频消融术（radiofrequency ablation，RFA）或冷冻消融术］，代替部分肾切除术。热消融术通常采用穿刺术，从而避免了开放性手术。消融术中，肿瘤细胞被加热或冷冻到足够的温度以使肿瘤发生坏死。射频消融术中的坏死区无法利用影像学检查观察到。在冷冻消融术中，坏死区内的"冷冻球（ice ball）"的产生可以通过超声观察。

由于目前肾癌的治疗方法很多，肾癌患者的治疗选择主要取决于患者的一般情况以及术前肾癌的影像学表现（可进行 RENAL 测量评分系统评估）。由于肾癌的侵袭性不强，对于体质较差的患者更倾向选择热消融术，因为这类患者行外科手术的病死率更高。

小的肾脏肿块（直径＜ 4cm），即使经活检证实为肾癌，也更倾向选择不手术而及时随访，特别是对于预期寿命不长的老年患者。这是因为大多数小肾癌生长缓慢且长径小于 4cm 的小肾癌较少发生转移。据估计仅有＜ 5% 的小肾癌会发生转移。因此，许多小肾癌的老年患者更可能带癌生存而不是死于小肾癌，多在小肾癌转移前死于其他疾病。

由于上述观察结果，有些医院对于所有肾脏小的实性肿块均需活检，对于组织学较好的肾癌［例如低级别（Fuhrman 分级为 1 ～ 2 级）乳头状癌或低级别透明细胞癌或嫌色细胞性肾癌］进行密切随访，特别是对于老年患者或合并疾病的患者。小肾癌的随访开始可以半年一次，随访 1 年，然后改为每年一次。当肿瘤生长迅速（12 个月内大于 5mm）或大小超过设定的最大直径（部分医疗中心定 4cm 为阈值）才需要考虑治疗。

（九）肾脏部分或全部切除术后成像

部分或全部肾切除术后，85% 的复发病例发生在术后 3 年内，复发风险与原发病变的分期密切相关。肿瘤的核分裂级别（Fuhrman 分级）与生存期密切相关（表 6-6）。有意思的是，肾癌具有迟发性复发的表现，有些患者在初次手术后长达 10 年时首次出现转移，复发可以发生在术区、引流区域或远处。

CT 和 MR 均可用于评估肾脏部分或全部切除术后有无局部复发、转移或其他并发症。术后影像学随访的间隔并没有统一的标准，但是基于上述观察，对于无症状的患者，推荐在术后的前 2 ～ 3 年内，每 6 ～ 12 个月进行一次胸部 X 线和腹部 CT 检查。术后的 4 ～ 5 年内，每年做一次上述检查。表 6-7 列出了推荐的随访建议。

表 6-6　Fuhrman 分级与 5 年生存率的关系

核分裂级别	5 年生存率（%）
1	89
2	65
3 或 4	46

表 6-7　透明细胞癌的随访

T 分期	1				2		3			4
Fuhrman 分级	1 ～ 2		3 ～ 4		1 ～ 4	1		2 ～ 4		1 ～ 4
ECOG PS 评分	0	≥1	任何	≥1	任何	0	≥1	0	≥1	任何
危险度分组	低危险组				中等危险组					高危险组

ECOG PS 评分是美国东部肿瘤协作组（Eastern Cooperative Oncology Group，ECOG）提出的体力状况（performance status，PS）评分的缩写。0 分指活动能力完全正常，1 ～ 5 分指活动能力轻度受限至逐级降低。

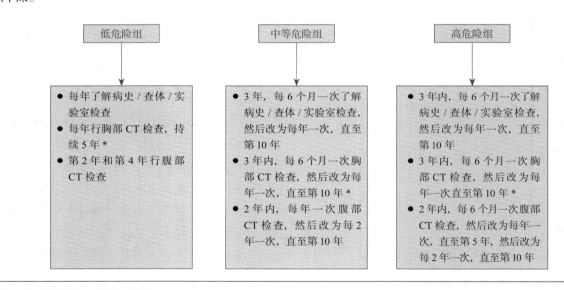

注：*3 年后，可用胸部 X 线代替 [引自 Chin AI, Lam JS, Figlin RA, et al. Surveillance strategies for renal cell carcinoma patients following nephrectomy. RevUrol. 2006;8（1）:1–7.]

部分肾切除术后正常表现通常包括局部肾实质缺损及邻近炎性软组织密度灶，随时间延长逐渐缩小（图 6-63）。手术区域经常可见小的高密度灶，代表缝合物或网状物。部分肾切除术后常用止血物，可能表现为小的软组织肿块或液体聚集，通常会含有气体（图 6-64 和图 6-65），在术后可能会存在很长时间，易误为合并感染产生的气体。软组织密度灶可能需要几个月吸收，可能会被误诊为肿瘤复发。另一个常见的术后表现是 CT 上膀胱内出现脂肪 - 液体平面，临床上表现为无症状的乳糜尿（图 6-66）。

全部肾切除或根治性肾切除术后，肾区可见术后改变，可见软组织条带影，同样随时间延长会减少，很少见到止血药。术后影像学检查有时可发现

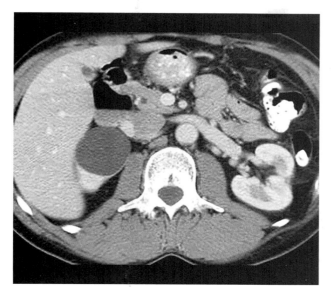

▲ 图 6-63 肾部分切除术后的影像表现

轴位增强 CT 皮髓质期显示左肾外侧局限性肾实质缺损，这通常与邻近肾周软组织密度的纤维索条有关

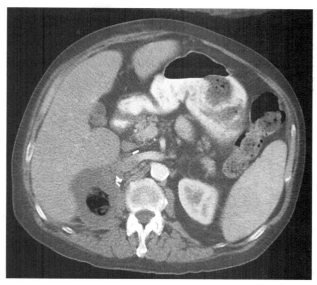

▲ 图 6-64 肾部分切除术后止血物

轴位增强 CT 皮髓质期显示右肾部分切除术后，术区内有气体聚集。气体存在于外科手术时置入的止血物内，可见于术后几个月，易被误诊为感染

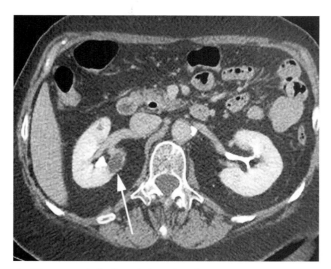
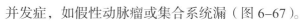

▲ 图 6-65 肾部分切除术后止血物

轴位增强 CT 排泌期显示右肾中部后唇可见小范围的液体密度聚集，为术区的止血物

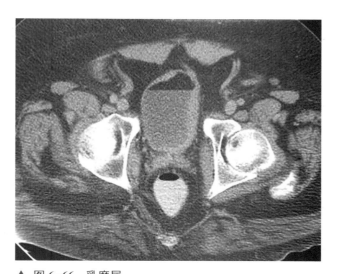

▲ 图 6-66 乳糜尿

轴位 CT 显示膀胱内孤立的脂肪密度影，为分层的淋巴液，该征象见于部分肾切除和热消融术后，但无临床意义

并发症，如假性动脉瘤或集合系统漏（图 6-67）。

部分肾切除术后，肾癌可能在原手术区、局部区域或远处区域复发。术区复发的早期诊断有一定困难，可能会误诊为术后瘢痕（图 6-68）。当然，系列随访 CT 发现病灶长大可证实为复发，而术后改变会逐渐缩小。需要注意的是，腹腔镜下肾部分切除术后，肿瘤同样可能会在插管的位置或者沿着

肠系膜、腹膜种植（图 6-69）。

RCC 的远处转移包括淋巴道转移和血行转移。肾癌可通过淋巴管转移到腹膜后淋巴结，然后进入胸导管。血行转移通常通过肾静脉进入下腔静脉后进入全身。最常见的远处转移部位包括（按发生率从高到低排列）肺、骨、术区、脑、肝脏、纵隔淋巴结和对侧肾脏。仅有肺转移患者的总体生存

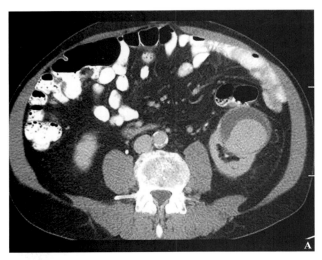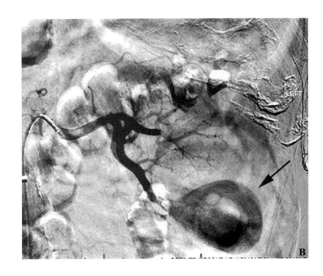

▲ 图 6-67　肾部分切除术后假性动脉瘤

A. 一位肾部分切除术后 6 个月患者的轴位增强 CT 排泌期显示左肾见一巨大肿块，中心区域强化程度与主动脉接近；B. 随后的选择性肾动脉造影证实为一个巨大的假性动脉瘤（箭），后被成功栓塞

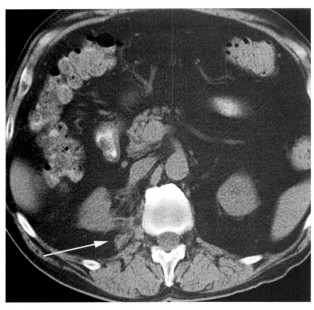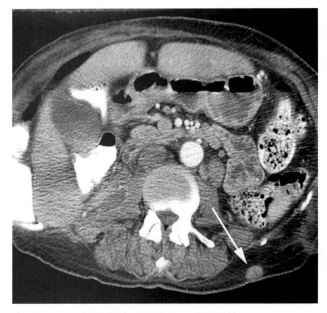

▲ 图 6-68　肾部分切除术后局部肿瘤复发

一位右肾部分切除术后患者的轴位平扫 CT 显示术区可见粗大的线样软组织密度影（箭），因连续的随访 CT 发现病灶增大，进行了穿刺活检，证实为肿瘤复发。如果术后短期内出现，很容易与术后瘢痕混淆

▲ 图 6-69　腹腔镜肾全切除术后术区复发

一位肾癌患者左肾全切术后的轴位增强 CT 皮髓质期显示在术区，沿左后外侧腹壁见一复发的肿瘤结节（箭）

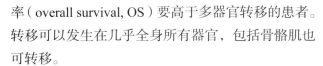

率（overall survival, OS）要高于多器官转移的患者。转移可以发生在几乎全身所有器官，包括骨骼肌也可转移。

　　有意思的是，肾癌有少见的转移到胰腺的倾向，是胰腺转移瘤中最常见的原发肿瘤。胰腺转移癌的典型表现为边界清楚的单发或多发富血供肿块，可位于胰腺任何部位（图 6-70）。因为均为富血供病变，肾癌胰腺转移灶可能与胰腺的神经内分泌肿瘤混淆。

（十）热消融术后影像表现

　　热消融术后常规要求患者进行规律的影像随

访，但尚无统一的随访方案，例如有的方案要求术后第 1、3、6、12 个月需各行一次 CT 或 MR 检查，以后的 5 年，每年一次。CT 和 MR 检查应包括平扫和增强扫描，增强扫描需包括动脉期和实质期，研究表明肿瘤残留或复发在动脉期显示更明显。

肾肿瘤射频消融或冷冻消融成功后的改变通常有特定的演变过程，消融后的区域应该无强化且比原发肿瘤体积增大（为了确保全部肿瘤被消融掉）（图 6-71）。沿着消融区域外周可见部分或全部的薄层环形强化，可能代表肉芽组织生成，在 MRI 上更常见到。在随后的影像检查中，消融部位体积逐渐缩小（尽管很少会完全消失）。邻近肾周脂肪会充填到消融导致的缺损处并包绕在其周围（图 6-72）。该征象不要与 AML 混淆（不含小的软组织结节，完全被成熟脂肪包绕）。热消融术后和部分肾切除术后可见类似的并发症，包括术区血肿、肾集合系统渗漏和假性动脉瘤。如果热消融术不慎伤及肠道会发生肠穿孔。

热消融术后需要立即进行密切随访以确定是否有肿瘤残留。富血供的肾癌患者的残留肿瘤表现为增强的圆形或新月形结节，大多位于消融区和正常肾实质的交界处。如前所述，残留的肿瘤结节在增强早期最易发现（图 6-73）。因此，消融术后行 CT 或 MR 检查，最好包括动脉期（图 6-74）。与肾部分切除术一样，少数情况下，腹腔内或穿刺路径的皮下组织内可见残留或复发的肿瘤（图 6-75）。

（十一）肾癌转移患者化疗后的影像表现

实体肿瘤疗效评价标准（response evaluation criteria in solid tumors，RECIST）分类系统经放射科和肿瘤科医生的标准化，已成为用于评价无法切除肿瘤（包括肾癌）化疗或放疗的有效性的传统标准。RECIST 标准最早出现于 2000 年，2008 年进行了修订（RECIST 1.1），以测量原发肿瘤和转移瘤的最大径 / 长轴直径为基础，最多测量 5 个病灶（每个器官最多测量 2 个病灶），唯一例外的是淋巴结需要测量最大短径，且长度至少为 10mm。根据RECIST 标准，治疗后转移病灶消失认为是完全缓

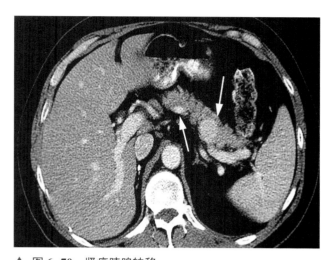

▲ 图 6-70　肾癌胰腺转移
窄窗的轴位增强 CT 皮髓质期显示胰腺两个明显强化的转移灶（箭）

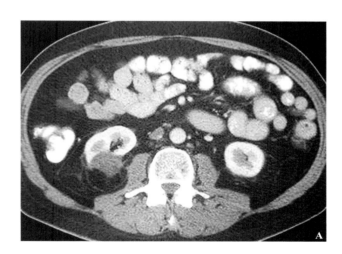

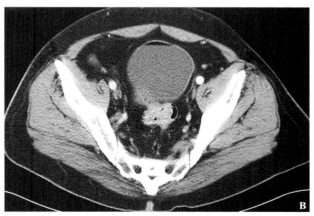

▲ 图 6-71　热消融术后的正常表现
A. 轴位增强 CT 皮髓质期显示右肾癌射频消融术后不久，消融形成的腔内见灌注缺损。消融形成的腔比被消融的肿瘤大；B. 同一患者的盆腔 CT 显示由于乳糜尿出现的膀胱内脂肪 - 液体平面

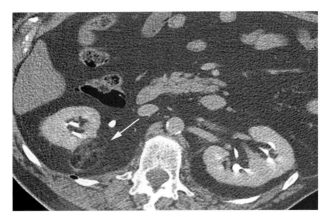

▲ 图 6-72　热消融术后的正常表现
轴位增强 CT 排泄期显示右肾后部小的充盈缺损，周围脂肪凸入，包绕小的低密度区（箭），不要与 AML 混淆

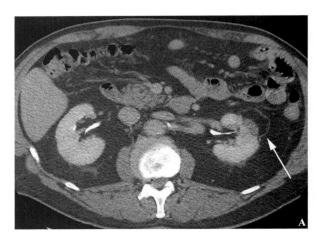

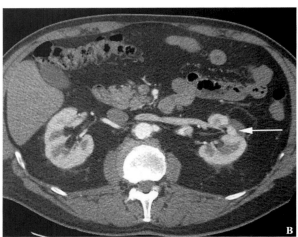

▲ 图 6-74　热消融术后肿瘤复发
A. 一位左肾癌热消融术后患者的轴位增强 CT 排泄期显示热消融术后形成的腔（箭），该消融腔和正常肾实质间的残余肿瘤显示不清；B. 在 90s 以前的动脉期肿瘤结节显示更清楚（箭）

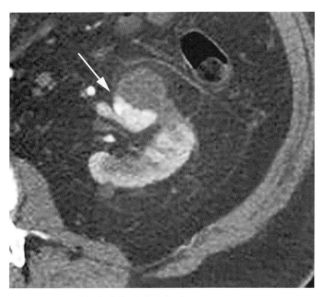

▲ 图 6-73　热消融术后肿瘤复发
一位左肾癌左肾热消融术后患者的轴位增强 CT 皮髓质期显示，在消融形成的腔和邻近正常肾实质之间可见新月形的异常强化软组织（箭）

解（complete response，CR），在总的肿瘤测量中病灶长径减少 30% 或以上（没有完全缓解）被认为是部分缓解（partial response，PR），而病灶长径增加 20% 或以上被认为是肿瘤进展，病灶长径改变在减少 30% 至增加 20% 范围内被认为是疾病稳定（stable disease，SD）。目前，RECIST 标准被证实在评估非外科肿瘤治疗上是非常有用的。

　　然而，近年来，随着靶向治疗的应用，很多肿瘤的 RECIST 评估标准出现了越来越多的限制。不

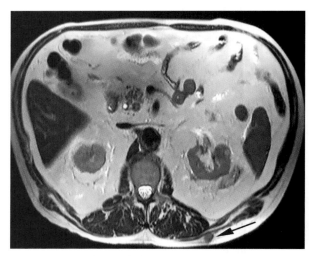

▲ 图 6-75　肿瘤沿经皮穿刺消融术的路径种植
轴位平扫 T$_2$WI 显示沿热消融的路径可见一小的肿瘤结节（箭），这是热消融术非常罕见的一种并发症

可切除或转移性透明细胞癌的化疗药物选择之一是多重激酶抑制药,干扰肿瘤的血管生成。早期多优先选择舒尼替尼,后来被帕唑帕尼取代,因后者不良反应小。多重激酶抑制药在治疗肾癌转移中比早期采用的化疗药物更成功,因为该药可以口服,其次,也是最重要的,高达 75% 的患者使用多重激酶抑制药治疗后初步证实病情稳定,或部分缓解,或完全缓解。

患者应用多重激酶抑制药治疗后可能表现为治疗后肿瘤坏死,但没有肿瘤体积的缩小,按照 RECIST 标准不能被认为是部分缓解。影像学上,应用多重激酶抑制药治疗有效的很多肿瘤确实表现为强化程度明显减低,可伴或不伴有肿瘤体积缩小(图 6-76 和图 6-77)。

因此,考虑肿瘤的大小和形态学变化,又出现了很多修订的肿瘤影像评估系统,例如 Choi 标准及其修订版、MASS 标准(评估形态、密度、大小和结构)。Choi 标准认为治疗有效包括转移灶缩小 10% 以上,或者增强 CT 扫描密度降低 15% 及以上(提示肿瘤灌注减低)。修订的 Choi 标准要求上述两个特征需同时存在。为了表示良好的治疗效果,MASS 标准要求肿瘤大小缩小 20% 及以上,或肿瘤缩小 10% 及以上,伴一个或多个靶病灶增强扫描 CT 值降低 40HU,或在一个或多个先前实性为主的病灶内逐渐出现明显的中心坏死。目前这些标准里没有一个标准被普遍认为优于其他标准,显然还需要对 RECIST 标准进一步完善。

近年来,一些研究者也试图通过评估治疗前转

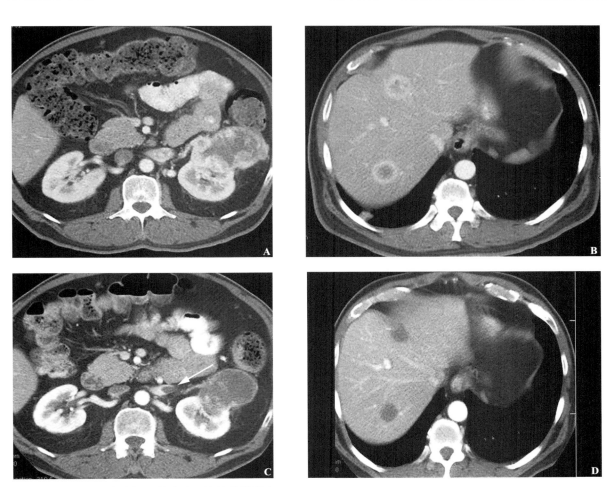

▲ 图 6-76　多重激酶抑制药治疗后的转移性肾癌
A. 轴位增强 CT 皮髓质期显示右肾巨大不均匀强化的透明细胞癌;B. 头侧层面图像显示肝脏 2 个边缘强化的转移灶,患者经多重激酶抑制药帕唑帕尼治疗;C、D. 治疗 1 年后,肾脏和肝脏病灶大小无明显变化,但均表现为大部分坏死。左肾静脉内见少量栓塞(C,箭)。虽然患者治疗后部分缓解,但病灶大小减小没有超过 30%,按照 RECIST 标准,不能认为有缓解

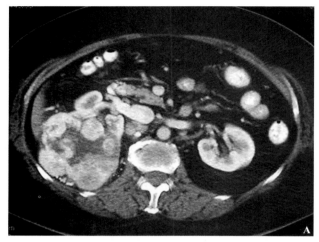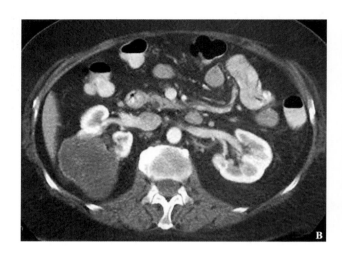

▲ 图 6-77　多重激酶抑制药治疗后的转移性肾癌

A. 轴位增强 CT 皮髓质期显示右肾巨大不均匀肿块。患者开始进行多重激酶抑制药帕唑帕尼治疗；B. 3 个月后，肿瘤体积缩小，密度也明显减低

移肿瘤的灌注或强化特征预测肿瘤对多重激酶抑制药疗效的可能性，评估病灶灌注或 PET 代谢活性的变化也被用于预测治疗方案的有效性。因此，化疗 1 个疗程后，如果肿瘤的强化程度或 PET 代谢活性降低，认为治疗有效可以继续进行治疗。相反，如果 1 个疗程化疗后，肿瘤灌注或代谢活性没有改变，就需要考虑停止治疗方案，以避免继续治疗产生严重的不良反应或毒性。该领域的研究虽然有较好的前景，但仍然处于初始阶段。

有些患者会出现多重激酶抑制药的毒性反应，这些毒性反应多数可以在影像学检查中显示。一些常见的并发症包括弥漫性肝脏脂肪变性、胆囊炎、胰腺炎及肠炎。影像科医生应该知道多重激酶抑制药以及其他靶向药物并发症的影像表现（特别是 CT 和 MRI），以便迅速做出判断，一个并发症的判定可能警示临床医生终止治疗方案（图 6-78，图 6-79）。

四、少见的原发性肾脏肿瘤

（一）球旁细胞瘤

球旁细胞瘤起自肾小球旁器，1967 年首次被报道，是一类罕见的肿瘤。球旁细胞瘤产生肾素，可导致高血压，是临床上可治愈高血压的原因之一。球旁细胞瘤（肾素瘤）患者与原发性高血压患者比较通常较年轻，且女性多见，可通过选择性肾静脉肾素水平测量帮助肿瘤定性。

球旁细胞瘤由小而均一的细胞组成，几乎无核多形性或核分裂，形态上像平滑肌细胞。肿瘤直径 3～7cm，是一类良性肿瘤，目前无局部侵犯和远处转移的报道。

球旁细胞瘤患者表现为中 - 重度的高血压，也可出现继发性醛固酮增多症的表现如低钾血症。罕见症状有急性胁腹部疼痛、低血压或贫血，可能是由肿瘤出血所致。

球旁细胞瘤的影像学表现无特异性。因肿瘤内含丰富的小血管，超声上表现为有回声肿块。CT 和 MRI 上肿瘤表现为实性肾脏肿块（图 6-80），密度（信号）均匀或轻度不均匀。治疗需外科手术切除，包括肿瘤剜除术或部分肾切除术。

（二）后肾腺瘤

后肾腺瘤是一类少见的肾脏上皮性肿瘤，来源于胚胎的生后肾组织，通常认为是良性，可见于任何年龄。患者多无症状，多在检查其他部位时偶然发现。影像学表现报道很少，在这些报道中，病变

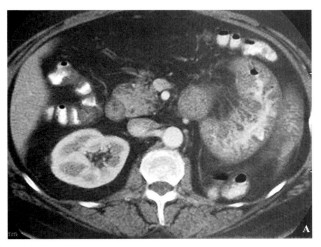
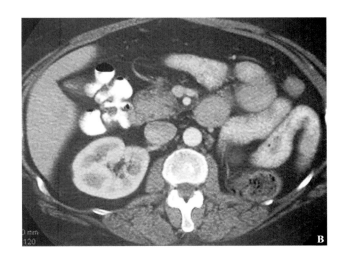

▲ 图 6-78　靶向化疗的并发症
A. 一位接受了多激酶抑制药帕唑帕尼治疗转移性肾癌的患者轴位增强 CT 扫描皮髓质期图像显示，左上腹小肠襻肠壁明显增厚。推测诊断为帕唑帕尼肠炎，中止化疗；B. 3 个月后，小肠肠壁完全增厚

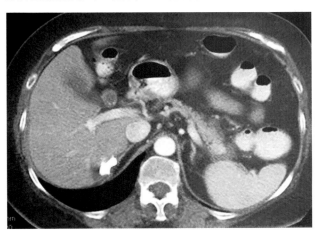
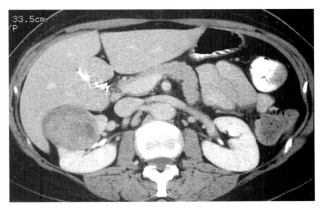

▲ 图 6-80　球旁细胞瘤
轴位增强 CT 排泌期显示右肾中部前唇一轻度不均匀强化的肿块。球旁细胞瘤无特征性影像学表现，不易与其他肾脏实性肿瘤鉴别

▲ 图 6-79　靶向化疗的并发症
一位接受了多激酶抑制药帕唑帕尼治疗转移性肾癌的患者轴位增强 CT 扫描皮髓质期图像显示，胰周少量积液患者无胰腺炎病史，无病情发展的其他危险因素，推测是帕唑帕尼胰腺炎

类似乳头状癌，典型表现包括平扫 CT 上病变密度较肾实质高，增强扫描轻度强化，排泌期强化更明显（图 6-81），偶可见钙化。MR 上的表现也类似乳头状癌，与肾实质比较，T₂WI 上多为低信号或稍高信号。对于低强化的肾脏实性肿块，多考虑乳头状瘤，鉴别诊断要考虑后肾腺瘤。

（三）混合性上皮和间质肿瘤

混合性上皮和间质肿瘤（mixed epithelial and stromal tumors, MESTs）是一类少见的肾脏肿瘤，从名称上可以看出，肿瘤同时含有上皮性囊性成分

和实性间质成分。多为良性，女性常见。断层影像上表现多样，但多表现为复杂囊肿或囊性肿块，有强化的分隔和（或）肿瘤结节（图 6-82），与其他的 Bosniak 分级为 Ⅲ 和 Ⅳ 级的囊肿不易鉴别。

五、继发性肾脏肿瘤

（一）肾淋巴瘤

肾脏不含淋巴组织，因此原发性肾淋巴瘤很罕

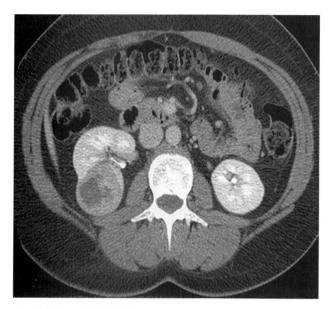

▲ 图 6-81　后肾腺瘤
轴位增强 CT 排泌期图像显示右肾中部后唇一不均匀强化的肿块，无突出的影像学特点

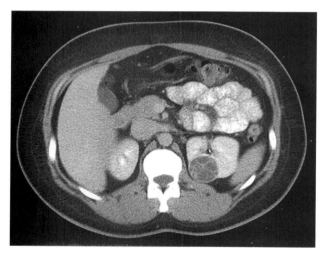

▲ 图 6-82　混合性上皮和间质肿瘤
轴位增强 CT 排泌期显示左肾一小的有分隔的囊性肿块，壁不均匀增厚，Bosniak 分型为 III 型。尽管病理诊断为混合性上皮和间质肿瘤，但该病灶的表现更像复杂囊肿或囊性肾肿瘤（包括低度恶性潜能的多房囊性肾癌）

见。淋巴瘤血行播散或邻近腹膜后淋巴瘤都可累及肾脏，因此，肾脏淋巴瘤几乎总是全身系统性淋巴瘤的一部分，通常累及多个器官。不足 10% 的淋巴瘤患者在影像学上有继发性肾淋巴瘤，而尸检中有 30% ～ 60%。免疫抑制的患者更容易发生淋巴瘤，包括 HIV 感染和器官移植后的医源性免疫抑

制。事实上，移植肾出现的实性肿块更有可能是淋巴瘤，而不是原发性肾癌。

肾脏受累在非霍奇金淋巴瘤比霍奇金淋巴瘤更常见，且多见于 B 细胞淋巴瘤和伯基特（Burkitt）淋巴瘤，双侧较单侧多见。

多数肾脏淋巴瘤的患者因其他部位受累而出现相应临床表现，常见的有发热、体重减轻、触诊淋巴结肿大。肾脏淋巴瘤通常临床上无症状，常在病程晚期才出现。当双肾弥漫肿瘤浸润或肿大淋巴结压迫输尿管导致尿路梗阻时，会影响肾功能。

肾淋巴瘤在超声上表现为单发或多发实性低回声肾脏肿块（图 6-83）。与囊肿不同，肾淋巴瘤的肿块并无透声增强。超声能够发现肾盂积水（通常是肿大淋巴结压迫输尿管所致），也是发生肾衰竭或其他对比剂（碘或钆对比剂）过敏患者首选的检查方法。

肾淋巴瘤在 CT 平扫上与肾实质密度接近，除非肿瘤很大，否则不易被发现，但增强扫描可明确显示。肾淋巴瘤常见的有四种表现，按发生率从高到低排列，分别为：①双肾多发肿块（图 6-84）；②肾脏单发肿块或腹膜后肿块累及肾脏（图 6-85）；③肾脏弥漫性增大；④浸润性生长的肾周或肾窦内结节或肿块（图 6-86）。淋巴瘤的肿块多为强化不

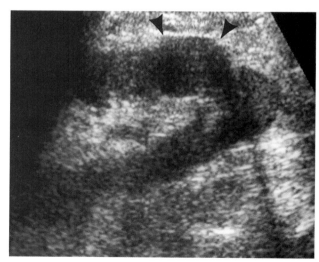

▲ 图 6-83　肾淋巴瘤（超声表现）
右肾长轴位上可见一相对低回声肿块（箭头）

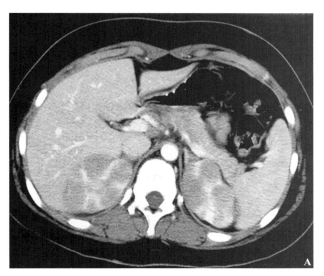

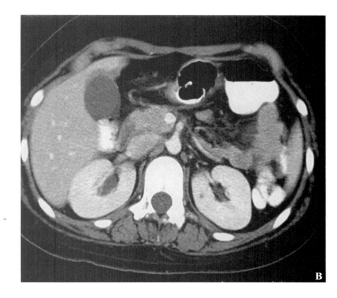

▲ 图 6-84　肾淋巴瘤（多发肾脏肿块）

A. 轴位增强 CT 皮髓质期见双肾多发密度均匀的低强化肿块，这是肾淋巴瘤最常见的表现，本例未见腹膜后淋巴结肿大；B. 轴位增强 CT 肾实质期显示化疗 3 个月后几乎所有的病灶都已消失

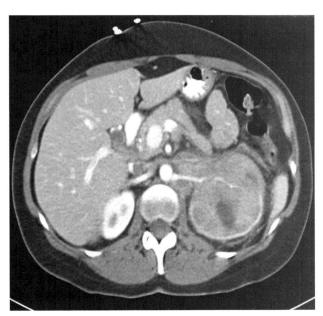

▲ 图 6-85　肾淋巴瘤（单发肾脏肿块）

轴位增强 CT 皮髓质期见一巨大肿块自腹膜后累及左肾并侵犯肾实质，这是肾淋巴瘤第二常见的表现

明显而均匀的圆形肿块，常见周围淋巴结肿大（图 6-87），但仍有高达 50% 的肾淋巴瘤不伴有腹膜后肿大淋巴结（图 6-84）。

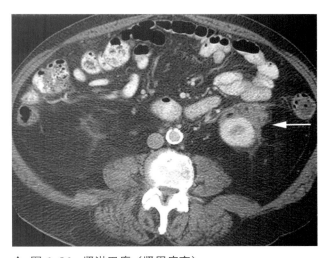

▲ 图 6-86　肾淋巴瘤（肾周病变）

轴位增强 CT 皮髓质期见左肾下极水平肾周浸润性生长的肿块（箭）

肾淋巴瘤
• 肾实质内多发结节
• 单发肿块
• 肾窦受累
• 肾实质弥漫性浸润，体积增大
• 肾周病变

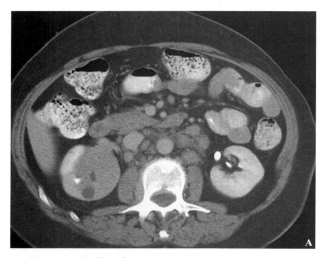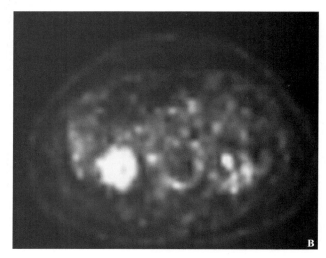

▲ 图 6-87　肾淋巴瘤（CT 和 PET）
轴位增强排泌期 CT（A）和 PET-CT（B）见右肾巨大淋巴瘤 FDG 代谢活性增高

淋巴瘤很少需要用 MRI 进行评估，在 MRI 上，淋巴瘤表现为 T_1WI 和 T_2WI 上低至中等信号，增强扫描强化不明显，DWI 上表现为扩散受限。与全身其他部位的淋巴瘤一样，PET/CT 对于发现和评估肾脏或肾周受累有帮助，表现为 FDG 高摄取（图 6-87），而多数肾癌 FDG 摄取不高。

（二）白血病

白血病肾脏受累是由白血病细胞弥漫浸润导致的，多为淋巴细胞而不是粒细胞浸润。偶尔会形成孤立性肿块，称为绿色瘤，瘤内出血和血尿常见。

白血病肾脏受累的影像学表现为双肾对称性肿大（图 6-88），集合系统密度减低，偶可在集合系统内见到血栓形成的充盈缺损。

（三）多发性骨髓瘤

多发性骨髓瘤是一类浆细胞浸润的疾病，伴有血清及尿蛋白异常，多见于老年人。本周蛋白沉淀于肾小管内导致肾衰竭，可能引起机械性尿路梗阻或损伤肾小管细胞。以前曾有血管内对比剂导致本周蛋白沉淀的体外研究报道；但引入低渗对比剂后，这个问题已不存在。骨病变引起血钙增高会导

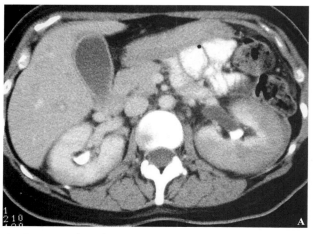

▲ 图 6-88　白血病
A、B. 轴位增强 CT 排泌期显示双肾低密度浸润性软组织肿块，主要沿肾外周包绕双肾。浸润性生长的病变组织导致双肾体积增大，常伴有集合系统密度减低

致肾钙质沉着症。影像学表现为肾脏增大，边缘光滑，集合系统密度减低。罕见病例可见局限性肿块（浆细胞瘤），伴局部浸润，累及肾窦或肾周间隙（图 6-89）。

（四）肾脏转移瘤

肾脏转移瘤在尸检中相对常见，见于约 20% 的患者。最常见的原发肿瘤来源于肺、乳腺、结肠和黑色素瘤。尸检中约 50% 的患者肾转移为双侧，50% 的患者仅单侧肾转移。有意思的是，在临床中发现有肾脏转移瘤的患者相对少见，当影像学显示肾脏转移时，多数患者除了肾脏，已有多器官的转移。有研究发现，超过 50% 的肾脏转移瘤患者在发现后 3 个月内死亡。

肾脏转移瘤患者的临床症状通常由原发肿瘤引起，但可以出现血尿和蛋白尿。富血供的肾转移瘤（例如甲状腺肿瘤或绒毛膜癌）可能引起有临床意义的肾性出血导致肉眼血尿或肾周血肿。除非双肾有大量转移灶，多数肾转移瘤的肾功能仍是正常的，偶尔尿细胞学可能阳性。

多发肾脏实性肿块的影像鉴别诊断包括多发肾癌（如遗传性肾癌综合征）、肾淋巴瘤和转移瘤。如果多发肾脏肿块患者有已知的恶性肿瘤，则转移的可能性最大。相反，如果有其他部位原发恶性肿瘤的患者出现肾脏单发肿块，需要先考虑原发性肾癌，特别是当其他肿瘤病灶处于缓解的情况下（图 6-90）。

原发于肾外脏器的肿瘤除了转移到肾实质外，还可以转移至肾周间隙，可能是通过淋巴道途径转移，以黑色素瘤和淋巴瘤转移常见（图 6-91），也可见于其他常见的恶性肿瘤如肺癌等。

肾脏转移瘤在超声上也表现为实性肿块，肿瘤

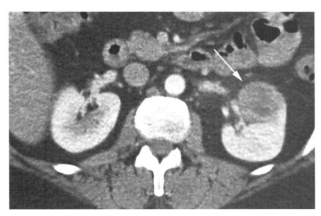

▲ 图 6-90　肾脏转移瘤

轴位增强 CT 皮髓质期显示子宫内膜癌患者左肾一实性转移瘤（箭），与原发性肾癌不易鉴别，需活检帮助定性。事实上，对于已有肾外原发肿瘤的患者，肾脏更容易出现第二个原发肿瘤而非转移

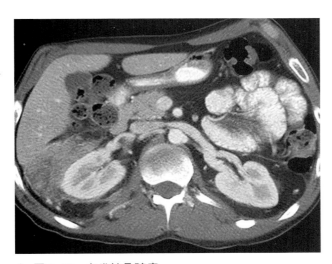

▲ 图 6-89　多发性骨髓瘤

多发性骨髓瘤患者的轴位增强 CT 皮髓质期图像显示巨大浸润性浆细胞瘤包绕右肾前外侧

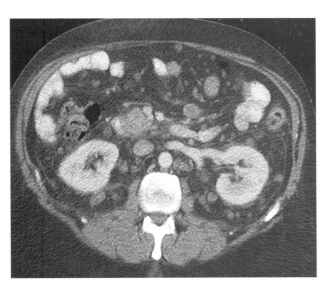

▲ 图 6-91　黑色素瘤转移至肾周间隙

轴位增强 CT 皮髓质期显示双侧肾周间隙及肠系膜多发转移性肿瘤结节，此类肾周多发转移结节在黑色素瘤和淋巴瘤最常见

坏死或局部出血可出现无回声区。由于 CT 常被用于肿瘤治疗期间及治疗后的监测，所以 CT 最常发现肾脏转移瘤（图 6-90 和图 6-91）。尽管肿瘤累及肾静脉和下腔静脉在肾癌中很常见，但在肾脏转移瘤中却很少见。肾脏转移瘤的 MR 表现为 T_2WI 上高信号，DWI 扩散受限，与其他实性肾脏肿瘤类似。

六、肾脏和肾周间叶组织肿瘤

肾包膜由纤维组织、神经、平滑肌、血管和肾周脂肪组成，其中的任一成分或者邻近肾脏的间质细胞均可形成良性或恶性肿瘤。少数情况下，肾内的肿瘤也可包含间质细胞。间叶性肿瘤良恶性均有，包括平滑肌瘤、脂肪瘤、血管瘤、淋巴管瘤和肉瘤，恶性间叶性肿瘤在发现时通常较大。患者就诊的主诉有胁腹部肿块、腹痛和体重减轻。只有肾实质被侵犯时才会出现血尿。间叶性肿瘤患者的预后通常较差。

（一）脂肪瘤和脂肪肉瘤

脂肪瘤和脂肪肉瘤发生于肾包膜或邻近组织。因为腹膜后脂肪肉瘤比脂肪瘤更常见，因此在 CT 和 MRI 上发现的腹膜后含有成熟脂肪的病变都应考虑到脂肪肉瘤。有时需要和凸出肾外的 AML 相鉴别，这一鉴别是非常重要的，AML 不需要治疗，而脂肪肉瘤应手术切除。有一些征象可用于鉴别 AML 和脂肪肉瘤，AML 起源于肾脏，局部肾实质通常有缺损或裂隙（图 6-18），提示肿瘤起源位置，而脂肪肉瘤压迫肾实质，不伴有肾实质的缺损（图 6-19）；AML 几乎总是富血供肿瘤，许多 AML 有明显强化的血管影（部分病变内含动脉瘤），而脂肪肉瘤倾向乏血供。

肾内的脂肪瘤罕见，通常体积较小，几乎无临床症状，多见于中年女性。CT 诊断并不困难，表现为边界清楚的含脂肪的肿块，但与常见的肾脏 AML 不易鉴别，但不影响临床处理，因为这两种肿瘤均为良性，不需要任何治疗。

（二）平滑肌瘤和平滑肌肉瘤

平滑肌肿瘤可能来源于血管壁或来源于肾包膜的散在的平滑肌纤维，好发于肾脏下极，女性多见，结节性硬化患者的发病率更高。多数平滑肌瘤体积较小，无临床症状，通常表现为边界清楚的周围性肿块，增强 CT 上均匀强化，在 MRI 平扫 T_1WI 和 T_2WI 上均呈低信号。

平滑肌肉瘤通常较大，临床发现时多有局部侵犯，易广泛转移，预后差。CT 和 MRI 上，平滑肌肉瘤倾向表现为大而质地不均匀的肿块，可以包绕肾脏。治疗上尽可能外科手术切除，但局部复发常见。

（三）孤立性纤维瘤

孤立性纤维瘤是一类少见的纺锤形细胞肿瘤，最常见于胸膜。发生于肾脏者，多由纤维组织及胶原组成，可以起源于肾盂、皮质或肾包膜。多数病变生长缓慢，表现为良性特征。然而有时会表现出恶性特征（切除后局部复发或转移）。因此，这类肿瘤一旦经病理证实，通常需要手术切除。

孤立性纤维瘤在 CT 或 MRI 上通常表现为边界清楚的肿块，多较大，直径超过 5cm，增强扫描均匀强化，通常强化明显，但也见坏死区，不易与其他原发肾脏肿瘤鉴别。因含有纤维成分，在 MRI 的 T_2WI 上表现为低信号。

（四）血管瘤

肾脏血管瘤是非常罕见的、来源于上皮细胞和毛细血管的肿瘤，多见于结节性硬化或伴有其他器官血管瘤的疾病，比如斯特奇 - 韦伯（Sturge-Weber）综合征。如果受累的血管腔扩大，则称为海绵状血管瘤。肿瘤通常较小，但直径可从几毫米到 5cm 不等，最常位于肾锥体的尖部。

临床上最常见的表现是血尿，部分患者因尿路内血凝块而出现肾绞痛。30—40 岁好发，无性别差异。

影像学上血管瘤常因体积较小而不易被发现。较大的病灶部分（但不是全部）表现为持续明显强化，延续到静脉期。与肝血管瘤类似，在 MRI 的 T₂WI 上为高信号。对于有症状的血管瘤既往多采用手术切除，如今经导管消融术已成为一种有效的治疗手段，可以减少肾实质的损伤。

（五）淋巴管瘤

这类病变少见，也称为肾淋巴管扩张症或淋巴管瘤病，最常见于肾窦或肾周间隙，表现为单发或多发的多房囊性肿块（图 6-92）。与肾肿瘤不同，目前认为肾淋巴管瘤是一类淋巴系统发育异常的疾病，常为双侧性。多数患者无症状，很少需要治疗。

（六）骨肉瘤

这是一类罕见的原发肾脏肿瘤，可能起源于向成骨细胞化生的纤维肉瘤。骨肉瘤诊断的依据是新生骨形成。需要与原发于骨的骨肉瘤转移至肾脏相鉴别，患者的年龄对鉴别有帮助。肾脏原发的骨肉瘤多见于老年人，而来源于骨的骨肉瘤见于青少年和年轻人。

七、肾盂肿瘤

多数起源于肾盂的肿瘤为恶性，其中尿路上皮肿瘤最常见。少见的肿瘤有鳞状细胞癌、未分化癌或腺癌。良性肿瘤中约 50% 为乳头状瘤，其余 50% 包括血管瘤、纤维瘤、肌瘤或息肉，详见其他章节。

八、易与肾脏肿瘤混淆的炎性病变

很多良性炎性病变可在肾实质内和（或）肾窦或肾周脂肪内形成肿块，影像学上易与肾实质或肾周肿瘤混淆。多数情况下，炎性病变有临床病史，但有时影像学发现病变时患者并无任何症状。炎性病变可累及肾脏、肾窦及肾周，包括 IgG4 相关性疾病（常伴随于自身免疫性胰腺炎）（图 6-93 和图 6-94）、结节病（腹部受累时更常见于肝脏、脾脏和淋巴结）（图 6-95）、淀粉样变性（图 6-96）、Erdheim-Chester 病（图 6-97）和髓外造血（图 6-98）。

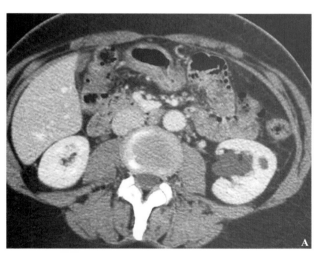

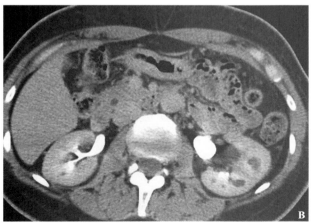

▲ 图 6-92　淋巴管瘤病
A. 轴位增强 CT 实质期显示双肾实质及左肾肾窦内囊性病灶；B. 排泌期显示肾窦内的囊肿位于肾集合系统外

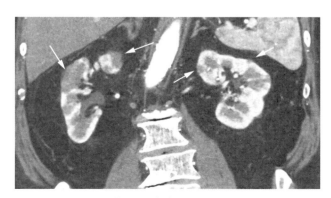

▲ 图 6-93　IgG4 相关性疾病
冠状位增强 CT 皮髓质期显示自身免疫性胰腺炎患者双肾多发小肿块（箭）

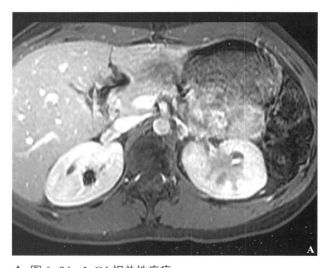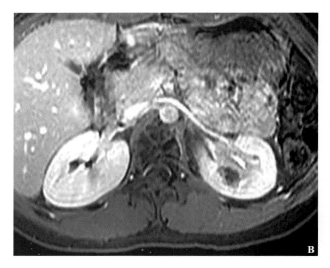

▲ 图 6-94　**IgG4 相关性疾病**
A、B. 轴位 T₁WI 脂肪抑制增强扫描实质期显示左肾窦内浸润性肿块，肾窦内的正常脂肪消失

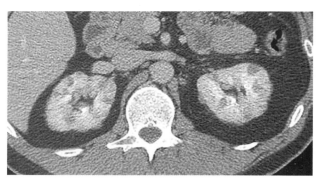

▲ 图 6-95　**肾脏结节病**
轴位增强 CT 实质期显示结节病患者双肾多发小肿块

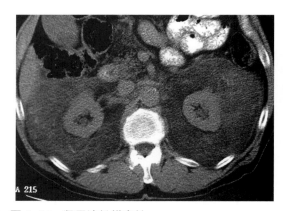

▲ 图 6-96　**肾周淀粉样变性**
轴位平扫 CT 显示肾周弥漫性浸润性病变，肾周间隙扩大

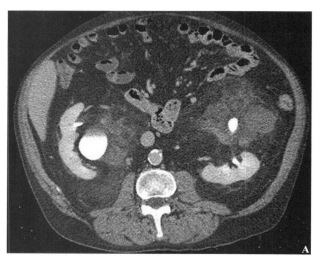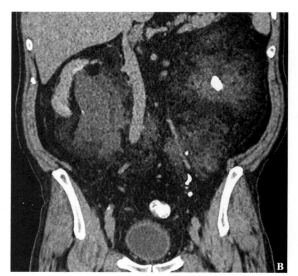

▲ 图 6-97　**Erdheim-Chester 病**
轴位增强 CT 排泌期（A）和冠状位重组 CT（B）显示双侧肾窦广泛软组织浸润，部分肾盂被该软组织包绕

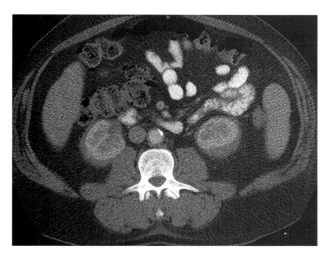

▲ 图 6-98　髓外造血
轴位增强 CT 皮髓质期显示双肾周围壳状软组织密度影

九、儿童实性肾脏肿块

（一）Wilms 瘤

Wilms 瘤（肾母细胞瘤）来源于后肾胚基，儿童常见，50% 的患者在 2 岁前确诊，75% 的患者在 5 岁前确诊。无性别差异，但与一些畸形综合征有很强的相关性。

约 1/3 散发的无虹膜畸形患儿可发生 Wilms 瘤。患儿在很小的时候就会出现无虹膜畸形和 Wilms 瘤，比其他原因导致的 Wilms 瘤更易累及双侧肾脏。偏侧肢体肥大患儿更容易发生肾母细胞瘤以及肾上腺皮质腺瘤和肝母细胞瘤，肿瘤并不一定发生在肢体肥大的一侧。男性假两性畸形和血管球性肾炎合并 Wilms 瘤的病例也有报道（Drash 综合征），该综合征的多种表现可能不会同时发生。因此，当患者出现其中任何两个表现时临床医生要警惕可能出现第三种表现。

Beckwith-Wiedemann 综合征可能也会合并 Wilms 瘤。该综合征包括巨舌症、脐膨出、肾上腺巨细胞瘤和内脏肥大，也会包括肾胚基的增殖（从而产生 Wilms 瘤），其他异常包括小头畸形、耳畸形、各种泌尿生殖畸形（如马蹄肾）和发育迟缓也会合并 Wilms 瘤。

Wilms 瘤相关疾病
• 散发的无虹膜畸形（WAGR 综合征，包括泌尿生殖道畸形和智力发育迟缓） • 偏侧肢体肥大症 • Denys-Drash 综合征 • Beckwith-Wiedemann 综合征 • Li-Fraumeni 综合征

Wilms 瘤通常为含多种成分的混合性肿瘤，包含上皮、胚芽和间质成分，非上皮成分可分化为横纹肌、脂肪、软骨或骨，这可以解释为什么少数病例中含有肉眼可见的脂肪，从而易与 AML 混淆。肿瘤通常有假包膜，假包膜将肿瘤与其余肾实质分开。

多数 Wilms 瘤的患儿有可触及的腹部肿块，常见的临床表现有腹痛、厌食、发热和高血压，小于 10% 的患儿可见肉眼血尿。

Wilms 瘤患者的预后近年来有很大改善，许多患者的预后很好，其预后主要与患者诊断时的分期（表 6-8）及组织学类型有关。组织学上，Wilms 瘤有良好的和不良的（间变性的）。间变性者预后差，特别是肿瘤分期高时。

Wilms 瘤在发现时通常较大（平均直径 12cm）。因为在皮质内生长，肿瘤常凸向肾外。对于儿童腹部肿块，优先选择超声检查（图 6-99A），超声通常可以确定肿瘤是否为实性及来源。多数 Wilms 肿瘤表现为低回声至高回声的实性肿块，通常边界清楚，与肾实质分界清楚，与正常肾实质之间可以有假包膜或压缩的肾皮质。肿瘤内低回声的区域可能代表了肿瘤的出血或坏死。营养不良性钙化不常见，但可以造成高回声点状影及后方声影。超声对于发现肾静脉或下腔静脉受累及肝脏转移也是有帮助的。虽然肾静脉可能难以显示，但是如能发现下腔静脉内的肿瘤栓子仍然非常重要。外科医生能够在术中探查肾静脉，但瘤栓的范围决定了手术的方式。彩色多普勒血流超声对于发现下腔静脉的瘤栓尤其有帮助。

与超声比较，CT 和 MR 在高达 50% 的 Wilms

表 6-8　Wilms 瘤分期（儿童肿瘤流行病学）

分　期	定　义	就诊时肿瘤的百分比
Ⅰ期	肿瘤局限于肾包膜内 / 术前无活检	40% ～ 45%
Ⅱ期	包膜侵犯，但外科手术完全切除 术前无活检，无受累淋巴结	20%
Ⅲ期	不完全切除，伴以下 1 条或多条： 侵犯周围脏器 区域淋巴结受累 术前或术中肿瘤破裂（包括活检术） 肿瘤切除时破裂为 2 块或以上	20% ～ 25%
Ⅳ期	血行转移表现（转移至远处淋巴结、肝脏、肺、脑、骨等）	10%
Ⅴ期	双肾肿瘤	5%
各期生存率：Ⅰ期 83% ～ 99%，Ⅱ期 81% ～ 98%，Ⅲ期 72% ～ 94%，Ⅳ期 38% ～ 86%，Ⅴ期 55% ～ 87%		

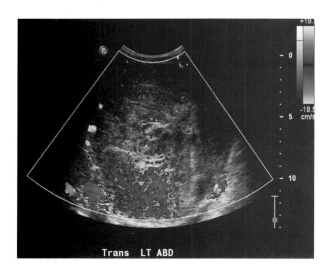

瘤患儿的分期中能提供更多信息（包括偶然发现对侧肿瘤）。相对于成人，小儿腹膜后缺乏脂肪，这给 CT 评估 Wilms 瘤造成一定的困难，而且由于电离辐射，CT 在儿童中的应用不如 MR 和超声有优势。因此，MR 在已确诊和怀疑 Wilms 瘤的评估中有着越来越重要的作用。

　　增强 CT 和 MRI 对 Wilms 瘤的分期有重要的作用（表 6-8）。在增强 CT 或 MRI 上 Wilms 瘤表现为巨大肿块，强化程度较正常肾实质低。肿瘤内坏死或出血的多少决定了病灶质地不均匀的程度，肿块通常较大而压迫残余肾脏。对 Wilms 瘤的评

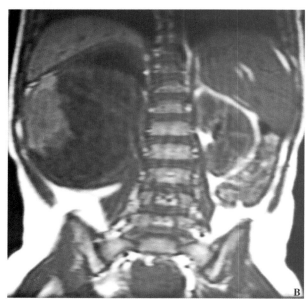

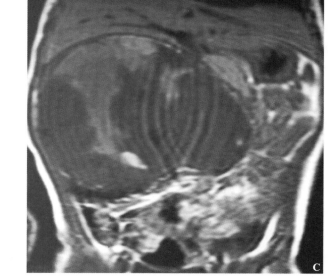

▲ 图 6-99　Wilms 瘤

A. 多普勒超声显示左肾巨大 Wilms 瘤，可见左肾血流增加；B、C. 2 个不同患儿的冠状位 MRI T$_2$WI 可见右肾巨大 Wilms 瘤

估包括静脉有无侵犯及其程度，以及区域淋巴结受累、远处转移（通常发生在肝脏和肺，偶尔见于腹膜和纵隔）。

大约 5% 的患儿为双肾受累（Ⅴ期），通常见于小儿，双肾肿瘤可同时或异时发生。有 Wilms 瘤家族史、首先发病肾脏有多发病灶、有肾母细胞瘤病及有其他相关先天性畸形的患儿出现双肾受累的风险会增加。

需要强调的是 Wilms 瘤在影像学上无法与其他儿童常见的实性肿块鉴别，包括横纹肌瘤、透明细胞肉瘤、原始神经外胚层肿瘤和罕见的肾癌。

可切除的 Wilms 瘤治疗方法不尽相同，部分肿瘤仅需要行外科手术切除，部分肿瘤需要新辅助化疗后手术切除。

（二）横纹肌肿瘤

肾脏横纹肌肿瘤（rhabdoid tumor of the kidney, RTK）是一类不常见的儿童肿瘤，起初该肿瘤被认为是 Wilms 瘤的肉瘤样变异，但目前认为 RTK 是独立的病理类型。RTK 来源于肾髓质，侵袭性强。发病中位年龄仅 11 个月，比 Wilms 瘤的年龄小。RTK 与中枢神经系统原发恶性肿瘤如星形细胞瘤、室管膜瘤及原始神经外胚层肿瘤等密切相关。RTK 常发生脑转移。在 CT 和 MR 上，RTK 表现为位于肾脏中心的浸润性生长的肿块，易侵犯肾门，可见大片液性密度 / 信号区域，提示肿瘤内坏死。其他肾脏来源的小儿实性肿瘤，包括更常见的 Wilms 瘤和肾癌多起源于肾皮质，多边界清楚。

（三）肾母细胞瘤

肾母细胞瘤是一类以肾源性胚基组织持续存在为特征的病理类型，是由正常肾发育阻滞造成的，肿瘤内有残余的肾胚基组织。尽管肾母细胞瘤不是恶性肿瘤，但与 Wilms 瘤及容易伴发 Wilms 瘤的多种疾病有关。

肾母细胞瘤可以呈弥漫性，但更常表现为多发结节。影像学表现取决于胚胎学残余物质的大小和分布。表现为多发结节的病变通常结节很小，影像学上不易显示。表现为弥漫性者通常可见肾脏增大，实质内结节导致集合系统变形。

在超声上，肾母细胞瘤常为低回声，也可表现为等、高回声。病变位于肾包膜下的特点有别于多囊性肾脏疾病和淋巴瘤，CT 和 MR 上都可见这种分布特征。增强扫描上，病变与肾实质强化不同，容易区分二者。肾母细胞瘤病和 Wilms 瘤不易鉴别。

许多肾母细胞瘤病的患儿采用抗肿瘤药物治疗，药物治疗常使肾脏体积缩小。但患者仍有继发 Wilms 瘤的风险，需要定期随访。

（四）中胚层肾瘤

这是一类出生时即发生的良性肿瘤，被认为是先天性 Wilms 瘤或胎儿型间叶组织错构瘤。

临床表现为出生时或生后几个月发现无触痛的腹部肿块，事实上，这类肿瘤是 3 个月以下患儿最常见的肾脏肿块原因。本病无性别倾向性。中胚层肾瘤由交错层状排列的纤维瘤细胞组成，小片束状分布的纤维瘤细胞特征性地弥漫夹杂于相邻肾实质内。

中胚层肾瘤就诊时通常较大，平均直径超过 6cm，几乎占据整个肾实质。大体病理上切面类似子宫肌瘤的旋涡状表现。肿瘤无包膜，呈指状伸入邻近肾实质。尽管这类肿瘤也可以突破肾包膜累及肾周间隙，但很少侵犯入肾静脉或肾盂。

超声是评估中胚层肾瘤最常用的检查方法，肿瘤因含有纤维瘤细胞而在超声上表现为均匀的等回声肿块。偶尔其内可见高回声点。坏死和出血可表现为肿瘤内低回声区域，但不常见。CT 和 MR 上表现为相对均匀的实性肾内肿块，但也可见囊性成分。T_1WI 和 T_2WI 上信号多样，DWI 上扩散受限。尽管病变可延伸至相邻肾静脉或下腔静脉，但不会侵犯血管。

治疗方式为外科手术切除，通常行全部肾切除术。部分患者的肿瘤内有大量坏死、肾外浸润和不成熟的间质成分，这些提示肿瘤有侵袭性生物学行为，通常见于 3 个月以上的患儿，这时需辅助放化疗。

（朱 捷 译，陈 涓 校）

☞ 推荐阅读

未定性肾肿块

[1] Silverman SG, Israel GM, Herts BR, et al. Management of the incidental renal mass. *Radiology*. 2008;249(1):16–31.

[2] Tappouni R, Kissane J, Sarwani N, et al. Pseudoenhancement of renal cysts: influence of lesion size, lesion location, slice thickness, and number of MDCT detectors. *AJR Am J Roentgenol*. 2012;198:133–137.

血管平滑肌脂肪瘤

[3] Bosniak M, Megibow AJ, Hulnick DH, et al. CT diagnosis of renal angiomyolipoma: the importance of detecting small amounts of fat. *AJR Am J Roentgenol*. 1988;151: 497–501.

[4] Catalano OA, Samir AE, Sahani DV, et al. Pixel distribution analysis: can it be used to distinguish clear cell carcinomas from angiomyolipomas with minimal fat? *Radiology*. 2008;247:738–746.

[5] Davenport MS, Neville AM, Ellis JH, et al. Diagnosis of renal angiomyolipoma with Hounsfield Unit thresholds: effect of size and region of interest and nephrographic phase imaging. *Radiology*. 2011;260:158–165.

[6] Davidson AJ, Davis CJ. Fat in renal adenocarcinoma: never say never. *Radiology*. 1993;188:316.

[7] Farrelly C, Delaney H, McDermott R, et al. Do all non-calcified echogenic renal lesions found on ultrasound need further evaluation with CT? *Abdom Imaging*. 2008;33: 44–47.

[8] Halverson SJ, Kunju LP, Bhalla R, et al. Accuracy of determining small renal mass management with risk stratified biopsies: confirmation by final pathology. *J Urol*. 2013;189:441–446.

[9] Hélénon O, Merran S, Paraf F, et al. Unusual fat-containing tumors of the kidney: a diagnostic dilemma. *Radiographics*. 1997;17:129–144.

[10] Kim JY, Kim JK, Kim N, et al. CT histogram analysis: differentiation of angiomyolipoma without visible fat from renal cell carcinoma at CT imaging. *Radiology*. 2008;246: 472–479.

[11] Rabenou RA, Charles HW. Differentiation of sporadic versus tuberous sclerosis complexassociated angiomyolipoma. *AJR Am J Roentgenol*. 2015;205:292–301.

[12] Rosenkrantz AB, Hecht EM, Taneja SS, et al. Angiomyolipoma with epithelial cysts: mimic of renal cell carcinoma. *Clin Imaging*. 2010;34:65–68.

[13] Ryan MJ, Francis IR, Cohan RH, et al. Imaging appearance of renal epithelioid angiomyolipomas. *J Comput Assist Tomogr*. 2013;37:957–961.

[14] Siegel CL, Middleton WD, Teefey SA, et al. Angiomyolipoma and renal cell carcinoma: US differentiation. *Radiology*. 1996;198:789–793.

无肉眼可见脂肪的肾脏实性肿块

[15] Al Harbi F, Tabatabaeefar L, Jewett MA. Enhancement threshold of small (<4 cm) solid renal masses on CT. *AJR Am J Roentgenol*. 2016;206:554–558.

[16] Bosniak MA, Birnbaum BA, Krinsky GA, et al. Small renal parenchymal neoplasms: further observations on growth. *Radiology*. 1995;197:589–597.

[17] Cohan RH, Sherman LS, Korobkin M, et al. Renal masses: assessment of the corticomedullary-phase and nephrographic-phase CT scans. *Radiology*. 1995;196:445–451.

[18] Orton LP, Cohan RH, Davenport MS, et al. Variability on computed tomography diameter measurements of solid renal masses. *Abdom Imaging*. 2014;39:533–542.

[19] Pierorazio PM, Hyams ES, Mullens JK, et al. Active surveillance of small renal masses. *Rev Urol*. 2012;14: 13–19.

[20] Pierorazio PM, Hyams ES, Tsai S, et al. Multiphase enhancement patterns of small renal masses (<4 cm) on preoperative computed tomography: utility for distinguishing subtypes of renal cell carcinoma, angiomyolipoma, and oncocytoma. *Urology*. 2013;81:1265–1272.

[21] Schieda N, Vakili M, Dilauro M, et al. Solid renal cell carcinoma measuring water attenuation (−10 to 20 HU) on unenhanced CT. *AJR Am J Roentgenol*. 2015;205:1215–1221.

肾 癌

[22] Agarwal PP, Gross BH, Holloway BJ, et al. Thoracic CT findings in Birt-Hogg-Dube? syndrome. *AJR Am J Roentgenol*. 2011;196:349–352.

[23] Ananthakrishnan L, Kapur P, Leyendecker JR. The spectrum of renal cell carcinoma in adults. *Abdom Radiol*. 2016;41:1052–1065.

[24] Beer AJ, Dobritz M, Zantl N, et al. Comparison of 16-MDCT and MRI for characterization of kidney lesions. *AJR Am J Roentgenol*. 2006;186:1639–1650.

[25] Blitman NM, Berkenblit RG, Rozenblit AM, et al. Renal

medullary carcinoma:CT and MRI features. *AJR Am J Roentgenol*. 2005;185:268–272.

[26] Choudhary S, Sudarshan S, Choyke PL, et al. Renal cell carcinoma: recent advances in genetics and imaging. *Semin Ultrasound CT MR*. 2009;30:315–325.

[27] Choyke PL, Glenn GM, McClellan MW, et al. von Hippel-Lindau disease:genetic, clinical, and imaging features. *Radiology*. 1995;194:629–642.

[28] Dang TT, Ziv E, Weinstein S, et al. Computed tomography and magnetic resonance imaging of adult renal cell carcinoma associated Xp11.2 translocation. *J Comput Assist Tomogr*. 2012;36:669–674.

[29] Davidson AJ, Choyke PL, Hartman DS, et al. Renal medullary carcinoma associated with sickle cell trait: radiologic findings. *Radiology*. 1995;195:83–85.

[30] Dilauro M, Quon M, McInnes MDF, et al. Comparison of contrastenhanced multiphase renal protocol CT versus MRI for diagnosis of papillary renal cell carcinoma. *AJR Am J Roentgenol*. 2016;206:319–325.

[31] Doshi Am, Ream JM, Kierans AS, et al. Use of MRI in differentiation of papillary renal cell carcinoma subtypes: qualitative and quantitative analysis. *AJR Am J Roentgenol*. 2016;206:566–572.

[32] Egbert ND, Caoili EM, Cohan RH, et al. Differentiation of papillary renal cell carcinoma subtypes on CT and MRI. *AJR Am J Roentgenol*. 2013;201:347–355.

[33] Frank I, Blute ML, Cheville JC, et al. Solid renal tumors: an analysis of pathological features related to tumor size. *J Urol*. 2003;170:2217–2220.

[34] He J, Gan W, Liu S, et al. Dynamic computed tomographic features of adult renal cell carcinoma associated with Xp11.2 translocation/TFE3 gene fusions: comparison with clear cell renal cell carcinoma. *J Comput Assist Tomogr*. 2015;39:730–736.

[35] Herts BR, Coll DM, Novick AC, et al. Enhancement characteristic of papillary renal neoplasms revealed on triphasic helical CT of the kidneys. *AJR Am J Roentgenol*. 2002;178:367–372.

[36] Kawashima A, Young SW, Takahashi N, et al. Inherited renal carcinomas. *Abdom Radiol*. 2016;41:1066–1078.

[37] Kim JK, Kim TK, Ahn HJ, et al. Differentiation of subtypes of renal cell carcinoma on helical CT scans. *AJR Am J Roentgenol*. 2002;178:1499–1506.

[38] Kuroda N, Hess O, Zhou M. New and emerging renal tumor entities. *Diagn Histopathol*. 2016;22:47–56.

[39] Leibovich BC, Lohse CM, Crispen PL, et al. Histological subtype is an independent predictor of outcome for patients with renal cell carcinoma. *J Urol*. 2010;183:1309–1316.

[40] Moch H, Cubilla AL, Humphrey PA, et al. The 2016 WHO classification of tumours of the urinary system and male genital organs—part A: renal, penile, and testicular tumors. *Eur Urol*. 2016;70(1):93–105.

[41] Outwater EK, Bhatia M, Siegelman ES, et al. Lipid in renal clear cell carcinoma:detection on opposed-phase gradient-echo MR images. *Radiology*. 1997;205:103–107.

[42] Park SM, Cho SK, Lee JH, et al. Unusual manifestations of renal cell carcinoma. *Acta Radiol*. 2008;7:839–847.

[43] Prando A, Prando D, Prando P. Renal cell carcinoma: unusual imaging manifestations. *Radiographics*. 2006;26: 233–244.

[44] Ruppert-Kohlmayr AJ, Uggowitzer M, Meissnitzer T, et al. Differentiation of renal clear cell carcinoma and renal papillary carcinoma using quantitative CT enhancement parameters. *AJR Am J Roentgenol*. 2004;183:1387–1391.

[45] Sahni VA, Silverman SG. Biopsy of renal masses: when and why. *Cancer Imaging*. 2009;9:44–45.

[46] Sandim V, Pereira DA, Ornellas AA, et al. Renal cell carcinoma and proteomics. *Urol Int*. 2010;84:373–377.

[47] Sun MRM, Ngo L, Genega EM, et al. Renal cell carcinoma: dynamic contrast-enhanced MR imaging for differentiation of tumor subtypes—correlation with pathologic findings. *Radiology*. 2009;250:793–802.

[48] Uppot RN, Harisinghani MG, Gervais DA. Imaging guided percutaneous renal biopsy: rationale and approach. *AJR Am J Roentgenol*. 2010;194:1443–1449.

[49] Wang H, Cheng L, Zhang X, et al. Renal cell carcinoma: diffusion weighed MR imaging for subtype differentiation at 3.0 T. *Radiology*. 2010;257(1):135–143.

[50] Yamanaka K, Miyake H, Hara I, et al. Papillary renal cell carcinoma: a clinicopathological study of 35 cases. *Int J Urol*. 2006;13:1049–1052.

[51] Young JR, Margolis D, Sauk S, et al. Clear cell renal cell carcinoma: discrimination from other renal cell carcinoma subtypes and oncocytoma at multiphasic multidetector CT. *Radiology*. 2013;267:444–453.

[52] Young JR, Zhu QQ, Wang ZQ, et al. The multislice CT findings of renal carcinoma associated with XP11.2 translocation/TFE gene fusion and collecting duct carcinoma. *Acta Radiologica*. 2013;54:355–362.

嗜酸细胞瘤

[53] Bird VG, Kanagarajah P, Morillo G, et al. Differentiation of oncocytoma and renal cell carcinoma in small renal masses (<4 cm): the role of 4-phase computerized tomography. *World J Urol*. 2011;29:787–792.

[54] Choudhary S, Rajesh A, Mayer NJ, et al. Renal oncocytoma: CT features cannot reliably distinguish oncocytoma from other renal neoplasms. *Clin Radiol*. 2009;64:517–522.

[55] O'Malley MW, Tran P, Hanbidge A, et al. Small renal

oncocytomas: is segmental enhancement inversion a characteristic finding at biphasic MDCT? *AJR Am J Roentgenol.* 2012;199:1312–1315.

[56] Pano B, Macias N, Salvador R, et al. Usefulness of MDCT to differentiate between renal cell carcinoma and oncocytoma: development of a predictive model. *AJR Am J Roentgenol.* 2016;206:764–774.

[57] Woo S, Cho JY, Kim SY, et al. Segmental enhancement inversion of small renal oncocytoma: differences in prevalence according to tumor size. *AJR Am J Roentgenol.* 2013; 200:1054–1059.

肾癌的分期及测量

[58] Hedgire SS, Elmi A, Nadkarni ND, et al. Preoperative evaluation of perinephric fat invasion in patients with renal cell carcinoma: correlation with pathological findings. *Clin Imaging.* 2013;37:91–96.

[59] Kutikov A, Uzzo RG. The R.E.N.A.L. nephrometry score: a comprehensive standardized system for quantitating renal tumor size, location and depth. *J Urol.* 2009;182: 844–853.

[60] Ng CS, Wood CG, Silverman PM, et al. Renal cell carcinoma: diagnosis, staging, and surveillance. *AJR Am J Roentgenol.* 2008;191:1220–1232.

肾癌治疗后的成像

[61] Chae EJ, Kim JK, Kim SH, et al. Renal cell carcinoma: analysis of postoperative recurrence patterns. *Radiology.* 2005;234:189–196.

[62] Cowey Cl, Fielding JR, Rathmell WK. The loss of radiographic enhancement in primary renal cell carcinoma tumors following multitargeted receptor tyrose kinase therapy is an additional indicator of response. *Urology.* 2010;75:1108–1116.

[63] Davenport M, Caoili EM, Cohan RH, et al. MR and CT Characteristics of successfully ablated renal masses status-post radiofrequency ablation. *AJR Am J Roentgenol.* 2009;192:1571–1578.

[64] Fournier LS, Oudard S, Thiam R, et al. Metastatic renal carcinoma: evaluation of antiangiogenic therapy with dynamic contrast-enhanced CT. *Radiology.* 2010;256: 511–518.

[65] Ghavamian R, Klein KA, Stephens DH, et al. Renal cell carcinoma metastatic to the pancreas: clinical and radiological features. *Mayo Clin Proc.* 2000;75(6):581–585.

[66] Howard SAH, Karjewski KM, Thornton E, et al. Decade of molecular targeted therapy: abdominal manifestations of drug toxicities—what radiologists should know. *AJR*

Am J Roentgenol. 2012;199:58–64.

[67] Kawamoto S, Solomon SB, Bluemke DA, et al. Computed tomography and magnetic resonance imaging appearance of renal neoplasms after radiofrequency ablation and cyro-ablation. *Semin Ultrasound CT MR.* 2009;30:352–358.

[68] Lall CG, Patel HP, Fujimoto S, et al. Making sense of postoperative CT imaging following laparoscopic partial nephrectomy. *Clin Radiol.* 2012;67:675–686.

[69] McGahan JP, Ro KM, Evans CP, et al. Efficacy of transhepatic radiofrequency ablation of renal cell carcinoma. *AJR Am J Roentgenol.* 2006;186:S311–S315.

[70] Ng CS, Loyer EM, Iyer RB, et al. Metastases to the pancreas from renal cell carcinoma: findings on three-phase contrast enhanced helical CT. *AJR Am J Roentgenol.* 1999;172: 1555–1559.

[71] Sirous R, Henegan JC, Zhang X, et al. Metastatic renal cell carcinoma imaging evaluation in the era of anti-angiogenic therapies. *Abdom Radiol.* 2016;41:1086–1099.

[72] Smith AD, Lieber ML, Shah SN. Assessing rumor response and detecting recurrence in metastatic renal cell carcinoma on targeted therapy: importance of size and attenuation on contrast enhanced CT. *AJR Am J Roentgenol.* 2010;194: 157–165.

[73] Smith AD, Shah SN, Rini BI, et al. Morphology, attenuation, size and structure (MASS) criteria: assessing response and predicting clinical outcome in metastatic renal cell carcinoma on antiangiogenic target therapy. *AJR Am J Roentgenol.* 2010;194:1470–1478.

[74] Thian Y, Gutzeit A, Koh DM, et al. Revised Choi imaging criteria correlate with clinical outcomes in patients with metastatic renal cell carcinoma treated with sunitinib. *Radiology.* 2014;273:452–461.

[75] Tsivian M, Kim CY, Caso JR, et al. Contrast enhancement on computed tomography after renal cryoablation: an evidence of treatment failure? *J Endourol.* 2012;26:330–335.

少见的原发肾脏肿瘤

[76] Dunnick NR, Hartman DS, Ford KK, et al. The radiology of juxtaglomerular tumors. *Radiology.* 1983;147:321–326.

[77] Hua F, Shao QQ, Li HZ, et al. The clinical characteristics of metanephric adenoma: a case report and literature review. *Medicine.* 2016;95:1–3.

[78] Raman SP, Hruyban RH, Fishman EK. Beyond renal cell carcinoma: rare and unusual renal masses. *Abdom Imaging.* 2012;37:873–884.

继发的肾脏肿瘤

[79] Choyke PL, White EM, Zeman RK, et al. Renal metastases:

clinicopathologic and radiologic correlation. *Radiology*. 1987;162:359–363.

[80] Cohan RH, Dunnick NR, Leder RA, et al. Computed tomography of renal lymphoma. *J Comput Assist Tomogr*. 1990;14:933–938.

[81] Ganeshan D, Iyer R, Devine C, et al. Imaging of primary and secondary renal lymphoma. *AJR Am J Roentgenol*. 2013;201:W712–W719.

[82] Sheth S, Alis S, Fishman E. Imaging of renal lymphoma: patterns of disease with pathologic correlation. *Radiographics*. 2006;26:1151–1568.

[83] Wilbur AC, Turk JN, Capek V. Perirenal metastases from lung cancer: CT diagnosis. *J Comput Assist Tomogr*. 1992;16:589–591.

肾脏及肾周间叶组织肿瘤

[84] Israel GM, Bosniak MA, Slywotzky CM, et al. CT differentiation of large exophytic renal angiomyolipomas and perirenal liposarcomas. *AJR Am J Roentgenol*. 2005;179:769–773.

[85] Katabathina VS, Vikram R, Nagar AM, et al. Mesenchymal neoplasms of the kidney in adults: imaging spectrum with radiologic-pathologic correlation. *Radiographics*. 2010;30:1525–1540.

[86] Mohler JL, Casale AJ. Renal capsular leiomyoma. *J Urol*. 1987;38:853–854.

[87] Park SM, Park YS, Kim JK, et al. Solitary fibrous tumor of the genitourinary tract. *AJR Am J Roentgenol*. 2011;196:W132–W137.

[88] Radvany MG, Shanley DJ, Gagliardi JA. Magnetic resonance imaging with computed tomography of a renal leiomyoma. *Abdom Imaging*. 1994;19:67–69.

[89] Rumancik WM, Bosniak MA, Rosen RJ, et al. Atypical renal and pararenal hamartomas associated with lymphangiomyomatosis. *AJR Am J Roentgenol*. 1984;142:971–972.

[90] Westphalen A, Yeh B, Qayyum A, et al. Differential diagnosis of perinephric masses on CT and MRI. *AJR Am J Roentgenol*. 2004;183:1697–1702.

肾盂肿瘤

[91] Dillman JR, Caoili EM, Cohan RH. Multi-detector CT urography: a onestop renal and urinary tract imaging modality. *Abdom Imaging*. 2007;32:519–529.

儿童肾癌

[92] Cox SG, Kilburn T, Pillay K, et al. Magnetic resonance imaging versus histopathology in Wilms tumor and nephroblastomatosis: 3 examples of noncorrelation. *J Pediatr Hematol Oncol*. 2014;36:e81–e84.

[93] Farmakis SG, Siegel MJ. Rhabdoid tumor: an aggressive renal medullary tumor of childhood. *J Comput Assist Tomogr*. 2015;39:44–46.

[94] Kembhavi SA, Qureshi S, Vora T, et al. Understanding the principles in management of Wilms' tumour: can imaging assist in patient selection? *Clin Radiol*. 2013;68:646–653.

[95] Ko SM, Kim MJ, Im YJ, et al. Cellular mesoblastic nephroma with liver metastasis in a neonate: prenatal and postnatal diffusion-weighted MR imaging. *Korean J Radiol*. 2013;14:361–365.

[96] McDonald K, Duffy P, Chowdhury T, et al. Added value of abdominal cross-sectional imaging (CT or MRI) in staging of Wilms' tumours. *Clin Radiol*. 2013;68:16–20.

7

Renal Inflammatory Disease
肾脏炎性疾病

一、细菌性感染 / 170
　　（一）病理生理学 / 170
　　（二）肾脏炎性疾病的影像学检查方法 / 171
　　（三）急性肾盂肾炎 / 171
　　（四）慢性肾盂肾炎 / 174
　　（五）急性肾脓肿 / 177
　　（六）肾周脓肿 / 177
　　（七）肾积脓 / 178

　　（八）肾产气性感染 / 179
　　（九）肾瘘 / 180
　　（十）黄色肉芽肿性肾盂肾炎 / 182
二、肾结核 / 183
三、肾脏少见感染性疾病 / 186
　　（一）真菌感染 / 186
　　（二）包虫病 / 187

四、结节病 / 188
五、艾滋病的肾脏表现 / 188
　　机遇性感染 / 188

肾脏炎性疾病可以分为两大类：①肾小球肾炎，由肾小球的免疫性损伤介导；②间质性肾炎，因感染性或毒性物质累及肾实质而造成。影像学检查在肾小球肾炎诊治中的作用有限（见第8章）。间质性肾炎分为两个主要的亚型：①非感染性间质性肾炎，通常由毒性物质损伤肾脏引起；②感染性间质性肾炎，因病原体侵犯肾脏造成。多数情况下，感染性间质性肾炎是因细菌感染造成的，称之为急性肾盂肾炎。本章主要介绍感染性肾脏疾病。

一、细菌性感染

（一）病理生理学

泌尿系感染十分常见。多数感染局限于膀胱，但在少数情况下，细菌感染可累及肾实质，造成急性肾盂肾炎。在年龄小于50岁的患者中，女性肾脏的细菌感染要明显多于男性，其原因可能是女性的尿道相对较短。在大于50岁的患者中，男性尿路感染的概率升高，通常是由于良性前列腺增生造

成膀胱出口梗阻从而导致尿潴留所引起的。当尿液中的细菌未随排尿排净而仍存留在膀胱内时可引起膀胱炎。

细菌通常是从下尿路沿着输尿管上行感染而到达肾脏的。在儿童中，这种情况通常是因膀胱输尿管反流所致；然而在成人中反流并不常见，细菌是沿输尿管、逆着尿流方向向上到达肾脏。更为少见的情况下，肾脏的细菌感染可以由血行播散所致。革兰阴性肠道病原菌是肾脏细菌感染最主要的致病菌，包括大肠埃希菌、奇异变形杆菌、铜绿假单胞菌和克雷伯菌。

患者通常表现为发热、胁腹痛或腹痛、寒战，以及其他系统性症状如恶心、呕吐、乏力。这些症状出现在上尿路感染的患者中，并且有助于与仅有下尿路感染的患者相鉴别。在大多数情况下，通过症状、临床体征及实验室检查即可确诊而不需要进行影像学检查。通常经过恰当的抗生素治疗即可见效。

急性细菌性肾盂肾炎引起肾间质中的中性粒细胞浸润。肾脏出现水肿并可形成微小脓肿。这一过程可发生在单侧或双侧肾脏，可呈局限性或弥漫

性；病变通常呈斑片状分布，因此病灶间散在分布未受感染的肾组织。尽管多数情况下肾脏感染累及肾实质，但偶尔也可仅累及输尿管及集合系统的管壁（肾盂炎或肾盂输尿管炎），引起水肿、炎症及影像学可见的管壁增厚。少数情况下，微小脓肿可相互融合导致组织液化，从而形成急性肾脓肿。在脓肿形成的过程中，成纤维细胞迁移到炎症区域并在正常肾实质和坏死组织间形成壁。这种"壁垒"形成的过程是慢性脓肿的特征，并且残存的肾实质逐渐恢复正常。如果脓肿突破了肾包膜，则会形成肾周脓肿。当肾盂肾炎患者的输尿管梗阻非常严重时会造成受累肾脏少尿或无尿，并且集合系统中充满脓液（梗阻性脓肾）。同样的机制，当肾盂肾窦中的脓液外渗时也会形成肾周脓肿。

（二）肾脏炎性疾病的影像学检查方法

大多数尿路感染的病例无须做影像学检查。但如果对治疗反应不完全或反应缓慢、多次重复感染、免疫力低下（尤其是糖尿病）或有任何造成尿路解剖改变（如外科手术、膀胱输尿管反流、结石）病史的情况下，通常需要进行影像学检查来协助诊治。需进行影像学检查的原因不仅在于诊断急性肾盂肾炎，还在于寻找潜在的可能致使患者易患感染的解剖异常，寻找可能影响快速治疗反应的结石、梗阻或诊断感染所致的并发症如肾脓肿或肾周脓肿。如果仅针对那些经过 72h 恰当抗生素治疗后发热仍不缓解的患者，影像学检查发现具有直接临床意义结果的患者比例将显著增加。

对比增强计算机断层扫描（CT）或 CT 尿路造影（CTU）是诊断急性肾盂肾炎或寻找潜在的感染并发症如肾脓肿、肾周脓肿或气肿肾盂肾炎的首选检查方法。

传统的灰阶超声能够发现多数感染患者的脓肿、梗阻及结石，有时还可以通过发现感染尿液中的小颗粒物质来提示脓肾，但当颗粒很小或患者难以检查时则无法检测到这些异常。尽管超声可以通过应用对比剂来提高诊断肾实质感染病灶的准确性，但仍不如 CT 敏感。由于这种检查方式安全、

价格相对便宜并且能够对大多数需要进行特殊治疗的异常病变做出诊断，因此仍然是一项肾脏感染患者常用的检查技术。

其他影像学方法对某些特定患者有价值。磁共振成像（MRI）可以显示肾实质感染区域的异常强化、扩散受限，并能显示梗阻和脓肿，但常无法发现小的结石；通常当患者无法进行增强 CT 检查时作为备选检查方法。逆行肾盂造影可以为需要进行输尿管支架或经皮肾穿刺造瘘管手术的患者提供诊断信息及协助操作方案制订。膀胱尿道排尿造影可以用于显示膀胱输尿管反流，但这项检查在成人极少应用。

对于多次尿路感染的儿童来说，经典的成像方法为利用膀胱尿道排尿造影寻找膀胱输尿管反流及其他膀胱与尿道异常。发现反流之后通常还要利用肾脏闪烁显像（通常为 ^{99m} 锝 – 二巯丁二酸 [^{99m}Tc-DMSA]）和（或）肾脏灰阶超声和多普勒超声来进一步寻找肾脏的感染灶及瘢痕。人们越来越倾向于使用"自上而下"的成像方法来寻找肾脏异常，用超声或闪烁显像寻找肾脏异常，当患者的肾脏所见提示可能存在反流时则需要进一步寻找是否有反流。在这个问题上，专业协会的指南并不一致。

（三）急性肾盂肾炎

增强 CT 是能够提供最完整炎性病变性质和程度信息的影像检查方法。平扫 CT 检查肾脏可以正常或仅体积增大（图 7-1）；也可以因炎症或水肿

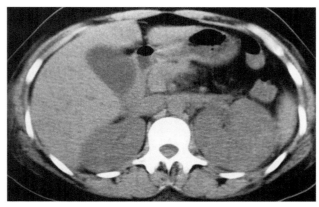

▲ 图 7-1　急性肾盂肾炎
平扫 CT 示肾实质弥漫性肿胀

导致肾周间隙有条索影（图 7-2），Gerota 筋膜可以增厚。静脉注射对比剂之后，肾脏内出现对比增强减低的区域（图 7-2 和图 7-3）。这些区域可以表现为密度不均匀或呈条纹状，并且分布多样。它们可以单发或多发，可以单侧或双侧，可以累及小部分或大部分肾实质。典型的分布为斑片状。肾实质弥漫均匀累及罕见，可能仅在输尿管梗阻时出现。如果有延迟扫描，病变区域可能表现为高密度，并且在正常肾实质强化降低之后依然持续存在（图 7-4）。强化减低或不均匀强化的鉴别诊断包括急性肾缺血或肾挫伤；如果有局部肿胀，急性肾盂

肾炎可以类似浸润性肿瘤（肿瘤样肾盂肾炎）。根据临床资料通常可做出特定的诊断。边缘环形征象或血管异常提示急性缺血，并且急性缺血肾周脂肪间隙的改变较肾盂肾炎更轻。肾盂肾炎有时可伴有肾脏感染，此时可表现为集合系统管壁增厚（图 7-5）。

经过抗生素治疗后，肾盂肾炎的 CT 表现可有所变化。部分经过治疗的患者可表现为边界不清的圆形或卵球形的强化减低区（图 7-6）。长期随访研究表明，病变程度较轻的患者经过治疗后肾脏形态及强化可恢复正常（图 7-7）。病变程度更为严重时，先前感染的部位可出现局灶性萎缩

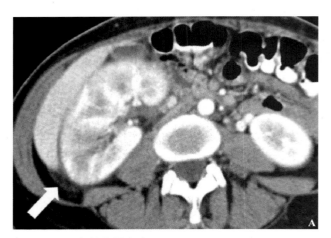
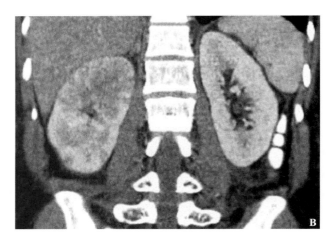

▲ 图 7-2　急性肾盂肾炎
A. 右肾后外侧脂肪内可见炎症（箭），右肾增大，可见肾皮质斑片状不均匀强化减低区；B. 另一患者增强 CT 冠状位图像，右肾可见斑片状阴影

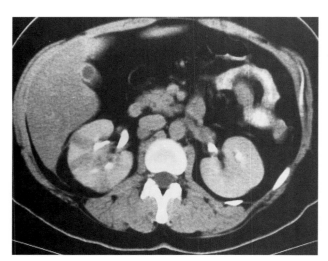

▲ 图 7-3　急性肾盂肾炎
右肾可见相对较窄的条形强化减低区

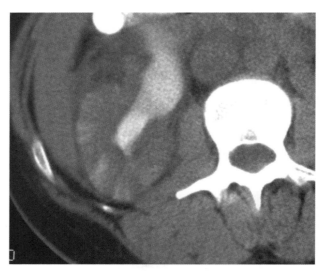

▲ 图 7-4　急性肾盂肾炎；CT 延迟期
病变表现为肾实质内楔形持续强化区

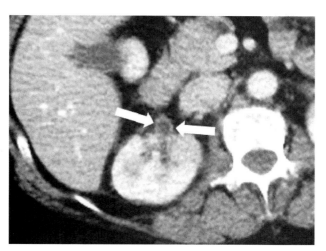

▲ 图 7-5 肾盂炎
右侧肾盂管壁增厚（箭）

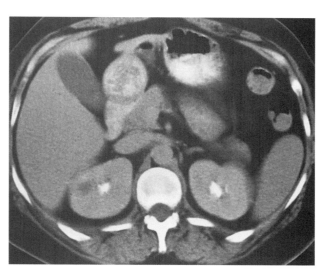

▲ 图 7-6 肾盂肾炎治疗后的不典型表现
CT 示右肾可见一圆形强化减低区，无明显占位效应；与未经治疗的急性肾盂肾炎的典型条纹状异常形成鲜明对比

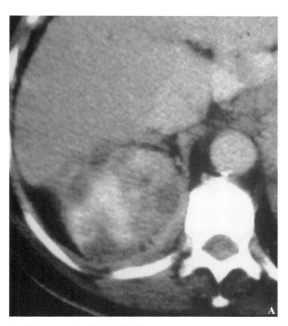

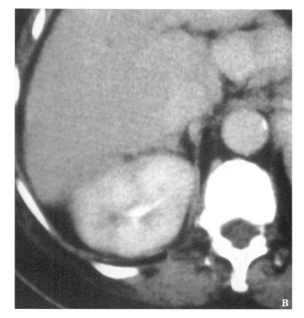

▲ 图 7-7 急性肾盂肾炎
A. 治疗前，肾脏感染严重，有明显的强化减低区；B. 治疗后，形态及强化恢复正常

（图 7-8），并可出现局部杵状肾盏，提示有肾乳头坏死。这些形态学改变的病因可能是由于炎症过程造成肾脏缺血性损伤所致。无并发症的急性肾盂肾炎患者的超声检查可表现为正常，或表现为弥漫或局灶性肾脏体积增大并伴有肾实质回声增强或减低区（图 7-9）。肾周的炎症可在邻近感染部分的肾包膜外形成一层薄的积液（图 7-10）。正常皮髓质

的回声差异可能会消失。多普勒超声可以显示局灶性的异常灌注区（图 7-9）；尽管感染区域有充血，但正常肾实质血流灌注量太高，受感染区域可能是由于水肿引起间质压力升高其血流仍可能会低于周围正常肾组织。

急性肾盂肾炎在 MRI 上的形态学表现与 CT 相似，表现为肾脏肿胀、灌注异常及局灶性强化减

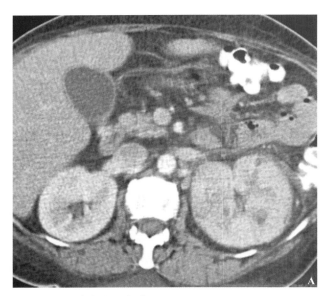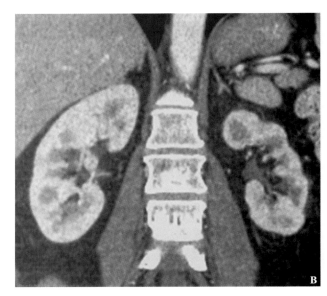

▲ 图 7-8　急性肾盂肾炎

A. 治疗前，左肾肿胀及不均匀血流灌注减低；B. 治疗后数月，左肾体积较正常时小并见肾皮质局灶性瘢痕形成

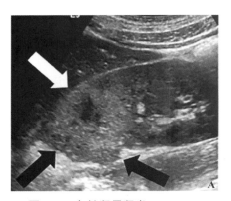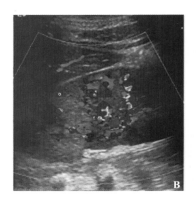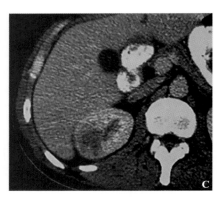

▲ 图 7-9　急性肾盂肾炎

A. 受累肾脏上极可见异常回声（箭）；B. 与正常肾实质相比，病变区域多普勒血流减低；C.CT 证实为局灶性肾盂肾炎

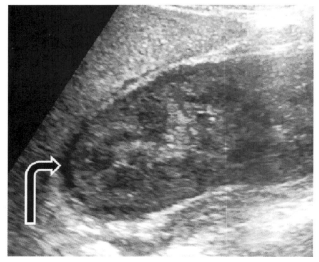

▲ 图 7-10　急性肾盂肾炎

可见肾包膜周围薄层液体（箭）

低区（图 7-11）。扩散加权图像可见感染部分扩散受限（图 7-11），并且对肾盂肾炎区域的检出可能比 T$_2$WI 或增强扫描 T$_1$WI 更敏感（图 7-12）。

急性肾盂肾炎患者的放射性核素显像需使用肾皮质显像剂如 ^{99m}Tc-DMSA 和炎症显像剂如枸橼酸镓（^{67}Ga）。肾皮质显像可显示受感染肾脏的放射性浓聚分布不均或肾极的不对称性示踪剂摄取缺损。

（四）慢性肾盂肾炎

慢性局灶性萎缩性肾盂肾炎是指肾实质瘢痕形成，肾皮质和髓质局部变薄，其下方相应的肾盏变钝。这种表现可由以下一些原因造成，包括膀胱输尿管反流、肾盏结石或严重的局灶性肾盂肾炎

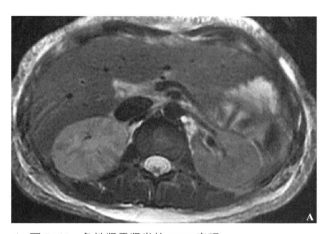

▲ 图 7-11　急性肾盂肾炎的 MRI 表现

T₂WI（A）示受感染的右肾整体信号增高并呈条纹状表现；弥散加权成像（B）弥散受限的区域也呈条纹状分布

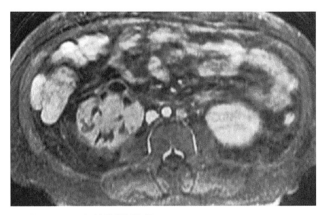

▲ 图 7-12　急性肾盂肾炎

对比增强 T₁WI 脂肪抑制图像示右肾低灌注及无灌注区

（图 7-8B 和图 7-13）。一旦瘢痕形成，受感染肾脏的大体病理学及影像学检查已经无法确定其病因；所有病例均表现为显微镜下局灶性纤维化。如果病因明确是由膀胱输尿管反流所致则称为反流性肾病。目前认为膀胱收缩的过程中尿液反流，集合系统的静水压瞬时增高，受感染的尿液逆流进入肾脏集合管中（肾盂小管的逆流或反流）。这种肾内反流的出现呈斑片状分布，可能是由于肾髓质集合管乳头孔的局部差异造成的，相应的这也可能是造成局灶性瘢痕形成的原因。在瘢痕区域内，致密纤维组织取代了正常的肾单位（图 7-14）。

肾盏结石时，可能由于漏斗部梗阻造成肾盂压力增高或引起局灶性感染，从而造成肾盏杵状变形及瘢痕形成，这与反流性肾病形成的杵状肾盏及瘢

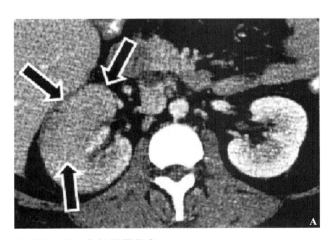

▲ 图 7-13　急性肾盂肾炎

A. 箭示病变区域肿胀及强化减低；B. 瘢痕治疗后，肾实质病变区域萎缩并且强化低于正常部分

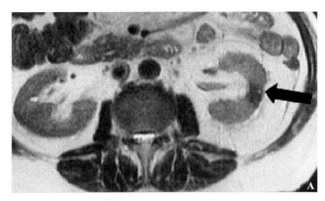

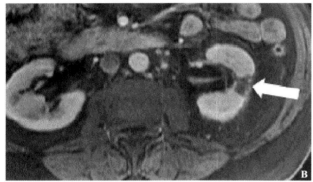

▲ 图 7-14　慢性萎缩性肾盂肾炎

T₂WI（A）和 T₁ 加权钆剂增强脂肪抑制成像（B）示局灶性肾实质变薄（箭），为纤维瘢痕

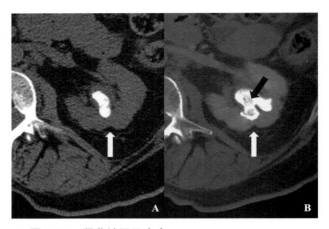

▲ 图 7-15　肾盏结石及瘢痕

A. 平扫 CT 可见肾盏结石；B.CT 尿路造影可见肾实质瘢痕无强化，结石表现为高密度的集合系统内充盈缺损（黑箭），肾盏变钝

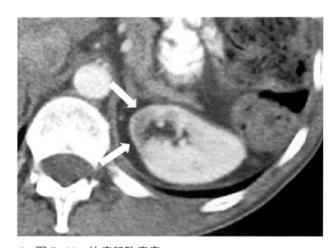

▲ 图 7-16　放疗所致瘢痕

患者几年前接受放疗时，肾脏内侧面（箭）在放疗的照射野内，现表现为萎缩及密度减低

痕难以区分（图 7-15）。当在中老年患者中发现慢性肾盂肾炎瘢痕时，结石是最常见的病因；而在儿童患者中，反流则常引起瘢痕的形成。局灶性梗死可能形成类似的瘢痕，但局灶性梗死时肾盏变钝少见。创伤，包括手术和放射性治疗造成的肾脏局部损伤（图 7-16），同样可以造成瘢痕形成。

　　慢性肾盂肾炎在 CT、CTU 及 MRI 上的影像表现包括一处或多处肾实质的瘢痕（图 7-17），覆盖于变形的肾盏之上。如果肾实质缺失严重，局灶性的代偿性肥大区可邻近肾皮质的瘢痕区。这种表现可与肾实质的实性肿瘤相混淆，但局灶性代偿性肥大区的强化与邻近的正常肾实质强化程度相同，因此可以通过增强扫描进行鉴别。

　　慢性萎缩性肾盂肾炎患者的超声表现包括局灶性肾实质缺失，在肾脏纵向或横断面图像上能够更好地显示。瘢痕区可以表现为回声增强。在病变区域，位于中央的肾窦的回声能够延伸到肾脏周边。与其他原因造成的广泛的肾皮质回声增强不同，它

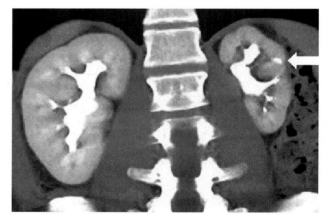

▲ 图 7-17　儿童期反流所致慢性局灶萎缩性肾盂肾炎

左肾体积小及局灶性肾实质缺失（箭）并伴有肾盏变钝

表现为局灶性。

（五）急性肾脓肿

肾脓肿是由急性肾盂肾炎时常形成的微脓肿相互融合而成。脓肿的主要致病菌是革兰阴性肠道菌。糖尿病、药物滥用、膀胱输尿管反流或肾结石患者最容易形成肾脓肿。急性肾脓肿可以是单个病灶或同时累及肾脏的多个位置。多发病灶较少见，常提示感染经血行播散。

急性肾脓肿的症状和体征与肾盂肾炎难以鉴别，这两种疾病也经常并存。二者都常见发热、白细胞增多、脓尿及胁腹痛，并常有既往经抗生素治疗停药后症状复发的病史。肾脓肿的形成是一个连续的过程。急性肾盂肾炎可进展成一小簇脓肿，可以相互融合，从而可形成单房的充满液体的脓腔、多房的脓腔或在蜂窝织炎区形成多个被实性组织呈网状分隔开的独立的小脓肿。当成纤维细胞迁移到急性肾脓肿区域时，可在脓肿与正常肾组织间形成一层屏障，从而形成慢性肾脓肿。这种改变会在脓肿液化中心和正常肾实质间形成一个炎症过渡带。

在超声图像上，肾脓肿表现为相对透声病变伴有数量不同的实性组织回声；脓液可表现为低振幅回声（图 7-18），并且其内可有气泡。常表现为声束穿透增强。多普勒成像示坏死脓液区无血流；脓肿壁的血流量变化不一。

CT 是诊断急性肾脓肿的首选影像学检查方法。病灶表现为圆形或卵圆形的低密度肿块（10 ～ 20HU），增强扫描无强化（图 7-19）。由于周边存在炎症反应，肿块通常边界模糊；脓肿壁的强化程度也变化不一。在"一兜"液体中出现气体是脓肿的特征性表现。常可见 Gerota 筋膜增厚和邻近肾周及肠系膜脂肪密度增高。脓肿可能会延伸至肾周间隙。脓肿的 MR 所见与 CT 相同。脓肿的中心呈液体信号，病变周边部分呈不同程度的增厚及强化（图 7-19 和图 7-20）。锝标记的 DMSA 放射性核素扫描偶尔也可用于肾脓肿的诊断，但已在很大程度上被 CT 取代。

（六）肾周脓肿

原发性肾周脓肿是由肾内的感染灶破裂并穿过肾包膜进入肾周间隙而形成的（图 7-21）；也可因受感染的尿液梗阻外渗形成。当体外感染源经血行播散、肾脏邻近器官的急性炎症或邻近肠管的穿孔如阑尾炎或憩室炎破裂使炎症播散至肾周间隙时，则形成继发性肾周脓肿。

肾周脓肿的症状和体征都是非特异性的。多数情况下，患者尿路感染的症状持续超过 2 周。发热通常为间断性的低热，少数患者尿液检查正常。因

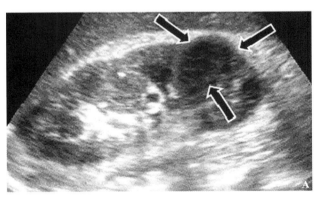
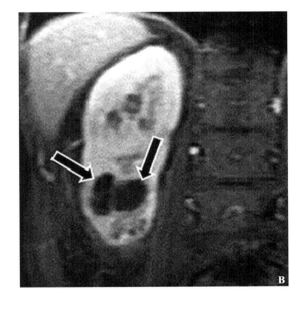

▲ 图 7-18 肾脓肿（箭）
A. 超声示病变壁厚度中等，内部回声稀疏，透声增强；B. 钆对比剂增强 MRI 示脓肿内两部分间可见分隔，脓肿壁不清晰

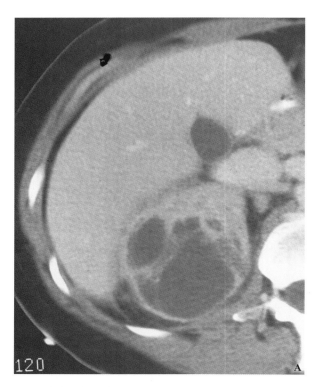

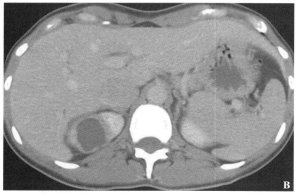

▲ 图 7-19　两例肾脓肿
A. 急性肾脓肿，呈多房空洞；B. 慢性肾脓肿，中心液化区和正常
肾实质间可见炎性组织区

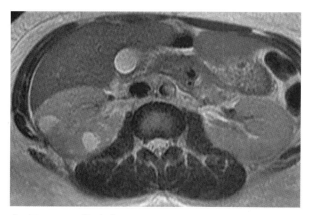

▲ 图 7-20　肾脓肿
右肾两个空洞内的脓液于 T_2WI 上呈高信号

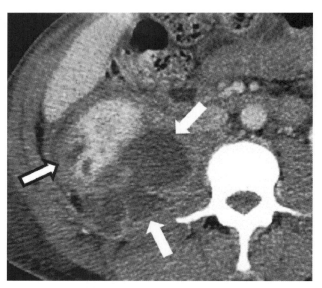

▲ 图 7-21　多房肾周脓肿（白箭）
蜂窝织炎性肾盂肾炎（黑框箭）侵犯至肾周间隙时形成肾周脓肿

肾脏炎性疾病并发肾周脓肿的情况常见于患有较大鹿角形结石、肾积脓、糖尿病或神经源性膀胱的患者。在许多大的肾周脓肿中可发现产气微生物产生的气体。对于较大的病灶，影像引导下穿刺引流是首选的治疗方法；而较小的肾脓肿则可以单纯靠静脉应用抗生素治愈。

在超声检查中，肾周脓肿表现为邻近肾脏的回声多变的肿块。脓肿内的任何气体都会表现出后方声影，但当脓肿位于肾脏前方时，脓肿内的气体可能会与肠道内的气体影相混淆。

CT 是发现肾周脓肿的首选影像学方法。通常在平扫 CT 上便可以发现异常，但在静脉注射对比剂后脓肿则更容易被发现。CT 的优势在于能够精确判定病变的边界，因此当病变延伸至腰大肌（图 7-22）、肾旁后间隙和真骨盆时可以精确显示病变的范围。与肾脓肿表现类似，肾周脓肿在增强CT 和 MR 上也可表现为环形强化。

（七）肾积脓

肾积脓是指肾脏集合系统梗阻并充满脓液。病情的临床严重程度各不相同，但当病情严重时，则是真正的泌尿外科急症；如果未经治疗可能会导致脓毒症和死亡。多数肾积脓患者可找到尿路感染的

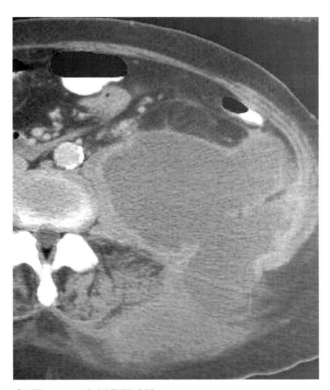

▲ 图 7-22　左侧肾周脓肿
脓腔累及腰大肌并侵及后腹壁肌肉

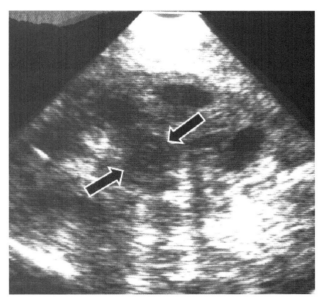

▲ 图 7-23　梗阻性肾积脓
肾盏扩张，肾盂内（白框箭）见脓性碎片所致的弱回声

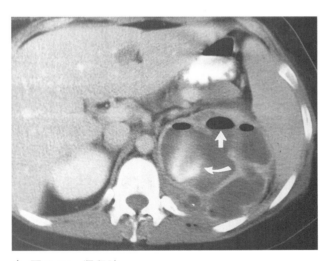

▲ 图 7-24　肾积脓
集合系统明显扩张，内见部分对比剂排泌（弯箭）及气 - 液平面（箭）

临床证据。在多数病例中，尿路梗阻都是由结石造成的；其他造成尿路梗阻的原因包括转移性病变、术后输尿管狭窄及腹膜后纤维化等。

　　大约一半患者腹平片检查可显示明显的尿路结石。超声检查可以通过显示集合系统管腔内的回声来鉴别肾积脓和无菌性肾积水（图 7-23），这种回声可为集合系统内弥漫分布的或下沉部位层状分布的碎屑物。在气肿性感染的病例中，脓液中可见气泡回声伴声影。

　　在 CT 上发现明显扩张的集合系统内含有尿液 - 碎屑物分层或气 - 液平面，则提示肾积脓的诊断（图 7-24）。CT 通常可显示肾积水的证据（图 7-25），并且可以显示尿路梗阻的原因及梗阻水平。尽管罕见，但集合系统内对比剂位于脓性物质之上的分层状改变可作为诊断肾积脓的特异性征象。影像引导下经皮抽吸感染性尿液可以对可疑的肾积脓做出明确诊断。肾积脓的治疗需采用肾造瘘引流或输尿管支架置入并联合抗生素治疗。如果进行经皮肾穿刺造瘘术，需注意避免注入对比剂时造成集合系统扩张，以免患者在此过程中发生严重的并发症，包括明显的脓毒症和脓毒症休克。

（八）肾产气性感染

　　气肿性肾盂肾炎是一种少见的特殊类型的上尿路感染，产气菌产生的气体存在于肾实质内、周围邻近组织及集合系统，通常病情严重。患者通常有控制不佳的糖尿病和高血糖症。由于气肿性肾盂肾炎可以是脓肾的并发症，患者也可能有输尿管梗

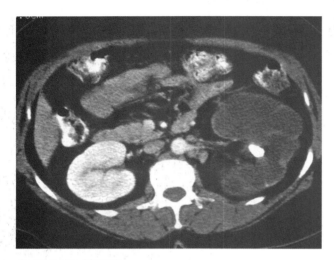

▲ 图 7-25　肾积水
左肾盂结石梗阻继发左肾重度肾积水

阻。患者通常为急重症并可能有休克及尿毒症；女性比男性更容易患病。病原体通常为革兰阴性菌；大肠埃希菌最常见，其次为克雷伯菌、产气菌和变形杆菌。

经典的治疗方法包括急诊肾切除术；有学者曾认为有必要手术来预防该病的高死亡率。最近发现部分患者可以使用抗生素及对闭合脓腔进行脓液引流的方法进行治疗。对于输尿管梗阻的患者应进行经皮肾穿刺造瘘术（尽管部分泌尿外科医生倾向于置入输尿管支架），任何脓肿都应将脓液经皮引流净。这些疗法使很多感染患者治疗成功，保留下肾脏并恢复肾功能。

气体可以通过 X 线、CT 或超声检查来显示；由于 CT 可以最好的描绘气体的解剖分布、感染的其他征象、任何输尿管梗阻的位置及病因，因此 CT 是最适合的检查手段。气体出现的量及分布多种多样。气体可以出现在集合系统中，此时被称为气肿性肾盂肾炎，通常病情并不十分严重（图7-26），气体也可以出现在肾周及肾旁间隙内，偶尔还可以出现在距肾脏相当远的位置（图7-27）。在肾实质内，气体可以表现为气泡或条纹状的形态（图7-28）。上述征象可以任意一种或几种同时出现，罕见情况下还可以出现双侧受累。气体可以进入集合系统壁内，可在肾脏和肾周脓肿时存在。虽然有一些研究发现气体的累及范围和临床预后情况

相关，然而其他研究则表明，相对于气体的量和分布，患者的临床状况才是更好的预后预测因子。

（九）肾瘘

正常情况下，空气和气体很少会进入输尿管和集合系统。除了上文讲述的产气性感染以外，手术和插管都会造成气体的出现，另外创伤和肠瘘也可造成。肾脏 - 消化道瘘罕见，可因克罗恩病、肾脏

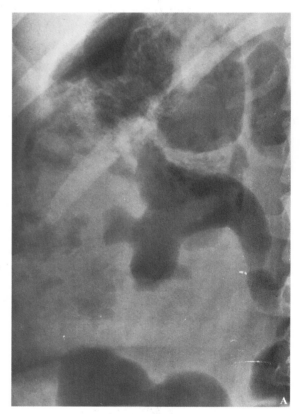

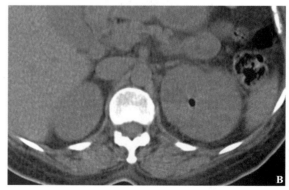

▲ 图 7-26　2 例气肿性肾盂肾炎
A. 腹部平片示肾脏集合系统及近段输尿管内气体影，肾实质内亦可见气泡影（由 David S. Hartman, M.D. and the Armed Forces Institute of Pathology 提供）；B.CT 示肾盏内气泡影

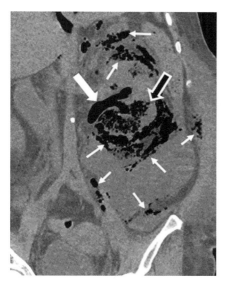

▲ 图 7-27　气肿性肾盂肾炎伴广泛感染
平扫 CT 示肾实质内（白框箭）及集合系统内（大白箭）气体影，气体广泛分布于腹膜后间隙（小白箭）

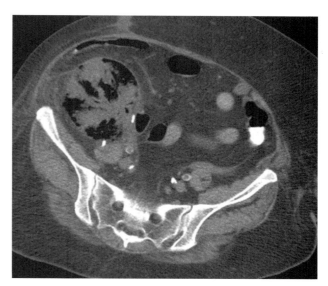

▲ 图 7-28　移植肾严重气肿性肾盂肾炎
肾实质内遍布气体影

或胃肠道肿瘤及严重的肾脏创伤所致。然而最常见的导致肾瘘的病因还是肾脏炎性疾病。瘘管常在肾脏和结肠间形成（图 7-29），但十二指肠、胃和远段小肠也可受累。瘘管的位置主要由肾脏邻近器官的解剖位置决定。肾瘘也可以在肾脏与皮肤、胸膜及肺之间形成。

　　肾脏或肾周脓肿或肾积脓导致肾瘘形成时，通常合并结石形成。在过去的文献报道中，25% 的肾

瘘是由肾结核引起的；在不发达国家和地区，肾结核仍是相当常见的病因。尽管肾瘘患者通常首先会进行 CT 检查，但 CT 很少能直接显示瘘管。有时 CT 上可显示间接征象，如集合系统内气体影，由于瘘管的形成通常由严重的炎性疾病所引起，而严重的炎症常会妨碍对比剂的排泌，使得 CTU 上无法观察到足够的对比剂进入瘘管，因此诊断肾瘘常需要进行逆行或顺行肾盂造影。

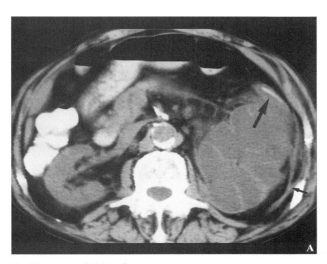

▲ 图 7-29　肾结肠瘘
A. 初次 CT 检查示左肾体积增大、积水，推挤左侧结肠（大箭），并可见 Gerota 筋膜（小箭）增厚；B. 复查 CT 检查示左肾与左侧结肠间瘘管形成（箭），原肾积水减轻并可见集合系统内气体影（引自 Parvey HR, Cochran ST, Payan J, et al. Renocolic fistulas: complementary roles of CT and direct pyelography. Abdom Imaging. 1997;22:96–99.）

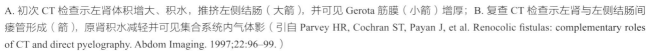

（十）黄色肉芽肿性肾盂肾炎

黄色肉芽肿性肾盂肾炎（xantho granulomatous pyelonephritis，XGP）是一种相对少见的肾脏炎性疾病。其组织学特征为充满脂质的巨噬细胞（黄色瘤样细胞）以及其他炎症细胞，包括浆细胞、白细胞及组织细胞。病变的症状及体征是非特异性的，并且一般长期存在；常见主诉包括发热、乏力、胁腹部痛或压痛、体重下降及白细胞增多。只有一半患者出现下尿路症状（尿频、排尿困难）。70%的患者出现贫血；大约25%的患者表现为肝功能异常；10%的患者有潜在的糖尿病。罕见情况下，XGP可表现为暴发性疾病并可伴有急性肾脓肿。肾全部切除或部分切除是常用的治疗方法。有研究表明，XGP的女性患病率明显多于男性，女性与男性的比例高达4：1。虽然多数患者发病年龄在45—65岁，但也有5岁XGP患者的报道。几乎所有病例都伴有活动性尿路感染，其致病菌常为大肠埃希菌、奇异变形杆菌、克雷伯菌或铜绿假单胞菌中的一种或几种。

XGP可能代表了肾脏对长期化脓性感染的一种罕见反应。最常见的是慢性梗阻性肾积脓，常因输尿管结石引起；少数情况下也可继发于先天性肾盂输尿管连接处狭窄或输尿管肿瘤。XGP也可见于长期的肾脓肿患者。

典型的三联征表现包括：鹿角状结石，无对比剂排泌或对比剂排泌减少及边界不清的肾脏肿物。X线检查常可显示结石。可行逆行肾盂造影来显示梗阻点（图7-30）。肾盏可明显不规则变形并伴有肾乳头坏死。

超声成像常表现为弥漫性肾脏体积增大并伴有中央强回声结石。肾实质炎症反应或脓肿区表现为弥漫性低回声。然而在部分病例中，受感染的肾实质可表现为与正常肾实质相似的回声，从而可能造成混淆。肾盏可表现为多个伴有碎片状回声的液性填充区，与肾积脓难以鉴别。

虽然XGP的CT表现并不特异，但仍常可强烈提示正确的诊断（图7-31）。肾脏常体积增大但仍保留其正常形状。肾盂的典型表现为边界不清或大小

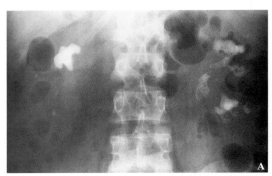

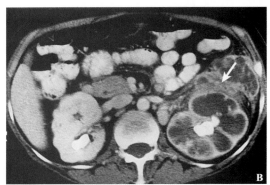

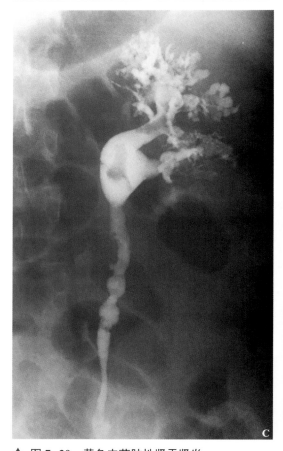

▲ 图7-30　黄色肉芽肿性肾盂肾炎

A.腹平片示双侧鹿角状结石；B.CT示肾积水、结石伴炎症，炎症扩散至肾周间隙（箭）；C.逆行肾盂造影示肾盂肾盏内结石所致的充盈缺损及明显的肾乳头坏死

正常，除非伴有肾盂输尿管连接处狭窄。通常可见单个或多个结石，并可见肾实质内斑点状钙化。肾脏边缘常可见低密度区，为萎缩的肾实质；肾柱可将表现为低密度中心区的充满脓液和坏死组织的扩张肾盂相互分开。对比增强扫描显示肾脏边缘、肾盏周围及肾筋膜内充血。病变扩展到肾周间隙、肾旁后间隙、腰大肌及背部肌肉在 CT 上可很好显示。

XGP 最常见的表现形式为病变肾脏弥漫性受累。XGP 的一种少见的表现形式为炎症过程局限于肾脏的某一部分。这种表现有时被称为"肿瘤样"XGP，其表现可与弱强化的肾脏肿瘤相混淆（图 7-32）。无论哪种形式，大多数的 XGP 病例都有广泛的肾周炎症。

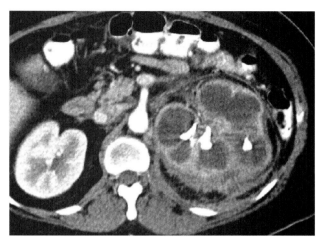

▲ 图 7-31　黄色肉芽肿性肾盂肾炎
左肾积水，内可见数个结石，肾周有炎症

二、肾结核

虽然肺结核的发病率在无免疫抑制患者中有所下降，但肺外结核的发病率一直保持不变。在美国，特别是移民人口中，新发结核病例不断出现。肾结核患者常有其他部位的结核感染史，通常位于胸部，但在肾脏受累发病时其另外部位的结核可为非活动性。

肾结核是由身体其他部位的结核分枝杆菌通过血行播散至肾脏所致。结核杆菌隐藏在肾脏皮髓交界处；由此形成的小病灶通常在治愈后无后遗症。虽然这些最初的病灶几乎都累及双侧肾脏，但仅在一个肾上形成影像学检查可见的病灶。小干酪样肉芽肿形成并随后融合成较大的空洞，可伴有或不伴有钙化。病变随后沿着肾单位发展至肾乳头；干酪样组织脱落并随后形成肾乳头坏死。当细菌进入集合系统后会累及移行上皮，首先使其增厚、发炎，随后形成瘢痕收缩。同样的过程可能会进而发展至膀胱，导致结核性膀胱炎并进而形成瘢痕；这些瘢痕可导致膀胱容量明显减少并引起膀胱压力升高或输尿管膀胱连接部狭窄，从而可使未受累的对侧同样出现梗阻及肾积水。

肾脏结核病变发展缓慢，常仅有很少的症状直

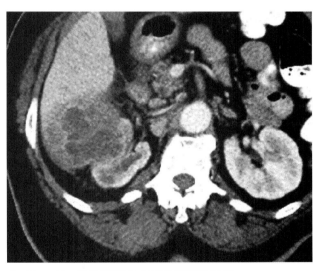

▲ 图 7-32　肿瘤样黄色肉芽肿性肾盂肾炎
右肾不均匀肿块样病变，手术切除后发现其内的炎性反应及 XGP 特征性的充满脂质的巨噬细胞

至整个尿路均被累及，因此最常见的主诉多为下尿路症状，如尿频、排尿困难和夜尿增多；一些患者还可出现肉眼血尿。患者的尿液实验室检查表现为典型的无菌性脓尿 – 尿液中出现白细胞并在常规培养基中未培养出细菌。

肾结核的影像学表现取决于疾病的发展程度。在肾结核的初期，肾乳头顶端在尿路造影上表现为不规则虫蚀样改变。随着病变的进展，肾乳头坏死范围可扩大并形成明显的坏死腔（图 7-33），坏死腔可互相融合从而在肾实质中形成干酪样坏死。肾

实质内可出现瘢痕，可局限于肾脏某一区域（图 7-34）或累及整个肾脏。瘢痕通常与肾盏异常和肾实质钙化有关。肾结核晚期表现为无功能肾，即"肾自截"（图 7-35 和图 7-36）。典型表现为广泛的肾实质钙化，并可有区域淋巴结肿大（图 7-34）。

肾结核的一个标志性特征是多发不规则漏斗部狭窄及随后发生的肾盏积水（图 7-37 和图 7-38）。这些狭窄是由于纤维化伴随愈合过程所导致的。当狭窄造成管腔完全闭塞时，整个肾盏则可能与集合系统其他部分完全分隔开来。类似的狭窄可以发生在肾盂和输尿管。在病变的终末期，肾脏大小取决于肾实质破坏及狭窄形成的进展程度；如果病变形式以肾实质破坏为主，则可表现为体积缩小的无功能肾脏（图 7-35 和图 7-36），但如果病变以肾盂或输尿管狭窄为主而肾功能仍然存在时，肾积水可造成肾脏局部或整体增大（图 7-39）。

感染沿输尿管下行可累及膀胱壁，膀胱壁起初因炎症反应而增厚，随后出现纤维化从而造成膀胱体积缩小，有时可明显缩小（图 7-40）。尽管结核的上尿路表现绝大多数为单侧，但膀胱的这种异常改变可导致双侧的输尿管膀胱连接部狭窄。

肾结核表现的多样性使得泌尿系结核的诊断变得困难，但仍有一些要点可帮助我们进行鉴别诊断。肾乳头坏死可由多种病变引起，但当肾乳头坏死发生于双侧、不伴有干酪样空洞或钙化以及在肾盏中含有脱落的肾乳头组织时，通常提示病变并非由结核引起。当肾脏钙化发生于双侧或不伴有肾脏形态异常时，常提示为结石或肾钙质沉着，而非结

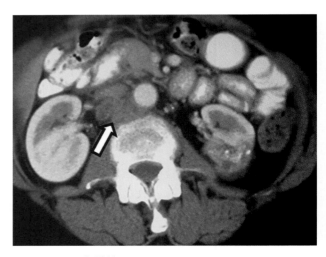

▲ 图 7-34　肾结核
左肾后部不均匀瘢痕化并见点状钙化，并可见腔静脉后结核性淋巴结肿大（箭）

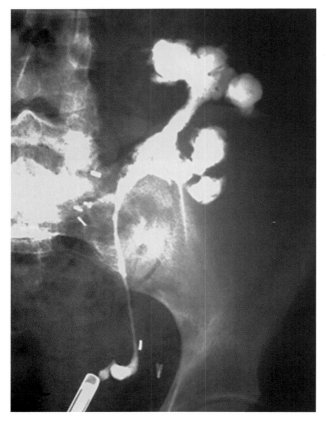

▲ 图 7-33　移植肾的肾结核
逆行肾盂造影示肾乳头坏死伴肾盂肾盏边缘毛糙，输尿管亦可见狭窄

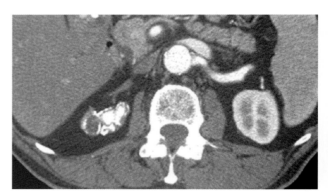

▲ 图 7-35　结核性肾自截
右肾明显萎缩，并见大量的无定型钙化，肾脏无功能

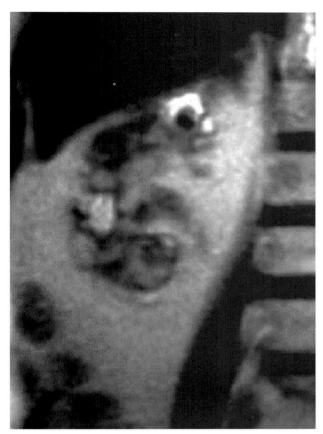

▲ 图 7-36 结核性肾自截

磁共振 T₂WI 示肾脏萎缩，其内低信号区为钙化

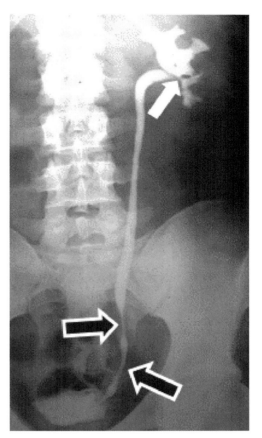

▲ 图 7-37 逆行肾盂造影示结核性狭窄

肾盂明显狭窄（白箭）及远段输尿管狭窄（白框箭）

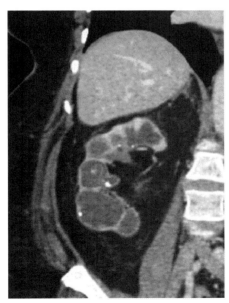

▲ 图 7-38 结核性狭窄

肾盂及主要漏斗都狭窄，导致管腔几乎闭塞，肾实质变薄并见散在钙化

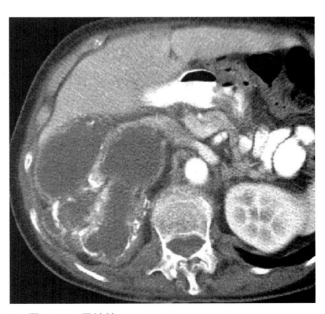

▲ 图 7-39 肾结核

右侧肾盂肾盏连接部狭窄而肾脏仍产生尿液，从而导致严重的肾积水。肾脏无功能并见实质内散在钙化

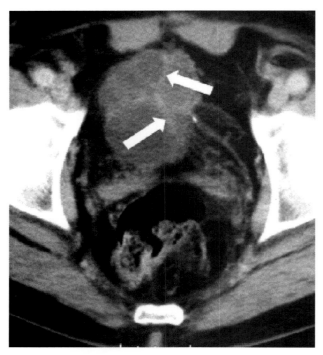

▲ 图 7-40　结核性膀胱炎
慢性结核形成多发纤维带（箭），致膀胱体积缩小

核。肾盂的狭窄伴有周围肾盏的扩张是肾结核的典型征象。血吸虫病可造成膀胱和输尿管钙化及输尿管狭窄，但通常可与结核相鉴别。血吸虫病常形成双侧对称性的病变，而结核常为单侧发病，并且血吸虫病所致异常通常在下尿路和膀胱更严重，而结核所致异常在肾脏和集合系统最为严重。最后，有几种疾病可形成单侧钙化的无功能肾。多囊性肾发育不良在成人中常表现为肾窝处一簇薄壁环形钙化，而肾结核的钙化更多为无定形状。钙化性肾盂结石如果引起严重的梗阻性萎缩、梗阻性肾积脓或 XGP 时，可伴有肾脏功能丧失，但钙化性结石的表现与结核肾实质及集合系统的钙化表现并不相同。

三、肾脏少见感染性疾病

（一）真菌感染

肾脏真菌性疾病作为机遇性感染主要发生于机体抵抗力发生改变时，例如糖尿病、长期使用全身性抗生素、免疫抑制药和化疗药物、获得性免疫缺陷疾病、肾移植及长期置入导管的患者。肾脏最常见的真菌感染是白色念珠菌或其他念珠菌感染，但也有报道可见于球孢子菌、新型隐球菌、光滑球拟酵母菌及烟曲霉菌。真菌感染也可合并泌尿系统常见的革兰阴性菌感染。

1. 念珠菌病

念珠菌是一种常见的病原菌，正常情况下位于咽部、胃肠道及阴道。肾脏念珠菌病少见，常发生于婴儿及严重的免疫抑制患者。多数念珠菌性肾盂肾炎患者患有糖尿病及严重的全身性念珠菌病。这些患者常为双侧发病，偶尔也可表现为不太严重的单侧病变。

念珠菌病可引起肾实质的炎症反应及多发脓肿；深部肾髓质的炎症可造成肾乳头坏死。菌丝可在集合系统中增殖并形成真菌球，从而造成尿路梗阻并损伤肾功能。

肾脏念珠菌病典型的超声表现为肾脏体积增大，肾实质呈不均匀高回声，当脓肿形成时表现为局灶性低回声区。分枝菌病有回声但并不伴声影，可形成散在的真菌球（图 7-41）或在集合系统内形成有回声的铸型，常伴有肾积水；集合系统中的菌丝偶尔可与尿液中的碎片回声相似。CT 上同样表现为受累肾脏体积增大并肾实质密度不均匀减低；肾内散在的脓肿表现为边界不清的含液区（图 7-42）。肾盂造影可见肾积水；真菌球表现为透亮的充盈缺损（图 7-43）；膀胱造影偶尔可见膀胱内真菌球。输尿管的扇贝边缘状改变是由输尿管黏膜下水肿所致，类似的表现也可见于口腔念珠菌病（鹅口疮）累及食管。

2. 球孢子菌病

球孢子菌病感染继发于体内其他部位的活动性感染，常位于肺部。肾脏受累表现包括肾乳头坏死、空洞形成及肾实质内钙化。隐球菌感染可形成空洞、肾乳头坏死及多发肾实质内脓肿。

3. 布鲁菌病

肾脏的布鲁菌病主要发生于肉类包装工人或饮

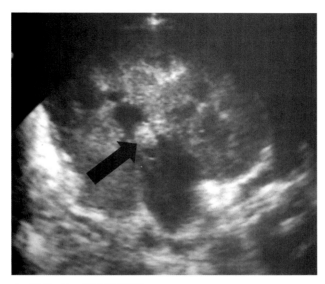

▲ 图 7-41　肾念珠菌病
超声示集合系统内真菌球（箭）；肾实质回声不均，反映了广泛的炎症及小脓肿形成

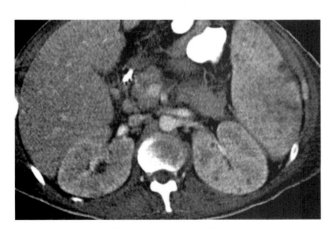

▲ 图 7-42　广泛的肾脏及脾脏念珠菌病
肾脏及脾脏均表现为不均匀强化，小的低密度部分为无数的脓肿灶

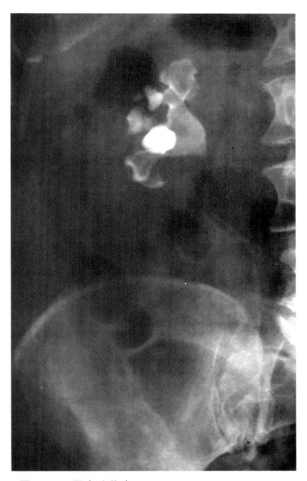

▲ 图 7-43　肾念珠菌病
逆行肾盂造影示集合系统分枝菌病表现为透亮充盈缺损，几乎占据整个集合系统

用未经消毒的牛奶而感染。肾脏的感染是因病菌经血行播散所致。肾脏布鲁菌病的影像学表现与结核相似，均表现为广泛钙化、空洞形成及漏斗部狭窄。

4. 曲霉菌病

烟曲霉菌感染在临床上罕见。真菌可导致肾实质炎症及大小不一的脓肿形成（图 7-44）、肾乳头坏死及真菌球形成。

5. 放线菌

肾脏的放线菌病通常是由于胃肠道感染经肾消化道瘘或肺部感染经瘘管穿过膈肌而形成。其致病菌衣氏放线菌虽然与真菌相似可产生菌丝菌落，但实际上是一种细菌。肾脏放线菌感染可导致急性肾盂肾炎、肾积脓或肉芽肿性肾脓肿。

（二）包虫病

肾脏包虫病是由绦虫感染引起的，通常为细粒棘球绦虫。狗或其他的犬科动物构成疾病的主要宿主。虫卵被吞下之后在胃肠道孵化，之后进入门静脉循环，由此猪带绦虫六钩蚴可停留在多个器官，主要位于肝脏和肺。肾脏受累仅占所有患者的 2% ～ 3%，可为原发性或继发性。在肾脏内，蠕虫可以形成特征性的具有三层结构的包虫囊肿，囊肿可迅速生长并破坏肾组织，也可进展缓慢，仅产生轻微的临床症状。母囊内可形成一个或多个子

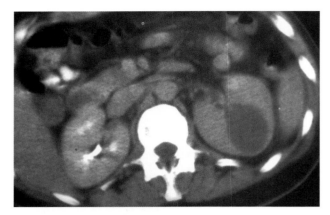

▲ 图 7-44　曲霉菌病所致肾脓肿
病灶无明显环形强化，但左肾血流灌注减低，提示左肾弥漫受累

囊。肾脏受累的症状通常不特异，但包括胁腹痛、肾绞痛及嗜酸性细胞增多症。包虫囊肿就诊时的平均直径约为 8cm。

所有成像方法均显示病灶为囊性；可有弧形的囊壁钙化。超声、CT 和 MRI 均可显示子囊的囊壁；子囊常位于主囊（母囊）内部的边缘；有时也可充满整个主囊。囊壁可薄厚不均并可轻度强化。超声可显示囊内的碎片并偶尔可显示囊壁的内层，其与囊壁分离并形成靠近囊肿中心的波浪状表面。像其他肾脏占位性病变一样，逆行肾盂造影或 CTU 可显示囊肿使得肾盂肾盏扭曲。罕见情况下，囊肿可破裂进入集合系统；肾盂造影可显示二者相连。广泛的肾组织破坏可导致无功能肾。在大多数肾包虫病患者中，肝脏内也可发现包虫囊肿。

囊肿穿刺诊断包虫病的可行性已经争论了很多年。人们主要担心穿刺会造成病变播散至未感染的区域，并且有囊液进入静脉内造成急性过敏反应的报道。然而也有一系列成功并安全完成经细针穿刺硬化剂抽吸治疗的报道。

四、结节病

结节病是一种全身性炎症性疾病，病理特点为非干酪样肉芽肿。结节病最常发生于胸部，但可累及全身任意器官。针对结节病肾脏表现的报道多种多样，包括外观上表现为与淋巴瘤相似的肾脏肿块。肠道对钙质吸收的增加，以及由此造成的高钙血症和高钙尿症，可导致肾结石形成。

五、艾滋病的肾脏表现

获得性免疫缺陷综合征（acquired immune deficiency syndrome，AIDS）患者的肾脏可以发生多种炎症病变。在大约一半的晚期患者中可出现 HIV 相关性肾病，病理上表现为局灶性肾小球硬化。在影像学文献中多数报道为超声表现：主要表现为肾脏体积增大呈球形、肾窦脂肪减少，肾实质回声增高，有时增高明显。皮髓质回声区别可增大、减低或消失。如果病变长期存在，肾脏可萎缩变小并表现为类似于慢性肾实质或小血管病变的回声。HIV 患者具有较高的肾脏真菌感染及细菌感染的概率。

机遇性感染

HIV 感染患者辅助性 T 淋巴细胞的缺失使肾脏对机遇性及化脓性感染的易感性增加。在机遇性感染中，卡氏肺孢子虫虽然通常被认为是原发于肺的疾病，但由于预防性喷他脒气雾剂的广泛使用，其肺外部位的感染变得越来越常见。病变的传播途径可能是通过血行或淋巴道播散至各个器官，包括肾脏。点状钙化（图 7-45）是肾脏受累的特征，但也可见于鸟 – 胞内分枝杆菌（mycobacterium avium-intracellulare，MAI）和巨细胞病毒感染。据报道，约 5.5% 的艾滋病患者伴有鸟分枝杆菌感染。MAI 引起的症状无特异性，包括发热、全身淋巴结肿大和食欲减退。超声上可表现为局灶性回声病变以及肾脓肿的形成。播散性念珠菌病可导致急性肾盂肾炎、肾实质微脓肿和真菌球形成。艾滋病患者的其他机遇性感染包括结核、毛霉菌病和隐球菌病。

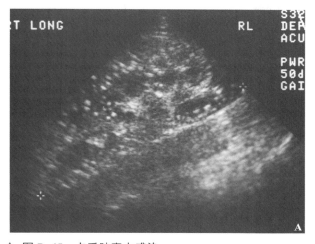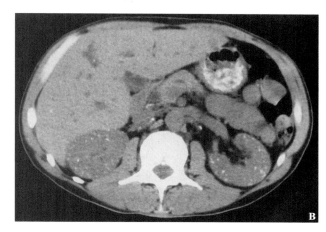

▲ 图 7-45　卡氏肺囊虫感染

A. 右肾超声长轴图像示多发局灶性回声增强区；B.CT 证实为双肾点状钙化（由 Alec J. Megibow, M.D. 提供）

（焦　晟　译，陈　涓　校）

☞ 推荐阅读

一般参考文献/病理生理学

[1] Browne RFJ, Zwirewich C, Torreggiani WC. Imaging of urinary tract infection in the adult. *Eur Radiol.* 2004;14(suppl 3):E168–E183.

[2] Goel RH, Unnikrishnan R, Remer E. Acute urinary tract disorders. *Radiol Clin North Am.* 2015;53(6):1273–1292.

[3] Kawashima A, Sandler CM, Goldman SM, et al. CT of renal inflammatory disease. *Radiographics.* 1997;17:851–866.

[4] Kawashima A, Sandler CM, Goldman SM. Current roles and controversies in the imaging evaluation of acute renal infection. *World J Urol.* 1998;16:9–17.

[5] Hammond NA, Nikolaidis P, Miller FF. Infectious and inflammatory diseases of the kidney. *Radiol Clin North Am.* 2012;50(2):259–270.

[6] Parsons CL. Pathogenesis of urinary tract infections. Bacterial adherence, bladder defense mechanisms. *Urol Clin North Am.* 1986;13(4):563.

[7] Talner LB, Davidson AJ, Lebowitz RL, et al. Acute pyelonephritis: can we agree on terminology? *Radiology.* 1994;192:297–305.

[8] Webb JA. The role of imaging in adult acute urinary tract infection. *Eur Radiol.* 1997;7(6):837–843.

急性肾盂肾炎

[9] Cerwinka WH, Grattan-Smith JD, Jones RA, et al. Comparison of magnetic resonance urography to dimercaptosuccinic acid scan for the identification of renal parenchyma defects in children with vesicoureteral reflux. *J Pediatr Urol.* 2014;10(2):344–351.

[10] Craig WD, Wagner BJ, Travis MD. Pyelonephritis: radiologic–pathologic review. *Radiographics.* 2008;28: 255–276.

[11] Dalla-Palma L, Pozzi-Mucelli F, Pozzi-Mucelli RS. Delayed CT findings in acute renal infection. *Clin Radiol.* 1995;50:364–370.

[12] Ditchfield MR, De Campo JF, Cook DK, et al. Vesicoureteral reflux: an accurate predictor of acute pyelonephritis in childhood urinary tract infection? *Radiology.* 1994;190(2): 413.

[13] Hammond NA, Nikolaidis P, Miller FH. Infectious and inflammatory diseases of the kidney. *Radiol Clin North Am.* 2012;50(2):259–270.

[14] Hardy RD, Austin JC. DMSA renal scans and the

top-down approach to urinary tract infection. *Pediatr Infect Dis J*. 2008;27(5):476–477.

[15] Ishikawa I, Saito Y, Onouchi Z, et al. Delayed contrast enhancement in acute focal bacterial nephritis: CT features. *J Comput Assist Tomogr*. 1985;9(5):89.

[16] Lonergan GJ, Pennington DJ, Morrison JC, et al. Childhood pyelonephritis: comparison of gadolinium-enhanced MR imaging and renal cortical scintigraphy for diagnosis. *Radiology*. 1998;207(2):377–384.

[17] Martina MC, Campanino PP, Caraffo F, et al. Magnetic resonance imaging in acute pyelonephritis. *Radiol Med*. 2010;115(2):287–300.

[18] Rathod SB, Kumbhar SS, Nanivadekar A, et al. Role of diffusionweighted MRI in acute pyelonephritis: a prospective study. *Acta Radiol*. 2015;56(2):244–249.

[19] Saadeh SA, Mattoo TK. Managing urinary tract infections. *Pediatr Nephrol*. 2011;26(11):1967–1976.

[20] Sakarya ME, Arslan H, Erkoc R, et al. The role of power Doppler ultrasonography in the diagnosis of acute pyelonephritis. *Br J Urol*. 1998;81(3):360–363.

[21] Stunell H, Buckley O, Feeney J, et al. Imaging of acute pyelonephritis in the adult. *Eur Radiol*. 2007;17(7):1820–1828.

[22] Tsugaya M, Hirao N, Sakagami H, et al. Renal cortical scarring in acute pyelonephritis. *Br J Urol*. 1992;69(3):245.

[23] Vivier PH, Sallem A, Beurdeley M, et al. MRI and suspected acute pyelonephritis in children: comparison of diffusion-weighted imaging with gadolinium-enhanced T$_1$-weighted imaging. *Eur Radiol*. 2014;24(1):19–25.

[24] Vourganti S, Agarwal PK, Bodner DR, et al. Ultrasonographic evaluation of renal infections. *Radiol Clin North Am*. 2006;44(6):763–765.

肾及肾周脓肿

[25] Morgan WR, Nyberg LM Jr. Perinephric and intrarenal abscesses. *Urology*. 1985;26(6):529.

[26] Parvey HR, Cochran ST, Payan J, et al. Renocolic fistulas: complementary roles of computed tomography and direct pyelography. *Abdom Imaging*. 1997;22(1):96–99.

肾积脓

[27] Jeffrey RB, Laing FC, Wing VW, et al. Sensitivity of sonography in pyonephrosis: a reevaluation. *AJR Am J Roentgenol*. 1985;144:71.

[28] Subramanyam BR, Raghavendra BN, Bosniak MA, et al. Sonography of pyonephrosis: a prospective study. *AJR Am J Roentgenol*. 1983;140:991.

肾产气性感染

[29] Roy C, Pfleger DD, Tuchmann CM, et al. Emphysematous pyelitis: findings in five patients. *Radiology*. 2001;218:647–650.

[30] Shokeir AA, El-Azab M, Mohsen T, et al. Emphysematous pyelonephritis: a 15-year experience with 20 cases. *Urology*. 1997;49(3):343–346.

[31] Wan YL, Lee TY, Tsai CC, et al. Acute gas-producing bacterial renal infections: correlation between imaging findings and clinical outcome. *Radiology*. 1996;198:433–438.

黄色肉芽肿性肾盂肾炎

[32] Goldman SM, Hartman DS, Fishman EK, et al. CT of xanthogranulomatous pyelonephritis: radiologic-pathologic correlation. *AJR Am J Roentgenol*. 1984;141:963.

[33] Hayes WS, Hartman DS, Sesterbenn IA. From the Archives of the AFIP: xanthogranulomatous pyelonephritis. *Radiographics*. 1991;11(3):485.

慢性肾盂肾炎

[34] Cerwinka WH, Grattan-Smith JD, Jones RA, et al. Comparison of magnetic resonance urography to dimercaptosuccinic acid scan for the identification of renal parenchyma defects in children with vesicoureteral reflux. *J Pediatr Urol*. 2014:10(2):344–351.

[35] Oh MM, Jin MH, Bae JH, et al. The role of vesicoureteral reflux in acute renal cortical scintigraphic lesion and ultimate scar formation. *J Urol*. 2008;180(5):2167–2170.

[36] Peters C, Rushton HG. Vesicoureteral reflux associated renal damage: congenital reflux nephropathy and acquired renal scarring. *J Urol*. 2010;184(1):265–273.

肾结核

[37] Gibson MS, Puckett ML, Shelly ME. Renal tuberculosis. *Radiographics*. 2004;24:251–256.

[38] Jung YY, Kim JK, Cho KS. Genitourinary tuberculosis: comprehensive cross-sectional imaging. *AJR Am J Roentgenol*. 2005;184:143–150.

[39] Kollins SA, Hartman GW, Carr DT, et al. Roentgenographic findings in urinary tract tuberculosis. A 10 year review. *AJR Am J Roentgenol*. 1974;121(3):487.

[40] Rui X, Li XD, Cai S, et al. Ultrasonographic diagnosis and typing of renal tuberculosis. *Int J Urol*. 2008;15(2):135–139.

[41] Sallami S, Ghariani R, Hichri A, et al. Imaging findings of

urinary tuberculosis on computerized tomography versus excretory urography: through 46 confirmed cases. *Tunis Med.* 2014:92(2):743–747.

[42] Wang Y, Wu JP, Qin GC, et al. Computerised tomography and intravenous pyelography in urinary tuberculosis: a retrospective descriptive study. *Int J Tuberc Lung Dis.* 2015;19(12):1441–1447.

真菌感染

[43] Hitchcock RJ, Pallett A, Hall MA, et al. Urinary tract candidiasis in neonates and infants. *Br J Urol.* 1995;76: 252–256.

[44] Irby PB, Stoller ML, McAninch JW. Fungal bezoars of the upper urinary tract. *J Urol.* 1990;143:447.

[45] Sadegi BJ, Patel BK, Wilbur AC, et al. Primary renal candidiasis: importance of imaging and clinical history in diagnosis and management. *J Ultrasound Med.* 2009;28(4): 507–514.

[46] Wise GJ, Silver DA. Fungal infections of the genitourinary system. *J Urol.* 1993;149:1377–1388.

[47] Zirinsky K, Auh YH, Hartman BJ, et al. Computed tomography of renal aspergillosis. *J Comput Assist Tomogr.* 1987;11:177.

棘球蚴病

[48] Ishimitsu DN, Saouaf R, Kallman C, et al. Renal hydatid disease. *Radiographics.* 2010;30:334–337.

[49] Pedrosa I, Saiz A, Arrazola J, et al. Hydatid disease: radiologic and pathologic features and complications. *Radiographics.* 2000;20(3):795–817.

[50] Turgut AT, Odev K, Kabaalioglu A, et al. Multitechnique evaluation of renal hydatid disease. *AJR Am J Roentgenol.* 2009;192(2):462–467.

结节病

[51] Warshauer DM, Lee JKT. Imaging manifestations of abdominal sarcoidosis. *AJR Am J Roentgenol.* 2004;182: 15–28.

艾滋病的肾脏表现

[52] Di Fiore JL, Rodriguez D, Kaptein EM, et al. Diagnostic sonography of HIVassociated nephropathy: new observations and clinical correlation. *AJR Am J Roentgenol.* 1998;171(3): 713–716.

[53] Kay CJ. Renal diseases in patients with AIDS: sonographic findings. *AJR Am J Roentgenol.* 1992;159:551.

[54] Kuhlman JE, Browne D, Shermak M, et al. Retroperitoneal and pelvic CT of patients with AIDS: primary and secondary involvement of the genitourinary tract. *Radiographics.* 1993;11(3):473.

[55] Miller FH, Parikh S, Gore RM, et al. Renal manifestations of AIDS. *Radiographics.* 1993;13:587.

[56] Redvanly RD, Silverstein JE. Intra-abdominal manifestation of AIDS. *Radiol Clin North Am.* 1997;35(5):1083–1125.

[57] Symeonidou C, Standish R, Sahdev A, et al. Imaging and histopathologic features of HIV-related renal disease. *Radiographics.* 2008;28(5):1339.

8

Renal Failure
肾衰竭

一、肾衰竭 / 192
　　（一）急性肾衰竭 / 193
　　（二）慢性肾衰竭 / 193
二、肾衰竭的影像学检查 / 193
　　（一）X线片 / 193
　　（二）肾实质像 / 193
　　（三）超声 / 195
　　（四）计算机断层扫描 / 196
　　（五）放射性核素检查 / 197

　　（六）磁共振成像 / 197
　　（七）血管造影 / 198
　　（八）肾盂造影 / 198
三、内科肾脏疾病 / 198
　　（一）急性肾小管坏死 / 198
　　（二）急性肾皮质坏死 / 199
　　（三）急性间质性肾炎 / 199
　　（四）血液系统疾病 / 200
　　（五）急性尿酸盐肾病 / 202

　　（六）糖尿病肾病 / 202
　　（七）人类免疫缺陷病毒性肾病 / 203
　　（八）肾小球肾炎 / 203
　　（九）Alport综合征 / 204
　　（十）Balkan肾病 / 204
　　（十一）其他情况 / 204

一、肾衰竭

没有明确的生化指标或临床标准来定义肾衰竭。大多数作者用肾衰竭这一词语来描述患者的肾功能不足以维持机体的内环境稳定。肾功能不全是指肾功能异常但仍能维持身体基本功能的一种状态。在未经治疗的肾功能不全和肾衰竭患者中可出现一系列的肾功能障碍所致的临床综合征，即尿毒症。尿毒症可导致多个不同器官、系统的相关症状，包括胃肠道（恶心、呕吐），心血管系统（高血压、心律失常、心包炎），神经系统（人格改变、癫痫发作、嗜睡）及造血系统（贫血、易出血体质）。终末期肾病通常用来描述慢性肾衰竭时不可逆的肾功能恶化，并需要进行透析或肾移植来维持生命的一种状态。

有许多参数可以从特定方面来定量评估肾功能。放射科医生最常接触的是肾小球滤过率（glomerular filtration rate, GFR）。肾小球滤过率（肾小球每分钟生成的滤液体积）通常以"ml/min"为单位；正常成人平均值约为 120 ml/min。这一比率

与体型直接相关并随着年龄增长而减少。肾小球滤过最常用的测量方法是测定血清肌酐（肌酐经肾小球自由滤过，肾小管既不分泌也不吸收肌酐）。这种评估方法并不理想，因为在血肌酐升高前肾小球滤过就可以下降至正常时的 50%，并且肾小球滤过的变化比肌酐更为迅速。血清肌酐的正常范围与体型、种族和性别有关。实际的肌酐清除率难以测定，因为需要完整同步的尿液收集连同测定尿液和血清肌酐水平；特定的碘对比剂和放射性标记化合物也可同样用于肾小球滤过率的测定。肾小球滤过率估计值（estimated glomerular filtration rate, eGFR）有时可用公式估算，如 Cockroft–Gault 法。

RIFLE 标准将肾衰竭分为严重程度逐渐增加的五种临床类别：危险 [Cr 达到正常值的 1.5 倍，GFR 下降 > 25%，或尿量 < 0.5m（kg·h）×6h]，损伤 [Cr 达到正常值的 2 倍，GFR 下降 > 50%，或尿量 < 0.5ml（kg·h）×12h]，衰竭 [Cr 达到正常值的 3 倍，GFR 下降 > 75%，或尿量 < 0.3ml（kg·h）×24h]，丧失（持续急性肾衰竭 > 4 周）及终末期肾病（肾功能完全丧失 < 3 个月）。

（一）急性肾衰竭

急性肾衰竭（acute renal failure, ARF）是指肾功能的迅速恶化。经典的分类方法将 ARF 的病因分为三大类：肾前性、肾性及肾后性。

肾前性 ARF 的病因通常与容量不足或肾脏低灌注有关，是 ARF 最常见的病因。这种情况包括脓毒症引起的休克、脱水、烧伤或出血；充血性心力衰竭；肝硬化腹水；使用利尿药和糖尿病酮症酸中毒。急性肾动脉供血不足或肾静脉闭塞同样也可引起 ARF。

肾性 ARF 的病因包括对肾脏任何部分造成的损伤，包括肾小管、肾小球、肾间质或小血管。急性肾小管坏死（acute tubular necrosis, ATN）是最常见的病因之一。ARF 的间质性病因包括急性尿酸盐肾病、多发性骨髓瘤和急性间质性肾炎。急性肾小球肾炎、药物毒性、肺出血 – 肾炎（Goodpasture）综合征、系统性红斑狼疮及其他病因引起的肾小球损伤均可导致 ARF。

肾后性 ARF 是指继发于急性输尿管或膀胱出口梗阻引起的肾衰竭。尽管肾后性 ARF 仅占所有 ARF 病例的 15%，但这类病变最常用影像学方法来寻找引起 ARF 的病因，不仅因为急性梗阻是一个容易被纠正的造成急性肾功能障碍的病因，还因为相对于诊断肾性或肾前性衰竭的病因，影像检查能够更好地诊断梗阻。

（二）慢性肾衰竭

慢性肾衰竭的特征是肾功能逐渐丧失。肾功能障碍是由于肾实质的功能丧失，并且通常是不可逆的。引起慢性肾衰竭的病因多种多样，但可能与血管疾病（例如，广泛性动脉硬化和动脉梗死）、肾脏自身疾病（例如，慢性肾小球肾炎、常染色体显性多囊肾病和间质性肾炎）和全身性疾病（例如，糖尿病和高血压）或长期梗阻所致（例如，前列腺增生、神经源性膀胱疾病和后尿道瓣膜）。严重的慢性肾衰竭常需要进行透析或肾移植。

慢性肾衰竭无论透析与否都常伴有肾性骨营养不良。影像学表现包括骨质疏松、骨囊肿、骨膜下骨吸收及放射性核素骨扫描上多灶性摄取增高区域。软组织中也可出现钙化，并且在中等大小动脉中的钙化比通常在动脉粥样硬化中所见更为严重。慢性肾衰竭导致的动脉钙化与全身心血管疾病风险相关。

肾脏大小的定量测量对评价肾衰竭尤为重要。在肾脏未患疾病的情况下，整个肾脏的体积在儿童期逐渐增加，在青年期达到顶峰，在中年期轻度减少并在老年期更迅速的缩小。在形态学检查中，肾脏体积可以通过测量肾脏两极间的长度来估算。显然，通过三维超声、计算机断层扫描（CT）或磁共振成像（MRI）直接测量肾实质体积能更准确地评估功能性肾脏质量，并且如果将肾窦内容物及集合系统的任何扩张部分排除则结果将更加准确。任何疾病导致的肾实质质量丢失都是不可逆的，并且由于肾实质体积与 GFR 密切相关，肾实质体积是重要的预后指标。在某些情况下，肾脏质量与肾功能及预后呈反比，包括伴随早期糖尿病肾病出现的肾实质增厚，以及在常染色体显性遗传性多囊疾病患者中可见的肾脏体积逐步增加。

二、肾衰竭的影像学检查

（一）X 线片

X 线片可以用来发现梗阻性结石（图 8-1）、肾实质钙化以及肾血管钙化，并可以用来评估肾脏大小。X 线片还能发现尿脓毒症患者体内的异常气体聚集，并能评估肾性骨营养不良或转移性疾病的骨性盆腔情况。

（二）肾实质像

增强 CT 上肾实质强化（肾实质像）几乎总是减低的（许多关于肾衰竭患者肾实质增强模式的研究最初都是通过排泄性尿路造影）。无论急性或慢性肾衰竭，与正常情况下相比其肾皮质的早期强化

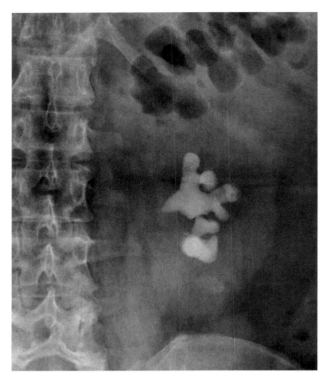

▲ 图 8-1　鹿角状结石
X 线片示鹿角状结石

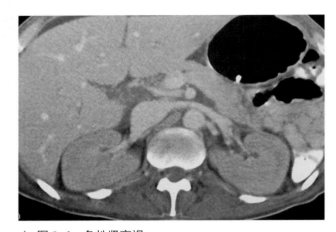

▲ 图 8-2　急性肾衰竭
团注对比剂增强 CT 门静脉期示双侧肾脏强化程度低于正常肾脏

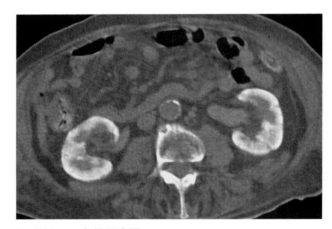

▲ 图 8-3　急性肾衰竭
心脏血管造影术后 1 天，肾皮质仍呈明显强化

速度缓慢且密度减低，并且对比剂的廓清速度或去强化速度都比正常情况下缓慢。应用同样的对比剂剂量进行增强扫描时，慢性肾衰竭患者肾皮质或髓质组织强化的峰值无法达到正常肾组织的强化程度；这可能是由于 GFR 减少及残余肾小管浓缩能力减弱。ARF 与慢性肾衰竭相同，肾脏强化速度慢（图 8-2），去强化速度也缓慢，但其强化可达到的峰值则更加多变。部分患者中，肾实质的密度在经过几分钟或几小时后可最终变得非常高，可比正常肾脏强化峰值密度更高。这种肾实质像表现可仅见于肾皮质（图 8-3）或肾皮质及髓质均可见（图 8-4），并且有时可表现为条纹状改变(图 8-5）。这种持续强化的机制还不完全确定。肾小管内液体流动速度的减慢造成水分高度异常吸收从而导致肾小管内对比剂浓度升高、含有对比剂的肾小管液体渗漏至肾间质，以及（在急性梗阻病例中）含对比剂的肾小管管腔扩张均为其可能的机制。

　　ARF 的这种持续强化可出现在肾前性、肾性或肾后性衰竭中，并常伴有一定程度的少尿。如

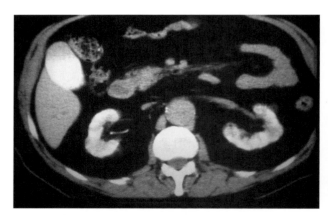

▲ 图 8-4　急性肾衰竭
肾实质持续强化，并且对比剂替代性排泄至胆囊

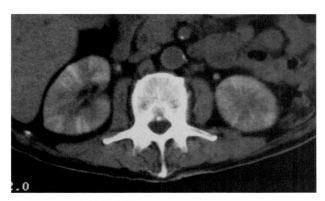

▲ 图 8-5　急性肾衰竭
肾实质像呈持续性条状强化

果这种表现是双侧对称性的，通常是由于休克或 ATN 所致。而单侧持续强化通常是由于急性输尿管梗阻所致，这时的肾实质像常被称为梗阻性肾实质像，但有时也可由急性单侧肾血管功能不全所致，例如当肾动脉栓塞或夹层、肾静脉血栓形成，这些情况导致肾血流量减少但并不完全消失。持续强化的肾实质像不会出现于慢性肾衰竭患者中，除非其合并 ARF。

在不使用对比剂的 X 线或 CT 检查中出现双侧对称性持续高密度的肾实质显像，称为 ARF 的哨兵征，是由于之前近期应用对比剂所致，例如心脏血管造影。ARF 的延迟肾实质像并不总表现为明显高密度，可以表现为轻微的密度增高，并且其密度无法达到与正常肾实质相同的程度。

（三）超声

超声是肾衰竭患者的首选初筛影像学检查方法。超声检查可以很容易地区分 ARF 和慢性肾衰竭患者，ARF 患者肾脏大小正常而慢性肾衰竭患者肾脏体积常缩小（图 8-6）。阻力指数在急性和慢性肾衰竭中升高，但在肾前性衰竭患者中常表现为正常。超声检查也可以很容易地识别常染色体显性多囊肾患者，并可以准确地判断肾结石是引起肾衰竭的病因或是伴发于肾衰竭。

尿路梗阻是肾衰竭的病因之一，超声检查可以对患有尿路梗阻的患者进行有效的筛查。梗阻性肾衰竭通常是一个慢性的过程并常伴有肾积水，肾积

水可以很容易地被超声检查所发现（图 8-7）。在没有明确尿路梗阻危险因素的患者中，梗阻性肾衰竭的发生率相对低。超声检查对慢性肾梗阻筛查的准确性会在第 12 章进行讲述。

超声检查还可为肾脏潜在疾病的性质提供一定的信息。大多数慢性肾实质疾病可导致肾皮质回声增高（图 8-8）。尽管这种表现具有较高的特异性，但在用超声筛查肾脏疾病时其敏感性相对较低。与

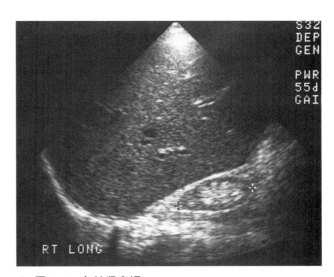

▲ 图 8-6　急性肾衰竭
右上腹纵向超声图像示较小的肾脏回声

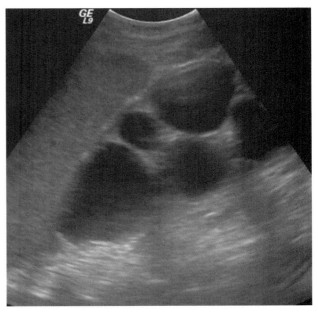

▲ 图 8-7　肾积水和梗阻性萎缩
右肾长轴超声图像示肾盏扩张及肾实质变薄

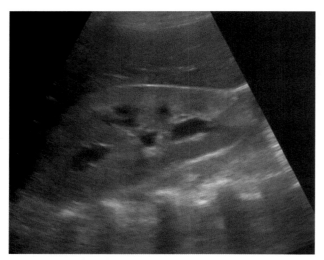

▲ 图 8-8　慢性肾实质病变

右肾长轴超声图像，回声增高对确定肾脏异常具有特异性，但无法做出具体疾病的诊断

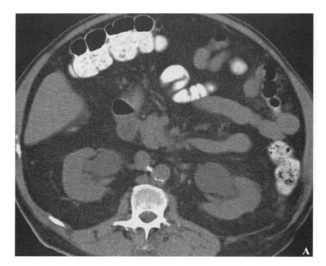

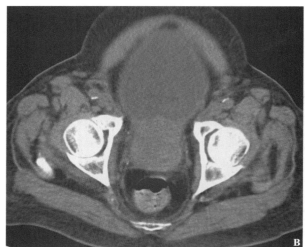

▲ 图 8-9　良性前列腺增生所致的轻度慢性肾衰竭

A. 平扫 CT 示双侧慢性轻度肾积水；B. 前列腺增大及膀胱扩张

肾实质体积缩小类似，肾脏弥漫性回声增高也提示肾功能恢复的预后较差。

少数肾脏疾病包括淋巴瘤、急性肾盂肾炎及肾静脉血栓形成都可导致肾皮质回声减低。痛风肾病、肾髓质钙质沉着症、肾小管酸中毒及髓质海绵肾均可导致肾髓质回声增高。

（四）计算机断层扫描

CT 常用于超声无法确定的肾衰竭患者的检查。即使检查时不使用静脉对比剂，CT 也能够发现肾积水并有助于划定梗阻点及判断梗阻性质（图 8-9）。CT 还可以准确评估肾脏大小以及任何肾皮质萎缩的程度（图 8-10）。肾皮质萎缩程度是评估不可逆性肾功能丧失量的一个很好的指标。当对肾衰竭患者进行对比增强扫描时，肾实质强化会很轻微（图 8-11）。肾皮质钙质沉着可继发于 Alport 综合征、慢性肾小球肾炎和草酸盐沉着症（图 8-12），这些疾病均可导致肾衰竭。CT 还是发现某些肾脏囊性疾病并发症的首选检查方法（例如成人多囊性疾病并发出血或获得性囊性疾病患者并发肾脏实性肿瘤）。最后，CT 对发现肾结石具有高度敏感性。

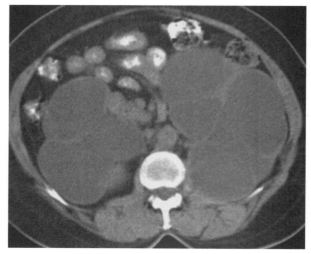

▲ 图 8-10　双侧重度肾积水

平扫 CT 示梗阻性萎缩致双肾实质几乎全部丧失

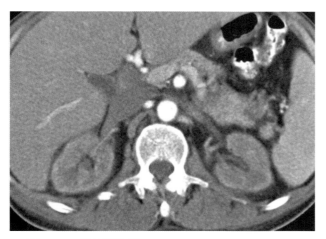

▲ 图 8-11　慢性肾衰竭
增强 CT 示肾实质仅有轻微强化

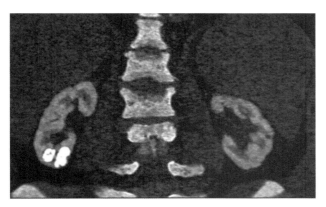

▲ 图 8-12　草酸盐沉着症
平扫 CT 冠状位重建图像示肾皮质弥漫性钙质沉着及右肾下极草酸盐结石（右 Michael Morris, M.D 提供）

（五）放射性核素检查

放射性药物的排泄依赖于肾功能，因此无法用来评估所有的肾衰竭患者。特别是 99m 锝二亚乙基三胺五乙酸（99mTc-DTPA），因为它主要经肾小球滤过排出。然而 99m 锝硫乙甘肽（99mTc-MAG3）是经肾小管排泄的，因此可使肾脏显影，即使在严重的肾功能障碍的情况下。99mTc-MAG3 的吸收可用于评估肾功能，并有助于预测单侧肾切除后肾功能残存量。99mTc-DTPA 扫描可提供类似的信息。当存在尿路梗阻时，应进行经皮穿刺肾造瘘或输尿管支架置入，使得在利用放射性核素扫描来评估残存肾功能之前，肾脏能有充分的时间将肾功能恢复至最大。

放射性核素显像并不总是能够确定引起肾衰竭的原因，因为很多疾病都可以造成灌注异常、肾实质摄取及排泌异常。中重度的肾实质缺失是能够被确诊的；双侧对称性肾实质缺失可以将小血管病变、肾小球病变及肾小管间质病变与大血管病变、输尿管梗阻及结石或反流造成的瘢痕所造成的单侧病变相鉴别。单侧持续性高浓度同位素摄取可以确定是由急性输尿管或大血管梗阻性病变造成的。当表现为双侧对称性时，则是由于休克或急性肾性或肾前性衰竭所致。肾盂输尿管系统出现扩张提示存在输尿管梗阻或严重的反流。放射性核素测定 GFR 可能也有帮助。

（六）磁共振成像

MRI 为部分慢性肾衰竭患者提供有用的信息。正常肾脏 T_1 加权图像上常见的肾皮质与稍低信号的肾锥体间的信号差别在慢性肾衰竭患者中常消失，但肾脏皮髓质信号差别消失也可发生于充分水化的正常人中。慢性肾衰竭患者钆对比剂增强时其肾实质强化减弱（图 8-13）。MRI 提供的良好的解剖细节使得我们能够评估肾实质容量（图 8-14）。能导致慢性溶血的疾病，例如血红蛋白病、人工心脏瓣膜及阵发性睡眠性血红蛋白尿症（图 8-15）可能造成肾皮质的铁沉积，并形成肾皮质低信号，尤其是在梯度回波序列图像上。血色素沉着症可能造成类似的肾皮质和髓质的信号丢失。

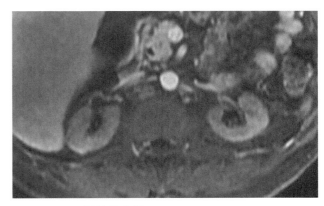

▲ 图 8-13　慢性肾衰竭
MR 钆剂对比增强 T_1WI 示肾皮质强化程度明显减低

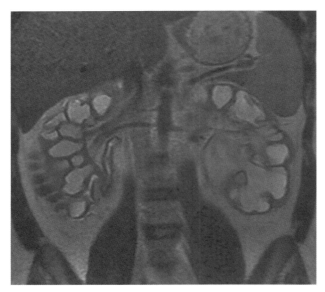

▲ 图 8-14 反流性肾病
磁共振 T_2WI 示严重膀胱输尿管反流导致的双肾实质明显缺失

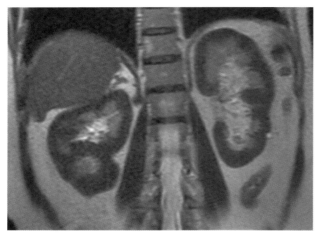

▲ 图 8-15 阵发性睡眠性血红蛋白尿症
MR 自旋回波 T_2WI 示铁沉积所致的肾皮质异常低信号

（七）血管造影

血管造影在肾衰竭患者诊断中起到的作用非常有限。有时，患者因为其他原因行血管造影检查而发现一些终末期肾病的血管造影特征。这些特征包括分支减少及迂曲走行的肾内血管、肾皮质变薄以及肾脏内动脉血流减慢。血管造影肾实质像可以呈斑驳样或透光样表现。许多与肾衰竭有关的系统性疾病可见多发的微动脉瘤，包括韦格纳肉芽肿、结节性多动脉炎及系统性红斑狼疮（见第 10 章）。肾静脉造影可用于确诊 CT 或 MRI 上不明确的肾静脉血栓。

（八）肾盂造影

顺行和逆行静脉肾盂造影有助于明确肾衰竭病因之一——输尿管梗阻的诊断（见第 12 章）。

三、内科肾脏疾病

肾脏主要血管的病变及造成输尿管梗阻或反流的病变都是造成肾衰竭的原因，这将会在本书其他部分中进行介绍。放射学检查不易鉴别肾实质或小血管病变。当无法对病变做出特定的诊断时，通常将这些病变称为内科肾脏疾病。超声报告中常用该词语表示肾脏体积小并回声均匀增强的情况，CT 或磁共振（MR）中有时也用该词指代造成肾脏均匀萎缩的病变。这些疾病不适于采用外科治疗，而是用药物及饮食进行治疗，但放射科医生应该知道内科肾脏疾病这一词语在临床医生中应用并不广泛，临床医生并不用其表示特定类型的疾病。

（一）急性肾小管坏死

急性肾小管坏死（acute tubular necrosis, ATN）是可逆性 ARF 最常见的形式。它有一系列广泛的病因，包括溶血、脱水、低血压、药物（如顺铂、氨基糖苷类和其他类抗生素）、重金属及溶剂接触。尽管长期以来人们都认为对比剂肾病常见，并可导致慢性肾衰竭、延长住院时间甚至死亡，但近期研究表明静脉注射对比剂很少会导致肾病。ATN 常见于尸体肾移植后。ATN 的确切发病机制尚不清楚，但一些权威人士认为直接的肾小管损伤是起始事件并且导致了肾小管管腔被细胞碎片填充。然而，其他人士则认为 ATN 与肾脏血流量的整体减低有关，不除外由于肾素 - 血管紧张素系统异常导致的可能性。这一理论的支持者更倾向于使用"急性血管运动性肾病"这一词语，因为他们认为肾小管仅存在轻微原发性损伤，而肾衰竭是由肾脏血流重新分布所导致的。肾小管内梗阻有时也被认为是引起 ATN 的一个原因。ARF 是常用的 ATN 同义词。

肾衰竭可出现少尿或非少尿表现。在急性期时存在氮质血症，血尿素氮和肌酐水平在几天到几周内达到顶峰。尿量开始增多通常预示着肾功能的恢复。

ATN 患者的肾脏常表现为对称性增大。当使用对比剂进行增强扫描时，可能会出现如前所述的（图 8-3 至图 8-5）逐渐并持续明显强化的肾实质像。肾实质强化在使用对比剂后可持续数小时甚至数天。通常集合系统内无对比剂进入，即使出现肾盂显影也常较轻微。剧烈运动后 ARF 可出现肾实质楔形强化减低区。

据报道，ATN 有多种超声表现。有些作者报道肾皮质回声增高并且皮髓质分界清晰；另一些则发现肾锥体回声增高而肾皮质回声正常，而另外还有作者发现与之相反的表现（即肾锥体肿胀并回声减低）。一些研究表明，双功能多普勒成像中 RI 升高见于大多数继发于 ATN 的肾衰竭患者，并且 RI 升高甚至可能先于肌酐的升高。RI 升高在肾前性肾衰竭患者中不太常见。

MRI 有时可显示 T_1 加权图像上正常的皮髓质信号差异消失。最初关于 MRI 将有助于鉴别肾移植排斥反应与 ATN 的热烈报道尚未被证实。

（二）急性肾皮质坏死

急性肾皮质坏死是 ARF 的一种特殊类型，可导致缺血性肾皮质（包括肾柱）坏死，而肾髓质部分相对不受累及。病变过程可以在双侧肾脏弥漫发生，并可导致肾功能完全丧失，也可在肾脏内呈斑片状分布并导致肾功能不全。在这两种情况下，由于肾包膜血供的存留，都会在肾脏外表面存留下特征性的薄层环状肾皮质组织。据报道，许多因素与肾皮质坏死有关，包括烧伤、脓毒症、蛇咬伤、毒素、不同血型的输血、脱水和腹膜炎。然而据报道，超过 2/3 的病例与妊娠相关，特别是那些并发胎盘早剥、感染性流产或前置胎盘者。肾皮质坏死的确切机制尚不明确；一种可能的机制是一过性肾内血管痉挛导致肾皮质缺血。其他可能的解释包括血管内血栓形成和肾小球毛细血管内皮损伤。

影像学表现取决于疾病的进展程度。在病变的早期，肾脏体积弥漫性增大。在对比增强 CT 扫描上，肾脏边缘出现无强化区是其典型表现（图 8-16），动脉造影可见肾皮质灌注缺损。在几个月的过程中，会出现光滑的肾脏萎缩。典型情况下会伴有独特形式的肾皮质边缘钙化，包括间隔的皮质。有报道表明，这种钙化最早在发病后 24d 就可以出现，但更为典型的是出现于发病数月之后。超声检查中，肾脏外层皮质在钙化出现前表现为低回声，这种表现在发病不久后就可以出现。

（三）急性间质性肾炎

急性间质性肾炎可能导致肾功能不全或明显的肾衰竭。包括三种形式：与多种药物相关的肾炎、与多种非肾脏感染性病变相关的肾炎（例如传染性单核细胞增多症）及特发性肾炎。药物导致的间质性肾炎是其中最为常见的。包括青霉素在内的 40 多种化合物，尤其是甲氧西林、利福平、磺胺类衍生物、非甾体类抗炎药（nonsteroidal anti-inflammatory drugs,NSAIDs）、西咪替丁、呋塞米及噻嗪类利尿药，都与急性间质性肾炎有关。通常情

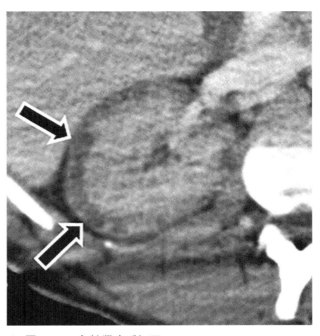

▲ 图 8-16　急性肾皮质坏死
对比增强 CT 示肾髓质区可见强化，但肾皮质未见强化（箭）

况下，停用药物后肾衰竭可恢复。

急性间质性肾炎表现为双侧肾脏肿大伴集合系统对比增强减低的表现已有报道。在超声上可表现为肾皮质回声增高及肾脏体积增大。枸橼酸镓（Ga-67）在肾脏内浓聚的表现也有相关报道。

（四）血液系统疾病

1. 镰状细胞性贫血

纯合子和杂合子型镰状细胞疾病患者的肾脏可出现各种形态学异常，包括双肾增大、肾叶性梗死及肾乳头坏死（图 8-17）。除了这些结构性缺陷以外，还可出现许多功能性异常，包括低渗尿、血尿、肾小管酸中毒和进展性肾功能不全。这些功能异常被称为镰状细胞肾病。

肾乳头坏死在纯合子型镰状细胞疾病中的发生率为 25% ~ 40%。影像学上的异常表现并不一定与肾功能异常相关。肾乳头坏死被认为是由肾乳头的低氧分压促成异常红细胞镰刀形变所导致的。这种改变进一步导致了肾乳头尖端的坏死及缺血。许多镰状细胞疾病或有镰状细胞遗传特质的患者在超声多普勒上表现为阻力指数和搏动指数升高。偶尔在镰状细胞疾病患者肾皮质中可见铁沉积。通常，镰状细胞疾病、地中海贫血及其他血红蛋白病会产生异常的红细胞，这些红细胞在网状内皮组织中被分离并裂解，从而铁沉积于脾脏、肝脏及淋巴结；因此，肾脏的铁沉积更常提示可造成血管内溶血的情况，例如阵发性睡眠性血红蛋白尿及某些人工心脏瓣膜，或铁代谢异常如原发性血色病。尽管如此，慢性溶血和多次输血也可以造成血红蛋白病患者肾脏的铁沉积。

2. 血友病

血友病患者可出现多种异常表现，包括双肾体积增大、腹膜后出血以及继发于集合系统或输尿管内血块的尿路梗阻。肾盂或输尿管壁内可出现出血，但很少发生。双侧肾肿大是最显著的特征，其病因尚不明确。也有报道认为肾乳头坏死与伴随使

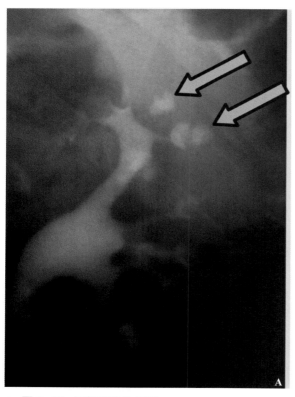
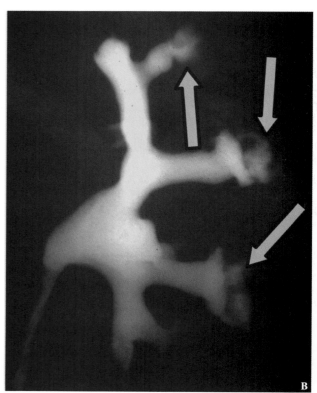

▲ 图 8-17　两例肾乳头坏死

排泄性尿路造影（A）和逆行肾盂造影（B）示左侧肾乳头尖端脱落形成对比剂存留（箭）

用的镇痛药物有关。

3. 急性白血病

白血病是儿童最常见的造成双肾肿大的恶性病因（图 8-18）。肾脏体积增大通常是由于白血病细胞的肾脏浸润所致；然而，肾脏内出血和水肿也可以造成这种表现。肾脏可肿大明显，类似于多囊肾病的表现。部分病例中，肾脏可呈不对称性增大，罕见情况下可表现为肾内局灶性肿物（绿色瘤）。集合系统密度普遍减低，肾盂肾盏内可见血块或尿酸结石形成的充盈缺损。

4. 多发性骨髓瘤

多发性骨髓瘤是一组浆细胞恶病质病变中的一种，这类恶病质病变包括 Waldenström 巨球蛋白血症、重链和轻链疾病及良性单克隆丙种球蛋白病。疾病导致免疫球蛋白的过度产生，其特点是在尿液中出现 Bence Jones 蛋白。这类患者肾衰竭的发病率为 30%～50%，主要归因于肾小管内骨髓瘤蛋白的异常沉积、脱水或在此基础上的肾脏感染。骨髓瘤病变引起的骨质破坏可导致高钙血症，从而造成肾钙质沉着症。由于尿酸生成过多，也会导致尿酸结石的形成。大约 10% 的患者还可出现淀粉样变性。

影像学上可表现为肾脏增大，并且由于间质水肿集合系统密度可减低。注射对比剂后，肾实质密

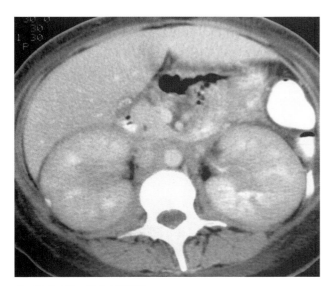

▲ 图 8-18　白血病浸润
儿童白血病患者肾脏浸润表现为肾脏体积明显增大

度减低，尿液排泌减少。超声上可见肾脏体积增大伴回声减低。

多发性骨髓瘤曾被认为是静脉注射对比剂的禁忌证，因为有报道显示对比剂会引起肾小管内骨髓瘤蛋白的沉积，从而加速肾衰竭的发生。然而近期许多文献表明，对骨髓瘤患者使用对比剂所带来的风险更多的与肾功能的状态有关，并且能够通过水化的方式使这种风险最小化。

5. 淀粉样变性

其特征是不溶性纤维蛋白物质（通常被称为淀粉样纤维）沉积于细胞外。尽管淀粉样变性可仅累及单一器官，但超过 85% 的病例表现为多器官受累。目前认为该病可以是特发性系统性病变（原发性淀粉样变性）；也可与多种其他慢性疾病有关，包括类风湿关节炎、结核、麻风病、慢性骨髓炎及一些恶性肿瘤（继发性淀粉样变性）；可以表现为家族遗传性包括家族性地中海热；也可以与老龄相关；还可与内分泌紊乱相关，包括甲状腺髓样癌及糖尿病。另外，还有一种特殊类型的淀粉样变性可导致长期透析患者发生多关节的骨关节病。

事实上，机体内每个器官都可能被淀粉样变性所累及；男性患者常多于女性。发病年龄通常为 55—60 岁。大多数患者表现为非特异性症状，包括体重减轻、乏力及疲劳。继发性淀粉样变性患者的肾脏累及比原发性更常见。50% 的继发性淀粉样变性患者死于肾衰竭。尽管肾脏是泌尿系统最常受累的器官，但肾盂、输尿管、膀胱、尿道、前列腺、腹膜后及精囊的单独受累也都有报道。无肾实质受累的肾盂淀粉样变性，可以表现为特征性的黏膜下钙化。肾静脉血栓形成是肾脏淀粉样变性常见的并发症，它可以只累及节段性或叶间的肾静脉并以此为特征。淀粉样变性患者突发肾病综合征提示该并发症进展。

肾脏淀粉样变性的影像学表现缺乏特异性。尽管一些患者的肾脏大小正常，但其最典型的特点是双肾光滑增大。当疾病进展及肾衰竭发生时，肾脏体积缩小但仍保持其光滑的轮廓。注射对比剂后，典型表现为肾实质像强化减弱，并且可见集合系统

密度减低。在超声像上表现为急性期肾脏体积增大伴肾皮质回声增强（图8-19），这种表现可能与异常的蛋白沉积有关。血管造影上的特征包括叶间动脉扭曲和不规则，可以局限于肾脏某一部分。核素检查可见注射Ga-67枸橼酸盐48～72h后肾内的异常浓聚。

6. 横纹肌溶解症和肌红蛋白尿

横纹肌溶解症是一种常见的创伤并发症，为骨骼肌细胞结构完整性的急性瓦解。其他病因包括热性或缺血性肌肉坏死、药物（包括海洛因、苯丙胺类及乙醇），以及多发性肌炎。这些损伤可造成血清磷酸肌酸激酶（CPK）浓度升高及尿液中肌红蛋白过量排泄。虽然肌红蛋白被认为具有肾毒性，但尿肌红蛋白水平和肾衰竭程度间没有明显的相关性。大多数病例的肾衰竭是一过性的，最终肾功能会恢复正常。

关于其影像学表现有一些报道。CT上可表现为肾脏肿大并伴有肾实质像密度增高或呈条纹状表现。肾衰竭晚期可出现严重的对比剂排泄障碍（图8-20）。

（五）急性尿酸盐肾病

核蛋白分解代谢增加是白血病、淋巴瘤及其他肿瘤性疾病患者进行化疗或放疗时可能发生的一种并发症。它会造成血浆尿酸浓度显著升高、肾小管分泌增加，并可能造成滤过的尿酸重吸收减低。在这种情况下，尿酸盐结晶在肾小管内的沉淀可导致少尿型肾衰竭的发生。这种形式的ARF被称为尿酸盐肾病。

有报道显示急性尿酸盐肾病表现为肾脏增大伴肾实质逐渐强化，并且肾盂内无对比剂排泄或对比剂排泄明显减低（图8-21）。由于对比剂是一种已知的促尿酸排泄剂，高血浆尿酸浓度的急性尿酸盐肾病患者使用对比剂后可出现尿酸盐结晶的沉淀析出。

据报道，高尿酸血症和具有痛风临床证据患者的肾脏超声表现为髓质回声增高。

（六）糖尿病肾病

在美国，糖尿病肾病是引起慢性肾衰竭最常见的原因。它被认为是肾小球高灌注导致的肾小球高压引起的。这会导致跨毛细血管压力升高及蛋白渗漏至肾小球系膜，从而导致微量白蛋白尿及肾小球硬化。

糖尿病肾病的发生与胰岛素依赖高度相关，近期又被证实与血糖控制不佳有关。由于人们已经认识到血糖控制的重要性，因此糖尿病肾病的发病率已下降。通常在出现胰岛素依赖15～20年后可完全发展至肾病综合征，随后GFR的减低预示着肾衰竭的发生。

糖尿病早期，影像学常表现为肾脏肿大。在某些情况下，肾脏肿大可出现在明显的尿糖升高之

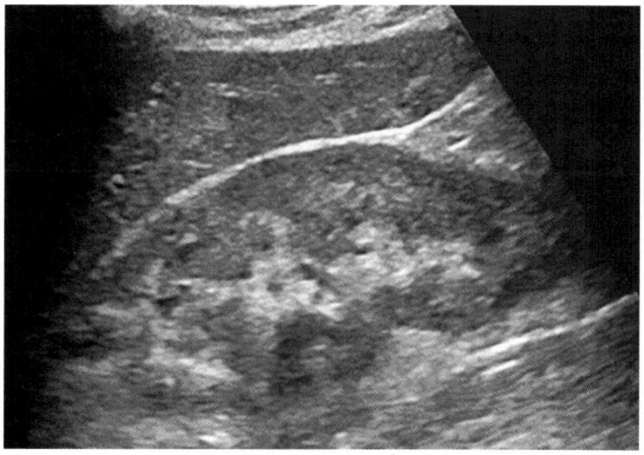

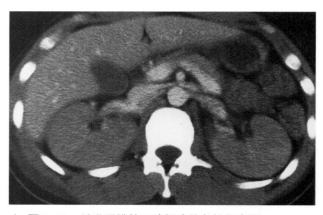

▲ 图8-19　淀粉样变性
肾脏肿胀及回声增高

▲ 图8-20　继发于横纹肌溶解症的急性肾衰竭
尽管肾静脉、下腔静脉及主动脉强化良好，但肾实质无强化
(Courtesy of Akira Kawashima, M.S.)

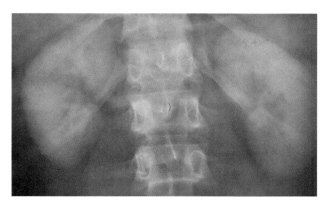

▲ 图 8-21　急性尿酸盐肾病
急性尿酸盐肾病患者肾实质像表现为持续高密度

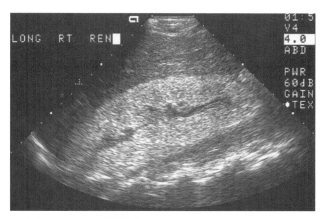

▲ 图 8-22　HIV 性肾病
超声示右肾弥漫性回声异常

前。尽管肾脏增大的确切病因仍不清楚，但肾单位的肥大可能是原因之一。随着疾病的发展，超声上可表现为肾脏体积逐渐缩小、肾皮质回声增高，皮髓质分界仍清楚。当出现明显的肾衰竭时，肾脏体积变小并且皮髓质回声变得相近。糖尿病患者出现 RI 升高是预后不良的征兆。

（七）人类免疫缺陷病毒性肾病

人类免疫缺陷病毒（HIV）感染的患者可出现氮质血症伴有中重度蛋白尿。组织学检查可发现多种肾小球病变，包括局灶性节段性肾小球硬化伴有补体 C3、免疫球蛋白 M（IgM）或 G（IgG）的系膜沉积以及肾小管萎缩。其他类型的肾小球疾病也有相关报道。肾功能不全、肾病综合征及肾小球改变统称 HIV 肾病。因为肾功能不全可能是 HIV 感染的最初表现，因此这一病变更适合被称为 HIV 相关性肾病而不是获得性免疫缺陷综合征（AIDS）相关性肾病。HIV 肾病明显多见于男性非洲裔美国患者。现代的反转录病毒疗法已经大大降低了其发病率。

约有 50% 的肾功能异常患者超声检查表现为正常，其余患者表现为肾皮质回声增高（图 8-22）伴肾脏体积正常或增大。肾窦脂肪亦可见减少。在 CT 上可见肾脏体积整体增大，伴有或不伴肾积水，肾皮质瘢痕形成（图 8-23）。在 MRI 上可见肾脏肿大伴 T_1 加权图像上皮髓质信号差别消失，但这并非是特异性征象。

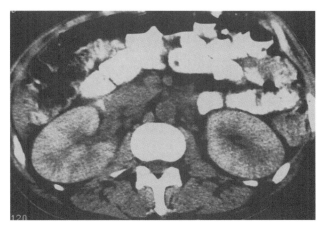

▲ 图 8-23　HIV 相关性肾病伴 ARF
CT 示双侧肾脏肿大及持续性条纹状强化的肾实质像，患者 1d 前使用过对比剂

（八）肾小球肾炎

各种类型的肾小球肾炎都是重要的临床疾病，但无法靠影像学方法进行区分。在急性重度肾小球肾炎中，双侧肾脏可呈对称性光滑增大。尽管根据排泄性尿路造影的信息来看，所排泌尿液中的对比剂浓度可能会减低，但却几乎没有这方面 CT 表现的报道。超声上有时会表现为肾皮质回声增高。在慢性肾小球肾炎中，常表现为双侧肾脏光滑对称的萎缩，并且肾实质呈异常高回声。所排泌的对比剂及放射性核素的浓度均减少。慢性肾小球肾炎的这种光滑、缩小的肾脏表现，与许多其他系统性肾脏疾病如糖尿病或高血压肾病的肾脏表现无法区分。有

些病例可发展至出现肾皮质钙质沉着症（图 8-24）。

（九）Alport 综合征

遗传性慢性进行性肾炎、耳聋及眼部异常被统称为 Alport 综合征。虽然男、女性发病率相近，但男性患者的预后更差，并且死于肾衰竭的年龄也比女性更小。症状始于幼儿期，包括发作性血尿、进行性肾衰竭及进行性高频神经性聋。眼部异常包括先天性白内障、眼球震颤及近视。虽然典型的病例有明显的肾衰竭家族遗传史，但其准确的遗传模式尚不明确。病理检查上，肾脏表现为体积缩小但表面光滑，并可见多种组织学异常，包括肾间质纤维化伴斑片状肾小球受累。

放射学检查可见光滑、缩小的肾脏伴对比剂排泌受损。血管造影可见叶间动脉分支稀少伴皮髓质分界不清。病变可发展出现肾皮质钙质沉着症（图 8-25）。

（十）Balkan 肾病

Balkan 地方性肾病是一种由潜伏期较长的间质性肾炎导致的慢性肾衰竭的临床疾病，发生在保加利亚、罗马尼亚及前南斯拉夫的局部地区。虽然其确切的病因尚不明确，但常认为其发生与家庭或环境因素或这两个因素的共同作用有关。除慢性肾衰竭外，肾细胞癌和尿路上皮肿瘤包括肾盂癌或膀胱癌的发病率也显著升高。该病在超声上表现为双侧肾脏体积缩小。

（十一）其他情况

肾脏肿大可见于多种其他临床情况，包括肝硬化、糖尿病、传染性单核细胞增多症、静脉高营养治疗、阵发性睡眠性血红蛋白尿症、急性肾小球肾炎、海洛因滥用及法布里（Fabry）病。

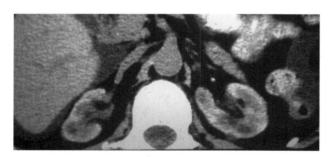

▲ 图 8-24 慢性肾小球肾炎所致肾皮质钙质沉着
平扫 CT 示肾实质呈致密改变

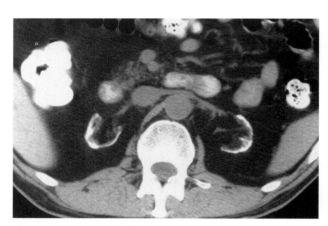

▲ 图 8-25 Alport 综合征
平扫 CT 示肾脏体积缩小伴肾皮质萎缩钙化

（焦 晟 译，陈 涓 校）

☞ 推荐阅读

肾衰竭的一般文献及影像学检查

[1] Beland MD, Walle NL, Machan JT, et al. Renal cortical thickness measured at ultrasound: is it better than renal length as an indicator of renal function in chronic kidney disease? *AJR Am J Roentgenol*. 2010;195(2):W146–W149.

[2] Cansu A, Kupeli A, Kul S, et al. Evaluation of the relationship between renal function and renal volume-vascular indices using 3D power Doppler ultrasound. *Eur J Radiol*. 2014;83(7):1080–1085.

[3] DiSalvo DN, Park J, Laing FC. Lithium nephropathy: unique sonographic findings. *J Ultrasound Med*. 2012;31(4): 637–644.

[4] Dyer RB, Munitz HA, Bechtold R, et al. The abnormal nephrogram. *Radiographics*. 1986;6(6):1039.

[5] Faubel S, Patel NY, Lockhart ME, et al. Renal relevant radiology: use of ultrasonography in patients with AKI. *Clin J Am Soc Nephrol*. 2014;9(2):382–394.

[6] Gupta S, Singh AH, Shabbir A, et al. Assessing renal parenchymal volume on unenhanced CT as a marker for predicting renal function in patients with chronic kidney disease. *Acad Radiol*. 2012;19(6):654–660.

[7] Haufe SE, Riedmuller K, Haberkorn U. Nuclear medicine procedures for the diagnosis of acute and chronic renal failure. *Nephron*. 2006;103(2):c77.

[8] Heine GH, Reichart B, Ulrich C, et al. Do ultrasound renal resistance indices reflect systemic rather than renal vascular damage in chronic kidney disease? *Nephrol Dial Transplant*. 2007;22(1):163–170.

[9] Kariyanna SS, Light RP, Agarwal R. A longitudinal study of kidney structure and function in adults. *Nephrol Dial Transplant*. 2010;25(4):1120–1126.

[10] Khati NJ, Hill MC, Kimmel PL. The role of ultrasound in renal insufficiency:the essentials. *Ultrasound Q*. 2005; 21:227.

[11] Kim HC, Yang DM, Jin W, et al. Relation between total renal volume and renal function: usefulness of 3D sonographic measurements with a matrix array transducer. *AJR Am J Roentgenol*. 2010;194(2):W186–W192.

[12] Mucelli RP, Bertolotto M. Imaging techniques in acute renal failure. *Kidney Int Suppl*. 1998;66:S102–S105.

[13] Mullerad M, Dastin A, Issaq E, et al. The value of quantitative 99M technetium dimercaptosuccinic acid renal scintigraphy for predicting postoperative renal insufficiency in patients undergoing nephrectomy. *J Urol*. 2003;169:24.

[14] O'Neill WC. B-mode sonography in acute renal failure. *Nephron*. 2006;103:19.

[15] Page JE, Morgan SH, Eastwood JB, et al. Ultrasound findings in renal parenchymal disease: comparison with histological appearances. *Clin Radiol*. 1994;49(12):867–870.

[16] Platt JF, Rubin JM, Bowerman RA, et al. The inability to detect kidney disease on the basis of echogenicity. *AJR Am J Roentgenol*. 1988;151:317.

[17] Rimola J, Martin J, Puig J, et al. The kidney in paroxysmal nocturnal haemoglobinuria: MRI findings. *Br J Radiol*. 2004;77:953.

[18] Ritchie WW, Vick CW, Glocheski SK, et al. Evaluation of azotemic patients: diagnostic yield of initial US examination. *Radiology*. 1988;167:245.

[19] Schein A, Enriquez C, Coates TD, et al. Magnetic resonance detection of kidney iron deposition in sickle cell disease: a marker of chronic hemolysis. *J Mag Reson Imaging*. 2008;28(3):698–704.

[20] Suzukawa K, Ninomiya H, Mitsuhashi S, et al. Demonstration of the deposition of hemosiderin in the kidneys of patients with paroxysmal nocturnal hemoglobinuria by magnetic resonance imaging. *Internal Med*. 1993;32(9): 686–690.

急性肾小管坏死

[21] Bahser N, Godehardt E, Hess AP, et al. Examination of intrarenal resistance indices indicate the involvement of renal pathology as a significant diagnostic classifer of preeclampsia. *Am J Hypertens*. 2014;27(5):742–749.

[22] Giustiniano E, Meco M, Morenghi E, et al. May renal resistive index be an early predictive tool of postoperative complications in major surgery? Preliminary results. *BioMed Res Int*. 2014;201:917–985.

[23] Ishikawa I. Acute renal failure with severe loin pain and patchy renal ischemia after anaerobic exercise in patients with or without renal hypouricemia. *Nephron*. 2002;91:559.

[24] Marty P, Szatjnic S, Ferre F, et al. Doppler renal resistive index for early detection of acute kidney injury after major orthopedic surgery: a prospective observational study. *Eur J Anaesthesiol*. 2013;32(1):37–43.

[25] Platt JH, Rubin JH, Ellis JH. Acute renal failure: possible role of duplex Doppler US in distinction between acute prerenal failure and acute tubular necrosis. *Radiology*. 1991;179(2):419.

急性肾皮质坏死

[26] Goergen TG, Lindstrom RR, Tan H, et al. CT appearance of acute renal cortical necrosis. *AJR Am J Roentgenol.* 1981;137:176.

[27] Sefczek RJ, Beckman I, Lupetin AR, et al. Sonography of acute renal cortical necrosis. *AJR Am J Roentgenol.* 1984;142:553.

急性间质性肾炎

[28] Ten RM, Torres VE, Milliner DS, et al. Acute interstitial nephritis: immunologic and clinical aspects. *Mayo Clin Proc.* 1988;63:921.

血液系统疾病

[29] Davidson AJ, Choyke PL, Hartman DS, et al. Renal medullary carcinoma associated with sickle cell trait: radiologic findings. *Radiology.* 1995;195(1):83.

[30] Kawashima A, Alleman WG, Takahashi N, et al. Imaging evaluation of amyloidosis of the urinary tract and retroperitoneum. *Radiographics.* 2011;31:1569.

[31] Lande IM, Glazer GM, Sarnaik S, et al. Sickle-cell nephropathy: MR imaging. *Radiology.* 1986;158:379.

[32] Mangano FA, Zaontz M, Pahira JJ, et al. Computed tomography of acute renal failure secondary to rhabdomyolysis. *J Comput Assist Tomogr.* 1985;9(4):777.

[33] Purysko AS, Westphalen AC, Remer EM, et al. Imaging manifestations of hematologic diseases with renal and perinephric involvement. *Radiographics.* 2016;36:1038.

[34] Scott PP, Scott WW Jr, Siegelman SS. Amyloidosis: an overview. *Semin Roentgenol.* 1986;21(2):103.

[35] Taori KB, Chaudhary RS, Attarde V, et al. Renal Doppler indices in sickle cell disease: early radiologic predictors of renovascular changes. *AJR Am J Roentgenol.* 2008;191(1): 239–242.

[36] Wheeler DC, Feehally J, Burton P, et al. The kidney in myeloma. *Br Med J.* 1986;292:339.

急性尿酸盐肾病

[37] Martin DJ, Jaffe N. Prolonged nephrogram due to hyperuricaemia. *Br J Radiol.* 1971;44:806.

糖尿病肾病

[38] Brkljacic B, Mrzljak V, Drinkovic I, et al. Renal vascular resistance in diabetic nephropathy: duplex Doppler US evaluation. *Radiology.* 1994;192(2):549–554.

[39] Buturovic-Ponikvar J, Visnar-Perovic A. Ultrasonography in chronic renal failure. *Eur J Radiol.* 2003;46:115.

[40] Mancini M, Masulli M, Liuzzi R, et al. Renal duplex sonographic evaluation of type 2 diabetic patients. *J Ultrasound Med.* 2013;32(6):1033–1040.

[41] Nosadini R, Velussi M, Brocco E, et al. Increased renal arterial resistance predicts the course of renal function in type 2 diabetes with microalbuminuria. *Diabetes.* 2006; 55:234.

[42] Ohta Y, Fujii D, Arima H, et al. Increased renal resistive index in atherosclerosis and diabetic nephropathy assessed by Doppler sonography. *J Hypertens.* 2005;23:1905.

[43] Rodriguez-de-Velascuez A, Yoder IC, Velasquez RA, et al. Imaging the effects of diabetes on the genitourinary system. *Radiographics.* 1995;15:1501.

HIV肾病

[44] Bourgoignie JJ, Pardo V. HIV-associated nephropathies. *N Engl J Med.* 1992;327(10):729.

[45] Coleburn NH, Scholes JV, Lowe FC. Renal failure in patients with AIDSrelated complex. *Urology.* 1991;37(6): 523.

[46] DiFiori JL, Rodriguez D, Kaptein EM, et al. Diagnostic sonography of HIV-associated nephropathy: new observations and clinical correlation. *AJR Am J Roentgenol.* 1998;171(3):713–716.

[47] Gore RM, Miller FH, Taghmai V. Acquired immunodeficiency syndrome (AIDS) of the abdominal organs: imaging features. *Semin Ultrasound CT MR.* 1998;19(2): 175–189.

[48] Hamper UM, Goldblum LE, Hutchins GM, et al. Renal involvement in AIDS: sonographic-pathologic correlation. *AJR Am J Roentgenol.* 1988;150:1321.

[49] Redvanly RD, Silverstein JE. Intra-abdominal manifestations of AIDS. *Radiol Clin North Am.* 1997;35(5): 1083–1125.

Alport综合征

[50] Chuang VP, Reuter SR. Angiographic features of Alport's syndrome. *AJR Am J Roentgenol.* 1974;121(3):539.

Renal Transplantation
肾移植

9

一、移植前评估 / 207
　　（一）活体供者评估 / 207
　　（二）受体评估 / 210
二、肾移植并发症 / 210

（一）肾脏并发症 / 210
（二）血管并发症 / 218
（三）泌尿系统并发症 / 221
（四）扭转 / 223

（五）积液 / 225
（六）肿瘤 / 226

终末期肾病的发病率呈上升趋势，对于大多数患者来说，肾移植是最理想的治疗方法，因为相对于透析肾移植能使机体内环境更加稳定并且生活质量更高。2014 年，在美国进行的近 3 万例器官移植病例中超过半数者为肾移植。供体肾脏有两个来源：尸体及活体供者。供体肾脏的短缺增加了对活体供者的需求。

肾移植具有相当好的效果。目前，肾移植患者术后 1 年的生存率为 90% ～ 95%，并且至少 80% 的移植肾脏功能正常。短期和长期的移植肾存活率与精细的免疫抑制药应用、谨慎的人类白细胞抗原（HLA）匹配、移植团队的经验及理想的受体年龄（5—50 岁）呈正相关。然而，即使在老年患者中（> 70 岁），肾移植造成的死亡率也明显低于透析。成功移植的持续时间是有限的。尽管对患者进行过精心挑选和处置，也仅有少数移植肾脏的有效功能可以保持 10 年以上。在首个移植肾的功能衰竭后，患者可接受后续的移植，并且首个移植肾的功能持续时间有助于预测下一个移植肾的寿命。

多种影像学方法被用于供体及受体的选择以及移植后并发症的发现及处理。

一、移植前评估

（一）活体供者评估

大约 20% 的移植肾脏是从活体供者处获得的，并且大多数供体与受体有亲属关系。进行适当的 HLA 匹配之后，供体会接受影像学评估来确保准备捐赠的肾脏没有可能造成手术禁忌的形态学或血管的异常。保留下的肾脏必须足够正常以确保供体不会有后继的肾功能不全的危险。

腹腔镜肾切除术已经成为采集供体肾脏的首选方法。由于暴露范围有限，因此影像评估对指导手术过程非常重要。计算机断层扫描（CT）是首选的检查方法，因为其具有高空间分辨率，并且对血管钙化和肾结石敏感。

CT 血管造影（CTA，图 9-1）和磁共振血管造影（MRA，图 9-2）都已被证实可以准确地确定每个肾脏具有一支还是两支主要的肾动脉。CT 比 MR 更常用于对肾脏供体的预先评估，并且常规进行图像重建以显示动脉的解剖并确定第一个分支的起始点（图 9-3）。CT 图像重建同样用于显示肾静脉的解剖（图 9-4 至图 9-6）。MRA 对于肾脏小结石的敏感性不足，并且与 CTA 相比更容易遗漏细小的肾极副肾动脉，CT 仍是肾脏供体预评估的主

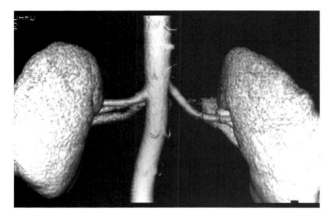

▲ 图 9-1　CTA

容积重建图像上可见单支肾动脉，亦可见部分肾静脉

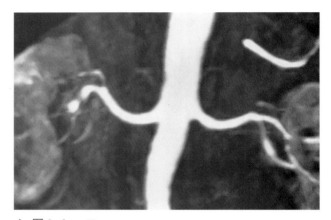

▲ 图 9-2　MRA

T_1 加权 3D 扰相梯度回波图像示单支肾动脉

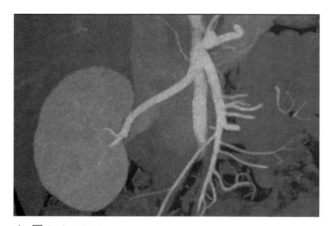

▲ 图 9-3　CTA

重建图像清晰地显示单支右肾动脉的第一支分支血管

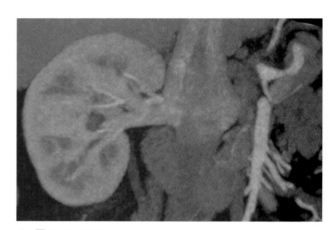

▲ 图 9-4　CTA

单支右肾静脉显示清晰

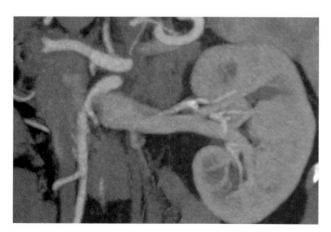

▲ 图 9-5　CTA

单支左肾静脉显示清晰

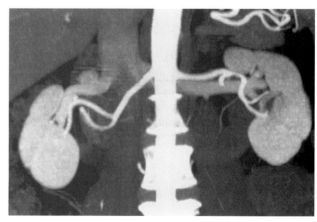

▲ 图 9-6　CTA

血管造影示每侧肾脏均由单支肾动脉及静脉供应

要影像学方法，MRI 可以作为 CT 的进一步补充。

供体 CT 检查的辐射剂量可以通过一些技术来降低。肾脏平扫 CT 图像对于寻找小结石来说是有必要的，并且有助于发现血管钙化。动脉期图像可以用来评估血供，延迟期图像有助于评估集合系统。CT 尿路造影的定位像可以显示肾脏集合系统、膀胱及输尿管（图 9-7）。轴位图像采用 1.5mm 准直，并且可在工作站进行冠状位、矢状位及 3D 图像重建来观察病变。

对肾脏的评估应包括肾脏体积的估算，因为这一参数可密切预测肾功能。肾脏体积大更好；对供体来说，体积大的保留肾脏比体积小的具有更好的功能；较大的供体肾脏能使受体的并发症更少；并且较小的移植肾脏可能对于体格较大的受体来说功能不足。单纯肾囊肿和非梗阻性小结石并不会使捐赠候选者完全失去捐赠资格，但肿瘤、炎症后纤维化、肾积水和其他可能危害供体或受体健康的病变通常会被禁止进行移植。

肾血管的评估至关重要。动脉病变例如动脉粥样硬化或纤维肌性疾病（图 9-8）是供体肾切除术的禁忌证。副肾动脉的显示也非常重要（图 9-9）。两

支肾动脉并不是绝对禁忌证，但应该测量肾动脉管腔直径，因为直径小于 3mm 时很难与受体的血管相吻合。三支肾动脉通常是供体肾切除术的禁忌证。非常小的肾极动脉常可以忽略，但由于小的下极动脉可以发出分支供应肾盂及近端输尿管，如果这些血管闭塞则很可能会出现术后输尿管并发症。所有主要肾动脉自主动脉发出起始处至第一个分叉处的距离都应测量；如果这一距离过短会使手术变得更加困难。

肾静脉的解剖也必须分析。主动脉后型或环主动脉型左肾静脉在候选供体中的发生率约为 5%，正确识别很重要；同样对于重复右肾静脉也是如此，其在供体评估中的发生率约为 15%。肾静脉与下腔静脉结合部至肾静脉第一分叉处的距离也应测量。最后，肾静脉的属支，例如肾上腺静脉、腰静

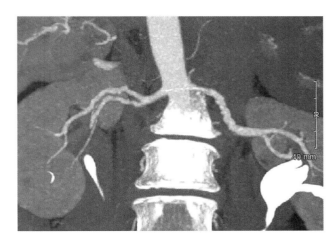

▲ 图 9-8　双侧纤维肌性发育不良

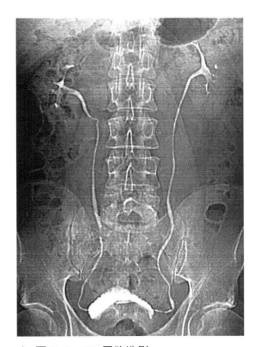

▲ 图 9-7　CT 尿路造影
定位像示双侧单一输尿管，前列腺增大，可见经尿道前列腺切除术后缺损，并可见膀胱小梁形成

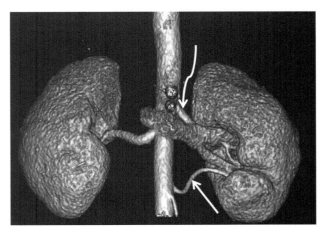

▲ 图 9-9　副肾动脉
CTA 容积重建图像示左侧两支肾动脉（箭）

脉及性腺静脉也都应进行描述。

左肾是首选的捐赠肾，因为左肾静脉更长并且手术切除常更容易（图 9-5）。单支肾动脉为首选，小的副肾动脉有时可被忽略。具有肾下极副肾动脉的候选供体可能会有分支血管供应肾盂或输尿管，因此通常避免选择这样的供体。

供体肾脏的肾周脂肪会在移植前被去除。因此，需要对于肾周间隙脂肪含量进行评估。单纯肾囊肿由于很容易被切除，通常不是问题。不确定的病变在手术前需要小心评估。输尿管重复畸形在正常人群中的发生率为 1%，虽然其对手术提出了技术上的挑战，但并不是移植的绝对禁忌证。

Chu 等发现超过 40% 的肾脏候选供体中存在肾脏或肾外异常，然而这些异常多数是偶然发现的，并且不会妨碍器官移植。肾脏异常中的孤立肾、马蹄肾或多囊肾病都是肾移植的绝对禁忌证，其在候选供体中的发生率不到 1%。

（二）受体评估

由于异位肾移植的成功，原位肾移植已经很少进行了。异位肾移植是将供肾置于髂窝处腹膜外的位置。CT 有助于确认髂窝处是否有足够的空间容纳移植肾脏。肾动脉和肾静脉与髂外血管相吻合。有许多方法来进行尿路重建，但通常会采用抗反流输尿管膀胱吻合术。

几乎所有受体都在治疗肾衰竭的过程中进行过肾脏的影像检查，通常会进行超声、CT、MRI 及放射性核素的联合检查。某些情况下，有必要在移植前对受体自身肾脏进行特定的影像学检查。CT 是评估这些肾脏的获得性肾脏囊性疾病及肿瘤性病变的最佳方法。当常染色体显性多囊肾病患者肾脏极度增大或持续出血需进行肾脏切除时，移植前进行的 CT 检查同样会使其获益。患有重度膀胱输尿管反流的患者可能需要进行手术治疗，因此对其中的反复尿路感染者有必要进行膀胱尿路排尿造影检查。膀胱尿路排尿造影也可以指导那些长期无尿以至于无法确定肾移植术后是否会有正常排尿功能的患者。这些患者的膀胱容量通常较小，当进行膀胱

造影检查时可表现为良性的对比剂外渗。这种表现并不代表膀胱明显穿孔，也并非移植禁忌证。

对将要与移植肾脏的动、静脉进行吻合的血管进行评估是非常重要的。平扫 CT 可以评估受体血管钙化的程度；钙化的严重程度直接与血管吻合的困难程度成正比。一些医院还对髂总及髂外动脉进行 CTA 检查来评估其是否有狭窄或闭塞情况。

终末期肾病患者常需要进行一次或多次活检。这可能会导致动静脉瘘或假性动脉瘤形成。尽管这些病变大多数无症状，但有些可能会导致血尿或高血压，应该在移植前进行相应治疗。

二、肾移植并发症

由于不需要应用血管内对比剂并且没有电离辐射，超声检查通常被用于评估肾移植后的患者情况。受体的影像表现可无异常（图 9-10）。

肾移植的并发症可分为几类：影响肾实质及其小血管的并发症；累及主要大血管及其手术区域的并发症；累及移植输尿管及其吻合口的并发症；受体术区积液。肾移植的远期并发症主要是肿瘤，由于免疫抑制会造成受体发生肿瘤的风险增加。

（一）肾脏并发症

表 9-1 列出了移植期间或移植后相应时间段内最可能出现的并发症。根据这些时间和一些临床及影像资料，经常能够对具体的并发症做出可靠的诊断。然而在没有经过肾皮质组织学活检之前，常很难做出具体的病理诊断。

表 9-1 肾移植后肾实质并发症各种病因发生的时间顺序

病因	发生时间
ATN	手术期间或术后即刻
超急性排斥反应	手术期间至术后几小时
加速性急性排斥反应	术后 1 周
急性排斥反应	术后 1～4 周
慢性排斥反应	术后数月至数年
环孢素毒性	术后 1～3 个月

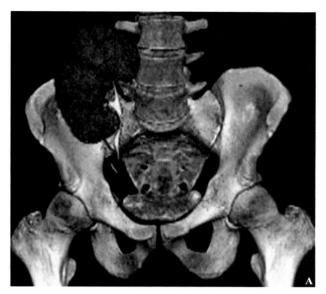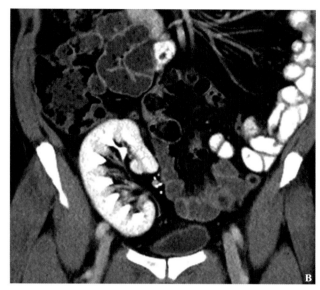

▲ 图 9-10　2 位肾移植患者的 CT 尿路造影示移植肾位于右侧髂窝
A. 容积重建图像；B. 冠状位重建

1. 急性肾小管坏死

急性肾小管坏死（acute tubular necrosis，ATN）常发生于刚完成移植后，通常与进行血管吻合之前移植肾的缺血有关。这种缺血可能发生于尸体供体濒临死亡期间，也可能发生于任何供体肾脏自肾脏采集直至与受体完成血管吻合期间。缺血的持续时间与 ATN 发生的可能性直接相关。大多数 ATN 的发作可自行缓解，并且似乎对移植物的最终存活无明显副作用。

ATN 可表现为无尿、肌酐升高及移植物轻度肿大和压痛。相比于急性排斥反应，移植物的压痛和发热通常并不是 ATN 的显著征象，但很少能通过临床表现来明确区分这两种情况。ATN 常发生在移植术后 1 ～ 2d，并通常在发病后几天至几周内恢复正常，某些情况下也可在恢复前持续数周。移植术后出现 ATN 的患者可能需要进行为期 1 周的透析，直到肾功能恢复正常。ATN 的发生在尸体器官移植中比在活体供者中更为常见。

2. 环孢素肾毒性

环孢素，连同泼尼松，一直是免疫抑制治疗的主要药物。然而这些药物具有肾毒性及肝毒性。应用新型药物，包括西罗莫司、他克莫司和霉酚酸酯，可以减少环孢素的用量并减轻肾毒性，但是会增加高脂血症和糖尿病的风险。环孢素肾毒性可以表现为急性、亚急性或慢性。急性和亚急性肾毒性都可以通过减少环孢素的用量进行治疗；慢性肾毒性经常是不可逆的。急性肾毒性可导致与缺血相关的移植物初始功能障碍加重，也可使移植物初始功能障碍时间延长。由于血液中环孢素水平的测定常无法区分环孢素肾毒性与其他原因导致的移植物功能障碍，因此影像资料可能对移植失败的鉴别至关重要。

3. 排斥反应

移植物排斥反应始终是移植患者发病的一个重要原因。排斥反应可分为四类：超急性排斥反应、加速性急性排斥反应、急性排斥反应和慢性排斥反应。几乎每位患者在移植后都会出现某种形式的排斥反应。移植物排斥反应与其他原因导致的内在肾功能障碍的鉴别至关重要，因为排斥反应可能需要增加免疫抑制治疗的药物剂量，而环孢素肾毒性的治疗方向则完全相反。

超急性排斥反应是由激素抗体介导的，通常在手术期间出现；抗原 - 抗体反应导致补体的激活，从而进一步造成血管特别是小血管的内皮损伤。这些血管内充满纤维蛋白栓子，从而不可避免地造成广泛的肾皮质坏死。出现超急性排斥反应的移植物通常无法挽救，需要立即进行移植肾切除手术。

一些学者认为，加速性急性排斥反应是一种与超急性排斥反应相同的由抗体介导的排斥反应，但其延迟至手术后 2～3d 才开始发生。其他学者则认为这是细胞介导的免疫反应表现。移植术后第一周出现排斥反应通常考虑加速性急性排斥反应的诊断。一般可采用免疫抑制药成功进行治疗，但也并不总是有效。

急性排斥反应在功能和病理方面的变化表现为相对快速升高的血清肌酐（24～48h 升高幅度为基线水平的 25% 或更高）、移植物肿胀和压痛以及发热。少尿表现常见。急性排斥反应被认为是因 C- 淋巴细胞增殖产生的，并且表现为细胞介导的免疫形式。急性排斥反应的组织学特点为肾间质中可见单核细胞增殖、嗜酸性粒细胞及浆细胞浸润，也同样可见血管成分。急性排斥反应的活检标本有时可分为以间质性排斥反应为主或同时存在间质性及血管性异常。出现血管成分常意味着预后较差。急性排斥反应可发生于移植后的任何时间，但最常见于移植术后的前 10 周。

慢性排斥反应可出现于术后数月至数年，并且通常比急性排斥反应发病更加隐匿。与急性排斥反应相比，移植物肿胀、压痛及发热并非慢性排斥反应的显著特点。病理检查可见内皮肿胀、小血管平滑肌增殖和肾小球改变，以及肾小管萎缩、节段性纤维化和弥漫性炎症细胞浸润。一般来说，慢性排斥反应的这种变化是不可逆的，并且会导致进展性氮质血症和高血压。慢性同种异体移植肾肾病往往是由慢性排斥反应、抗排斥药物的肾毒性以及多种不同危险因素，如高血压、高脂血症、糖尿病及吸烟导致的血管病变的共同作用所致。慎重的药物治疗可能会减缓肾功能的下降趋势，但这种下降趋势一旦出现则很难完全停止。

4. 影像学方法

影像学检查对于肾移植患者移植术后功能异常原因的鉴别诊断能起到关键的作用，但仅凭影像学表现常无法做出准确及具体的诊断。有时异常很明确，但多数情况下需要将临床或实验室资料与影像学表现相结合才能确诊。虽然对核医学和多普勒超声的影像表现方面已有很多研究，但在缺乏临床信息的情况下仅凭这些影像表现无法准确地将排斥反应、环孢素肾毒性和 ATN 鉴别开来，常需要进行活检。闪烁显像可定量评价移植物对特定复合物的摄取情况，但灰阶、多普勒及彩色多普勒超声能够对血管、血流动力学、解剖学及移植物周围结构进行评估，因此常作为首选的影像学技术。

由于超急性排斥反应常发生于手术室，因此很少会进行影像学评估。由于肾皮质灌注明显减低或完全缺失，多普勒超声可见肾皮质血流量很少或无血流，放射性核素检查可表现为肾脏完全无灌注或肾小管无浓聚（图 9-11），血管造影可表现为小血管全部或几乎全部无显影。

加速性急性排斥反应的影像表现与急性排斥反应相同，但其发生于移植术后的第一周。少数病例中，发生严重移植物即刻排斥反应的患者，将移植物留在原位数年后，出现肾皮质钙质沉着症（图 9-12）。

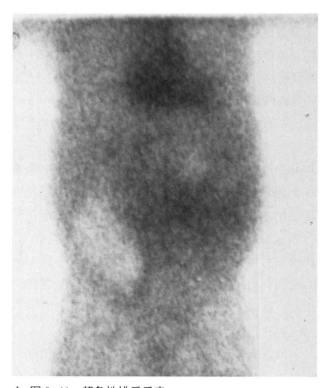

▲ 图 9-11 超急性排斥反应
移植术后 1d 行核素显像示移植肾脏几乎完全无活性（由 Rashid Fawwaz, M.D. 提供）

急性移植排斥反应患者的灰阶超声图像（图
9-13）示肾脏体积增大、肿胀及肾锥体和肾皮质回
声改变。正常肾窦的高回声可能减低。这些表现反
映了肾实质及肾窦脂肪的水肿。集合系统管壁水肿
可表现为管壁增厚。但是，用这种表现来诊断排斥
反应的敏感性较低；当这些表现不明显时，用其鉴
别排斥反应与环孢素肾毒性及 ATN 的能力较差。

肾脏血流量在发生排斥反应、环孢素肾毒性及
ATN 时均减少。虽然在不同情况下血流量减少的
严重程度并不相同，仍然可以尝试通过利用多普勒
血流检查来分析主肾动脉及肾内分支动脉的信号，
从而将急性排斥反应与 ATN 及环孢素肾毒性区分
开来。在急性排斥反应患者中，尤其是那些活检标

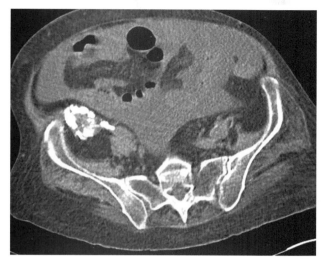

▲ 图 9-12 急性严重排斥反应所致肾皮质钙质沉着症
右下腹可见体积缩小并钙化的异体移植肾脏

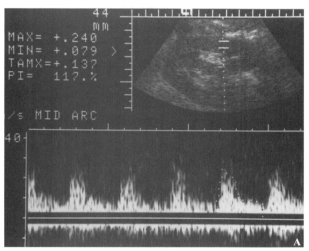

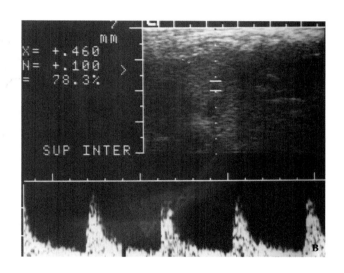

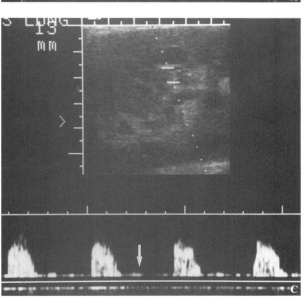

▲ 图 9-13 双功能多普勒超声声像图
A. 正常双功能超声检查，PI=1.17；B. 轻度排斥反应，RI=0.78，
PI=1.7；C. 重度排斥反应伴舒张血流完全消失（箭）

本中以血管改变为主要病变的患者，与那些以间质病变为主要组织学改变的患者相反，其阻力指数（RI）通常升高（图 9–13）。当 RI 达到 0.9 或更高时，提示可能为急性排斥反应，尽管少数情况下 RI 升高也可能由动脉狭窄、肾静脉血栓形成、急性重度尿路梗阻、重度 ATN、急性环孢素肾毒性、肾盂肾炎以及肾周积液压迫肾脏所导致。较低的 RI 可能见于间质病变为主的急性排斥反应、环孢素肾毒性以及 ATN。由于排斥反应和 ATN 可能并不会造成整个肾脏的均匀受累，并且 RI 值在观察者间的差异较大，因此利用这种方法进行鉴别诊断的准确性常与理想中相差较远，许多学者认为 RI 测量方法并不实用。在一些医院，搏动指数（PI）[（收缩期频移峰值 – 舒张期频移）/ 平均频移] 常作为替代 RI 的测量方法。PI 值为 1.5 或更高通常提示

排斥反应。在 ATN 患者中，较高的 RI 及 PI 值与肾功能恢复时间较长相关。能量多普勒并不能更好地鉴别急性排斥反应与其他导致移植失败的原因。

RI 和 PI 值也可能对预后具有重要意义。如果 RI 和 PI 值在移植后 1 个月内保持在较高水平，即使患者的肾功能稳定，其仍有很高风险发展为慢性移植肾肾病，如果这些指标进行性升高，其风险会更高。移植肾血管的 RI 升高还提示后续全身心血管疾病的发生或加重，这可能是由于这项参数不仅只反映移植肾的血管异常，还提示全身其他部位血管的顺应性减低。

虽然实验证据显示 ATN 患者的肾血流量低于正常，但多普勒和放射性核素检查并不总是提示缺血。锝 –99m 二亚乙基三胺五乙酸（^{99m}Tc–DTPA）肾图早期（"灌注"相）显影相对良好（图 9–14），

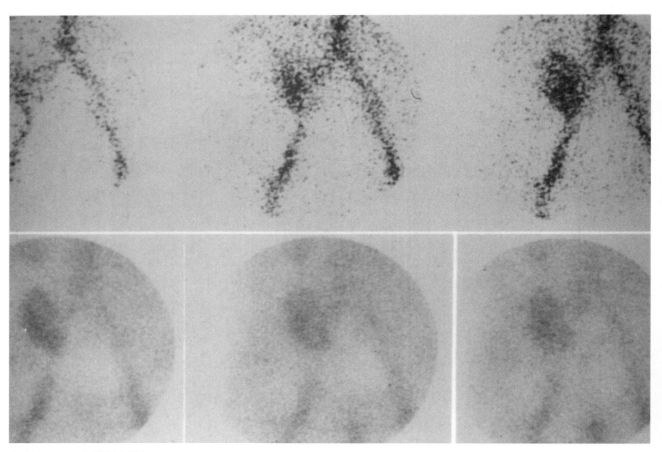

▲ 图 9–14　急性肾小管坏死
上排动态图像示肾脏快速早期放射性摄取（"灌注"相）；下排图像分别为应用放射性同位素药物后第 1 分钟、10 分钟及 20 分钟采集的图像，可见肾脏持续性放射性浓聚并仅有少部分排泌至膀胱（由 Rashid Fawwaz, M.D. 提供）

而其后的期相和 ^{99m} 锝硫乙甘肽（^{99m}Tc–MAG3）曲线均未出现快速实质廓清甚至表现为持续性的放射性浓聚。超声成像包括多普勒，可表现为正常或表现为 RI 升高（图 9–13）。

与多普勒超声相似，闪烁显像（核素显像）在缺少其他资料的情况下也很少能准确地将移植患者肾功能障碍的几种病因区分开来，但在结合所有信息进行综合判断时可能会有价值。在以血管改变为主的急性排斥反应中（图 9–15），正常情况下的放射性快速浓聚变为摄取减低；早期图像上表现为最高放射性强度减低，并且主动脉峰值和肾脏峰值之间的间隔时间延长。这些表现也可以出现在以细胞型为主的排斥反应以及 ATN 和环孢素肾毒性中，但通常并不严重。这些表现的出现可早于排斥反应的临床表现。所有实质病变导致的移植肾功能障碍都

表现为肾小管功能恶化，在检查的后期表现为放射性摄取减低。一旦 ATN 和急性排斥反应形成之后，核素检查则难以将二者区分开。但如果手术后的初次扫描表现为异常，则可能为 ATN，而如果初次扫描表现为正常但随后变为异常，诊断则很可能为急性排斥反应。继发于急性排斥反应的 ATN 很难与未恢复的 ATN 相区别，尽管 ATN 通常是一个在发病后 1～2 周自然恢复至正常的过程。严重的肾脏放射性摄取减低或放射性缺损是预后不良的标志。

钆剂对比增强 MRI 能够评估移植物局部实质灌注异常。T_1 加权平扫图像可见移植肾脏正常的皮髓质信号差异消失，但这一征象对任何导致移植肾功能障碍的特定原因来说都是非特异性的。

导管造影并不用于诊断排斥反应，但可能对移植患者的其他病因有提示作用。急性排斥反应常表

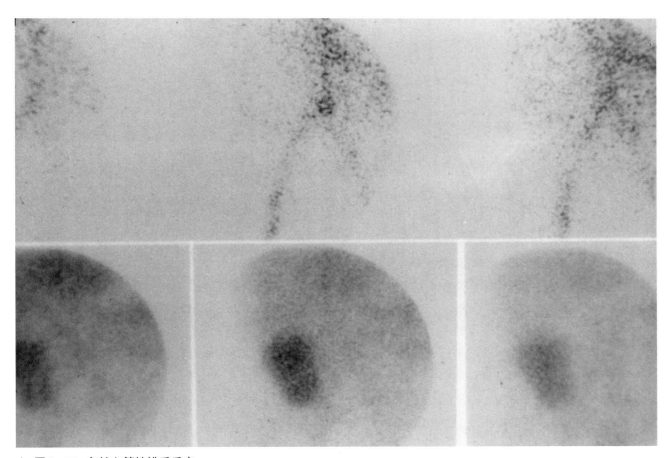

▲ 图 9–15　急性血管性排斥反应

上排图像为动态核素显像，可见放射性同位素药物经过髂动脉时肾灌注减低，下排图像分别为应用放射性同位素药物后第 1 分钟、10 分钟及 20 分钟采集的图像，可见肾实质持续保持放射性浓聚

现为动脉期延长并廓清较差。肾实质期密度减低，表现为斑片状强化及皮髓质分界不清。动静脉分流可能存在。急性排斥反应的血管造影可表现为局灶性异常。

慢性排斥反应根据病变的严重程度其影像表现各不相同，与急性者表现也不同。例如，^{99m}Tc–DTPA 检查表现在放射性摄取减低之前出现灌注减低，但这种表现无法将排斥反应与其他影响移植肾脏的病变鉴别开来，如慢性环孢素肾毒性或其他并发病变（如高血压或糖尿病肾病）。

在慢性排斥反应患者中，肾脏体积通常缩小。超声检查可表现为肾皮质变薄并回声增高（图 9-16）；罕见情况下可出现轻度肾皮质钙质沉着，肾皮质表现为强回声。RI 值可以正常或升高（图 9-17）。放射性核素检查表现为相对快速的放射性摄取及廓清；放射性摄取起初减弱但逐渐增高的模式可见于一些急性病变，但却不是慢性排斥反应的特征（尽管急性排斥反应可叠加出现在已经发生过慢性排斥反应的肾脏上）。尽管在诊断慢性排斥反应时一般不需要血管造影检查，但当慢性排斥反应肾脏可疑有肾动脉狭窄时可以进行该检查。排斥反应可表现为肾皮质变薄并肾实质像强化减低；小血管稀疏、细小并呈分支状改变。在一些慢性肾实质性疾病中，T_1 加权自旋回波 MRI 可见肾脏皮髓质信号差消失。

环孢素肾毒性在超声上的表现与排斥反应和 ATN 相似；阻力指数和搏动指数趋于升高。在慢性期，移植肾脏可表现为体积缩小及/或回声增高。核素显像可见 ^{99m}Tc–DTPA 的灌注相与邻碘马尿酸钠或 ^{99m}Tc–MAG3 的廓清相表现分离，前者表现为相对正常，后者则常表现为廓清率延长。这种表现尤其见于亚急性肾毒性的患者。环孢素毒性的核素表现与 ATN 或排斥反应造成的异常表现相似。其诊断通常基于血液中环孢素浓度的测量及剂量调整的效果监测。

5. 移植物感染

感染可能会发生于肾脏供体（图 9-19），但由

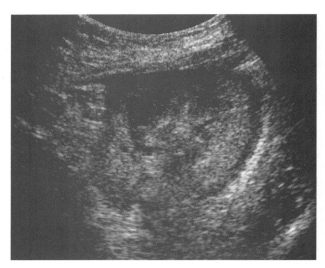

▲ 图 9-16　慢性排斥反应
超声示肾皮质回声明显增高

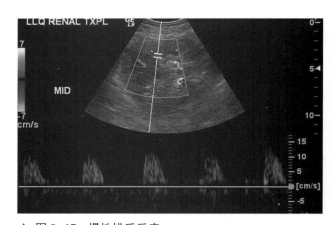

▲ 图 9-17　慢性排斥反应
多普勒超声示舒张期血流几乎可忽略不计

于免疫抑制治疗的原因，更常见于移植物受体。许多接受肾移植的患者需在手术后的前 4 个月进行泌尿系感染的治疗，部分患者可发展为明显的脓毒症。感染的发病率和严重程度取决于免疫抑制治疗的剂量、是否患有糖尿病和血糖控制程度以及并存的移植物功能障碍情况。其病原体与其他泌尿系感染患者常见的革兰阴性菌相同。移植物受体也可感染巨细胞病毒或单纯疱疹病毒。移植肾脏发生的肾盂肾炎症状可能不会像正常肾脏患者的肾盂肾炎症状那样明显。

移植肾脏肾盂肾炎的影像学表现与自体肾脏感染的表现相似（图 9-20）。超声可表现为肾实质肿胀及 RI 升高。局灶性炎症可造成局部灌注减低；

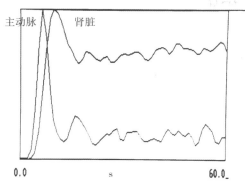

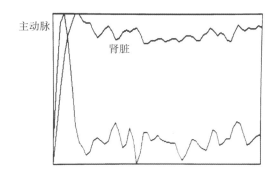

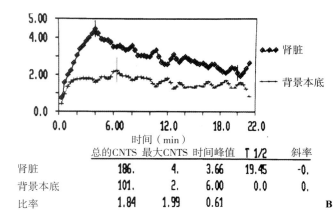

A　灌注曲线

C　灌注曲线

	总的CNTS	最大CNTS	时间峰值	T 1/2	斜率
肾脏	186.	4.	3.66	19.45	-0.
背景本底	101.	2.	6.00	0.0	0.
比率	1.84	1.99	0.61		

B

	总的CNTS	最大CNTS	时间峰值	T 1/2	斜率
肾脏	315.	0.	0.0	0.0	0.
背景本底	85.	0.	0.0	0.0	0.
比率	3.70				

D

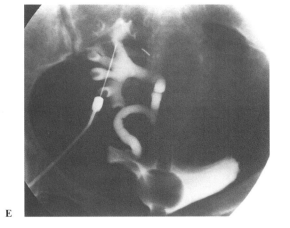

E

▲ 图 9–18　环孢素肾毒性

活体肾移植患者移植术后即刻 ^{99m}Tc-DTPA 灌注（A）和 ^{131}I- 邻碘马尿酸钠肾图（B）曲线示灌注及排泌良好；3d 后，灌注曲线（C）保持相对正常，而邻碘马尿酸钠曲线（D）表现为斜率上升；顺行肾盂造影（E）示无梗阻，可确定导致移植肾功能障碍的原因是环孢素肾毒性

如果进行超声对比增强检查，这些区域则更容易被发现。DTPA 和 MAG3 检查都可表现为感染区域放射性摄取减低。

关于移植患者的气肿性肾盂肾炎也有一些报道；可以通过 CT（图 9–21）或超声检查来显示肾实质内的气体从而进行诊断。

移植肾脏的输尿管反流与其感染也有一定关联。如果移植物受体患有多发感染并且出现严重的

反流需进行输尿管膀胱吻合术，则应对其进行膀胱排尿造影检查（图 9–22）。

6. 肾移植破裂

这是一个严重但并不常见的并发症，通常发生于肾移植术后前 2 周内。破裂的病因不明，但据推测急性排斥反应、ATN 及血管闭塞可能是其诱发因素。活检引起的创伤也可能导致其发生。

影像学表现包括肾实质撕裂、肾内血肿及肾

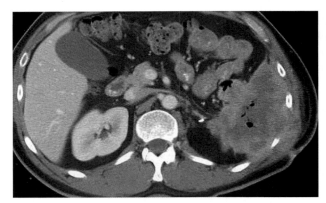

▲ 图 9-19　肾切除术后肾床可见脓肿形成

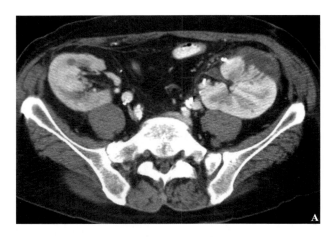

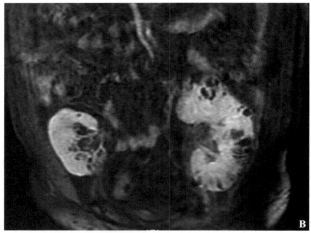

▲ 图 9-20　双肾移植患者的移植物感染

A. CT 肾实质像示局灶性条纹状低密度区，邻近肾周可见少量液性聚积；B.1 周后行 T₁ 加权钆剂对比增强 MRI 示双肾多发脓肿

周血肿。超声可见液性低回声区，代表撕裂处及（或）肾周间隙的血肿；在急性期，CT 可见撕裂处或肾周间隙的高密度血块（图 9-23）；放射性核素扫描可见撕裂处局灶性放射性缺损区。

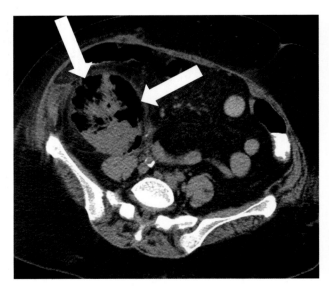

▲ 图 9-21　糖尿病患者气肿性肾盂肾炎

肾实质内可见气体（箭）浸润

（二）血管并发症

1. 血栓形成

肾动脉血栓可在术后很短的时间内形成；可能由吻合口管腔的完全或部分闭塞所引起，或因形成内膜片导致。肾动脉血栓更常发生于有一支以上肾动脉的肾脏，并且常与超急性排斥反应有关。如果肾血流量严重减少或完全消失，多普勒超声将无法探测到肾脏内的血流信号（图 9-24），放射性核素闪烁扫描显示肾脏无血流灌注（图 9-25），对比增强 MR 或 CT 可见肾实质像无强化。肾脏完全或部分梗死在灰阶超声上可表现为形态肿胀及相对低回声；出血性梗死可表现为更高回声。

移植肾脏的肾静脉血栓非常罕见。常发生于移植后的第一周，表现为移植肾压痛及肿胀。影像学表现与自体肾脏发生的肾静脉血栓相同（图 9-26），包括肾静脉内高回声及血流消失、RIs 明显升高或舒张期血流反向及肾实质肿胀。

2. 肾动脉狭窄

肾动脉狭窄是最常见的移植血管并发症，据报道其在肾移植受体中的发生率高达 10%。由于无症状的患者未被评估，因此其实际发生率可能会更高。肾动脉狭窄可引起肾功能减退、高血压及杂音出现。移植后短时间内出现的吻合口轻度狭窄反映

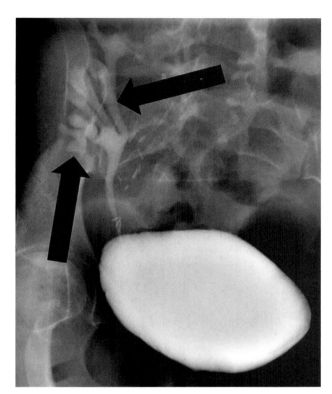

▲ 图 9-22　膀胱输尿管反流至移植肾脏
膀胱造影示反流至集合系统（箭）

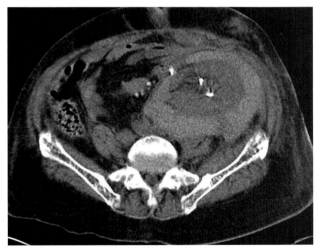

▲ 图 9-23　肾周血肿
平扫 CT 可见移植肾周围高密度液体；肾脏集合系统内可见支架，邻近肾皮质前缘可见手术夹

了一过性的水肿改变，通常可自行消退。

　　发生于吻合口近侧受体自身动脉的狭窄可能与全身性动脉粥样硬化有关，特别是糖尿病患者，也可能与手术时所受的创伤有关。吻合口处的狭窄可能与手术技术、缝合材料或血管自身的灌注损伤有

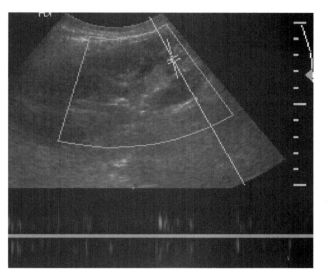

▲ 图 9-24　肾动脉闭塞
多普勒图像及波形示仅有极少量血流

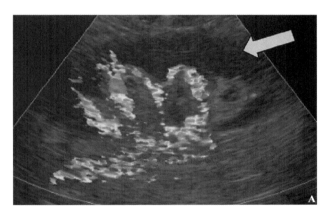

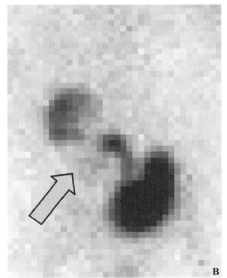

▲ 图 9-25　肾脏无血流灌注
A. 多普勒图像示移植肾下部无血流（箭）；B. 核素显像示相同区域极少量放射性摄取（箭）

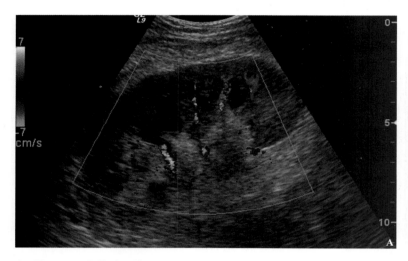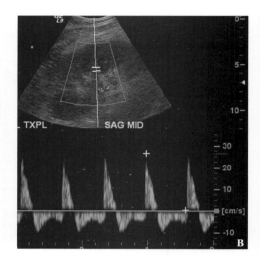

▲ 图 9-26　肾静脉血栓
A. 多普勒图像示极少量血流；B. 波形示舒张期血流反向

关。吻合口远侧的狭窄可能与排斥反应、异常的局部血流动力学改变或外部压迫有关。狭窄累及受体自身动脉的情况罕见。

移植后肾动脉狭窄需要进行动脉成像来进行准确的评估（图 9-27）。无论是高血压或是移植肾功能能衰退，都可能需要寻找动脉狭窄。多普勒超声（图 9-28）常可见狭窄区域流速升高，并见狭窄处及邻近狭窄远端频谱增宽；需要注意，动脉吻合术后有时血流方向会发生明显变化，导致血流峰值速度升高，不要将此归咎于动脉狭窄。峰值速度升高可见于移植刚完成还没有发生动脉狭窄时。MRA 和 CTA 都已被证实可以准确地对肾动脉狭窄进行诊断或排除。

经皮腔内血管成形术已经成为治疗这些狭窄的首选方法；绝大部分患者都可治疗成功，至少在短期内有成功的治疗效果。端 – 侧吻合狭窄的治疗成功率高于端 – 端吻合。所采用的技术方法及其潜在的并发症都与对自身肾动脉进行经皮腔内血管成形术相似。

3. 肾动静脉瘘

由于所移植的肾脏经常接受活检，因此常会出现小的动静脉瘘及假性动脉瘤。这些病变通常会迅速且自发的闭合，但在 1% 或 2% 的患者中可持续存在，并可造成移植肾功能障碍或明显的动静脉分流。病变破裂可导致血尿或肾周血肿形成。多普勒

超声（图 9-29）可见低阻抗、高频血流流经供血动脉；引流静脉可见搏动性、高频血流，并且引流静脉表现为动脉搏动波形。假性动脉瘤（图 9-30）在超声上表现为囊性或复杂囊性的病变，并且多普勒上可见紊乱的血流或血流方向交替（朝向探头方向及背离探头方向交替）。

血管造影的表现与自体肾脏上发生的小

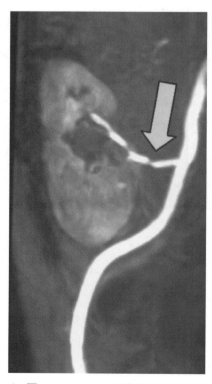

▲ 图 9-27　MRA 示移植肾动脉狭窄（箭）

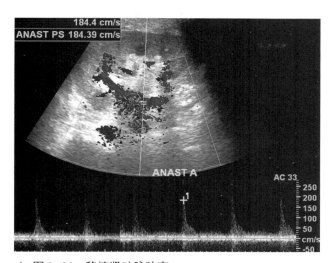

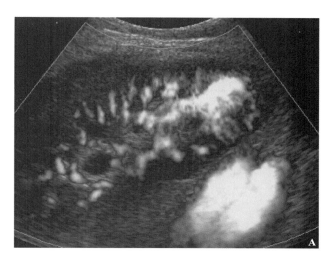

▲ 图 9-28 移植肾动脉狭窄
多普勒波形示高频收缩期血流及湍流

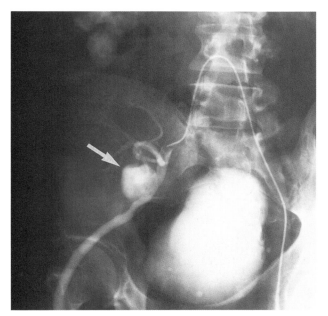

▲ 图 9-30 髂外动脉邻近移植吻合口处可见假性动脉瘤
（箭）

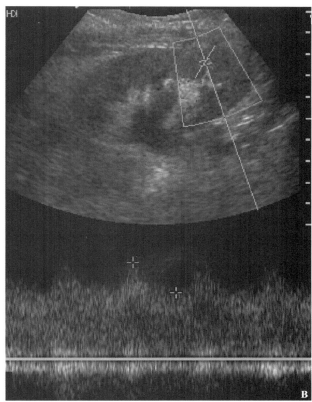

▲ 图 9-29 活检后移植肾动静脉瘘
A. 能量多普勒可见血流增高区；B. 多普勒波形严重紊乱

动静脉瘘或假性动脉瘤表现相同。如果需要治疗，则可以采用弹簧圈（图 9-31）或明胶海绵（Upjohn, Kalamazoo, Michigan）进行动脉栓塞。

（三）泌尿系统并发症

1. 尿漏

尿漏（图 9-32）最常发生于移植后的前 3 个月并且常在术后最初几周被发现。尿液可能从输尿管膀胱吻合口处、膀胱造口处甚至移植肾的肾盂损伤处漏出。如果漏口较小并呈一过性，则漏出的尿液常可被吸收；如果漏口持续存在，则常会形成尿性囊肿。

漏出的尿液在超声、CT 及 MRI 都可以表现为小的边缘不规则的积液，如果尿液持续漏出形成慢

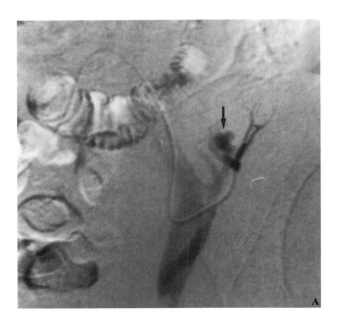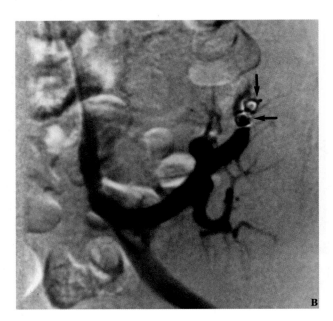

▲ 图 9-31　采用弹簧圈进行动脉栓塞
A. 超选择性肾动脉造影示较大的动静脉瘘（箭）；B.Gianturco 弹簧圈（箭）栓塞术后，复查动脉造影示动静脉瘘已闭合

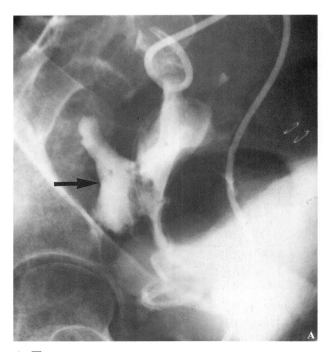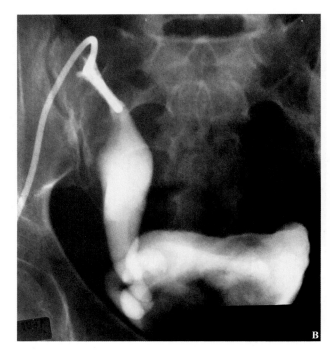

▲ 图 9-32
A. 肾造瘘口摄片可见肾盂撕裂处对比剂外漏（箭）；B. 输尿管支架移除及肾造瘘口引流数周后，漏口已完全愈合

性尿性囊肿则可形成包裹。漏出的液体可能很难与血清肿或淋巴囊肿相区别，但 CT 尿路造影或核素显像可通过对比剂或示踪剂进入积液的征象来诊断急性尿漏。

2. 输尿管坏死

输尿管远端坏死、脱落（图 9-33）是常见的泌尿系并发症，经常引起尿漏。可发生于多达 4% 的患者中，常在术后 6 个月内发生。输尿管坏死被

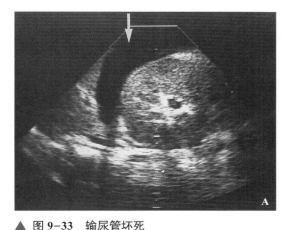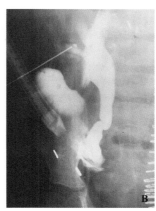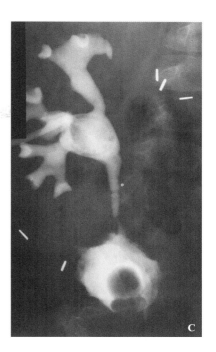

▲ 图 9-33　输尿管坏死

A. 超声检查示移植肾周围积液（箭）；B. 顺行肾盂造影示输尿管坏死所致输尿管远端对比剂外漏；C. 经皮肾造瘘及支架植入术后，肾脏造影示病变已完全愈合

认为是因输尿管动脉血供中断或输尿管膀胱黏膜下通道过窄引起的输尿管远端缺血所导致；也可能由排斥反应造成。

3. 输尿管梗阻

输尿管植入位置的一过性梗阻常在术后立刻发生，通常是由于迅速的水肿出现造成的，会迅速消退。移植后数月至数年出现的输尿管梗阻更多是由缺血引起的输尿管狭窄造成的。罕见情况下，急性梗阻是由血块、结石、真菌球或脱落的肾乳头组织所引起。据报道，结石在肾移植患者中的发生率约为 1%；大多数结石的形成被认为具有潜在的诱发条件。有时，供体肾脏内未被发现的结石可能会导致受体并发症的发生。结石引起的急性输尿管梗阻可引起疼痛及移植物肿胀，类似于急性排斥反应。患者可突然出现少尿或无尿。输尿管植入处或膀胱造口处的缝线可成为形成膀胱结石的核心。任何积液都可压迫输尿管并造成梗阻。移植肾脏梗阻的影像学征象与自体肾脏的输尿管梗阻征象相同（图 9-34）。

（四）扭转

肾移植的扭转是非常罕见的并发症。肾脏绕着血管蒂旋转，引起血管闭塞及梗死。移植肾被置于腹膜腔内时更容易发生扭转。影像学检查表现为肾轴发生变化。如果发生血管受累，则可能表现为肾实质肿胀或强化减低。

影像学检查

多种影像学检查方法有助于泌尿系统并发症的研究。平片可以显示较大的尿性囊肿或其他积液，并且也能够显示结石。然而，移植肾脏及其集合系统常覆盖于髂骨及骶骨之上，因此较小的或模糊的钙化结石可能很难被发现。平扫 CT 检查在评价移植肾脏结石病变方面具有比平片更高的敏感性和特异性。

超声检查对于泌尿系统并发症的研究非常有帮助。超声可显示肾积水（图 9-34），并且可以通过寻找异常的 RI 及多普勒下输尿管膀胱入口无喷尿的表现来进一步判断梗阻的程度。超声还可以发现肾脏或输尿管结石以及移植肾周围的积液。肾积水常见于输尿管脱落及尿液外渗的患者。

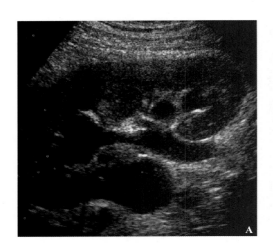

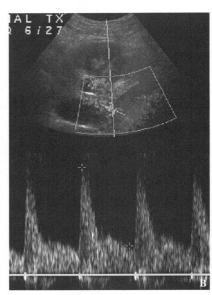

◀ 图 9-34 移植肾输尿管梗阻
A. 超声示中度肾积水；B. 多普勒波形示 RI 升高

由于很难将导管经输尿管膀胱吻合口插入输尿管，因此对移植肾脏及输尿管进行逆行肾盂造影有时会比较困难，但在进行膀胱造影时对比剂可反流进入移植输尿管。膀胱造影可显示源自膀胱壁的尿漏，但对于那些远端输尿管尿漏的患者则可能会产生假阴性的结果。

放射性核素检查经常被用于移植肾功能障碍方面的研究。在早期图像中，尿性囊肿患者可见由尿性囊肿所致的放射性摄取减低区；如果尿液能够排泌至囊肿中，则这一区域会在延迟期表现为放射性逐渐浓聚。放射性核素检查也可发现输尿管梗阻。^{99m}Tc-DTPA 检查灌注相可保持相对正常，并且在 ^{99m}Tc-MAG3 检查中表现为移植肾脏相对迅速的放射性药物摄取。检查的排泌期延长，并且肾图曲线表现为斜率上升（图 9-35）。这些表现类似于 ATN 及急性环孢素肾毒性。有时，通过核素显像或其他影像学方法来直接显示肾积水和输尿管积水，会使诊断更加特异。

CT 可显示尿性囊肿或其他积液（图 9-36），并可进行经皮抽吸来进一步确诊。

细针穿刺顺行肾盂造影有时可有助于移植输尿管梗阻的诊断及定位，以及发现并显示输尿管瘘。尽管这是一项有创的检查技术并且有出血和感染的风险，但实际上其并发症的发生率相当低。

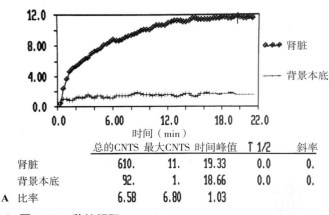

	总的CNTS	最大CNTS	时间峰值	T 1/2	斜率
肾脏	610.	11.	19.33	0.0	0.
背景本底	92.	1.	18.66	0.0	0.
A 比率	6.58	6.80	1.03		

▲ 图 9-35　移植梗阻
A. 肾图曲线表现为上升波，符合梗阻表现；B. 超声检查证实存在移植肾积水

介入治疗可应用于大多数泌尿系统并发症。经皮肾造瘘术可以缓解梗阻，并且一旦置入，经皮肾造瘘管就可以用于其他操作或进行结石及尿漏的治疗。泌尿道结石可以被取出，其技术与用于自体肾脏的技术方法类似。输尿管或吻合口瘘可以通过经皮穿刺导流及置入支架来成功治疗。某些输尿管狭窄可通过经皮球囊扩张或输尿管支架置入来成功治疗。虽然移植输尿管球囊扩张治疗的短期失败率及长期再狭窄率都相当高，但这项技术仍可暂时性甚至永久性的减轻部分患者的梗阻。

（五）积液

移植肾脏周围的积液可能代表的是血肿、尿性囊肿、淋巴囊肿或脓肿。

1. 血肿

血肿通常于手术后即刻形成。超声表现为积液，但血块或红细胞碎片可在其内产生回声（图9-37）。血肿可能会被吸收。如果血肿未被吸收，则红细胞进一步溶解，形成血清肿。如果位于肾包膜下，无论血肿或血清肿都可能压迫肾实质而导致肾素介导性高血压，常被称为 Page 肾（图 9-38）。积液位于肾周间隙或肾包膜外时不会压迫肾实质。血块或红细胞碎片层的密度在平扫 CT 上可表现为比邻近实性组织密度更高（图 9-23）。血肿在放射性核素检查早期表现为放射性缺损，在 MRI 上的

特征与颅外其他任何部位血肿的特征相同。

2. 尿性囊肿

因为是由输尿管吻合口的急性渗漏造成的，所以尿性囊肿也形成于移植后相对较早的时间内。尿性囊肿内的液体在超声上表现为无回声，在 CT 上表现为近似于水的密度，而在 MRI 上表现为不含蛋白的液体信号（T_1 加权呈低信号、T_2 加权呈高信号）。如果在进行核素检查时尿液能主动流入尿性囊肿中，则应用任何肾排泌性药物都可使尿性囊肿表现为放射性浓聚。最终，渗漏可能会停止，同时包裹性的尿性囊肿内则不再有排泌的放射性核素或对比剂聚积。

3. 淋巴囊肿

淋巴囊肿是最常见的移植肾周围积液；其在所有移植受体中的发生率为 1%～15%。淋巴囊肿常出现于移植后 4～6 周，并且之前常伴有排斥反应发生。淋巴囊肿的形成被认为是手术时受体淋巴管中断造成的，但也可能与移植肾脏本身有关。

淋巴囊肿常不引起症状，但当较大时可以压迫集合系统或输尿管，甚至造成梗阻及肾功能受损。淋巴囊肿可被触及，并且可能伴有疼痛及同侧腿部水肿。

淋巴囊肿可以被多种影像学方法发现。超声表现为充满液体的结构，其内常可见细分隔，可能与尿性囊肿难以区分。通常见于移植肾下缘，肾脏与膀胱之间。在 CT 上，淋巴囊肿表现为圆形或椭

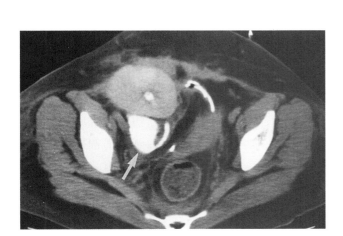

▲ 图 9-36 尿性囊肿
CT 示对比剂外漏聚积（箭）于移植肾脏后方

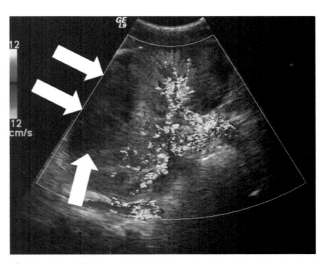

▲ 图 9-37 包膜下血肿
紧贴移植肾的积血（箭），内有回声，使肾皮质凹陷

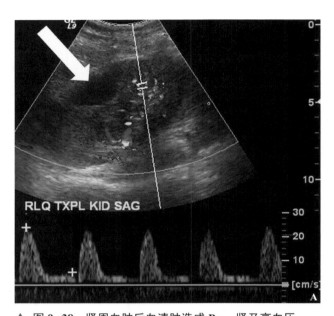

▲ 图 9-38 肾周血肿后血清肿造成 Page 肾及高血压
A. 积血压迫肾脏（箭），造成 RI 升高；B. 经皮穿刺引流后，多普勒频谱恢复正常，高血压缓解

圆形的边缘锐利的积液，CT 值为 0～20HU。平扫上与尿性囊肿难以区别。静脉注射对比剂后，很多但并非所有尿性囊肿可出现强化，而淋巴囊肿无强化。在放射性核素检查中，淋巴囊肿表现为位于移植肾或膀胱附近的放射性缺损区，延迟期无放射性浓聚。淋巴囊肿在 MRI T_1WI 上为低信号，在 T_2WI 上为高信号（图 9-39）。

对淋巴囊肿进行穿刺引流的作用是有争议的。尽管通过这种方法淋巴囊肿可被引流并治愈，但其经常复发以至于常需要进行硬化剂注射或手术治疗。

4. 脓肿

移植肾周围脓肿的发生率很难从现有的报道中进行估计。尽管脓肿也可作为手术的直接并发症发生，但大部分脓肿是由肾盂肾炎引起的。移植肾周围积液如尿性囊肿、血肿或淋巴囊肿都可能继发感染而形成脓肿。

CT 和超声是发现脓肿最有效的影像学方法，但往往无法仅通过影像技术将脓肿与无菌性的积液区别开来。脓肿的诊断依赖于临床证据和影像表现的结合。针吸细胞学检查是相对容易的确诊脓肿的方法，并且脓肿通常经抗生素及经皮穿刺置管引流

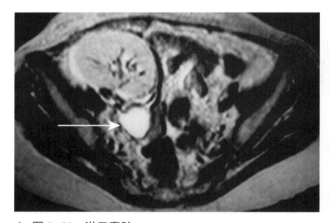

▲ 图 9-39 淋巴囊肿
MRI T_2WI 示移植肾脏后方少量积液（箭）

治疗有效。

（六）肿瘤

在长期服用免疫抑制药治疗的患者中，恶性肿瘤的发病率升高。免疫抑制药的剂量及其使用时间与继发性恶性肿瘤的发病率呈正相关。器官移植受体中病毒诱发的恶性肿瘤的发生风险也有所增加。

接受肾移植的患者易发生淋巴增生性疾病（lymphoproliferative disorders, PTLD），并且其发

生率随着免疫抑制水平的升高和持续时间的延长而升高。患者感染 EB 病毒的风险也同样升高。大多数 PLTD 病例都发生在腹部，并且可在移植肾脏中形成。

肾移植后发生肾细胞癌（renal cell carcinoma, RCC）的风险约为 2%，既可发生于自体肾脏也可发生于移植肾脏。肾细胞癌在自体肾脏，特别是在那些获得性囊性肾病中的发病率高于正常人群 100 倍。最常见的细胞类型是乳头状癌。

Frick 及其同事们报道了肾移植后发生的腹部淋巴瘤的 CT 表现。在他们的研究中其发病率为移植人口的 1.3%。移植后发生的淋巴瘤与通常的淋巴瘤不同，更常累及结外淋巴组织，特别是中枢神经系统。移植后淋巴瘤的腹部 CT 常表现为多发的密度不均的肿块或弥漫性淋巴结肿大（图 9-40）。

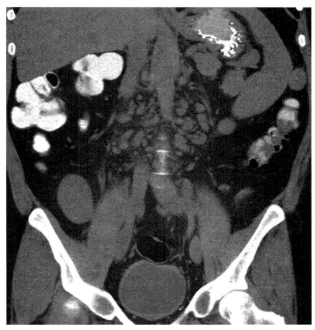

▲ 图 9-40 移植后淋巴瘤
冠状位 CT 图像示肠系膜多发肿大淋巴结

（焦　晟　译，陈　涓　校）

☞ 推荐阅读

一般资料

[1] Akbar SA, Jafri SZ, Amendola MA, et al. Complications of renal transplantation. *Radiographics*. 2005;25:1335–1356.

[2] Brown ED, Chen MY, Wolfman NT, et al. Complications of renal transplantation: evaluation with US and radionuclide imaging. *Radiographics*. 2000;20(3):607.

[3] Catala V, Marti T, Diaz JM, et al. Use of Multidetector CT in presurgical evaluation of potential kidney transplant recipients. *Radiographics*. 2010;30:517–531.

[4] Fananapazir G, Troppmann C, Corwin MT, et al. Incidences of acute kidney injury, dialysis and graft loss following intravenous administration of low-osmolality iodinated contrast in patients with kidney transplants. *Abdom Radiol*. 2016;41:2182–2186.

[5] Nankivell BJ, Alexander SI. Rejection of the kidney allograft. *N Engl J Med*. 2010;363(15):1451–1462.

[6] O'Neill WC, Baumgarten DA. Ultrasonography in renal transplantation. *Am J Kidney Dis*. 2002;39(4):663.

[7] Rajiah P, Lim YY, Taylor P. Renal transplant imaging and complications. *Abdom Imaging*. 2006;31(6):735–746.

[8] Rao PS, Merion RSM, Ashley VB, et al. Renal transplantation in elderly patients older than 70 years of age: results from the Scientific Registry of Transplant Recipients. *Transpl-antation*. 2007;83:1069-1074.

[9] Shapiro R, Sarwal MM. Pediatric kidney transplantation. *Pediatr Clin North Am*. 2010;57(2):393–400.

[10] Sharfuddin A. Renal relevant radiology: imaging in kidney transplantation. *Clin J Am Soc Nephrol*. 2014;9:416–429.

[11] Singh AK, Sahani DV. Imaging of the renal donor and transplant recipient. *Radiol Clin North Am*. 2008;46(1): 79–93.

活体供者评估

[12] Catala V, Marti T, Diaz JM, et al. Use of multidetector CT

in presurgical evaluation of potential kidney transplant recipients. *Radiographics*. 2010;30(2):517–531.

[13] Feifer AH, Fong BC, Feldman L, et al. Preoperative evaluation of laparoscopic living renal donors with computerized tomography and its effect on donor morbidity and graft function. *Can J Urol*. 2005;12(3):2713–2721.

[14] Hanninen EL, Denecke T, Stelter L, et al. Preoperative evaluation of living kidney donors using multirow detector computed tomography: comparison with digital subtraction angiography and intraoperative findings. *Transpl Int*. 2005;18(10):1134.

[15] Rossi C, Boss A, Artunc F, et al. Comprehensive assessment of renal function and vessel morphology in potential living kidney donors: an MRI based approach. *Invest Radiol*. 2009;44(11):705–711.

[16] Sebastia C, Peri L, Salvador R, et al. Multidetector CT of living renal donors: lessons learned from surgeons. *Radiographics*. 2010;30(7):1875–1890.

[17] Su C, Yan C, Guo Y, et al. Multi-detector row CT as a "one-stop" examination in the preoperative evaluation of the morphology and function of living renal donors: preliminary study. *Abdom Imaging*. 2011;36:86–90.

[18] Zamboni GA, Romero JY, Raptopoulos VD. Combined vascular-excretory phase MDCT angiography in the preoperative evaluation of renal donors. *AJR Am J Roentgenol*. 2010;194(1):145–150.

感　染

[19] Al-Geizawi SM, Farney AC, Rogers J, et al. Renal allograft failure due to emphysematous pyelonephritis: successful non-operative management and proposed new classification scheme based on literature review. *Transpl Infect Dis*. 2010;12(6):543–550.

放射性核素检查

[20] Aktas A, Aras M, Colak T, et al. Indicators of acute rejection on Tc-99m DTPA renal scintigraphy. *Transpl Proc*. 2006;38(2):443–448.

[21] Dubovsky EV, Russell CD, Erbas B. Radionuclide evaluation of renal transplants. *Semin Nucl Med*. 1995;25(1):49.

[22] Guignard R, Mourad G, Mariano-Goulart D. Utility of postsurgical renal scintigraphy to predict one-year outcome of renal transplants in patients with delayed graft function. *Nucl Med Commun*. 2011;32(4):314–319.

[23] Shah AN. Radionuclide imaging in organ transplantation. *Radiol Clin North Am*. 1995;33(3):447.

急性排斥反应：超声检查

[24] Chudek J, Kolonko A, Krol R, et al. The intrarenal vascular resistance parameters measured by duplex Doppler ultrasound shortly after kidney transplantation in patients with immediate, slow and delayed graft function. *Transpl Proc*. 2006;38(1):42.

[25] Cosgrove DO, Chan KE. Renal transplants: what ultrasound can and cannot do. *Ultrasound Q*. 2008;24(2): 77–87.

[26] Gao J, Rubin JM, Xiang DY, et al. Doppler parameters in renal transplant dysfunction: correlations with histopathologic changes. *J Ultrasound Med*. 2011;30(2):169–175.

[27] Irshad A, Ackerman S, Sosnouski D, et al. A review of sonographic evaluation of renal transplant complications. *Curr Probl Diagn Radiol*. 2008;37(2):67–79.

[28] Krejci K, Zadrazil J, Tichy T, et al. Sonographic findings in borderline changes and subclinical acute renal allograft rejection. *Eur J Radiol*. 2009;71(2):288–295.

[29] Loock MT, Bamoulid J, Courivaud C, et al. Significant increase in 1-year posttransplant renal arterial index predicts graft loss. *Clin J Am Soc Nephrol*. 2010;5(10):1867–1872.

[30] McArthur C, Geddes CC, Baxter GM. Early measurement of pulsatility and resistive indexes: correlation with long-term renal transplant function. *Radiology*. 2011;259(1): 278–285.

[31] O'Neill WC, Baumgarten DA. Ultrasonography in renal transplantation. *Am J Kidney Dis*. 2002;39(4):663–678.

[32] Park SB, Kim JK, Cho KS. Complications of renal transplantation: ultrasonographic evaluation. *J Ultrasound Med*. 2007;26(5):615–633.

磁共振成像

[33] Baumgartner RB, Nelson RC, Ball TI, et al. MR imaging of renal transplants. *AJR Am J Roentgenol*. 1986;147:949.

[34] Klehr HU, Spannbrucker N, Molitor D, et al. Magnetic resonance imaging in renal transplants. *Transpl Proc*. 1987;19(5):3716.

[35] Pereira RS, Gonul II, McLaughlin K, et al. Assessment of chronic renal allograft nephropathy using contrast-enhanced MRI: a pilot study. *AJR Am J Roentgenol*. 2010;194(5): W407–W413.

[36] Steinberg HV, Nelson RC, Murphy FB, et al. Renal allograft rejection evaluation by Doppler US and MR imaging. Radiology. 1987;163:337.

移植肾破裂

[37] Ostrovsky PD, Cart L, Goodman JC, et al. Ultrasound

findings in renal transplant rupture. *J Clin Ultrasound*. 1985;13:132.

计算机断层扫描

[38] Chu LC, Sheth S, Segev DL, et al. Role of MDCT angiography in selection and presurgical planning of potential renal donors. *AJR Am J Roentgenol*. 2012;199:1035–1041.

[39] Gayer G, Apter S, Katz R, et al. CT findings in ten patients with failed renal allografts: comparison with findings in functional grafts. *Eur J Radiol*. 2000;36(3):133.

[40] Yano M, Lin MF, Hoffman KA, et al. Renal measurements on CT angiograms: correlation with graft function at living donor renal transplantation. *Radiology*. 2012;285:151–157.

血管并发症

[41] Al-Katib S, Shetty M, Jafri SMA, et al. Radiologic assessment of native renal vasculature: a multimodality review. *Radiographics*. 2017;37:136–156.

[42] Ghazanfar A, Tavakoli A, Augustine T, et al. Management of transplant renal artery stenosis and its impact on long-term allograft survival: a singlecentre experience. *Nephrol Dial Transplant*. 2011;26(1):336–343.

[43] Loubeyre P, Cahen R, Grozel F, et al. Transplant renal artery stenosis. Evaluation of diagnosis with magnetic resonance angiography compared with color duplex sonog-raphy and arteriography. *Transplantation*. 1996;62(4):446–450.

泌尿系统并发症

[44] Gottlieb RH, Voci SL, Cholewinski SP, et al. Urine leaks in renal transplant patients. Diagnostic usefulness of sonography and renography. *Clin Imaging*. 1999;23(1):35–39.

[45] Sciascia N, Zompatori M, Di Scioscio V, et al. Multidetector CT-urography in the study of urological complications in renal transplant. *Radiol Med*. 2002;103(5–6):501–510.

[46] Sutherland T, Temple F, Chang S, et al. Sonographic evaluation of renal transplant complications. *J Med Imaging Radiat Oncol*. 2010;54(3):211–218.

[47] Wong-You-Cheong JJ, Grumbach K, Krebs TL, et al. Torsion of intraperitoneal renal transplants: imaging appearances. AJR Am J Roentgenol. 1998;171:1355.

肾移植的长期并发症

[48] Frick MP, Salomonwitz E, Hanto DW, et al. CT of abdominal lymphoma after renal transplantation. *AJR Am J Roentgol*. 1984;142:97.

[49] Katabathina VS, Menias CO, Tammisetti VS, et al. Malignancy after solid organ transplantation: comprehensive imaging review. *Radiographics*. 2016;36:1390–1407.

[50] Miller WT Jr, Siegel SG, Montone KT. Posttransplantation lymphoproliferative disorder: changing manifestations of disease in a renal transplant population. *Crit Rev Diagn Imaging*. 1997;38(6):569–585.

10

Vascular Diseases
肾脏血管性疾病

一、解剖 / 230
　（一）动脉 / 230
　（二）静脉 / 231
　（三）淋巴管 / 234
二、肾内动脉疾病 / 234
　（一）胶原血管病 / 235
　（二）静脉滥用药物 / 236
　（三）硬皮病 / 236
　（四）放射性肾炎 / 236
　（五）小动脉性肾硬化症 / 237
三、栓塞和梗死 / 237
　动脉血栓形成 / 239

四、动脉瘤 / 240
　（一）动脉粥样硬化性动脉瘤 / 240
　（二）真菌性动脉瘤 / 240
五、动静脉瘘 / 241
　（一）先天性 / 242
　（二）获得性 / 242
　（三）肾切除术后 / 243
　（四）特发性 / 243
六、肾性高血压 / 243
　（一）肾实质性高血压 / 243
　（二）肾血管性高血压 / 245
　（三）评价与治疗 / 248

　（四）多普勒超声检查 / 249
　（五）计算机体层摄影血管造影
　　　检查 / 249
　（六）磁共振血管造影 / 249
　（七）放射性核素肾图 / 250
　（八）动脉造影 / 250
　（九）肾素测量 / 251
　（十）治疗 / 251
七、儿童肾血管性高血压 / 252
八、肾静脉血栓形成 / 253
九、性腺静脉血栓形成 / 254
十、肾淋巴管瘤 / 254

一、解剖

（一）动脉

　　肾动脉在 $L_1 \sim L_2$ 水平由主动脉发出。右侧肾动脉通常由主动脉外侧或前外侧发出，左侧肾动脉由主动脉外侧或后外侧发出，右侧略低于左侧。虽然这在 CT 或 MR 检查中很容易观察到，但在导管造影检查中前后倾斜或轻微右后倾斜投照才最有利于显示肾动脉起源。

　　约 40% 的患者一侧或双侧肾脏由多条肾动脉供血。副肾动脉起自主动脉，通常位于主肾动脉的下方。偶尔，肾上极由副肾动脉供血。副肾动脉也可起自腹腔干、肝动脉或肠系膜动脉，较罕见。肾脏变异，如马蹄肾或盆腔肾脏，大部分都有多条肾动脉起自肾脏附近的主动脉或髂动脉。在计算机体层摄影血管造影（computed tomography

angiography，CTA）（图 10-1）或磁共振血管成像（magnetic resonance angiography，MRA）检查及常规腹部 CT 检查（图 10-2）中常可显示副肾动脉。

　　肾上腺下动脉和供应肾包膜、肾盂和输尿管的动脉起自主肾动脉。有时，性腺、肾上腺中动脉或膈下动脉也可以起自肾动脉。

　　主肾动脉分为腹侧和背侧支，分别从前方和后方走行至肾盂。较大的腹侧支为肾脏的前部和上部供血，而背侧支为肾脏的后部和下部供血。腹侧支和背侧支的交界处形成一个相对无血管的平面（Brodel 线），这是施行经皮肾造瘘术的最佳位置。

　　从背侧和腹侧支发出的段分支沿漏斗部走行，然后分出叶间动脉。叶间动脉在肾锥体和肾皮质柱之间走行，平行于肾脏外表面，然后发出弓状动脉，后者沿肾髓质锥体的基底部走行。

　　当主肾动脉受损时，为肾脏提供动脉供血的侧支通路包括肾上腺下动脉、肾包膜动脉、输尿

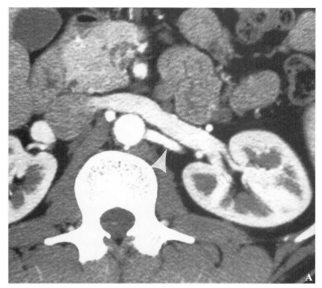

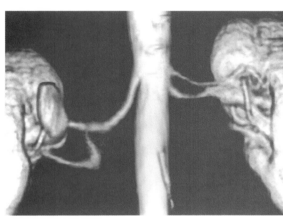

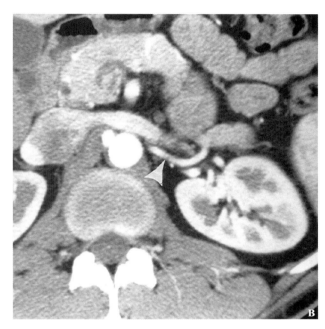

▲ 图 10-1　副肾动脉
A. 主肾动脉（箭头）起自主动脉；B. 副肾动脉（箭头）位于主肾动脉的头侧；C. 两条左肾动脉在表面遮盖成像中清楚显示

管动脉、性腺动脉、肋间动脉、腰椎动脉和盆腔动脉。上部的三条腰椎动脉使主动脉与盆腔、输尿管、肾包膜动脉相沟通，并与肾的分支动脉吻合。当输尿管动脉成为主要的侧支动脉，其血流量增加引起的血管扩张迂曲可以压迫输尿管，形成切迹。

（二）静脉

一般来说，肾静脉与肾动脉伴行。副肾静脉较副肾动脉少见，以右侧更常见。左肾静脉可以分叉包绕主动脉，形成环主动脉肾静脉。这种变异是由位于后部的左侧上主静脉的持续存在，以及位于左

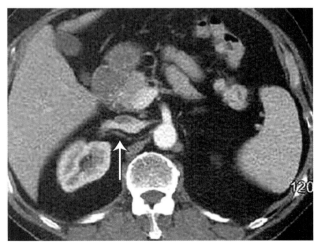

▲ 图 10-2　副肾动脉
一小的右肾动脉（箭）起自主动脉

侧和右侧静脉之间中线处的上主静脉血管的吻合造成的。根据解剖学和血管造影的研究，这是一种相对常见的变异，据报道出现在2%～16%的患者中。Reed等（1982）通过CT检查发现在433例患者中有19例（4.4%）出现环主动左肾静脉（图10-3）。这个静脉环的后部通常向下走行，然后穿过主动脉后方，汇入下腔静脉（inferior venacava，IVC）。

另一种常见的变异是腹主动脉后左肾静脉，较少见。在Reed等报道的同一研究中，433例患者中有8例（1.8%）出现单一腹主动脉后肾静脉（图10-4和图10-5）。这两种变异都可以在CT检查中识别，很少需要用静脉造影来确诊。血管位于腹主动脉后的部分通常会向尾侧延伸然后跨过主动脉后方。在CT轴位图像上（图10-3）注意不要与增大的淋巴结混淆。患者一般无临床症状，但如果手术计划涉及这一区域，确诊就非常重要了。

左侧膈下、肾包膜、输尿管、肾上腺和性腺静脉血液回流至左侧肾静脉。此外，丰富的侧支血管与半奇静脉和腰升静脉的分支吻合。这些血管非常重要，因为他们可以在静脉栓塞发生时保护肾脏。下腔静脉位于左侧的患者，左侧髂总静脉血流方向与左侧下腔静脉一样流向头侧，并注入左肾静脉的下部。

与左侧肾静脉相比，右侧肾静脉更短，更倾斜进入IVC。右侧肾包膜静脉、输尿管静脉以及一些腹膜后侧支静脉回流至右侧肾静脉，但是右侧膈下静脉和性腺静脉则直接汇入IVC。

肾静脉可以有瓣膜，在静脉造影中不时地会见到，在解剖学的研究中有关肾静脉瓣膜发生率的报道变化较大，右侧的发生率为28%～70%，左侧的发生率为4%～36%。瓣膜的意义在于它与手术计划的制订有关。

肾静脉曲张可以是特发性的，也可以是由于肾静脉栓塞或门静脉高压所致。与精索静脉曲张类似，肾静脉曲张左侧比右侧更常见。因此，有人推测了一个解剖学原因，左肾静脉在肠系膜上

动脉和主动脉之间受压（"胡桃夹子"现象）可以导致左肾静脉高压、血尿和静脉曲张的形成。肠系膜上动脉所致的左肾静脉梗阻更容易发生在腹膜后脂肪缺乏的瘦弱的患者中。51%～72%的正常人可以在CT（图10-6）或超声中观察到左侧

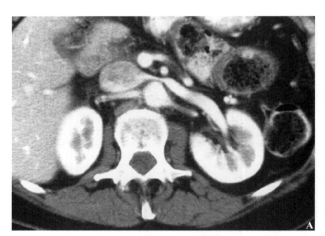

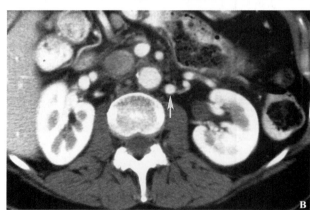

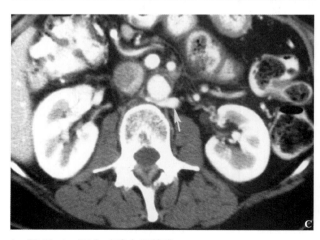

▲ 图10-3 环主动脉左肾静脉

A. 环主动脉左肾静脉的前部在其正常位置；B. 后部向尾部（箭）走行；C. 后部（箭）走行于主动脉后方

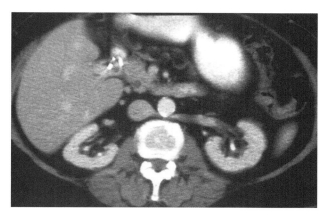

▲ 图 10-4 腹主动脉后左肾静脉
左肾静脉经主动脉后方汇入 IVC

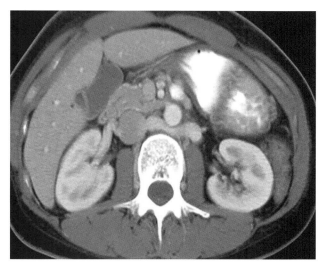

▲ 图 10-5 腹主动脉后左肾静脉
静脉走行于主动脉后方

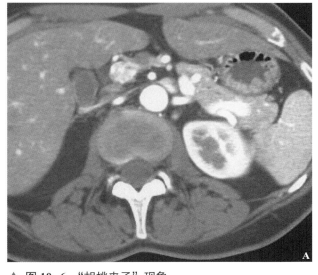

▲ 图 10-6 "胡桃夹子"现象
A. 左侧肾静脉夹在肠系膜上动脉和主动脉之间；B. 左侧性腺静脉（箭）增粗，因其为肾血流的侧支通路

肾静脉的扩张。诊断左侧肾静脉受压需要测量下腔静脉和左侧肾静脉之间血管内的压力差。如果彩色多普勒显示侧支静脉可以无创性地证实肾静脉受压。

在主肾静脉阻塞的情况下，肾脏静脉引流血管有旁路存在。左侧膈下或肾上腺、性腺、输尿管静脉通常汇入左侧肾静脉，而右侧只有右输尿管静脉汇入右肾静脉。这些血管中的任意一条以及腹膜后的各种小静脉均可以汇入肾静脉，而成为侧支血管。右侧肾上腺、膈下静脉及性腺静脉则直接汇入下腔静脉。

肾静脉血栓形成时，血栓通常可以蔓延累及整个肾静脉，而这些侧支血管也会闭塞。局部阻塞，如外科结扎，会使这些侧支血管接收肾脏血液引流。这种情况更容易发生在左肾静脉梗阻时，因为左侧比右侧有更多的潜在旁路血管。

环腔静脉（下腔静脉后）输尿管

右下主静脉的持续存在使输尿管被困于 IVC 的后方。输尿管在 IVC 的后方穿过，然后沿 IVC 内侧缘向前走行，从而部分包绕腔静脉。大约 1100 例患者中有 1 例会发生这种变异，称为腔静脉后或环腔静脉输尿管。输尿管位于 IVC 的后方而不环绕 IVC 的可能性很小，所以更愿意将其称为环腔静脉输尿管。环腔静脉输尿管通常是偶然发现的，男性比女性更常见。虽然右侧胁腹疼痛可能

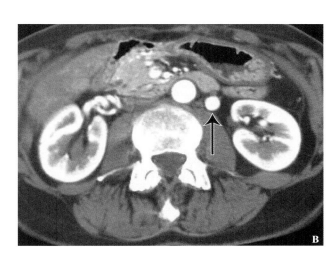

足以引起对这种变异的注意，但是大多数患者是没有临床症状的。

最常见的并发症是梗阻，这是由于 IVC 压迫造成下腔静脉后输尿管段狭窄引起的。也有一些病例中，该段输尿管形成纤维带或粘连。这种肾积水和尿路不通畅容易引起结石形成和感染。

我们已经发现环腔静脉输尿管有两种影像学模式。Ⅰ 型，较常见的类型，在输尿管的中段环绕 IVC 时形成 S 形的畸形。输尿管的狭窄发生在腰肌的外侧缘，这表明梗阻不是由于 IVC 的压迫引起的。Ⅱ 型，肾积水较轻，但梗阻点位于 IVC 的外侧壁。然而，环腔静脉输尿管并不一定都出现输尿管梗阻。

当在输尿管造影中看到经典型（Ⅰ 型）时，可以提示环腔静脉输尿管（图 10-7 和图 10-8）。但需要下腔静脉造影或 CT（图 10-8）进行确诊。在较轻型（Ⅱ 型），梗阻点内侧偏移必须与其他疾病相鉴别，如腹膜后纤维化或腹膜后肿块。

CT 上通过追踪下腔静脉周围含对比剂的输尿管而诊断环腔静脉输尿管。CT 也可以显示腔静脉向外侧移位，通常腔静脉位于第 3 腰椎右侧椎弓根的外侧。

（三）淋巴管

肾脏周围有广泛的淋巴系统，为多余的液体提供辅助排泄通道。在正常状态下，大约 1/4 的淋巴液从肾脏通过小淋巴管产生，渗透至肾包膜与肾周间隙的淋巴管相交通。其余的肾淋巴液从肾门处的大的淋巴管排出。肾淋巴管不能直接成像，但是 CT 可以观察到扩张的淋巴管。

二、肾内动脉疾病

多种疾病会影响肾内动脉。虽然病因和临床病程可能不同，但影像学表现是相似的。因为疾病的过程通常是全身性的，双侧肾脏均受累，体积减小。小的梗死灶导致肾脏外形略不规则。肾功能可以明显受损，但肾脏集合系统是正常的。累及肾内动脉疾病的最典型表现是肾动脉造影时发现多发微动脉瘤。

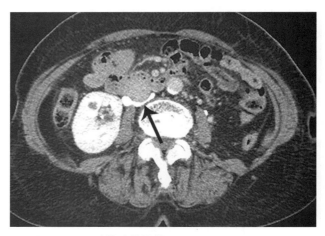

▲ 图 10-7　环腔静脉输尿管
后主静脉未能退化导致输尿管（箭）位于下腔静脉后方

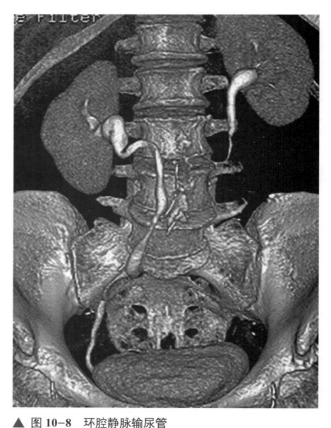

▲ 图 10-8　环腔静脉输尿管
CT 尿路造影重建图像显示了输尿管位于下腔静脉后方走行，其近侧扩张

（一）胶原血管病

血管炎可以是原发的或者继发于其他疾病，其特征是炎性白细胞造成血管壁的损伤。虽然所有系统性血管炎均会累及肾脏，但本章节涉及的是最常累及肾脏的疾病。可以分为大、中、小血管动脉炎。

1. 大血管动脉炎

大血管动脉炎包括大动脉炎（Takayasu 病）和巨细胞动脉炎。

Takayasu 病是一种肉芽肿性动脉炎，通常累及主动脉及其大分支。明显好发于女性，通常见于35 岁以下患者。虽然主要见于亚洲患者，但西方国家的病例报道逐渐增加。巨细胞或颞动脉炎在组织学上与前者类似，但主要累及颈动脉分支，包括颞动脉；典型者发生于老年患者。

由于腹主动脉的主要分支经常受累，高血压是Takayasu 病的一个常见并发症。高血压是由主动脉缩窄或主肾动脉狭窄（renal artery stenosis, RAS）引起的。Takayasu 病的症状不特异性，直到疾病发展到一定程度才能被发现。

Takayasu 病分为四型。动脉造影显示主动脉弓部或由弓部发出的大血管狭窄（Ⅰ 型）；降主动脉和上腹动脉狭窄（Ⅱ 型）；主动脉弓、腹主动脉及其主要分支狭窄（Ⅲ 型）；或肺动脉狭窄（Ⅳ 型）。典型者，受累的动脉呈边缘光滑、锥形狭窄。病变呈跳跃性，并可累及多条血管。病变可导致血管的完全阻塞。通常需要外科手术治疗，但是也有经腔血管成形术成功的报道。

2. 中等血管动脉炎

结节性多动脉炎（polyarteritis nodosa, PAN）和川崎（Kawasaki）病是中等血管炎。

PAN 是一种伴纤维蛋白样坏死灶的全动脉炎，起自血管中膜层，随后炎症扩散到内膜和外膜，导致小动脉瘤和血管内血栓形成。虽然 PAN 的病因尚不清楚，但它与类风湿关节炎、Sjögren 综合征、乙型肝炎、冷球蛋白血症、毛细胞白血病有关。90% 的 PAN 患者会出现肾脏受累。患者常见的表现有血尿和肾素介导的高血压。小动脉瘤偶尔破裂，导致肾实质内或肾周的血肿。

除了动脉造影，放射学表现不特异。输尿管造影、超声或 CT 检查可以发现肾实质内的瘢痕。CT是明确动脉瘤破裂出血范围的最佳检查方法，但是大的病变也可通过超声发现。最明确的放射学检查是动脉造影，可以发现位于叶间动脉或弓状动脉分叉处的小动脉瘤（图 10-9）。这些动脉瘤并不局限于肾脏、肝脏、脾脏、胰腺、肌肉及胃肠道动脉也常受累。

虽然这些小动脉瘤是 PAN 的典型表现，但不是特异表现。在系统性红斑狼疮、韦氏（Wegener）肉芽肿病及静脉药物滥用的患者中也可以发现相似的动脉瘤。

川崎病是一种急性发热性疾病，好发于婴幼儿。常伴有黏膜皮肤淋巴结综合征。这种血管炎累及中、小动脉，特别是冠状动脉。

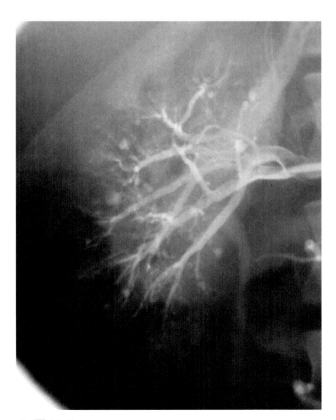

▲ 图 10-9　PAN
动脉造影显示肾内动脉多发小动脉瘤

3. 小血管动脉炎

小血管动脉炎包括韦氏肉芽肿病（伴有多血管炎的肉芽肿）、嗜酸性粒细胞性肉芽肿伴多血管炎（Churg–Strauss）、IgA 血管炎（Henoch–Schönlein 紫癜）。

韦氏肉芽肿病的患者有呼吸道的坏死性肉芽肿、累及小动脉和静脉的局灶性坏死性血管炎，以及导致患者肾小球丛纤维蛋白栓塞和局部坏死的局灶性坏死性肾小球肾炎。最常见于 40 — 50 岁，男性略多见。上呼吸道的症状是主要临床表现。虽然肺部常有结节、浸润性或空洞性病变，但肺部受累一般无症状。

在韦氏肉芽肿病的限制型可以没有肾脏病变，但是快速进行性肾小球肾炎在整个综合征中会威胁生命。肾脏病变最常见的表现是血尿和蛋白尿。肾脏病变的放射学表现无特异性，包括微动脉瘤、肾梗死（图 10–10）、肾实质瘢痕、出血。这些发现并不能与 PAN 相鉴别。在该疾病还可见到肾脏肿块，但罕见。

嗜酸性粒细胞性肉芽肿伴多血管炎或 Churg–Strauss 血管炎，与韦氏肉芽肿病类似，但很少累及肾脏。

4. 累及所有动脉的动脉炎

一些血管炎可以累及任何大小的动脉。这些血管炎包括系统性红斑狼疮和白塞（Behcet）综合征。

大多数系统性红斑狼疮患者会有肾脏受累，许

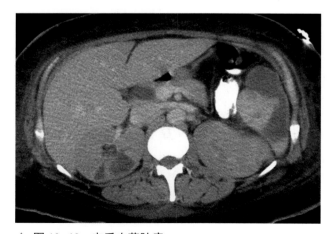

▲ 图 10–10　韦氏肉芽肿病
右肾后部可以见到楔形的梗死灶

多患者死于肾衰竭。较大的肾血管通常不会受累，但是叶间动脉会因炎症病变而狭窄。主要的肾脏改变是由于伴有基膜增厚的局灶性肾小球肾炎引起的，其在组织学检查时呈"线圈"状改变。

放射学表现取决于疾病发展的阶段。在肾衰竭发生之前，肾脏显示正常。微动脉瘤与 PNA 所见类似，在血管造影中偶尔可见，肾梗死常见。常规超声检查通常正常，但是升高的阻力指数可能预示肾功能受损。

（二）静脉滥用药物

与静脉滥用药物相关的血管炎有着与 PAN 类似的临床和病理特征。虽然甲基苯丙胺是一种常见的用于治疗血管炎的药物，但患者通常接触多种药物。循环血中的肝炎抗原 – 抗体复合物或药物污染物也可能导致血管损伤。发生在血管分叉、血管狭窄，以及由于梗死引起的血管完全闭塞情况下直径在 1 ～ 5mm 的多发动脉瘤，在影像学表现上无法与其他血管炎相鉴别。

（三）硬皮病

进行性系统性硬化病是以血管和结缔组织的纤维化为表现的一种全身性疾病。该病有叶间动脉狭窄（由于叶间动脉内膜增厚），也有入球动脉的纤维蛋白样坏死。好发于 45 — 50 岁，女性有显著的发病优势。高达 80% 的患者会出现肾脏受累，肾衰竭是常见的死亡原因。

放射学表现不特异性。在肾衰竭发生之前，肾脏表现可以正常。高血压常见，血管造影所见的血管变化可能是由于肾硬化症或硬皮病所致。然而，血管炎所致的微动脉瘤在硬皮病未见到过。

（四）放射性肾炎

放射性肾炎是一种影响肾小管和肾小球的退行性过程。可以是急性或慢性的，引起高血压或仅仅是蛋白尿。由纤维蛋白样坏死引起的血管变化发生在病程的晚期，主要累及弓状动脉和叶间动脉。需要 5 周内照射至少 20Gy（2000 rads）才能造成严

重的肾损伤。

急性放射性肾炎表现为蛋白尿和高血压，潜伏期为 6～12 个月。随后出现尿毒症、恶性高血压和充血性心力衰竭。这些患者的预后很差，死亡率接近 50%。

发展至慢性放射性肾炎的患者可以有或没有过急性放射性肾炎。慢性放射性肾炎有隐匿起病的轻微蛋白尿、贫血和氮质血症，在暴露于辐射后的 18 个月至几年的时间里发生。虽然临床病程较长，但死亡率也是 50%，与急性放射性肾炎相似。

放射性肾炎的放射学表现取决于辐射剂量和辐射暴露与影像检查之间的时间。在急性期，肾功能减退只表现为对比剂排泄浓度减少。在慢性期，可以看到增强减低区域（图 10-11）。

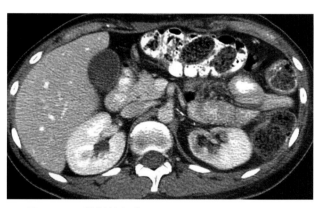

▲ 图 10-11　放射性肾炎
患者因左肾上腺肿瘤照射后，左肾上极肾皮质变薄

（五）小动脉性肾硬化症

系统性高血压对肾脏血管树的影响比身体其他部位的影响更持久更广泛。影响很大程度依赖于高血压的严重程度和持续时间。

良性肾硬化症的患者的临床症状通常局限于高血压的临床症状。恶性肾硬化症的患者出现舒张压 > 130mmHg 和视盘水肿。神经系统症状和肾衰竭很常见。继发性醛固酮增多症表现为血浆肾素和醛固酮的升高以及低钾血症，蛋白尿也很常见。未经治疗的恶性高血压预后不良，肾衰竭是最常见的死亡原因。

放射学表现可以反映肾脏受累的程度。除非有肾素 - 血管紧张素系统（RAS）保护一侧肾脏，否则损伤是系统性的。肾脏大小可以正常或变小。即使在肾皮质明显变薄的区域，肾盏也是保持正常的。血管造影中可以发现肾内动脉更加迂曲和更快速缩窄。更严重的变化包括充盈缺损和皮质血管的缺失。

三、栓塞和梗死

肾动脉栓子最常见的来源是心脏疾病。继发于心脏瓣膜病变或心肌梗死后的左心室运动障碍的心房增大可以为附壁血栓提供场所，附壁血栓脱落，可形成肾动脉栓子。更小的栓子可以来自扩张的主动脉或主动脉动脉瘤，甚至可能来自于严重动脉粥样硬化患者的胆固醇斑块。

肾动脉狭窄进展缓慢，可导致肾脏萎缩或侧支循环形成，栓塞与之不同栓子产生急性缺血，可导致梗死。典型的临床表现包括突然出现的胁腹部疼痛、血尿、蛋白尿、发热和白细胞增多。但是由于临床表现多样，常被漏诊。尽管据报道是单侧受累，但许多患者的肾功能常受损。

肾栓塞的放射学表现取决于栓子的大小和动脉阻塞的部位。在增强 CT 上，肾脏受累的部分没有强化，反映血流灌注不足。如果主肾动脉阻塞，受累的肾脏则无功能。肿胀、水肿的肾脏在超声上表现为肾脏体积增大、回声减低。逆行肾盂造影显示正常集合系统为锐利的杯口状肾盏。如果肿胀较严重，肾内集合系统可以变稀疏。

受累肾组织缺乏对比剂强化，在 CT 显示最佳。小的梗死表现为相对正常肾脏实质内楔形的低密度区域（图 10-12）。如果整个肾脏受累，由于水肿，可以见到肾脏体积增大和肾脏外形更圆钝。即使整个肾动脉阻塞，包膜分支仍保持开放，并使肾脏外缘强化，这在 CT（图 10-10 和图 10-12）上最容易观察到，表现为位于肾皮质外侧 2～4mm 厚的强化缘。

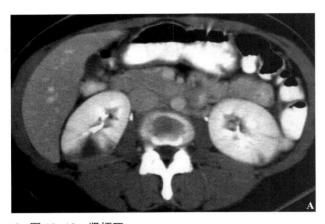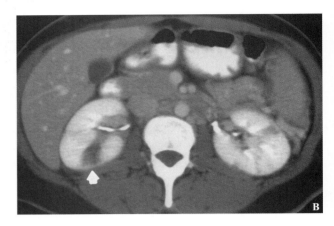

▲ 图 10-12　肾梗死
A. 多处楔形无强化的区域为梗死灶，栓子来源于亚急性细菌性心内膜炎；B. 包膜血管使梗死区域保留薄的强化外缘（箭）

　　偶尔，肾内动脉的高度狭窄没有导致明确的瘢痕梗死形成时，会造成局部强化减弱，增强扫描时正常肾实质对比消退后会显示出持续强化的低灌注区（图 10-13）。

　　对于肾梗死，CT 或 MR 检查通常已足够，不需要再进行动脉造影以明确诊断。如果梗死是由于肾栓子所致，当栓子完全阻断肾血流时，动脉造影可以显示一个锐利的血管截断。不完全阻塞的栓子可以在对比剂充盈的血管内形成充盈缺损（图 10-14）。

　　肾梗死的急性期过后，肾脏开始萎缩。梗死的组织收缩，留下皮质瘢痕（图 10-15）。肾实质的缺失可以显示受累动脉的分布。如果主肾动脉阻塞，整个肾脏都将受到影响。肾脏可能无强化，但是可以保留由包膜动脉供血形成的薄的皮质边缘（图 10-16）。随后，肾脏均匀萎缩。肾脏没有明显功能，但是肾素会受到影响并可能导致高血压。

　　肾动脉栓塞的治疗取决于患者的基础疾病情况和对侧肾脏的状况。可以通过动脉导管直接进入肾动脉进行溶栓治疗，尝试血管再通。虽然这种治疗不如对动脉狭窄后的血凝块进行溶栓那样效果好，但也有效果非常好的报道。虽然也可以有选择地尝

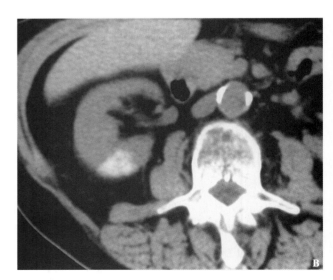

▲ 图 10-13　局灶低灌注
A. 右肾后部可见一低强化区域（箭）；B. 2d 后进行平扫检查显示低灌注区对比剂持续存在

试外科血管重建术，但是许多患者还是选择抗凝治疗。

动脉血栓形成

肾动脉血栓形成是严重的动脉粥样硬化最常见的并发症，可以在 CT 检查中偶然发现（图 10-17）。在这种病例中，动脉粥样硬化通常累及多条其他动脉，包括冠状动脉和颈动脉，患者的临床症状主要也是由这些动脉病变引起的。肾动脉逐渐闭塞最后导致血栓形成，通常没有临床症状，最终导致同侧肾脏萎缩。

创伤后可能发生肾动脉内急性血栓形成。它通常在腹部钝性创伤后发生，在这种创伤中，加速或减速的力量导致血管内膜撕裂，从而导致肾动脉夹

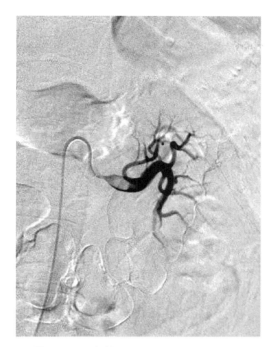

▲ 图 10-14　肾栓子
左肾动脉内栓子显示为充盈缺损

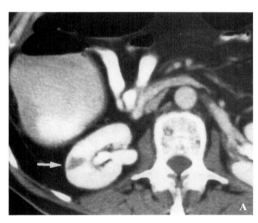

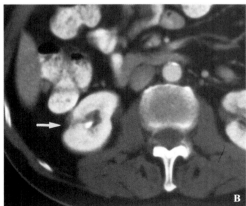

▲ 图 10-15　慢性梗死
A. 急性梗死表现为边界清楚的无强化区域保留由包膜血管供血形成的外缘（箭）；B. 6 个月后出现皮质瘢痕（箭）

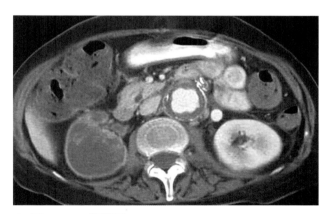

▲ 图 10-16　肾梗死
增强 CT 扫描显示由包膜血管供血形成的薄的皮质边缘

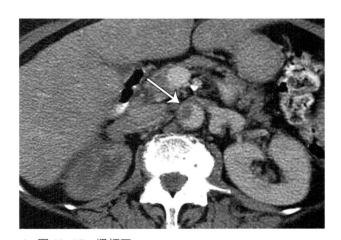

▲ 图 10-17　肾梗死
主动脉内血栓（箭）位于右肾动脉开口处，右肾皮质仅有轻微强化

层和血栓形成。肾动脉血栓形成也可能是由在动脉造影过程中肾动脉内膜下夹层造成的。这更有可能发生在尝试性血管成形术中，而较少发生在诊断性肾动脉造影中。

在急性肾动脉血栓形成时，肾脏大小保持正常。除非有广泛的肾动脉侧支血管形成，否则肾脏没有功能，血管内对比剂不会被排出。逆行肾盂造影显示集合系统正常。

彩色多普勒超声检查可以用于诊断肾动脉血栓形成。最常见的是肾内动脉的血流信号消失。如果是不完全梗死或侧支血管，可以显示为明显的小慢波异常血流频谱。一些患者在超声检查时可以显示近侧肾动脉残端。

CT 显示肾脏无强化，尽管由包膜动脉侧支循环供血形成的薄的外周外缘常可显示（图 10-16）。由于侧支血流也可以来自输尿管、性腺、腰椎或肾上腺动脉，肾脏的其余部分如髓质也可能保留。动脉造影可以用于确诊主肾动脉闭塞。

随着肾动脉的逐渐闭塞，肾脏通常随着时间延长而缩小，仅残留一个小肾脏。如果侧支循环存在，可能会保留一小部分肾功能。除非发生小的梗死，否则肾脏轮廓光整，肾盏正常。

四、动脉瘤

（一）动脉粥样硬化性动脉瘤

肾动脉的动脉瘤并不常见。最常见的病因是动脉粥样硬化，但是夹层动脉瘤也可以累及肾动脉。真菌性动脉瘤通常累及主动脉，有时也会累及肾动脉。

大多数患者是无症状的，而动脉瘤通常是影像检查过程中偶尔被发现的。因为高血压患者经常需要进行血管造影检查以发现肾血管性病因，很多肾动脉瘤患者有高血压并不奇怪。一些患者在行外科手术切除动脉瘤后高血压被治愈；然而，这些患者通常伴有肾动脉狭窄（RAS）并且肾静脉肾素水平

偏侧化。

肾动脉的动脉瘤经常含有血凝块，会导致肾脏栓子的形成，伴有或不伴有梗死。动脉瘤破裂的风险很小，但更容易发生在高血压患者或孕妇中。发生钙化的动脉瘤很少发生破裂。

肾动脉瘤如果钙化，腹部平片检查时就可以发现（图 10-18）。弧形钙化也可能是由迂曲的脾动脉、甚至是非血管病因造成的。

在超声上，肾动脉瘤表现为肾动脉走行区的低回声肿块。动脉瘤产生的多普勒信号取决于血栓的数量和动脉瘤颈的大小。

CT 也可以显示肾动脉瘤。CT 平扫即可显示动脉瘤壁的钙化（图 10-19）。增强 CT 检查可以显示动脉瘤不同程度的强化，强化程度依赖于血管瘤内血栓的含量。

MR 可以使用多种序列显示肾动脉的动脉瘤。常使用相控阵线圈 T_1WI 增强扫描（图 10-20）。

明确诊断需要进行动脉造影检查（图 10-18），如果没有血栓形成，即使是小的、非钙化的动脉瘤也很容易被发现。动脉瘤可以部分或全部充满血栓，而使其不显影。因此，血栓性、非钙化性动脉瘤动脉造影检查时可能漏诊。

肾动脉瘤很少需要外科手术治疗。如果表现为肾素依赖性高血压，则需要进行切除。然而，出现的症状包括腰痛或血尿有可能是巧合，不一定是由动脉瘤引起的。

（二）真菌性动脉瘤

出现真菌性动脉瘤是动脉壁发生感染后造成的。它们可以发生于来自细菌性心内膜炎的脓毒性栓子，也可以见于静脉内药物滥用的患者。脓毒性栓子倾向于停留在分叉处、血管突然缩窄的部位或者动脉急转弯的部位。真菌性动脉瘤也可能是由于邻近区域感染的直接播散，或由位于滋养血管或患病的血管内膜的细菌造成的。

一旦形成动脉瘤，感染会使动脉壁薄弱，发生破裂的风险增加。真菌性动脉瘤可以是发现潜在的细菌性心内膜炎的第一线索。因为即使使用抗生素

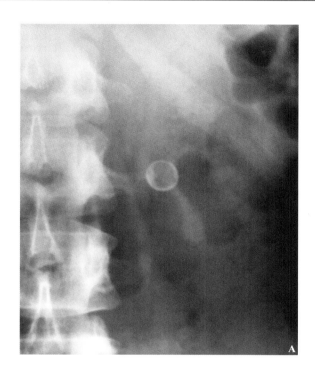

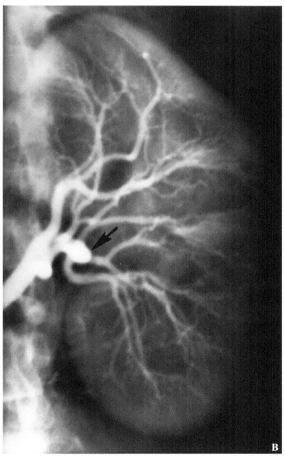

▲ 图 10-18　肾动脉瘤

A. 腹部平片显示左肾动脉区域见一环形钙化；B. 选择性左肾动脉造影显示一肾动脉瘤（箭）

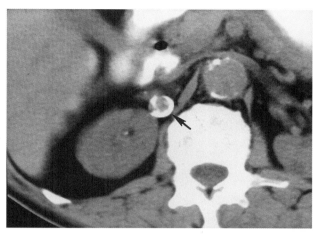

▲ 图 10-19　肾动脉瘤

CT 平扫检查可以清楚显示右侧肾动脉瘤的致密钙化（箭）

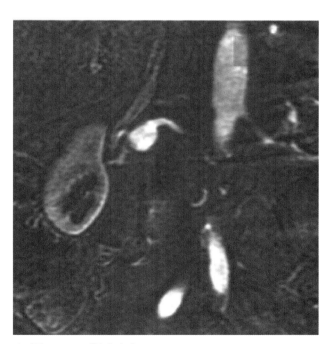

▲ 图 10-20　肾动脉瘤

在 T_1WI 增强 MR 图像上显示位于右肾动脉的一个直径 3cm 的动脉瘤

治疗，动脉瘤仍可以藏有细菌，可能需要外科手术根除感染灶。

五、动静脉瘘

动静脉瘘是一种动脉和静脉之间绕过毛细血管

床形成的一种异常通道。先天性瘘管或动静脉畸形（arteriovenous malformations，AVMs）也被称为血管瘤或血管发育不良，不常见。获得性动静脉瘘通常是由于外伤所致。

（一）先天性

先天性 AVM 通常是无症状的，在患者成年之后才可能被发现。女性好发于男性，血尿是最常见的主诉。AVM 如果足够大，可以造成肾实质灌注减低，导致肾缺血和肾素介导的高血压。

影像学检查的结果取决于病变的大小和所在的位置。集合系统附近的大的 AVM 可以导致肾盂外压性改变。如果出现血尿，可以看到血凝块。CT 早期和延迟期扫描对于该病的发现和征象的显示很重要。病变在动脉期强化并快速消退。

彩色多普勒超声检查是评估 AVM 和动静脉瘘的最佳无创性检查。血管畸形表现为多普勒频移混杂的局部血流区域。但这种检查对于血流微弱的 AVM 并不敏感。

确诊需要依赖动脉造影检查，许多小的 AVM 只能通过选择性放大肾动脉造影显示。AVM 通常分为蔓状和动脉瘤样。蔓状 AVM 有多个小动静脉相交通（图 10-21），而动脉瘤样 AVM 只有单一交通。蔓状 AVM 往往好发于集合系统附近，经常会引起血尿。动脉瘤样 AVM 更容易引起腹部血管杂音和高血压。

（二）获得性

获得性动静脉瘘并没有像先天性 AVM 那样的女性优势。穿透性损伤或活检所致的创伤是该病最常见的病因，更常见于男性。

动静脉瘘的生理影响取决于瘘的大小和其具体的位置。供应动静脉瘘的动脉增粗，如果瘘比供血动脉更粗大则会形成侧支血管。在某些情况下，在瘘远侧的动脉会发生逆流。引流静脉扩张，管壁增厚。这种静脉的动脉化甚至可以伴随动脉粥样硬化斑块的形成。

肾脏动静脉瘘最常见的临床变现是腹部异常杂

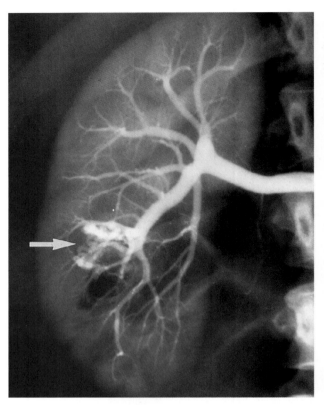

▲ 图 10-21　先天性 AVM
右肾可见一血管团（箭）

音。大约一半的有症状患者有心脏增大和充血性心力衰竭。血尿也较常见。高血压通常是舒张性的，是肾素介导性的。肾动脉血压和瘘道远侧的血流减弱，这种相对的肾缺血刺激肾素分泌。

肾活检是获得性肾动静脉瘘最常见的病因（图 10-22）。实际上发生的获得性动静脉瘘更多，但没有诊断，因为患者只有出现大的动静脉瘘，有一定的症状才会进行影像检查。动静脉瘘也可见于选择性肾动脉造影的并发症，特别是在经皮经腔动脉成形术（PTA）中。超声发现获得性肾动静脉瘘比先天性 AVM 更容易。供血动脉和引流静脉流速升高。瘘口处的血流形成高度紊乱，供血动脉的阻力指数显著降低。

小的动静脉瘘可以自行愈合。因此，经肾活检或动脉造影术后形成动静脉瘘的患者除非出现症状，否则不需要治疗。其中一些瘘可以扩大，因而需要治疗。

明显的动静脉瘘需要经过导管栓塞治疗。评估

六、肾性高血压

（一）肾实质性高血压

多种肾实质异常与高血压的发生有关，包括肾盂肾炎、肾小球疾病、输尿管梗阻和肾脏肿块。虽然这些病变中多数都很常见，但是它们很少直接导致高血压。然而，确实有文献报道了一些病例在肾实质异常减轻后高血压也得到缓解，进而显示两者的因果关系。

1. 肾积水

单侧输尿管梗阻可以通过激活肾素 – 血管紧张素系统而诱发高血压。在犬类实验中显示急性输尿管梗阻可以导致单侧肾素分泌并发展成为高血压。人类相关数据证实肾素分泌增加出现在急性输尿管梗阻的患者，而慢性输尿管梗阻的患者则不出现。手术干预则可以使这种单侧性肾素水平异常得以纠正。

2. 肾囊肿

肾囊肿与其他肿块一样，极少能引起肾素介导的高血压。但如果发生，可能是由于主肾动脉或肾动脉分支受压引起局部缺血，使得血浆肾素水平持续升高而最终导致高血压。肾囊肿的减压可以减轻肾动脉受压并治愈高血压。可以行经皮肾囊肿穿刺引流术，但可能需要进行硬化治疗来防止其复发。

3. 慢性肾盂肾炎

虽然大多数慢性肾盂肾炎患者的高血压是特发性的，但是慢性肾盂肾炎是高血压另一种可以治愈的病因。哪类患者的慢性肾盂肾炎在行肾切除术后血压更有可能恢复正常呢？这类患者通常更年轻；高血压发病时间更短；虽然单侧肾脏受累较严重，但对侧肾脏多接近正常。单侧的肾静脉内肾素水平可以预测手术是否会对该患者有效。

4. 肾癌

肾腺癌和肾母细胞瘤（Wilms 瘤）可能通过几种不同的方式导致高血压。肿块可以压迫肾动脉，

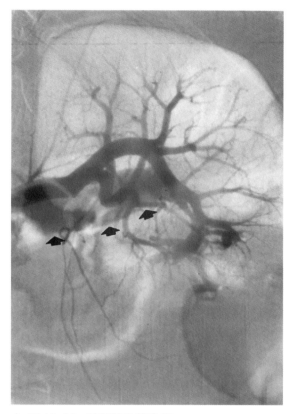

▲ 图 10-22 获得性动静脉瘘

肾活检后，动脉造影显示肾静脉快速显影（箭）。供血动脉和引流静脉都增粗

瘘道的大小非常重要，以确保栓塞材料能固定在瘘道内而不会流过瘘道成为肺栓子。栓塞治疗的最常见适应证是出现与含瘘道肾脏有关的持续性血尿或高血压。如果所有的交通支都能被栓塞，则经皮治疗就是成功的。如果不能进行经导管栓塞，则可能需要进行手术治疗。

（三）肾切除术后

虽然不常见，但可以在肾切除术后肾动脉残端和肾静脉残端或腔静脉之间形成瘘。手术后感染或术中过度出血需要压迫止血都会促成瘘的形成。这些瘘往往很大，有明显的血流动力学改变。

（四）特发性

这种类型的动静脉瘘为获得性的而不是先天性的，但却找不到明确的病因。它们可能是由于动脉瘤侵蚀邻近的静脉引起的。

导致肾脏缺血和肾素分泌增加。富血供的肿瘤可以因为动静脉分流而引起高血压。罕见情况下，肾癌和 Wilms 瘤会产生肾素。在一些患者中，高血压可能是首发症状，而在高血压检查过程中才发现肾肿瘤。这些患者在进行动脉造影时必须包括两侧的主肾动脉，以排除对侧肾脏的 RAS 和可能的肾血管性高血压。

5. 肾素瘤

来源于肾小球旁细胞的分泌肾素的肿瘤是引起高血压的罕见原因。肾素瘤（又称球旁细胞瘤）患者的年龄在 7 — 58 岁，但通常小于 20 岁。这种肿瘤在女性中的发病率几乎是男性的 2 倍。最常见的临床症状与高血压相关，包括头痛、多饮、多尿症及由低钾血症导致神经肌肉症状。这类患者的高血压通常为中度至重度。

这类肿瘤通常小且局限于肾脏内，但也有大的肿瘤（6.5cm）和起源于肾周间隙的肾素瘤的报道。肿瘤通常边界清楚，与正常肾实质之间可以有假包膜。

超声很少被用于检出肾素瘤。但如果超声发现了，则表现为相对略强回声，这是由于肿瘤内丰富的小血管形成的无数界面所致。

CT 对于发现肾素瘤十分敏感（图 10-23），但其表现并不特异。需要进行增强检查，因为平扫时肿瘤可能与正常肾实质相比呈等密度。

在进行血管造影术评价是否存在肾血管性高

血压的时候可能会发现肾素瘤。即使是选择性肾动脉造影，肿瘤的典型表现为少血管型。因此，视野包括整个肾脏很重要，不能仅仅局限在主动脉和主肾动脉。肾素瘤可以因肾内小动脉移位而得以发现。

肾静脉肾素取样可以显示肿瘤引起的肾素水平增高，然而，可能需要从分支静脉内取样，以确认肾素分泌的异常。

关于肾素瘤的报道很少，目前认为该肿瘤是良性的。因此，单纯的肿瘤切除术或部分肾切除术即可治愈。

6. 节段性肾发育不良（Ask-Upmark 肾）

自从 Ask-Upmark 于 1929 年报道了 6 例节段性肾发育不良患者的表现以来，该病已经被认为是高血压的病因之一。受累的肾脏很小，肾锥体很少，并且有一个很深的皮质沟，覆盖异常的肾盏。据报道，该病有肾小球旁细胞的增生，某些病例有肾素过量分泌。病变可以是单侧的或双侧的。

儿童和成人都可以发生节段性肾发育不良。大多数 Ask-Upmark 肾患儿都有高血压，且高血压往往是重度的。这种情况在女性患者更常见，且常伴有膀胱输尿管反流和尿路感染。

在 CT 上，受累肾脏很小，并伴有一条或多条深的皮质瘢痕。对侧肾脏常表现为代偿性肥大。位于皮质瘢痕下方的肾盏扩张或呈杵状。邻近的肾组织肥厚可以使漏斗部展开，形成占位征象。动脉造影显示肾动脉的大小与肾脏大小成比例，通常很小。肾动脉开口的径线也与血管大小成比例，这表明该病是先天的。

7. 创伤

创伤导致的高血压可以是由于肾动脉损伤造成的，也可由于肾包膜下血肿压迫作用所致。创伤性损伤可造成肾动脉内膜血肿或局部撕裂，而导致肾缺血。需要进行选择性肾动脉造影来明确动脉病变，病变可能累及主肾动脉或分支血管。局部肾损伤的患者可以进行药物治疗，高血压可以自愈。如果整个肾脏受累，则需要进行紧急修补。

创伤诱发高血压的另一机制是包膜下血肿压

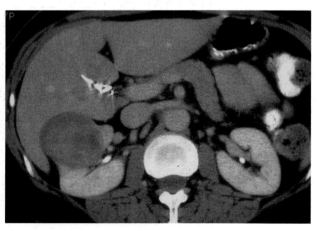

▲ 图 10-23　肾素瘤
增强 CT 检查显示右肾一边界清楚的软组织肿块

迫肾实质，造成局部缺血和肾素分泌增加。这通常被称为"Page 肾"，是以 Irvine Page 的姓命名的，他在实验室演示了这一现象。这种机制诱发的高血压起病不急，而是在创伤后数月甚至数年逐渐形成。

CT 容易显示包膜下血肿（图 10-24）。如果患者在此后出现高血压，则应测量肾静脉内的肾素水平。受累侧肾脏通常肾素水平异常。动脉造影术显示肾动脉没有损伤，但是可见包膜下肿块，造成肾脏变形。血肿清除后可以治愈。

（二）肾血管性高血压

只有少数高血压患者是由于肾血管的病因造成的，并且大部分患者都有原发性高血压。虽然对发病率说法不一，但是在所有高血压患者中，肾血管性高血压患者的发病率仅为 1% ～ 4%。在临床上很难预估哪些患者有肾血管性高血压，但某些特征会使预估更准确。

肾血管性高血压在两极年龄段更常见，即年龄小于 20 岁或大于 50 岁的患者更有可能出现肾血管性高血压，而原发性高血压更常发病在 30 — 50 岁。纤维肌性发育不良（fibromuscular dysplasia，FMD）是肾血管性高血压的第二大常见原因，通常发生于 30 — 55 岁的女性。快速进行性或严重的高血压及严重的高血压性视网膜病变是另一个提示肾血管性高血压的特点。查体发现胁肋部杂音也提示肾血管的病因，特别是在 FMD 患者中更常见。高血压家族史更常见于原发性高血压的患者。肾血管性高血压是肾素介导的，是对肾缺血的反应性改变。调节肾素释放的最重要因素是入球小动脉，它充当压力感受器的作用。由于灌注压力的减小或小动脉的顺应性降低，小动脉的跨壁压力减少。

虽然许多不同的疾病都会造成主肾动脉的狭窄，但最常见的是动脉粥样硬化和 FMD。

1. 动脉粥样硬化

动脉粥样硬化起始于内膜中的平滑肌细胞增生，后者形成一个突入管腔内的隆起物。病理上为脂质沉积伴随着炎症、坏死和动脉硬化斑块的形成。动脉粥样硬化约占主肾动脉严重狭窄病例的 2/3。病变通常发生在肾动脉起始处或起始段 2cm 以内（图 10-25）。病变通常是环形的，但也可以是偏心性的。由于动脉粥样硬化是一种全身性病变，所以经常累及双侧肾动脉。如果动脉粥样硬化出现在肾门处，有时不能确定斑块是来自主动脉或肾动脉。

动脉粥样硬化在男性中比女性更常见，并且吸烟会加重病情。动脉粥样硬化患者出现高血压的年龄比 FMD 大得多。

2. 纤维肌性发育不良（FMD）

近 1/3 的肾血管性高血压是由 FMD 引起的。

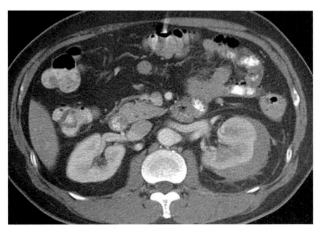

▲ 图 10-24　包膜下血肿
肾实质受压提示病变位于包膜下；压迫造成局部缺血而导致肾素分泌增加

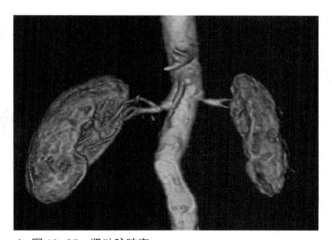

▲ 图 10-25　肾动脉狭窄
MR 容积重建血管成像显示左肾动脉起始处重度狭窄

它可以累及肾动脉管壁的任何一层，分为内膜型、中膜型和外膜型。中膜型可以再分为几个类别。

内膜型纤维增生由内弹性膜下胶原的同心状堆积构成。这造成管腔光滑变窄，通常位于肾动脉的中段。这在儿童中更常见并且为进行性的。

中膜发育不良是 FMD 最常见的类型，约占所有病例的 90%。在这种亚类中，病理上见内层中膜或外层中膜受累、胶原浸润、平滑肌肥大、中膜夹层，胶原替代平滑肌造成管壁厚的嵴状结构。这种变化与小的动脉瘤形成交替出现，造成常规动脉造影中（图 10-26）、CTA（图 10-27）或重建图像上（图 10-28）典型的"串珠样"改变。这种类型的中膜发育不良最常见于 15—50 岁的女性。虽然该病是进行性的，但通常对 PTA 治疗反应良好。

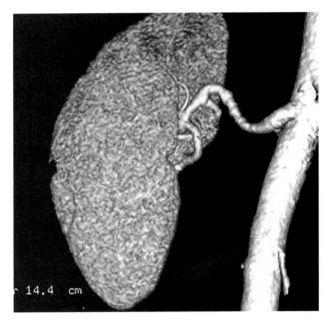

▲ 图 10-28　FMD
CT 三维重建图像显示串珠样改变

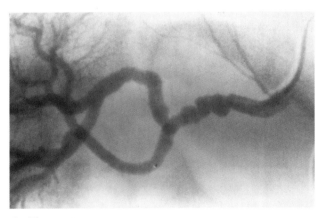

▲ 图 10-26　FMD
中膜纤维增生时，由胶原形成的厚嵴与动脉瘤交替出现，呈现出典型的串珠样改变

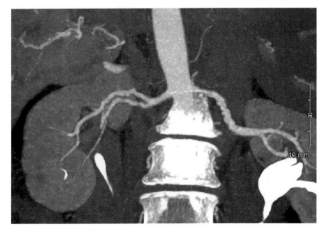

▲ 图 10-27　FMD
CTA 重建图像显示典型的串珠样改变

在中膜周围纤维增生时，胶原浸润出现在中膜的外层。与中膜纤维增生类似，肾动脉也可见串珠样外观，但没有中膜纤维增生的明显，因为中膜周围纤维增生没有形成真正的动脉瘤。

真正的中膜增生是一种中膜发育不良的不常见的形式，包括平滑肌和纤维组织增生。可以形成局限性的狭窄，但并不形成动脉瘤（图 10-29）。

中膜夹层也很少见，与其他类型的中膜发育不全在组织上不能区分。在这种类型中，在中膜的外 1/3 处形成一个新的通道。

在外膜发育不良中，外膜周围有胶原浸润。可以产生散在局灶性或长段管状狭窄。

FMD 不只局限于肾动脉，也可见于内脏或外周动脉。FMD 可以累及颈动脉和椎动脉，但是不易累及颅内血管。当 FMD 累及脑血管时会造成短暂脑缺血发作。大多数 FMD 累及脏器动脉的患者无症状，但也有因肠系膜上动脉病变而诱发肠绞痛的报道。肝动脉也可以受累，但很少引起症状。外周动脉很少受累，但是也有中等或大的肌肉动脉受累及的病例报道。

3. 中间主动脉综合征

这种罕见的综合征是由于腹主动脉弥漫性狭

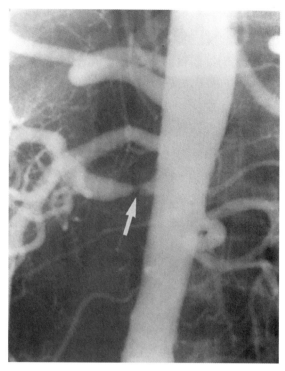

▲ 图 10-29　局灶性狭窄
常规主动脉造影显示肾动脉近段高级别狭窄（箭），提示 FDM

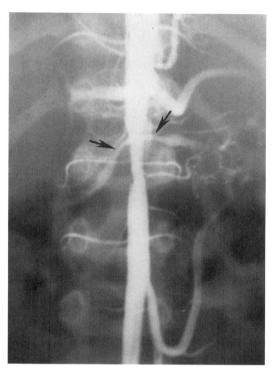

▲ 图 10-30　中间主动脉综合征
主动脉中部的管状狭窄导致双侧 RAS（箭）

窄造成的，经常累及内脏动脉和肾动脉。最常见于20多岁的青年患者。高血压通常很严重。青年患者出现腹部血管杂音和股动脉搏动消失可以提示该诊断。该病预后差，患者经常死于颅内出血、高血压脑病、中风和充血性心衰。

中间主动脉综合征不同于主动脉缩窄，后者是一种先天性病变。多种病因会导致中间主动脉综合征，包括慢性炎性主动脉炎、动脉粥样硬化以及囊性中膜坏死。这种疾病是进行性的，经腔血管成形术疗效欠佳。因此，治疗主要是外科进行血管重建。尽管手术最好在患者完全长大后进行，但疾病的严重程度可能要求更早进行手术。

X线表现取决于受累的血管。肾动脉的狭窄可能导致小肾脏伴有对比剂的排泄延迟。要确定血管的累及情况，需要进行动脉造影。动脉造影可见胸或腹动脉远侧光滑变细。狭窄通常很严重，受累最明显的常常为肾动脉水平以下的主动脉。长段的狭窄常累及肾动脉（图 10-30）。在多达90%的患者中，侧位像可见腹腔干或肠系膜上动脉的狭窄。

中间主动脉综合征必须与大动脉炎（Takayasu病）相鉴别。大动脉炎患者的年龄通常略大一些，并有其他动脉炎的表现，比如发热和血沉升高。大动脉炎经常累及胸部的大血管，而中间主动脉综合征则不累及。

4. 肾移植

大约50%的患者在接受肾移植后会出现高血压。在移植后早期，急性排斥反应是高血压最常见的原因。大剂量的糖皮质激素的应用也会导致高血压，但可以通过隔日方案长期治疗以减少高血压的发生。移植肾动脉的狭窄是高血压的另一可能原因。这种狭窄可以由动脉的急性成角、外压、血管夹闭时的缺血性损伤或排斥反应导致的内膜纤维化造成。

如果原来的肾脏没有切除而是被留在原位，则高血压的发生率会更高。这很可能是由于肾素－血管紧张素系统被激活，因为可以在原有肾静脉内测得肾素水平升高。

5. 肾动脉瘤

肾动脉瘤和高血压之间有一定的联系，然而，目前还不清楚由动脉瘤引起的高血压的发生频率（图 10-31）。肾素介导性高血压可由于肾主动脉或肾内动脉分支的动脉瘤压迫所致，也可因分支动脉血栓形成及闭塞所致。

（三）评价与治疗

因为根据患者的临床情况很难预估其是否有肾血管性高血压，因此需要进行影像学筛查。然而，在所有高血压中，肾血管性高血压的患病率小于5%，因此对所有高血压患者都进行筛查是不切实际的。因此，需要选择有肾血管性高血压危险因素的患者进行影像学筛查。以下标准通常用于选择患者进行影像学筛查。

1. 两极年龄段，即通常小于 20 岁或大于 50 岁。
2. 高血压为近期发病（＜ 1 年）。
3. 快速进行性高血压。
4. 恶性高血压。
5. 一侧肋肋部血管杂音。

多种影像学筛查方法可供选择，可以根据现有的设备、临床医生的兴趣点或专长及患者的特点来选择。这些影像学检查的目的不仅仅是发现 RAS，而且还要预测哪些患者用血管重建术能达到较好的治疗效果。

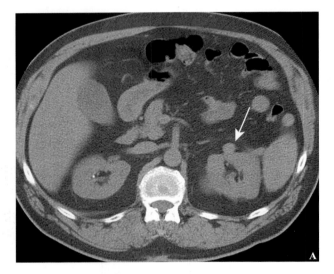

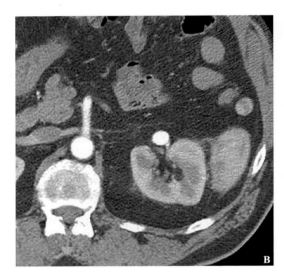

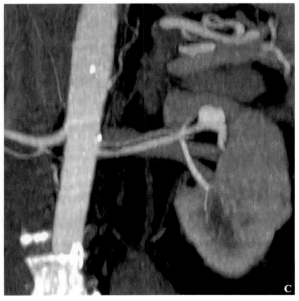

▲ 图 10-31 肾动脉瘤
A. 左肾门附近可见一小肿块（箭）；B. 与主动脉强化程度一致；C. 冠状位重建图像显示其与肾动脉相连

（四）多普勒超声检查

多普勒超声检查已经成为肾动脉狭窄的首选筛查方法。超声检查无创、无电离辐射、价格低廉，而且对氮质血症和对比剂过敏患者不存在禁忌证。但是超声检查有操作者依赖性，且对肥胖或者肠气明显的患者应用受到限制。此外，目前超声尚没有诊断 RAS 的统一标准。常用的诊断标准是肾动脉主干峰值收缩期流速大于 200cm/s，伴有狭窄后湍流。而且，两侧肾动脉阻力指数相差 0.05 以上也是有价值的诊断肾动脉狭窄的间接参数。

（五）计算机体层摄影血管造影检查（computed tomographic angiography, CTA）

CTA 经常用于发现 RAS。单次屏气中获得的各向同性像素提供了足够精确的数据来重建三维图像（图 10-32）。副肾动脉也几乎都是用 CTA 诊断的。无论是主肾动脉还是副肾动脉的肾动脉狭窄，CTA 都能对其做出准确的诊断。CTA 对于发现狭窄程度 50% 及以上的 RAS 的敏感性和特异性分别接近 90% 和 97%；对于发现狭窄程度为 75% 或更高的 RAS，灵敏度更高。CTA 的许多假阳性和假阴性的结果都来自副肾动脉，对于发现主肾动脉狭窄的准确性几乎和动脉导管造影一样。

CT 尿液密度比率被用作发现 RAS 的一个辅助征象。缺血性肾脏排泌的尿液含高浓度的对比剂，在平扫 CT 上表现为尿液密度增高。

（六）磁共振血管造影

MRA 采用多种脉冲序列来发现 RAS。MRA 除了无创外，也没有电离辐射。但是，肾功能受损的患者必须避免使用钆对比剂，以避免肾源性硬化性纤维化的发生。

在这个快速发展的领域，临床研究的结果令人鼓舞。与血管造影术相比，MRA 诊断 RAS 的敏感性和特异性大约为 95%，与 CTA 相似。

MRA 可以用于发现累及肾动脉近侧部分的狭

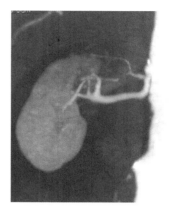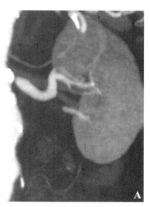
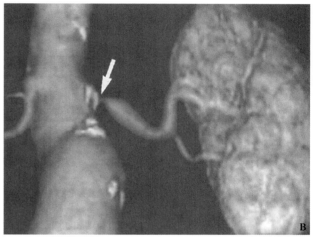
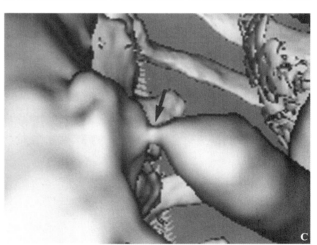

▲ 图 10-32　肾动脉狭窄
A. 在 CTA 上可见腹主动脉广泛的血管病变；B. 斜位显示左肾动脉近端高级别狭窄（箭）；C. 表面遮盖法也可以显示狭窄（箭）

窄，也是动脉粥样硬化最常见的受累部位。对分支动脉或副肾动脉的评价比较困难。这项技术对于发现 FMD 的准确度也不是很清楚。在 MRA（图 10-

33）、CTA（图 10-34）和 CT（图 10-35）均可以看到肾实质，有助于评价血管重建后肾功能恢复的可能性。

（七）放射性核素肾图

放射性核素肾图显像需要联合使用血管紧张素转化酶（angiotensin-converting enzyme, ACE）抑制药（卡托普利），用以检出有肾血管性高血压而肾功能正常的患者。但是，这种方法已经不再广泛应用，因为它不能显示肾动脉，并且对治疗反应的预测价值不大。

（八）动脉造影

数字剪影动脉导管造影仍然是发现 RAS 的金标准。狭窄对血流动力学造成的影响可以通过狭窄的严重程度和侧支血管存在与否来进行评估。病变必须至少阻塞血管直径的 50% 才被认为有临床意义。然而，这种测量不精确，没有评估血管断面的面积，更重要的是没有评估血流。侧支血管显示肾动脉病变很严重，因为已经形成供血的替代通路。肾上腺素可能会进一步限制流向肾脏的血流，而使这些侧支血管更明显（图 10-36）。

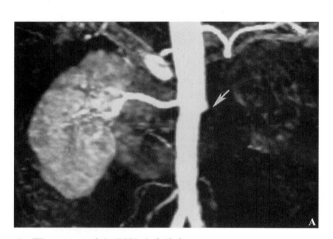
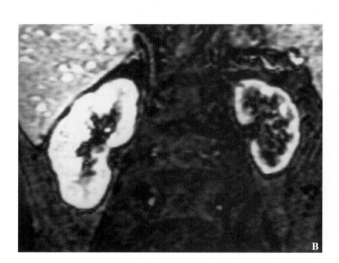

▲ 图 10-33　高级别肾动脉狭窄
A. MRA 显示左肾动脉近端完全闭塞（箭）；B. 延迟图像显示萎缩的左肾有强化（侧支血管供血）

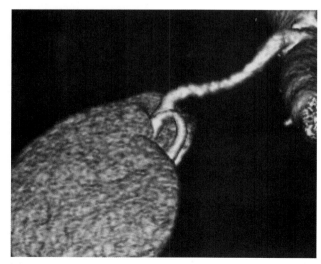

▲ 图 10-34　FMD
CTA 检查中可以看到 FMD 形成的串珠样外观

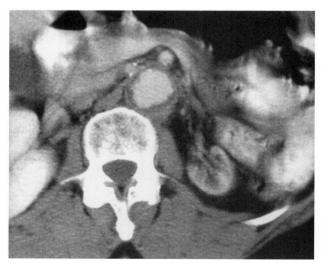

▲ 图 10-35　左肾萎缩
慢性 RAS 导致左肾严重萎缩

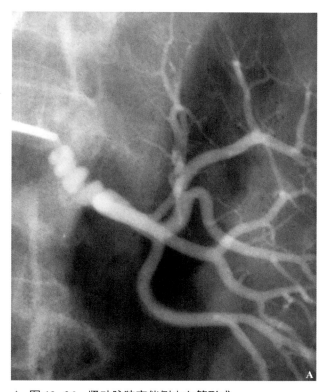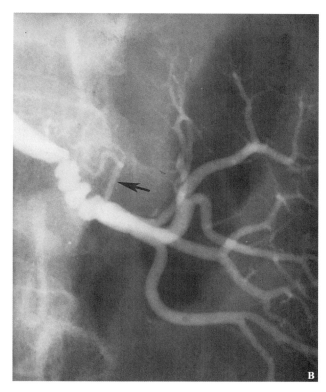

▲ 图 10-36　肾动脉狭窄伴侧支血管形成

A. 常规左肾动脉造影显示 FMD；B. 在动脉内注射 5mg 肾上腺素后再进行动脉造影显示侧支血管（箭），而这些侧支血管在最初的检查中没有显示

最合适的治疗方法通常是由狭窄的性质和位置决定的。对于主肾动脉局部狭窄，通常 PTA 治疗效果好，而对于长段狭窄、开口处病变或双侧病变，则不适用于 PTA 治疗。在大多数医院，PTA（可以用支架，也可不用支架）是 RAS 的首选治疗方案。但是，当应用 PTA 有技术困难或病变位于肾动脉开口处（这可能是由于主动脉而不是肾动脉的动脉粥样硬化引起的）时，可以选择外科手术治疗。

（九）肾素测量

由于肾血管性高血压是肾素介导的，因此，与原发性高血压患者相比，肾血管性高血压患者外周肾素水平更高。选择性肾静脉取样测量每个肾脏的肾素水平，通常选择来自主肾静脉和 IVC 的样本，如果怀疑有分泌肾素的肿瘤或分支血管 RAS，则可能更需要有选择性的取样（如取主肾静脉分支）。一般来说，同侧与对侧肾静脉的肾素比值为 1.5 或更大，肾素分泌水平两侧有差异，提示肾血管性高

血压的存在。这些患者在 RAS 被纠正后高血压可能治愈。不幸的是，即使是卡托普利刺激下肾静脉肾素测量，也没有足够的敏感性预测哪些患者进行血管重建手术后有效，或者没有足够的特异性来排除没有肾血管性高血压的患者。

（十）治疗

自 1964 年 Dotter 和 Judkins 的首次报道以来，PTA 已经被用于治疗肾血管性高血压患者的 RAS。PTA 在原有技术基础上已发展成现在普遍应用的复杂的球囊导管和血管支架（图 10-37）。虽然这些治疗旨在改善或治疗高血压，但它们经常也能改善或稳定肾功能。

在因动脉粥样硬化导致的肾血管性高血压的患者中，使用支架的血管成形术可以使 60%～80% 的患者治愈或病情有所改善。虽然 FMD 在肾性高血压患者中少于 10%，但它影响的是较年轻的人群。PTA 手术在这类患者中的累积临床成功率接近 90%。

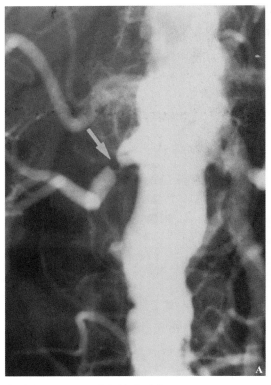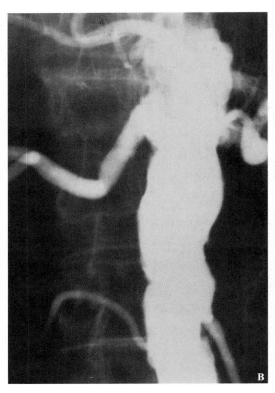

▲ 图 10-37   经腔血管成形术

A. 首次动脉造影显示广泛的动脉粥样硬化以及右肾动脉重度狭窄（箭）；B. PTA 术后，管腔通畅

七、儿童肾血管性高血压

儿童高血压的发病率为 1% ～ 2%，明显低于成人的发病率。这些高血压的儿童大多数为继发性高血压。

获得性肾实质疾病是儿童高血压最常见的病因。其他病因包括溶血性尿毒症、肾损伤、肾病综合征和慢性肾盂肾炎。急性肾小球肾炎和先天性畸形约占肾性高血压的 20%。大约 10% 为肾血管性高血压。患有肾血管性高血压的儿童往往比患有原发性高血压的儿童年龄更小，血压更高。肾血管性高血压和原发性高血压这两组患者的肌酐和尿分析通常是正常的。

儿童肾血管性高血压的最常见病因是 FMD，男孩比女孩更常见。像在成人中一样，肾动脉近段很少被累及；但是与成人不同的是，在儿童中很少见到典型的串珠样改变（图 10-38）。

由于神经纤维瘤病 Ⅰ 型导致的 RAS 是儿童肾血管性高血压第二大常见病因。近段肾动脉受累，也可能伴随腹主动脉发育不全。

血管炎也是儿童肾血管性高血压的一个常见病因。Takayasu 疾病通常是印度和南非患者的病因。Stanley 等（1984）报道的 30 例肾血管性高血压的病例中，有 4 例是由非特异性主动脉炎引起的中间主动脉综合征。这些患者可以发现主动脉不规则狭窄伴有肾动脉近段狭窄，通常是双侧性的。

鉴于儿童继发性高血压高发，怀疑有肾血管性高血压的儿童通常直接进行动脉内数字血管造影检查。患儿通过横断面成像，特别是 MRA，不仅得到肾脏的解剖信息，也得到了主肾动脉的解剖情况。

传统上治疗儿童肾血管性高血压 RAS 的方法是外科手术。然而，PTA 已经成为成人首选的治疗手段，并被越来越多用于儿童患者。

儿童 PTA 的成功率低于成人的原因有两个。相比于成人，儿童的血管细小和有更加频繁的动脉

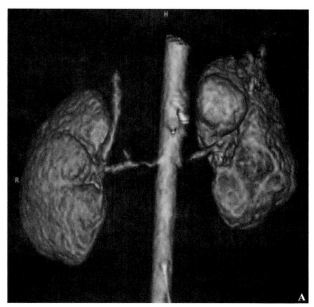
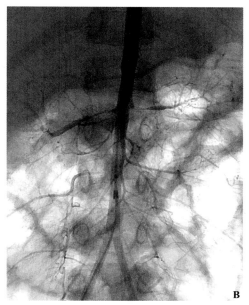

▲ 图 10-38　儿童 FMD
A. CT 容积重建显示双侧主肾动脉狭窄；B. 导管造影显示双侧 RAS

痉挛，这使得儿童的血管造影和扩张的难度增加。在成人，动脉粥样硬化和 FMD 是 RAS 最常见的病因，PTA 疗效很好，然而儿童由于有更多的纤维化成分而不能充分扩张。

八、肾静脉血栓形成

肾静脉内血栓通常是由于水化、凝血系统或肾脏自身潜在的异常引起的。偶尔，外源性压迫可阻塞 IVC 或肾静脉，由于缺乏血流或血流缓慢导致血栓形成。肾脏或左侧肾上腺肿瘤可以沿着左肾静脉生长，导致肾静脉内瘤栓形成。肾静脉内血栓形成在左侧肾静脉内更常见，可能是由于左侧肾静脉比右侧长所致。

肾静脉血栓形成的临床表现取决于患者的年龄、具体的疾病过程和血栓发生的速度。在婴儿中，肾静脉血栓形成通常是由脱水引发的急性事件，通常是由于血容量减少性疾病如严重的腹泻导致的脱水。肾脏肿胀和肾功能恶化。如果静脉闭塞没有缓解，肾脏会发生梗死和萎缩。

在成人中，最常见的基础异常是膜性肾小球肾炎。大约 50% 的膜性肾小球肾炎患者有肾静脉血栓形成。血栓发生较少出现在类脂性肾病、IgA（immunoglobulin A）肾病和轻微的肾脏病变。虽然肾静脉血栓形成的患者常伴有肾病综合征，但是蛋白丢失是由基础肾病引起而不是由静脉血栓造成的。没有肾脏疾病和肾静脉血栓形成的患者，很少或不会出现蛋白尿。

压迫肾静脉的肿块也能导致肾静脉内血栓形成。腹膜后纤维化、肿瘤形成的肿块、急性胰腺炎、外伤和腹膜后手术均可以导致肾静脉血栓形成。血小板增多症、凝血因子增多或脱水也可以导致肾静脉内血栓形成。血栓形成缓慢时，临床症状可能很轻微。如果形成足够的侧支血管，肾功能可能不会受到影响。如果血栓形成是急性的，侧支血管还未形成，临床症状如背部疼痛是很常见的。实验室检查异常无特异性，这些患者的明显的蛋白尿是由基础疾病肾病综合征引起的而非肾静脉血栓。肺栓塞是常见的伴随病变。

影像学表现也依赖于基础疾病和侧支静脉血流的情况。如果侧支静脉不能满足肾脏的引流，肾脏将会增大。在排泄性尿路造影中可以看到肾脏持续强化，集合系统内对比剂密度减低。然而，由于肾功能受损，可能需要逆行肾盂造影来排除梗阻。在排泄尿路造影图中可以观察到边缘清楚锐利的肾盏而排除梗阻。

超声常用于排除输尿管梗阻，也可发现肾脏增大、回声减低。一些病例可以显示肾静脉血栓形成。多普勒超声可见静脉血凝块近侧的动脉波形，有顺向收缩期频移和舒张期反向血流。但这并不是肾静脉栓塞的特异性征象，在急性肾小管坏死和移植排异反应时亦可见到。

CT 对发现肾静脉血栓形成高度敏感，可用于排除肾脏肿瘤，如肿瘤生长到肾静脉内。肾脏增大伴强化减弱，提示肾功能受损。可以观察到肾窦的水肿以及静脉曲张（图 10-39）。静脉内对比剂应使肾静脉密度增高；有动脉血流的肾脏无强化提示静脉血栓形成。

就血管成像而言，MRI 甚至比 CT 更准确，因为它不依赖于良好的心功能来推动对比剂进入肾静脉。它被常用于发现和评价是否有肾腺癌累及静脉，但也被用于肾静脉或腔静脉血栓形成的评价。MRI 可以在血管内没有对比剂的情况下获得快速梯度回波图像。这一点对于有碘对比剂禁忌证的患者尤为适用（图 10-40）。

抗凝治疗是肾静脉血栓的标准治疗方法。该方法能防止血凝块蔓延，而特有的酶系统使血栓溶解、被栓塞的血管再通。肺动脉栓塞是肾静脉血栓形成的常见并发症。溶栓治疗可以用于急性血栓形成及临床表现严重的患者。

九、性腺静脉血栓形成

与肿瘤血栓无关的性腺静脉血栓形成在产后女性最常见。血液瘀滞、循环凝血因子水平增高及血管壁损伤是促使血栓形成的原因。产后卵巢静脉栓塞形成在右侧更常见，而左侧可因血液反流入性腺静脉而不累及。卵巢静脉血栓形成也可由妇科手术或盆腔炎性疾病造成。Yassa 和 Ryst（1999）报道了 50 例经腹子宫全切术、双侧输卵管卵巢切除术及腹膜后淋巴结清扫的患者，其中有 40 例（80%）发生了卵巢静脉血栓。这些患者也是右侧更容易出现血栓。

腹部平片和排泄性尿路造影不能显示静脉血栓，有时可见妊娠期肾积水。灰阶超声和多普勒有时可以显示扩张的卵巢静脉内的栓子，但是大部分卵巢静脉常被肠气遮挡而无法显示。MR 和 CT 是首选的影像学检查方法。低密度的血栓在增强 CT 检查中很容易被发现（图 10-41）。冠状位和矢状位重建图像有助于发现血栓。钆对比增强 MRI 可以发现卵巢静脉内无强化的血栓（图 10-42）。

性腺静脉内有血栓的患者通常使用抗生素和抗凝来治疗，然而无症状患者（如既往有妇科手术的患者）可以不治疗。

十、肾淋巴管瘤

肾淋巴管瘤为淋巴组织不能与其他淋巴系统正常交通所导致的罕见疾病。可见囊性肿块形成，通常位于紧邻肾脏的肾周间隙，由经肾盂引流的较大的淋巴管梗阻造成。

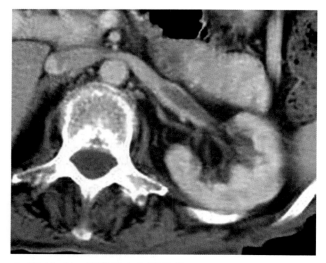

▲ 图 10-39　肾静脉内血栓形成
增强 CT 扫描可以发现左肾静脉内的血栓

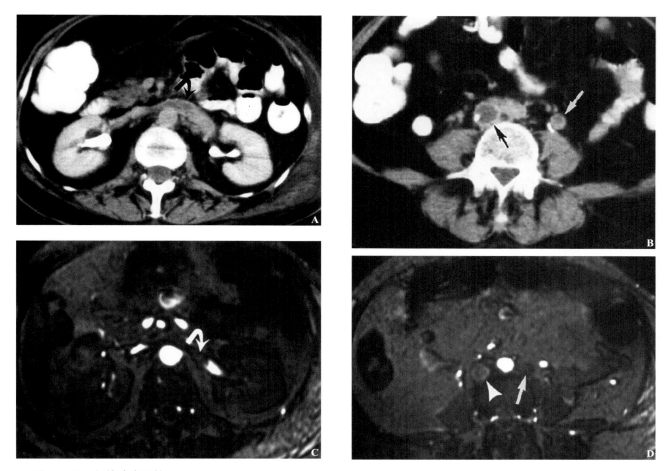

▲ **图 10-40 肾静脉内血栓**

A. 左肾静脉水平 CT 扫描显示左肾静脉内血栓（弯箭）没有强化；B. 肾脏下方，IVC 内血栓（黑箭）和性腺静脉内血栓（白箭）；C.MRI 显示左肾静脉缺乏血流信号而证实血栓存在（弯箭）；D. 在更下方层面，可以看到 IVC（箭头）和左性腺静脉（箭）内的血栓

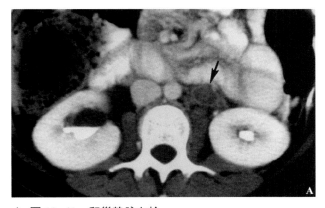
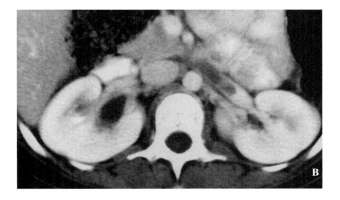

▲ **图 10-41 卵巢静脉血栓**

A. 增强 CT 扫描显示左侧卵巢静脉内血栓（箭）；B. 向头侧的更多图像显示血栓延伸至左肾静脉内。该产后女性患者仍然可见妊娠所致的右肾积水

患者可因触及腹部肿块或在横断面影像学检查中偶然发现肾周囊性肿块而就诊。病变通常为双侧，可以遗传。妊娠可以使病情恶化。肾功能正常。

腹部平片和逆行尿路造影检查可能显示为正常。超声检查可以发现多发囊性肿块。在某些情况下，可能发现以前出血的残留物。CT检查可以发现多个薄壁囊性肿物（图10-43）。囊性病变的密度接近于水；如果出血，病变内的密度会增高。

肾淋巴管瘤必须与常染色体显性遗传的多囊性肾病（autosomal-dominant polycystic kidney disease, ADPKD）相鉴别。ADPKD患者有无数的肾实质囊肿，而肾淋巴管瘤的囊肿则位于肾周。

因为肾淋巴管瘤是良性病变且大多数患者无症状，因此不需要治疗。

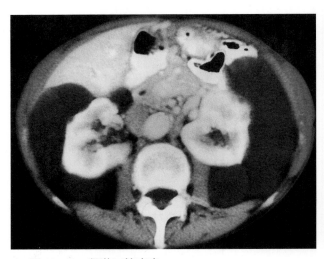

▲ 图10-43 肾淋巴管瘤病
双侧肾周间隙可见多发薄壁囊肿

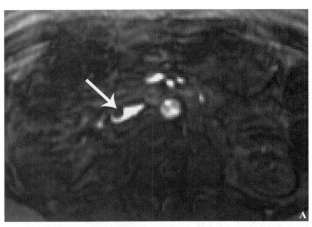

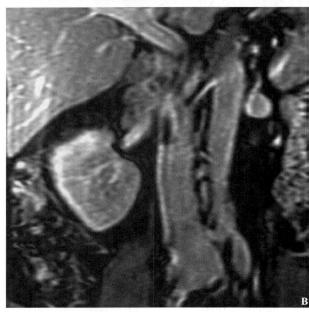

▲ 图10-42 性腺静脉血栓形成
A. 在IVC的右侧性腺静脉的入口处可见小片状凝血块（箭）；B. 在冠状位图像上能更好地显示垂直走行的血栓

（邹明珠 译，陈涓 校）

☞ 推荐阅读

解 剖

[1] Beckmann CF, Abrams HL. Idiopathic renal vein varices: incidence and significance. *Radiology*. 1982;143:649.

[2] Hohenfellner M, Steinbach F, Schultz-Lampel D, et al. The nutcracker syndrome: new aspects of pathophysiology, diagnosis and treatment. *J Urol*. 1991;146:685.

[3] Lautin EM, Haramati N, Frager D, et al. CT diagnosis of circumcaval ureter. *AJR Am J Roentgenol*. 1988;150:591.

[4] Reed MD, Friedman AC, Nealy P. Anomalies of the left renal vein: analysis of 433 CT scans. *J Comput Assist Tomogr*. 1982;6(6):1124.

血管炎

[5] Bateman H, Rehman A, Valeriano-Marcet J. Vasculitis-like Syndromes. *Curr Rheumatol Rep*. 2009;11:422.

[6] Fauci AS, Haynes BF, Katz P, et al. Wegener's granulomatosis: prospective clinical and therapeutic experience with 85 patients for 21 years. *Ann Intern Med*. 1983;98:76.

[7] Greco BA, Cooper LT. Congenital and inflammatory arteritides. In: Lerman LO, Textor SC, eds. Renal Vascular Disease. London: Springer-Verlag; 2014.

[8] Halpern M, Citron BP. Necrotizing angiitis associated with drug abuse. *AJR Am J Roentgenol*. 1971;3:663.

[9] Litvak AS, Lucas BA, McRoberts JW. Urologic manifestations of polyarteritis nodosa. *J Urol*. 1976;115:572.

[10] Luqmani RA, Suppiah R, Grayson PC, et al. Nomenclature and classification of vasculitis—update on the ACR/EULAR diagnosis and classification of vasculitis study (DCVAS). *Clin Exp Immunol*. 2011;164(suppl 1):11.

[11] Nosher JL, Chung J, Brevetti LS, et al. Visceral and renal artery aneurysms: a pictorial essay on endovascular therapy. *Radiographics*. 2006;26:1687.

[12] Platt JF, Rubin JM, Ellis JH. Lupus nephritis: predictive value of conventional and Doppler US and comparison with serologic and biopsy parameters. *Radiology*. 1997;203:82.

[13] Weyand CM, Goronzy JJ. Medium- and large-vessel vasculitis. *N Engl J Med*. 2003;349:160.

放射性肾炎

[14] Cassady JR. Clinical radiation nephropathy. *Int J Radiat Oncol Biol Phys*. 1995;31:129–1256.

[15] Krochak RJ, Baker DG. Radiation nephritis. *Urology*. 1986;27:389–393.

肾栓塞及肾梗死

[16] Gasparini M, Hofmann R, Stoller M. Renal artery embolism: clinical features and therapeutic options. *J Urol*. 1992;147:567.

[17] Hélénon O, Rody FE, Correas J, et al. Color Doppler US of renovascular disease in native kidneys. *Radiographics*. 1995;15:833–854.

[18] Lessman RK, Johnson SF, Coburn JW. Renal artery embolism—clinical features and long-term follow-up of 17 cases. *Ann Intern Med*. 1978;89(4):477.

[19] Malmed AS, Love L, Jeffrey RB. Medullary CT enhancement in acute renal artery occlusion. *J Comput Assist Tomogr*. 1992;16:107.

肾动脉瘤

[20] DuBrow RA, Patel SK. Mycotic aneurysm of the renal artery. *Radiology*. 1981;138:577.

[21] Tham G, Ekelund L, Herrlin K, et al. Renal artery aneurysms: natural history and prognosis. *Ann Surg*. 1983;197(3):348.

动静脉瘘

[22] Crotty KL, Orihuela E, Warren MM. Recent advances in the diagnosis and treatment of renal arteriovenous malformations and fistulas. *J Urol*. 1993;150:1355.

[23] Maruno M, Kiyosue H, Tanoue S, et al. Renal arteriovenous shounts: clinical features, imaging appearance, and transcatheter embolization based on angioarchitecture. *Radiographics*. 2016;36:580–595.

肾静脉栓塞

[24] Gatewood OMB, Fishman EK, Burrow CR, et al. Renal vein thrombosis in patients with nephrotic syndrome: CT diagnosis. *Radiology*. 1986;159:117.

[25] Grant TH, Schoettle BW, Buchsbaum MS. Post partum ovarian vein thrombosis: diagnosis by clot protrusion into the IVC at sonography. *AJR Am J Roentgenol*. 1993;160:551.

[26] Jacoby WT, Cohan RH, Baker ME, et al. Ovarian vein thrombosis in oncology patients: CT detection and clinical significance. *AJR Am J Roentgenol*. 1990;155:291.

[27] Tempany CMC, Morton RA, Marshall FF. MRI of the renal veins: assessment of nonneoplastic venous thrombosis. *J Comput Assist Tomogr*. 1992;16:929.

[28] Yassa N, Ryst E. Ovarian vein thrombosis: a common incidental finding in patients who have undergone total abdominal hysterectomy and bilateral salpingo-oophorectomy with retroperitoneal lymph node dissection. *AJR Am J Roentgenol*. 1999;172:45.

[29] Yun SJ, Lee JM, Narn DH, et al. Discriminating renal nutcracker syndrome from asymptomatic nutcracker phenomenon using multidetector computed tomography. *Abdom Radiol*. 2016;41:1580–1588.

肾淋巴管瘤病

[30] Leder RA, Frederick MG, Hall BP, et al. Genitourinary case of the day. *AJR Am J Roentgenol*. 1995;165:197–200.

[31] Meredith WT, Levine E, Ahistrom NG, et al. Exacerbation of familial renal lymphangiomatosis during pregnancy. *AJR Am J Roentgenol*. 1988;151:965–966.

肾实质高血压

[32] Amparo EG, Fagan CJ. Page kidney. *J Comput Assist Tomogr*. 1982;6(4):839.

[33] Bonsib SM, Meng RL, Johnson FP Jr. Ask-Upmark kidney with contralateral renal artery fibromuscular dysplasia. *Am J Nephrol*. 1985;5:450.

[34] Dunnick NR, Hartman DS, Ford KK, et al. The radiology of juxtaglomerular tumors. *Radiology*. 1983;147:321.

[35] Haab F, Duclos JM, Guyenne T, et al. Renin secreting tumors: diagnosis, conservative surgical approach and long-term results. *J Urol*. 1995;153:1781–1784.

[36] Sonda LP, Konnak JW, Diokno AC. Clinical aspects of nonvascular renal causes of hypertension. *Urol Radiol*. 1982;3:257.

肾血管性高血压

[37] Baumgartner I, Lerman LO. Renovascular hypertension: screening and modern management. *Eur Heart J*. 2011;32:1590–1598.

[38] Boudewijn G, Vasbinder C, Nelemans PJ, et al. Diagnostic tests for renal artery stenosis in patients suspected of having renovascular hypertension. *Ann Intern Med*. 2001;135: 404–411.

[39] Boulduc JP, Oliva VL, Therasse E, et al. Diagnosis and treatment of renovascular hypertension: a cost-benefit analysis. *AJR Am J Roentgenol*. 2005;184:931–937.

[40] Lewis VD, Meranze SG, McLean GK, et al. The midaortic syndrome: diagnosis and treatment. *Radiology*. 1988; 167:111.

[41] Rountas C, Vlychou M, Vassiou K, et al. Imaging modalities for renal artery stenosis in suspected renovascular hypertension: prospective intraindividual comparison of color Doppler US, CT angiography, CD-enhanced MR angiography, and digital subtraction angiography. *Inf Healthcare*. 2007;29(3): 295–302.

[42] Soulez G, Oliva VL, Turpin S, et al. Imaging of renovascular hypertension: respective values of renal scintigraphy, renal Doppler US, and MR angiography. *Radiographics*. 2000;20:1355–1368.

[43] Textor S. Renovascular hypertension in 2007: where are we now? *Curr Cardiol Rep*. 2007;9:453–461.

[44] Tullus K, Roebuck DJ, McLaren CA, et al. Imaging in the evaluation of renovascular disease. *Pediatr Nephrol*. 2010;25:1049–1056.

放射学核素肾显像

[45] Boubaker A, Prior JO, Meuwly JY, et al. Radionuclide investigations of the urinary tract in the era of multimodality imaging. *J Nucl Med*. 2006;47:1819–1836.

[46] Fine EJ, Blaufox D. Renal scintigraphy: an update. *Appl Radiol*. 2001;19–25.

多普勒超声

[47] Hélénon O, Rody FE, Correas JM, et al. Color Doppler US of renovascular disease in native kidneys. *Radiographics*. 1995;15:833–854.

[48] Kliewer MA, Tupler RH, Carroll BA, et al. Renal artery stenosis: analysis of Doppler waveform parameters and tardus-parvus pattern. *Radiology*. 1993;189:779.

[49] Lee HY, Grant EG. Sonography in renovascular hypertension. *J Ultrasound Med*. 2006;21:431–441.

计算机断层血管造影

[50] Sung CK, Chung JW, Kim SH, et al. Urine attention ratio: a new CT indicator of renal artery stenosis. *AJR Am J Roentgenol*. 2006;187:532–540.

[51] Urban BA, Ratner LE, Fishman EK. Three-dimensional volume-rendered CT angiography of the renal arteries and veins: normal anatomy, variants, and clinical applications. *Radiographics*. 2001;21:373–386.

磁共振血管造影

[52] Herborn CU, Watkins DM, Runge VM. Renal arteries: comparison of steady-state free precession MR angiography and contrast-enhanced MR angiography. *Radiology*. 2006;239: 263–268.

[53] Morita S, Masukawa A, Suzuki K, et al. Unenhanced MR angiography: techniques and clinical applications in patients with chronic kidney disease. *Radiographics*. 2011;31(2):E13–E33.

[54] Schoenberg SO, Rieger JR, Michaely HJ, et al. Functional magnetic resonance imaging in renal artery stenosis. *Abdom Imaging*. 2006;31:200–212.

[55] Willoteaux S, Faivre-Pierret M, Moranne O, et al. Fibromuscular dysplasia of the main renal arteries: compari- son of contrast-enhanced MR angiography with digital subtraction angiography. *Radiology*. 2006;241:922–929.

肾素测量

[56] Harrington DP, Whelton PK, Mackenzie EJ, et al. Renal venous renin sampling: prospective study of techniques and methods. *Radiology*. 1981;138:571.

[57] Roubidoux MA, Dunnick NR, Klotman PE, et al. Renal vein renins: inability to predict response to revascularization in patients with hypertension. *Radiology*. 1991;178:819.

儿童肾血管性高血压

[58] Lacombe M. Surgical treatment of renovascular hyper-tension in children. *Eur J Vasc Endovasc Surg*. 2011;41: 770–777.

[59] Tullus K, Brennan E, Hamilton G, et al. Renovascular hypertension in children. *Lancet*. 2008;371:1453–1463.

11 Urolithiasis and Nephrocalcinosis
尿石症和肾钙盐沉着症

一、尿石症 / 260
　　（一）成人尿石症 / 260
　　（二）妊娠女性尿石症 / 277
　　（三）儿童尿石症 / 277

二、肾盏憩室内结石和钙乳症 / 278
三、肾钙盐沉着症 / 279
　　（一）肾髓质钙盐沉着症 / 279
　　（二）肾皮质钙盐沉着症 / 280

（三）儿童肾钙盐沉着症 / 283

由于多种原因，肾脏及其集合系统和输尿管都可以发现钙化，包括尿石症、肾钙质沉着症和营养不良性钙化。尿石症定义为在肾集合系统或输尿管中形成石头。大多数结石在肾盂肾盏系统内形成，然后可以向远处移动。发生于肾脏的尿石症又称为肾结石。偶尔，结石可以形成于与集合系统相连的空腔内，如肾盏憩室、膀胱憩室、尿道憩室。肾钙盐沉着症的定义是肾实质内的钙化，位于肾集合系统之外。大多数患尿石症的患者不伴有、也不会发展为肾钙盐沉着症。然而，许多肾钙盐沉着症的患者也会有尿石症。营养不良性钙化指肿瘤、囊肿壁、炎性肿块或血管等异常组织的钙化。营养不良性钙化应与尿石症和肾钙盐沉着症相鉴别。

由于腹部平片能直接发现钙化，因此尿石症和肾钙盐沉着症的患者通常会在常规尿路造影检查中观察到异常改变。超声和CT作为补充检查，使绝大多数透X线的结石也能很容易被发现。由于CT能同时针对泌尿系统和非泌尿系统引起的腹痛进行检查，因此，CT已经成为评估疑似由输尿管结石引起的急性输尿管梗阻患者的首选检查方法。本章将对尿石症和肾钙盐沉着症的常见病因及影像学表现进行阐述。

一、尿石症

（一）成人尿石症

尿石症指的是泌尿系统内结石形成，包括肾结石和输尿管结石，这是生活在温带地区人群常见的疾病。据统计，在美国超过10%的男性和7%的女性在其一生中会出现泌尿系统结石。肾结石的发病高峰年龄在20—30岁，但结石形成的趋势往往是终身的。尿石症的发病率似乎在上升，但是原因并不清楚。虽然大多数尿石症只发作一次，但估计大约有10%的患者在2年内会再次发作，几乎40%的患者会在15年内再次发作。

低尿量被认为是造成泌尿系统结石形成的原因，然而按此理论，非洲等气候炎热地区的人由于脱水和排尿量减少，泌尿系统结石应该更常见，但实际上其结石的发病率很低。也许生活在炎热气候的人群基因不同，不易形成结石。

在美国，东南部的州常被称为"结石区"，因为该地区结石病的发病率最高。生活在东南部各州有结石病史的患者几乎是美国其他地区患者数量的2倍。某些饮食习惯也会增加尿石症的风险，包括水摄入量的减少；水果、纤维和蔬菜摄入的减少；高果糖食品、含糖果汁和动物蛋白摄入的增加。有趣的是，虽然大多数泌尿系统结石是由草酸钙形成的，但是富含草酸的饮食并没有与结石的形成有密切的关系。

尿石症的存在也与其他许多疾病的存在呈正相关。泌尿系统结石患者更容易出现代谢综合征（肥胖、糖尿病、高血压）、冠状动脉疾病和慢性肾病。

也有研究表明，那些接受过 Roux-en-Y 胃分流术的肥胖患者患尿路结石的比例是有相似肥胖程度但没有做过手术患者的 2 倍还要多。相比之下，那些进行过其他减重手术的患者，包括腹腔镜胃束带置入术或胃袖部切除术的患者，患尿石症的风险是否增加尚不清楚。这种差异可能是由于进行了 Roux-en-Y 胃分流术的患者出现了脂肪吸收不良的现象，而进行了其他减重手术的患者则没有该情况出现。脂肪残留在胃肠道管腔内（由于吸收不良）与钙一起沉积。因此，能与草酸结合的钙就减少。而草酸是水溶性的，可以在回肠被重吸收，因此可能会增加草酸钙结石形成的风险。

尿石症最常见的症状是肾绞痛，这通常是由于结石阻塞输尿管引起的。有关肾盏结石是否会引起疼痛的说法仍存在争议。大多数肾盏结石是无症状的，但偶尔情况下，去除这些结石可以使患者的疼痛减轻。

肾绞痛起病突然，最常发生在腰部并向腹股沟放射。男性可能会主诉睾丸疼痛，而女性可能会感到放射至大阴唇的不适感。结石位于远端输尿管的患者可能会出现膀胱激惹的症状。通常情况下，肾绞痛的患者不能找到一个能使疼痛得到缓解的舒适体位。

有尿路结石的患者大多数情况下会出现血尿，但并非所有患者均会出现。因此，对于有腰部疼痛的患者确定其是否有肉眼或镜下血尿，对于该病的诊断非常有提示性。然而，没有发现血尿也不能排除该诊断。在一项研究中表明，高达 33% 的有病历记录的输尿管结石的患者，在显微镜检查中每高倍视野红细胞有 5 个或更少，而 11% 的患者没有血尿。

1. 结石的类型

（1）不透 X 线的结石：有许多种不同类型的

尿路结石。虽然有些石头含有纯的化学成分，但是许多结石都含有混合成分。一些常见尿路结石的化学成分列于表 11-1。结石成分的分析非常重要，因为这有助于确定结石形成的病因、治疗的效果及以后疾病的预防管理。

①草酸钙和磷酸钙结石：最常见的泌尿系统结石是草酸钙结石，约占全部结石的 70%。磷酸钙结石则少得多，约占所有尿路结石的 15%。高钙尿被认为是钙石最常见的原因。离子钙由肾小球滤过后，大多数游离钙被肾小管重吸收，然而能进行重吸收的量有一个最大限度。大多数钙石患者都有特发性高钙尿，而没有高钙血症。有许多导致高钙尿的少见原因。异常的大量钙可能通过消化道被吸收。这一现象发生在维生素 D 过多症、结节病和乳碱综合征的患者身上。过多钙也可能来自于骨骼系统。这可能是由于制动、弥漫性骨转移、甲状旁腺功能亢进所致。表 11-2 列出了产生高钙尿的部分因素。

表 11-1 泌尿系统结石常见的化学组成

类 型	结石的百分比（%）	CT 可见	超声可见	X 线可见
草酸钙和磷酸钙，混合	34	++	++	++
草酸钙，纯的	33	++	++	++
·脱水草酸钙				
·二水草酸钙				
磷酸钙，纯的	6	++	++	++
"三磷酸酯"（磷酸盐类＋磷灰石）	15	++	++	++
尿酸	8	++	++	—
胱氨酸	3	++	++	+
黄嘌呤	<1	++	++	—
基质	<1	—	++	—
代谢产物（包括蛋白酶抑制药和三戊二烯）	<1	—	++	—

表 11-2　产生高尿钙的部分原因

吸收增加
・特发性高钙尿
・维生素 D 过多症
・乳碱综合征
・结节病
・铍中毒
破骨增加
・甲状旁腺功能亢进
・制动
・骨转移
・多发性骨髓瘤
・甲状腺功能亢进
・库欣（Cushing）综合征
肾小管重吸收减低
・肾小管性酸中毒（renal tubular acidosi, RTA）
・Fanconi 综合征
・Wilson 病
・两性霉素 B 毒性

目前认为，大多数草酸钙结石的形成是 Randall 斑块形成的结果。Randall 斑块是由磷酸钙（羟基磷灰石）在尿路上皮深部肾乳头 Henle 襻的基底膜沉积而形成，这可能是高尿钙的结果。Randall 斑块最终会突破尿路上皮而脱落，随后草酸钙沉积，形成肾结石。这些斑块可以在输尿管镜检查中发现，在平扫 CT 检查中可以发现肾乳头密度增高。例如，在一项研究中显示，超过 50% 没有结石病史的患者，肾乳头测量的 CT 值 > 43HU 时，在 7 年之内会发展为肾结石（通常是钙石）。相比之下，那些肾乳头测量的 CT 值 < 32HU 的患者则均未出现肾结石。

通常有两种不同类型的草酸钙结石：二水草酸钙（地质学称为草酸钙石）和一水草酸钙（地质学称为水草酸钙石），其中二水草酸钙更常见。虽然这两种结石都是不透 X 线的，很容易在腹部平片上发现，尤其是一水草酸钙结石，它是钙石中最不透射线的。虽然草酸钙和磷酸钙结石通常容易被体外冲击波碎石（extracorporeal shock wave lithotripsy，ESWL）震碎，但一水草酸钙的结石通常很难被碎裂。

还有两种不同类型的磷酸钙结石：磷酸钙结石（磷灰石）和磷酸氢钙结石（钙磷石），前者更常见。一些研究人员推测，磷酸钙结石形成的机制可能与草酸钙结石形成的机制不同。一项研究推测，这可能是由磷酸钙沉积于扩张的 Bellini 导管和集合管中所致。

②磷酸镁铵结石：磷酸镁铵结石（鸟粪石）可出现在 5% ～ 15% 的尿路结石患者中，当尿 pH 高时，特别是超过 7.2 时会形成。碱性尿在一种尿路感染中最常见，该种感染的致病菌为能进行尿素分裂的革兰阴性肠道菌，如奇异变形杆菌。因此，磷酸镁铵结石也常被称为感染结石。由于女性更容易出现尿路感染，因此与男性患者相比，磷酸镁铵结石更频繁地发生于女性患者。

纯的磷酸镁铵结石很少见，是可透 X 线的。然而通常情况下，磷酸镁铵结石是与磷酸钙（磷灰石）混合的，形成所谓的三磷酸结石，在腹部平片上很容易发现。这种钙镁磷酸铵结石与尿液感染有关，它们约占鹿角状结石的 70%（图 13-6），其余的结石是由胱氨酸或尿酸组成。

③胱氨酸结石：大约 1% 的成人和 8% 的儿童的尿路结石为胱氨酸结石。胱氨酸结石的患者有肾小管再吸收二元氨基酸功能缺陷，包括胱氨酸。该缺陷是为常染色体隐性遗传，存在于肠黏膜和肾小管上皮细胞。大多数患者的唯一表现是肾结石。尿液中胱氨酸的排泄过量，超过其溶解度，因此产生了胱氨酸结石。胱氨酸结石的不透明程度取决于钙的含量。然而，许多甚至是纯的胱氨酸结石，在腹部平片也很容易观察到。

（2）可透 X 线的结石

①尿酸：与其他哺乳动物不同，人类缺乏能将尿酸转化为尿囊素的尿酸氧化酶。尿中的尿酸既可以以游离的形式存在，也可以以更容易溶解的盐

（即尿酸钠）形式存在。酸性尿使溶解度略差的游离尿酸的浓度增高。

　　总的来说，5% ～ 10% 的尿路结石患者会产生尿酸结石。然而，报道的发病率因国家而异。尿酸结石的患者有高尿酸尿和低尿 pH，但不一定有高尿酸血症。这种情况出现在服用药物使尿液酸化的患者身上，但也可能出现在慢性腹泻或回肠造瘘术后的患者。

　　先天性代谢异常可能导致高尿酸血症和尿酸结石。痛风或 Lesch–Nyhan 综合征的患者容易形成尿酸结石。类似的，过度摄入含能代谢成尿酸的高嘌呤和高蛋白质的食物可以导致高尿酸血症、高尿酸尿和尿酸结石。尿酸类药物如水杨酸盐和噻嗪类药物的摄入可能会使尿液内尿酸浓度的增加，从而促进尿酸结石的形成。

　　②黄嘌呤：这种非常罕见的结石可能出现在遗传性黄嘌呤尿的患者中，但也可能出现在使用别嘌呤醇治疗的患者中，别嘌呤醇阻止了黄嘌呤转化为尿酸。黄嘌呤结石是相对可透 X 线的，因为它的密度类似于尿酸结石。

　　③基质：基质结石主要是由凝固的黏液组成，含少许晶体。最常见于有碱性尿液的患者，碱性尿液更常见于能产生脲酶的尿液感染，如变形杆菌属感染。

　　④其他：蛋白酶抑制药（如茚地那韦和阿扎那韦）与其他药物联合应用，用于治疗人类免疫缺陷病毒Ⅰ型（human immunodeficiency virus typeⅠ，HIV–1）感染的患者。这些药物部分经尿液排泄，它们在尿液中的溶解度低，容易析出为晶体，特别是在酸性较弱的尿液中。蛋白酶抑制药的晶体是扁平的矩形板状，其影像表现多样。它们在腹部平片上是可透射线的，在 CT 上并没有很高的密度。它们在超声检查中显示为点状回声。随着时间的推移，这些晶体可以钙化，使其在 CT 上更容易看到。还有其他低密度的代谢性结石，如氨苯蝶啶结石。

　　2. 尿石症的影像表现

　　结石可以引起漏斗状梗阻或在输尿管的任何一点上引起梗阻。梗阻最明显的征象是使用对比剂后，肾脏的集合系统出现延迟显影。与正常对侧相比，肾实质也是延迟显影，但是随着时间的延长会显示密度或信号强度增加（逐渐浓聚的肾图）。应该注意到，即使是一块巨大的鹿角样结石也不会阻碍尿液流动。输尿管结石倾向于在 3 个特定的位置停留：肾盂输尿管交界处（the ureteropelvic junction，UPJ）；输尿管在骨盆边缘穿过髂血管的位置，是结石最常见的位置；输尿管膀胱连接处。结石通过的可能性与结石的大小和它的位置有关。大约 90% 直径在 4mm 及以下的结石可以自行通过。最大径在 5mm 或更大的结石和（或）位于近侧输尿管的结石不太可能通过。

　　偶尔，肾脏集合系统的阻塞可以通过尿液的渗漏来减压，通常从一个或多个肾盏穹隆进入肾窦。这被称为肾盂肾窦外渗，最常见于急性高级别梗阻，这时肾集合系统和输尿管内的压力突然增高。肾盂肾窦外渗可以在轻微急性梗阻时就会发生，而在慢性梗阻中很少发生。输尿管结石引起急性梗阻继发肾盂肾窦外渗的情况并不少见，如果不伴有感染，则没有相关的临床症状。外渗的尿液可以从肾窦通过肾门，继而环绕肾盂和近侧输尿管。

　　（1）腹平片：腹部平片对于发现尿石症有一定的价值。虽然高达 90% 的尿路结石是不透 X 线的，但是在常规的腹部平片上由于重叠的肠道内气体、粪便及覆盖的骨质（肋骨、腰椎、髂骨和骶骨），有 50% 的尿路结石可能无法显示。尤其是腰椎横突的外侧缘可以与结石类似，难以分辨。

　　草酸钙和磷酸钙、磷酸镁铵和胱氨酸结石在腹部平片均可见（图 11–1 和图 11–2）。一水草酸钙结石密度是最高的（最不透射线的）（图 11–3），而大多数的胱氨酸通常只是稍高密度（轻微不透射线）。尿酸结石在腹部平片上是看不到的，并且占可透 X 线结石的大部分。黄嘌呤、基质和代谢性结石也是可透 X 线的。

　　许多腹部常见的钙化必须与尿路结石相鉴别。肝脏或脾脏的钙化很少会造成混淆，因为它们很少与肾脏重叠。然而，位置较低的胆囊可能会与右侧肾脏的集合系统相重叠。在大多数情况下，胆囊结石比肾结石大，为特征性的圆形或卵圆形，可以与肾结石区分开来。然而在集合系统梗阻部分或肾盏憩室内的肾结石（图 11-4）可以与胆囊结石类似，这时要注意侧位平片，侧位片上胆囊结石旋转于前部，而肾结石停留在更靠后的位置。

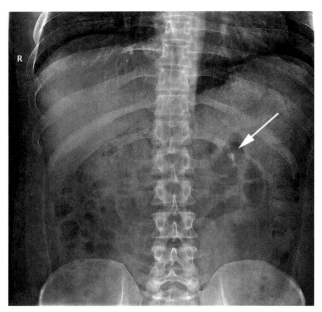

▲ 图 11-1　草酸钙结石

腹平片显示一个小的高密度结石位于左肾上极（箭）

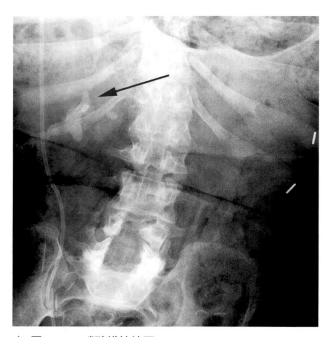

▲ 图 11-2　磷酸镁铵结石

慢性尿路感染的患者的腹部平片显示右肾下极一个由磷酸镁铵组成的大结石（箭）

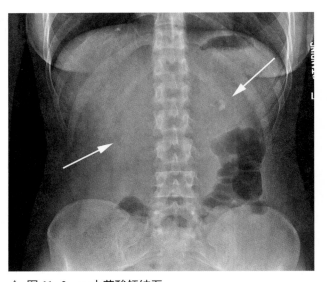

▲ 图 11-3　一水草酸钙结石

腹平片显示双侧肾脏多发结石（箭）；结石密度非常高，是一水草酸钙结石的特征表现；化学成分分析显示结石由 70% 的一水草酸钙和 30% 的磷酸钙组成

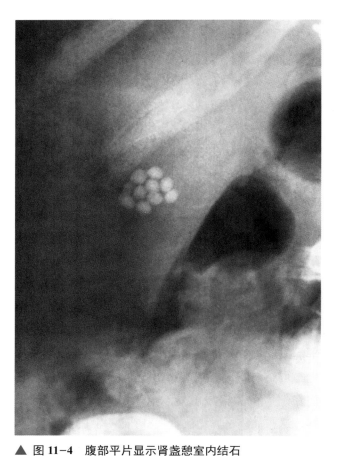

▲ 图 11-4　腹部平片显示肾盏憩室内结石

常规腹部平片显示一簇多发小圆形结石位于右上腹。这些结石随后被证实位于肾脏的肾盏憩室内。大多数肾结石是卵圆形或三角形的而不是圆形的。事实上，这些钙化物质可能与胆结石相混淆

胰腺钙化最常见于慢性胰腺炎患者。这种钙化通常会累及整个胰腺，从腹部的一侧到另一侧，这一点与肾结石不同。下胸部肋骨的肋软骨的钙化和动脉的钙化通常是线性的，有助于与肾结石相鉴别。此外，动脉和肋骨的钙化有它们相应的位置。

最常与尿路结石混淆的钙化是静脉结石和肠系膜淋巴结钙化。典型的静脉石是形成于盆腔静脉血栓的钙化物，圆形，有中心透光区，位于真性盆腔中，通常是位于远端输尿管水平的足侧。然而，在某些情况下，中央透光区可能不明显，如果输尿管内没有对比剂充盈时，这些可能与输尿管结石不易区分。典型的肠系膜淋巴结钙化呈斑片状。侧位片可以显示钙化的肠系膜淋巴结位于后腹膜的前部。

（2）排泄性尿路造影：排泄性尿路造影检查不再常规用于疑似结石患者。它很大程度上已被平扫CT所取代。由于这个原因，本书将不再对于这项检查进一步讨论。

（3）超声：尿路结石常在超声中表现为强回声伴后方声影（图 11-5）。此特点在透 X 线及不透 X 线的结石均可以观察到，能够有效地将透 X 线结石与其他造成集合系统充盈缺损的病变鉴别，如凝血块或肿瘤。如果肾脏能够显示良好，0.5mm 大小的肾结石即可被显示。采用彩色多普勒超声显像时，许多结石表现为红蓝快速交替的伪影（图 11-6）。这种"闪烁伪像"在任何粗糙表面的深部都能被探及，最常见于钙化。"闪烁伪像"使肾结石更易被分辨。然而，仅以闪烁伪像诊断肾结石是不准确的。事实上，单独闪烁伪像诊断尿路结石的敏感度仅为 80%。以薄层 CT 平扫作为金标准，其特异度仅为 40%，也就是说大多数肾内孤立的闪烁伪像不是肾结石造成的。所以，这一征象需与其他超声表现联合起来，观察是否有强回声伴后方声影。综合考虑各征象可以提高尿石症诊断的特异性，但降低了敏感性（只有 30%）。

超声也有助于诊断集合系统梗阻性疾病。尽管由于结石引起的急性输尿管梗阻所致的肾盂肾盏扩张和输尿管扩张通常是轻微的，它仍然可以与正常的集合系统区分开来（图 11-7）。此外，沿着扩张的输尿管常可以追踪到梗阻部位及结石（图 11-8）。

彩色多普勒超声也可诊断尿路梗阻，此时不能探及梗阻侧膀胱内输尿管间歇性喷尿现象。输尿管喷尿是正常蠕动无梗阻的输尿管内的尿液喷入膀胱时引起的多普勒频移（图 11-9）。因输尿管蠕动具有间歇性，故观察此征象时需要对输尿管膀胱交界处持续观察数分钟。当双侧喷射不对称，一侧弱于

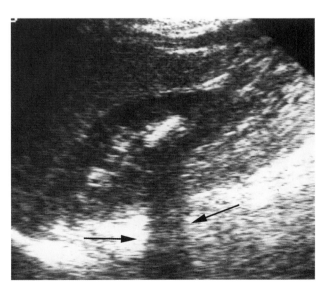

▲ 图 11-5　尿石症患者的超声表现
超声纵向切面显示右肾下极的强回声结构，其后方声影明显（箭）

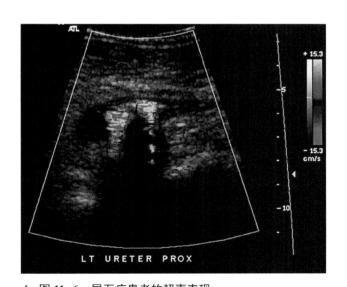

▲ 图 11-6　尿石症患者的超声表现
多普勒纵向切面显示左侧输尿管近段强回声，同时有广泛的闪烁伪像

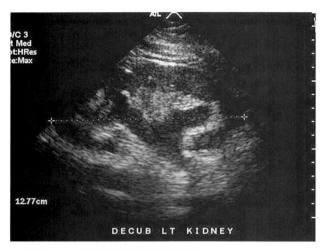

▲ 图 11-7　尿石症患者的超声表现

超声纵向切面显示：由于尿路梗阻所致的肾内集合系统和肾盂扩张使得肾窦脂肪分离

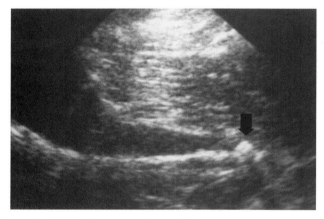

▲ 图 11-8　尿石症患者的超声表现

长轴切面显示近段输尿管扩张止于近段输尿管内强回声处（箭），诊断为输尿管结石梗阻

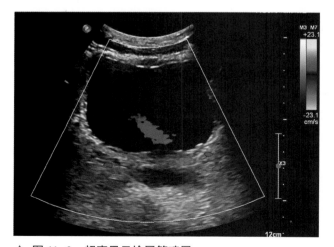

▲ 图 11-9　超声显示输尿管喷尿

多普勒横断面显示一束尿液自左侧输尿管喷入膀胱，观察几分钟后发现，右侧输尿管无喷尿现象，诊断为右侧输尿管梗阻

对侧或一侧缺如，均强烈提示有梗阻可能。

（4）CT

①CT 平扫发现尿路结石：CT 在发现或排除尿路结石方面是非常准确的，几乎所有的结石在 CT 上都表现为高密度。CT 检查肾结石时，建议屏气扫描，使用 1.25 ～ 5mm 层厚的螺旋扫描，扫描范围从肾脏的顶部一直到膀胱底部。无论薄层还是厚层扫描，大部分结石表现为高密度，如果仅进行厚层扫描，有时会忽略一些较小的结石（图 11-10）。肾结石的 CT 检查通常不需要进行增强扫描，也不需要口服对比剂。患者通常仰卧位，但也有建议常规采取俯卧位，以区分结石是卡在输尿管膀胱连接处还是已经进入了膀胱。通常仰卧位也容易区

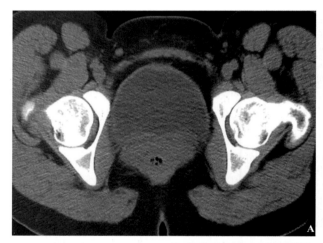

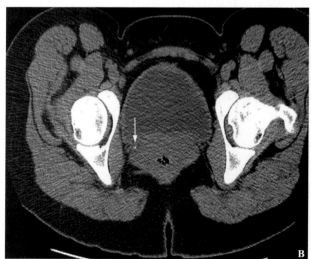

▲ 图 11-10　仅在薄层图像显示的右侧输尿管远端小结石

A. 平扫 CT 图像，层厚 5mm，没有显示右侧输尿管膀胱结合处的微小结石；B. 以 2.5mm 重建后，结石得以显示（箭）

分这两种情况，因为大多数位于输尿管膀胱连接处的结石是位于输尿管远端而不是在膀胱里。冠状位重建有助于精确测量结石长轴的尺寸（图 11-11 和图 11-12）。此外，在冠状位比轴位更容易观察到肾内结石。在 CT 上可以看到钙化、磷酸盐、胱氨酸甚至透 X 线的结石，比如尿酸结石，因为这些

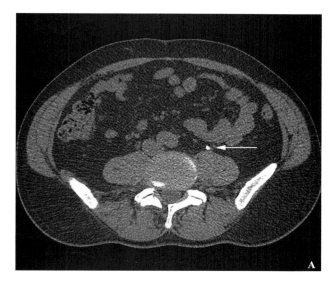

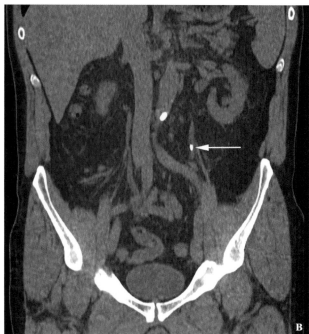

▲ 图 11-11　冠状位重建图像的作用
A. CT 平扫轴位图像显示左侧中段输尿管内小结石（箭），结石的最大径线约 3mm；B. 冠状位重建图像显示结石 z 轴上的直径是最长的。在该图中结石的最大径线约为 6mm（箭）。与这个病例一样，许多输尿管结石如果仅在轴位图像上测量，则会低估结石的大小

结石的密度远远高于尿液或软组织。只有基质或代谢性结石（包括那些在使用蛋白酶抑制药的患者所产生的结石）在平扫 CT 上看不到（图 11-13）。

②增强 CT 发现尿路结石：虽然传统上认为在发现尿路结石方面平扫 CT 要优于增强 CT，但很少有研究比较这两种扫描方法的敏感性。事实上，很多结石可以在增强 CT 扫描中对比剂排泄到肾集合系统之前就被发现，如果结石比较小还有可能漏诊（图 11-14）。例如，在一项研究中，在对比增强 CT 扫描的门静脉期或肾皮质期图像中，可以发现 95% 的最大径至少为 3mm 的结石和 99% 的直径至少为 4mm 的结石。相比之下，发现最大径 < 3mm 和 < 2mm 的微小结石的概率仅仅分别为 72% 和 61%。发现这些微小结石是否有临床意义仍有争议。即使这些结石在一定时候会进入输尿管并引起输尿管梗阻，但它们很可能能够自发性通过输尿管。

③平扫 CT 分析结石成分：大量研究报道，试图通过 CT 值测量来区分不同类型尿路结石。大多数研究表明，总的来说，尿酸结石的 CT 值要比其他类型的结石低很多（尿酸结石测量的 CT 值通常在 100 ～ 500HU）。一项调查发现，用综合结石的密度和尿 pH 可以确定是否为尿酸结石，并具有较高的阳性预测值（前提是结石足够大，可以准确测量，直径 > 4mm）。在尿 pH 为 5.5 或更低的患者，如果这种大小的结石的 CT 值小于 500HU，90% 的可能性是尿酸结石。相比之下，大多数其他类型结石的 CT 值要高得多，伴有钙化的结石的密度最高。许多钙石的 CT 值在 800 ～ 1000HU。磷酸镁铵结石和胱氨酸结石的 CT 值倾向于在这两者之间，但会有很多重叠。例如，在一个综述中，胱氨酸结石集中分为两组：大多数结石的 CT 值 < 550HU（这与尿酸结石的 CT 值有重叠）；少部分的 CT 值 > 850HU（这与钙石有重叠）。

目前一致认为，在大多数患者中，根据常规 CT 测量的结石密度来确定结石性质是不够准确的。这是因为许多结石太小而无法进行测量，并且不同化学成分的结石密度有很多重叠，包括尿酸和非尿

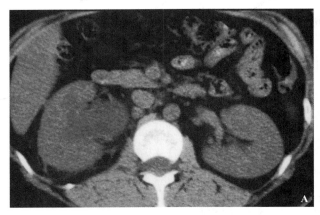
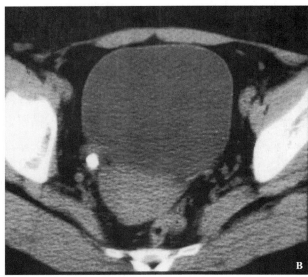
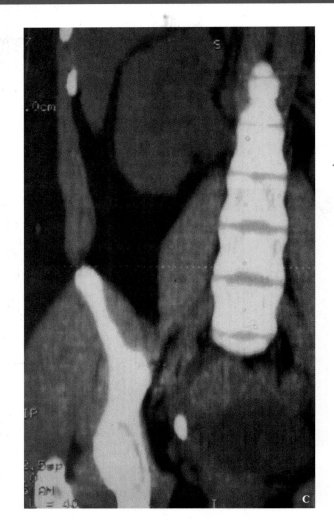

▲ 图 11-12　重建图像的作用

A. CT 平扫轴位图像显示右侧肾盂肾盏扩张；B. 1 个大的输尿管结石嵌顿在输尿管膀胱交界处；C. 冠状位重建图像显示扩张的输尿管延伸至结石所在的输尿管膀胱交界处。结石的径线在这张冠状位图像上最长

酸结石之间，它们的 CT 密度都有很多重叠。此外，许多结石含有混合成分。例如，一些结石包含尿酸和钙质成分。因此，目前并没有将 CT 广泛应用于尿路结石性质的鉴别。

④ 双能 CT 分析结石成分：几年来，许多研究者分析了双能 CT 对尿路结石化学成分鉴别的能力。双能 CT 能同时使用低能量（即 80kV）和高能量（即 140 ～ 150kV）的 X 线进行扫描。低能量和高能量扫描获得的结石密度的不同可以提供更多关于结石成分的信息。研究表明，大多数患者进行双能 CT 检查都不会明显增加总辐射剂量。

双能 CT 在评价尿路结石性质方面比常规 CT 更为有效。在一些研究中，双能 CT 在区分尿酸结石和非尿酸结石上的准确度达 90%。利用双能 CT，可以获得含钙物质密度图像和尿酸物质密度图像。前者显示高密度的含钙物质，而不显示尿酸结石；后者相反（图 11-15 和图 11-16）。

然而，双能 CT 也存在一些问题。区分所有不同类型的非尿酸结石仍然是不可能的，这是由于测量值有重叠，对于小结石（3 ～ 5mm）无法准确测量，并且许多结石都含有混合成分而被错误分类。此外，一些研究人员也发现，当使用不同双能 CT 设备扫描时，测量值也是不同的。

⑤ 平扫 CT 在急性侧腹部疼痛患者中的应用：在 1995 年，Smith 等比较了平扫 CT 与排泄尿路造影在评价急性侧腹部疼痛方面的价值。作者发现，

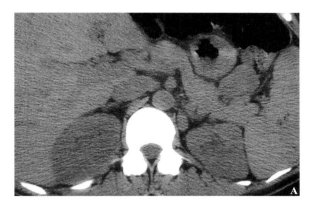

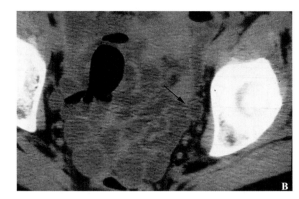

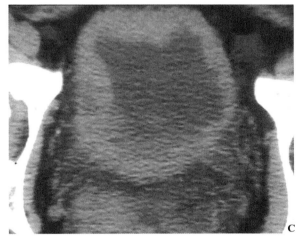

▲ 图 11-13　平扫 CT 显示的茚地那韦结石。一位 HIV 感染的患者突发左侧胁肋部疼痛
A ～ C. 整个左肾集合系统的图像显示左侧肾盂肾盏及输尿管扩张（箭）一直延伸至输尿管膀胱交界处。没有高密度结石显示

在发现输尿管绞痛患者的尿路结石方面，平扫螺旋 CT 要优于排泄性尿路造影。从那时起，CT 已成为评估急性侧腹部疼痛患者的首选方法。目前的数据显示，CT 发现尿路结石的敏感性为 97%，特异性为 96%，阳性预测值为 96%，阴性预测值为 97%，总体准确度为 97%。

　　CT 可以通过发现主要和次要的影像表现对尿路结石进行诊断。主要影像表现是位于集合系统或输尿管腔内的结石（图 11-17）。虽然这看起来很简单，但是区分结石和泌尿系统外的钙化有时比较困难，特别是在盆腔，与静脉石的鉴别尤其问题比较多。特别是很瘦的患者，因其腹膜外脂肪比较少，鉴别可能是一个大问题。正如前面提到过的，在普通平片上，许多静脉石因中心有低密度区而得以与结石区别。不幸的是，这一特点在 CT 上并不常见。

　　有时，性腺静脉可以与输尿管相混淆。在肾门水平，输尿管位于性腺静脉的内侧；当输尿管降

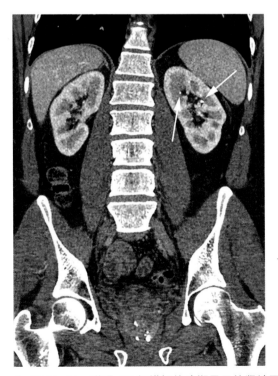

▲ 图 11-14　增强 CT 扫描门静脉期显示的肾结石
一增强 CT 扫描冠状位重建图像显示两个小结石位于左肾中部到肾上极的区域（箭）

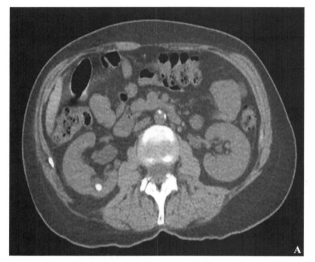

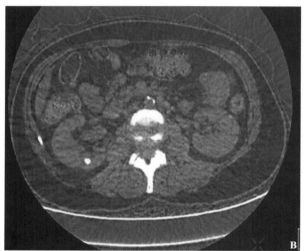

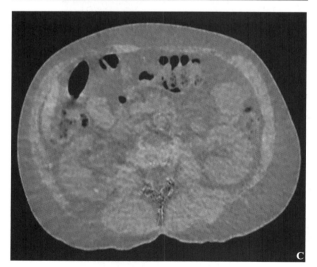

▲ 图 11-15 结石的主要成分是钙的双能 CT 表现（由 Ravi Kaza，M.D. 提供）

A. 重建的单色平扫 CT 轴位图像（75keV）显示右肾有一结石；B. 钙物质密度图像也显示出结石；C. 根据同样数据重建的尿酸物质密度图像几乎看不到结石

至骨盆时，这两者会交叉，之后输尿管位于性腺静脉的外侧（图 11-18）。性腺静脉的位置也比输尿管的位置要靠前。有时，在性腺静脉可以形成钙化的静脉石。这可能与输尿管中段的结石相混淆（图 11-19）。

次要的影像表现为输尿管梗阻，几乎可以见于所有梗阻性结石患者。次要影像表现有多种，包括最常见的集合系统和（或）输尿管的扩张及肾周水肿和积液。肾周水肿和积液可以在肾周间隙和肾窦产生轻度、中度或重度的条索样改变（图 11-20）。相对少些的众所周知的征象包括梗阻侧肾脏的增大和轻度密度减低（梗阻侧肾实质 CT 值比非梗阻侧的低将近 5HU）。

急性输尿管梗阻的最早征象是由于急性梗阻引起的肾盏周围脂肪消失。输尿管也会迅速扩张，仔细观察连续的图像会发现梗阻的位置。实验室数据表明在急性梗阻发生后的 10min 内就可以发现输尿管扩张。Smith 等发现：输尿管结石患者中，90% 会发现输尿管扩张，而没有急性结石的患者中 90% 没有输尿管扩张。然而，单纯的输尿管扩张并不能作为急性梗阻的唯一证据，患者近期有结石排出、感染、以前有过梗阻、膀胱输尿管反流都会出现这种征象。然而，Smith 等的研究表明，将肾盂肾盏输尿管扩张和输尿管和（或）肾脏周围水肿 / 条索样改变结合起来诊断输尿管结石的阳性预测值达99%。

当 CT 上见到肾周水肿和集合系统扩张等急性梗阻的典型征象，但却没有明确的结石时（图 11-21），应提示近期有过结石并且结石已排出的可能，特别是如果患者有过近期侧腹疼痛但已缓解这样的病史更支持这一结论。然而，必须强调的是，肾周条索并不是现在或近期出现输尿管梗阻的特异征象。这一征象也有可能出现在急性肾盂肾炎、肾静脉血栓形成、肾梗死或其他非特异性肾脏疾病（图 11-22）。因此，如果 CT 扫描显示了继发征象，但是没有发现明确的输尿管结石时，必须谨慎诊断，尤其是在有发热或其他急性泌尿系感染证据的患者尤其要谨慎。

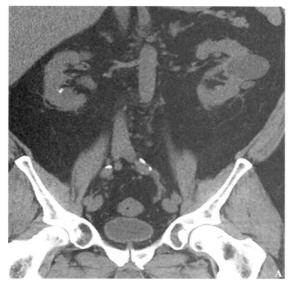

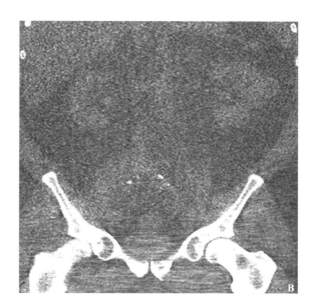

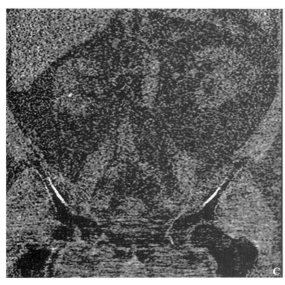

▲ 图 11-16　尿酸结石的双能 CT 表现（由 Ravi Kaza，M.D. 提供）

A. 重建单色平扫 CT 轴位图像（75keV）显示右肾有一结石；

B. 钙物质密度图像没有显示结石；C. 根据同样数据重建的尿酸物质密度图像可以清楚地看到结石

　　少部分结石症患者缺乏继发征象，如果不能观察到输尿管全程，则诊断尿石症会更困难。能够将泌尿系结石与泌尿系统外的腹部和盆腔钙化鉴别开来的影像征象（主要是鉴别尿路结石和静脉石），包括"环"征和"彗星尾"征。

　　"环"征指的是嵌顿在输尿管内的结石周围可以看到一层薄的软组织，这在静脉石周围没有（图11-23）。只有在结石周围有足够的脂肪时才能观察到，这样才能使结石与周围软组织区分开来。如果有"环"征，则提示盆腔内的钙化很有可能是输尿管结石。"环"征更有可能出现在较小的结石周围而不是较大的结石。它代表了小结石周围水肿的输

尿管壁。

　　"彗星尾"征描述了一种从骨盆钙化延伸出来的线样或弧形的软组织密度。它可能代表了含钙化静脉石的静脉（图11-24）。如果有此征象，则提示盆腔内钙化极有可能是静脉石。然而，必须注意的是要区分钙化的"尾巴"是扭曲的输尿管（假尾巴）还是静脉（真正的尾巴）。一些作者质疑"环"征和"彗星尾"征是否有用，他们指出这些征象的读片者之间一致性较差，而且没有继发梗阻征象的患者很少能见到这些征象，无论输尿管内是否有结石。

　　对疑似有尿石症的患者进行 CT 检查的另一重要的好处是可以发现导致同样症状的其他原因，从

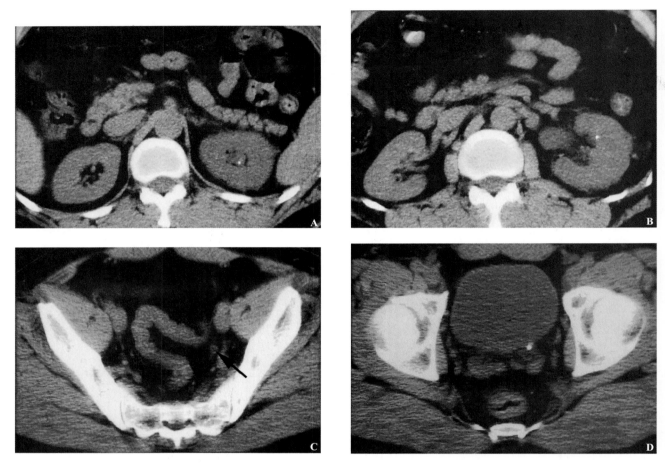

▲ 图 11-17　一位急性侧腹疼痛患者的 CT 检查

A. 平扫 CT 轴位图像显示左肾上极肾盏扩张，其周围脂肪消失，扩张的肾盏内可见一小结石；B. 左肾中部图像显示肾盂扩张及肾盏内另一个结石；C. 左侧输尿管扩张（箭）一直延续至盆腔；D. 可见结石嵌顿在左侧输尿管膀胱交界处

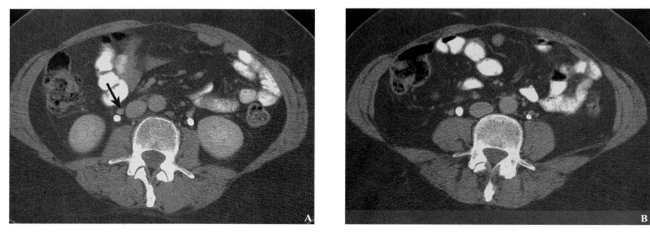

▲ 图 11-18　CT 上性腺静脉和输尿管之间的关系

A. 轴位增强 CT 扫描排泄期肾下极水平图像显示性腺静脉（箭）位于输尿管的内前方；B. 更下方的层面显示性腺静脉位于输尿管的外侧

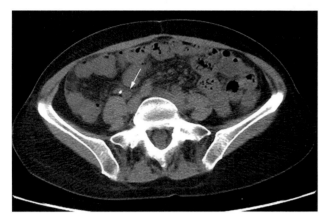

▲ 图 11-19　CT 上显示性腺静脉钙化的静脉石

轴位平扫 CT 图像上显示右侧性腺静脉内一钙化的静脉石，输尿管（箭）位于其内侧

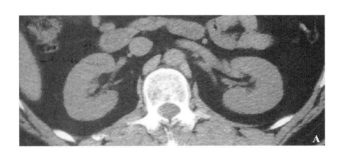

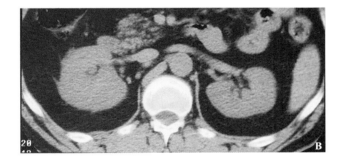

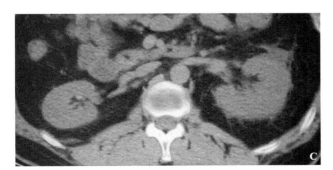

▲ 图 11-20　CT 显示肾周索条

A. 轴位 CT 平扫图像显示双侧正常肾周脂肪；B. 另一位患者的轴位 CT 平扫图像显示右肾周轻度索条状影；C. 第三位患者的轴位 CT 平扫图像显示更明显的（中度至重度）左肾周条索样改变

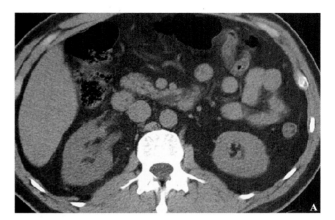

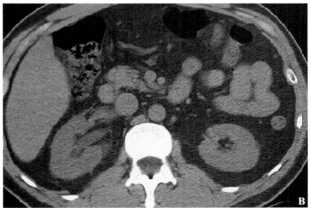

▲ 图 11-21　近期有结石排出病史的患者的肾脏 CT 图像

A、B. 两幅 CT 平扫轴位图像显示右侧肾周轻度条索影，该患者近期有结石排出病史，其他图像中未见右侧输尿管内钙化结石

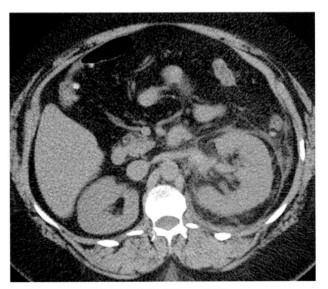

▲ 图 11-22　肾静脉血栓形成的 CT 图像

CT 平扫轴位图像显示左侧肾脏集合系统轻度扩张以及肾周条索状影伴积液，这是典型的输尿管结石引起输尿管梗阻后的继发表现，然而该患者是急性肾静脉血栓形成

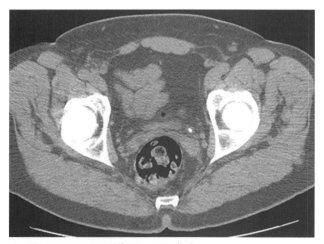

▲ 图 11-23 CT 图像显示"环"征

CT 平扫轴位图像显示左侧远段输尿管内结石的边缘有软组织密度环，这一征象仅出现在结石周围（而不出现在静脉石）

而做出其他诊断。有研究表明，对疑似肾绞痛患者进行 CT 检查但却发现需要治疗的其他疾病的情况，占这类患者的 15%～25%，包括肾细胞癌（图 11-25）、出血性肾囊肿（图 11-26）、肾静脉血栓形成（图 11-22）、腹主动脉瘤破裂（图 11-27）、淋巴结增大和妇科异常。

⑥ 肾结石 CT 检查的辐射剂量：在过去 30 年中，CT 使用的增加已经导致患者接触的 X 线剂量（辐射暴露）急剧上升。有已知或怀疑复发的泌尿系统结石的患者特别容易辐射暴露，因为急诊科医生有可能需要在短时间内进行多次肾结石的 CT 检查。一些患者有可能在几年内进行几十次检查。这

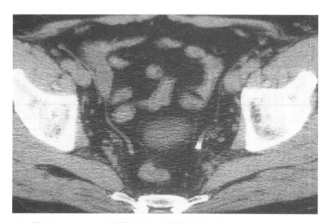

▲ 图 11-24 CT 图像显示"彗星尾"征

CT 平扫轴位图像显示盆腔左侧一线状软组织密度影与一钙化的静脉石相连，线状软组织影可能是含血栓的静脉。该征象仅见于静脉石附近（而不见于输尿管结石）

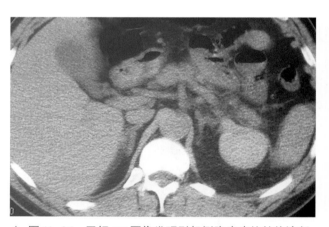

▲ 图 11-26 平扫 CT 图像发现引起侧腹疼痛的其他诊断：出血性肾囊肿

轴位 CT 平扫图像显示左肾上极一高密度的肿块，可能代表血肿，肾周见少许条索样影

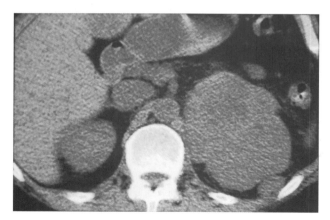

▲ 图 11-25 在平扫 CT 图像发现引起侧腹疼痛的其他诊断：肾癌

轴位 CT 平扫图像显示左肾上极一不规则大肿块，最终诊断是肾癌

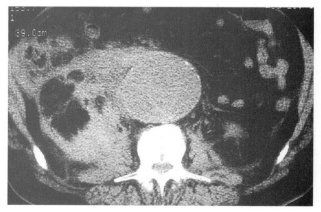

▲ 图 11-27 在平扫 CT 图像发现引起侧腹疼痛的其他诊断：腹主动脉瘤破裂

轴位 CT 平扫图像显示一大的腹主动脉瘤破裂伴邻近广泛的血肿

些患者有辐射诱发癌症的风险。这种情况尤其如此，因为许多肾结石患者很年轻，对辐射更敏感。他们的预期寿命也更长。

近年来，为减少 CT 检查的数量和所有必须要进行的 CT 检查的辐射剂量，人们已经做出了很多努力。Smith-Bindman 和他的同事最近一项研究表明，对怀疑尿路结石症的患者首诊采用超声检查会减少患者的辐射暴露，在严重不良事件的发生上并没有显著差异。当然，这项研究中，很多但不是所有的分配到首诊超声组的患者最后也进行了 CT 检查。

在过去的几年里，一些旨在减少辐射剂量的 CT 硬件和软件技术已经得到实施。这些包括对偏瘦体型患者进行结石 CT 检查时降低暴露 mA 数（例如从 120kVp 降至 80kVp），以及使用自动剂量调节（在扫描偏瘦和身体密度偏低的部分时可以自动降低剂量）。GE 公司（milwaukee, WI）也采用了诸如自适应统计迭代重建（adaptive statistical iterative reconstruction，ASIR）和基于模型的迭代重建（model Based iterative reconstruction，MBIR）技术，该技术使患者在进行检查时受到的辐射剂量大幅度减少。患者的辐射暴露剂量可以降低至

< 1mSv，相当于一个腹部平片的剂量。这在肾结石患者的 CT 检查中尤其可行，因为高密度的结石和邻近软组织的对比很强。尿路结石和邻近软组织之间的差别通常很容易被发现，即使是在噪声更大的低剂量 CT 图像上也是一样。

当然，图像噪声增加是大幅减少剂量必须付出的代价。低剂量图像（特别是那些使用 MBIR 获得的图像）噪声更大，更不美观（图 11-28）。此外，对于类似软组织密度结构的评估也会更受限。这会导致识别与尿路结石临床症状相仿的其他疾病的能力减低。

（5）MRI：MRI 通常不用于尿路结石的检查，但偶尔，患者因其他原因进行检查时会发现有尿路结石。因为钙化显示为无信号，尿路结石在 MRI 上由于信号缺失而显示为充盈缺损（图 11-29）。

3. 尿路结石的治疗

因为所有尿路结石中约 80% 可以自行排出，因此尿路结石的患者通常不需要进行干预。事实上，超过 90% 的直径在 4mm 以下的结石以及 50% 的直径在 4～7mm 的结石都能自行排出。相反的，直径在 8mm 或更大的结石很少能自行通过输尿管进入膀胱，通常是需要进行干预治

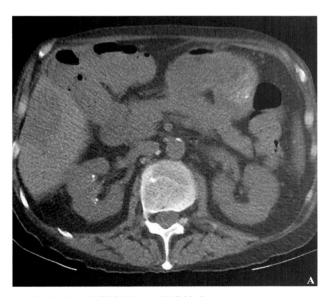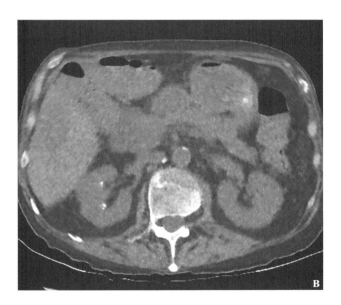

▲ 图 11-28 辐射剂量 CT 重建技术
A.ASIR 轴位 CT 平扫图像显示右肾多发小结石，估测该患者接收的辐射剂量为 2.4mSv；B. 同一层面 MBIR 成像也能显示右肾结石，图像没有锐利的边缘，也不美观，估测该患者接收的辐射剂量为 0.6mSv

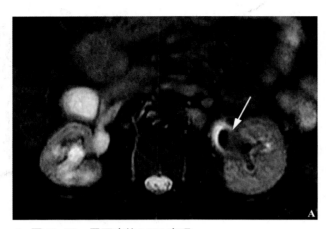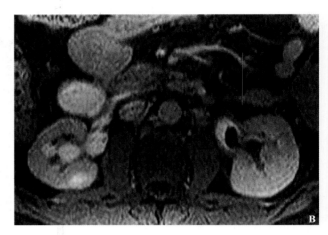

▲ 图 11-29　尿石症的 MRI 表现

A.MRI T_2WI 轴位图像，左肾集合系统内鹿角样结石显示为一大的充盈缺损（箭）；B. 在增强 T_1WI 压脂图像中，结石显示得更为清晰

疗的。

　　几乎所有的位于原始或重建尿路的结石都可以使用 ESWL 或泌尿系统内操作进行治疗，无论结石大小、位置或硬度。这些技术的成功开展使得现在很少使用外科开放性手术治疗结石。

　　ESWL 通过击碎结石使之自行排出来治疗尿路结石，已经成为症状性肾结石的主要治疗方法，多数患者几乎不需要经皮肾造瘘术治疗。然而，许多患者在 ESWL 术后仍会残留结石碎片，这些结石碎片更容易出现在先前的结石较大的患者。由于重力的作用，这些碎片更容易在集合系统的下极聚集。事实上，在进行过 ESWL 的患者中有 50% 的患者可以看到结石碎片残留。虽然 ESWL 治疗结石较容易，但有一些结石却不易被 ESWL 击碎，这些包括非常不透 X 线的一水草酸钙结石以及那些边缘平滑而不是粗糙轮廓的胱氨酸结石。

　　一些患者仍然需要经皮治疗，以辅助 ESWL 或治疗结石不完全通过引起的并发症，而大的结石包括鹿角样结石可能只能应用经皮技术进行治疗。

　　影像学检查已经被用于预测 ESWL 治疗后碎石成功的可能性。研究发现，腹部平片检查中可以预测 ESWL 击碎尿路结石的能力。例如，对于最大径＜ 1.5cm 的肾盂结石，如果密度比骨质更高且密度均匀或者如果表面轮廓光滑不规则时，就不太

可能被有效地分解，有上述两个特点中任何一个，则成功率只有 50%～ 60%；而如果没有这些特点则成功率是 90%。CT 上测量结石密度也可以用于预测 ESWL 碎石成功的可能性，结石密度越高（如那些超过 976HU 的）则越不容易被击碎。还有一些影像学特征对于预测 ESWL 成功率有用。碎石不成功者更容易发生在较大的结石、表面积更大的结石（结石越不规则，表面积越大），以及皮肤到结石的距离更长的患者（由于患者的体积较大）。

　　影像学检查也被尝试用于预测经皮肾造瘘结石取出术在获得无结石和无碎片结果方面的有效性。有学者曾经提出过一些评分系统，但都没有被广泛接受，然而，这些评分系统确定了一些可以预测治疗效果的因素。这些因素包括结石的位置（位于上极的结石更难移除）、结石的 CT 值（结石密度越高，越难碎裂）、结石的多发性（结石很多时很难成功）、解剖异常（比如结石位于肾盏憩室内）、是否存在部分或完全性鹿角形结石、尿路的长度、是否存在梗阻、既往是否有脊柱疾病（脊柱裂或脊髓损伤）以及既往手术史。一个评分系统甚至把医院既往曾经实施经皮肾造瘘结石取出术的例数作为一个预测因子。

　　在评估患者结石移除术后并发症时，也需要影像学检查，特别是 CT。其中一种并发症为输尿管内结石碎片导致集合系统的梗阻。当治疗中等或大

的结石时，结石碎片更易引发问题。这些碎片可以在远段输尿管内一个挨着一个堆积，这种情况被称为"石头街"，会导致梗阻（图 11-30）。对于长期存在的"石头街"，可能需要进行治疗。ESWL 操作后出现的其他并发症包括包膜下和肾周血肿，以及不常见的邻近器官的损伤（肝脏、脾脏、胰腺，后者导致的胰腺炎）。经皮结石清除术可能引起的并发症包括持续存在的肾集合系统的损伤、肠穿孔、气胸和胸腔积液。

（二）妊娠女性尿石症

尿石症是孕妇腹痛常见的非产科原因。通常见于妊娠的第二期（4～6 个月）和第三期（7～9 个月）。有趣的是，与其他成年患者相比，大多数孕妇会形成磷酸钙结石而不是草酸钙结石。对于孕

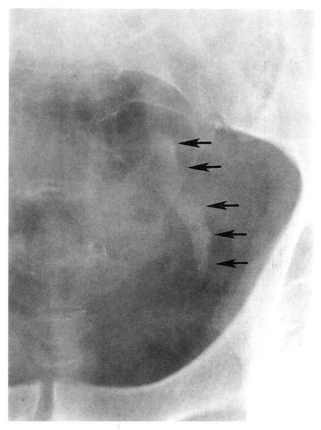

▲ **图 11-30**　在体外震波碎石术后结石碎片形成的"石头街"征象

ESWL 术后，在远段输尿管可见一排多发结石碎片形成的"石头街"（箭）

妇尿石症的诊断比一般人群要困难得多，主要是担心胎儿会受到电离辐射。此外，由于增大的子宫和胎儿的存在使得下腹部和盆腔内的解剖结构被挤压，因此评估更加困难。

对于怀疑尿路结石的孕妇的影像学评估应首选超声检查。超声能直接观察到肾脏和远端输尿管近输尿管膀胱连接处的结石，然而，大部分输尿管是不能观察到的。超声可以评估所有患者的急性尿路梗阻的征象，包括肾盂肾盏扩张、阻力指数不对称增加（有症状一侧的阻力指数 > 0.70，高度提示存在梗阻）、彩色多普勒超声检查在可疑梗阻侧发现缺乏输尿管喷尿征象（检查时需要观察这一区域至少 5min）。不幸的是，大多数孕妇会出现肾内集合系统和输尿管的"生理性"扩张，这一现象更常见于右侧。这种扩张可能是由于胎儿的压迫和激素变化引起的。对于急性胁腹痛的患者，超声很难区分尿路梗阻和生理性扩张，除非能直接观察到梗阻的结石。一些研究人员提倡使用 MRI 平扫的重 T_2WI 作为二线检查方法。但是，如果可能的话，应该避免使用钆对比剂，因为理论上钆对比剂对胎儿是有风险的。在获得患者同意和咨询医生后，可以使用低剂量平扫 CT 进一步评估。

（三）儿童尿石症

虽然尿石症很少出现在儿童，但其发病率是逐渐增加的，特别是青少年。与成人一样，大部分儿童的尿路结石是由草酸钙组成的，然而，磷酸钙也较常见。在发展中国家，膀胱结石在儿童中很常见。它们通常是尿酸结石，但与尿路梗阻和感染无关。在工业化国家，儿童尿路结石和成人一样，在上尿路中更常见。

在成人中看到的尿石症的男性优势在儿童中并不存在，男孩和女孩的发病率是一样的。血尿是最常出现的症状；与成人患者由于肾绞痛出现的严重疼痛不同，儿童经常主诉弥漫性腹痛。绝大多数患儿都有潜在的诱发因素。因此，尿石症的儿童必须仔细检查是否有代谢性、解剖性和感染性病因。儿童结石的另一个主要病因是制动，如骨折或

其他疾病后发生的。尿石症在非常年幼的儿童中罕见，但是已经有报道出现在应用过呋塞米的早产婴儿中。

二、肾盏憩室内结石和钙乳症

肾盏内憩室是先天性的内覆有尿路上皮的囊性结构，通常与肾集合系统有一个狭颈相连。憩室的颈部是可变的，虽然可以很大，但大多数时候是窄短的或窄长的。偶尔，颈部可以阻塞。

肾盏憩室不分泌尿液，然而，由于肾脏集合系统排泌的对比剂会反流进入憩室，所以憩室通常会在排泄性尿路造影时表现为高密度。肾盏憩室分为两型：较常见的小的肾极型（Ⅰ型）和较少见的大的肾中央型（Ⅱ型）。肾盏憩室通常无症状，然而，也会出现并发症。憩室内也会形成结石，有时会出现疼痛和（或）血尿的症状。

常规的腹部平片或超声以及 CT 检查均可以发现肾盏憩室内的结石（图 11-4 和图 11-31）。所有的断层影像检查都可以发现肾盏憩室，然而，憩室与集合系统的交通只有在排泌期才能观察到，在这一时期憩室表现为高密度（图 11-31）。在超声、平扫 CT 或 MRI、增强 CT 或 MRI 的早期，憩室可以与肾皮质和肾盂旁囊肿相混淆。

偶尔，肾盏憩室内可形成黏稠的钙盐悬浊液，称为钙乳。肾脏囊性肿物内有钙乳并不能直接诊断为肾盏憩室，有时也可以在肾囊肿、阻塞和扩张的肾内集合系统内发现钙乳。钙乳中可以包含有多种成分，包括草酸钙、磷酸钙和（或）碳酸钙。

钙乳在腹部平片上常显示肾脏投影区内为模糊的不透射线的致密影。在超声上，结石成分常常有回声，而在 CT 上，钙乳表现为在憩室或其他空腔中坠积于底部的一层高密度物质，由于跟水的密度不同而形成液 - 液平面（图 11-32）。有钙乳的患者有时但不总是有临床症状，可以表现为疼痛和（或）血尿。钙乳也可以发生感染。症状持续存在则需要进行治疗。

当必须对憩室内的结石或钙乳进行治疗时，如果是结石则必须采用经皮技术，因为 ESWL 术后的碎石不一定能顺利进入集合系统，至少当憩室颈部很窄或发生梗阻时结石碎片无法轻易穿过。如果是钙乳，ESWL 也没必要，因为没有形成具体的结石；这时要进行经皮肾造瘘结石取出术或腹腔镜取石，术前通常需要扩张憩室颈部，以利于结石碎片或钙乳顺利进入集合系统。

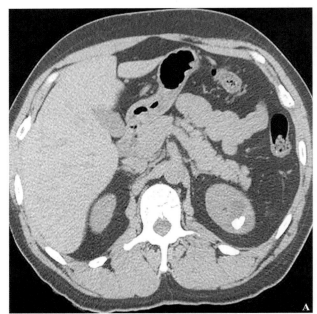

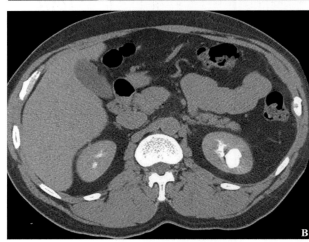

▲ 图 11-31　肾盏憩室内结石的 CT 表现

A. 轴位 CT 平扫图像显示左肾上极一个大的钙化，一个小的水样密度的肿物位于钙化的前方，但并不能确定钙化是否位于肿块内还是肿块旁边；B. 轴位增强 CT 排泌期显示几分钟后排泌的对比剂反流至肿物内聚集，并且包绕结石，因此诊断为肾盏憩室内结石

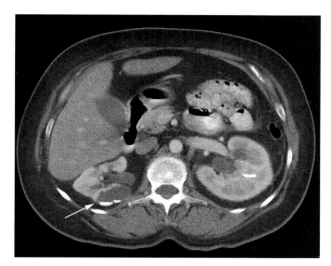

▲ 图 11-32 囊性肾脏病变内钙乳的 CT 表现

轴位 CT 扫描皮髓质期显示右肾低密度病变内钙质沉积呈层状（箭），钙化部分有一个水平的边缘，与水形成液 - 液平面

三、肾钙盐沉着症

肾钙盐沉着症指肾实质内和肾集合系统外的钙化。当细胞外液中的钙、磷酸或草酸溶解物过量时就会析出，在肾脏形成钙化。肾钙盐沉着症的原因有很多。其中许多原因都是由于血清中或排泌至尿液中的钙异常增多造成的，这一点并不奇怪。某些疾病在肾脏特定的解剖部位形成钙化（表 11-1）。因此，转移性肾钙盐沉着症可以进一步按照主要的发生部位分为两种类型：肾髓质钙盐沉着症和肾皮质钙盐沉着症，前者更常见。

（一）肾髓质钙盐沉着症

1. 病因

顾名思义，肾髓质钙盐沉着症是指大部分钙化发生在肾髓质。通常是双侧的；但可以有例外，最常见的例外是髓质海绵肾，它可以是单侧，甚至是节段性的。

肾髓质钙盐沉着症最常见的病因是甲状旁腺功能亢进、远端（Ⅰ型）肾小管性酸中毒（renal tubular acidosis, RTA）、肾小管扩张症。然而，最近研究表明，在没有任何系统性疾病的患者中也可

能出现肾钙盐沉着症。肾髓质钙盐沉着症也是一个已知的发生于早产儿的并发症，其患病率和孕龄之间存在相关性。其他少见病因包括乳碱综合征、结节病、维生素 D 中毒、其他高钙血症、低磷血症、威廉（William）综合征、巴特（Bartter）综合征、原发性醛固酮增多症、肾毒性药物的并发症（如呋塞米和两性霉素 B）。在接下来的段落中，我们将简要讨论肾髓质钙盐沉着症的最常见原因。

（1）特发性肾髓质钙盐沉着症（缺乏系统性疾病）：放射科医生从影像表现上很难区分肾结石和肾髓质钙盐沉着症。最近的研究表明，许多进行碎石和取石患者的影像检查认为其集合系统中有残留的结石碎片，但在随后进行的泌尿道内腔镜等检查时却没有发现任何结石。事实上，这些"结石"实际上是肾髓质钙盐沉着。相当数量的没有系统性疾病的"肾结石"患者，实际上是肾髓质钙盐沉着症或同时合并有肾结石和肾髓质钙盐沉着症。这在形成磷酸钙结石的患者身上尤其明显。例如在 Bhojani 和他的同事们进行的一项研究中，14 例有羟磷灰石结石的患者中，10 例（71%）有肾钙盐沉着症；19 例磷酸氢钙结石患者中，11 例（58%）有钙盐沉着症；相比之下，34 例草酸钙结石的患者中仅有 6 例（18%）有钙盐沉着症。这一发现并不令人惊讶，因为许多结石都是起始于肾锥体内的栓子和（或）斑块，而且磷酸钙和草酸钙结石形成的机制不同。现在，一些人认为肾结石和肾钙盐沉着症是一个疾病谱的不同阶段。

（2）甲状旁腺功能亢进：原发性甲状旁腺功能亢进可能是由于甲状旁腺腺瘤、癌或甲状旁腺主细胞增生引起的，最常见的原因是单发腺瘤。典型者表现为血清钙含量高而磷含量低，这一点有助于区分原发性甲状旁腺功能亢进与慢性肾病患者的继发性甲状旁腺功能亢进（后者血清磷水平也升高）。

（3）肾小管酸中毒：肾小管酸中毒（renal tubular acidosis, RTA）患者的肾小管存在缺陷，阻止了肾脏产生酸性尿液。这些患者形成结石和钙盐沉着症的风险增加，因为钙盐在碱性尿液的溶解度比酸性尿液要低。原发性 RTA 是由遗传性酶缺陷

引起的。原发性 RTA 的表现包括尿石症、骨软化症和低钾血症，可以使用碱化盐进行治疗。继发性 RTA 是由远端肾小管排泌氢离子的能力下降所致。能引起继发性 RTA 的疾病包括范可尼（Fanconi）综合征、肝豆状核变性（Wilson 病）以及两性霉素 B 毒性。

RTA 分为近端型和远端型。RTA 近端型（Ⅱ型）不会引起肾钙盐沉着症并且没有影像学异常。在远端型（Ⅰ型），远端肾小管不能分泌氢离子。这一缺陷导致了碳酸氢盐的丢失、酸排泌减少、继发性醛固酮增多症和低钾血症。约 75% 的患者出现肾钙盐沉着症，通常表现为肾髓质锥体内致密的簇状钙化。

（4）髓质海绵肾：肾小管的扩张为肾脏集合小管的囊性扩张，被认为是一种先天性的异常。这种扩张导致尿潴留，随后易出现髓质钙盐沉着和肾结石。"髓质海绵肾"一词即指肾小管扩张和髓质内钙盐沉着同时存在的情况。在髓质海绵肾中发现的钙化可由草酸钙或磷酸钙组成。通常较小并且无症状，但是钙化迁移到集合系统会增大，通过输尿管时会引起肾绞痛。

（5）乳碱综合征（Milk-Alkali 综合征）：食用大量抗酸剂和牛奶后出现的肾钙盐沉着症，被称为乳碱综合征。如前所述，碱性尿能促进肾实质内钙盐沉积（以及尿路结石的形成）。

2. 髓质钙盐沉着症的影像表现

髓质钙盐沉着症在腹部 X 线片检查中很容易发现，因为该病在肾髓质内形成多发钙化（图 11-33）。与肾结石不同，肾内钙盐沉着症的钙化即使很大，也不会形成肾盏和漏斗的铸形。尽管如此，肾结石和髓质钙盐沉着症区别起来还是很困难的，况且许多患者两者都存在。事实上，在某些情况下，要确定肾钙化是在集合系统还是肾实质内可能需要泌尿道内检查（如腔镜）。正如前面讨论过的，许多影像检查认为的肾实质内的钙化后经腔道泌尿外科检查证实为位于肾集合系统内（反之亦然）。髓质钙盐沉着症也可以通过超声来发现，表现为肾锥体内强回声灶，根据钙化的大小可以后方伴或不伴

声影（图 11-34）。CT 也能清楚地显示肾髓质内高密度的钙化（图 11-35）。

CT 和 MR 尿路造影可以用于明确作为髓质钙盐沉着症的原因是否为髓质海绵肾，因为使用对比剂后这些检查方法可以显示出肾乳头内肾集合小管扩张，呈肾锥体内毛刷样外观（图 11-36）。此外，由系统性疾病引起肾钙盐沉着症通常会弥漫性累及双侧肾脏，而肾小管扩张为解剖异常而不是代谢缺陷，所以它可以是双侧的，也可以是单侧的，甚至是节段性的。因此，单侧或节段性肾钙盐沉着症提示髓质海绵肾的诊断；如果髓质钙化呈线样排列，也是由于这些钙化位于薄的扩张集合管内所致，应诊断为髓质海绵肾。

（二）肾皮质钙盐沉着症

肾皮质钙盐沉着症是指肾实质内的钙化位于肾脏的边缘。在大多数患有皮质钙盐沉着症的患者，肾髓质锥体是正常的。

1. 病因

最常见的产生肾皮质钙盐沉着症的疾病为草酸盐沉着症、急性皮质坏死和慢性肾小球肾炎。另一个引起肾皮质钙盐沉着症的原因是移植排斥。同时，卡氏肺孢子虫、鸟 – 胞内分枝杆菌（mycobacterium avium-intracelulare, MAI）和巨细胞病毒感染可以使 HIV 感染患者的肾皮质内出现多发点状钙化。

（1）草酸盐沉着症：草酸的排泄增加可以是由于先天性代谢异常（原发性）或继发于其他疾病。高草酸尿症可以引起肾钙盐沉着症，也可导致草酸钙结石的形成。草酸盐沉着症指草酸晶体沉着在肾及肾外组织，如心肌、肺、脾脏或动脉壁。草酸钙晶体可能沉淀在肾小管中，从而阻塞肾小管并导致肾小管坏死和萎缩。这些晶体会刺激肾脏的免疫反应，引起间质性肾炎，从而引起进行性肾实质萎缩和肾衰竭。

原发性草酸尿是一种罕见的常染色体隐性遗传性的先天代谢异常。没有性别偏好。目前有三种确定的生化形式（由三种不同的酶缺陷引起，均会导

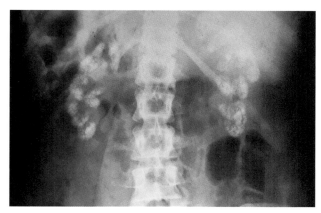

▲ 图 11-33　肾髓质钙盐沉着症的腹部 X 线片表现
甲状腺功能亢进患者的腹部平片显示双侧肾髓质内广泛的钙化

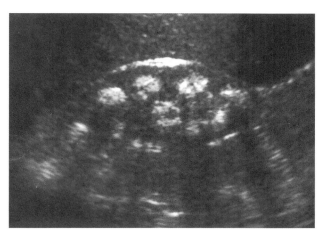

▲ 图 11-34　肾髓质内钙盐沉着症的超声表现
肾髓质钙盐沉着症的患者的超声纵轴图像显示肾锥体内高回声物质，大部分后方伴声影

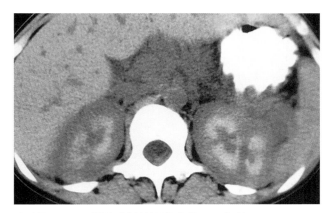

▲ 图 11-35　肾髓质钙盐沉着症的 CT 表现
CT 平扫轴位图像显示肾髓质钙盐沉着症的患者双侧肾脏髓质内细小的高密度物质（钙化）

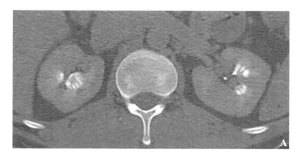

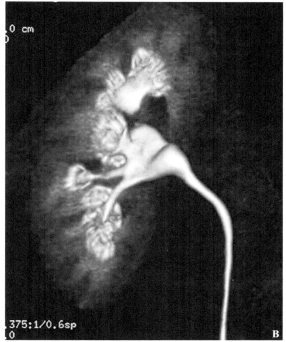

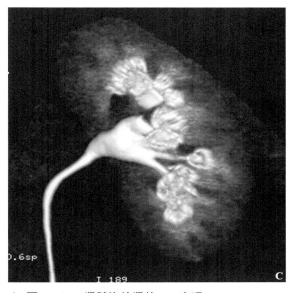

▲ 图 11-36　肾髓海绵肾的 CT 表现
A. 平扫 CT 轴位图像显示多个肾锥体内出现线样钙化，这种线样钙化提示其位于扩张的集合管内；B、C. 增强扫描排泄期冠状位容积重建图像显示肾锥体呈毛刷样外观，符合双侧肾小管弥漫性扩张的表现

致草酸产生过量）。最常见的缺陷是肝过氧化物酶丙氨酸（乙醛氨基转移酶）的减少或缺失，占病例的近80%。其他基因突变产生其他酶的异常，包括乙醛酸/还原酶/羟丙酮酸还原酶或4-羟基丙酮酸酯酶。所有这些突变都会导致尿液中草酸过多。然后尿液就会被钙和草酸所饱和，这些离子会在近端肾单元和集合小管内的肾小管细胞内沉淀形成晶体。

原发性草酸盐沉着症的患者在童年就会有肾结石，中位就诊年龄和诊断年龄大约是5岁和10岁。患者可以出现肾结石和（或）肾钙盐沉着症，后者是典型的皮质型，可见整个肾脏有致密的钙化形成。在最近的一项研究中，大约60%原发性草酸盐沉着症的患者有肾结石、34%有肾钙盐沉着症、24%同时有肾结石和肾钙盐沉着症。与只有肾结石的草酸盐沉着症患者相比，有肾钙盐沉着症的草酸盐沉着症患者出现终末期肾脏疾病的风险要高得多。

继发性草酸盐沉着症最常见的原因是小肠疾病，例如小肠切除术后、乳糜泻或克罗恩（Crohn）病的患者。由于草酸的溶解度增加，草酸在结肠的吸收增多。其他导致继发性草酸盐沉着症的原因包括吡哆醇缺乏、甲氧氟烷麻醉或高草酸绿色叶类蔬菜的摄入量增加。

（2）急性肾皮质坏死：急性肾皮质坏死最常由严重的血管损伤发展而来。在严重低血压患者中也可出现。在妊娠期间急性肾皮质坏死的典型临床症状是胎盘早剥和出血。急性肾皮质坏死也可由摄入诸如乙二醇（防冻剂）等毒素引起。急性损伤导致肾皮质组织坏死，进而发生纤维化（图11-37）。经过长时间后，肾皮质发生钙化。

（3）慢性肾小球肾炎：慢性肾小球肾炎的患者可以发生皮质型肾钙盐沉着症。有一种综合征与慢性肾小球肾炎相关，称为Alport综合征。Alport综合征的特点是肾小球肾炎和间质纤维化，也经常伴有神经性耳聋，少数患者伴有白内障。它是一种常染色体显性遗传，外显率多样。这一疾病可以遗传给儿子和女儿，但在女性中表达不完全。Alport综合征患者的血尿往往开始于儿童时期，也可有轻度蛋白尿。进展为肾衰竭较缓慢，患者常30岁到50多岁死亡。

2. 影像学表现

皮质型肾钙盐沉着症的影像学表现与髓质型肾钙盐沉着症或肾结石的影像学表现有很大的不同。皮质型肾钙盐沉着症的钙化可以勾勒出整个肾脏的轮廓。整个肾皮质的钙化可以在腹部X线片或CT上观察到（图11-38和图11-39）。钙化可以非常明显；也可小而弥漫，类似增强后持续强化的肾实质。在超声检查中，典型者肾皮质有回声，但是通常没有后方的声影（这可能是由于钙化比较小的缘故）。

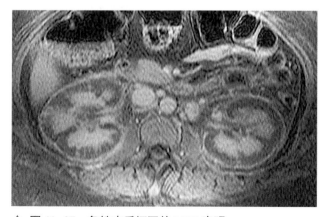

▲ 图11-37　急性皮质坏死的MRI表现

一病情严重者的MR增强T_1WI压脂轴位图像显示，两侧肾脏外周部的组织几乎是均匀地缺乏灌注

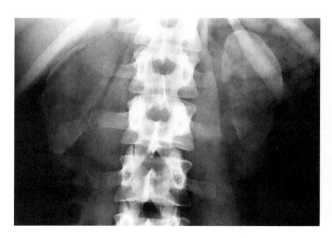

▲ 图11-38　皮质型肾钙盐沉着症的腹部平片

腹部平片显示双侧小肾脏，伴皮质钙化

（三）儿童肾钙盐沉着症

因为尿钙排泄与尿钠排泄有直接的关系，呋塞米会增加钠的排泄，也会导致高钙尿。这在早产儿中尤其明显，因为妊娠晚期羊水量的增加是由胎儿肾脏的钠和水的排泄增加导致的。因此，早产儿在出生时尿钙水平较高，比足月儿更容易患肾钙盐沉着。这种肾钙盐沉着是典型的髓质型，导致肾锥体高回声。另一个导致儿童患此疾病的原因是服用维生素 D 治疗低磷血症性佝偻病或低磷血症性骨病。在一些患有常染色体隐性多囊性肾疾病的儿童中也会出现类似于肾钙质沉着症的肾锥体高回声。

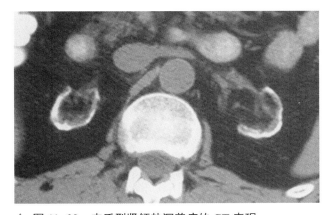

▲ **图 11-39　皮质型肾钙盐沉着症的 CT 表现**
一位 Alport 综合征患者的 CT 平扫轴位图像显示双侧伴有皮质钙化的小肾脏，这是由慢性肾小球肾炎所致的皮质型肾钙盐沉着症的典型表现

（邹明珠　译，姜　蕾　校）

👉 推荐阅读

尿石症

[1] Blake SP, McNicholas MM, Raptopoulous V. Nonopaque crystal deposition causing ureteric obstruction in patients with HIV undergoing indinavir therapy. *AJR Am J Roentgenol*. 1998;171:717–720.

[2] Bove P, Kaplan D, Dalrymple N, et al. Reexamining the value of hematuria testing in patients with acute flank pain. *J Urol*. 1999;162:685–687.

[3] Ciudin A, Luque MP, Salvador R, et al. The evolution of CT diagnosed papillae tip microcalcifications: can we predict the development of stones. *J Endourol*. 2014;28: 1016–1021.

[4] Daudon M, Bazin D, Letavernier E. Randall's plaque as the origin of calcium oxalate kidney stones. *Urolithiasis*. 2015;43:S5–S11.

[5] Gleeson MJ, Griffith DP. Struvite calculi. *Br J Urol*. 1993;71:503–511.

[6] Kim SH, Lee SE, Park IA. CT and US features of renal matrix stones with calcified center. *J Comput Assist Tomogr*. 1996;20:404–406.

[7] McLeod RS, Churchill DN. Urolithiasis complicating inflammatory bowel disease. *J Urol*. 1992;148:974–978.

[8] Moore CL, Daniels B, Singh D, et al. Ureteral stones:

implementation of a reduced-dose CT protocol in patients in the emergency department with moderate to high likelihood of calculi on the basis of STONE score. *Radiology*. 2016; 280(3):743–751.

[9] Schwartz BF, Schenkman N, Armenakas NA, et al. Imaging characteristics of indinavir calculi. *J Urol*. 1999;161:1085.

[10] Shoag J, Tasian GE, Goldfarb DS, et al. The new epidemiology of nephrolithiasis. *Adv Chronic Kidney Dis*. 2015;22: 273–278.

[11] Wang LC, Osterberg EC, David SG, et al. Recurrent nephrolithiasis associated with atazanavir use. *BMJ*. 2014; doi:10.1136/bcr-2013-201565.

结石的超声评价

[12] Burge HJ, Middleton WD, McClennan BE, et al. Ureteral jets in healthy subjects and in patients with unilateral ureteral calculi: comparison with color Doppler US. *Radiology*. 1991;180:437–442.

[13] Kamaya A, Tuthill T, Rubin JM. Twinkling artifact on color Doppler sonography: dependence on machine parameters and underlying cause. *AJR Am J Roentgenol*. 2003; 180:215–222.

[14] Laing FC, Benson CB, DiSalvo DN, et al. Distal ureteral

calculi: detection with vaginal US. *Radiology*. 1994; 192:545–548.

[15] Masch WR, Cohan RH, Ellis JH, et al. Clinical effectiveness of prospectively reported sonographic twinkling artifact for the diagnosis of renal calculus in patients without known urolithiasis. *AJR Am J Roentgenol*. 2016;206: 326–331.

尿路结石的平扫CT评价

[16] Ciaschini MW, Remer EM, Baker ME, et al. Urinary calculi: radiation dose reduction of 50% and 75% at CT—effect on sensitivity. *Radiology*. 2009;251(1):105–111.

[17] Deshmukh S, Kambadakone A, Sahani DV, et al. Hounsfield density of renal papillae in stone formers: analysis based pm stone composition. *J Urol*. 2015;193:1560–1563.

[18] Dym RJ, Duncan DR, Spektor M, et al. Renal stones on portal venous phase contrast-enhanced CT: does intravenous contrast interfere with detection. *Abdom Imaging*. 2014;39:525–532.

[19] Grosjean R, Daudon M, Chammas MF, et al. Pitfalls in urinary stone identification using CT attenuation values: are we getting the same information on different scanner models? *Eur J Radiol*. 2013;83:1201–1206.

[20] Metser U, Ghai S, Ong YY, et al. Assessment of urinary tract calculi with 64 MDCT: the axial versus coronal plane. *AJR Am J Roentgenol*. 2009;192(6):1509–1513.

[21] Patel SR, Wagner LE, Lubner MG, et al. Radiopacity and Hounsfield attenuation of cystine urolithiasis: case series and review of the literature. *J Endourol*. 2014;28:472–475.

[22] Rucker CM, Menias CO, Bhalla S. Mimic of renal colic: alternative diagnoses at unenhanced helical CT. *Radiographics*. 2004;24:S11–S33.

[23] Spettel S, Shah P, Sekhar K, et al. Using Hounsfield unit measurement and urine parameters to predict uric acid stones. *Urology*. 2013;82:22–26.

[24] Williams JC Jr, Lingerman JE, Coe FL, et al. Micro-CT imaging of Randall's plaques. *Urolithiasis*. 2015;43: S13–S17.

急性胁痛患者的平扫CT评价

[25] Abramson S, Walders N, Applegate KE, et al. Impact on the emergency department of unenhanced CT on diagnostic confidence and therapeutic efficacy in patients with suspected renal colic. A prospective study. *AJR Am J Roentgenol*. 2000;175:1689–1695.

[26] Al-Nakshabandi NA. The soft tissue rim sign. *Radiology*. 2003;229:239–240.

[27] Ather MH, Faizullah K, Achakzai I, et al. Alternate and incidental diagnoses on noncontrast-enhanced spiral computed tomography for acute flank pain. *Urol J*. 2009;6(1):14–18.

[28] Boridy IC, Nikolaidis P, Kawashima A, et al. Ureterolithiasis: value of the tail sign in differentiating phleboliths from ureteral calculi at nonenhanced helical CT. *Radiology*. 1999;211:619–621.

[29] Goldman SM, Faintuch S, Ajzen SA, et al. Diagnostic value of attenuation measurements of the kidney on unenhanced helical CT of obstructive ureterolithiasis. *AJR Am J Roentgenol*. 2004;182:1251–1254.

[30] Guest AR, Cohan RH, Korobkin M, et al. Assessment of the clinical utility of the rim and comet-tail signs in differentiating ureteral stones from phleboliths. *AJR Am J Roentgenol*. 2001;177:1285–1291.

[31] Heneghan JP, Dalrymple NC, Verga M, et al. Soft tissue "rim" sign in the diagnosis of ureteral calculi with use of unenhanced helical CT. *Radiology*. 1997;202:709–711.

[32] Hoppe H, Studer R, Kessler TM, et al. Alternate or additional findings to stone disease on unenhanced computed tomography for acute flank pain can impact management. *J Urol*. 2006;175:1725–1730.

[33] Kawashima A, Sandler CM, Boridy IC, et al. Unenhanced helical CT of ureterolithiasis: value of the tissue rim sign. *AJR Am J Roentgenol*. 1997;168:997–1000.

[34] Levine J, Neitlich J, Smith RC. The value of prone scanning to distinguish ureterovesical junction stones from ureteral stones that have passed into the bladder: leave no stone unturned. *AJR Am J Roentgenol*. 1999;172:977.

[35] Smith RC, Verga M, Dalrymple N, et al. Acute ureteral obstruction: value of secondary signs on helical unenhanced CT. *AJR Am J Roentgenol*. 1996;167:1109–1113.

[36] Smith RC, Verga M, McCarthy S, et al. Diagnosis of acute flank pain: value of unenhanced helical CT. *AJR Am J Roentgenol*. 1996;166:97–101.

双能量 CT

[37] Ascenti G, Siragusa C, Racchiusa S, et al. Stone targeted dual energy CT: a new diagnostic approach to urinary calculus. *AJR Am J Roentgenol*. 2010;195(4):953–958.

[38] Bonatti M, Lombardo F, Zamboni G, et al. Renal stones composition in vivo determination: comparison between 100/Sn140 kV dual-energy CT and 120 kV single-energy CT. *Urolithiasis*. 2017;45(3):255–261. doi:10.1007/s00240-016-0905-6.

[39] Hidas G, Eliahou R, Duvdevani M, et al. Determination of renal stone composition with dual-energy CT: in vivo analysis and comparison with X-ray diffraction. *Radiology*.

2010;257(2):394–401.

[40] Kaza RK, Platt JF. Renal applications of dual-energy CT. *Abdom Radiol*. 2016;41:1122–1132.

[41] Kaza RK, Platt JF, Cohan RH, et al. Dual-energy CT with single- and dualsource scanners: current applications in evaluating the genitourinary tract. *Radiographics*. 2012;32:353–369.

[42] Motley GK, Dalrymple N, Keesling C, et al. Hounsfield unit density in the determination of urinary stone composition. *Urology*. 2001;58:170–173.

肾结石CT检查的辐射剂量

[43] Andrabi Y, Piankh O, Agrawal M, et al. Radiation dose considerations in kidney stone examinations: integration of iterative reconstruction algorithms with routine clinical practice. *AJR Am J Roentgenol*. 2015;204:1055–1063.

[44] Chen TT, Wang C, Ferrandino MN, et al. Radiation exposure during the evaluation and management of nephrolithiasis. *J Urol*. 2015;194:878–885.

[45] Jepperson MA, Cernigliaro JG, Ibrahim EH, et al. In vivo comparison of radiation exposure of dual-energy CT versus low-dose CT versus standard CT for imaging urinary calculi. *J Endourol*. 2015;29:141–146.

[46] Jin DH, Lamberton GR, Broome DR, et al. Effect of reduced radiation CT protocols on the detection of renal calculi. *Radiology*. 2010;255(1):100–107.

[47] Katz DS, Venkataramanan N, Napel S, et al. Can low dose unenhanced multidetector CT be used for routine evaluation of suspected renal colic? *AJR Am J Roentgenol*. 2003;180: 313–315.

[48] Liu W, Esler SJ, Kenny BJ, et al. Low dose nonenhanced helical CT of renal colic: assessment of ureteric stone detection and measurement of effective dose equivalent. *Radiology*. 2000;215:51–54.

[49] Smith-Bindman R, Aubin C, Bailitz J, et al. Ultrasonography versus computed tomography for suspected nephrolithiasis. *N Eng J Med*. 2014;371:1100–1110.

[50] Tack D, Sourtzis S, Delpierre I, et al. Low dose unenhanced multidetector CT of patients with suspected renal colic. *AJR Am J Roentgenol*. 2003;180:302–311.

尿石症的治疗

[51] Celik S, Bozkurt O, Kaya FG, et al. Evaluation of computed tomography findings for success prediction after extracorporeal shock wave lithotripsy for urinary tract stone disease. *Int Urol Nephrol*. 2015;47:69–73.

[52] Eisner BH, McQuaid JW, Hyams E, et al. Nephrolithiasis: what surgeons need to know. *AJR Am J Roentgenol*.

2011;196:1274–1278.

[53] Hussein A, Anwar A, Abol-Nasr M, et al. The role of plain radiography in predicting renal stone fragmentation by shockwave lithotripsy in the era of noncontrast multidetector computed tomography. *J Endourol*. 2014;28: 850–853.

[54] Lee HY, Yang YH, Lee YL, et al. Noncontrast computed tomography factors that predict the renal stone outcome after shock wave lithotripsy. *Clin Imaging*. 2015;39: 845–850.

[55] Marinkovic SP, Marinkovic CM, Xie D. Spleen injury following left extracorporeal shockwave lithotripsy (ESWL). *BMC Urol*. 2015;15:(4):1–3.

[56] Motamedinia P, Okhunov A, Okeke Z, et al. Contemporary assessment of renal stone complexity using cross-sectional imaging. *Curr Urol Rep*. 2015;16(4):18. doi: 10.1007/s11934-015-0494-x.

[57] Tarplin S, Ganesan V, Monga M. Stone formation and management after bariatric surgery. *Nat Rev Urol*. 2015; 12:263–270.

肾盏憩室结石与钙乳结石

[58] El-Shazly M. Milk of calcium stones: radiological signs and management outcome. *Urolithiasis*. 2015;43:221–225.

[59] Hewitt MJ, Older RA. Calyceal calculi simulating gallstones. *AJR Am J Roentgenol*. 1980;134:507–509.

[60] Matlaga BR, Kim SC, Watkins SL, et al. Pre-percutaneous nephrolithotomy opacification for caliceal diverticular calculi. *J Endourol*. 2006;20:175–178.

[61] Sejiny M, Al-Qahtani S, Elhaous A, et al. Efficacy of flexible ureterorenoscopy with holmium laser in the management of stone-bearing caliceal diverticula. *J Endourol*. 2010;24:961–967.

孕妇尿路结石

[62] Masselli G, Weston M, Spencer J. The role of imaging in the diagnosis and management of renal stone disease in pregnancy. *Clin Radiol*. 2015;70:1462–1471.

儿童尿路结石

[63] Nimkin K, Lebowitz RL, Share JC, et al. Urolithiasis in a children's hospital: 1985–1990. Urol Radiol. 1992;14: 139–143.

肾钙质沉着症

[64] Bhojuani N, Paonessa JE, Hameed TA, et al. Nephrocalcinosis

in calcium stone formers who do not have systemic disease. *J Urol*. 2015;194:1308–1312.

[65] Boyce AM, Shawker TH, Hill SC, et al. Ultrasound is superior to computed tomography for assessment of medullary nephrocalcinosis in hypoparathyroidism. *J Clin Endocrinol Metab*. 2013;98:989–994.

[66] Hsi RS, Stoller ML. A spectrum: nephrocalcinosis-nephrolithiasis. *J Urol*. 2015;194:1188–1189.

[67] Katz ME, Karlowicz MG, Adelman RD, et al. Nephrocalcinosis in very low birth weight neonates: sonographic patterns, histologic characteristics, and clinical risk factors. *J Ultrasound Med*. 1994;13:77.

[68] Koraishy FM, Ngo TTT, Israel GM, et al. CT urography for the diagnosis of medullary sponge kidney. *Am J Nephrol*. 2014;39:165–170.

[69] Miller NL, Humphreys MR, Coe FL, et al. Nephrocalcinosis: redefined in the era of endourology. *Urol Res*. 2010;38: 421–427.

[70] Schell-Feith EA, Kist-van Holthe JE, van der Heijden AJ. Nephrocalcinosis in preterm neonates. *Pediatr Nephrol*. 2010;25:221–230.

[71] Tang X, Bergstralh EJ, Mehta RA, et al. Nephrocalcinosis is a risk factor for kidney failure in primary hyperoxaluria. *Kidney Int*. 2015;87:623–631.

Pelvicalyceal System and Ureter
肾盂肾盏系统和输尿管

12

一、生理 / 287
二、肾乳头坏死 / 288
　　（一）镇痛药肾病 / 288
　　（二）镰状细胞贫血 / 288
　　（三）感染 / 288
　　（四）糖尿病 / 288
　　（五）影像学表现 / 288
三、髓质海绵肾（良性肾小管扩张症） / 290
四、肾盏憩室 / 290
五、肾窦 / 292
　　（一）肾窦脂肪 / 292
　　（二）肾窦出血 / 292
六、血管压迹/骑跨 / 293
　　（一）Fraley综合征 / 293
　　（二）血管骑跨导致肾盂输尿管连接处
　　　　梗阻 / 294
　　（三）腔静脉后（环腔静脉）输尿管 / 294
　　（四）卵巢静脉综合征 / 294
七、集合系统和输尿管良性肿块 / 294

（一）乳头状瘤 / 294
（二）结缔组织肿瘤 / 296
（三）纤维上皮息肉 / 296
八、恶性肿瘤 / 296
　　（一）原发性尿路上皮肿瘤 / 296
　　（二）继发性尿路上皮肿瘤 / 302
九、膀胱输尿管反流 / 302
　　膀胱输尿管反流的筛查 / 305
十、输尿管梗阻 / 307
　　（一）急性梗阻 / 307
　　（二）急性梗阻的影像学表现 / 307
　　（三）慢性梗阻 / 311
　　（四）慢性梗阻的影像学表现 / 312
十一、输尿管扩张 / 315
　　（一）输尿管纺锤 / 315
　　（二）原发性巨输尿管 / 315
十二、输尿管走行 / 315
十三、炎性疾病 / 316
　　（一）白斑（鳞状上皮化生） / 316

（二）软斑病 / 317
（三）囊性肾盂肾炎和囊性输尿
　　管炎 / 317
（四）输尿管憩室病 / 317
（五）血吸虫病 / 318
（六）结核 / 319
十四、其他疾病 / 320
　　（一）淀粉样变性 / 320
　　（二）子宫内膜异位症 / 320
　　（三）炎性肠病 / 321
　　（四）盆腔炎症性疾病 / 321
　　（五）腹膜后纤维化 / 322
　　（六）妊娠输尿管扩张 / 322
　　（七）假性输尿管囊肿 / 323
　　（八）子宫脱垂 / 323
　　（九）输尿管瘘 / 323

一、生理

在尿液从肾脏走行至膀胱的过程中，肾内集合系统和输尿管起着传输作用。输尿管通过一系列的蠕动收缩波将尿液从肾盂输送到膀胱。蠕动收缩波的频率与肾的排尿速度成正比，并可能被肾盂扩张的程度所调节。在正常的输尿管中，每个蠕动收缩波均使管壁的内表面密切贴合，以将其下方的尿液团向收缩波下方推进。

双侧输尿管的蠕动收缩过程是相互独立的，不受对侧的影响。输尿管的蠕动收缩将尿液分隔成数团，各段尿液团之间的输尿管通常无尿液；因此，在CT尿路造影的图像上，常可见无对比填

充的多发长节段输尿管。由于输尿管膀胱连接处（ureterovesical junction, UVJ）的输尿管腔比其余部分的扩张性小，所以排出到膀胱中的尿液会在UVJ处产生射流效应，UVJ处的输尿管腔起到喷嘴的作用。这些射流可以通过多普勒超声、CT（如果尿液中有对比剂的话）和MRI来显示。随着尿液形成速率的增加，蠕动收缩波的频率和体积也会随之增加。然而，在大量利尿的过程中，尿液形成速度太快以至于没有形成收缩波，尿液呈柱样充盈输尿管全程（从肾盂至膀胱）。

当尿液的形成速率处于正常状态时，肾盂内的压力保持在较低的水平，输尿管内壁紧密贴合以防止尿液逆行反流至肾盂。UVJ充当单向瓣膜的作用，即使在输尿管肌肉组织松弛的情况下也能防止膀胱

内的尿液逆行反流入输尿管。输尿管的蠕动以及 UVJ 的单向瓣膜功能对保持肾盂内的低压力至关重要。一旦肾盂内压力增高，肾脏便会通过压力相对较低的直小血管来降低肾脏血流量，进而损伤肾脏功能。

二、肾乳头坏死

肾乳头坏死是一个临床病理学概念，伴随于多种累及肾脏的疾病。每一种疾病都伴有肾髓质缺血，后者导致肾乳头组织的坏死和脱落，进而导致特征性的影像学表现。

肾乳头坏死的严重程度和进展速度因人而异。它可发生于引起严重急性肾脏异常的疾病中，表现为肾乳头组织的大量坏死脱落，伴血尿和绞痛；也可起病隐匿，影像学异常很少，无临床症状。导致肾乳头坏死的病因可以用非甾体抗炎药的名字简记为 "NSAID"：非甾体抗炎药（nonsteroidal anti-inflammatory drug, NSAID）、镰状细胞血红蛋白病（sickle cell hemoglobinopathy）、滥用镇痛药（analgestic abuse）、感染（如肺结核和肾盂肾炎）（infection）和糖尿病（diabetes mellitus）。其中，最常见的病因是滥用镇痛药、糖尿病和镰状细胞贫血。

（一）镇痛药肾病

1953 年，在瑞典，几位大量使用镇痛药（多为同时使用阿司匹林和非那西汀）的患者发生了间质性肾炎，镇痛药肾病的概念因此被提出。尽管市场上已经取消了阿司匹林和非那西汀的非处方组合，但它们目前已被阿司匹林和对乙酰氨基酚的组合所取代。无论是联合还是单独使用，大剂量使用此类药物均有导致镇痛药肾病的可能。此外，镇痛药肾病也可由 NSAID 类药物引起。镇痛药肾病会增加移行细胞癌（transitional cell carcinoma, TCC）的发病率，尤其是上尿路 TCC。

（二）镰状细胞贫血

镰状细胞贫血为纯合血红蛋白 S 基因所致，在非裔美国人中的发病率约为 10%，在非洲黑人中的发病率约为 30%。血红蛋白异常导致红细胞呈镰刀形（即镰状红细胞），其延展性低于正常红细胞，易堵塞毛细血管，导致肾髓质及肾乳头发生缺血及梗死。高达 50% 的镰状细胞贫血患者会发生肾乳头坏死。此外，有镰状细胞遗传特质的患者也可发生肾乳头坏死。

（三）感染

肾盂肾炎和肾乳头坏死之间的关系有时令人费解。在某些病例，导致肾乳头坏死的主要因素为其他伴随病变，如糖尿病。但当肾脏感染结核时，结核杆菌最初停留于肾脏皮质内，随后经肾单位进入肾髓质，导致局灶性干酪样肉芽肿形成。随后，干酪样坏死组织脱落，形成肾乳头坏死。

（四）糖尿病

糖尿病可引起多种肾脏疾病。由小血管病变引起的缺血可导致肾乳头坏死，但糖尿病的肾脏异常不仅局限于肾乳头。糖尿病性肾硬化累及整个肾脏，最终导致严重的肾衰竭。

（五）影像学表现

肾乳头坏死在 X 线片上常无阳性表现。罕见情况下，脱落并保持在原位置的肾乳头表面发生钙化，形成 X 线片上可看到的钙化环。如果发生全乳头坏死，钙化环的直径可达 5 ～ 6mm。

肾盂造影和 CT 尿路造影可显示肾乳头坏死的典型影像学特征。肾乳头坏死时，肾盏可发生以下几种影像学改变。在乳头区可见少量对比剂填充（图 12-1 和图 12-2），可呈圆形、细长形或不规则形；上述对比剂的异常填充区域可延伸自肾盏穹隆，也可直接位于肾乳头尖端（图 12-3）。依据病变部位，肾乳头坏死可分为两型：髓质型和乳头型。①髓质型：坏死部分位于肾乳头中央；②乳头型：整个肾乳头坏死脱落。当脱落的组织从肾盏处消失，排入输尿管中，肾盏形态变钝。另外，如果脱落的整个或大部分乳头组织仍停留于原处，则可形成环形或不规则形的充盈缺损（图 12-4），充盈缺损周围可钙化（图 12-5）。

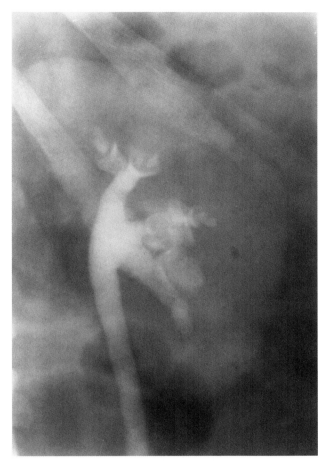

▲ 图 12-1　肾乳头坏死
肾盏结构正常，其周围肾乳头区域内可见大小不一的对比剂异常集聚

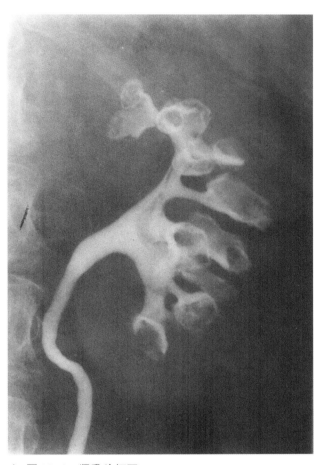

▲ 图 12-3　肾乳头坏死
逆行性肾盂造影显示：多个肾盏周围类圆形充盈缺损（代表脱落但仍停留原处的肾乳头）

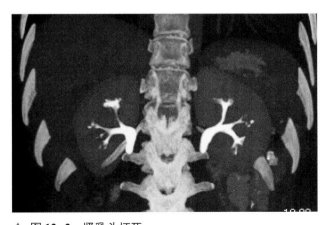

▲ 图 12-2　肾乳头坏死
CT 尿路造影显示：双肾肾盏周围小圆形、线状对比剂异常集聚

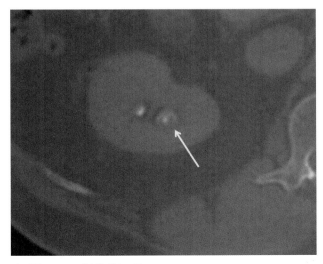

▲ 图 12-4　肾乳头坏死
轴位 CT 图像显示：肾乳头尖部可见对比剂填充（箭）

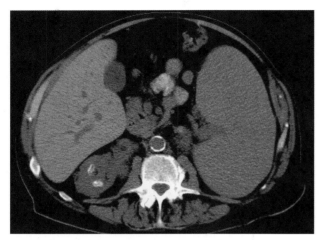

▲ **图 12-5** 脱落的肾乳头发生钙化

平扫 CT 图像示：该淋巴瘤患者的右肾内可见环状钙化灶（注意：右肾盂周围肿块、脾大）

三、髓质海绵肾
（良性肾小管扩张症）

髓质海绵肾（medullary sponge kidney，MSK）是一种以肾乳头内集合管（Bellini 管）扩张为特征的疾病。当 Bellini 管仅呈轻度扩张时，可表现为肾乳头内的平行的条纹状对比剂异常填充。此时，该病被称作良性肾小管扩张症，病变可累及单个、数个或所有肾盏。当 Bellini 管呈重度扩张时，Bellini 管可呈小球样扩张，其内易继发小结石，此时，该病被称为 MSK。MSK 是肾脏髓质钙化症的原因之一（图 12-6）。

良性肾小管扩张症的患者通常无明显症状。MSK 患者可以有镜下血尿；偶尔，结石破入集合系统，引起肾绞痛。

四、肾盏憩室

肾盏憩室是一个被覆尿路上皮的囊腔，并通过狭窄的颈部与肾内集合系统相连通。它可发生于集合系统的任意部分（从肾盂到肾盏），但最常见于肾盏穹隆（图 12-7）。肾盏憩室大小不一，直径范

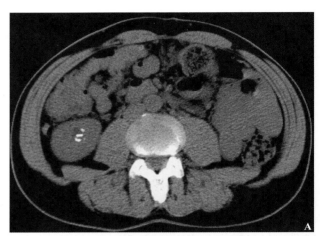
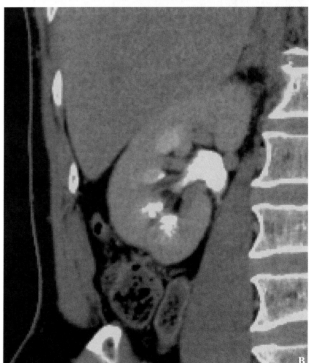

▲ **图 12-6** 髓质海绵肾

A. 平扫 CT 显示右肾下部肾髓质内细长形的结石影（其余部位未见结石）；B.CT 尿路造影图像显示右肾下极肾盏周围粗大的条纹状影

围可从数毫米至数厘米。憩室腔内可含有钙化的结石，最常见的为成簇状的小结石（图 12-8）。肾盏憩室（无论合并或不合并结石）通常无临床症状，但可导致镜下血尿。由于肾盏憩室的颈部较为狭窄，结石多局限于憩室内，极少出现结石排出憩室而导致肾绞痛的情况。

影像学上，典型的肾盏憩室表现为肾盏区域外邻近肾乳头的球形对比剂集聚。此外，位于正常肾

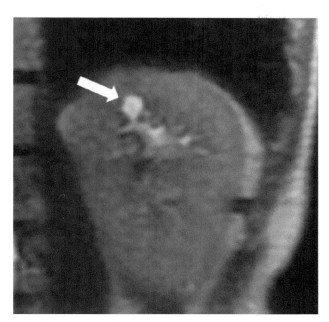

▲ 图 12-7　肾盏憩室
T₂WI MRI 示起自右肾上极肾盏的憩室，呈球形囊袋状（箭）

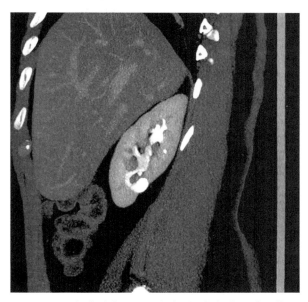

▲ 图 12-9　肾盏憩室 CT 尿路造影（矢状位重建图像）
在肾脏下极后部可见一有对比剂填充的结构

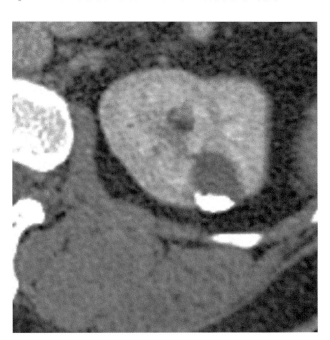

▲ 图 12-8　含结石的肾盏憩室
憩室内无对比剂填充，腔内有小结石沉淀

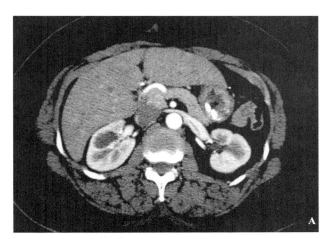

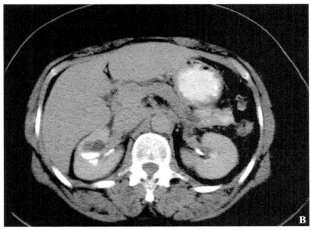

▲ 图 12-10　体积较大的肾盏憩室
A. CT 增强扫描动脉期：右肾前部较大的类圆形低密度区；B. CT
增强扫描延迟期：憩室内有对比剂进入，形成对比剂 - 尿液平面

盏轮廓外的簇状小结石通常提示肾盏憩室（图 12-
8）。如果憩室较大且来源于肾盂，则较易压迫漏斗
部及肾盏，使之移位。充满液体的憩室囊腔及伴有
的腔内结石可在平扫 CT 和超声图像上见到。由于
对比剂的逆行填充，憩室在集合系统有对比剂后也
可有对比剂填充（图 12-9 和图 12-10）。

五、肾窦

（一）肾窦脂肪

肾窦内通常有数量不等的脂肪组织围绕在肾盏、肾盂及血管周围。在婴儿和童年时期，肾窦脂肪较少；但随着年龄的增长，肾窦脂肪逐渐增多，影像学检查可发现。在正常人中，肾窦内脂肪增多可能提示随着年龄的增长肾实质体积减小。在肥胖患者、因外源性激素或 Cushing 综合征而导致躯干脂肪增多的患者或因疾病导致肾实质体积减小的患者中，肾窦内可含有大量脂肪，被称为肾窦脂肪增多症。肾窦脂肪增多症的极端表现被称为替代性纤维脂肪瘤病，通常伴有严重的肾实质丢失。在上述情况中，漏斗部通常变得狭长、薄弱、甚至略呈弓形，但较少发生漏斗部梗阻。

与其他部位脂肪一样，肾窦脂肪也会产生回声，形成正常肾脏的中央回声复合体。在肾窦脂肪增多症和替代性纤维脂肪瘤病中，中央回声复合体增大，肾实质变薄。CT 可直接显示肾窦脂肪（图12-11），通常与其他腹膜后脂肪具有相同的密度。

（二）肾窦出血

导致肾窦和集合系统出血的疾病有很多，包括肾脏良/恶性肿瘤、动脉炎、动脉瘤、动静脉畸形、创伤、凝血功能障碍以及其他有出血倾向的疾病。若出血发生在肾脏的中心部位，血液则可流入肾窦内，或集合系统的管壁或管腔内。

肾窦出血的影像学表现主要取决于血液流入的部位。血凝块总是伴有肉眼血尿；血凝块可进入输尿管，引起急性梗阻。肾脏产生的尿激酶可使血凝块溶解，但如果出血持续存在，血凝块也会随着出血而再次形成。在超声检查中，血凝块表现为低于肾窦脂肪的中等回声，不伴后方声影（可与结石鉴别）。在 CT 平扫图像上，血凝块的密度略高于邻近软组织；在尿路造影图像上，其表现为管腔内的充盈缺损（图12-12 和图12-13）。在

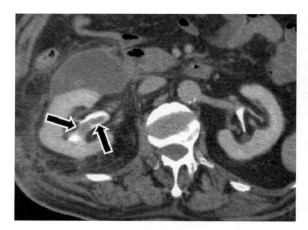

▲ 图 12-12　右侧集合系统内血凝块
被对比剂环绕的充盈缺损（箭）

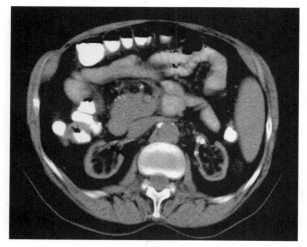

▲ 图 12-11　替代性纤维脂肪瘤病
终末期肾病患者，由于肾实质萎缩导致肾窦增大，肾窦内可见纤维脂肪组织填充

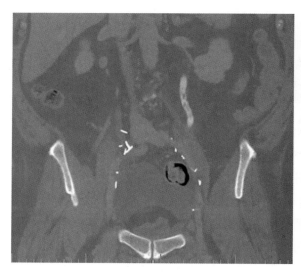

▲ 图 12-13　左输尿管内血凝块
左输尿管腔内可见由血凝块造成的对比剂充盈缺损

CT 上，血凝块与结石非常容易鉴别，即使 X 线片难以见到尿酸结石（密度最低的一种结石），其 CT 值也在 300 ～ 500HU，明显高于血凝块。1948 年，Antopol 和 Goldman 首次描述了集合系统和（或）输尿管管壁内出血，最常见于患有出血性疾病或接受抗凝药物治疗的患者中。CT 图像显示肾盂或输尿管壁增厚、密度增高（图 12-14）。

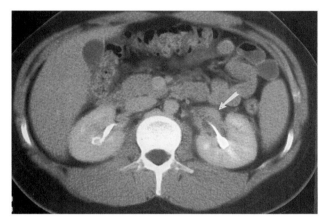

▲ 图 12-14　尿路上皮下出血

血友病患者，CT 图像示高密度的血液沿肾盂呈塑形分布，肾盂腔狭窄（箭）

六、血管压迹 / 骑跨

肾动脉及其主要分支与肾脏集合系统紧密相邻，可对漏斗部和肾盂产生带状压迹；肾静脉压力低，更易被压迫，很少引起相邻结构的变形。突入肾窦的血管异常，比如动脉瘤（图 12-15）、动静脉畸形，也可对集合系统产生压迫。髂血管或主动脉的迂曲或动脉瘤可导致输尿管走行偏斜。偶尔，肾动脉严重狭窄的患者可形成多发侧支循环，导致输尿管受压；此外，腹主动脉的腹膜后分支给输尿管动脉供血，也导致输尿管动脉增粗迂曲。上腔静脉或肾静脉闭塞时，也可产生静脉侧支循环，进而对输尿管产生不规则压迹。在肾盏和膀胱之间某些点的血管骑跨可导致正常尿流的梗阻（详见下文）。

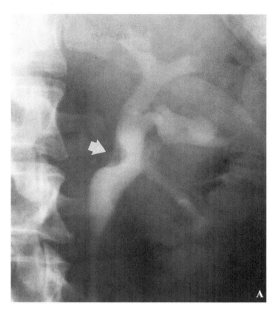

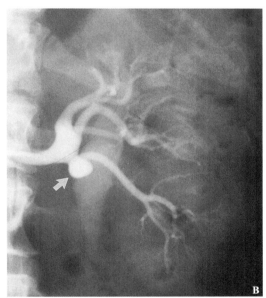

▲ 图 12-15

A. 肾动脉瘤。尿路造影显示肾盂内充盈缺损（箭）；B. 选择性肾动脉造影显示：在肾盂内充盈缺损的相同部位有一肾动脉瘤（箭）

（一）Fraley 综合征

当肾血管紧邻集合系统时，典型表现为漏斗部和肾盂的非梗阻性带状压痕。最常见的受累部位为肾脏上极漏斗部或肾盂前表面。在极少数情况下，两条血管同时对肾脏上极漏斗产生压迫，导致肾盏积水和疼痛。单一血管的压迫也可导致某一孤立肾盏的积水（图 12-16）。上述几种情况均被称作 Fraley 综合征。

（二）血管骑跨导致肾盂输尿管连接处梗阻

肾 盂 输 尿 管 连 接 处（ureteropelvic junction, UPJ）梗阻最常见的病因是 UPJ 管壁平滑肌缺如或结构紊乱，导致正常的输尿管蠕动波难以通过 UPJ 传递。血管（几乎都是肾动脉或其大分支）骑跨 UPJ，也可导致不同程度的 UPJ 梗阻。这些骑跨血管会导致原有的 UPJ 梗阻程度加重，还会导致内镜治疗失血过多、降低治疗成功率。由于血管骑跨是开腹手术或腹腔镜手术的指征，因此，对于 UPJ 梗阻的患者，有必要完善影像学检查，以制订合适的治疗方案。肾盂输尿管造影可显示 UPJ 处的血管压迹（图 12-17）。CT 血管造影通常能发现骑跨的血管。

（三）腔静脉后（环腔静脉）输尿管

腔静脉后输尿管的起源详见第 1 章。断层影像，尤其是 CT（图 12-18）及 MR，可较好地显示位于腔静脉后的输尿管。

（四）卵巢静脉综合征

右侧卵巢静脉约于 L_3 椎体水平横跨输尿管。卵巢静脉很少对输尿管产生压迫，但有文献报道卵巢静脉跨输尿管处的近侧出现轻度输尿管扩张及肾盂积水的情况，有时可合并肾盂肾炎。可能与静脉内血栓形成有关。该综合征好发于曾有妊娠史的年轻女性，被称为卵巢静脉综合征（图 12-19）。

七、集合系统和输尿管良性肿块

（一）乳头状瘤

乳头状瘤是起自尿路移行上皮的良性肿瘤，可发生于肾内集合系统、输尿管和膀胱，但上尿路罕见。一些病理学家对乳头状瘤与低级别 TCC 不作

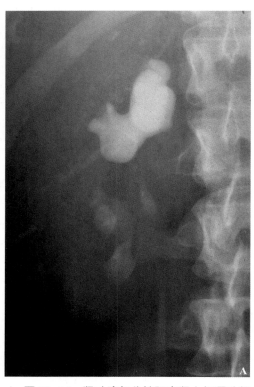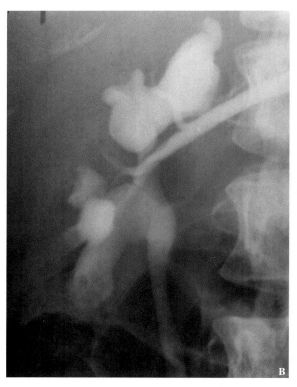

▲ 图 12-16　肾动脉部分性阻塞肾上极漏斗部
A. 尿路造影显示上极肾盏扩张；B. 肾动脉造影显示一肾动脉分支压迫肾上极漏斗部

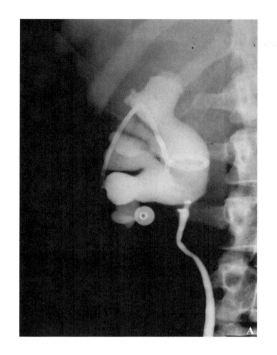
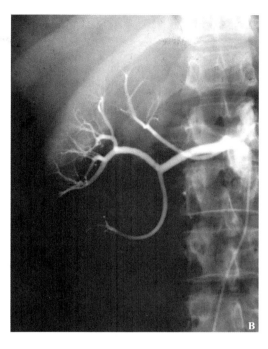

◀ 图 12-17　血管骑跨导致 UPJ 梗阻，继发肾盂积水

A. 逆行输尿管肾盂造影显示 UPJ 处外压性压迹以及肾盂积水，另可见经皮肾脏造瘘管；B. 选择性右肾动脉造影显示肾动脉分支在肾盂周围弯曲走行，跨越 UPJ

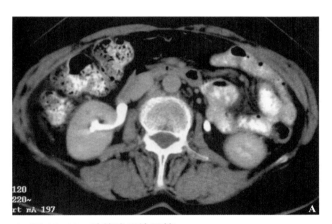
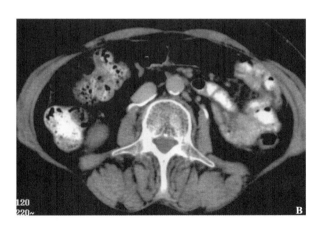

▲ 图 12-18　腔静脉后输尿管
A. 增强 CT 图像显示右侧肾盂轻度扩张；B. 右侧输尿管穿行至下腔静脉后方

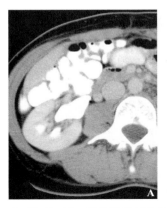
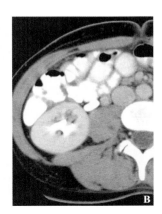
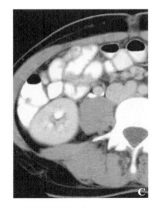
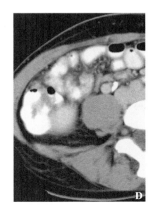

▲ 图 12-19　卵巢静脉综合征，患者为多产妇，临床表现为复发性右侧肾盂肾炎
A. 增强 CT 显示右侧轻度肾积水；B. 右侧输尿管扩张，且与右侧卵巢静脉相邻；C. 输尿管穿行至卵巢静脉后方；D. 输尿管位于卵巢静脉的内侧

区别。乳头状瘤表现为息肉状充盈缺损，可以有蒂。与乳头状瘤相比，内翻性乳头状瘤较为罕见。内翻性乳头状瘤的中央核心为移行上皮（乳头状瘤的核心为结缔组织），表面被覆以正常的尿路上皮。内翻性乳头状瘤通常体积较小，且多为良性，但也有部分文献报道，在内翻性乳头状瘤邻近部位或尿道其他部位合并尿路上皮恶性肿瘤。

（二）结缔组织肿瘤

发生于集合系统的结缔组织肿瘤罕见，目前文献报道的该类疾病主要有来源于肌肉、血管、纤维和神经组织的良 / 恶性肿瘤。它们表现为起自肾盏、肾盂或输尿管壁的肿块。与尿路上皮恶性肿瘤相比，其表面形态较不规则，影像学很难对其做出明确的诊断。

（三）纤维上皮息肉

纤维上皮息肉虽然不常见，但却是集合系统和输尿管最常见的良性肿瘤。病变含有纤维血管核心，表面被覆正常移行上皮。通常为单发，但多发者也有报道。纤维上皮息肉可导致少量出血，或造成梗阻及侧腹部疼痛。纤维上皮息肉不是癌前病变。

由于纤维上皮息肉的蒂较长，因此影像上可见病变具有活动性。息肉的长度从数毫米到数厘米不等。大多数纤维上皮息肉呈光滑的圆柱状（图 12-20A），也有呈多触角状或多叶状外观（图 12-20B）。与原发性恶性肿瘤不同，纤维上皮息肉多发生于输尿管的近 1/3 段，常见于儿童和年轻成人。纤维上皮息肉需要与输尿管管腔内的蠕虫状（虫状）血凝块相鉴别。

八、恶性肿瘤

（一）原发性尿路上皮肿瘤

膀胱尿路上皮肿瘤比上尿路肿瘤更常见。在原发性肾脏恶性肿瘤中，发生于集合系统者仅约占 7%，输尿管肿瘤的发生率较肾盂肿瘤低 3～4 倍。

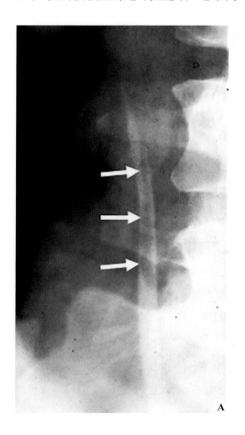
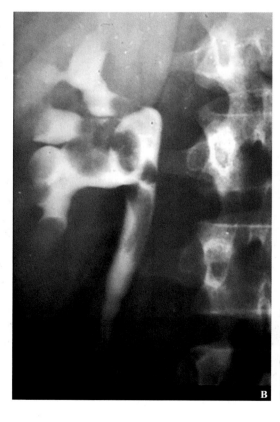

◀ 图 12-20 纤维上皮息肉（2 位不同患者）
A. 息肉位于输尿管管腔内（箭），呈细长形；B. 息肉有多个钝性突起，在肾盂和近段输尿管管腔中形成充盈缺损

绝大多数的尿路上皮恶性肿瘤为 TCC，鳞癌不常见，而腺癌更罕见。影像学上很难将各种病理类型的尿路上皮肿瘤进行鉴别。TCC 有多发趋势，多个病变既可同时也可异时发生（图 12-21 和图 12-22）。既往有上尿路 TCC 是再发 TCC 的高危因素。因此，对于发生于上尿路的可切除的 TCC 而言，应进行包括输尿管开口处周围膀胱组织的完全性肾输尿管切除术。其他易导致 TCC 的危险因素包括滥用镇痛药、接触苯胺染料或石油衍生物、使用环磷酰胺以及长期大量吸烟等。长期存在的上尿路结石可能是鳞状细胞癌的危险因素；白斑及上尿路胆脂瘤是否能增加发生 TCC 的风险仍存在争议。

　　任何上尿路肿瘤都可表现为肉眼或镜下血尿。患者可有疼痛，尤其当肿瘤引起肾积水时。尿液脱落细胞检查或可检出癌细胞。

　　发生于集合系统的体积较小的恶性肿瘤可以通过 CT（图 12-23）、MRI（图 12-24）或肾盂造影（图 12-25）检出。肿瘤可表现为腔内的充盈缺

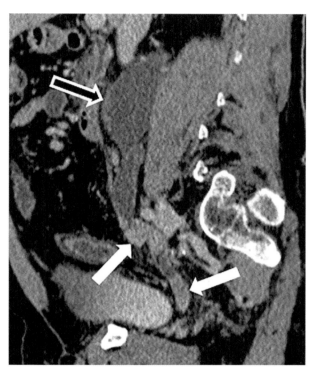

▲ 图 12-21　同时性输尿管肿瘤
矢状位 CT 图像显示输尿管腔内 2 个软组织肿块（实心箭），导致其上方输尿管梗阻性扩张（白边箭）

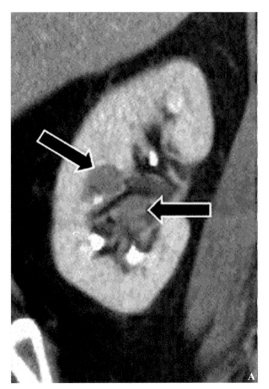

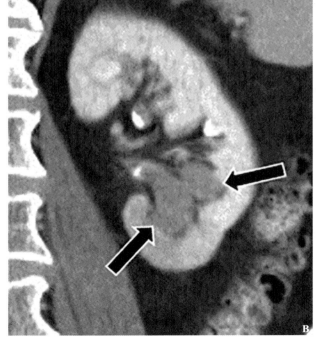

▲ 图 12-22　双侧集合系统内同时发生尿路上皮肿瘤
病灶表现为扩张肾盏内低强化的软组织肿块（箭）

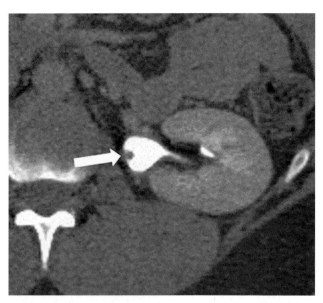

▲ 图 12-23　CT 示肾盂内侧一小的肾盂移行细胞肿瘤（箭）

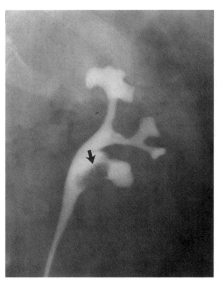

▲ 图 12-25　肾盂内 TCC
逆行性肾盂造影显示一孤立性肾盂内充盈缺损（箭）

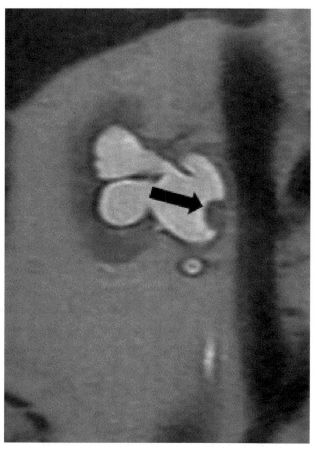

▲ 图 12-24　T₂WI 示一小肿块突入扩张的肾盂腔内（箭）

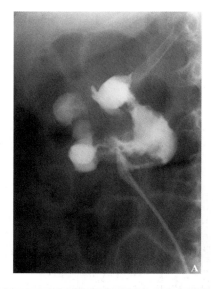

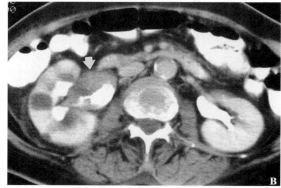

▲ 图 12-26　移行细胞癌
A. 逆行肾盂造影显示右侧肾盂内体积较大的不规则充盈缺损；B. 增强 CT 示软组织肿块（箭）

损，可呈息肉状或扁平状，表面不规则或呈分叶状（图 12-26），偶可见钙化，钙化通常发生在肿瘤表面。与其他发生于输尿管腔内的病变不同，输尿管腔内的肿瘤会牵张周围管壁。逆行性尿路造影中，如果肿瘤远侧的输尿管充盈对比剂，则局部扩张的输尿管及肿瘤下缘的外凸轮廓可构成一个有特点的管腔形态，称为"高脚杯"或称"香槟杯"征（图 12-27）。

引起输尿管内充盈缺损的最常见原因包括肿瘤、血凝块和结石。其他需要鉴别的较少见原因包括脱落的肾乳头、真菌球和肾实质肿瘤侵及输尿管。血凝块在 CT 上密度有特点，且隔期复查时充盈缺损溶解或消失；另外，如果没有肉眼血尿，几乎可以排除血凝块的可能。CT 上，结石（甚至是尿酸结石）比其他任何腔内物质的密度都高。脱落的完整的肾乳头很少见，它有时可看似息肉样肿瘤，常伴有脱落处肾盏变钝。真菌球（足分支菌病）也很少见，它通常伴有真菌性肾盂肾炎，可以通过尿液中寻找菌丝来诊断。超声对于输尿管内小肿瘤的检出敏感性较低，但是可用于鉴别结石和非结石性病变。体积较大的肿瘤可表现为低回声结构（图 12-28），甚至可通过多普勒超声血流图与其他疾病

进行鉴别。

除了形成位于腔内的息肉样结构之外，体积较小的 TCC 还具有一定的生长特征。与其他发生于管状结构的癌一样，TCC 会浸润集合系统和输尿管的管壁，在影像上表现为管壁局部增厚（图 12-29）。随着肿瘤体积的增大，肿瘤常导致梗阻，并出现一系列相应的影像学表现：CT 或 MRI 可显示肿瘤；CT 尿路造影增强早期可见肿瘤强化，排泄期集合系统和输尿管腔内的对比剂可清晰地勾勒出肿瘤的轮廓（图 12-30）。超声、CT、MRI 和逆行性肾盂输尿管造影可显示肾盂漏斗部或输尿管的梗阻征象，伴有不同程度的肾积水（图 12-31 和图

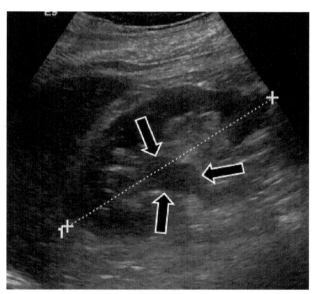

▲ 图 12-28　移行细胞癌
超声检查示肾窦内低回声肿块（箭）

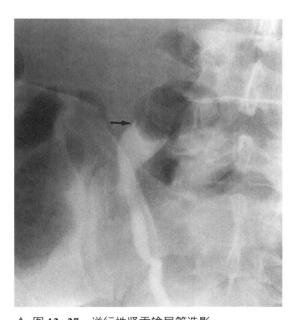

▲ 图 12-27　逆行性肾盂输尿管造影
显示输尿管内充盈缺损（代表肿瘤）（箭）；可见经典的"高脚杯"征

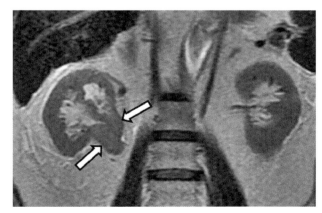

▲ 图 12-29　肾盂尿路上皮肿瘤
MRI 显示右侧肾盂壁增厚（箭）

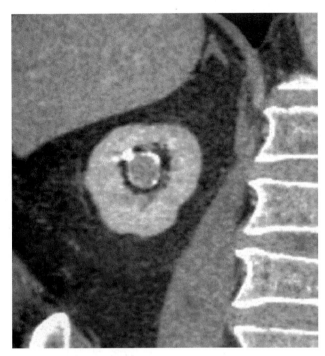

▲ 图 12-30　早期 TCC
CTU 示对比剂清晰地勾勒出肿瘤的轮廓

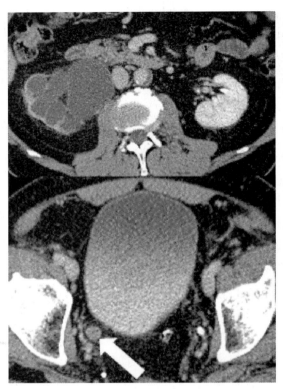

▲ 图 12-31　右侧远段输尿管 TCC（箭），导致其输尿管梗阻、肾积水

12-32）。

　　关于管壁增厚和梗阻还有另一鉴别诊断问题。局部管壁增厚可以由局部壁内出血造成，可通过肉眼血尿、平扫 CT 上高密度和自行吸收而得以证实。子宫内膜异位症偶可发生于远段输尿管管壁内，但更常见的输尿管累及形式为输尿管周围的肿块。此类患者常有更广泛的盆腔病灶和典型的相应症状。在形态和临床表现上，白斑（详见"炎性疾病"）和胆脂瘤与肿瘤难以鉴别，但两者均罕见。

　　发生于壁内的肿瘤，无论有无环周浸润，均会造成或表现为管腔狭窄。与食管和结肠肿瘤类似，这些病变常边界截然（图 12-32），可产生"苹果核"样表现。通常，肿瘤有肿块，与良性狭窄不同，但是有时两者的影像学表现也偶有重叠。结核常造成管腔局部狭窄，但是常伴有钙化和肾实质的破坏（提示病变的真正起源）。腹膜后纤维化可累及上尿路的管壁，但因为有腹膜后肿块的有特征性的表现，通常不至于误诊。

　　最后，肾脏的尿路上皮肿瘤体积增大到一定程度，可表现为位于肾窦的大肿块（图 12-33）。任

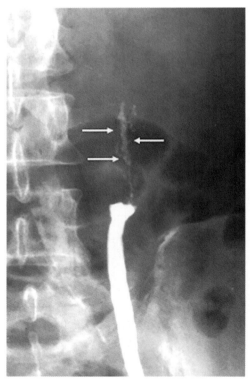

▲ 图 12-32　TCC，输尿管环周浸润
逆行性尿路造影显示输尿管狭窄段边界截然；狭窄段（箭）有不规则的边缘（为环周肿瘤的内表面）

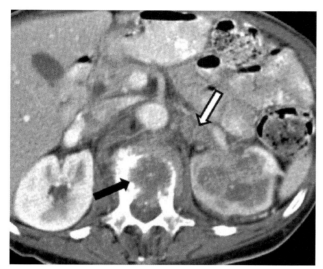

▲ 图 12-33　肾脏 TCC
肿瘤浸润左肾的中心（T₃ 期），左肾实质大部分受累；区域淋巴结
（黑边箭）和椎体（黑箭）可见转移

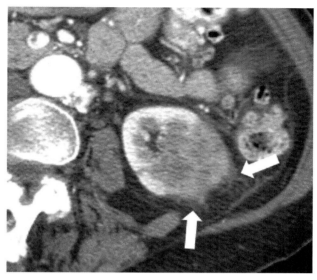

▲ 图 12-34　肾脏 TCC
肿瘤浸透肾皮质侵入肾周脂肪（箭），肿瘤分期为 T₄ 期

何断层成像技术都可显示它。超声检查中，肿瘤表现为低回声肿块，有多普勒血流。在 CT 和 MRI 图像上，肿瘤表现为软组织密度肿块，伴轻度强化。此外，在 CTU 排泌期，可见集合系统严重扭曲变形；若肿瘤引起梗阻，集合系统内则无对比剂充盈，且周围肾实质强化减低。

尿路上皮肿瘤常首先转移至区域淋巴结。淋巴结的大小是判断淋巴结有无转移的重要标准，但是目前尚无敏感性和特异性均较高的阈值；通常我们把短径 5mm 作为诊断淋巴结转移的阈值。DWI 检查有助于判断淋巴结有无转移，对于短径处于临界值的淋巴结来说，DWI 上弥散受限是支持转移的相对可靠的征象。

通常，肾细胞癌和肾尿路上皮肿瘤较易鉴别，但是当肿瘤同时累及肾实质和肾窦结构时，鉴别起来就有一定困难。尿路上皮肿瘤中心多位于肾窦内或邻近肾窦，抑或主要占据集合系统管腔（图 12-33）。肾细胞癌则肿瘤主体位于外周部位，可局部生长入集合系统内。如果一肿块使集合系统扭曲，但集合系统仍通畅且管壁光滑，则该肿块多可能为肾细胞癌。最后，尿路上皮肿瘤通常仅呈轻度强化，而肾细胞癌则多呈明显强化。

CTU 在发现上尿路上皮癌方面具有高度敏感性和特异性。它通常可清晰地显示肾盂或输尿管中的肿块及伴随的肾积水。肿块通常为软组织密度，增强后轻度强化。发生于肾盂内的体积较大的肿瘤内部可见增强后无强化的坏死区。

MR 尿路造影可以用与 CTU 的大致相同的方式显示上尿路上皮肿瘤，既可用重 T₂WI 技术也可用钆剂进行尿液增强；但是在技术上略逊色于 CTU：MR 尿路造影常受到运动伪影的影响；集合系统中钆对比剂增强后的尿液信号强度难以控制。

分期

在大多数情况下，腹部和盆腔的 CT 或 MRI 足以胜任初次肿瘤分期；若有胸部症状或有膈下病灶，则应加做胸部 CT。

上尿路上皮癌也应用 TNM 分期，与其他肌性管状结构内的上皮性癌的分期系统相似。Tₐ 和 Tᵢₛ，肿瘤局限于尿路上皮；T₁，肿瘤侵及固有层；T₂，肿瘤侵及肌层；T₃，肿瘤穿透肌层，侵及肾内或输尿管周围的脂肪；T₄，肿瘤侵及输尿管的邻近器官，完全浸透肾实质，侵入肾周脂肪。由于输尿管的肌性管壁较薄且现有的技术难以显示管壁的不完全浸透，所以较难将 Tₐ、Tᵢₛ、T₁ 和 T₂ 区分开来（图 12-23、图 12-24 和图 12-30）。如果肿瘤处的管壁看不到或肿瘤的边缘与肾盂或输尿管周围脂肪分界不清（图 12-33），则可定位 T_3 期。T_4 期，肿瘤完全浸透肾实质侵入肾周脂肪（图 12-34），或穿透输尿管浸润其周围器官。N_0，无淋巴结转移；N_1，单个淋巴结肿大，直径小于 2cm；N_2，多发淋巴结肿大，最大径不超过 5cm；N_3，淋巴结增大，超过 5cm。M_0，无远处转移；M_1，有远处转移。

尿路上皮肿瘤患者在术后应该进行密切随诊，应进行能详细观察残余尿路内表面的任何检查，包括 CTU 或逆行输尿管肾盂造影。肾输尿管切除术后，CT 或 MRI 可有效评估肾床有无肿瘤复发。二次原发性尿路上皮肿瘤好发于膀胱；虽然影像学检查常能发现肿瘤复发，但是对于形态扁平的小肿瘤仍易漏诊，因此，除外上尿路的影像学检查外，还应常规进行系列膀胱镜检查。

（二）继发性尿路上皮肿瘤

累及输尿管的外源性肿瘤比输尿管原发性肿瘤更为常见，主要是因为输尿管原发性肿瘤相对不常见而输尿管毗邻的组织器官较多且常发生恶性肿瘤。大多数情况下，输尿管梗阻是由于外源性肿瘤从原发部位（如宫颈、前列腺和膀胱）直接蔓延至输尿管所致。部分输尿管梗阻也可由腹膜后肿大淋巴结（淋巴瘤或转移性淋巴结）压迫或侵犯所致。

某些恶性肿瘤，如乳腺癌，可产生强烈的输尿管周围促结缔组织增生反应，间接引起输尿管梗阻。在影像学上，此类病变表现为软组织肿块对输尿管产生外压性改变（图 12-35），被称为恶性腹膜后纤维化。由于整个纤维性梗阻性斑块内仅存在很少的散在的恶性细胞，很难通过细针活检明确诊断。更少见的是，恶性肿瘤（如黑色素瘤、肾癌、乳腺癌、肺癌、前列腺癌和多发性骨髓瘤）可血行转移至输尿管，形成充盈缺损，与原发性输尿管肿瘤的影像表现相似（图 12-36）。

放疗后出现的输尿管梗阻不应被视为单纯的良性放射性损伤。输尿管相对抗辐射，所以，放射后出现输尿管梗阻通常意味着：①肿瘤在治疗前已侵及输尿管壁；②肿瘤复发。

九、膀胱输尿管反流

原发性膀胱输尿管反流仅由 UVJ 异常所引起（图 12-37），具有先天性和家族性。单侧发病较双

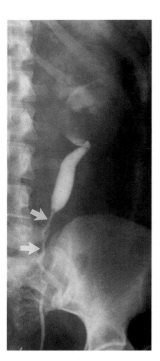

◀ **图 12-35 腹膜后转移性癌，累及左侧输尿管**
输尿管中段被包绕，形态不规则，管腔狭窄（箭）；其近侧输尿管扩张。在逆行性尿路造影的过程中，注入的对比剂不足，未能完全填充肾内集合系统（引自 Amis ES Jr, Newhouse JH. Essentials of Uroradiology. Boston, MA: Little, Brown & Co.; 1991:282.）

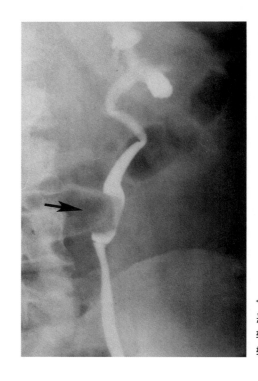

◀ **图 12-36 恶性黑素瘤转移至左侧输尿管（箭）**

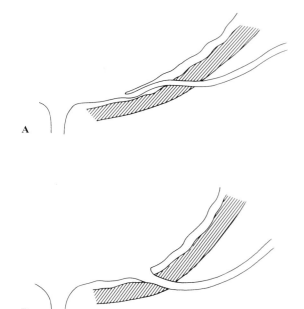

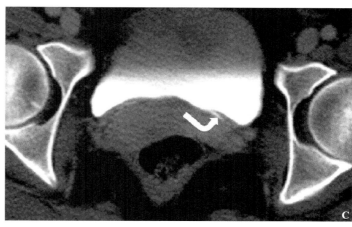

▲ 图 12-37 UVJ 示意图

A. 正常情况下，输尿管以一定角度穿过膀胱壁肌层（阴影），并在黏膜下行进一段长度后开口于膀胱，形成了强有力的阀门结构；B. 反流者的输尿管未在黏膜下行进一段长度，直接开口于膀胱；发生膀胱输尿管反流（引自 Amis ES Jr, Newhouse JH. Essentials of Uroradiology. Boston, MA: Little, Brown & Co.; 1991:246. ）；C. 正常的左侧输尿管膀胱连接。CTU 图像中，弯箭指示了位于膀胱壁黏膜下层的左输尿管管腔，与图 A 相对应

侧多见。此病的发病率尚无明确报道，但可见于多达一半的有泌尿道感染的婴儿和儿童。

膀胱输尿管反流也可继发于其他引起 UVJ 解剖结构异常的疾病，如紧邻 UVJ 的膀胱憩室、发生于男婴的后尿道瓣膜、膀胱的炎症疾病（如肺结核或血吸虫病）、神经源性膀胱、输尿管重复畸形、肛门闭锁以及其他先天性泌尿生殖道发育异常。肾移植合并输尿管移植时，也常会产生膀胱输尿管反流。当同侧肾脏无功能或切除时，无功能的输尿管也可产生膀胱输尿管反流。

膀胱输尿管反流也可引起尿路的继发改变。若反流程度轻微、仅间断发生，则不会产生明显变化。若反流程度严重，则可能产生解剖、生理和病理上的改变。大量反流会影响膀胱的功能。在排尿期间，逼尿肌收缩将大部分尿液排入输尿管（而不是尿道）。反流入输尿管的尿液随即再次流入膀胱，在下一次排尿之前导致膀胱异常充盈。

膀胱输尿管反流也会引起输尿管本身的异常改变。排尿期间大量尿液反流入输尿管，沿输尿管管

腔向上逆行，导致输尿管扩张、迂曲。输尿管壁肌层变薄，蠕动减弱，管腔逐渐扩张。并可出现不同程度的肾积水。上述机制导致的儿童双侧输尿管性肾盏扩张和膀胱扩张，被称为巨输尿管 – 巨膀胱综合征。该病的发生可能与后尿道瓣膜导致的膀胱出口梗阻有关，但也可发生于无梗阻的患者。

膀胱输尿管反流和尿路感染之间存在一定的相关性。在有菌尿的患者中，尿液中的细菌浓度反映了细菌的繁殖速度和其随尿液被排出的速度之间的平衡。如果输尿管和膀胱结构正常，排尿结束后，膀胱和输尿管内的残余尿液很少，新生成的无菌尿液（假设肾未被细菌感染）迅速可将其稀释，大大降低尿液中的细菌浓度。但是，如果排尿结束后，输尿管和膀胱内仍旧存在大量尿液，新生成的无菌尿液所起到的稀释作用就明显减低。此外，在某些患者中，尤其是存在高压力性反流的年轻患者，如果感染的尿液随着反流逆行进入肾小管，细菌性膀胱炎或肾盂炎将进一步发展成肾盂肾炎。因此，对于患有尿路感染的幼儿，通常建议其筛查是否有膀

胱输尿管反流。

膀胱输尿管反流可无症状，可在儿童时期自发缓解而不影响上尿路；但也可持续存在，从而对肾脏造成永久性损伤。低级别的反流几乎不会引起肾盂肾盏的异常。但是在发生反流的瞬间，肾盂肾盏会发生不同程度的扩张，其形态与梗阻性肾积水难以区分。依据反流的严重程度和持续时间，在两次反流之间或反流好转后，肾盂肾盏的扩张可持续存在或恢复正常。

持续而严重的反流可能导致局灶性肾实质瘢痕，可为单侧或双侧，可累及一小部分肾实质或几乎全部肾实质。瘢痕好发于肾脏两极，尤其肾上极，其形成可能与尿液反流入肾内集合管有关（图12-38）。严重反流通常伴有肾积水，也会导致不同程度的慢性肾功能不全。

由于肾脏瘢痕为局灶性肾实质变薄，累及范围从肾包膜直至肾乳头，因此影像学上可见肾外缘内陷、肾盏被向外牵拉扩张。肾乳头的正常内凹形表面变平、甚至外凸。局部肾盏变钝（通常称为杵状

肾盏）伴邻近肾实质变薄是反流的相对特异的影像学表现，被称为慢性萎缩性肾盂肾炎或反流性肾病（图12-39）。当整个肾脏均受累，肾脏轮廓可因多发瘢痕而变得极为不规则，或因弥漫瘢痕而导致肾脏体积缩小、但边缘仍相对光滑。嵌顿于漏斗部的肾结石也可产生与反流性肾病导致的局灶性肾实质

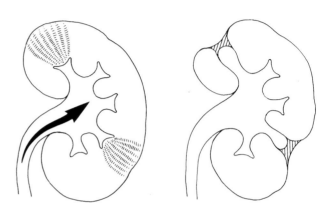

▲ 图12-38　肾内反流（示意图）
肾内反流导致肾实质瘢痕形成，表现为局部肾实质变薄、肾盏变钝（引自 Amis ES Jr, Newhouse JH. Essentials of Uroradiology. Boston, MA: Little, Brown & Co.; 1991:252.）

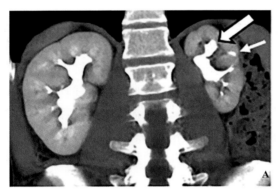

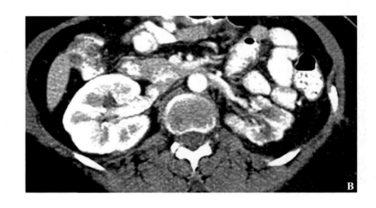

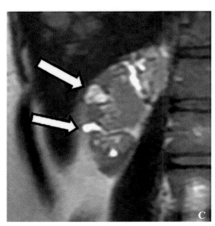

▲ 图12-39　反流性肾病（3例）
A.CT 尿路造影示右肾上极肾盏变钝（大箭），相邻一个肾盏伴其肾皮质变薄（小箭）；B. 反流性肾脏瘢痕，CT 图像显示左肾整体皱缩，局部实质萎缩；C.T$_2$WI 示多个肾盏变钝（箭）；邻近肾实质菲薄，肾盏与肾周脂肪几乎仅由肾包膜分隔

瘢痕类似的表现，可见单个肾盏积水及邻近肾实质萎缩。如果反流严重，肾实质变薄可伴有肾积水（图 12-40）。

膀胱输尿管反流的筛查

对儿童进行膀胱输尿管反流筛查的最常见起因是泌尿系感染。何种情况下需要筛查、选择何种检查方法，仍然是较为复杂的问题。在评估筛查的价值时，要考虑到所获取的信息对指导治疗的价值，还要考虑到电离辐射的风险和尿道置管所带来的不适。治疗应该个体化：急性感染患者采取短程的抗生素治疗；长程抗生素预防有时用于预防感染，可能减缓瘢痕形成的进展；部分情况下，需经尿道或开放性手术纠正反流，以预防感染、减少瘢痕形成和减轻肾积水。目前，关于长期抗生素治疗以及手术指征，仍存在争议。大多数学者认为，对于婴儿和男童而言，首次发生尿路感染即应进一步检查有

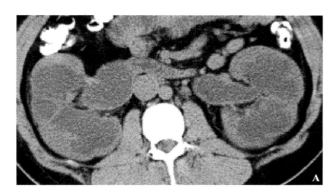

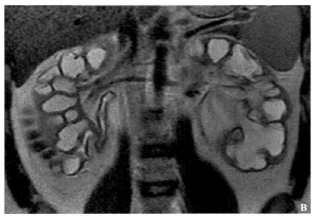

▲ 图 12-40　严重反流性肾病
CT（A）和 MRI 检查 T$_2$WI（B）显示广泛的肾实质变薄伴肾积水

无膀胱输尿管反流，因为后尿道瓣膜在婴儿和男童十分常见且危险，应尽快行膀胱尿道排尿造影。而在 2 岁以上的女孩中，泌尿系感染的发病率则较高，是否对所有患者进行筛查仍有分歧。部分学者认为，在首次发生泌尿系感染后就应该筛查有无反流的存在；而也有学者认为，连续多次发生泌尿系感染才是筛查指征。对于患有泌尿系感染的年轻成年女性，只有少数会有反流。

X 线和放射性核素膀胱尿道造影均可显示膀胱输尿管反流。放射性核素膀胱尿道造影的敏感性最高、辐射剂量最低，但是不能显示尿道壁和膀胱壁的异常。由于女孩较少发生尿道异常，因此可选择放射性核素膀胱尿道造影。而男孩则有发生后尿道瓣膜的可能性，因此建议选择 X 线膀胱尿道造影。无论选择何种方法，均应注意以下几点。必须进行排尿造影；仅做膀胱造影不足以排除反流的可能性；患者应保持清醒状态，以进行正常排尿。必要时，尿道置入小的导尿管则可控制膀胱充盈和排尿，从而可对排尿过程进行连续多次观察。X 线膀胱尿道造影时需进行荧光透视，否则一过性反流、排尿的功能细节和尿道异常容易漏诊。

无论何种检查，发现膀胱内的对比剂或同位素反流入输尿管和（或）集合系统内，即可诊断膀胱输尿管反流。患者可有低压力性反流和高压力性反流。低压力性反流发生于膀胱充盈早期；高压力性反流发生于排尿过程中。可应用膀胱输尿管反流的国际分类（图 12-41）来定量评估反流的程度（表 12-1）。

表 12-1　膀胱输尿管反流的国际分类

分　级	程　度
I	仅反流至输尿管
II	反流至集合系统，但未引起扩张
III	反流至集合系统，引起轻度扩张
IV	反流至集合系统，引起中度扩张
V	反流至集合系统，引起重度扩张

放射性核素膀胱尿道造影上，膀胱输尿管反流表现为从膀胱延伸至输尿管及集合系统内的条带状

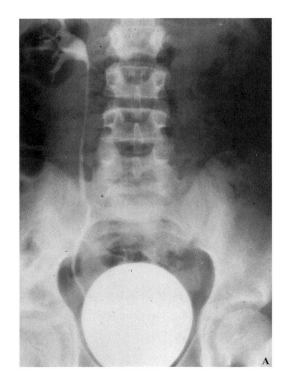

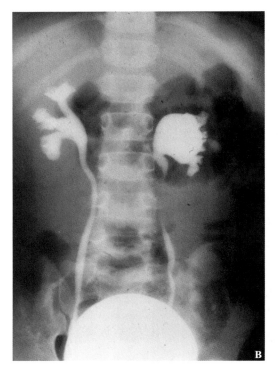

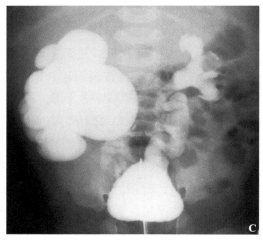

▲ 图 12-41　不同级别的反流
A. Ⅱ级膀胱输尿管反流。膀胱造影显示对比剂从膀胱反流入输尿管和集合系统，但没有造成扩张（由 Robert Cleveland，M.D. 提供）；B. Ⅲ级膀胱输尿管反流（双侧）。膀胱造影显示双侧输尿管和集合系统内对比剂充盈，伴轻度的肾盂肾盏扩张（由 Robert Cleveland，M.D. 提供）；C. 膀胱输尿管反流：右侧Ⅴ级，左侧Ⅲ - Ⅳ级。膀胱造影显示反流及重度上尿路扩张，右侧为著（引自 Amis ES Jr, Newhouse JH. Essentials of Uroradiology. Boston, MA: Little, Brown & Co.; 1991:251–252.）

放射性核素浓聚。通常，膀胱输尿管反流的国际分类不适用于放射性核素膀胱尿道造影，但上尿路中核素浓聚量可定量，并且可以生成对系列随访检查有价值的测量值。

　　另一种方法，称为"自上而下"的检查。首先，对患者进行肾脏的影像学检查。若肾脏检查提示正常，则该患者患有需要手术的重度膀胱输尿管反流的可能性很小。目前已经很少使用排泄期尿路造影来检查肾脏，而 CTU 也因为较高的辐射剂量而应用受限。DMSA 肾脏闪烁摄影的辐射剂量相对较低，

有时被用作首次影像检查方法，它能较好地显示肾积水和严重的瘢痕，但是容易漏诊轻微瘢痕。超声具有无辐射、价格低、检查舒适度高的特点，应用较为普遍，但是像闪烁摄影一样，也较容易漏诊肾脏的小瘢痕。无论何种影像学检查，一旦检出可疑由反流所导致的肾脏解剖学异常，应进一步进行膀胱尿道排尿造影。

　　一些影像技术有可能做到"一站式"的影像评估，即同时评价肾脏、膀胱和输尿管。经尿道导管注入微泡对比剂的超声造影检查和 MRI 有望实现

这一目标。但是，由于该对比剂在美国未经批准，此项技术目前发展受限。此外，MR 尿路造影也很有前景，但目前仍处于研究阶段。

十、输尿管梗阻

（一）急性梗阻

病理生理学

急性输尿管梗阻几乎立即导致其近侧输尿管内尿液压力增高，引起一过性肾脏血流量增加，但随即便转为肾脏血流量减低、肾小球滤过率减低、肾脏浓缩功能减低。

高级别急性梗阻可使肾盏压力明显升高，足以使肾盏穹隆破裂，尿液外渗进入肾窦。随后，尿液可以剖开肾窦，经肾门溢出，沿着输尿管周围和腹膜后扩散，通常会被吸收入毛细血管或淋巴管而进入血液循环。大多数情况下，渗出的尿液可被完全吸收。少数情况下，吸收不完全，渗出的尿液可形成明显的液体集聚区，形成包膜，从而形成尿液瘤。罕见情况下（通常发生在儿童），尿液会流入腹膜腔，形成尿性腹水。

梗阻部位近侧的集合系统和输尿管的蠕动减少。在急性梗阻中，即使是重度梗阻，梗阻部位上方的集合系统和输尿管的扩张程度有限。只有长期的管腔内压力升高才会导致这些结构显著扩张。

如果急性梗阻在数日内得到缓解，其解剖和生理功能通常能够恢复正常。输尿管和集合系统管腔的扩张得以恢复，并且开始重新正常蠕动。肾脏通常无或仅有轻微的永久性解剖结构上的异常，其血流和排尿功能均恢复正常。在无永久性功能丧失的前提下，肾脏能耐受的急性梗阻的时间尚不确定。然而，对于医源性输尿管损伤的患者来说，损伤时间在数周或数月之内，肾脏均可恢复至少部分功能。急性重度或完全性输尿管梗阻，若无缓解，则可导致肾功能低下，肾体积小，但肾积水无或轻微。

急性输尿管梗阻最常见的原因是输尿管内结石嵌顿。结石可在任何部位堵塞输尿管：体积较大的结石多嵌顿于上段输尿管；体积较小的结石则多在 UVJ，即输尿管最狭窄的部位。UVJ 结石会引起输尿管膀胱壁内段水肿，在影像上表现为膀胱内的类圆形充盈缺损，有时被称为假性输尿管囊肿。当结石排出，其引起的临床症状和影像学征象便会立即得到缓解，但部分患者的 UVJ 水肿还会持续一段时间。

肾内的血凝块排入输尿管时也会引起急性梗阻，与结石引起的急性梗阻类似。

肾脏形成的血凝块可能引起急性输尿管梗阻，类似于结石产生的梗阻。影像表现与透光性结石相同。脱落的肾乳头和真菌球也可能导致急性输尿管梗阻，但罕见。

（二）急性梗阻的影像学表现

1. 逆行性造影

逆行性输尿管肾盂造影可能有助于诊断输尿管的完全性梗阻性病变。当对比剂可通过输尿管的梗阻部位上行，则可见其上方的输尿管和集合系统呈轻度扩张。在逆行性肾盂造影的过程中，由于对比剂的注入，导致集合系统内的压力一过性增高，可产生多种类型的反流。每种反流均有其较为典型的影像学表现。肾盂肾小管反流为对比剂反流入集合管内，表现为从肾盏到肾实质的辐射状条纹（图 12-42）。肾盂肾窦反流时集合系统渗漏或破裂（典型地发生于一个或多个肾盏的穹隆部），对比剂沿着集合系统周围的肾窦溢出，并蔓延至肾门、上段输尿管和肾下极周围（图 12-43）。在静脉（肾盂静脉反流，图 12-44）或淋巴管（肾盂淋巴管反流，图 12-45）中也可见对比剂影。当患者存在泌尿系感染时，如果对其进行逆行性造影要格外留意：逆行性造影会导致梗阻近侧已感染的尿液反流，产生肾盂静脉反流时，尿液中的细菌会通过静脉反流入体循环，导致全身败血症。

2. CT

急性输尿管梗阻患者的平扫 CT 图像常可见肾

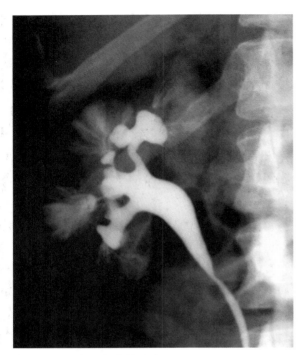

▲ 图 12-42　肾盂肾小管反流
逆行性肾盂造影示从各个肾盏（除外下极肾盏）到肾实质的条纹状影；集合系统的轻度扩张提示在对比剂注入的过程中产生了充盈压

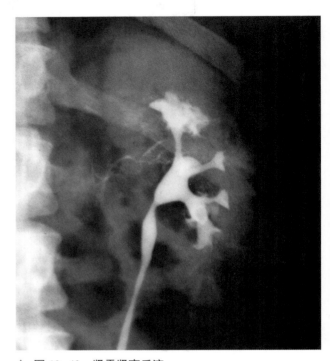

▲ 图 12-43　肾盂肾窦反流
逆行性肾盂造影见肾上极肾盏区－不规则形对比剂集聚，提示肾盏穹隆破裂，对比剂经此溢出至肾窦；此外，还可见肾盂淋巴管反流

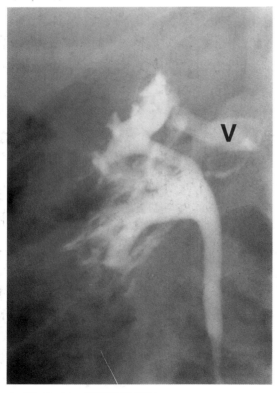

▲ 图 12-44　肾盂静脉反流
逆行性肾盂造影示肾静脉（V）、淋巴管和肾窦内有对比剂

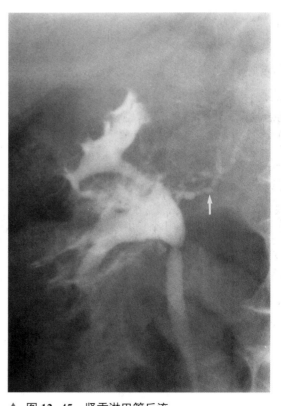

▲ 图 12-45　肾盂淋巴管反流
逆行性肾盂造影示淋巴道内（箭）可见对比剂填充，另可见肾盂肾窦反流

脏体积略增大、密度略减低（图 12-46）。与肾脏相邻的肾周脂肪可以有水肿和锯齿状间质线或"条索"征（图 12-47），并且于肾周可见一薄层液体密度影，代表外渗的尿液。上述病变可沿肾盂和上段输尿管蔓延。通常还可见到输尿管及肾盂肾盏轻度扩张。在少数患者中，尿液外渗形成尿液瘤，在 CT 上表现为肾周的液体集聚（图 12-48）。增强 CT 图像上，梗阻侧的肾实质强化较对侧缓慢（图

12-49）。延迟期图像可见梗阻侧的肾实质内高密度影，即"梗阻性肾图"（图 12-50）。含有对比剂的尿液排泄较对侧延迟。延迟期图像可见尿液漏入肾周或输尿管周围脂肪（图 12-51）。

3. 放射性核素检查

二乙烯三胺五乙酸（DTPA）的排泄机制与泌尿系统对比剂的排泄机制相同，因此肾脏闪烁摄影也可显示 CT 检查所提示的异常改变。急性梗阻侧肾脏肾实质的放射性摄取增高较对侧缓慢，峰值维持时间较对侧长，峰值强度可高于或不高于对侧；放射性同位素排泄入集合系统较对侧缓慢，肾盏峰值活性维持时间延长，峰值强度多样。放射性同位

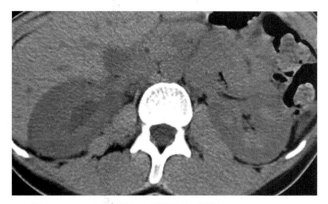

▲ 图 12-46　右侧远段输尿管急性梗阻
平扫 CT 图像示右肾实质密度较左侧减低

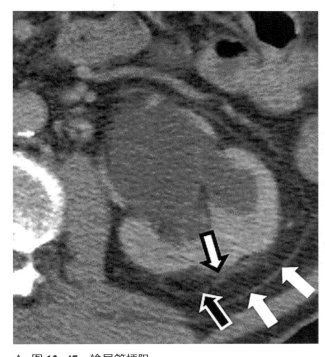

▲ 图 12-47　输尿管梗阻
肾旁后筋膜稍增厚（白箭），肾包膜周围少量液体及水肿（"条索征"）（框边箭）

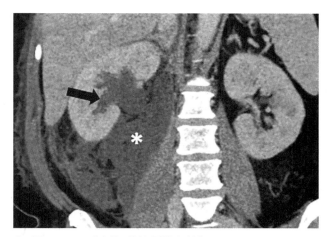

▲ 图 12-48　右侧远段输尿管急性梗阻
肾内集合系统中度扩张（箭），并可见一大的尿液瘤（星号）

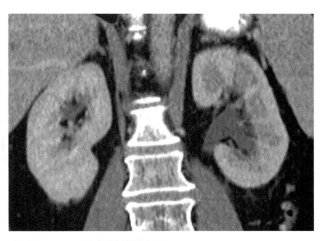

▲ 图 12-49　左侧输尿管梗阻
增强 CT 图像示：左侧肾内集合系统轻度扩张；左肾对比剂排泄延迟；病变侧仍处于皮髓质期，肾髓质锥体还未强化，而右侧正常肾的肾髓质已强化，为肾实质期

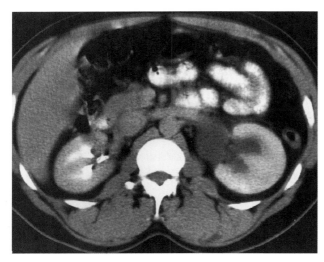

▲ 图 12-50　梗阻性肾图
增强 CT 示左肾梗阻性肾图，左侧肾盏及肾盂内无对比剂充盈

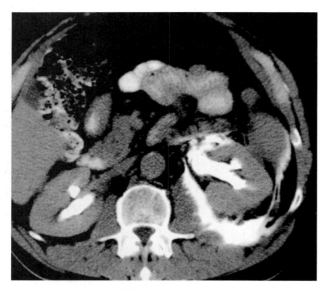

▲ 图 12-51　肾盂肾窦对比剂外渗
增强 CT 延迟期图像显示：对比剂外溢于左侧肾盂周围，位于内侧及后侧肾周间隙。患者因前列腺增大引起膀胱出口梗阻，进一步导致双侧输尿管梗阻

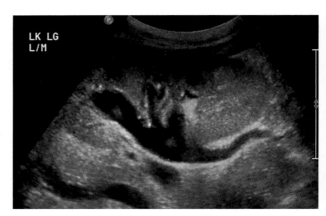

▲ 图 12-52　肾积水
沿肾脏长轴的超声图像示扩张的集合系统

声对判断是否有肾积水总体较准确，但是也可产生假阳性或假阴性结果。正常肾盂肾盏系统的体积与发生急性梗阻时的体积有很多重叠。当集合系统急性梗阻但肾盂肾盏仅呈轻度扩张时，超声检查可提示正常，出现假阴性结果。此外，当肾盏穹隆破裂导致尿液渗出时，肾盂肾盏减压，也可出现假阴性结果。其他一些含液体的结构也可被误诊为肾盂肾盏扩张，而产生假阳性结果，如肾门血管（可通过彩色多普勒血流图鉴别）、肾窦囊肿（此时无法显示与扩张的肾盂相连的扩张的漏斗部）、因膀胱过度充盈所致的集合系统轻度扩张（排尿后复查，轻度扩张即消失）。梗阻性输尿管扩张通常为梗阻点近侧的输尿管全程均扩张。超声检查肾脏时也可清晰地显示输尿管近段，但是由于肠管的遮挡，对中段显示欠佳。彩色多普勒超声可探及尿液随蠕动波被喷射入膀胱的过程，即输尿管喷尿。长时间观察若无喷尿现象，则提示为高级别或完全性输尿管梗阻引起的同侧肾脏无尿（图 12-53）。但是，输尿管喷尿现象也可见于输尿管近段不完全性梗阻的情况，而输尿管喷尿现象消失也可见于输尿管扩张而无蠕动时。

　　肾内动脉的脉冲多普勒超声可以显示因急性梗阻导致的肾脏动脉血流异常。在许多急性梗阻的肾脏中，舒张期血流速度减少的幅度大于收缩期，因此阻力指数增加。然而，单独测量阻力指数并不能用于梗阻的诊断：慢性梗阻的患者肾内血流阻力指

素延输尿管缓慢到达梗阻点，并洗脱延迟。当肾盏穹隆破裂，可见放射性同位素外渗至肾周间隙内。

　　4. 超声

　　对于临床怀疑急性输尿管梗阻的患者，超声检查是否有肾盏扩张是最有用的筛查手段。肾窦内的无回声区（中央回声复合体分裂征）（图 12-52）提示肾盂轻度扩张。当发生严重肾积水时，冠状位图像可清晰显示漏斗部和肾盏的扩张。虽然超

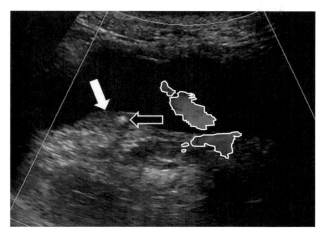

▲ 图 12-53　右侧 UVJ 结石导致梗阻，对膀胱进行多普勒超声检查

在水肿隆起的膀胱壁（白箭）内可见小结石（空心箭）（此处的结石易导致其邻近膀胱壁水肿）；白色框标记部分表示左侧正常非梗阻侧的输尿管喷尿现象，而右侧未见

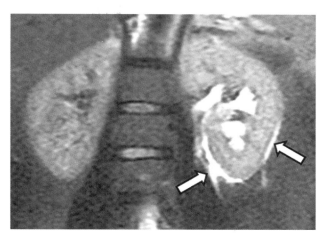

▲ 图 12-54　左侧输尿管急性梗阻的 T_2WI
漏出的尿液在肾包膜周围形成薄层（箭）

数可以不升高；而各种肾脏实质或小血管疾病而无梗阻的患者，其肾内血流阻力指数也可以升高。然而，将肾内血流阻力指数、其他超声影像表现以及与对侧肾脏对比等诊断信息相结合，可用于鉴别梗阻与非梗阻性异常。

5. 磁共振成像

MRI 可清晰地显示因急性输尿管梗阻所致的肾脏体积增大，T_2WI 还可以清楚地显示伴随的肾周水肿和积液（图 12-54）。还可见肾盂输尿管扩张。此外，由于 MRI 对比剂（钆剂）的药代动力学特点与碘对比剂相同，因此，在 MRI 上也呈现出类似增强 CT 的强化特征：肾实质强化延迟，对比剂排泄入集合系统的时间延迟。MRI 在检测小结石方面不如 CT 敏感，但可用于患者有禁忌证而不能进行 CT 检查或超声检查无法确定的患者。

（三）慢性梗阻

长时间的完全性输尿管梗阻会使肾血流量、肾小球滤过率进行性降低。若梗阻持续存在，肾盏内而且很可能肾间质的压力都增高，会导致肾实质进行性萎缩。如果梗阻发作突然，为完全性梗阻且无缓解，则表现为肾萎缩而无肾积水（图 12-55）。

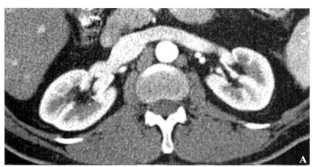

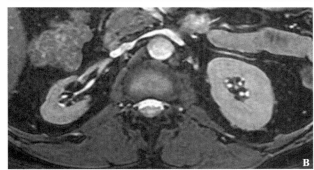

▲ 图 12-55　梗阻后肾脏萎缩
A.CT 显示正常肾脏；B.T_2WI MRI 显示右肾萎缩。患者的右侧输尿管被误结扎，随后经正确诊断并修复

持续的不完全性梗阻所产生的后果在定量和定性方面都与前述不同。部分肾小管出现萎缩，但是肾小球通常无异常。肾脏浓缩能力下降，尿流趋于减少。疾病初期，肾组织的丢失主要发生于髓质，因此即使肾实质变薄，肾的外部轮廓无明显减小，甚至会增大。而最大程度的皮质变薄和肾脏膨胀发生在出生后即出现的中度严重梗阻中。

导致慢性输尿管梗阻的病因有很多。一般来说，输尿管扩张的程度与梗阻的持续时间和管腔内的压力呈正相关。因此，最严重的扩张通常不发生于非常轻微的梗阻或完全梗阻（尿液生成趋于停止）的情况下，而是发生于一种中间状态下：即梗阻导致管腔内压力升高，但还未导致尿液立即严重减少。

当导致慢性梗阻的病因得以纠正，扩张的程度会逐渐减轻。肾实质萎缩很难恢复，即便恢复也程度很轻；集合系统和输尿管的直径减小。但是，如果扩张的过程中集合系统和输尿管的管壁被过分牵拉，则很难恢复至正常水平。

膀胱出口水平的尿路梗阻可能引起肾脏、集合系统和输尿管的异常，与慢性部分性输尿管梗阻类似。其发生机制为：膀胱内压力增高，导致输尿管的蠕动不足以将尿液完全排入膀胱，引起输尿管压力增加，进而出现上述的输尿管、肾盂、肾盏和肾脏的异常改变。膀胱出口处阻塞，常发生双侧对称性肾积水。

（四）慢性梗阻的影像学表现

1. X 线片

慢性梗阻导致严重的肾积水时，X 线片上可见肾窝内的肾脏呈软组织肿块样。此外，若结石为梗阻的病因，X 线片还可检出不透光的结石。

2. 逆行性肾盂造影

逆行性肾盂造影可显示扩张的集合系统和输尿管。与急性梗阻一样，肾盏、肾盂及输尿管体积增大，加之梗阻所致的尿液生成减少，均会导致逆行性注入的对比剂排出延迟。

3. CT 检查

CT 可显示上述解剖学的异常。肾脏的整体大小可以异常，并可见不同程度的肾实质变薄，肾盏及肾盂扩张（图 12-56）。与输尿管急性梗阻不同，慢性梗阻的患者不会出现肾实质的明显强化，而是表现为肾实质强化减低、对比剂排泄入集合系统延迟。在排泄期，集合系统内可见对比剂沉积分层现象（图 12-57），因为对比剂的密度高于尿液的密

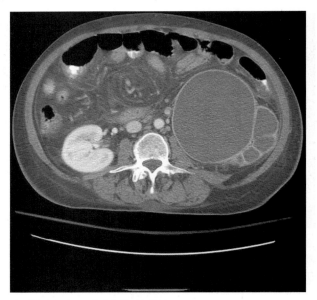

▲ 图 12-56　重度梗阻性萎缩
左侧肾盂肾盏系统严重积水，肾实质明显变薄

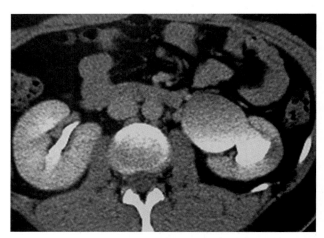

▲ 图 12-57　CT 尿路造影示患者单侧肾盂扩张
左侧肾盂内可见分层现象，对比剂位于下层

度而且慢性梗阻时输尿管无蠕动，无法将二者混合。当集合系统内无对比剂充盈时，位于肾窦内的囊肿看似扩张的肾盏、肾盂，像肾积水（超声检查也有类似情况）（图 12-58）。

4. 超声

超声检查是诊断输尿管慢性梗阻较为可靠的影像学方法，敏感性高达 93% ～ 100%，可以清晰地显示肾盂及肾盏扩张。肾盂及肾盏扩张表现为肾窦中央回声复合体内的无回声区（图 12-59），并且与急性梗阻一样可见输尿管扩张。超声多普勒检查

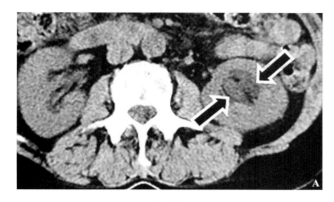

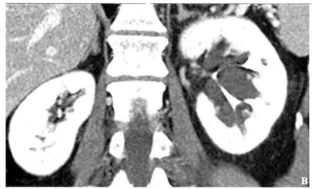

▲ 图 12-58　假性肾积水

平扫 CT 图像：A. 示左侧肾窦内的含液性结构（箭），类似扩张的肾盏；B. 增强 CT 图像排泄期图像示上述病灶为肾窦内囊肿，压迫漏斗部

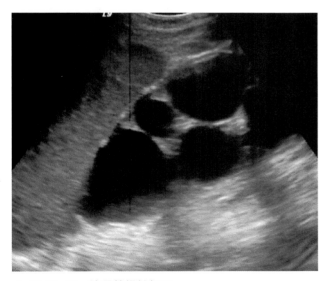

▲ 图 12-59　输尿管慢性梗阻

超声图像示左肾肾盏明显扩张，肾实质萎缩

可探及阻力指数异常，但慢性梗阻时的阻力指数不如急性梗阻时的可靠，因为慢性梗阻时肾脏可以没有肾盏内压力增高从而没有多普勒参数的异常。超

声检查也可出现假阳性结果，如肾外型肾盂、膀胱输尿管反流，以及梗阻缓解后肾盂肾盏未回复遗留永久扩张。

5. 放射性核素检查

由于放射性核素检查使用与对比剂一样经肾脏排泄的放射性核素复合物，所以像在急性梗阻时一样，慢性梗阻的放射性核素所见与尿路造影和 CT 相似。患侧肾脏的肾实质的放射性摄取速度减低，峰值时间延迟，但是峰值放射性活度不高于对侧肾脏。由于患侧肾脏的集合系统扩张、体积增大，因此放射性核素排泄入集合系统的时间延迟，但峰值放射性活度高于对侧。放射性核素从集合系统中排出的速度减慢，沿输尿管下行的速度减缓。

对于大多数上尿路扩张的患者来说，很容易判断扩张是否与梗阻有关。然而，部分患者虽然有肾盂、肾盏或输尿管的扩张，但是并无造成梗阻的病变。例如，患者既往曾有输尿管梗阻，随后梗阻虽得以缓解，但是由梗阻引起的尿路扩张却没有恢复正常。又如，膀胱输尿管反流（自行缓解或经手术修复）或先天性尿道发育异常（如梅干腹综合征）均可导致上尿路扩张。对于以上情况，判断是否有造成梗阻的病变至关重要：若有，则可能需要手术治疗，以防止肾功能恶化；若没有，则可避免不必要的手术。可通过利尿肾图来判断是否合并梗阻。

在进行利尿肾图检查时，检查开始时或放射性核素大量集聚于患侧集合系统内时，使用利尿药（通常使用呋塞米，1 mg/kg，最大剂量 20 mg，静脉注射）。如果集合系统内的放射性活度持续呈高水平，甚至增加（图 12-60），则认为有输尿管梗阻。若给予利尿药后，放射性同位素迅速排出，则认为无输尿管梗阻（图 12-61）。但是，二者之间并不总是很容易区分，目前已经提出了很多解释利尿肾图结果的方法，主要包括分析放射性活度达峰时间、检查末残留的峰值活度分数、流出曲线（包括形状、斜率和半峰值活度的时间）、膀胱膨胀效应及患者的体位。

对于严重肾积水的患者，临床决策通常难以制订：是进行患侧肾脏切除，还是对梗阻性病变进行

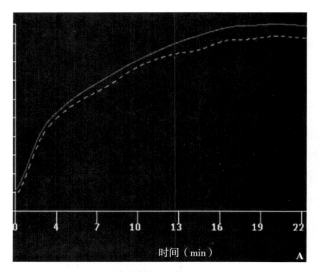
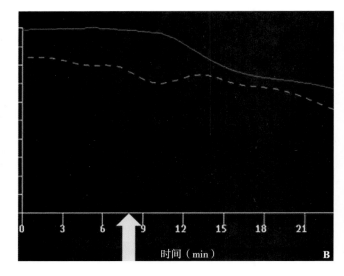

▲ 图 12-60 双侧输尿管梗阻的肾图

A. 每侧肾脏（实线和虚线）的放射性活度缓慢上升，并在约 20min 时达到峰值；B. 在箭指示的时间静脉注射呋塞米，可见双侧肾脏放射性活度下降非常缓慢

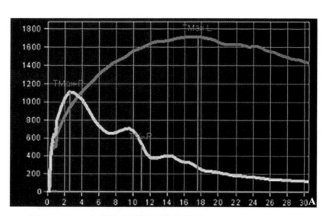
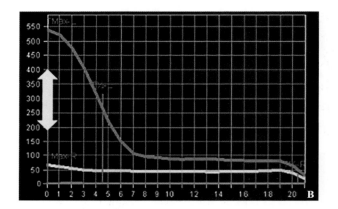

▲ 图 12-61 非梗阻性肾盂肾盏扩张

A. 肾图示患侧肾脏放射性活度上升缓慢、达峰时间延迟、峰值活度增高、流出减缓；而另一肾脏的时间 - 活度曲线正常；B. 在双向箭指示的时间静脉注射呋塞米，可见患侧肾脏放射性活度迅速下降（正常半峰时间），符合非梗阻性情况

修复？此时，核医学检查、CT 和超声检查都对治疗方案的制订有帮助。它们都可以估测残余肾实质的体积、半定量估算患肾的最大肾功能等。

6. 磁共振成像

MRI 也可用于显示输尿管慢性梗阻性疾病。静态 MRI 图像的重 T_2WI 脂肪抑制序列与 MRCP 类似，可清晰地显示上尿路扩张（图 12-62）。与 CT 尿路造影相比，排泄性 MR 尿路造影具有相似的优点和局限性：尽管肾脏和集合系统的强化方式可以提供较多的肾脏功能方面的信息，但少尿或无尿的肾脏可能无法将含有对比剂的尿液排泄至梗阻点。

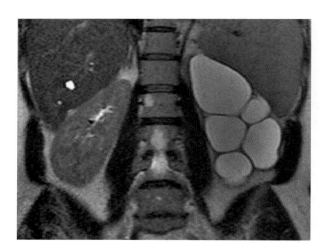

▲ 图 12-62 UPJ 梗阻的 MRI

冠状位 T_2WI 示左肾集合系统扩张，呈高信号

十一、输尿管扩张

（一）输尿管纺锤

输尿管的正常蠕动会引起输尿管直径的变化，管腔内的尿液团可使输尿管未收缩的部分扩张，直径可达 8mm。在一些患者中，输尿管中 1/3 段（跨髂血管上方处）可稍扩张，这种表现被称为"输尿管纺锤"。

（二）原发性巨输尿管

绝大多数情况下，输尿管扩张均是由梗阻或反流所引起的，但是也有少数例外情况，如原发性巨输尿管（也称输尿管失弛缓症）。输尿管最远段（长约 2cm）无扩张，其近侧输尿管不同程度扩张（图 12-63）。输尿管的扩张程度远侧较近侧严重。扩张段可以较短；也可以范围较长，几乎达到 UPJ，在接近肾脏时管腔变细；扩张累及肾盏罕见（图 12-64）。儿童及成年人均可发病，通常无症状，单侧较双侧常见，疾病进程缓慢。

此外，某些先天性疾病也可能出现非梗阻性输尿管扩张，如 Eagle-Barrett（梅干腹）综合征（图 12-65）、慢性高尿流量的情况（如未经治疗的尿崩症患者）。

十二、输尿管走行

正常输尿管起于与肾盂连接处，经肾门，在肾周间隙内下行至盆腔。输尿管近段位于腰大肌外侧，起始走行于生殖血管外侧，下行过程中先位于生殖血管后方然后位于其内侧（输尿管的这一走行特点有助于在其内无对比剂充盈时对其进行定位）。随即，输尿管从腰大肌前方下行至腰大肌内侧。$L_4 \sim L_5$ 水平输尿管走出 Gerota 筋膜，并横跨髂总动脉前方。在真骨盆内，输尿管略向后外侧走行至接近髂嵴水平，然后向前内侧走行，进入膀胱。

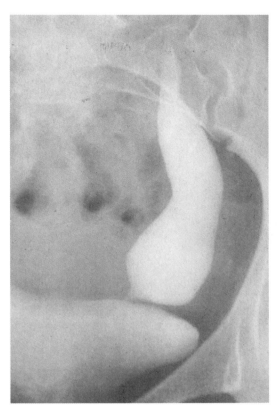

▲ 图 12-63　原发性巨输尿管
排泄性尿路造影示左侧输尿管远段扩张

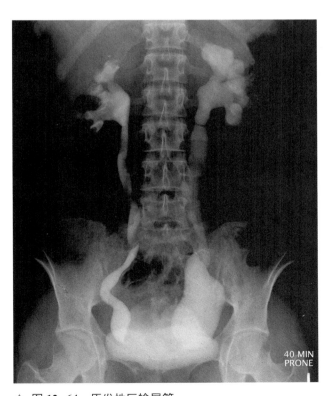

▲ 图 12-64　原发性巨输尿管
排泄性尿路造影示：双侧输尿管扩张，左侧Ⅲ级，右侧Ⅱ级

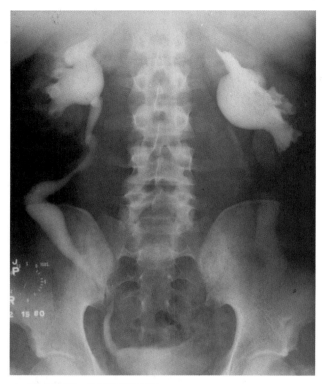

▲ 图 12-65　梅干腹综合征
排泄性尿路造影显示扭曲扩张的输尿管

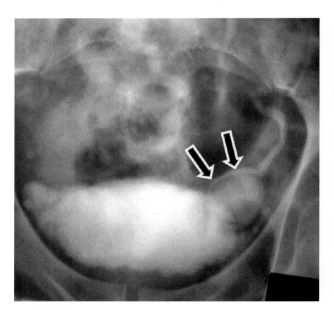

▲ 图 12-66　输尿管远段（箭）
沿膀胱憩室表面走行，并向上方和内侧移位

任何与输尿管相邻的肿块或积液都可导致输尿管移位，可向几乎任何方向移位。但是有一些常见的移位方向：中腹部腹膜后的肿大淋巴结通常将输尿管向外侧推移，盆腔肿大的淋巴结通常使输尿管向内侧移位，膀胱憩室常向外侧生长，同时推挤邻近输尿管向内侧移位（图 12-66）。

输尿管疝较为罕见，但是可以使一侧或双侧输尿管明显偏离正常走行区。CT 或尿路造影通常可以显示输尿管疝。输尿管疝入腹股沟或阴囊的情况很罕见，且仅有少部分此类患者会发生输尿管梗阻（图 12-67）。

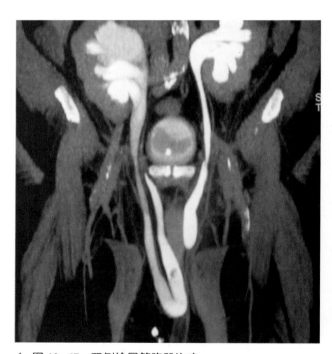

▲ 图 12-67　双侧输尿管腹股沟疝
由于输尿管的牵拉，双肾位置下垂（引自 Akpinar E, Turkbey B, Ozcan O, et al. Bilateral scrotal extraperitoneal herniation of ureters. Computed tomography urographic findings and review of the literature. J Comput Assist Tomogr. 2005;29:790–792.）

十三、炎性疾病

（一）白斑（鳞状上皮化生）

鳞状上皮化生是一种较为罕见的炎性疾病，通常伴有慢性感染和（或）结石，可发生于集合系统、输尿管或膀胱。当发生于输尿管时，通常累及输尿管近段 1/3，且几乎总是伴有肾盂的累及。"白斑"一词是指在鳞状化生区域的表面上见到的白色斑片影；当角化的上皮形成软组织块时，则被称为胆脂瘤。尽管膀胱的鳞状上皮化生与鳞状细胞癌之间存在相关性，但在上尿路中是否存在这种关联目前尚不清楚。影像学上，病变表现为肾盂或输尿管壁的扁平肿块或局部管壁增厚，产生"灯芯绒"样外观。

（二）软斑病

软斑病是发生于尿路的一种较为罕见的炎性疾病，通常与慢性尿路感染有关，常为大肠埃希菌感染。软斑病不是癌前病变，其多见于免疫功能低下的患者。病变是位于上皮下的表面光滑的黄色/棕色斑块，由含有嗜碱性包涵体（Michaelis–Gutmann 小体）的炎性细胞（组织细胞）组成。膀胱是泌尿道最易受累的部位，其次为输尿管、肾盂和尿道。在影像学上，病变表现为多发的扁平状充盈缺损，特征性地累及输尿管远段，但也可长节段地累及输尿管其他部分（图 12-68）。部分患者可出现输尿管梗阻。软斑病的病灶常为多发，且可相互融合，进而表现为"鹅卵石"样外观。

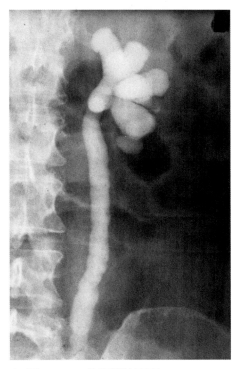

▲ 图 12-68 输尿管软斑病
逆行性肾盂造影示输尿管轻度扩张，输尿管全程边缘呈扇贝样
（引自 Richard C. Pfister, MD.Amis ES Jr, Newhouse JH. Essentials of Uroradiology. Boston, MA: Little, Brown & Co.; 1991: 275.）

（三）囊性肾盂肾炎和囊性输尿管炎

囊性肾盂肾炎/输尿管炎主要表现为位于肾盂/输尿管壁的上皮下多个含液小囊肿。临床上，患者通常无症状，或偶伴血尿及尿路感染症状。它不是癌前病变，也较少引起梗阻。病变可累及单侧或双侧，在女性中略微更常见。各年龄段均可发病，但通常见于 50 — 60 岁。

典型的 X 线表现为肾盂（图 12-69）或输尿管多发的、小的（直径 2 ～ 3mm）、透亮的充盈缺损。发生于输尿管时，好发于近 1/3 段，在尿路造影（图 12-70）或逆行性肾盂造影的图像上输尿管缘呈扇贝样或甚至锯齿样轮廓。鉴别诊断主要包括：①输尿管壁内出血：通常可造成充盈缺损，但充盈缺损并不是完美的半球形，且可很快吸收；②乳头状肿瘤：很少像囊性输尿管炎的囊肿那么多；③长时间的输尿管支架置入：尿路上皮生长突入支架侧孔，当支架取出后造成环形充盈缺损。但是，囊性输尿管炎的影像表现通常较有特点，足以做出有信心的诊断。抗炎治疗后，病灶可缓解或消失，但也可在成功治疗后仍持续存在。

（四）输尿管憩室病

输尿管憩室病（又称假性憩室病）表现为位于输尿管的 1 个或数个小囊袋状突起（直径通常 ≤ 4mm）。病变为输尿管上皮树芽状增生，从输尿管腔突入输尿管壁肌层，但并不穿透肌层。

输尿管假性憩室病可能与血尿和尿路感染有关。另外，还发现它与多种泌尿系统疾病共存，如结石、良性前列腺增生和 TCC。

输尿管造影示输尿管腔向外突出的小囊袋状影（图 12-71），偶有憩室处管腔轻度狭窄。输尿管的其他表现都正常。输尿管假性憩室病不会引起输尿管梗阻。

输尿管假性憩室病与恶性肿瘤（通常为 TCC）相关，因此，对于患有此病的患者，应进行仔细全面的检查和评估。据报道，46% 的输尿管假性憩室病会发生尿路上皮恶性肿瘤，恶性肿瘤最常见的发

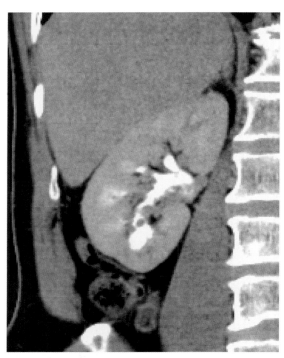

▲ 图 12-69　囊性肾盂炎
冠状位 CT 示：肾盂下壁多发散在的类圆形病灶；肾脏下极的异常对比剂填充区为局灶性髓质海绵肾

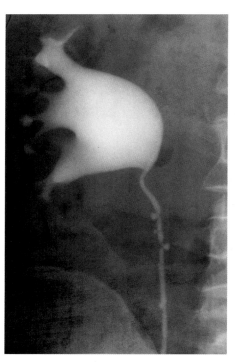

▲ 图 12-71　输尿管假性憩室病
尿路造影提示多发输尿管小憩室，在较大憩室的部位可见输尿管管腔轻微狭窄

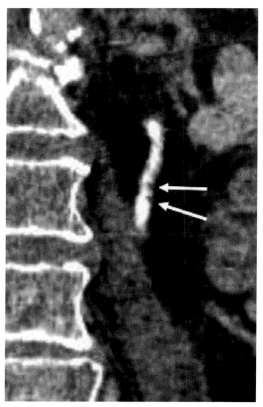

▲ 图 12-70　囊性输尿管炎 CTU 图像
病变（箭）为突入输尿管腔的多发小半球形充盈缺损

生部位是膀胱。部分患者可在发现假性憩室数年后发生恶性肿瘤。

（五）血吸虫病

尿路血吸虫病最常累及膀胱，但也可累及输尿管。致病吸虫为埃及血吸虫，具有明显的区域流行性，其赖以无性繁殖的特定类型的蜗牛仅存在于特定区域，如中东部地区、印度、波多黎各和一些非洲国家（特别是埃及、尼日利亚、南非、坦桑尼亚和津巴布韦）（埃及血吸虫的生命周期详见第13 章）。

该病多见于 30 岁以下的年轻人，男性比女性更常见。患者可无尿道症状，或仅表现为肋腹部疼痛。病变几乎总是双侧同时受累，但通常不对称。病变最常累及远段输尿管。这种感染导致不同程度的输尿管狭窄、扩张、管壁增厚和钙化。当病变累及输尿管远端相邻的膀胱壁时，输尿管也可梗阻。

尿路血吸虫病的影像学表现较具特征性。约75% 的病例会有钙化，最常累及输尿管的盆段。钙化多呈线状（图 12-72）或轨道状，但也可为斑片状、弧线状或弥漫性。输尿管管腔有不同程度的扩张和狭窄。在疾病的早期阶段，仅见输尿管远段的轻度扩张；随着疾病的进展，输尿管多处狭窄而产生串珠样外观，与结核性输尿管炎类似。虽然输尿管扩张，但是走行平直并不扭曲，尤以中段输尿管为著。病变累及 UVJ 时常导致膀胱输尿管反流。单发或多发的输尿管内充盈缺损（血吸虫性息肉）多出现于炎症的早期阶段，而较少见于后期的钙化阶段。虽然膀胱血吸虫病易引发膀胱癌，但是此种情况在输尿管中极为罕见。

（六）结核

发生于尿路的结核分枝杆菌感染是病原体血行播撒到肾脏造成的，而肾脏的感染源多来自其他部位（通常是肺）。虽然病原体播撒至双侧肾脏，但是病变通常只在一侧发展。肾结核在肾内集合系统播散种植，并通过输尿管下行感染下尿路。首发症状可以是血尿（有时为肉眼血尿），也可为下尿路症状（如尿频、排尿困难、耻骨上疼痛），后者也预示着尿路受累。

约有一半的肾结核患者可出现影像学上可显示的集合系统及输尿管异常。若患者肾功能尚可，可通过 CT 检查明确集合系统和输尿管有无受累。若患者肾功能低下，则需要进行逆行性或静脉肾盂造影。

典型的结核性病变为集合系统和输尿管的狭窄，常为多发部位狭窄（图 12-73），且通常为单侧。由于结核杆菌的感染，肾盏、漏斗、肾盂及输尿管的上皮层可呈炎性改变并发生溃疡。在炎性阶段缓解后，在上述任一部位均可发生反应性纤维化，引起管腔狭窄及梗阻。发生于肾盂上部及其周围的纤维化会导致肾盂狭窄。发生于漏斗部的狭窄则会产生肾盏积水。而发生于 UPJ 的纤维化则会导致干酪性脓肾，后者会进一步钙化，产生典型的结核性肾自截。

输尿管多发狭窄，产生特征性的狭窄及扩张相交替的"串珠样"外观。由于输尿管周围的纤维化，输尿管变直、缩短，形成"烟筒杆状"输尿管。然而，结核性输尿管炎的钙化明显少于血吸虫病输尿管炎，也比肾内钙化少。如果有钙化，钙化可以为线状，或者为淡淡的油灰样钙化（为管腔内浓缩物质的钙化）（图 12-74）。

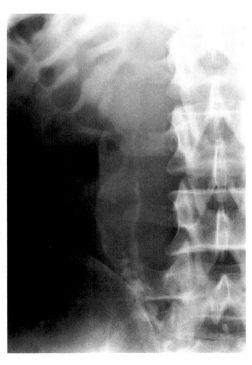

◀ 图 12-72 尿路血吸虫病的患者，可见其右侧输尿管弥漫钙化

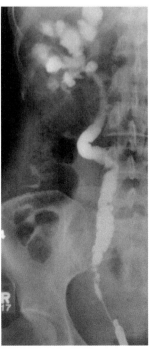

◀ 图 12-73 输尿管结核
逆行性输尿管肾盂造影显示输尿管多发狭窄及特征性的肾盏改变

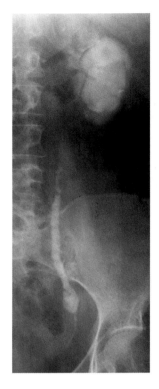

◀ 图 12-74 尿路结核
腹部平片示肾脏和输尿管中油灰样钙化

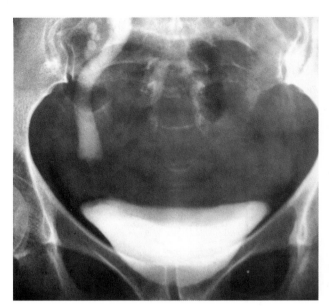

▲ 图 12-75 输尿管淀粉样变性（由 **John Hodson, M.D.** 提供）

当见到集合系统和输尿管全程多发狭窄时，输尿管结核应为首要诊断。

十四、其他疾病

（一）淀粉样变性

淀粉样变性的特征为受累器官内多种不溶性蛋白质或蛋白质 - 多糖复合物沉积。淀粉样变性通常是系统性疾病，可以伴有其他系统性疾病，如多发性骨髓瘤。输尿管淀粉样变性极为罕见。其影像学表现也缺乏特异性，常见表现为局限性输尿管狭窄（图 12-75），多发生于输尿管远段，常与肿瘤难以鉴别。

（二）子宫内膜异位症

子宫内膜异位症发生于育龄期女性，为子宫内膜组织出现在除子宫腔外的其他部位。异位的子宫内膜与正常子宫内膜组织一样发生周期性的坏死及出血，产生出血性囊性病变或肿块。异位的子宫内膜组织可来自于胚胎残余，也可由后天获得性疾病导致，如月经血逆流，通过输卵管流入腹腔内，将子宫内膜组织播散至腹膜表面。子宫内膜最常异位于子宫肌层内，其次为子宫、卵巢及输卵管的表面，以及盆腔脏器和盆壁的腹膜表面；也可累及输尿管及膀胱。虽然活动性病变及其伴随症状通常随着停经而缓解，但病变在绝经后仍可存在。

发生于输尿管的子宫内膜异位症有两种形式——壁内型和壁外型，两者均可累及输尿管远段。壁外型较壁内型更为常见。壁外型中，异位的子宫内膜组织压迫输尿管，或累及输尿管外膜。壁内型中，子宫内膜异位于输尿管壁的固有层或肌层，造成直接侵犯。输尿管累及可以导致梗阻（由于输尿管盆段狭窄）或偶尔有输尿管内肿块形成。患者的最常见临床表现为不孕以及随经期出现的盆腔严重疼痛。

子宫内膜异位累及尿路只见于少部分患者；且发生于膀胱较输尿管更常见。输尿管累及一般发生于有广泛盆腔病变的情况下，但也有报道只累及输尿管的情况。胁腹痛及血尿（与月经周期有关 / 无关）可提示子宫内膜异位累及输尿管。当异位的子宫内膜组织体积较小，非侵入性检查很难发现。当异位的子宫内膜组织体积较大时，则在影像上较易观察，在超声、CT、MRI 上表现为特征性的出血性囊性病灶或软组织肿块（图 12-76）。逆行输尿管造影通常显示输尿管远段的短或中等长度的狭窄，受累节段通常位于骶髂关节下方几厘米的范围内。狭窄段通常平滑，但陡然变窄，且在狭窄部位可以有锐利的内侧成角。病变段远侧的输尿管无异常。

（三）炎性肠病

多达 25% 的炎性肠病患者可能会出现泌尿生殖系统并发症。其中，尿路结石是一类常见的并发症，其次为炎性肠病累及输尿管导致梗阻。大多数病例的尿路受累多在炎性肠病存在数年之后发生。

克罗恩病累及输尿管通常发生于右侧输尿管远段。主要为两种形式：①肠管的炎性病变直接延伸至结肠周围及腹膜后组织，进而累及输尿管；②病变肠管与腹膜后区域之间形成瘘道，导致输尿管周围炎症，偶可并发脓肿。左侧输尿管极少受累，见于肉芽肿性结肠炎及空肠克罗恩病的患者。

在影像学上，受累输尿管通常表现为突然变细的光滑狭窄段，范围约数厘米，引起不同程度的梗阻（图 12-77）。CT 和 MRI 通常可显示病变输尿管处的软组织炎性肿块，并同时可见克罗恩病患者特征性的末端回肠管壁增厚及狭窄。当输尿管的狭窄和梗阻由炎症性肠病急性加重引起时，梗阻可随炎性肠病的缓解而好转，或通过外科旁路手术解决。然而，当炎症转为慢性时，则会引起较严重的纤维化，需要进行输尿管松解术。

小部分憩室炎会累及输尿管，通常为左侧。与克罗恩病一样，炎症及脓肿出现于受累肠管周围及输尿管周围，导致输尿管受压、移位或被肿块包绕。憩室炎的诊断要通过临床表现及影像检查来确定。

极少数情况下，阑尾炎及阑尾周围脓肿也会累及输尿管，导致输尿管狭窄。通过尿路造影显示的输尿管异常表现无法对阑尾炎做出诊断。但是，如果临床表现及影像学检查可提供其他提示阑尾炎或脓肿的征象，则可明确该诊断。

（四）盆腔炎症性疾病

当盆腔炎症蔓延至输尿管周围或输卵管卵巢脓肿压迫输尿管时，均可导致输尿管外压性梗阻。此

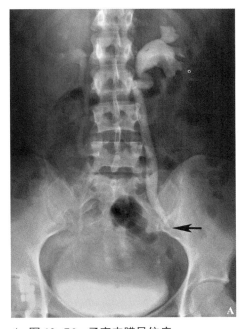
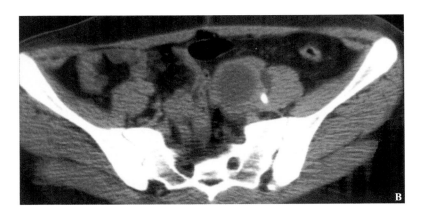

▲ 图 12-76　子宫内膜异位症
A. 排泄性尿路造影，站立位摄片示左侧输尿管在骨盆边缘的外在压迫（箭）；B. 盆腔 CT 示输尿管被一多房囊性肿块包绕，病理证实为异位的子宫内膜瘤

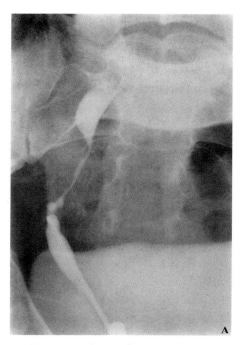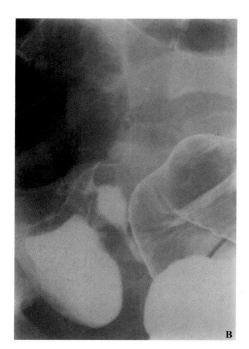

▲ 图 12-77 克罗恩病

A. 逆行性肾盂输尿管造影示右侧输尿管长节段狭窄（骨盆缘水平）；B. 钡灌肠显示回肠远段克罗恩病的特征性变化

类并发症更常见于慢性或复发性盆腔炎症，而较少发生于急性盆腔炎。梗阻部位通常位于骨盆缘，影像学表现与炎性肠病所致的梗阻相似。部分患者输尿管梗阻经保守治疗后可缓解，但是当病变部位形成瘢痕和纤维化时，则必须通过输尿管松解术治疗。

（五）腹膜后纤维化

腹膜后纤维化是一种在腹膜后区域形成纤维组织肿块的疾病。病变最常出现在双肾至骨盆缘之间，因为可累及输尿管，所以成为对泌尿系统来说很重要的一个疾病（见第 4 章）。

（六）妊娠输尿管扩张

妊娠后 3 个月，输尿管远段（介于增大的子宫和髂动脉之间的部分）受压，其近侧上尿路全程扩张。输尿管近 2/3 段扩张，以右侧为著（图 12-78）。输尿管远段管径正常。两侧输尿管与髂动脉之间成角略有差异，因此导致两侧输尿管扩张程度不一。输尿管扩张可在女性生产后自行缓解，或保持不同程度的扩张。

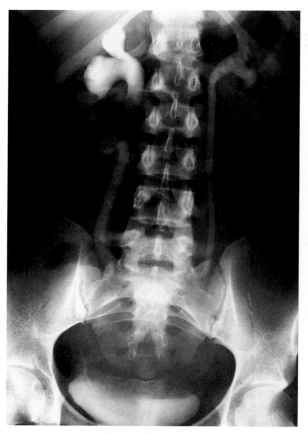

▲ 图 12-78 妊娠期输尿管扩张

排泄性尿路造影示双侧输尿管扩张，右侧为著；盆腔内的软组织肿块影为增大的子宫

（七）假性输尿管囊肿

嵌顿于 UVJ 处的结石导致局部膀胱壁水肿，或者近期有输尿管结石通过 UVJ 而局部膀胱壁仍水肿，都会产生膀胱内的充盈缺损，在膀胱内充盈对比剂时类似输尿管囊肿（图 12-79）。应对此类患者进行仔细评估，以排除 UVJ 部位 TCC 的可能（TCC 引起输尿管部分梗阻、输尿管末端扩张，并突入膀胱腔）。

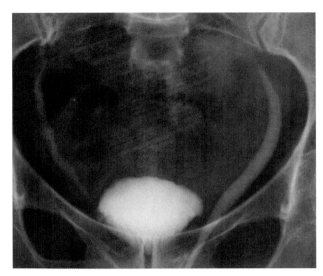

▲ 图 12-80　膀胱及远段输尿管脱垂
尿路造影示膀胱未脱垂的部分，脱垂的部分未摄入片中；左侧输尿管通过盆底向膀胱脱垂的部分下降

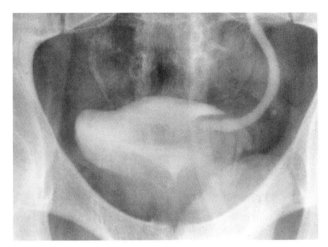

▲ 图 12-79　假性输尿管囊肿
膀胱输尿管连接处结石嵌顿，左侧输尿管扩张，输尿管口周围环绕以"晕征"

（八）子宫脱垂

子宫脱垂是引起双侧输尿管扩张的较少见原因；在严重的情况下，它可导致肾积水及进行性肾衰竭。该情况常见于患有严重子宫脱垂的老年女性。双侧输尿管通过骨盆底部下降（图 12-80），伴或不伴膀胱脱垂的影像征象。输尿管梗阻的机制尚未阐明，目前有如下观点：输尿管折曲、子宫动脉压迫输尿管、提肛肌压迫输尿管以及 UVJ 的机械性畸形。

（九）输尿管瘘

导致输尿管瘘的原因主要包括：①穿通伤；②尿路及其周围组织器官的手术并发症（图 12-81）。此外，邻近组织器官的恶性病变或炎性疾病也

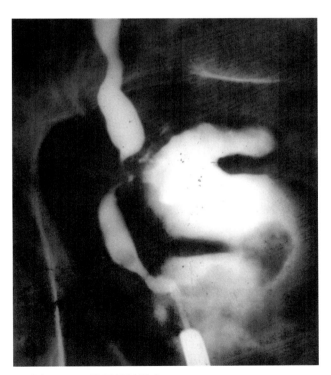

▲ 图 12-81　输尿管结肠瘘
逆行输尿管造影显示继发于憩室炎的输尿管 - 乙状结肠瘘

可导致输尿管瘘。大多数输尿管瘘的患者会并发尿路感染，或出现尿液沿瘘管渗漏的情况。极少数情况下，输尿管与血管之间形成瘘道，导致患者出现大量血尿。

输尿管瘘的诊断通常基于输尿管造影。直接顺

行性或逆行性向输尿管内注入对比剂有助于输尿管瘘的检出，因其较高的对比剂浓度以及较高的输尿管腔内压力，对于疾病的诊断优于CT（图12-81）。

极少数情况下，胃肠道造影检查可显示出胃肠道与输尿管之间的瘘管。CT尿路造影可以显示原发病灶，以及对比剂在输尿管腔内和瘘管之间的流动。

（徐文睿 译，姜 蕾 校）

☞ 推荐阅读

总 论

[1] Potenta SE, D'Agostino R, Sternberg KM, et al. CT urography for evaluation of the ureter. *Radiographics*. 2015;35(3):709–726.

肾乳头和集合系统疾病

[2] Ginalski JM, Portmann L, Jeager P. Does medullary sponge kidney cause nephrolithiasis? *AJR Am J Roentgenol*. 1990;155(2):299.

[3] Gong MB, Davidson AJ. Development and progression of renal papillary necrosis in SA hemoglobinopathy. *Urol Radiol*. 1980;2:55.

[4] Jung DC, Kim SH, Jung SI, et al. Renal papillary necrosis: review and comparison of findings at multi-detector row CT and intravenous urography. *Radiographics*. 2006;26:1827–1836.

[5] Koraishy FM, Ngo TT, Israel GM, et al. CT urography for the diagnosis of medullary sponge kidney. *Am J Nephrol*. 2014;39(2):165–170.

[6] Lang EK, Macchia RJ, Thomas R, et al. Detection of medullary and papillary necrosis at an early stage by multiphasic helical computerized tomography. *J Urol*. 2003;170:94.

[7] Lin C-C, Shih B-F, Shih S-L, et al. Potential role of Tc-99m DTPA diuretic renal scan in the diagnosis of calyceal diverticulum in children. *Medicine*. 2015;94(24):e985.

[8] Lin N, Xie L, Zhang P, et al. Computed tomography urography for diagnosis of calyceal diverticulum complicated by urolithiasis: the accuracy and the effect of abdominal compression and prolongation of acquisition delay. *Urology*. 2013;82(4):786–790.

[9] Oza KN, Rezvan M, Moser R. Subepithelial hematoma of the renal pelvis (Antopol-Goldman lesion). *J Urol*. 1996; 155:1032.

[10] Zawada ET, Sica DA. Differential diagnosis of medullary sponge kidney. *South Med J*. 1984;77:686.

肾 窦

[11] Fishman MC, Pollack HM, Arger PH, et al. Radiographic manifestations of spontaneous renal sinus hemorrhage. *AJR Am J Roentgenol*. 1984;142:1161–1164.

[12] Gayer G, Zissin R. The renal sinus—transitional cell carcinoma and its mimickers on computed tomography. *Semin Ultrasound CT MR*. 2014;35(3):308–319.

[13] Hammond NA, Lostumbo A, Adam SZ, et al. Imaging of adrenal and renal hemorrhage. *Abdom Imaging*. 2015;40(7): 2747–2760.

[14] Rha SE, Byun JY, Jung SE, et al. The renal sinus: pathologic spectrum and multimodality imaging approach. *Radiographics*. 2004;24:S117.

[15] Subramanyam BR, Bosniak MA, Horii SC, et al. Replacement lipomatosis of the kidney: diagnosis by computed tomography and sonography. *Radiology*. 1983;148:791.

血管压迫/骑跨

[16] Fraley EE. Vascular obstruction of superior infundibulum causing nephralgia. *N Engl J Med*. 1966;275:1403.

[17] Herkanwal SK, Platt JF, Cohan RH, et al. Helical computed tomography for identification of crossing vessels in ureteropelvic junction obstruction—comparison with operative findings. *Urology*. 2003;62:35.

[18] Lawler LP, Jarret TW, Corl FM, et al. Adult ureteropelvic junction obstruction: insights with three-dimensional multi-detector row CT. *Radiographics*. 2005;25:121.

[19] Parikh DR, Hammer MR, Kraft KH, et al. Pediatric ureteropelvic junction obstruction: can magnetic resonance urography identify crossing vessels? *Pediatr Radiol*.

2015;45(12):1788–1795.

[20] Pienkny AJ, Herts B, Streem SB. Contemporary diagnosis of retrocaval ureter. *J Endourol*. 1999;13:721.

[21] Quillin SP, Brink JA, Heiken JP, et al. Helical (spiral) CT angiography for identification of crossing vessels at the ureteropelvic junction. *AJR Am J Roentgenol*. 1996;166:1125.

[22] Ritter L, Gotz G, Sorge I, et al. Significance of MR angiography in the diagnosis of aberrant renal arteries as the cause of ureteropelvic junction obstruction in children. *RoFo: Fortschritte auf dem Gebiete der Rontgenstrahlen und der Nuklearmidizin*. 2015;187(1):42–48.

集合系统和输尿管肿瘤

[23] Caoili EM, Cohan RH, Inampudi P, et al. MDCT urography of upper tract urothelial neoplasms. AJR Am J Roentgenol. 2005;184:1873.

[24] Dillman JR, Caoili EM, Cohan RH, et al. Detection of upper tract urothelial neoplasms: sensitivity of axial, coronal reformatted, and curved-planar reformatted image-types utilizing 16-row multi-detector CT urography. *Abdom Imaging*. 2008;33:707–716.

[25] Honda Y, Goto K, Sentani K, et al. T categorization of urothelial carcinomas of the ureter with CT: preliminary study of new diagnostic criteria proposed for differentiating T2 or lower from T3 or higher. *AJR Am J Roentgenol*. 2015;204(4):792–797.

[26] Hughes FA, Davis CS. Multiple benign ureteral fibrous polyps. *Radiology*. 1976;126(4):723.

[27] Kirkali Z, Tuzel E. Transitional cell carcinoma of the ureter and renal pelvis. *Crit Rev Oncol Hematol*. 2003;47:155.

[28] Leder RA, Dunnick NR. Transitional cell carcinoma of the kidney and ureter. *AJR Am J Roentgenol*. 1990;155:713.

[29] Oldbring J, Glifberg I, Mikulowski P, et al. Carcinoma of the renal pelvis and ureter following bladder carcinoma: frequency of risk factors and clinicopathologic findings. *J Urol*. 1989;141:1311.

[30] Takeuchi M, Konrad AJ, Kawashima A, et al. CT urography for diagnosis of upper urinary tract urothelial carcinoma: are both nephrographic and excretory phases necessary? *AJR Am J Roentgenol*. 2015;205(3):w320–w327.

[31] Urban BA, Buckley J, Soyer P, et al. CT appearance of transitional cell carcinoma of the renal pelvis: part 1. Early-stage disease. *AJR Am J Roentgenol*. 1997;169:157.

[32] Urban BA, Buckley J, Soyer P, et al. CT appearance of transitional cell carcinoma of the renal pelvis: part 2. Advanced-stage disease. *AJR Am J Roentgenol*. 1997;169:163.

[33] Vikram R, Sandler CM, Ng CS. Imaging and staging of transitional cell carcinoma: part 2, upper urinary tract. *AJR*

Am J Roentgenol. 2009;192(6):1488–1493.

[34] Wang J, Wang H, Tang G, et al. Transitional cell carcinoma of upper urinary tract vs. benign lesions: distinctive MSCT features. *Abdom Imaging*. 2009;34:94–106.

[35] Williams TR, Wagner BJ, Corse WR, et al. Fibroepithelial polyps of the urinary tract. *Abdom Imaging*. 2002;27:217.

[36] Winalski CS, Lipman JC, Tumeh SS. Ureteral neoplasms. *Radiographics*. 1990;10:271–283.

[37] Wong-You-Cheong JJ, Wagner BJ, Davis CJ Jr. Transitional cell carcinoma of the urinary tract: radiologic-pathologic correlation. *Radiographics*. 1998;18(1):123–142.

[38] Xu AD, Ng CS, Kamat A, et al. Significance of upper urinary tract urothelial thickening and filling defect seen on MDCT urography in patients with a history of urothelial neoplasms. *AJR Am J Roentgenol*. 2010;195(4):959–965.

[39] Yousem DM, Gatewood OM, Goldman SM, et al. Synchronous and metachronous transitional cell carcinoma of the urinary tract: prevalence, incidence and radiographic detection. *Radiology*. 1988;167:613.

膀胱输尿管反流

[40] Darge K, Riedmiller H. Current status of vesicoureteral reflux diagnosis. *World J Urol*. 2004;22:88.

[41] Newhouse JH, Amis ES Jr. The relationship between renal scarring and stone disease. *AJR Am J Roentgenol*. 1988;151:1153.

[42] Riccabona M. Imaging in childhood urinary tract infection. *Radiol Med*. 2016;121(5):391–401.

[43] Shaikh N, Spingarn RB, Hum SW. Dimercaptosuccinic acid scan or ultrasound in screening for vesicoureteral reflux among children with urinary tract infections. *Cochrane Database Syst Rev*. 2013;(7):CD010657

[44] Strife JL, Bisset GS III, Kirks DR, et al. Nuclear cystography and renal sonography: findings in girls with urinary tract infection. *AJR Am J Roentgenol*. 1989;153:115.

输尿管梗阻和扩张

[45] Berrocal T, Lopez-Pereira P, Arjonilla A, et al. Anomalies of the distal ureter, bladder, and urethra in children: embryologic, radiologic, and pathologic features. *Radiographics*. 2002;22:1139.

[46] Grattan-Smith JD, Jones RA. MR urography: Technique and results for the evaluation of urinary obstruction in the pediatric population. *Magn Reson Imaging Clin N Am*. 2008;16(4):643–660.

[47] Hamilton S, Fitzpatrick JM. Primary non-obstructive megaureter in adults. *Clin Radiol*. 1987;38:181.

[48] Kamholtz RG, Cronan JJ, Dorfman GS. Obstruction and

the minimally dilated renal collecting system: US evaluation. *Radiology*. 1989;170:51.

[49] King LR. Megaloureter: definition, diagnosis and management. *J Urol*. 1980;123:222.

[50] Platt JF, Rubin JM, Ellis JH. Acute renal obstruction: evaluation of intrarenal duplex Doppler and conventional ultrasound. *Radiology*. 1993;186:685.

[51] Riccabona M. Obstructive diseases of the urinary tract in children: lessons from the last 15 years. *Pediatr Radiol*. 2010;40(6):947–955.

[52] Sudah M, Vanninen RL, Partanen K, et al. Patients with acute flank pain: comparison of MR urography with unenhanced helical CT. *Radiology*. 2002;223(1):98–105.

[53] Zhang S, Shang Q, Ji C, et al. Improved split renal function after percutaneous nephrostomy in young adults with severe hydronephrosis due to ureteropelvic junction obstruction. *J Urol*. 2015;193(1):191–195.

输尿管走行

[54] Apkinar E, Turkbey B, Ozcan O, et al. Bilateral scrotal extraperitoneal herniation of ureters. Computed tomography urographic findings and review of the literature. *J Comput Assist Tomogr*. 2005;29:790.

[55] Bree RL, Green B, Keiller DL, et al. Medial deviations of the ureters secondary to psoas muscle hypertrophy. *Radiology*. 1976;118:691.

[56] Cunat JS, Goldman SM. Extrinsic displacement of the ureter. *Semin Roentgenol*. 1986;21(3):188.

[57] Pollack HM, Popky GL, Blumberg ML. Hernias of the ureter: an anatomic-roentgenographic study. *Radiology*. 1975;117:275.

集合系统及输尿管感染/炎症

[58] Becker JA. Renal tuberculosis. *Urol Radiol*. 1988;10:25.

[59] Goldman SM, Fishman EK, Hartman DS, et al. Computed tomography of renal tuberculosis and its pathological correlates. *J Comput Assist Tomogr*. 1985;9:77.

[60] Jorulf H, Lindstedt E. Urogenital schistosomiasis: CT evaluation. *Radiology*. 1985;157:745.

[61] Premkumar A, Lattimer J, Newhouse JH. CT and sonography of advanced urinary tract tuberculosis. *AJR Am J Roentgenol*. 1987;148:65.

[62] Shebel HM, Elsayes KM, Abou El Atta HM, et al. Genitourinary schistosomiasis: life cycle and radiologic-pathologic findings. *Radiographics*. 2012;32(4):1031–1046.

[63] Wasserman NF. Inflammatory disease of the ureter. *Radiol Clin North Am*. 1996;34(6):1131–1156.

[64] Young SW, Khalid KH, Farid Z, et al. Urinary tract lesions of Schistosoma haematobium. *Radiology*. 1974;111:81.

集合系统及输尿管其他疾病

[65] Balleyguier C, Roupret M, Nguyen T, et al. Ureteral endometriosis: the role of magnetic resonance imaging. *J Am Assoc Gynecol Laparosc*. 2004;11:530.

[66] Banner MP. Genitourinary complications of inflammatory bowel disease. *Radiol Clin North Am*. 1987;25(1):199.

[67] Benson RC Jr, Swanson SK, Farrow GM. Relationship of leukoplakia to urothelial malignancy. *J Urol*. 1984;131:507.

[68] Comiter CV. Endometriosis of the urinary tract. *Urol Clin North Am*. 2002;29:625.

[69] Cozar Olmo JM, Carcamo P, Gaston de Iriarte E, et al. Genitourinary malakoplakia. *Br J Urol*. 1993;72(1):6–12.

[70] Hertle L, Androulakakis R. Keratinizing desquamative squamous metaplasia of the upper urinary tract: leukoplakia-cholesteatoma. *J Urol*. 1982;127:631.

[71] Iosca S, Lumia D, Bracchi E, et al. Multislice computed tomography with colon water distention (MSCT-c) in the study of intestinal and ureteral endometriosis. *Clin Imaging*. 2013;37(6):1061–1068.

[72] Kottra JJ, Dunnick NR. Retroperitoneal fibrosis. *Radiol Clin North Am*. 1996;34(6):1259–1275.

[73] Menendez B, Sala X, Alvarez-Vigande R, et al. Cystic pyeloureteritis: review of 34 cases. Radiology aspects and differential diagnosis. *Urology*. 1997;50(1):31–37.

[74] Silver TM, Vinson RK. Ureteroceles vs pseudoureteroceles in adults *Radiology*. 1977;122:81.

[75] Sillou S, Poiree S, Millischer AE, et al. Urinary endometriosis: MR imaging appearance with surgical and histological correlations. *Diagn Interv Imaging*. 2015;96(4): 373–381.

[76] Wasserman NF. Pseudodiverticulosis: unusual appearance for metastases to the ureter. *Abdom Imaging*. 1994;19(4): 376.

[77] Wasserman NF, Zhang G, Posalaky IP, et al. Ureteral pseudodiverticula: frequent association with uroepithelial malignancy. *AJR Am J Roentgenol*. 1991;157:69.

[78] Willis JS, Pollack HM, Curtis JA. Cholesteatoma of the upper urinary tract. *AJR Am J Roentgenol*. 1981;136:941.

[79] Yohannes P. Ureteral endometriosis. *J Urol*. 2003;170:20.

The Urinary Bladder
膀　胱

13

一、正常膀胱 / 327
二、膀胱良性疾病 / 328
　　（一）充盈缺损 / 328
　　（二）水肿 / 330
　　（三）感染性疾病 / 331
　　（四）炎性非感染性病变 / 334
　　（五）罕见炎症性非感染性疾病 / 338
　　（六）膀胱憩室 / 339
　　（七）膀胱疝 / 340
　　（八）膀胱膨出及压力性尿失禁 / 341
　　（九）膀胱瘘 / 343
　　（十）膀胱移位 / 345
三、膀胱肿瘤 / 345
　　（一）原发性恶性肿瘤 / 345
　　（二）继发性膀胱恶性肿瘤 / 362
　　（三）良性肿瘤 / 362
　　（四）膀胱壁或腔内脂肪 / 363
四、尿流改道术 / 363
　　（一）临时改流术 / 363
　　（二）永久改道术 / 364
五、膀胱扩容术 / 368
六、神经源性膀胱 / 368
　　（一）无抑制性膀胱 / 370
　　（二）逼尿肌反射亢进 / 370
　　（三）逼尿肌无反射 / 372

一、正常膀胱

正常膀胱的功能是储存尿液，它由被覆黏膜（包括尿路上皮细胞）、黏膜下层/固有层、肌肉层（固有肌层，由浅肌层及深肌层组成）及浆膜/外膜层组成的肌肉性囊性结构构成。膀胱以腹膜外间隙为前部及双侧边界，以腹膜腔为顶部边界。

膀胱壁的肌肉（即逼尿肌）由许多交错的平滑肌束组成，形成复杂的肌肉网。这样的解剖学排布使得逼尿肌收缩时，膀胱在所有维度上平均减小尺寸，达到有效的排空。逼尿肌的肌肉纤维通过膀胱颈延续，并围绕近端尿道，形成内括约肌。逼尿肌及内括约肌为平滑肌，但与其他类型的平滑肌不同之处在于其受自主控制。外括约肌由横纹肌组成，围绕尿道，并由此通过泌尿生殖膈。该括约肌由慢肌纤维和快肌纤维组成。慢肌纤维使其收缩比正常横纹肌更加持久。外括约肌可严密闭合尿道，这是一种长时间被动控尿机制。由于内括约肌和外括约肌的神经供应不同，二者的控尿功能是彼此独立的。然而，男性和女性的主要控尿机制均为膀胱颈的平滑肌内括约肌。

在充盈期，正常膀胱可在相对低压情况下容纳高达 1000ml 的尿液，部分原因为其固有特性，同时也因为正常人在大脑皮质的水平上保持膀胱的自主控制。在正常的膀胱充盈过程中，大脑皮质对排尿反射具有无意识的抑制。换句话说，健康人无须时刻想着自己的膀胱以防止排空。然而，随着膀胱扩张至容量上限水平，大脑皮质意识到需要排空，则排尿可有意识地激活。

排尿按照一个明确的顺序协调进行：尿道外括约肌松弛，逼尿肌收缩，最终内括约肌漏斗化（打开）。排尿完成后，外括约肌自主收缩，反射性抑制逼尿肌的收缩。内括约肌随之将剩余在尿道近端的尿液挤回膀胱中。图 13-1 显示了控制排尿的神经解剖学通路。

二、膀胱良性疾病

（一）充盈缺损

膀胱内充盈缺损需与膀胱轮廓缺损相鉴别。充盈缺损是膀胱造影或排泄期 CT 或 MRI 上没有被对比剂完全充盈的区域，为膀胱腔内的游离物。轮廓缺损是在膀胱充满造影剂时由能改变膀胱轮廓的膀胱壁或黏膜性病变造成的，例如尿路上皮肿瘤、化生性及炎性肿物及任何原因所致的膀胱壁增厚。膀胱最常见的充盈缺损为结石及血块。

1.膀胱结石

大多数泌尿道结石形成于肾脏。结石可向下通过输尿管进入膀胱，并迅速通过尿道。只有当出现一定程度的出口梗阻或形成于膀胱内异物时，结石才滞留在膀胱中。膀胱出口梗阻是膀胱结石最常见的原因，患膀胱结石的成人中 70% 伴有膀胱出口梗阻。因此，由于良性前列腺增生的高发病率，膀胱结石在男性中更为常见。膀胱出口梗阻的其他原因包括神经源性膀胱和尿道狭窄。梗阻所致的膀胱结石多数成分为草酸钙、磷酸钙或二者混合。

其他罕见的膀胱结石成因，包括尿素分解生物的感染（形成磷酸铵镁或三磷酸结石）、胱氨酸尿（胱氨酸结石）及高尿酸尿（尿酸结石）。有些案例中可能有不止一个原因，如膀胱感染伴出口梗阻或伴需要插管治疗的梗阻。间歇清洁导尿可将阴毛带入膀胱，使其成为钙质沉积物的凝结核，导致结石形成。更少见的膀胱结石的原因为膀胱壁缝合线（缝线可作为异物使结石在其上形成）及其他可成为结石凝结核的异物（通常为自行引入尿道）。

许多膀胱结石患者无症状，为偶然发现。有症状的患者出现膀胱疼痛，可为耻骨上钝痛，亦可放射至阴茎、臀部、会阴或阴囊。膀胱结石的镜下血尿可能由膀胱黏膜的长期刺激引起。肉眼血尿较罕见。膀胱结石在男性中更常见，部分原因可能是良性前列腺增生的高发病率。

膀胱结石可在 X 线片、超声及 CT 上直接显示，在 MRI 间接显示为信号缺失区。在 X 线片上，膀

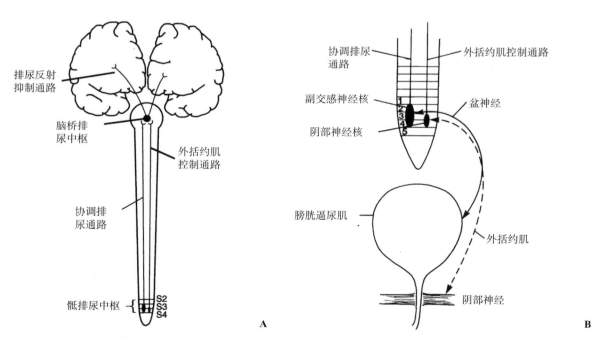

▲ 图 13-1 排尿的神经解剖学

A. 上级通路神经解剖学，皮质中枢抑制排尿，并提供外部括约肌的有意控制，脑桥排尿中枢集成了这些中央控制功能，控制膀胱和外括约肌的通路通过脊髓从脑桥排尿中枢到达骶排尿中枢；B. 下级通路神经解剖学。盆神经将骶排尿中枢的副交感神经核与膀胱逼尿肌相接。阴部神经将骶排尿中枢的阴部神经核与外括约肌相接（引自 Amis ES Jr，Blaivas JG. Neurogenic bladder simplified. Radiol Clin North Am.1991；29：571.）

胱结石的表现从非常致密到透 X 线均可，大小从直径数毫米到填充整个膀胱的大石块均可。在平片上，直径几毫米的钙化石通常很明显。然而，它们可能被粪便遮盖，或者与骶骨和尾骨重叠，导致难以识别。

在传统平片和其他影像学检查中，膀胱结石可能呈现多种不同的形态。层状膀胱结石并不少见。这些结石可增长至相当大的尺寸，可为单发或多发。在传统的平片检查中，多刺状结石被称为"抛石"（图 13-2）（抓石头子游戏中的石子，石子有多个突起），而边缘凹凸不平的结石被称为"桑葚样结石"（图 13-3）。与膀胱出口梗阻伴随的石头可数量众多，通常为小圆形结石。多发结石可有多面形结构（图 13-4）。

单纯尿酸结石在平片检查中是透 X 线的，不能显示。由硫酸镁铵（鸟粪石）或胱氨酸构成的膀胱结石可能只是轻微不透 X 线。

超声将膀胱结石显示为伴声影的回声灶（图 13-5 和图 13-6）。透 X 线或钙化不良的结石在超声检查中都能看得很清楚，表现上与钙化良好的结石无明显差异。关于膀胱内产生声影的病变的鉴别，可以根据是否可以移动来区分结石及钙化的膀胱肿瘤。

CT 基本可显示所有的膀胱结石，无论其成分如何，均为高密度（图 13-7）。伴钙化的肿瘤很容易与结石区分。在 MRI 上，膀胱结石通常在所有序列上都表现为信号缺失（由于钙化）。

在膀胱镜检查中看到的膀胱小结石可以通过镊子轻松抓取并通过膀胱镜取出。较大结石需用碎石术压碎或碎裂成小碎片，接着通过连续灌洗将碎片由尿道冲出。非常大的结石通常需手术取出。对于太大的无法单纯依靠膀胱镜取出的纯尿酸结石，可通过系统性尿液碱化将其溶解。

2. 血凝块

膀胱中的血凝块可能呈蠕虫状，特别是在上尿路出血在输尿管中形成血凝块的情况下。在传统平片不能发现血凝块，但传统膀胱造影术能发现充盈缺损。超声上，血块有回声，类似膀胱肿瘤，通常

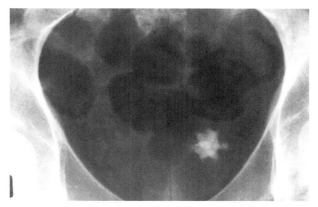

▲ 图 13-2 膀胱"抛石（Jack stone）"，因其多刺状突起结构而得名

引自 Amis ES Jr，Newhouse JH. Essentials of Uroradiology. Boston, MA: Little, Brown and Company; 1991:226.

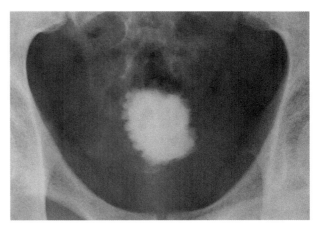

▲ 图 13-3 桑葚样膀胱结石

引自 Amis ES Jr，Newhouse JH. Essentials of Uroradiology. Boston, MA: Little, Brown and Company; 1991:226.

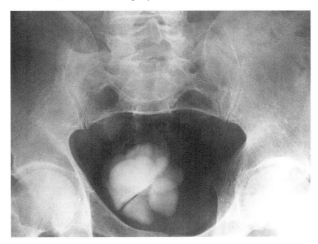

▲ 图 13-4 多面形膀胱结石，X 线片示多发的多面结石，位于中线右侧

引自 McCallum RW, Colapinto V. Urological Radiology of the Adult Male Lower Urinary Tract. Springfield, IL: Charles C. Thomas; 1976: 264–265.

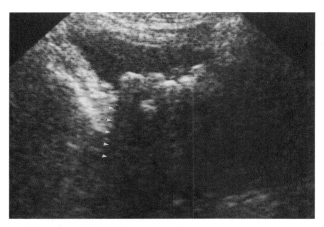

▲ 图 13-5　膀胱结石
经腹壁超声显示多发膀胱结石，呈高回声伴声影（箭）

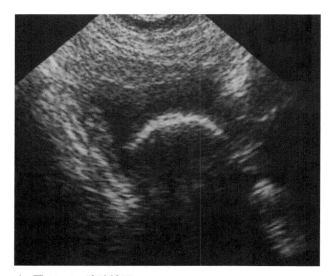

▲ 图 13-6　膀胱结石
一个大膀胱结石，伴声影

具有与膀胱壁相似的回声。在 CT 平扫图像上典型的血凝块一般呈稍高密度（60～80HU），但并非极高密度（图 13-8），这有助于将血凝块与肿瘤及结石区分开。

在 MRI 上，不同阶段的血凝块可有不同的表现；但与其他膀胱充盈缺损不同之处在于其特征性的高 T_1 低 T_2 信号。在没有活动性出血时，与平扫相比，血凝块不会在增强 CT 或 MRI 上显示密度或信号强度增高。有时，血凝块可以巨大，甚至几乎充满膀胱（图 13-9）。

3. 异物

膀胱内的异物通常为患者自行插入。这些膀胱腔内的异物包括钢笔、铅笔、火柴、电线、管道和线绳（图 13-10）。异物也可能是医源性的（如导尿管碎片），或可由穿透性创伤（如子弹）引起。膀胱导尿的一个罕见并发症是将阴毛引入膀胱，阴毛表面可能形成钙化。

（二）水肿

输尿管口周围可能会出现黏膜水肿，其最常见的原因是结石嵌顿于输尿管膀胱结合处，但也可因为近期有结石经输尿管口排入膀胱。膀胱本身的局部黏膜水肿可能由膀胱外刺激因素引起，如急性阑尾炎、克罗恩病或乙状结肠憩室炎。膀胱壁局

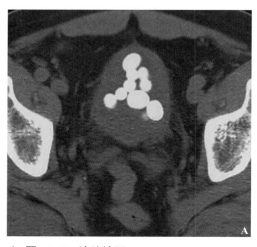
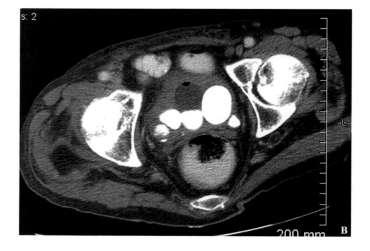

▲ 图 13-7　膀胱结石
A. 平扫轴位 CT 图像显示该患者的多发小圆形结石，该患者由于前列腺增大引起膀胱出口梗阻；B. 在另一位患者的增强 CT 轴位图像上发现了多发大结石，其中一些为多面形。在其中一个结石前方可见留置 Foley 导管的球囊

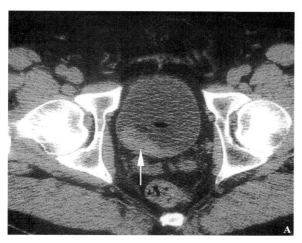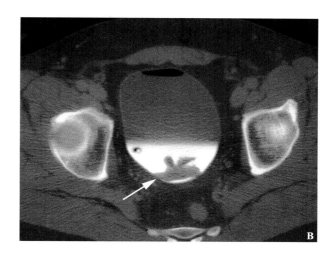

▲ 图 13-8　血凝块

A. 平扫轴位 CT 图像显示膀胱后方的软组织密度结构（箭），随后膀胱镜检查证实为血凝块；B. 增强 CT 轴位图像排泌期显示血块具有不规则的蠕虫状外观（箭）。没有明显的强化，证明这种充盈缺损为血凝块而非肿瘤

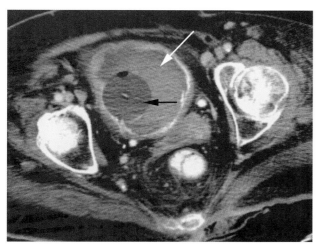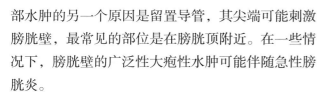

▲ 图 13-9　血凝块

轴位 CT 增强图像显示充满整个膀胱的高密度血块（白箭），周围有一圈对比剂。膀胱还有一个 Foley 管球囊（黑箭）。患者因肾细胞癌出血

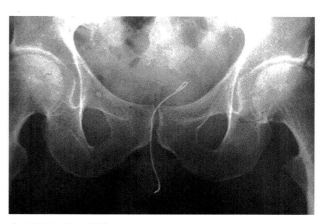

▲ 图 13-10　异物

X 线片显示从尿道延伸至膀胱的细管状金属结构。这是由患者插入的烟斗通条，患者企图自行治疗排尿困难

部水肿的另一个原因是留置导管，其尖端可能刺激膀胱壁，最常见的部位是在膀胱顶附近。在一些情况下，膀胱壁的广泛性大疱性水肿可能伴随急性膀胱炎。

　　对于局限性膀胱壁水肿患者，膀胱造影可显示不规则的膀胱壁，常可见轮廓缺损。超声或 CT 可显示导致局限性膀胱水肿的膀胱外因素，例如阑尾或憩室旁脓肿或其他肠道异常。如果局部没有看到膀胱外肿块，局灶性增厚也可能提示膀胱肿瘤。幸运的是，在 CT 和 MRI 的门静脉 / 皮髓质期图像上，

多数膀胱肿瘤比水肿强化得更明显。

（三）感染性疾病

　　几乎所有的严重急性膀胱感染都可引起尿路上皮的弥漫性大疱性水肿，导致影像检查中膀胱轮廓呈不规则结节样。在多数情况下，这种急性感染在治疗数日后好转，膀胱也将恢复正常的光滑外观。然而，严重急性感染可以进展至慢性期，导致纤维化及膀胱壁收缩，引起膀胱容量显著降低。许多炎症性（刺激性）膀胱疾病的慢性膀胱炎性改变都是

相似的。出现慢性炎症性和纤维化膀胱时，通常无法通过影像表现区分不同病因。具体膀胱炎的类型讨论如下。

1. 急性细菌性膀胱炎

几个因素使得膀胱对感染具有天然的抵抗力，这些因素包括膀胱黏膜固有的抵抗力、正常的排尿可将微生物冲洗出膀胱、尿道周围腺体分泌的黏液可将从尿道逆行进入膀胱的生物体捕获及前列腺分泌物具有的杀菌作用。除非上述因素中的一种或多种受到干扰，否则膀胱很少发生感染。例如，当膀胱黏膜因创伤、结石或肿瘤而损伤时，当细菌因为出口阻塞无法完全被冲洗掉时，或当膀胱置管及器械操作越过尿道和前列腺的保护机制将感染引入膀胱时，感染更常见。

当 1ml 尿液中细菌数多于 100 000 时，可诊断急性膀胱炎。大多数引起膀胱炎的细菌是通过尿道进入膀胱的。大肠埃希菌是最常见的病原体，但亦可见到其他常见病原，包括葡萄球菌、链球菌、变形杆菌、假单胞菌、产气杆菌和念珠菌。与其他细菌感染相反，结核通常从一侧或两侧肾的肉芽肿病灶（起自肺部的血源性播散）沿输尿管下行而感染膀胱。

抗生素治疗通常对急性膀胱炎疗效良好。没有并发症的病例不会发展为慢性疾病。虽然有性生活的女性通常每年复发 2～3 次膀胱炎，但若急性膀胱炎复发频繁而且抗生素治疗耐药，则一般提示还有其他潜在的风险因素，包括泌尿系结石、膀胱憩室、膀胱结肠瘘或膀胱周围感染/脓肿。在这种情况下，则患者有进行全尿路影像检查和膀胱镜检查的指征，需要评估这些患者是否有任何上述或其他易感因素。

结核病引起的膀胱炎是一种间质性病变，最初表现为黏膜水肿，后来发展为膀胱壁增厚和纤维挛缩伴有膀胱容量减低并且易于发生膀胱输尿管反流。少见情况下，膀胱壁可伴有钙化。

2. 气肿性膀胱炎

气肿性膀胱炎是一种罕见的疾病，几乎总是发生于糖尿病或免疫功能低下的患者。这种感染性膀胱炎最常见的病原体是大肠埃希菌。气体的产生是由于葡萄糖发酵后产生二氧化碳和氢气。气体最初在膀胱壁中形成并随后穿过黏膜进入膀胱腔。与其他急性膀胱感染一样，气肿性膀胱炎会引起相似的膀胱刺激症状。虽然膀胱壁内和腔内同时出现气体几乎总是因为气肿性膀胱炎，但如果仅在膀胱腔内有气体而膀胱壁内无气体，则几乎总是由于导管或器材留置（在操作时将空气引入膀胱）或与结肠、小肠或阴道相通的瘘道引起的。

气肿性膀胱炎的典型平片表现为膀胱腔内气体影以及膀胱壁内不规则条纹状 X 线透亮影（图 13-11）。不应将膀胱腔内的气体误认为直肠内气体。膀胱腔内的气体符合膀胱形状，即呈位于骨盆中央低位的类似鸡蛋的卵圆形，长轴位于水平方向（图 13-12）。直肠内的气体沿垂直方向分布，常可见直肠皱褶。侧位 X 线片常可区分前部的膀胱与后部的直肠。CT 能清楚地显示气体在壁内及腔内位置（如果有的话）（图 13-13）。

恰当的抗生素治疗及基础病（如糖尿病）控制可快速缓解气肿性膀胱炎。但不治疗的话，该病可能是致命的。该病不会发展为慢性疾病。

3. 碱性结壳性膀胱炎

碱性结壳性膀胱炎是一种罕见的膀胱慢性炎症性疾病，通常与膀胱感染相关，包括棒状杆菌。也常见于慢性病及免疫功能低下的患者，常发生在器械置入后。尿素分解细菌可引起致命性的膀胱炎，

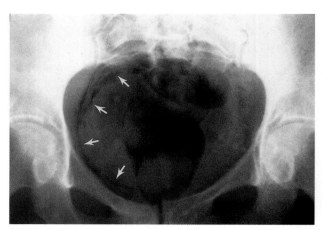

▲ 图 13-11 气肿性膀胱炎
患者有糖尿病，膀胱壁内的线样气体（箭）提示感染

导致黏膜坏死和脱落及固有肌层和外膜的严重炎症反应。碱性尿液是由尿素释放出的氨导致的，这会使得钙盐沉积在黏膜的坏死区域，于是膀胱壁发生钙化（图 13-14）。治疗通常为合适的抗生素及经膀胱镜去壳。

4. 血吸虫病

血吸虫病（裂体吸虫属，Bilharzia）是世界上最常见的寄生虫感染之一，尤其多发于尼罗河谷区

域。只有埃及血吸虫（Schistosoma haematobium）会感染尿路。终宿主是人类，中间宿主是淡水蜗牛。由于该病通常累及肠道和膀胱，虫卵通过粪便和尿液排出人体。虫卵在淡水中孵化为毛蚴，毛蚴

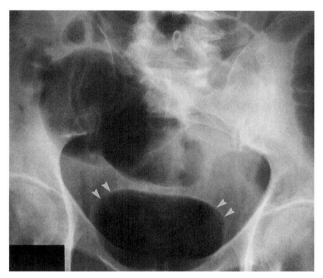

▲ 图 13-12　结肠膀胱瘘引起的膀胱腔内的气体（箭头）
引自 McCallum RW, Colapinto V. Urological Radiology of the Adult Male Lower Urinary Tract. Springfield, IL: Charles C. Thomas; 1976:302.

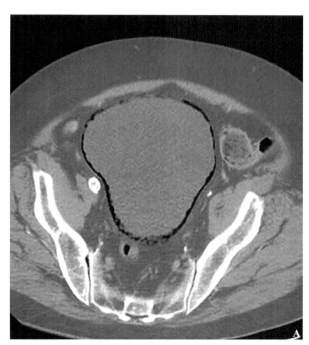

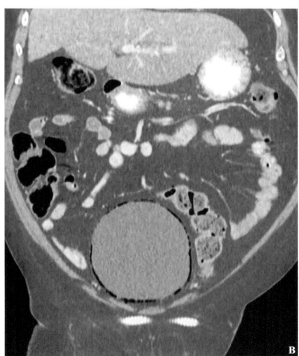

▲ 图 13-13　气肿性膀胱炎
气肿性膀胱炎患者的轴位（A）和冠状位增强（B）CT 图像，可见膀胱壁内特征性的薄层气体圈。膀胱腔内无气体

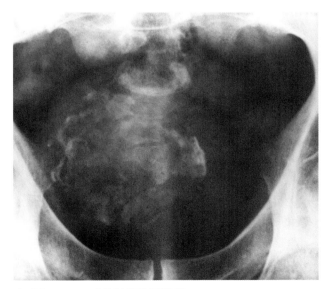

▲ 图 13-14　碱性结壳性膀胱炎
碱性结壳性膀胱炎患者的盆部平片示膀胱区不规则片样钙化

感染蜗牛后，发育成尾蚴并排入水中。当人类进入污染水域时，尾蚴穿过皮肤直接感染人类。尾蚴穿透皮肤，进入周围毛细血管，顺流来到肺部，穿过肺泡毛细血管，进入体循环。存活的尾蚴进入肠系膜动脉，随后进入门静脉系统。尾蚴在门静脉系统内发育为成年吸虫，并借助两个吸盘交替吸附在静脉壁上，在门静脉系统中逆行，最终可能通过直肠–肛门静脉丛到达膀胱壁内最细的小静脉。接着，数百万个虫卵进入尿液或被困膀胱壁中，死亡并引起严重的肉芽肿反应。肉芽肿钙化，使膀胱壁出现线状钙化条纹。膀胱壁上虫卵聚集多的区域会形成肿块，被称为血吸虫瘤，也会最终钙化。

埃及血吸虫病患者的典型临床表现为血尿，初期表现为膀胱黏膜水肿及出血。之后膀胱开始纤维化，常伴体积缩小及壁钙化。血吸虫病患者膀胱鳞癌发病率明显增加，因此务必行膀胱镜检查以排除鳞癌。虽然癌通常为晚期的并发症，但仍有必要行活检以区分血吸虫瘤和癌。血吸虫病很少累及肾脏或肾脏集合系统及输尿管，但会因膀胱疾病或远端输尿管受累引起梗阻。与结核相反，若血吸虫病累及上尿路，常为膀胱感染逆行播散的结果。

随着疾病的进展，平片可显示膀胱壁的致密钙化或膀胱结石（图13-15）。远端输尿管也可有钙化，但如果没有膀胱受累则很罕见。如原先有钙化的部位在随访检查上却无钙化时，应怀疑膀胱肿瘤（图13-16）。虽然还有其他引起膀胱钙化的病因，包括结核、放射性膀胱炎、碱性结壳性膀胱炎以及偶尔引起钙化的膀胱癌，但都不像血吸虫病那样常见或程度严重。此外，血吸虫病患者中，正常大小的膀胱及挛缩的膀胱都可以有壁钙化；但是，其他类型的膀胱炎几乎总是在膀胱挛缩及纤维化后才会有膀胱壁钙化，因此膀胱容量较小。在血吸虫病患者中，输尿管膀胱结合部可能会因膀胱壁病变而部分阻塞，导致输尿管扩张。血吸虫病也可累及前列腺和尿道。与进展期结核类似，血吸虫病也可导致尿道瘘的形成。瘘管可引流至会阴、阴囊、耻骨上皮肤或臀部。

疑诊血吸虫病患者，CT对输尿管和膀胱壁微小钙化的显示较X线片更敏感（图13-17）。

5. 念珠菌病

膀胱念珠菌病最常见于控制欠佳的糖尿病患者。它还会引起尿液中糖分发酵，在膀胱腔内产生气体。该病可表现为膀胱腔内的真菌球，可为单个或多个，表现为层状的含气充盈缺损。

（四）炎性非感染性病变

1. 放射性膀胱炎

急性放射性膀胱炎通常见于外照射剂量在

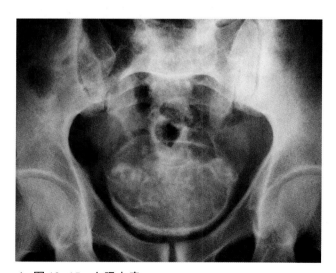

▲ 图13-15 血吸虫病

可见膀胱壁的致密钙化。还可见与膀胱影重叠的精囊腺钙化（由S. Sejeni博士提供）

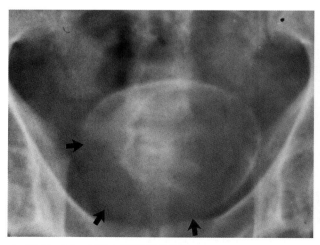

▲ 图13-16 血吸虫病伴鳞状细胞癌

盆部平片示膀胱壁轻微钙化。注意膀胱的右下侧壁未钙化（箭）。原本有钙化的膀胱壁现在没有钙化了，这提示该区域发生肿瘤

30Gy（3 000 拉德）或更高时，表现为膀胱壁水肿和出血。急性期常为自限性并可完全缓解，但可能会进展成黏膜溃疡、纤维化和小容量膀胱，膀胱壁钙化少见。急性期的出血可以很严重，甚至需要动脉造影栓塞止血。膀胱造影和 CT 显示水肿所致的膀胱壁轮廓不规则，与其他膀胱黏膜水肿原因无法区分。随时间推移，可能会发生纤维反应，导致膀胱壁慢性增厚，膀胱容量减低，并出现钙化，在 CT 和（或）MRI 上很容易看到这些表现（图 13-18）。幸运的是，放疗并发严重急、慢性膀胱炎不常见。

2. 出血性膀胱炎

许多接受过烷化剂化疗和免疫抑制药（如环磷酰胺和异环磷酰胺）治疗的患者在治疗后出现急性出血性膀胱炎。膀胱黏膜暴露于药物的代谢终产物（包括丙烯醛）会引起膀胱黏膜的炎症性改变，导致明显的膀胱水肿和出血。有时若发生大出血，则需积极的止血措施，包括动脉造影栓塞或膀胱切除。

急性出血性膀胱炎常发生于大剂量静脉注射环磷酰胺和异环磷酰胺后，对症治疗可缓解而无不良后遗症；然而，长达数月的口服环磷酰胺治疗，患者有时可能出现慢性膀胱炎，可进展为厚壁挛缩膀胱，这在横断面影像检查中很容易发现（图 13-19）。膀胱壁钙化少见（图 13-20）。经环磷酰胺或

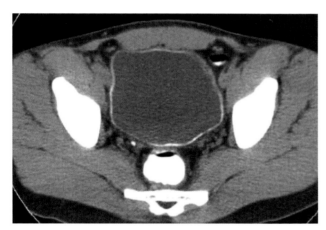

▲ 图 13-17　血吸虫病
CT 平扫轴位图像示膀胱壁钙化形成的薄环，膀胱未见其他异常。请注意与其他有膀胱壁钙化的膀胱炎相比，该患者膀胱容量似乎正常

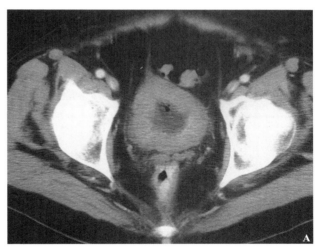

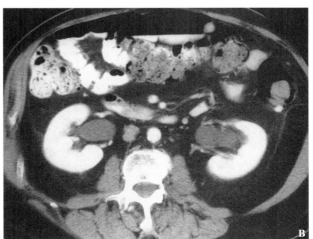

▲ 图 13-19　出血性膀胱炎
A. 盆腔增强 CT 轴位图像上可见膀胱壁显著增厚；B. 显著增厚的膀胱壁引起双侧输尿管梗阻，进而导致双侧肾盂输尿管扩张

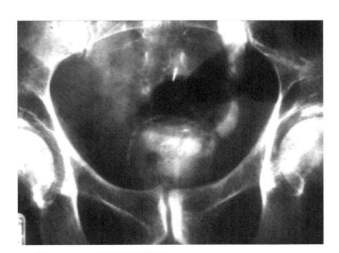

▲ 图 13-18　放射性膀胱炎
曾因前列腺癌进行过外照射治疗的患者的膀胱造影。膀胱容量减小，膀胱壁有钙化。注意到对比剂回流到扩张的左侧输尿管内

异环磷酰胺治疗的患者中膀胱癌的发病率也有所增加（图 13-21）。

近年来，化学保护剂已用于用烷化剂治疗的患者，其中，美司钠（巯基乙磺酸钠）可与丙烯醛结合并使其失活（通过巯基乙磺酸钠分子中的巯基），从而降低血尿的发生率。尽管数据有限，但使用美司钠似乎可降低发生膀胱癌的可能性。

3. 间质性膀胱炎

间质性膀胱炎几乎仅出现于女性患者，通常在绝经后发生。诊断该病需要膀胱镜的一系列表

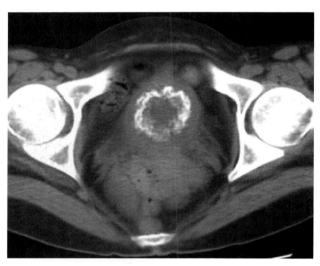

▲ 图 13-20　出血性膀胱炎
CT 平扫轴位图像显示膀胱挛缩，壁明显增厚，伴整个内壁致密钙化

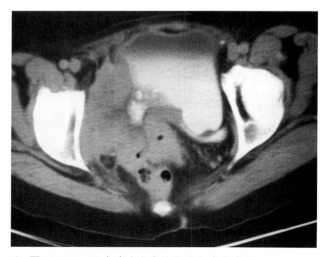

▲ 图 13-21　环磷酰胺治疗的尿路上皮癌患者
对比剂增强 CT 轴位图像示右侧膀胱壁较大尿路上皮癌，已透过膀胱壁延伸至右侧盆壁

现，包括膀胱黏膜出血以及虽不常见但具特征性的膀胱顶附近的溃疡（Hunner 溃疡），该溃疡伴随膀胱扩张而破裂、出血。慢性炎症细胞浸润膀胱壁引起纤维化和膀胱容量显著减小，通常容量不超过 30～50 ml（图 13-22）。现在，间质性膀胱炎往往与许多可导致膀胱疼痛的其他疾病（膀胱疼痛综合征）归为一类，其中一些疾病是没有炎症的。相比于间质性膀胱炎，其他膀胱疼痛综合征在年轻患者中更常见。

间质性膀胱炎及膀胱疼痛综合征患者可出现严重的盆腔疼痛，常随着膀胱充盈加重，因而需要频繁排尿。病因不明，但一些患者可以有其他疾病，包括纤维肌痛、慢性疲乏综合征及焦虑或抑郁。由于膀胱容量减小，以及过度充盈相关的疼痛，患者往往十分虚弱。治疗间质性膀胱炎一般采用 Hunner 溃疡消融或皮质类固醇注射，成功率相当高。其他膀胱疼痛综合征的治疗可能更困难。过去，膀胱增大术被用于治疗一些小容量膀胱的患者。

4. 囊性膀胱炎

囊性膀胱炎是一种良性疾病，最常发生于大肠埃希菌感染所致的复发性或慢性膀胱炎的女性患者。囊性病变直径 1～2cm，常发生在膀胱基底部和三角区。这些病变是上皮下移行细胞簇（即 von Brunn 巢）发生变性而来。影像上可见膀胱基底部

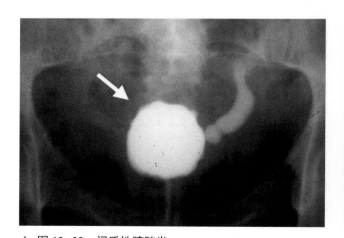

▲ 图 13-22　间质性膀胱炎
排尿式膀胱尿道造影显示小容量膀胱伴双侧反流和壁增厚（箭）。患者无法忍受进一步的膀胱扩张

多个小圆或大圆形轮廓缺损（图 13-23），这一表现提示囊性膀胱炎，但并不特异。

5. 腺性膀胱炎

随着 von Brunn 巢进一步化生为类似肠上皮的腺体结构，腺性膀胱炎就产生了。该病见于慢性或复发性感染。也有人提出与盆腔脂肪瘤有关。一般认为该病是癌前病变，或至少与恶性肿瘤相关，因为腺性膀胱炎患者可能进展为膀胱腺癌。膀胱镜检查中，典型者表现为一个或多个类似膀胱癌的不规则黏膜病变。从影像学上看，这些病变不能与癌症明确区分（图 13-24），且常需要活检确诊。有时，影像上在膀胱肿块内发现囊性区时，提示腺性膀胱炎。

6. 嗜酸性膀胱炎

嗜酸性膀胱炎发生于严重过敏性疾病患者，在女性中更常见。病理上为嗜酸性粒细胞浸润膀胱黏膜和黏膜下层导致水肿、出血和溃疡。膀胱成像示黏膜不规则，伴局灶性或弥漫性壁增厚。外观上偶与尿路上皮癌类似。该病通常对类固醇治疗反应良好（图 13-25）。

7. 软化斑

膀胱软化斑病因不明，但与肺结核、慢性骨髓炎和体内其他部位的长期恶性病变等相关。受累的膀胱黏膜有多发黄灰色斑块，好发于膀胱基底部，组织学上有组织细胞、淋巴细胞及浆细胞浸润。活检标本中的 Michaelis-Gutmann 小体是诊断性特征，一般认为是细菌被吞噬后形成的。影像上，圆形轮廓缺损如果主要位于膀胱三角区，则难以同膀胱炎相鉴别，特别是囊性膀胱炎或腺性膀胱炎。偶尔，这种良性病变可能类似肿瘤，需要活检进行诊断。

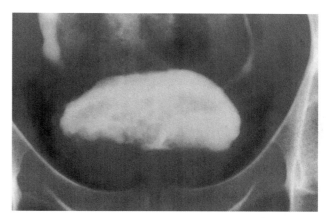

▲ 图 13-24　腺性膀胱炎
排泄性尿路造影后前位骨盆图像示膀胱下方沿着壁的不规则叶状缺损。需要活检以鉴别这种化生过程与尿路上皮癌

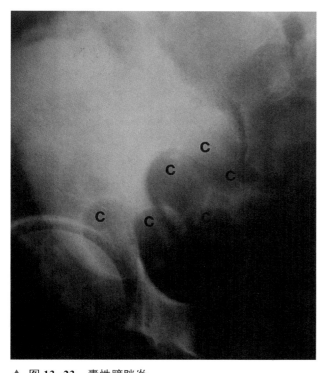

▲ 图 13-23　囊性膀胱炎
排泄性尿路造影的骨盆斜位图示膀胱基底部多个大的光滑圆形轮廓缺陷（C），代表囊肿。膀胱造影上表现是相同的

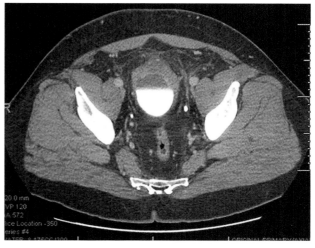

▲ 图 13-25　嗜酸性膀胱炎
盆腔增强 CT 轴位图像显示出沿膀胱前部分布的分叶样增厚。表现与尿路上皮肿瘤相似，但活检示嗜酸性膀胱炎。糖皮质激素治疗 3 个月后增厚完全消退

（五）罕见炎症性非感染性疾病

1.肾源性腺瘤

肾源性腺瘤是膀胱上皮对慢性感染或刺激的极罕见增殖性反应，男性更多见。疾病名称来源于病变的组织学特点，其特征与肾单位近端小管的特征相似。相比于尿路的其他部位，该病在膀胱中更常见。病变表现多样，从黏膜的不规则改变到膀胱壁的巨大的恶性病变样肿块均可（图 13-26 和图 13-27）。对于膀胱癌和肾源性腺瘤，没有特定的影像检查可以鉴别二者。通过膀胱镜检查鉴别癌症也很困难，需要活检以确诊。虽然一般认为该病是癌前病变，但如广泛累及膀胱就会难以根除。

2.子宫内膜异位

虽然少见，但在整个尿路中，膀胱是最常见的子宫内膜异位累及部位。子宫内膜组织可浸透膀胱肌肉并产生突向膀胱腔内的膀胱壁肿块。该病引起周期性血尿，月经期时更为显著。超声、CT 及 MRI 均有助于显示突向膀胱腔的壁肿块，典型部位在膀胱顶部附近（蓝顶囊肿），这是宫外子宫内膜异位症肿物的直接蔓延（图 13-28）。

3.淀粉样变

膀胱淀粉样变极为罕见。可为原发或继发，可与其他部位的淀粉样变伴随。症状表现为血尿及尿频。膀胱镜检查可见黏膜和黏膜下层的不规则浸润灶，易出血。需活检进行诊断。超声、CT 和 MRI 可见自膀胱壁突入膀胱的多个轮廓缺损。膀胱基底部通常不受累。黏膜下浸润灶内可有钙化，但罕见。病灶的表现无特异性，无法区别于其他膀胱黏膜病变。

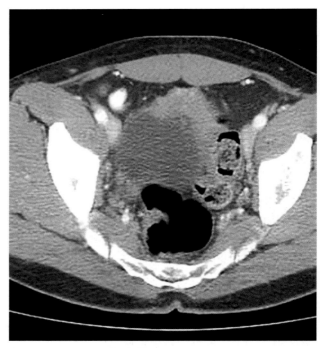

▲ 图 13-27　肾源性腺瘤
盆腔增强 CT 轴位图像示沿膀胱左前部分布的非对称性分叶样壁增厚。膀胱镜活检确诊为肾源性腺瘤

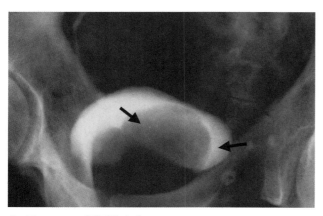

▲ 图 13-26　肾源性腺瘤
排泄性尿路造影膀胱期图像示息肉样肿物（箭）位于增大的前列腺上方。活检示肾源性腺瘤。注意该影像表现与息肉样移行细胞癌相似

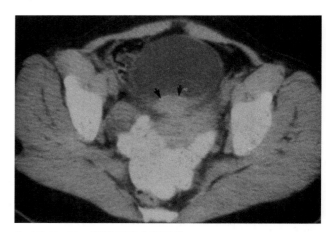

▲ 图 13-28　膀胱子宫内膜异位
盆腔增强 CT 轴位图像示累及膀胱壁的软组织肿块（箭），由一不规则盆腔肿物直接蔓延而来。后证实为子宫内膜异位（引自 Amis ES Jr，Newhouse JH，Essentials of Uroradiology.Boston MA：Little，Brown and Company；1991：297.）

4．膀胱周围感染及非感染性炎症性病变

盆腔炎性病变可使邻近膀胱壁出现反应性增厚以及黏膜欠规整。膀胱壁局灶性黏膜病严重时表现类似肿瘤。反之，尿路上皮肿瘤偶尔会被误认为是邻近炎性病变引起的继发性膀胱炎症，这是因为局部进展期（T_4 期）膀胱癌可通过膀胱壁直接蔓延至邻近器官。所幸，很多情况下，患者的临床表现对正确诊断有提示作用。可能累及膀胱的典型病症包括阑尾（图 13-29）、憩室及输卵管卵巢脓肿。

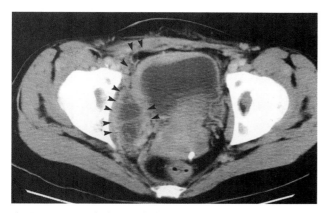

▲ 图 13-29　膀胱周围脓肿
盆腔增强 CT 轴位图像示位于右侧的弥漫厚壁阑尾周围脓肿（箭头）。注意到邻近膀胱壁的反应性增厚，这可能被误认为是膀胱肿瘤

（六）膀胱憩室

膀胱憩室最常为获得性的，多由膀胱出口的功能性或机械性梗阻发展而来。功能性膀胱出口梗阻通常见于神经源性膀胱患者。膀胱神经源性功能障碍常在儿童和成人中引起多发憩室。机械性梗阻常由前列腺增大引起。机械性出口梗阻引起的膀胱憩室在儿童中罕见，但可见于后尿道瓣膜畸形的男童。获得性膀胱憩室通常为多发，侧壁多见，很少出现于膀胱顶部附近。梗阻性憩室为获得性并且因其不含膀胱壁的正常肌层，是假性憩室。

罕见情况下，一些患者的输尿管膀胱结合处附近的膀胱肌肉组织有先天性缺陷，导致憩室形成（图 13-30）。先天性憩室是真性憩室，包含膀胱壁

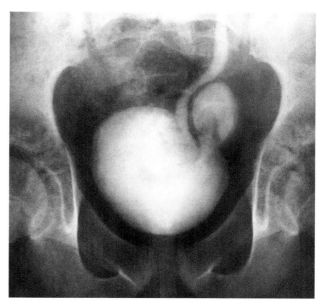

▲ 图 13-30　Hutch 憩室
膀胱造影示左侧较大的膀胱憩室，位于输尿管膀胱结合处。可见左侧输尿管反流

的每一层结构。通常称其为 Hutch 憩室。Hutch 憩室常伴有同侧膀胱输尿管反流。

膀胱憩室有宽颈或窄颈，宽颈憩室易于排空，但窄颈憩室排空缓慢，排尿后易有尿液残留。较大的膀胱憩室可比膀胱大，并将膀胱推挤到骨盆的对侧。多数情况下，在断层图像上可通过壁的厚度鉴别，膀胱壁厚，而憩室壁由于缺乏肌层而呈光滑薄壁。

膀胱憩室可引起诸多并发症。憩室常发生尿潴留，增加尿路感染的风险。由于尿潴留，憩室内也发生结石。相比于正常膀胱腔，由于尿路上皮细胞长时间暴露于尿中的致癌物质，肿瘤的发生率可能更高。据估计，憩室肿瘤约占所有膀胱肿瘤的 1%～1.5%。

获得性膀胱憩室中的肿瘤比正常膀胱或真性憩室中的肿瘤更麻烦。这是因为由于缺乏肌层，经尿道切除肿瘤时穿孔的风险较高。肿瘤的分期也有所不同，因为在无固有肌层的情况下，不存在 T_2 阶段肿瘤。由于膀胱假性憩室壁薄，该处肿瘤比膀胱腔内肿瘤更容易扩散至膀胱外。

断层影像较易观察到膀胱憩室及其并发症。超声检查即可有效检出，容易观察到膀胱的无回

声凸起（图 13-31），也可显示憩室内的充盈缺损，如石块或肿瘤。憩室内的肿瘤表现为憩室内软组织肿物或仅为憩室壁增厚，而结石常常产生声影。肿瘤有时会偶尔阻塞憩室出口或完全填充憩室（图 13-32）。

CT 是评估膀胱憩室的好方法。若憩室颈部未阻塞，憩室将在延迟增强图像上显影（图 13-33）。在平扫 CT 图像上，结石为高密度充盈缺损，容易发现；而肿瘤表现为源自憩室壁的软组织肿块。此外，肿瘤可表现为突入憩室腔内的局灶性肿块（图 13-34），或引起壁或颈部增厚的浸润性肿物（图 13-35），有时甚至阻塞颈部。MRI 也可用于评估膀胱憩室肿瘤（图 13-36）。

（七）膀胱疝

膀胱疝入或穿过腹股沟管的患者，可见腹股沟或阴囊肿胀，且随膀胱充盈而增大，随着排尿而消退。膀胱疝最常见于腹膜旁，此时膀胱仍位于腹膜

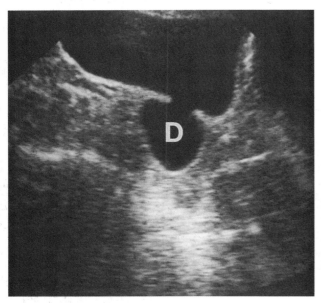

▲ 图 13-31　膀胱憩室
经腹超声示充满尿液的膀胱及一个充满尿液的宽颈憩室（D）

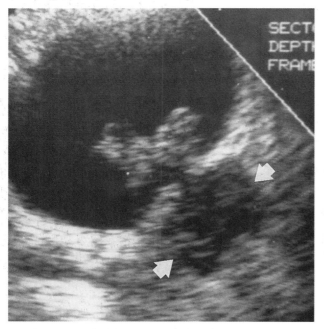

▲ 图 13-32　膀胱憩室，内见尿路上皮肿瘤
经腹超声示突向膀胱腔内的乳头状尿路上皮肿瘤。亦可见一相邻的位于膀胱后壁的憩室内几乎充满了有回声组织（箭），提示浸润性肿瘤

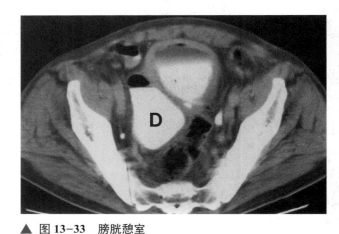

▲ 图 13-33　膀胱憩室
增强 CT 轴位图像示盆腔右半侧的巨大膀胱憩室（D）。由于近期进行了器械操作，憩室和膀胱内可见气体影

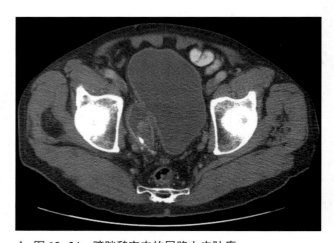

▲ 图 13-34　膀胱憩室内的尿路上皮肿瘤
位于沿膀胱右后方的较大憩室内可见小软组织肿块影。其后部可见高密度区，提示肿瘤内钙化

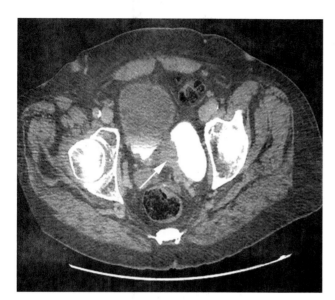

▲ 图 13-35　累及膀胱憩室的尿路上皮肿瘤

增强 CT 排泄期轴位图像示一较大的分叶状软组织肿块，位于膀胱后外侧及相邻憩室内侧之间（箭）。虽然肿块体积较大，但憩室颈部未被梗阻，因其腔内仍可见对比剂充盈

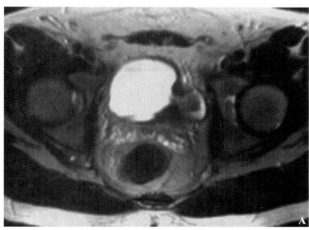

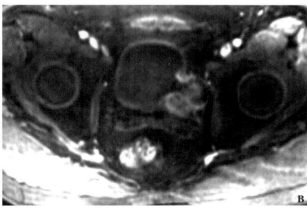

▲ 图 13-36　膀胱憩室的尿路上皮肿瘤

T₂WI（A）和脂肪抑制 T₁ 加权钆对比剂增强 MR 轴位图像（B）示自膀胱左侧壁向外突出的憩室。可见憩室内的软组织肿物，在增强 MR 图像上可见强化

外、真性腹股沟疝囊的内侧。膀胱疝亦可以出现在真性疝囊内，或者可以完全发生于腹膜外，而腹膜留在腹内。膀胱也可能穿过股骨管或通过各种切口疝到大腿。

膀胱疝程度各异，在膀胱造影术中因膀胱充满造影剂容易看到（图 13-37），但偶尔需要直立位片进行诊断。偶可在 CT 上发现（偶然发现的）膀胱疝，并且当膀胱腔内有造影剂时较容易发现（图 13-38）。然而，在某些情况下，该病的表现可以并不明显（图 13-39）。

（八）膀胱膨出及压力性尿失禁

膀胱膨出是指膀胱向阴道前部脱垂，影像上可见膀胱下降至耻骨联合下方。膀胱膨出的原因是盆底肌松弛，通常只是盆底功能障碍的一个表现，盆底功能障碍包括膀胱膨出、阴道穹隆脱垂、直肠前突、肠疝、乙状结肠膨出或直肠肛管套叠。易发生盆底功能障碍的病症包括多次生产、肥胖、既往盆腔手术、（盆底）过度紧张、结缔组织病、神经性

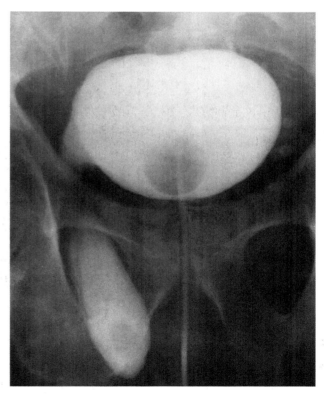

▲ 图 13-37　膀胱疝

膀胱造影示部分膀胱疝入右侧腹股沟管及阴囊

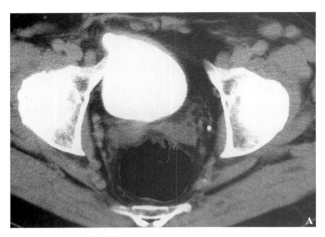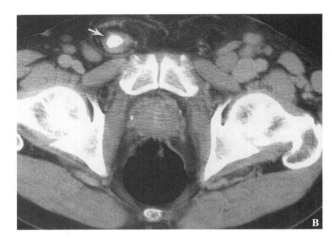

▲ 图 13-38 膀胱疝

A、B. 增强 CT 轴位图像上可见膀胱右前方疝入右侧腹股沟管（箭），内含对比剂。这是偶然发现的膀胱疝

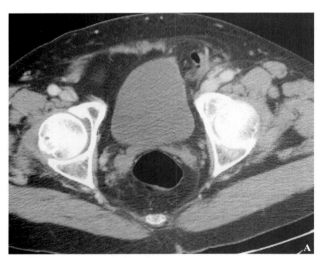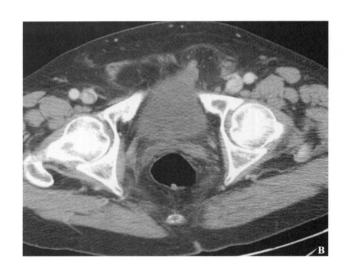

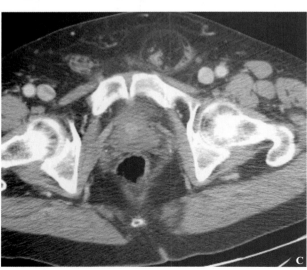

▲ 图 13-39 难以察觉的膀胱疝

A. 增强 CT 皮髓质期轴位图像上见膀胱左前壁指向左侧腹股沟管，注意到膀胱腔内尚未出现对比剂排泄；B. 稍偏尾侧的图像上见膀胱尖端进入腹股沟管；C. 更尾侧的图像上所见疝内软组织为膀胱尖端

病变及年龄增长。MRI 可在不需要膀胱或直肠造影的情况下评估盆底。

（九）膀胱瘘

1. 小肠膀胱瘘及结肠膀胱瘘

患者可能因炎症、创伤或肿瘤在膀胱和肠之间形成瘘道。炎症性病因包括感染（包括结核及血吸虫病）、炎性肠病、憩室炎、阑尾炎、盆腔炎和既往放疗病史。创伤性病因包括手术创伤及穿通伤。偶尔，膀胱和肠道恶性肿瘤可局部扩散至邻近器官并形成瘘道。

当累及小肠时，一般称为小肠膀胱瘘。此种瘘通常由克罗恩病引起。当累及结肠时，一般称为结肠膀胱瘘，其中直肠乙状结肠是最常受累的部位。在美国，结肠膀胱瘘最常见的原因为憩室炎，第二常见原因为结肠癌。

膀胱与肠之间有瘘道联通的患者可出现粪尿、气尿和（或）持续性尿路感染。在影像检查中，膀胱与相邻肠道间有瘘道时，经常可以在膀胱腔内发现气体。但大多数情况下，断层影像检查中发现的膀胱内气体是近期（24h 内）的操作（导管插入术或膀胱镜检查）带入其中的。有时，大肠埃希菌引起的急性膀胱炎患者在没有瘘道的情况下，也会出现膀胱腔内气体影。膀胱壁内气体仅在气肿性膀胱炎中出现。

膀胱造影检查中，仅有不超过 50% 的病例能显示膀胱和肠之间的瘘道。肠道造影检查中阳性病例就更少了。然而，当瘘道敞开时，影像常可显示充满对比剂的膀胱或肠之间的交通。某些情况下，膀胱镜检查可显示瘘道，但有时诊断也较为困难。膀胱镜检查最典型的表现是膀胱壁上单发的炎症区。

发现膀胱瘘最灵敏的影像检查是 CT，最常见的表现是膀胱腔内少量气体。任何膀胱腔内有气体却无近期器械操作史的患者都应考虑该诊断（图 13-40）。患者还可表现出局灶性膀胱壁增厚，且与膀胱邻近的小肠或大肠肠襻的局灶性增厚伴随（图 13-41 和图 13-42）。许多病例，CT 难以识别具体的瘘道。与膀胱造影和钡剂灌肠一样，CT 只在不超过 50% 的病例中发现造影剂通过瘘道。通常可以根据患者的病史、症状以及既往的病史推断瘘发生的病因。

2. 膀胱阴道瘘

膀胱阴道瘘可导致持续性无痛阴道漏尿。该病是子宫切除术或其他盆腔手术的并发症，尤其是在做过术前放疗的情况下。75% 的病例发生于因良性病变而子宫切除术者，其余病例发生于因盆腔恶性肿瘤而子宫切除者。由于膀胱阴道瘘一般较大，在影像检查中通常较易显示。为了在膀胱造影术中观察造影剂填充的阴道，可能需要斜位、侧位图像（图 13-43）或者排尿后图像。CT 和 MRI 亦可发现膀胱阴道瘘（图 13-44）。

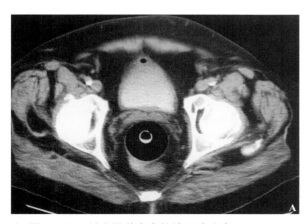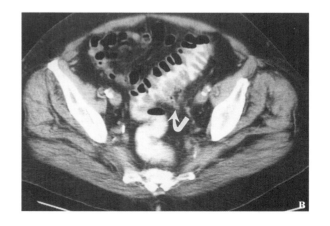

▲ 图 13-40　继发于憩室炎的结肠膀胱瘘
A. 盆腔增强 CT 轴位图像示膀胱腔内少许气体。患者近期无器械操作史；B. 较偏头侧的轴位 CT 图像示从乙状结肠向后方延伸的炎症，其内含少许口服对比剂（弯箭）。这些改变是憩室炎所致

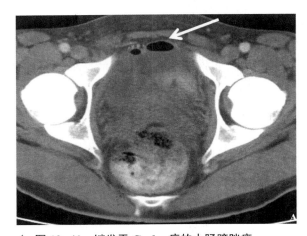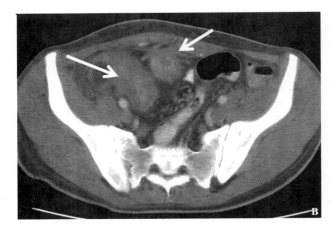

▲ 图 13-41　继发于 Crohn 病的小肠膀胱瘘

A. 盆腔增强 CT 轴位图像示膀胱前部的气体聚集（箭）；B. 较头侧的图像示右下腹多个小肠肠襻显著增粗（箭）

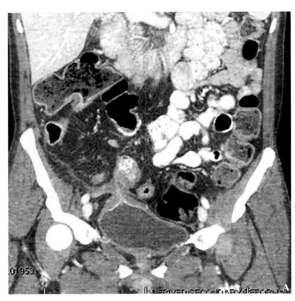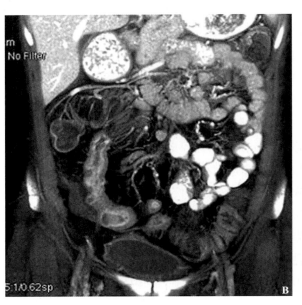

▲ 图 13-42　继发于 Crohn 病的小肠膀胱瘘

A. 增强 CT 肠道造影冠状位重建图像示右侧膀胱壁局部向头侧幕状突起，膀胱与增厚的小肠肠襻紧邻，在相邻图像上可见膀胱腔内点状气体影；B. 较靠前的图像示较长节段的远段回肠异常。肠壁的典型强化提示存在活动性炎症性肠病

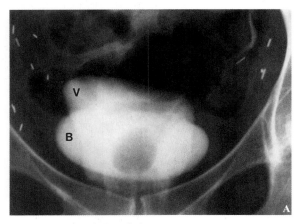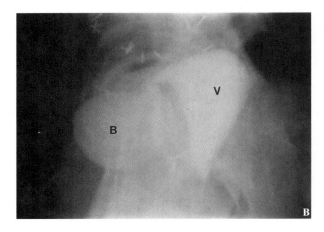

▲ 图 13-43　膀胱阴道瘘

A. 前后位膀胱造影图像示卵圆形膀胱（B）及菱形的阴道同时显影（V）；B. 侧位片示膀胱（B）及阴道（V）间的瘘道

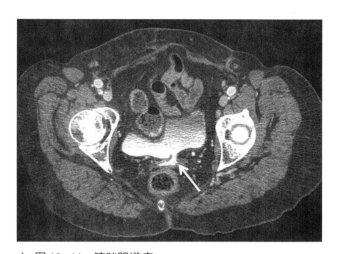

▲ 图 13-44 膀胱阴道瘘

增强 CT 尿路造影轴位图像示膀胱后部有排泄出的对比剂。线状集聚的对比剂向膀胱后方延续，使阴道显影，这证实存在瘘道（箭）

（十）膀胱移位

膀胱外的各种盆腔疾病可从局部或环周压迫膀胱或使膀胱偏到一侧。压迫移位的病因不容易在荧光透视检查（膀胱造影）上发现，但通常很容易在断层影像检查中发现，特别是 CT（图 13-45）。可能使膀胱凹陷的常见异常包括盆腔淋巴结肿大、结肠、生殖器官或间叶组织来源的肿瘤，骶前畸胎瘤，髂动脉瘤，膀胱憩室、血肿及脓肿等。

膀胱后方的前脊膜脊髓膨出可使膀胱向前移位。该类肿物通常伴特征性的骶骨改变，包括骶骨一侧凹陷及向对侧偏移，但骨皮质良好（弯刀骶骨）。其他可使膀胱从后方凹陷的囊性病变包括精囊腺囊肿和苗勒管囊肿。

膀胱环周都被压迫可导致膀胱形态异常，通常称为"泪珠样"或"梨形"膀胱。压迫的原因通常很容易通过断层影像检查确定。可包绕膀胱并改变其形态的疾病包括伴有髂腰肌肥大的狭窄骨盆（正常变异）、盆腔血肿［通常见于近期有手术或创伤的情况（图 13-46），但偶尔也见于凝血功能障碍患者或者正在接受抗凝治疗的患者］、双侧盆壁淋巴结肿大（常见于淋巴瘤引起淋巴结肿大的患者）（图 13-47），较少见的是髂外动脉或静脉扩张，另外，还有盆腔侧壁积液（如盆腔淋巴结清扫术后的

淋巴囊肿）。

导致膀胱受压的另一种疾病是盆腔脂肪过多症。这是由盆腔内成熟的无包膜脂肪增殖引起的疾病，尚未发现病因。在影像上，平片可显示盆腔中透亮区，对应脂肪。由于下尿路抬高，远段输尿管向内侧偏移，中段输尿管可向外侧偏移。此外，严重情况下输尿管可能会梗阻。在钡剂灌肠时，直肠乙状结肠被拉直并变窄。CT 或 MRI 可以很容易地确定压迫结肠和膀胱的盆腔脂肪（图 13-48）。

三、膀胱肿瘤

（一）原发性恶性肿瘤

膀胱原发性肿瘤可发生于肌层或尿路上皮，其

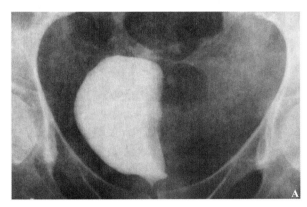

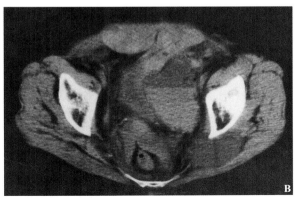

▲ 图 13-45 盆腔血肿

A. 膀胱造影盆腔平片示盆腔左侧巨大肿物压迫膀胱并使其向右侧移位；B. 平扫 CT 轴位图像示左半盆腔巨大血肿，血肿内由于血液分层出现了液 - 液平面。患者近期因应力性尿失禁行手术

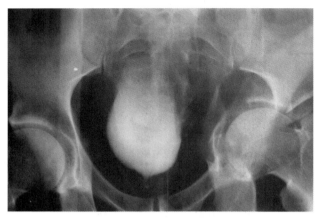

▲ 图 13-46　血肿导致的"泪滴样"/"梨形"膀胱

骨盆骨折所致盆腔两侧血肿压迫膀胱，在膀胱造影前后位图上其外形呈泪滴样改变

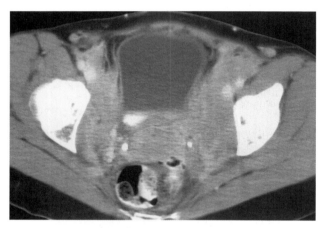

▲ 图 13-47　淋巴瘤所致"梨形"膀胱

增强 CT 轴位图像示双侧髂外淋巴结肿大压迫膀胱

中尿路上皮肿瘤约占膀胱恶性肿瘤的 95%。这些尿路上皮癌中的 90%～95% 包含移行细胞成分，而 4%～8% 则完全由鳞状细胞组成，其余 1%～2% 仅含腺瘤细胞。

1. 含移行细胞成分的尿路上皮肿瘤

（1）膀胱癌的流行病学：膀胱癌是美国第二常见的泌尿道肿瘤，发生率仅次于前列腺癌。膀胱癌在男性中比女性更多见；但比起男性患者，膀胱癌女性患者病情常更严重。众所周知，含移行细胞的尿路上皮癌与化学致癌物相关，包括芳香胺、亚硝胺及醛类如丙烯醛，此类化合物常用于纺织、橡胶、染料和化学工业。职业暴露与出现临床癌症之间的潜伏期从 15 年到 40 年不等。尿路上皮癌的其他致病原因包括吸烟（一般认为高达 50% 的膀胱癌与吸烟相关），以及应用环磷酰胺进行化疗导致尿中排泄出丙烯醛。吸烟者出现膀胱肿瘤可能是由于香烟中存在芳香胺、亚硝胺和丙烯醛。

（2）膀胱癌的组织学：尽管以前认为大多数膀胱癌完全由移行细胞组成，但现已知许多此类"移行细胞"肿瘤含有其他组织学区域，包括透明细胞、腺体、淋巴上皮、微乳头、浆细胞样、肉瘤样和鳞状细胞成分。由于其复杂特征，现在许多病理学家倾向将这些泌尿道上皮恶性肿瘤称为尿路上皮

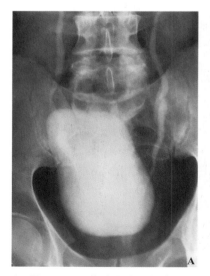
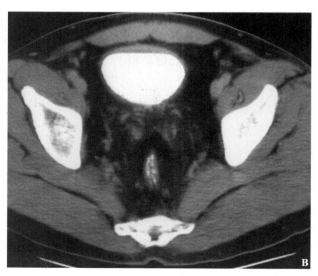

▲ 图 13-48　盆腔脂肪过多症所致"梨形"膀胱

A. 排泄性尿路造影示膀胱长轴在纵向，膀胱底部抬升；B. 增强 CT 图像示盆腔脂肪增多，且未见明确的可引起膀胱变形的软组织肿物，依据这些表现诊断盆腔脂肪增多症

癌而非移行细胞癌。一些尿路上皮癌还含有神经内分泌或小细胞成分。在这些情况下，主要基于小细胞而非移行细胞特征来进行治疗（参见关于膀胱神经内分泌肿瘤的章节）。

（3）膀胱癌的表现及其播散：含移行细胞的尿路上皮癌患者通常表现为血尿，但也可仅表现为因继发感染所致的刺激症状。当肿瘤阻塞了 1 或 2 个输尿管口时，患者可出现腰痛；但由于上尿路梗阻起病缓慢且隐匿，临床上常无症状。应该指出，许多血尿患者没有膀胱癌。在 Bretlau 等最近的一项研究中，共 395 位肉眼（可见）血尿的患者中有 17% 最终发现膀胱癌，而在 376 位镜下（肉眼不可见）血尿的患者中仅有 4% 发现了膀胱癌。

尿路上皮癌可发生于泌尿道中任何存在尿路上皮的部位，但最常见于膀胱，因为膀胱具有相当大的表面积（与肾集合系统及输尿管相比）并且是尿液的储存器官。因此，尿液中的任何致癌物质与膀胱尿路上皮的接触时间都要长于泌尿道的其他部位。

尿路上皮癌通过侵犯膀胱壁播散，首先累及黏膜，之后是肌层（固有肌层），最后完全穿过膀胱壁进入膀胱周围组织。肿瘤可直接蔓延至邻近器官，包括前列腺尿道、精囊及阴道。肿瘤可转移到盆腔淋巴结；还可发生血液播散，最常见于肝脏和肺。小部分病例可发现骨转移，可以是溶骨性或成骨性。

（4）膀胱癌的分期与分级：使用 TNM（肿瘤、淋巴结、转移）分期系统对膀胱癌进行分期（图 13-49）。尿路上皮膀胱癌的分期系统反映了确定膀胱壁侵犯深度的重要性。新诊断的膀胱上皮癌中约 70% 为浅表性，20%～25% 侵犯肌层，其余 5% 已经局部、区域或远处转移。

为除外集合系统和输尿管的多中心尿路上皮病变，必须详细评估膀胱癌患者的上尿路。2%～7% 的膀胱癌患者可发现上尿路的同时或异时性病变。反过来，大约 20% 的上尿路上皮癌患者有膀胱肿瘤病史。

膀胱癌细胞学分级是细胞异型性的组织学评

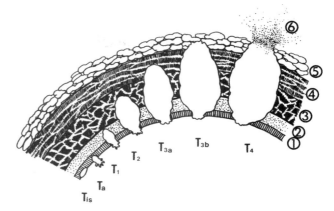

▲ 图 13-49　膀胱尿路上皮癌的 TNM 分期系统
膀胱壁的分层如下：①黏膜，②黏膜下层，③浅肌层，④深肌层，⑤膀胱周围脂肪，⑥表示邻近器官或远处转移（引自 Amis ES Jr, Newhouse JH. Essentials of Uroradiology. Boston, MA: Little, Brown and Company; 1991:300.）

估，可预测肿瘤侵袭性。膀胱癌通常分为两个级别：低级别或分化良好肿瘤和高级别或低分化肿瘤。膀胱癌的分级与分期相关：高级别病变比低级别病变更可能侵犯肌层。

膀胱癌的治疗中应考虑分期和分级。低级和低分期（T_a、T_{is} 及 T_1）膀胱癌通常局部切除进行治疗。T_2 期癌症通常需要膀胱切除术。原位癌（T_{is} 期）通常比 T_a 肿瘤级别更高，并且更有可能进展为侵袭性病灶。

尽管血尿患者评价膀胱的金标准仍是膀胱镜检查，但一些影像检查也用于已知或怀疑膀胱癌的患者。

（5）影像：膀胱癌的腹部影像、膀胱造影及超声检查。腹部平片在膀胱癌影像学上帮助不大。平片常是正常的。<1% 的膀胱癌病例平片上可见斑点状或絮状营养不良性钙化。而出现这种肿瘤钙化时，CT 上更容易识别。膀胱造影对发现膀胱癌不敏感。当膀胱充盈时，耻骨上超声通常能较好地观察膀胱壁。在这种情况下，外生膀胱上皮癌可显示为自膀胱壁伸向腔内的软组织肿块。膀胱癌也可在彩色多普勒或能量多普勒图像上表现为血流增多（图 13-50）。超声在膀胱癌的分期中价值较小。

（6）膀胱癌的 CT 检查：CT 及 CT 尿路造影

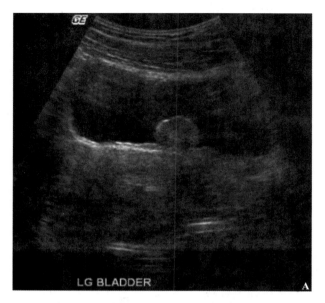

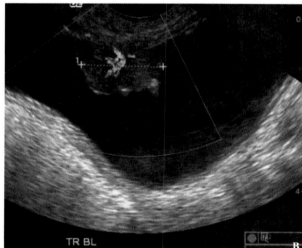

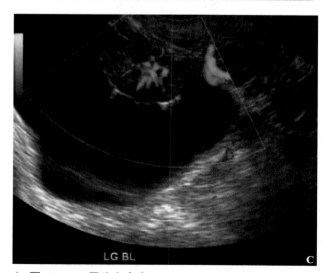

▲ 图 13-50　尿路上皮癌

A. 膀胱纵向图像示突向膀胱腔内的小肿物；B-C. 病灶的多普勒矢状（B）及能量多普勒纵向（C）图像示血流增多

在发现膀胱癌方面具有极佳的敏感性。虽然以前认为 CT 尿路造影排泌期图像在发现尿路上皮肿瘤方面最为敏感，但最近的研究显示较早期的增强图像（特别是皮髓质期或门静脉期图像，即注射对比剂后约 60s 开始的图像）可能更加敏感。这是因为大多数尿路上皮肿瘤在早期增强图像上比正常尿路上皮强化更明显（图 13-51）。在 CT 上，膀胱癌最常表现为不对称的明显强化的膀胱壁增厚区。这种增厚可能非常明显，像肿块一样伸入膀胱腔内（图 13-52），也可较轻微（图 13-53）。当病灶非常小时，部分膀胱癌可在 CT 上发现。较小的膀胱恶性肿瘤往往是乳头状，表现为伸入膀胱腔内的微小充盈缺损区（图 13-54）。有时，膀胱癌在增强

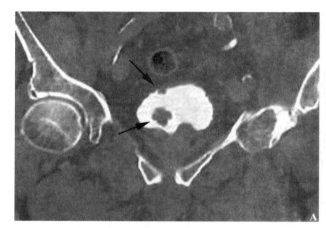

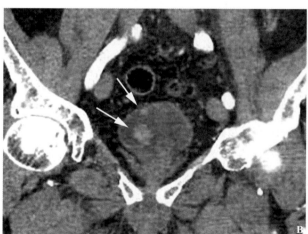

▲ 图 13-51　2 个强化的膀胱癌

A. 增强 CT 排泌期冠状位重建图像示二个膀胱肿物，较小的病灶自上壁突向膀胱腔内，较大的息肉样病灶位于较尾侧（箭）；B. 二个肿块均在增强早期的门静脉期出现强化（箭），其强化程度较正常膀胱壁高

延迟期图像上看不到，但因其异常强化却能在增强早期图像上看到（图 13-55）。膀胱癌很少引起弥漫性膀胱壁增厚（图 13-56），这种表现更多提示炎症 / 膀胱炎、神经源性膀胱或膀胱出口梗阻。在 CT 尿路造影检查中，最难发现的是小而扁平的膀

胱癌（原位癌）和位于膀胱基底部的膀胱癌，因为相邻结构（例如前列腺）的容积效应可使之难以识别。

　　CT 也可辅助膀胱癌的分期；但在没有明显的肿瘤扩散的情况下，其作用有限。CT 无法确定固有肌层是否已被侵犯（这是区分 T₁ 和 T₂ 期肿瘤的特征）。此外，肿瘤的膀胱周围扩散（T₃ 期病灶）难以在 CT 上发现，除非程度严重。但有时 CT 会发现输尿管口梗阻，这提示肿瘤可能侵入了输尿管

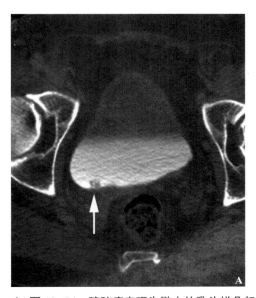

▲ 图 13-52　膀胱癌表现为膀胱壁显著不对称增厚
增强 CT 尿路造影排泌期轴位图像示沿膀胱左侧分布的大片不对称性壁增厚

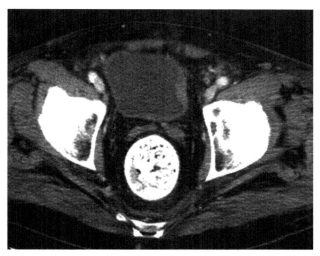

▲ 图 13-53　膀胱癌表现为轻度不对称性壁增厚
增强 CT 门静脉期图像示膀胱左侧壁轻度增厚，后证实为膀胱癌

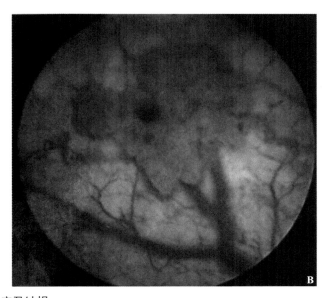

▲ 图 13-54　膀胱癌表现为微小的乳头样凸起 / 充盈缺损
A. 增强 CT 尿路造影排泌期轴位图像示较小的不规则肿物自右后侧壁突向膀胱腔内（箭）；B. 病灶经膀胱镜检查证实为乳头状癌

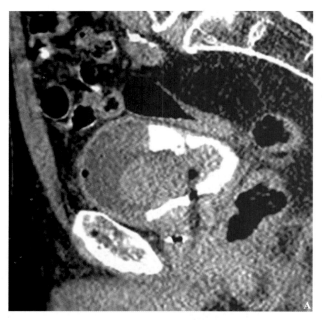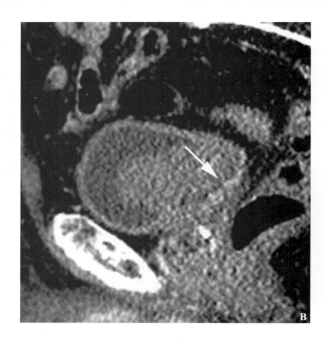

▲ 图 13-55 扁平的膀胱癌伴膀胱壁异常强化

A. 排泌期增强图像矢状位重建示膀胱腔内仅有少量对比剂，膀胱腔内大部分空间被血凝块占据，无法发现尿路上皮癌；B. 10min 前获得的增强图像皮髓质期矢状位重建图示沿膀胱后壁分布的扁平肿瘤，仅能通过其不对称强化发现（箭）

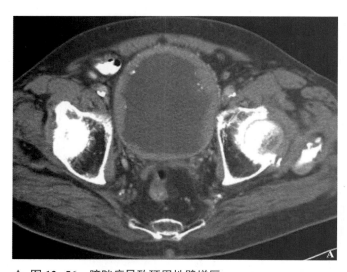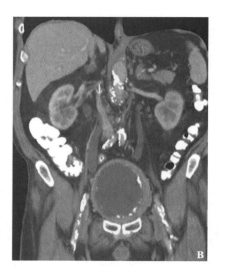

▲ 图 13-56 膀胱癌导致环周性壁增厚

增强 CT 皮髓质期轴位图像及冠状位重建图像示弥漫性分叶样环周膀胱壁增厚，符合浸润性膀胱恶性肿瘤。注意沿膀胱壁表面可见钙化，这是膀胱癌的表现

口周围的肌肉（图 13-57），该征象提示预后较差。

膀胱周围间隙的索条增多可能是由于浸润性肿瘤或水肿（图 13-58）。然而当膀胱和盆腔侧壁间的脂肪消失时（图 13-59），CT 可以发现到盆腔侧壁受侵（T$_4$ 期病灶）。这一征象表明膀胱癌已无法切除。不幸的是，在某些情况下，这种侵犯可能较为轻微，易被忽略（图 13-60）。

近期研究已发现，膀胱癌的局部 CT 分期在半数情况下是正确的。约 1/4 的病例肿瘤分期过低或过高。

如前所述，膀胱憩室中的肿瘤与膀胱本身的肿瘤在局部分期上有所不同。由于大多数膀胱憩室为假性憩室且不含肌层，因此 T$_2$ 期肿瘤不会出现于获得性 / 假性憩室中。

腹部 CT 可用于评估患者的腹主动脉旁淋巴结肿大及其他区域性和远处肿瘤扩散的情况。膀胱癌常首先播散至盆腔淋巴结，之后播散至腹主动脉旁腹膜后淋巴结。当受累的淋巴结增大时，可通过 CT 检查发现；然而，正常大小的淋巴结亦可含有肿瘤。因此，与局部分期一样，CT 对于评估淋巴结有局限性（图 13-61）。尽管如此，CT 仍被用于确定手术中淋巴结清扫的范围。已经发现，CT 上低 T 分期的疾病（T_{2a} 或更低）的患者

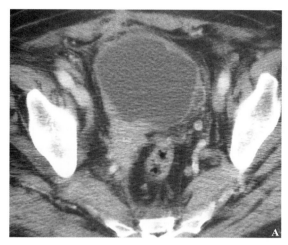

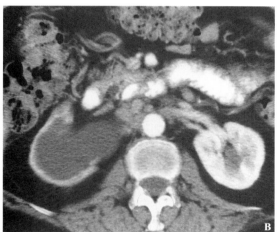

▲ 图 13-57　膀胱癌阻塞右侧输尿管口
A. 增强 CT 皮髓质期轴位图像示位于膀胱右后侧方的肿瘤，累及右侧输尿管膀胱结合部；B. 肾脏轴位图像示，由于输尿管远端梗阻，右侧肾盂肾盏显著扩张

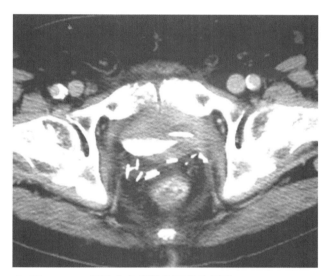

▲ 图 13-59　尿路上皮癌扩散至盆腔侧壁
膀胱基底部水平的排泌期 CT 轴位图像示膀胱左侧壁软组织增多，代表膀胱癌。肿瘤及盆腔左侧壁间的脂肪间隙消失，提示肿瘤侵犯较明显。术中证实为局部进展性（T_4 期）病灶

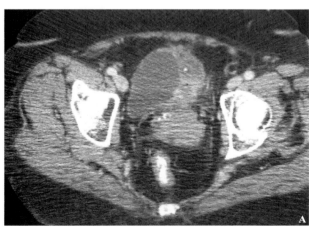

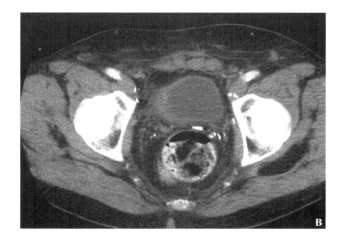

▲ 图 13-58　膀胱癌 CT 分期
2 位不同患者的增强 CT 皮髓质期轴位图像：A. 第一位患者，膀胱左侧壁有巨大肿块。膀胱周围邻近肿瘤处索条增多。术中，这些索条证实为膀胱周围肿瘤（T_{3b} 期病灶）；B. 第二位患者，膀胱右侧壁可见肿物。膀胱周围邻近肿瘤处索条增多，与第一位患者相似。术中证实这仅为 T_{2b} 期癌，膀胱周围索条为水肿所致。这 2 个病例显示 CT 在膀胱癌局部分期方面的困难

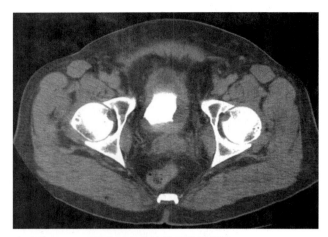

▲ 图 13-60　尿路上皮癌扩散至盆腔侧壁

CT 尿路造影排泄期轴位图像示巨大膀胱癌，表现为明显的膀胱左壁及后壁增厚。左侧膀胱周围间隙索条增多；但大部分膀胱周围脂肪仍存在。术中发现肿瘤固定于膀胱左侧壁（T_4 期）。这一病例表明，只有发现肿瘤明显扩散时，CT 在局部分期中才有效

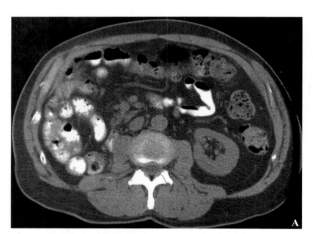

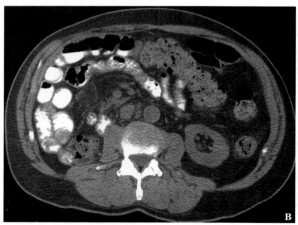

▲ 图 13-61　膀胱癌淋巴结转移

A. 患者已因上尿路病灶行右肾切除，其 CT 平扫轴位图像示 2 个正常大小的主动脉 - 腔静脉淋巴结；B. 2 个月后这两个淋巴结明显增大，虽然大小还在正常范围内

在手术中很少发现有高于髂总动脉分叉水平的阳性淋巴结。CT 亦可发现其他部位的转移性病灶，包括肝脏、肺部及骨骼中的转移（溶骨性或成骨性病变）。

膀胱癌的局部侵袭性和转移性播散更常见于具有非典型组织学特征或不同组织学特征（除移行细胞外还含有其他成分，或存在不寻常的生长模式）的尿路上皮癌患者。特别是，在这些混合细胞型肿瘤中，网膜及腹膜播散更为常见（图 13-62）。

尿路上皮癌可在膀胱憩室内生长甚至将其填满。此类肿瘤可以阻塞憩室出口，或通过出口进入膀胱腔。CT 扫描中发现的任何憩室壁异常，都需

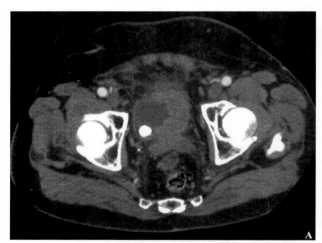

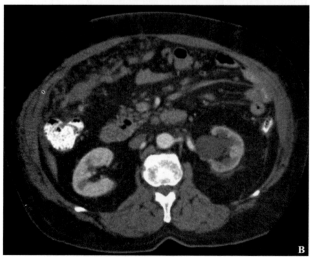

▲ 图 13-62　非典型组织学特性的尿路上皮癌

A. 增强 CT 皮髓质期轴位图像示膀胱左侧巨大肿物，前方膀胱周围广泛索条影延伸至前腹壁；B. 较头侧的图像显示多发网膜结节。该尿路上皮癌有 40% 的瘤巢样生长模式

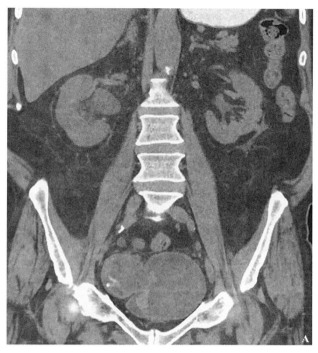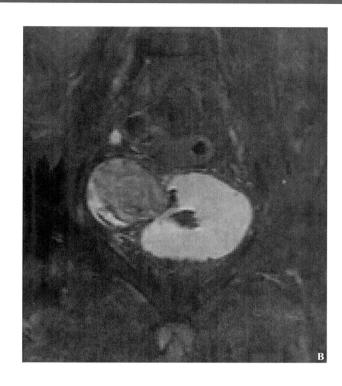

▲ 图 13-63　膀胱憩室内的尿路上皮癌

A. 平扫 CT 冠状位重建图像示膀胱右侧巨大憩室，内伴高密度影（肿瘤表面钙化），憩室开口附近的膀胱腔内亦可见异常密度（凝血块）；B. 膀胱 MRI 冠状位 T_2WI 清晰显示憩室内巨大的中等信号肿物，通过憩室开口延伸出来，同时可见膀胱腔内低信号凝血块

要进一步评估以排除肿瘤（图 13-63）。

（7）膀胱癌的磁共振检查：MRI 对发现膀胱癌具有很高的敏感性。膀胱癌表现为膀胱壁局灶性不对称增厚区（图 13-64）、突入腔内的肿块样区（图 13-65）或钆对比剂异常强化区（图 13-66）。近期一些研究表明，在扩散加权 MRI 上，许多膀胱癌很容易与正常尿路上皮区分开，因为这些肿瘤中的水分子比正常尿路上皮中的水分子扩散受限。

MRI 可以区分高级别和低级别的膀胱肿瘤，尤其是扩散加权 MRI。大多数高级别肿瘤较大，且表观扩散系数低于低级别肿瘤。新近的一些研究还尝试评价其他 MRI 指标在确定膀胱癌侵袭性方面的能力，包括通过计算机分析确定的感兴趣区测量分布的变化（特别是偏斜和峰度测量）。到目前为止，这些研究已有一些喜人结果，但仍需做更多的工作。

许多研究初步评估了 MRI 在膀胱癌分期中的准确性，发现 MRI 要优于 CT。具体而言，已经发现 MRI 在区分膀胱癌方面比 CT 更准确，可区分

哪些只需要局部治疗（T_1 期或更低），哪些需要手术（T_2 期或更高）。这是因为，与 CT 不同，MRI 能更好地确定膀胱壁侵犯的深度。对于浅表非侵袭性肿瘤（T_1 期或更低），通常在 T_2WI 上可见膀胱腔周围的低信号条带保留，该条带为膀胱壁的肌层

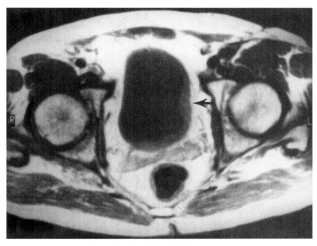

▲ 图 13-64　膀胱癌引起膀胱壁增厚

T_1 加权轴位 MRI 图像示膀胱左侧壁肿物（箭）延伸至膀胱后壁

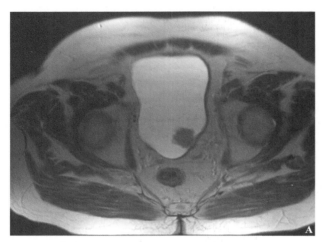

▲ 图 13-65 膀胱癌表现为乳头样肿物

A. 小型乳头样肿瘤容易在 MRI 平扫 T_2WI 上表现为充盈缺损；B. 随后，钆对比剂增强的 T_1 加权脂肪饱和冠状位图像上，肿瘤表现出显著强化

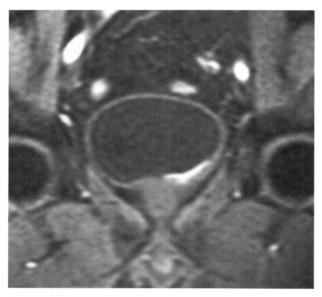

▲ 图 13-66 膀胱癌因强化明显而被发现

在钆对比剂增强的 T_1 加权脂肪饱和冠状位图像上可发现膀胱基底部左侧的扁平尿路上皮癌，呈非对称性明显强化。该病灶引起的膀胱壁增厚并不明显

（固有肌层）。

低信号条带的消失高度提示固有肌层侵犯，至少为 T_2 期（图 13-67）。其他有望确定是否存在肌层侵犯及其深度的 MRI 序列是扩散加权成像（肿瘤高信号的深度可以通过与膀胱壁低信号进行对照评估）及钆对比剂增强成像（肿瘤由于强化更明显

而容易识别）。所有这些 MR 技术结合在一起（现在称为多参数 MRI）可能是最准确的，某些研究中准确度超过 90%。

初步研究表明，有可能利用 MRI 预测膀胱癌及其转移灶对后续放疗或化疗的反应性或反应程度（基于肿瘤血供及扩散特征的初步评价）。

与 CT 一样，MRI 也可以清楚地显示膀胱憩室内肿瘤。由于大多数膀胱憩室缺乏固有肌层，膀胱憩室肿瘤可从 T_1 期直接进展至 T_3 期疾病（图 13-63）。大多数膀胱憩室没有局部 T_2 期癌症。与 CT 一样，MRI 不能发现肿瘤的镜下膀胱周围扩散。

（8）膀胱癌的正电子发射断层扫描检查：氟 -18 脱氧葡萄糖（fluorodeoxyglucose，FDG）正电子发射断层扫描（positron emission tomography，PET）并未广泛用于疑似或已知膀胱癌患者的影像学检查。这是因为这种放射性同位素通常在尿液中排泄，并积聚在肾脏集合系统和膀胱中。因此，正常的膀胱活性增加可以掩盖膀胱癌的发现，大部分膀胱癌是 FDG 摄取明显（图 13-68）。因此，许多影像人员选择在图像采集时通过施以利尿药来稀释尿液。

在部分患者中，FDG-PET 已成功发现了转移性病灶。虽然用 FDG-PET 鉴别某些个体的淋巴结

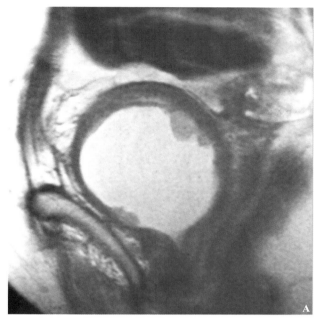
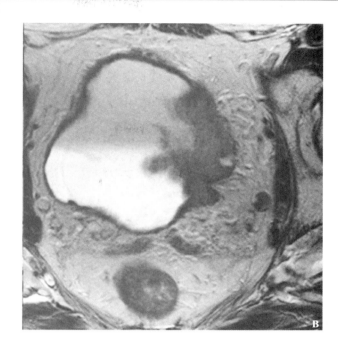

▲ 图 13-67 膀胱癌侵犯固有肌层

A. 膀胱 T_2WI 移灶性尿路上皮癌，低信号条带无破坏提示膀胱肌层完好；B. 另一病人的 T_2WI 示膀胱壁一巨大尿路上皮肿物，表面呈多息肉状，膀胱低信号条带消失，提示肌层侵犯

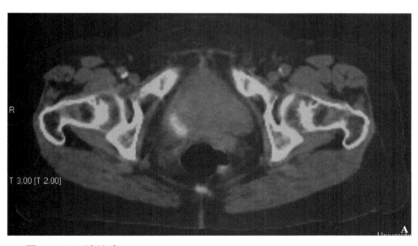
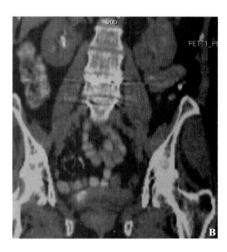

▲ 图 13-68 膀胱癌

轴位（A）及冠状位（B）CT/FDG-PET 融合图像示右侧膀胱癌 FDG 摄取增高。虽然膀胱腔内的尿液中含有放射性示踪剂，但仍可以发现肿瘤

转移优于 CT，但总体效果仍然很差，假阴性率高。但反之，如果当存在异常 FDG 摄取活跃时，很可能为肿瘤，FDG-PET 的阳性预测值高达 90% 以上。

近期一些研究评估了不经尿路排泄的新型放射性示踪剂在膀胱癌患者中的应用价值。这些药物优于 FDG，因为它们不会积聚在尿液中影响图像解读。使用 C-11 胆碱或 C-11 甲硫氨酸进行 PET / CT 很有前景，但仍处于初步研究阶段。使用上述

或其他新的放射性示踪剂进行 PET 是否会对患者的生存产生有益的影响还有待观察。

（9）原发性膀胱癌的治疗：膀胱癌的治疗取决于膀胱肿瘤发现时的分期和分级。未侵犯肌层的膀胱癌（浅表肿瘤）可通过经尿道切除加上术后膀胱灌注卡介苗（BCG）或其他局部用药（丝裂霉素）进行治疗。许多初始为浅表性的膀胱肿瘤在治疗后复发，其中一些复发灶在发现时分期过低。具体而

言，对于局部治疗后复发的膀胱癌，可能会漏诊其膀胱壁侵犯。T_1 期肿瘤及原位癌（扁平肿瘤）和高级别肿瘤患者更容易发生侵袭性复发，其中约一半在发现时已进展。

肿瘤已侵犯肌层（T_2 期）的患者需膀胱切除术和淋巴结清扫术（根治性膀胱切除术）治疗。需要进行尿流改道术，例如回肠肠襻将尿液引流至皮肤、可控性尿流改道或原位新膀胱（见"尿流改道术"）。一些医疗中心会进行膀胱保留手术，但此方法未广泛使用。由于膀胱癌患者中约仅有 50% 在膀胱切除术后 5 年存活，因此现在许多患者在术前进行新辅助化疗，试图消除影像检查无法发现的微转移病灶。

伴局部侵犯或转移性病灶的膀胱癌患者需化疗。可以为术前化疗（即新辅助化疗，针对 T_3 期疾病患者），也可作为有淋巴结或远处转移而不能手术的患者的替代治疗。目前认为能延长生存期的两种一线化疗方案是 MVAC（甲氨蝶呤、长春碱、阿霉素和顺铂）和吉西他滨加顺铂方案。

膀胱癌患者必须终身随诊，因为他们患其他尿路上皮肿瘤的风险高，并且也可因其原发癌而发展为转移性疾病。总体而言，多达 15% 的膀胱癌患者在膀胱癌切除术后 2 年内在盆腔内出现复发灶。如果在膀胱切除术后发生远处转移，则通常会在 2 年内出现，最常见的转移部位是肺、肝脏及骨骼。转移性疾病需化疗。

（10）膀胱癌治疗后的影像学检查：局部治疗后 [经尿道切除和（或）膀胱灌注卡介苗或丝裂霉素] 或根治性膀胱切除术后，CT 常用于膀胱癌患者的随诊。经尿道切除术和局部治疗后，由于膀胱黏膜的炎症和纤维化改变，膀胱镜检查可能难以发现残留或复发的膀胱肿瘤，CT 也同样难以区分良性与恶性改变（图 13-69）。近期有研究提出，增强 CT 皮髓质期图像可能在区分肿瘤与炎症或纤维化方面优于排泄期图像，这是因为在造影剂注射后短时间内肿瘤强化程度强于纤维化。

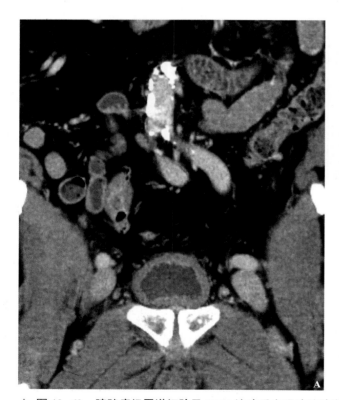
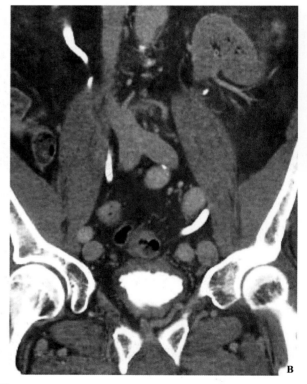

▲ 图 13-69　膀胱癌经尿道切除及 BCG 治疗后出现膀胱壁增厚
增强 CT 尿路造影冠状位重建图像皮髓质期（A）及排泄期（B）图像示炎症所致的弥漫性环周膀胱壁增厚。在这样膀胱弥漫增厚的情况下难以发现复发肿瘤。膀胱镜未发现肿瘤

与 CT 一样，对于已进行局部治疗的非侵袭性膀胱肿瘤患者，MRI 难以区分炎症 / 纤维化和肿瘤复发。炎症 / 纤维化及肿瘤复发均可产生不对称的膀胱壁增厚和异常强化区（图 13-70）；然而，与炎症或纤维化相比，残留或复发性肿瘤往往更倾向于表现出更强的扩散受限，且对比剂强化的程度和速率更高。如果外观表现为乳头状或叶状的多灶性异常及肿块，则肿瘤的可能性更大。在 MRI 上漏诊的大多数复发灶是低级别和非侵袭性肿瘤。

根治性膀胱切除术后大约 1/3 的复发出现在膀胱切除部位或其附近，2/3 出现在盆腔淋巴结。此类患者的 CT 不仅应包含上腹部（以评估肝脏转移），还应延伸至深部会阴，因为这也是复发的常见区域（图 13-71）。

对于曾有过膀胱癌的患者，常需用 CT 或 MR 尿路造影进行随诊，以评估上尿路是否有尿路上皮癌，因为后者的发病率在膀胱癌患者中增加 2%～7%。在最近的一项研究中，Sternberg 等报道，5.5% 的非侵袭性膀胱癌患者在 6 年内发生了上尿路癌。

2. 其他膀胱肿瘤

（1）神经内分泌癌、小细胞癌及副神经节瘤：

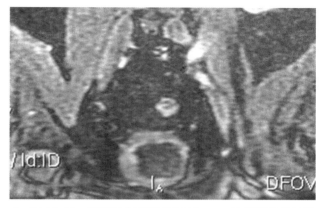

▲ 图 13-70　膀胱癌经尿道切除及 BCG 治疗后出现的膀胱壁增厚

一位膀胱癌局部治疗后患者，其钆对比剂增强的脂肪饱和 T_1 加权冠状位图像示不规则环周膀胱壁增厚，伴强化增高区，最显著强化的部位在膀胱顶。膀胱镜未见肿瘤

神经内分泌肿瘤包括小细胞、大细胞肿瘤、类癌及副神经节瘤。尽管一些神经内分泌肿瘤也含有移行细胞，但通常都归入神经内分泌肿瘤，因为神经内分泌成分对肿瘤行为、预后及治疗建议都有着深远影响。总体上，小细胞和大细胞膀胱癌倾向于表现为大肿块。影像学检查常常发现膀胱外扩散及转移性病灶。因此，若在 CT 或 MRI 上发现较大的侵袭性膀胱肿块，鉴别诊断应涵盖具有非典型组织学的膀胱癌，包括神经内分泌肿瘤。

副神经节瘤是罕见的神经内分泌肿瘤，可能来

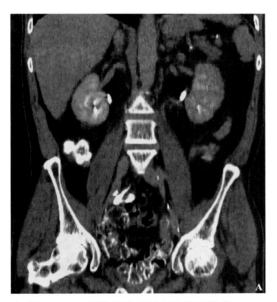

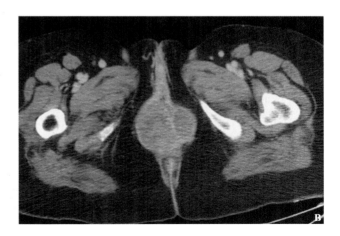

▲ 图 13-71　膀胱切除术后复发的膀胱癌

A. 一例女性患者的增强 CT 冠状位重建图像，该患者行膀胱切除术后，乙状结肠位于膀胱窝内；B. 耻骨联合水平下方的轴位图像示外阴区软组织肿块，后证实为肿瘤复发

源于膀胱壁或其附近交感神经丛中的嗜铬细胞。大多数位于三角区附近。据报道，该病有轻微的女性好发倾向性。虽然大多数膀胱壁副神经节瘤是良性的，但也发现高达 30% ～ 40% 是恶性的。

许多膀胱副神经节瘤患者都有高血压。患者可表现为特征性的心悸发作、出汗、头痛及排尿时视物模糊。出现这种典型病史时应考虑该诊断，并可通过测定血清儿茶酚胺水平来确定。

在超声、CT 或 MRI 上，膀胱壁副神经节瘤表现为壁内软组织肿块。一般无法通过影像将其与更常见的膀胱尿路上皮癌相区别（图 13-72 和图 13-73）。但是，当这些肿块较小时，往往表现为质地均匀，并且在对比剂增强后出现明显强化。某些副神经节瘤在 MRI T_2WI 上信号强度非常高。较大的肿瘤更可能是质地不均匀。可有钙化。良性和恶性副神经节瘤不能根据肿块的影像特征相互区分，如果有邻近器官侵犯或局灶性或远处转移则提示恶性肿瘤（图 13-74）。

（2）单纯鳞状细胞癌：鳞状细胞癌这一术语现在指完全由鳞状细胞组成的膀胱癌，6% ～ 8% 的膀胱癌患者具有这一组织学类型。大多数单纯鳞状细胞癌患者有慢性或反复膀胱感染史、膀胱结石或两者兼有。膀胱憩室中鳞状细胞肿瘤的发生率高于膀胱腔，可能是因为憩室内尿潴留和感染更常见。

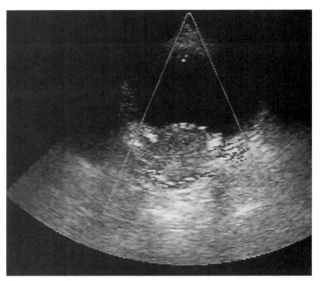

▲ 图 13-72 膀胱壁副神经节瘤
多普勒超声提示膀胱三角区的富血供肿块

血吸虫病患者发生鳞状细胞肿瘤的风险也增高。

25% 的鳞状细胞癌为多灶性，并且倾向于分化差，伴侵袭性。这些患者的 5 年生存率不容乐观，仅为 10%。影像上，鳞状细胞癌不能与其他大块形尿路上皮肿瘤相区别（图 13-75）。由于它倾向于在慢性感染和尿潴留时发生，所以如果患者易患这些疾病并且出现大的膀胱肿块时，应考虑鳞状细胞癌（图 13-76 和图 13-77）。

（3）单纯腺癌：腺癌这一术语目前仅用于由腺

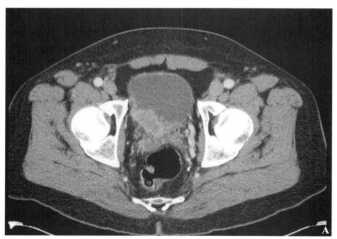

▲ 图 13-73 膀胱壁副神经节瘤
增强 CT 轴位图像（A）及冠状位图像（B）示膀胱右后部的不规则卵圆形肿块。后证实为膀胱壁副神经节瘤。尿路上皮癌可具有相同表现

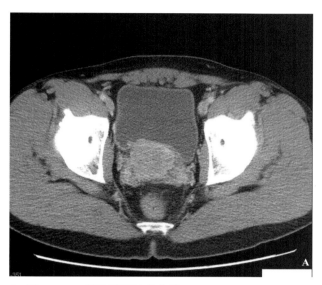

▲ 图 13-74　膀胱壁副神经节瘤
盆腔增强 CT 轴位图像（A）及矢状位图像（B）示膀胱后部的巨大分叶样肿块。可见肿块向后延伸至精囊腺。后发现这是局部侵袭性恶性副神经节瘤

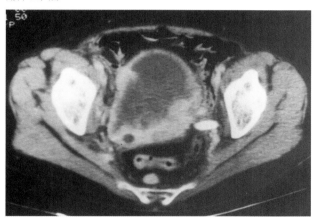

▲ 图 13-75　膀胱鳞状细胞癌
增强 CT 轴位图像示膀胱左后侧壁不规则增厚。在右侧稍靠前有第二个病灶。这种弥漫性生长的肿瘤，提示其具有非典型组织学

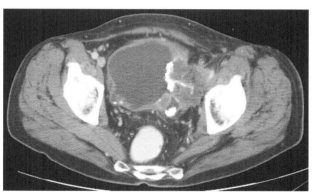

▲ 图 13-76　膀胱鳞状细胞癌，累及膀胱憩室
增强 CT 轴位图像示膀胱左侧壁膀胱憩室内发生肿瘤。憩室内有结石沉积，钙化出现于肿瘤突向膀胱腔部分的表面

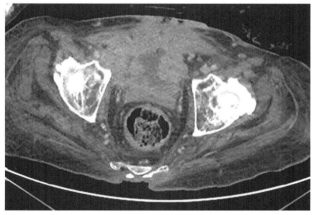

▲ 图 13-77　神经源性膀胱患者中的膀胱鳞状细胞癌
一位有长期尿路感染病史的截瘫患者，其增强 CT 轴位图像示膀胱前部及侧部巨大多分叶样肿块，直接蔓延至前腹壁。这是侵袭性、弥漫浸润性鳞状细胞癌

瘤状细胞组成的膀胱癌。虽然单纯膀胱腺癌可以单独发生，但它通常与膀胱外翻患者的化生性改变伴随（图 13-78）。亦可见于腺性膀胱炎及脐尿残留的患者。

（4）脐尿管癌：脐尿管是从脐部延伸至膀胱前上表面的一条 5～6cm 长的肌肉纤维带（图 13-79），位于腹膜外 Retzius 间隙，在腹横筋膜及腹膜之间，是退化闭锁的脐动脉和尿囊的残余。70%成人的脐尿管仍保留一个极小的腔隙，内衬移行

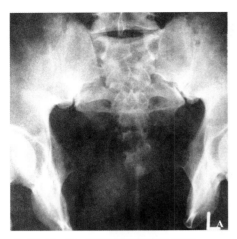
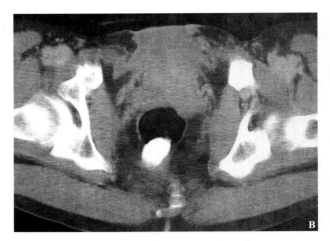

▲ 图 13-78　膀胱外翻患者的腺癌
A. 前后位腹平片示明显的耻骨联合分离；B. 增强 CT 轴位图像示膀胱窝弥漫软组织影，并延伸至前腹壁，为巨大腺癌

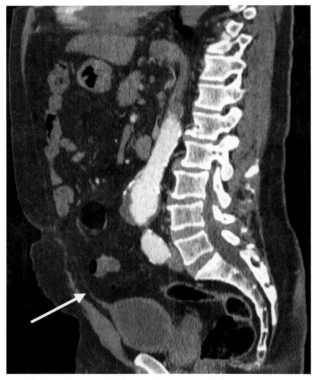

▲ 图 13-79　脐尿管残余
增强 CT 矢状位图像示一条纤维索带从膀胱顶部前方延伸至脐部（箭）

上皮。

　　内衬于脐尿管的移行上皮可化生为腺上皮，产生黏蛋白。因此，脐尿管上皮可发生恶变，其中最常见的为产生黏蛋白的腺癌（约 70%），其次是不产生黏蛋白的腺癌（15%）、移行细胞癌、鳞状细胞癌或肉瘤。鳞状细胞癌有时还与脐尿管囊肿及脐尿管憩室结石伴随。大约 70% 的脐尿管肉瘤发生于 20 岁以下的患者。脐尿管癌可发生在任何年龄段，但大多数发生于 40 — 70 岁。65% 的脐尿管癌患者为男性，其中 90% 位于膀胱旁，而较少发生于其他脐尿管走行区。

　　脐尿管癌患者通常有血尿症状。25% 患者的尿液中可发现黏液，而黏液高度提示脐尿管癌。腹痛、下腹可触及肿块及排尿困难也是就诊症状。脐部分泌物很少见。脐尿管癌可侵犯膀胱。绝大多数情况下，膀胱镜检查可见其位于膀胱顶部。

　　影像检查通常可提示脐尿管癌的诊断。钙化较常见，但在腹平片上可能很难发现。钙化可为点状、颗粒状或弧线形。超声可在中线上膀胱顶部显示复杂囊实性肿块。CT 及 MRI 可确定肿瘤膀胱外位置及范围，对明确术前诊断最有帮助。据报道，钙化在 70% 的患者中出现，在 CT 上很容易看到。紧靠膀胱前部头侧的中线位置的肿块，高度提示为脐尿管癌（图 13-80）。肿块可侵犯膀胱或向前上方延伸至脐部，或两者均出现。

　　脐尿管癌患者预后较差，5 年生存率＜ 15%。预后不良是由于其症状出现较晚，局部浸润或侵犯出现早及肺和骨转移出现早。

　　（5）膀胱肌肉恶性间叶组织肿瘤：膀胱壁恶性间叶肿瘤较罕见，最常见的是横纹肌肉瘤和平滑肌

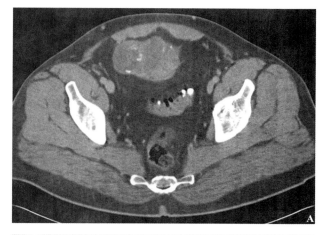

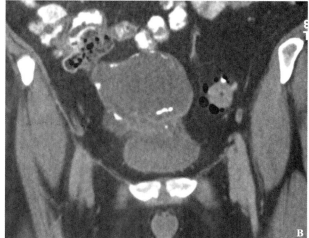

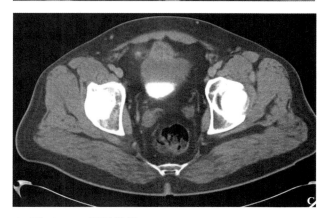

▲ 图 13-80 脐尿管癌
一例脐尿管癌患者的增强 CT 轴位图像（A、B）及冠状位重建图像（C）示膀胱顶部前方复杂囊性肿块。肿块含有液性区、软组织密度影及特征性的钙化灶

肉瘤。横纹肌肉瘤具有双相年龄分布。横纹肌肉瘤这一胚胎学变异发生于出生后几年内，与男童前列腺来源和女童阴道来源的横纹肌肉瘤非常相似。实际上，确定横纹肌肉瘤的原发器官常常十分困难。

该肿瘤通常具有类似于葡萄串的分叶状形态，因此称之为"葡萄样肉瘤"。此类高度恶性肿瘤患者即使在根治性切除术后存活率仍较差。横纹肌肉瘤和平滑肌肉瘤均可见于老年患者，就诊时往往肿瘤已相当大了。

影像检查上，膀胱恶性间叶组织肿瘤通常表现为较大、不规则、溃烂的膀胱壁肿块，这不同于典型良性间质病变的光滑肿块。它们通常质地不均匀，含低密度区，对应坏死区域。这些肿瘤可能会增大到几乎完全充满膀胱。大多数情况下，虽然膀胱内出现葡萄样（葡萄串状）肿块提示横纹肌肉瘤，但无法与其他侵袭性膀胱恶性肿瘤在影像学上进行明确区分（图 13-81）。某些病例中，肿瘤通过膀胱壁蔓延至邻近的盆腔器官使得确定起源器官更加困难（图 13-82）。该肿瘤的诊断需要活检。

累及膀胱的原发性淋巴瘤很少见。当出现于膀胱时，淋巴瘤可表现为基于膀胱壁的肿块（通常位于膀胱基底部区域），或表现为分叶样膀胱壁增厚（图 13-83）。无法通过影像学检查或大体检查将膀

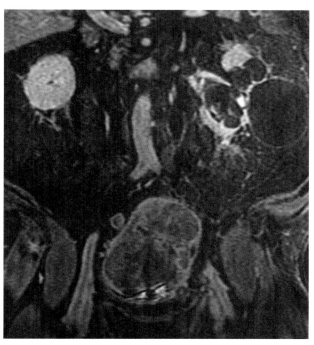

▲ 图 13-81 膀胱平滑肌肉瘤
一位老年患者的钆对比剂 MR 增强冠状位 T_1 加权脂肪饱和图像示膀胱被巨大的不均质肿物取代，肿物占据膀胱腔。该肿块无法与其他巨大侵袭性膀胱肿瘤相区别

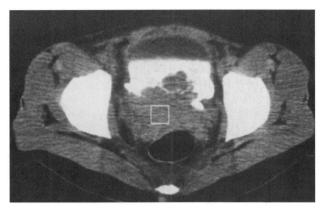

▲ 图 13-82　葡萄样肉瘤（横纹肌肉瘤）
增强 CT 轴位图像示膀胱腔内巨大结节样肿物，并累及前列腺。肿物来源于前列腺而不是膀胱

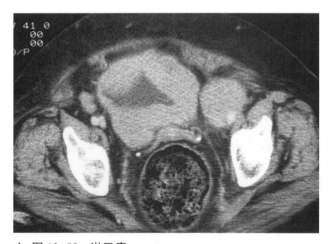

▲ 图 13-83　淋巴瘤
增强 CT 轴位图像示膀胱壁多发分叶样软组织肿块，并左侧髂外淋巴结肿大

胱淋巴瘤与膀胱的其他化生性或恶性病变相区别。

一些侵袭性膀胱肿瘤同时有肉瘤和癌性成分，被称为癌肉瘤。

（二）继发性膀胱恶性肿瘤

膀胱转移仅占所有恶性膀胱肿瘤的约 1%。终末期癌症患者中仅有 3% ～ 4% 累及膀胱。最常见情况是相邻盆腔器官，如前列腺、乙状结肠和宫颈癌等肿瘤直接蔓延累及膀胱。来自血源性播散的膀胱转移较少发生，此时最常见的原发肿瘤是黑色素瘤，但也可来源于其他恶性肿瘤，包括胃癌、结肠癌、胰腺癌、卵巢癌、乳腺癌、肾癌和肺癌。

淋巴瘤患者中膀胱也可继发受累。影像检查中，膀胱转移表现为 1 个或多个膀胱壁肿块，突入膀胱腔。

（三）良性肿瘤

良性膀胱肿瘤罕见，约占膀胱肿瘤的 1%。一般通过活检明确诊断，通常在膀胱镜检查时活检，而非通过影像引导活检，尽管有时影像检查可提出正确的诊断。大多数良性膀胱肿瘤起源于间质，包括平滑肌瘤、神经纤维瘤、血管瘤及嗜铬细胞瘤。

1. 平滑肌瘤

膀胱平滑肌瘤是最常见的良性膀胱肿瘤。通常发生于 30—50 岁的女性。病变通常发生在三角区，但也可出现在侧壁或后壁上，不常发生于膀胱顶部和前壁。超过 60% 的肿瘤突向膀胱内，30% 突向膀胱外，其余的兼有膀胱内及外成分。膀胱平滑肌瘤患者常有血尿和刺激性症状。膀胱外平滑肌瘤通常在体积较大时才会有症状，患者会以触及肿块而就诊。

在影像检查中，膀胱内平滑肌瘤表现为由膀胱壁突向膀胱腔内的边界清楚的肿块。在超声和 CT 上，病变表现为软组织肿块，有时肿块的光滑边界可提示正确的诊断（图 13-84）。在 MRI 上，平滑肌瘤在 T_2WI 上常表现为低信号，对比剂增强后显著强化。

在此强调，影像检查中发现的膀胱肿块都需要进一步的膀胱镜检查。这是因为良性病变在大多数情况下无法与恶性肿瘤明确区分。由于平滑肌瘤的间质特性，膀胱镜检查可见完整尿路上皮覆盖于肿瘤之上。通常无尿路上皮受累。如果有大量的膀胱外组分，则膀胱可被巨大的外部肿物压迫或移位。在这些情况下，可能难以辨明其起源于膀胱壁。

2. 内翻乳头状瘤

膀胱内翻乳头状瘤是罕见的尿路上皮肿瘤，由良性尿道上皮细胞组成。更常见于男性，通常位于膀胱颈或三角区。影像检查中，此类肿瘤不能与尿

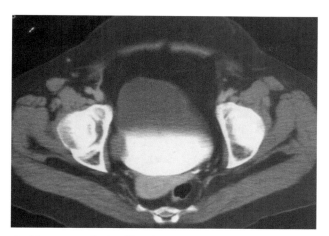

▲ 图 13-84　膀胱平滑肌瘤
盆腔增强 CT 轴位图像示膀胱右侧壁一个清晰的边缘光滑的均质光滑肿物。部分肿物稍向膀胱腔内凸起，部分略呈外生性。光滑边缘提示膀胱平滑肌瘤的诊断，但 CT 表现并无诊断特异性

路上皮癌相区分；但其通常表现为表面光滑的小息肉样病变，而非不规则的乳头状结构。通常有蒂连接于膀胱壁。

（四）膀胱壁或腔内脂肪

膀胱壁上的局灶性脂肪块罕见，这些是良性脂肪瘤，很少有临床意义。由于存在肉眼可见脂肪，因此在 CT 和 MRI 上易诊断。在 CT 上表现为均匀的脂肪块，其 CT 值小于 -10HU。在 MRI 上，肿块在 T_1WI 和 T_2WI 上呈高信号，并在脂肪抑制序列上呈信号缺失。

极罕见情况下，在一部分或整个膀胱壁内可见一层均匀分布的脂肪。这种现象没有什么临床意义，有些人认为是正常所见（图 13-85）。这应该与膀胱腔内的脂肪 - 液体平面相区分，后者提示存在乳糜尿（图 13-86）。乳糜尿是由于淋巴管和尿道之间的异常交通所致，偶尔见于肾脏肿块热消融术后或肾部分切除术后的患者。

四、尿流改道术

膀胱丧失功能或术后缺如时，有许多方法可以在膀胱水平之上将尿流改道（图 13-87）。

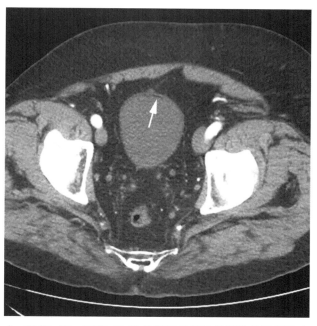

▲ 图 13-85　平扫 CT 轴位图像示膀胱前壁的线样脂肪密度影（箭）
这种良性脂肪并无临床意义，由于该脂肪与邻近结构的分界不是水平直线，因此可与乳糜尿相区别

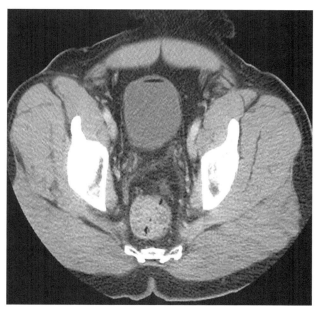

▲ 图 13-86　乳糜尿
增强 CT 轴位图像示膀胱腔前部的脂 - 液体平面，代表乳糜尿。该患者之前曾行肾部分切除术

（一）临时改流术

简单的分流术是输尿管端皮肤造口术，术中输尿管横断并且将其末端连接皮肤。这种手术很少使

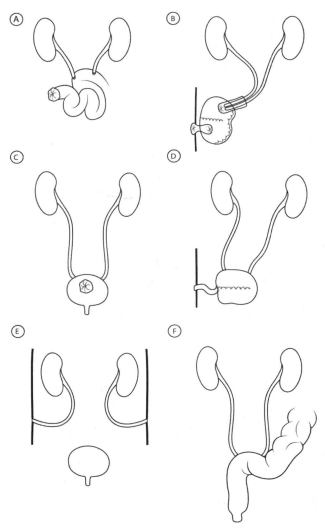

▲ 图 13-87　尿流改道类型

A. 回肠襻尿流改道（两支输尿管均吻合到一段孤立的回肠肠襻，后者再从前腹壁造口）。此种永久性改道术自 1950 年以来一直广泛使用，现在最常用于无法行更复杂尿流改道手术的患者；B. 可控性尿流改道至前腹壁。输尿管与一段卷管的小肠肠襻（Kock 囊）或小肠及结肠（Indiana 囊）肠襻吻合，然后通过可控性导管在前腹壁造口；C. 膀胱造口术。膀胱和下腹壁中线之间直接形成开口；D.Mitrofanoff 术。用一段小肠来代替膀胱，把阑尾作为连接膀胱前部与前腹壁之间的通道；E：输尿管端皮肤造口术。这种术式很少使用，因为如果输尿管不扩张，造口难以保持开放；F：输尿管乙状结肠吻合术。这种分流术很少进行，因为该术式增加了肠道肿瘤的发生率（部分引自 Amis ES Jr，Pfister RC，Hendren WH. Radiology of urinary undiversion.Urol Radiol.1981; 3:161.）

用，主要是因为如果输尿管没有明显扩张，则往往会在皮肤吻合处发生狭窄。该手术的一种变型是输尿管襻皮肤造口术，将输尿管拉至腹外，引流至体

外收集装置。尿液分流的另一个相对简单的方法是膀胱造口术，术中在膀胱的前部与皮肤之间造口。这些临时措施针对的是膀胱功能不理想但是有望改善的患者。

（二）永久改道术

1. 回肠膀胱术

回肠膀胱术是一种永久形式的尿道改道术，需要分离出约 15cm 长的末段回肠。这段肠襻系膜需保持完好无损，以确保其存活，将其近端闭合，输尿管与肠襻行端 - 侧吻合。肠襻远侧开口端穿过腹壁（通常在右下腹），并做成乳头样造口，其上覆以收集装置（造口袋）。这段回肠通道不是储存系统，而是将尿液持续引流入收集装置中，故需一直佩戴该装置。通常采用襻造影摄片或 CT 尿路造影来检查回肠通道（图 13-88）。由于回肠通道是一个自由反流的系统，所以经常可发现上尿路轻度扩张。此外，回流到上尿路的黏液可引起多发充盈缺损。

如果对肠襻进行逆行造影，单侧或双侧尿路没有显影，则表示可能存在输尿管回肠吻合口狭窄；这时需要进行顺行检查，例如 CT 尿路造影或顺行性肾盂造影以确认是否存在狭窄，并确定其程度（图 13-89）。这种狭窄通常是由术后纤维化引起的，但亦由肿瘤复发引起。回肠膀胱术的另一个并发症是肠襻纤维化，回肠腔明显变窄。

2. 可控性改道术

可控性尿流改道作为回肠膀胱术的替代方法，已得到广泛接受。依据控制机制的不同，可控性尿流改道术可分为两种。膀胱摘除的患者适合行直接膀胱置换的原位膀胱囊术。在男性，膀胱囊或新膀胱与尿道残余部分吻合，通过外括约肌进行控制。对于不适合通过新膀胱直接做膀胱替代的患者，可以将可控性膀胱囊（通常称为皮肤膀胱囊）置于腹部较高的位置，并且可以做成可控性腹壁造口。原位膀胱囊及皮肤膀胱囊均来自多种肠段。

（1）原位膀胱囊：原位膀胱置换术通常用于浸润性膀胱癌行根治性膀胱前列腺切除术治疗的男性

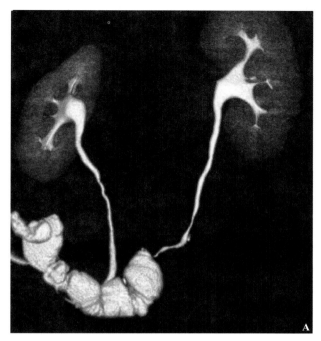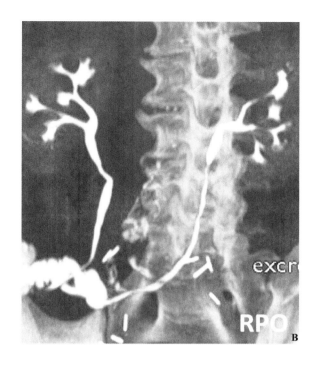

▲ 图 13-88　回肠膀胱术

A.CT 尿路造影排泌期冠状位容积重建图像示未扩张的上尿路，输尿管显示良好，直达输尿管回肠吻合部，且回肠肠襻显影良好；B. 另一位患者的右后斜位 CT 尿路造影三维重建图像。由于左侧输尿管的走行延长，左侧输尿管及其与回肠的吻合部通常在此位置显示更好

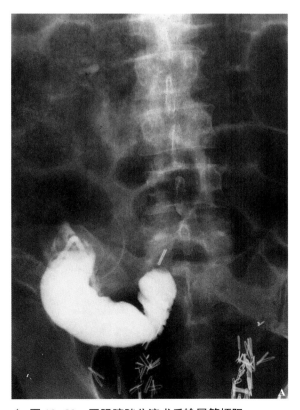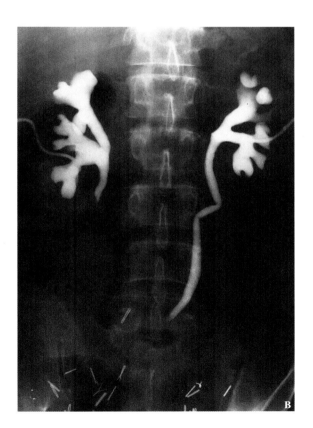

▲ 图 13-89　回肠膀胱分流术后输尿管梗阻

A. 襻造影摄片上未见反流，提示输尿管梗阻；B. 经皮肾造口术后行双侧顺行性肾盂造影确认双侧输尿管梗阻

患者。在此类患者中，外括约肌是完整的，并且在许多情况下足以达到满意的控尿效果。这种手术不常用于女性，因为膀胱尿道切除术是浸润性膀胱癌的首选术式。

原位膀胱置换术在不断发展。Studer 及其同事提出了一种得到广泛认可的术式。首先，将一段远段回肠去管化后重塑为较大储存器。去管化会使肠道的正常连续性中断，从而防止由组织收缩引起的间歇性高压，而后者会妨碍尿控制或导致尿液反流。然后将去管化的回肠储存器远端与尿道吻合，近端与另一个（或两个）分离的管状回肠襻（称为输入肢或"烟囱"）吻合。然后将输尿管与输入肢端对端吻合（两根输尿管均接入同一肢，或每根输尿管分别接入两肢中的一肢）（图 13-90 至图 13-92）。之后可通过在耻骨上区域手动施压并与用力相结合，增加腹内压力来进行排尿。但在某些情况下，需间断行经尿道自我导尿才可排尿。原位膀胱或"新膀胱"使用得相当广泛，因为不需要使用造口袋或通过前腹壁上的造口插入导管（进行排尿）。

（2）皮肤膀胱囊：皮肤膀胱囊由回肠单独构成或由回肠末端和升结肠组合而成。为了使皮肤膀胱囊能够正常运作，它们必须具有高容量同时必须内部压力较低。通过对所用肠段进行去管化使得这些储尿器中压力降低。大肠储尿器可产生非常高的压力，因此对其去管化尤为重要。为了保护上尿路不

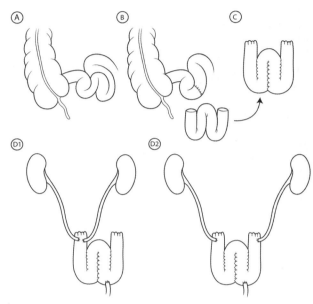

▲ 图 13-90　制作原位新膀胱
A. 确定远段回肠襻；B. 切除并分离肠襻，重新吻合剩余回肠；C. 将部分已分离的肠襻去管化并重新构造为储尿器。回肠余下保持管状的一个（D1）或两个（D2）部分作为输入肢或"烟囱"，远段输尿管与之吻合

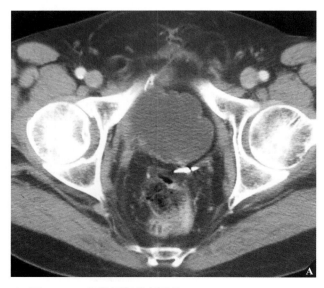

▲ 图 13-91　原位回肠代新膀胱
A. 盆腔下部水平的增强 CT 轴位图像示位于膀胱窝的去管化的储存器；B. 稍头侧的轴位图像示去管化回肠的输入肢位于右半盆腔。这是正常外观。不应把输入肢误认为坏死淋巴结或腹腔积液

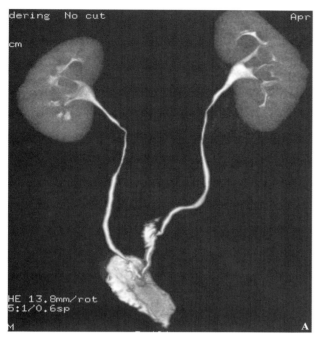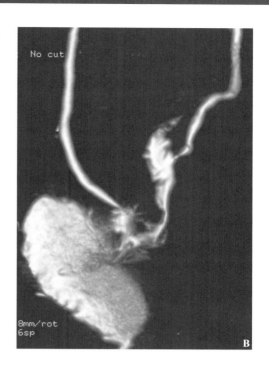

▲ 图 13-92　原位回肠代膀胱

A、B. 一例根治性膀胱切除术后行原位回肠代膀胱患者经 CT 尿路造影后获得三维容积重建冠状位图。可见输尿管与回肠的管状输入肢（烟囱）吻合。输入肢与去管化储尿器相连

受尿液逆流或梗阻的影响，人们开发了一些将输尿管植入膀胱囊的特殊技术。

Kock 氏囊（图 13-87B）完全由一长段末段回肠构成。该回肠段的两端均为套叠式。输尿管连接于近段，以套叠部分作为防逆流结构。套叠式远段作为可控性导尿管插口。Kock 氏囊的容量可达 800 ~ 1000 ml，尿液逆流及尿失禁均少见。

大肠代膀胱囊通常由盲肠及附带的一定长度的末段回肠构成。通常沿肠系膜对缘将盲肠打开并折叠成袋状，从而去管化。盲肠代膀胱囊可容纳 500 ml 以上的尿液，并且超过 90% 的患者对控尿效果满意。可控性导尿管插口可以是折叠式末段回肠（Indiana 氏囊）或套叠式回盲瓣（King 氏囊）。或者可将自然狭窄的管状结构（如阑尾或一段输尿管）连接于皮肤与闭合的盲肠代膀胱囊之间（Mitrofanoff 技术；图 13-87D 及图 13-93）。将远段输尿管穿入盲肠带形成大肠通道的防逆流机制。该术式未曾造成尿液逆流的问题。

间断清洁导尿可以辅助可控性皮肤膀胱囊，其安全性已得到证实。一般患者都可接受每 3 ~ 6 小

时用干净（但非无菌）的导尿管进行自我导尿。无须外部收集装置。

（3）可控性储尿手术的术后并发症：原位和皮肤膀胱囊有许多相似的术后并发症。可能遇到的早期问题包括漏尿、盆腔脓肿、回肠段分离后肠道重新连接部位的梗阻及肾盂肾炎。晚期并发症包括尿失禁、导尿困难、输尿管吻合口狭窄（图 13-94）、结石形成（特别对于使用吻合钉制作囊

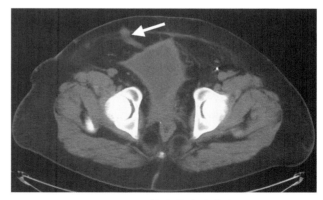

▲ 图 13-93　Mitrofanoff 技术的皮肤膀胱囊

一位膀胱切除术后行大肠代膀胱囊患者的平扫 CT 图像。患者通过膀胱囊连至腹壁的狭小插口（箭）定期对膀胱囊进行导尿。该插口由阑尾做成（Mitrofanoff 技术）

367

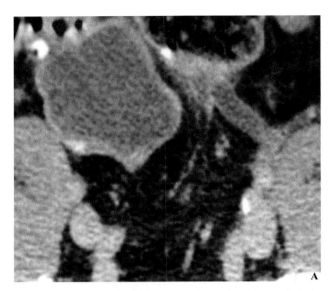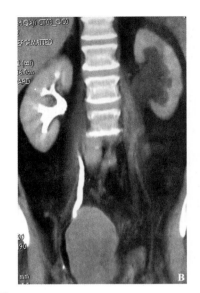

▲ 图 13-94　原位回肠新膀胱术后左侧输尿管回肠吻合处纤维化

CT 尿路造影排泌期轴位（A）及冠状位（B）图像示左侧肾盂肾盏显著扩张及输尿管扩张。输尿管扩张至其与输入肢吻合的水平

袋的患者），以及较为少见的膀胱囊因过度扩张破裂。

可控性改道的术后影像学评估要求放射科医生熟悉所进行的膀胱置换手术，以及任何管道、支架或引流管的位置。术后数日内输尿管支架及导尿管离开皮肤膀胱囊造口的情况并不罕见。在原位膀胱囊中，支架可以通过下腹壁的单独小切口向前退出膀胱囊。可以进行双侧支架造影以确认上尿路未扩张，并且造影剂围着支架在输尿管内自由下行并通过吻合口而不漏出。如果这项检查结果满意，可移除支架。如有需要，可以通过膀胱囊导尿管滴入（而不是注入）相对少量的造影剂（250 ml）来检查膀胱囊本身，这样可以防止造影剂对新鲜缝合线造成压力。该操作应该在荧光透视控制下进行，必要时可以采集斜位视图，以全面观察造影剂是否有外渗。应记录是否存在反流。

完全愈合后可进行随访检查，以记录膀胱囊容量、导尿后残余尿以及是否存在反流。许多带有可控性储尿囊的患者都曾进行过膀胱癌手术，因此也需要进行随访以评估患者是否存在局部复发或远处转移及异时性上尿路肿瘤。回肠新膀胱患者会出现尿道吻合处局部复发（图 13-95）或盆腔淋巴结转移（图 13-96）。影像人员须了解可控性储尿囊的

正常外观，以免混淆正常和异常。

五、膀胱扩容术

扩容性膀胱成形术是可控性原位膀胱囊的必然需要，使用多种肠段来增大现有的小容量膀胱。一个典型的例子是协助外翻膀胱的闭合。亦可以用于间质性膀胱炎的患者。与可控性膀胱囊一样，大肠或小肠的肠段或两者组合均被证明是有效的。在影像上，膀胱的外观通常会反映出扩容的具体方法及使用的肠段。

六、神经源性膀胱

神经源性膀胱的疾病谱复杂，且多未透彻了解。该病通常由泌尿科医生在专门配备尿动力影像检查系统的实验室中进行评估，这是一种极为复杂的评估膀胱神经功能的方法。但是，放射科医生通过了解膀胱功能的基础知识，可以在发现神经异常方面起到作用。如果未诊断，神经源性膀胱对上尿路的影响可能很大，但在正确诊断及治疗后，肾功

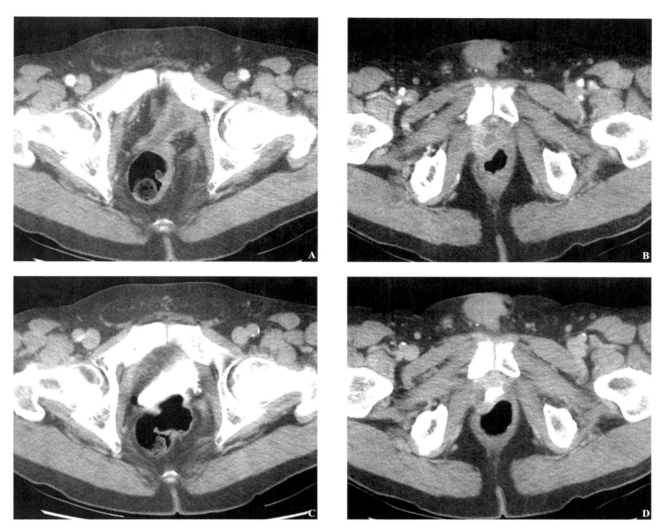

▲ 图 13-95　一位新膀胱患者回肠尿道吻合处膀胱癌复发

A.CT 尿路造影早期强化轴位图像示原位回肠新膀胱储尿囊的最尾侧部位；B. 更偏尾侧的图像上，注意到尿道吻合处右侧的异常强化影，符合膀胱癌复发区域；C. 延迟强化图像上见新膀胱储尿囊底部充满对比剂；D. 更靠尾侧的排泌期图像上，未再发现异常强化区域

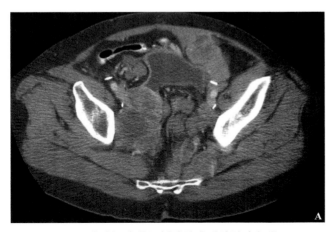

▲ 图 13-96　膀胱切除术及新膀胱术后膀胱癌复发

一位因膀胱癌行根治性膀胱切除术患者的两张盆腔增强 CT 轴位图像（A、B），示整个盆腔多发不均质分叶状肿块，提示广泛肿瘤复发

能几乎都可以保全。

以下部分使用简化分类来讨论各种类型的神经源性膀胱（表13-1）。但应该指出的是，有时由于混合特征，神经源性膀胱可能难以分类。

表13-1 神经源性膀胱分类

无抑制性膀胱（基本正常尿路）
特发性
皮层抑制中心延迟成熟
逼尿肌延迟成熟
获得性
卒中
脑肿瘤
正常压力脑积水
帕金森病
逼尿肌反射亢进
多发性硬化
脊髓发育不良
脊髓损伤
脊髓肿瘤
脊柱动静脉畸形
椎间盘疝出
逼尿肌无反射（增大、无张力膀胱）
腰椎间盘疝出（脊柱下段）
糖尿病神经病变
下段脊髓肿瘤

（一）无抑制性膀胱

无抑制性膀胱可以是特发的，类似于婴儿的持续排尿。这种情况通常伴有控制排尿反射的抑制机制不完全或延迟成熟（图13-97）。健康人的膀胱可在无意识情况下平稳填充至容量上限，但无抑制膀胱患者往往会有无抑制的（非自主性的）膀胱收缩。这种收缩可以自发出现，也可由膀胱的快速充盈、位置改变、咳嗽或其他触发机制引起。患者将这些收缩感知为排尿冲动，偶尔可进展为尿道外括约肌自主收缩前的尿失禁冲动。一般称之为非神经源性神经原性膀胱或Hinman综合征。在这些患者中，无抑制排尿期间外括约肌自主收缩会产生功能性膀胱出口梗阻，由此引起的尿道压力增加，导致男性患者的后尿道扩张（通常为男童；图13-98）

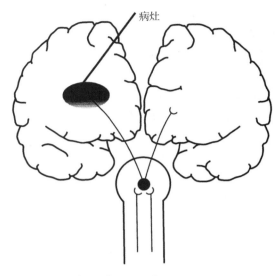

▲ 图13-97 无抑制膀胱的示意图
无抑制膀胱患者的脑桥排尿中枢及其以下全部通路均完整，尿路解剖结构正常，病灶通常位于大脑皮质，病因可以是抑制机制的延尺成熟，也可以是大脑皮质的获得性疾病，如卒中，脑肿瘤、正常压力脑积水或帕金森病

以及女性全部尿道扩张（图13-99）。这在男性和女性都称为陀螺样尿道。通常认为女性的陀螺样尿道是一种正常变异。但通过仔细研究，有这种尿道形态的大多数女性患者有无抑制膀胱。在男童中，扩张的后尿道有时看起来类似后尿道瓣膜。在任一情况下，女性陀螺样尿道或男童后尿道增宽，特别是伴尿急、急迫性尿失禁、日间遗尿或尿床的患者应及时评估泌尿系统。

（二）逼尿肌反射亢进

逼尿肌反射亢进由骶段以上、脑桥以下的脊髓病变引起的（图13-100）。此类患者对膀胱充盈或排空无感知，故而无法自主排尿。排尿发生时是不自主且不协调的，逼尿肌和外括约肌同时收缩。这种情况称为逼尿肌外括约肌协同失调（detrusor-external sphincter dyssynergia, DESD），高达75%的患者会发生骶上脊髓损伤。外括约肌的收缩不自主地与逼尿肌收缩同时发生，阻碍尿流并导致膀胱出口梗阻。当这种不协调的排空发生时，膀胱内压可能变得非常高。增高的压力最终会导致上尿路情况恶化。尽管有时损伤是由膀胱输尿管反流造成的，但更常发生的是功能性输尿管梗阻，这是由于尿液团

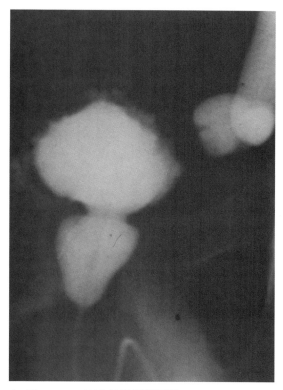

▲ 图 13-98　男童的陀螺样尿道

膀胱造影示后尿道扩张，类似后尿道瓣膜表现 [引自 Saxton HM, Borzyskowski M, Robinson LB. Nonobstructive posterior urethral widening (spinning top urethra) in boys with bladder instability. Radiology. 1992;182:81.]

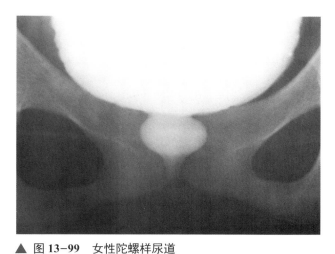

▲ 图 13-99　女性陀螺样尿道

膀胱造影前后位平片示尿道扩张。虽然有时是正常变异，但该表现有可能为无抑制膀胱

从肾脏流向膀胱时必须克服较高的膀胱内压。导致 DESD 的常见神经系统疾病包括多发性硬化、脊髓发育不良、脊髓创伤、脊髓肿瘤、脊髓动静脉畸形，偶尔由椎间盘疝出造成。

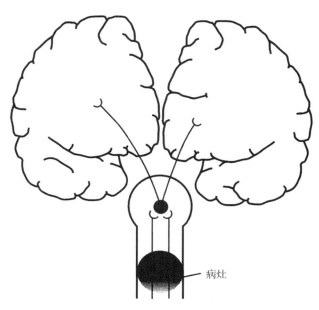

病灶

▲ 图 13-100　逼尿肌反射亢进的示意图

脊髓病变阻断连接脑桥排尿中枢及骶排尿中枢的神经通路，出现反射亢进。这些患者无法完成协调排尿。常见病因包括创伤（最常见）、多发性硬化、脊髓发育不良、脊髓肿瘤、脊髓动静脉畸形及椎间盘疝出

影像上，长期未治疗的 DESD 患者尿路具有特征性改变（图 13-101）。膀胱呈垂直位，由于小梁形成而轮廓不规则。常有多发憩室。这样的膀胱被称为"圣诞树"膀胱。膀胱尿道排尿造影上，可以有膀胱输尿管反流。用 CT 检查上尿路时，常发现尿路整体扩张及肾实质变薄。

如果在膀胱尿道排尿造影中能诱发排尿，则常可见后尿道中度扩张，尿液还可能反流至男性的前列腺管。若存在这种反流，平片上常见伴前列腺结石。尿道膜部水平的外括约肌保持收缩状态，仅极少量造影剂进入前尿道，前尿道扩张不良。若 16F 或 18F 导尿管可以顺利插入膀胱进行膀胱造影，则可排除该区域的严重缩窄，并应做出 DESD 诊断。

骶上脊髓病变患者进行膀胱造影或其他影像学检查时，放射科医生必须意识到自主反射障碍的可能性（图 13-102）。这是一种广泛交感神经功能亢进的急性综合征，可由诸多刺激引起，如尿道插入导尿管、龟头压迫、膀胱扩张、肾盂操作（如顺行性肾盂造影）及回肠代膀胱术肠襻造

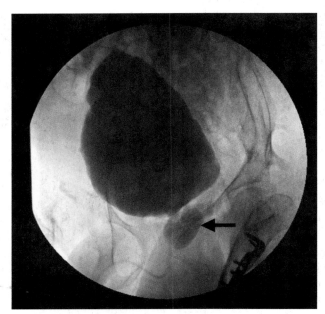

▲ 图 13-101　逼尿肌－外括约肌协同失调（DESD）

膀胱尿道排尿造影示垂直位膀胱，伴小梁形成导致轮廓不规则。甚至在导尿管置入后膀胱仍试图排空。后尿道内可见对比剂，伴对比剂广泛反流进入前列腺（箭）

影等。如受到这类刺激，患者可出现严重的阵发性高血压、焦虑、出汗、竖毛、冲击性头痛及心动过缓。

在接受尿动力学检查的全部脊髓损伤患者中，超过一半的患者在检查操作过程中出现（血压）收缩压升高，而颈髓损伤、损伤发生于检查操作之前超过 2 年者及膀胱顺应性差的患者出现这种并发症可能性更高。完全性脊髓损伤以及在损伤后较长时间才进行检查的患者，症状往往更严重。在一些患者中，高血压可以非常严重，甚至导致卒中。如在膀胱造影术中出现这种症状，立即排空膀胱并抬高床头通常可解决问题，也可能需要进行高血压对症治疗。

（三）逼尿肌无反射

逼尿肌无反射是由累及骶排尿中枢、累及连接该中枢与膀胱的传导路径或者同时累及二者的神经系统疾病引起的（图 13-103）。可导致逼尿肌无反射的疾病包括下段脊柱椎间盘疝出、糖尿病神经病变及下段脊髓肿瘤。由于骶反射弧被破坏，对膀胱

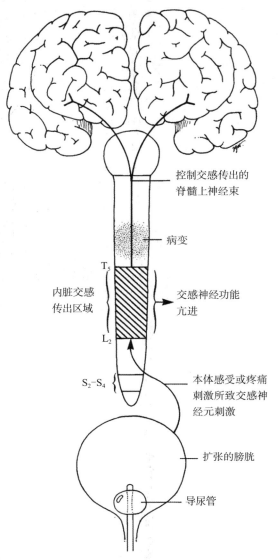

▲ 图 13-102　自主反射障碍的示意图

自主反射障碍可见于逼尿肌反射亢进患者。此处，脊髓病变阻断了脊髓上神经束对交感传出的调节作用。扩张的膀胱或其他刺激引起大范围交感神经功能亢进

扩张无法感知。因此，膀胱将继续充盈，直到超过了逼尿肌的黏弹性适应性上限。此时膀胱内压迅速增高，并最终超过完好的括约肌所能控制的压力。之后发生溢流性尿失禁，直到膀胱和尿道中压力平衡时漏尿停止。常见临床表现为持续或非持续性的溢流性尿失禁。

逼尿肌无反射患者的影像学检查显示光滑、薄壁的膀胱，其容量增高，有时可接近数升（图 13-104）。在 X 线片中也可见明显增大的膀胱（图

13-105）。膀胱造影术中，患者通常无法在拔除导尿管后自行排尿。可能会出现间歇性或完全性尿失禁而漏尿。即使在巨大膀胱的患者中，膀胱输尿管反流也很罕见，因为膀胱内压一直相对较低。如果患者能够配合，应该指导其通过腹部肌紧张或 Credé 操作进行排尿，并应通过排尿后 X 线片记录残余尿量。

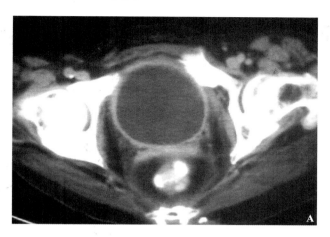

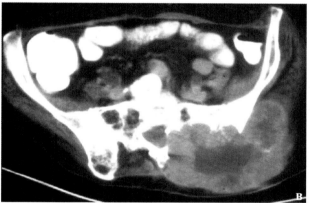

▲ 图 13-104　逼尿肌无反射
A. 盆腔增强 CT 轴位图像示膀胱扩张，仅伴轻微壁增厚；B. 稍靠头侧的图像示左半盆壁巨大肉瘤侵犯椎管

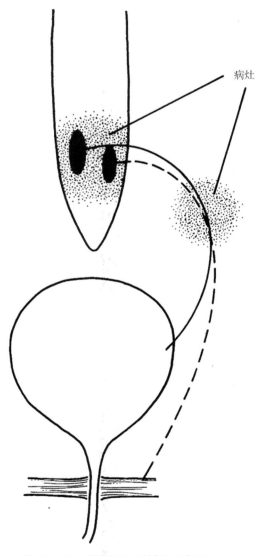

▲ 图 13-103　逼尿肌无反射的示意图
逼尿肌无反射中，骶排尿中枢或骶反射弧病灶导致无法感知膀胱充盈。膀胱会持续充盈直至超过其容尿能力并明显增大

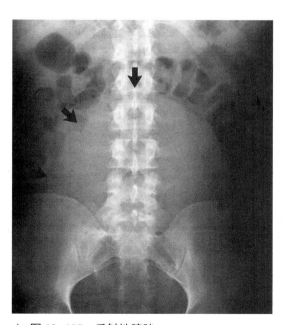

▲ 图 13-105　反射性膀胱
腹部 X 线片示剧烈扩张的膀胱（箭）形成软组织影，上缘达 L_2 水平

（沈　枨　译，姜　蕾　校）

☞ 推荐阅读

膀胱良性病变

[1] Amano M, Shimizu T. Emphysematous cystitis: a review of the literature. *Intern Med.* 2014;53:79–82.

[2] Artibani W, Cerrruto MA. The role of imaging in urinary incontinence. *BJU Int.* 2005;95:699–703.

[3] Chung AD, Schieda N, Flood TA, et al. Suburothelial and extrinsic lesions of the urinary bladder: radiologic and pathologic features with emphasis on MR imaging. *Abdom Imaging.* 2015;40:2753–2588.

[4] Crew JP, Jephcott CR, Reynard JM. Radiation-induced haemorrhagic cystitis. *Eur Urol.* 2001;40:111–123.

[5] Fall M, Peeker R. Classic interstitial cystitis: unrelated to BPS. *Curr Bladder Dysfunct Rep.* 2015;10:95–102.

[6] Li G, Cai B, Song H, et al. Clinical and radiological character of eosinophilic cystitis. *Int J Clin Exp Med.* 2015; 8: 533–539.

[7] Quint HJ, Drach GW, Rappaport WD, et al. Emphysematous cystitis: a review of the spectrum of disease. *J Urol.* 1992;147:134–137.

[8] Shebel HM, Elsayes KM, About El Atta HM, et al. Genitourinary schistosomiasis: life cycle and radiologic-pathologic findings. *Radiographics.* 2012;32:1031–1046.

[9] Yu J-S, Kim KW, Lee H-J, et al. Urachal remnant diseases: spectrum of CT and US findings. *Radiographics.* 2001;21: 451–461.

[10] Yu NC, Raman SS, Patel M, et al. Fistulas of the genitourinary tract: a radiologic review. *Radiographics.* 2004;24: 1331–1352.

[11] Zheng J, Wang G, He W, et al. Imaging characteristics of alkaline-encrusted cystitis. *Urol Int.* 2010;85:364–367.

膀胱恶性肿瘤

[12] Abou-El-Gar ME, El-Assmy A, Refaie HF, et al. Bladder cancer: diagnosis with diffusion-weighted MR imaging in patients with gross hematuria. *Radiology.* 2009;251:415–421.

[13] Aljabery F, Lindblom G, Skoog S, et al. PET/CT versus conventional CT for detection of lymph node metastases in patients with locally advanced bladder cancer. *BMC Urol.* 2015;15:87–92. doi:10.1186/s12894-015-0080-z.

[14] Boyer AC, Jafri SZ, Jafri SM, Amin MB. Neuroendocrine carcinoma of the urinary bladder: a retrospective study of CT findings. *Abdom Imaging.* 2013;38:870–876.

[15] Bretlau T, Hansen RH, Thomsen HS. CT urography and hematuria: a retrospective analysis of 771 patients undergoing CT urography over a 1-year period. *Acta Radiol.* 2015;56:890–896.

[16] Ceci F, Bianchi L, Graiziani T, et al. 11-C-Choline PET/CT and bladder cancer: lymph node metastases assessment with pathological specimens as reference standard. *Clin Nucl Med.* 2015;40:e124–e128.

[17] Cohan RH, Caoili EM, Cowan NC, et al. MDCT urography: exploring a new paradigm for imaging of bladder cancer. *AJR Am J Roentgenol.* 2009;293:1501–1508.

[18] de Haas RJ, Steyvers MJ, Futterer JJ. Multiparametric MRI of the bladder: ready for clinical routine? *AJR Am J Roentgenol.* 2014;202:1187–1195.

[19] Di Paulo PL, Vargas HA, Karlo CA, et al. Intradiverticular bladder cancer: CT imaging features and their association with clinical outcomes. *Clin Imaging.* 2015;39:94–98.

[20] Donaldson SP, Bonington SC, Kershaw LE, et al. Dynamic contrastenhanced MRI in patients with muscle-invasive transitional cell carcinoma of the bladder can distinguish between residual tumor and post-chemotherapy effect. *Eur J Radiol.* 2013;82:2161–2168.

[21] Gautham K, Mallampati GK, Siegelman ES. MR imaging of the bladder. *Magn Reson Imaging Clin N Am.* 2004;12:545–555.

[22] Helenius M, Dahlman P, Magnusson M, et al. Contrast enhancement in bladder tumors examined with CT urography using traditional scan phases. *Acta Radiol.* 2014; 55:1129–1136.

[23] Hitier-Berthault M, Ansquer C, Branchereau J, et al. 18-F-fluorodeoxyglucose positron emission tomography-computed tomography for preoperative lymph node staging in patients undergoing radical cystectomy for bladder cancer: a prospective study. *Int J Urol.* 2013;20: 788–796.

[24] Hoosein MM, Rajesh A. MR imaging of the urinary bladder. *Magn Reson Imaging Clin N Am.* 2014;22:129–134.

[25] Jemal A, Siegel R, Ward E, et al. Cancer statistics, 2006. *CA Cancer J Clin.* 2006;56:106–130.

[26] Kim JK, Park SY, Ahn HJ, et al. Bladder cancer: analysis of multi-detector row helical CT enhancement pattern and accuracy in tumor detection and perivesical staging. *Radiology.* 2004;231:725–731.

[27] Kim JY, Kim SH, Hee JL, et al. MDCT urography for

detecting recurrence after transurethral resection of bladder cancer: comparison of nephrographic with pyelographic phase. *AJR Am J Roentgenol.* 2014;203:1021–1027.

[28] Ma W, Kang SK, Hricak H, et al. Imaging appearance of granulomatous disease after intravesical Bacille Calmette-Guerin (BCG) treatment of bladder carcinoma. *AJR Am J Roentgenol.* 2009;192:1494–1500.

[29] Malayan AA, Pattanayak P, Apolo AB. Imaging muscle-invasive and metastatic urothelial carcinoma. *Curr Opin Urol.* 2015;25:441–448.

[30] Maurer T, Horn T, Souvatzoglou M, et al. Prognostic value of 11C-Choline PET/CT and CT for predicting survival or bladder cancer patients treated with radical cystectomy. *Urol Int.* 2014;93:207–2013.

[31] McKibben MJ, Woods ME. Preoperative imaging for staging bladder cancer. *Curr Urol Rep.* 2015;16:22. doi:10.1007/s11934-015-0496-8.

[32] Patil VV, Wang ZJ, Sollitto RA, et al. 18-FDG PET/CT of transitional cell carcinoma. *AJR Am J Roentgenol.* 2009;193:W497–W504.

[33] Rosenkrantz AB, Ego-Osuala IO, Khalef V, et al. Investigation of multisequence magnetic resonance imaging for detection of recurrent tumor after transurethral resection for bladder cancer. *J Comput Assist Tomogr.* 2016;40: 201–205.

[34] Rosenkrantz AB, Haghihi M, Horn H, et al. Utility of quantitative MRI metrics for assessment of stage and grade of urothelial carcinoma of the bladder: preliminary results. *AJR Am J Roentgenol.* 2013;201:1254–1259.

[35] Rosenkrantz AB, Obele C, Rusinek H, et al. Whole lesion diffusion metrics for assessment of bladder cancer aggressiveness. *Abdom Imaging.* 2015;40:327–332.

[36] Sadow CA, Silverman SG, O'Leary MP, et al. Bladder cancer detection with CT urography in an academic medical center. *Radiology.* 2008;249: 195–202.

[37] Sevcenko S, Ponhold L, Heinz-Peer G, et al. Prospective evaluation of diffusion-weighted MRI of the bladder as a biomarker for prediction of bladder cancer aggressiveness. *Urol Oncol.* 2014;32:1166–1171.

[38] Shinagare AB, Ramaiua NH, Jagannathan JO, et al. Metastatic pattern of bladder cancer: correlation with the characteristics of the primary tumor. *AJR Am J Roentgenol.* 2011;196:117–122.

[39] Sternberg IA, Keren Paz GE, Chen LY, et al. Upper tract imaging surveillance is not effective in diagnosing upper tract recurrence in patients followed for nonmuscle invasive bladder cancer. *J Urol.* 2013;190:1187–1191.

[40] Takeuchi M, Sasaki S, Ito M, et al. Urinary bladder cancer: diffusionweighted MR imaging—accuracy for diagnosing T stage and estimating histologic grade. *Radiology.*

2009;251:112–121.

[41] Tekes A, Kamel I, Imam K, et al. Dynamic MRI of bladder cancer: evaluation of staging accuracy. *AJR Am J Roentgenol.* 2005;184:121–127.

[42] Vikram R, Sandler CM, Ng CS. Imaging and staging of transitional cell carcinoma: part 1, lower urinary tract. *AJR Am J Roentgenol.* 2009;192:1481–1487.

[43] Walker NF, Gan C, Olsburgh J, et al. Diagnosis and management of intradiverticular bladder tumors. *Urology.* 2014;11:383–390.

[44] Witjes JA, Comperat E, Cowan NC, et al. EAU guidelines on muscle-invasive and metastatic bladder cancer: summary of the 2013 guidelines. *Eur Urol.* 2014;65:778–792.

[45] Wu LM, Chen XX, Xu JR, et al. Clinical value of T2-weighted imaging combined with diffusion-weighted imaging in preoperative T staging of urinary bladder cancer. *Acad Radiol.* 2013;20:939–946.

[46] Yoshita S, Koga F, Masude H, et al. Role of diffusion-weighted magnetic resonance imaging as an imaging biomarker or urothelial carcinoma. *Int J Urol.* 2014;21: 1190–1200.

[47] Yuan JB, Zu XB, Miao JG, et al. Laparoscopic pelvic lymph node dissection system based on preoperative primary tumour stage (T stage) by computed tomography in urothelial bladder cancer: results of a single institution prospective study. *BJU Int.* 2013;112:E87–E91.

膀胱良性肿瘤

[48] Chen M, Lipson SA, Hricak H. MR imaging evaluation of benign mesenchymal tumors of the urinary bladder. *AJR Am J Roentgenol.* 1997;168:399–403.

[49] Chung AD, Schieda N, Flood TA, et al. Suburothelial and extrinsic lesions of the urinary bladder: radiologic and pathologic features with emphasis on MR imaging. *Abdom Imaging.* 2015;40:2573–2588.

[50] Takeuchi M, Sasaguri K, Naiki T, et al. MRI findings of inverted urothelial papilloma of the bladder. *AJR Am J Roentgenol.* 2015;205:311–316.

[51] Zimmermann K, Amis ES Jr, Newhouse JH. Nephrogenic adenoma of the bladder: urographic spectrum. *Urol Radiol.* 1989;11:123–126.

膀胱术后改变

[52] Catala V, Sola M, Smaniego J, et al. CT findings in urinary diversion after radical cystectomy: post-surgical anatomy and complications. *Radiographics.* 2009;29:461–476.

[53] Heaney MD, Francis IR, Cohan RH, et al. Orthotopic neobladder reconstruction: findings on excretory urography

and CT. *AJR Am J Roentgenol*. 1999;172:1213–1220.

[54] Kawamoto S, Fishman EK. Role of CT in post-operative evaluation of patients undergoing urinary diversion. *AJR Am J Roentgenol*. 2010;194:690–696.

[55] Keogan MT, Carr L, McDermott VG, et al. Continent urinary diversion procedures: radiographic appearances and potential complications. *AJR Am J Roentgenol*. 1997; 169:173–178.

[56] Ordorica R. The continent bladder: indications and techniques for the continent catheterizable segment. *Curr Opin Urol*. 2004;14:345–350.

[57] Rink RC. Bladder augmentation: options, outcomes, future. *Urol Clin North Am*. 1999;26:111–123.

[58] Sung DJ, Cho SB, Kim YH, et al. Imaging of the various continent urinary diversions after cystectomy. *J Comput Assist Tomogr*. 2004;28:299–310.

神经源性膀胱

[59] Agrawal M, Joshi M. Urodynamic patterns after traumatic spinal cord injury. *J Spinal Cord Med*. 2013;38:128–133.

[60] Amis ES Jr, Blaivas JG. The role of the radiologist in evaluating voiding dysfunction. *Radiology*. 1990;175: 317–318.

[61] Amis ES Jr, Blaivas JG. Neurogenic bladder simplified. *Radiol Clin North Am*. 1991;29:571–580.

[62] Liu N, Zhou MW, Biering-Sorensen F, et al. Cardiovascular response during urodynamics in individuals with spinal cord injury. *Spinal Cord*. 2017;55:279–284. doi:10/1038/ sc/2016/110.

[63] Mahfouz W, Corcos J. Management of detrusor external sphincter dyssynergia in neurogenic bladder. *Eur J Phys Rehabil Med*. 2011;47:639–650.

Prostate and Seminal Vesicles
前列腺和精囊

14

一、前列腺和精囊的解剖 / 377
二、前列腺和精囊的成像技术 / 379
三、良性前列腺疾病 / 379
　（一）良性前列腺增生 / 379
　（二）炎症和感染 / 381
　（三）前列腺囊肿 / 383
　（四）前列腺钙化 / 384
四、前列腺癌 / 387
　（一）发生率 / 387
　（二）病理 / 387
　（三）筛查 / 387
　（四）诊断 / 388
　（五）播散 / 391
　（六）分期 / 392
　（七）治疗计划 / 393
　（八）监测 / 394
五、精囊 / 395

一、前列腺和精囊的解剖

　　前列腺是生长于胎儿阶段的男性泌尿生殖窦的上皮芽，与最终发育为女性阴道的泌尿生殖窦是同一段。男性的性别差异主要是苗勒管结构在抗苗勒激素的影响下退化了，而胎儿睾丸则提供雄激素刺激支持男性内外泌尿生殖器结构的发育。在生殖器成熟的男性中，前列腺产生精液，其对睾丸产生的精子具有重要的营养和酶促作用。前列腺的形状有点像一个草莓，有一个圆形的顶部，被称为"基底部"，正好在膀胱下面，轻度尖锐的尖端指向下方，被称为"顶端"（图 14-1）。尿道前列腺部贯穿腺体中心。前纤维基质是腺体的中线部分，不包含腺体组织，也没有重要的病理改变。腺体上皮分为三个区域，可以通过 MR 和解剖进行区分，分别是：①移行带（TZ），是围绕在上尿道前列腺部的中央圆形腺体组织，位于精阜上方（图 14-2）；②中央带（CZ），构成大部分前列腺基底部，包绕成对的射精管（图 14-3）；③周围带（PZ），是一种扁平状的组织，它包裹着腺体的后部和侧面，在非增生腺体中含有多达 80% 的腺体组织。一层被称为"外科囊"的纤维层将移行带与周围带分开，并且直径

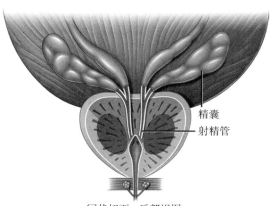

精囊
射精管

冠状切面，后部视图

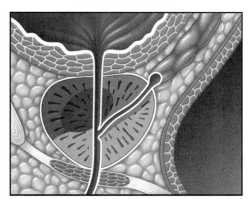

矢状切面，左侧视图

■ 移行带　　■ 周围带
■ 中央带　　■ 前部纤维肌基质

▲ 图 14-1　前列腺带解剖
基底部是前列腺的宽顶部，尖部是尖的底部。大部分癌症发生在周围带（PZ），以柠檬绿显示

可变，在 MRI 上可见，偶尔在增厚时与癌症相似。

认识到良性前列腺增生（benign prostatic hyperplasia，BPH）主要累及移行带很重要，而且该区域的增大将扭曲腺体解剖结构并改变每个区域中腺体组织的相对比例。前列腺癌约 75% 发生在周围带，其余 25% 发生在移行带中，< 3% 的原发肿瘤发生在中央带。术语"中央腺体"有时用于指代移行带和中央带的组合，特别是当由于 BPH 而引起结构显著紊乱时，但在解剖学上不精确。带状解剖的替代方法是叶状解剖，除了"正中叶"（median lobe）这一词（中央腺体的中线部分，在 BPH 中常常增大）之外（图 14-4），这种方法较少使用。

成对的精囊从前列腺的基底部向上和两侧延

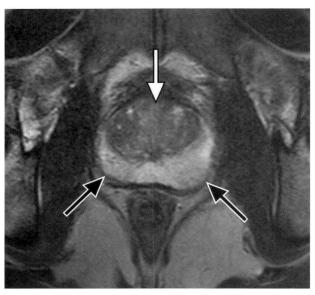

▲ 图 14-2　轴位 T$_2$ 像上周围带显示 C 形高信号（黑箭）围绕着低信号的移行带（白箭）

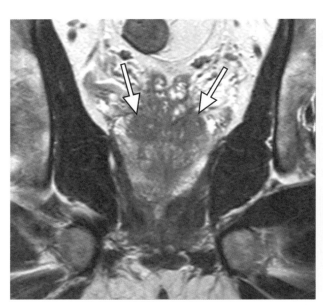

▲ 图 14-3　冠位 T$_2$ 像上显示围绕射精管的成对低信号，呈倒泪滴状的组织成分（箭），这是中央带的正常表现，但在 T$_2$WI 上可能被误认为恶性肿瘤，尤其是双侧不对称时

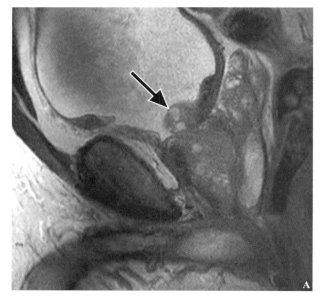

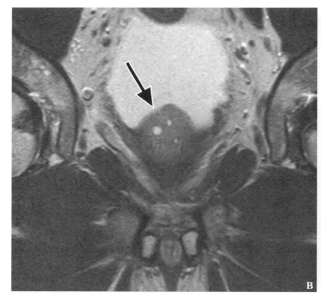

▲ 图 14-4　在矢状位（A）和冠状位（B）T$_2$WI 上中央叶（箭）的结节样增生
部分形成蒂的组织可以脱垂到尿道口并引起膀胱出口阻塞

伸，位于膀胱和直肠之间（图 14-1 和图 14-5）。精囊对精液具有分泌和储存功能。每个精囊管与同侧输精管连接，从睾丸输送精子，形成射精管。每条射精管长约 2cm，被前列腺中央带的实质包围。2 个射精管在精阜或前列腺丘排入尿道前列腺部。

二、前列腺和精囊的成像技术

经直肠超声（transrectal ultrasound，TRUS）使得腔内探头能够尽量靠近前列腺和精囊，可进行相对高分辨率的成像和图像引导下介入操作。然而，TRUS 对于前列腺癌的敏感性和特异性仍然很低，目前已很少将它用于初次诊断。CT 也不用于前列腺癌的初次诊断，但当怀疑前列腺脓肿时 CT 是最好而且常常是最可行的手段。CT 在前列腺癌的分期和监测中具有重要作用。PET/CT 包括 ^{18}FDG 和前列腺定向新型放射性示踪剂的 PET/CT 在复发性和转移性疾病中的作用已得到认可。

近年来，MRI 已经成为前列腺的主要成像手段。术语"多参数 MRI"（multiparametric MRI，mpMRI）有时用来表示整合来自多个成像序列的信息以提高诊断准确性的重要性。在前列腺 MRI 中有三个关键序列：具有高空间分辨率的 T_2 加权成像（T_2-weighted imaging，T_2WI），尽可能在多个平面上成像；扩散加权成像（diffusion-weighted imaging，DWI）和来自 DWI 数据后处理得到的表观扩散系数（apparent diffusion coefficient，ADC）图；增强后 T_1WI，动态对比增强（dynamic contrast-enhanced, DCE）可以评估增强动力学。这些序列在区分良性和恶性前列腺疾病中的用途将在本章后面详细介绍。3T 磁体和高分辨率表面线圈逐渐普及，患者和操作者对它们的接受程度提高，这些进展使直肠内 MR 线圈的使用减少，因两种方法都可以做出高质量的图像。

三、良性前列腺疾病

（一）良性前列腺增生（benign prostatic hyperplasia，BPH）

术语 BPH 是指前列腺平滑肌和上皮细胞的过度生长，这是最常见的前列腺疾病，50 岁以上男性中有 50% ～ 75%，70 岁以上男性中有 80%。有几个因素可增加发生 BPH 的风险，包括年龄、糖尿病、高血压、肥胖和性功能减退症。多运动、少喝酒、多吃蔬菜可降低罹患 BPH 的风险。50 岁以下成年男性的前列腺是核桃（带壳）的大小，重 15 ～ 20g；随着年龄的增长逐渐增大（即使没有 BPH）。通常认为前列腺的重量（g）和体积（cm^3）大致可以互换。

当 BPH 使腺体增大或扭曲腺体解剖结构到引起下尿路症状（lower urinary tract symptoms，LUTS）时，男性经常寻求医疗帮助。LUTS 包括膀胱容量减少的感觉，包括尿频、尿急、夜尿和排尿期间的排尿困难（包括排尿犹豫、间歇性尿流和排空不完全）。然而，前列腺增大程度与症状的存

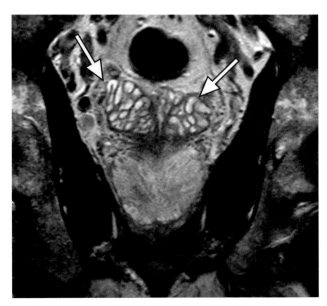

▲ 图 14-5　T_2WI 冠状位上的正常精囊（箭）
精囊由弯曲的小管构成，这些小管的容积会随着生理改变而变化

在或严重程度之间的相关性较弱。一些腺体较大的男性相对无症状，而许多男性 LUTS 严重，但腺体却轻到中度增大（≤ 50cm³）。实际上，许多男性只有在 BPH/LUTS 显著影响其生活质量时才寻求医疗帮助，这进一步影响到了解和量化腺体大小和症状之间的关系。在最近的病例中，良性前列腺增生可导致尿潴留、复发性结石和（或）感染、梗阻性尿路疾病和肾衰竭。

　　影像学可以显示腺体的增大和结节以及 BPH 的继发性表现。在年轻男性中，无论是通过 TRUS、CT 还是 MRI，前列腺在轴位图像上测量直径约 3cm。增大的腺体在 CT 上可以是均质或不均质（图 14-6），但内部的不均质性和结节在 US 或 MRI 显示明显。MRI 上的 BPH 结节常常使移行带扩大，并可压缩周围带，使之变薄（图 14-7）。T_2WI 上 BPH 结节的信号特征变化很大（图 14-8），这取决于腺体和基质成分的混合。由于分泌物积聚，腺体结节在 T_2WI 上的信号强度通常较高；而基质结节 T_2WI 信号往往较低，与移行带癌的鉴别更具挑战性。与移行带癌一样，基质结节可能在 DWI 上有高信号，在 DCE 成像上可能有早期的明显强化。然而，BPH 结节通常在 T_2WI 上呈现混合（而不是均匀低信号）的信号，平滑清楚的边缘和（或）包膜，轮廓外凸，ADC 值稍高于有临床

意义的癌。

　　随着前列腺增大，其对膀胱的占位效应以及出口梗阻的形态学改变可能出现。这些形态所见包括膀胱不能完全排空、膀胱壁不同程度的增厚和小梁形成以及膀胱底部凹陷。增大的前列腺升高输尿管

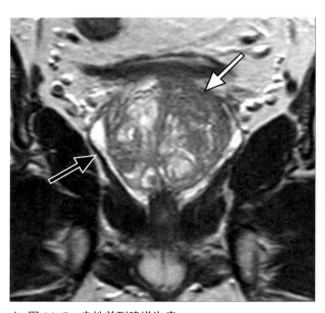

▲ 图 14-7　良性前列腺增生症
冠状 T_2WI 显示移行带（白箭）明显增大和不均匀，周围带（黑箭）的受压变薄

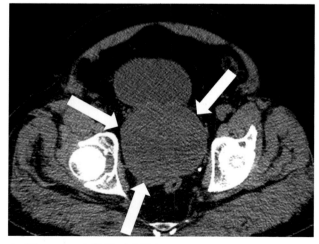

▲ 图 14-6　良性前列腺增生
CT 显示显著增大的前列腺（箭）；膀胱的一部分位于前列腺的前面

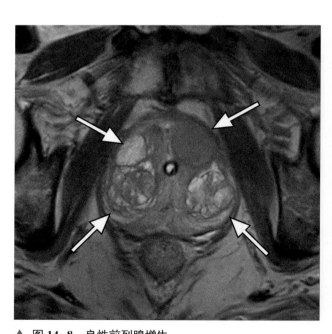

▲ 图 14-8　良性前列腺增生
轴位 T_2WI 显示 BPH 结节（箭）的多形性和内部信号特征。注意虽然这些结节内部信号混杂，但是全都有边界清楚的外凸边缘

间嵴，产生一个特征性的 J 形或远端输尿管"钩"（图 14-9）。当逼尿肌肥大并不能代偿膀胱出口阻塞的时候，膀胱开始扩张。长期出口阻塞引起膀胱憩室。憩室可以大于膀胱本身，实际上可以使膀胱偏移。在这种情况下，憩室壁光滑，而膀胱壁厚、不规则（小梁）（图 14-10）。伴随的尿潴留导致膀胱结石形成。

前列腺的正中叶（图 14-4）特别容易在 BPH 中增大，常呈带蒂形状。由于它可以脱垂到膀胱颈部并在排尿期间产生阻塞，这部分腺体的增大预测尿潴留风险价值优于前列腺总容量。在 X 线透视检查中，正中叶可以表现为膀胱中央有一个大的圆形充盈缺损，但是超声，CT 和 MRI 很容易显示出正中叶与其余腺体的毗邻。

中度严重的 LUTS 通常对口服药物反应良好，包括降低尿路平滑肌紧张度的 α 受体阻滞药（如多沙唑嗪）和降低血清双氢睾酮水平的 5α - 还原酶抑制药（如非那雄胺）。然而，症状如果持续可能需要手术干预。前列腺中度增大导致的梗阻，

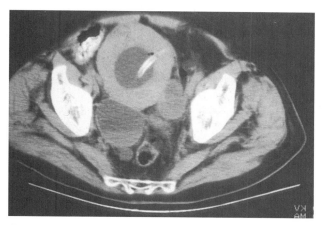

▲ 图 14-10 膀胱憩室
由于慢性出口阻塞，膀胱壁增厚，同时可见留置的导尿管。后外侧可见 2 个憩室，这 2 个憩室内的液体 - 残渣平面提示尿液滞留的残尿水平显示尿液潴留

通常需要进行经尿道前列腺电切术（transurethral resection of the prostate，TURP），通过电切镜去除尿道周围的膀胱颈和前列腺组织。膀胱颈部内括约肌的切除后，排尿由尿道膜部周围的外括约肌控制。在膀胱和尿道的成像过程中，前列腺的切除区域"TURP 缺损"可以很容易观察到，因为它们里面充满尿液（图 14-11）。对于中度至重度前列腺增生，还可采用移行带的激光剜除术和高频超声（high-frequency ultrasound，HIFU）消融。对于前列腺体积非常大（≥ 80cm³）或对经尿道手术有禁忌证的患者有时可行简单的前列腺切除术。

（二）炎症和感染

前列腺可能会受到细菌、病毒、真菌和分枝杆菌的感染，偶尔也会受到非感染性炎症的影响。与前列腺癌相比，这些病症都有症状。前列腺炎患者会主诉尿频、尿急、夜尿、排尿困难、发热、会阴部疼痛、尿道分泌物、偶尔性功能障碍。在急性前列腺炎，直肠指检触及前列腺肿胀，质地非常柔软，也可坚实或有波动感。在慢性前列腺炎患者中，前列腺指检可能正常，或非对称性的变硬，或弥漫性扩大并稍有变软。

急性前列腺炎通常是细菌性的，最常见的是由于尿路病原体的逆行感染。大肠埃希菌感染占

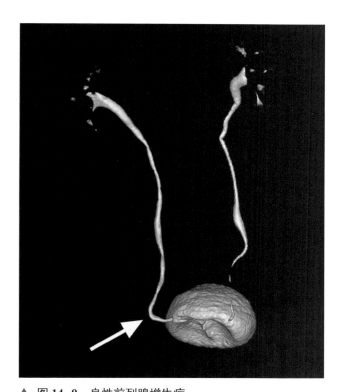

▲ 图 14-9 良性前列腺增生症
排泄期 CT 的冠状 MIP 显示膀胱基底部的分叶状占位效应和远端输尿管的"鱼钩"形态（箭）

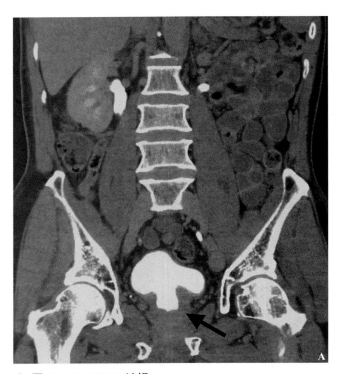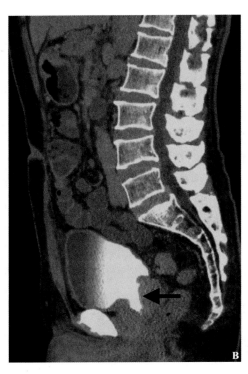

▲ 图 14-11　TURP 缺损

冠状位（A）和矢状位（B）的 CT 尿路造影显示对比剂填充前列腺的切除区域（箭）。内部括约肌已经在 TURP 时被切除，使膀胱腔被动填充

细菌性前列腺炎的 80% 以上，另有 15% 由克雷伯菌、变形杆菌、铜绿假单胞菌、肠杆菌或淋球菌引起。慢性前列腺炎通常没有最初的急性发作，病因可能是感染性的或炎性的。通常找不到病原体。结核、真菌、介入如 TURP 或活检、结节病可能会引起肉芽肿性前列腺炎。膀胱癌患者经腔内卡介苗（bacillus Calmette–Guérin, BCG）治疗后，偶有发生肉芽肿性前列腺炎（图 14-12）。

临床诊断依赖于直肠指诊（digital rectal examination, DRE）、通过经直肠按摩得到的前列腺分泌物进行培养，以及在适当的抗微生物治疗之后对前列腺内坚硬的可疑肿瘤区域进行活检。对肿瘤保持高度警惕性是必要的，因为前列腺癌和前列腺炎都倾向于在周围带中发生。TRUS 不能可靠地区分前列腺炎和癌症，因为两者都是周围带中的低回声肿块。

在某些病例，炎症和癌症之间的鉴别仍然是 MRI 的挑战，但某些形态特征对鉴别有帮助。前列腺炎可以是局灶性或弥漫性的，在 T_2WI 上与邻近的实质相比表现为低信号。与典型癌症的结节或肿块相比，局灶性炎症呈有特点地带状、三角形或地图样（图 14-13）。弥漫性炎症时，整个外周带会变"灰"或者信号比正常外周带的 T_2WI 非常高的信号低一些（图 14-14）。急性前列腺炎可能在 DWI 上表现出高信号，但通常在 ADC 图上缺乏像有临床意义的癌症那样的低信号。急性、慢性和肉芽肿性前列腺炎都有 DCE 动脉期的明显强化。肉芽肿性前列腺炎可表现累及包膜外（图 14-12），使其与局部进展期癌症难区分，并经常需要活检。

细菌、真菌和肉芽肿性前列腺炎都可能形成脓肿。细菌性脓肿最有可能是急性症状。在 TRUS，前列腺脓肿通常为低回声（图 14-15），无血流。结合临床表现怀疑前列腺脓肿者，可通过 TRUS 引导针吸活检证实。CT 上脓肿表现为前列腺内部分叶状的积液，通常有增强的壁（图 14-16）。成像层面应该超过泌尿生殖器膈，因为前列腺脓肿可以延伸入阴茎基底部。在 MRI 上，脓肿通常在 T_1WI 上呈低信号，T_2WI 上呈高信号，可以表现出边缘

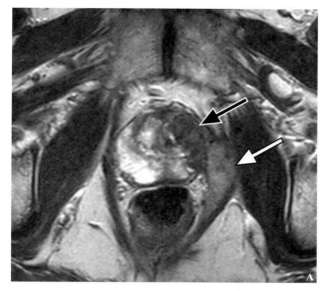

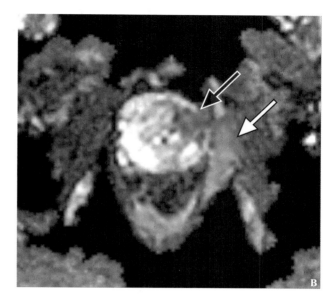

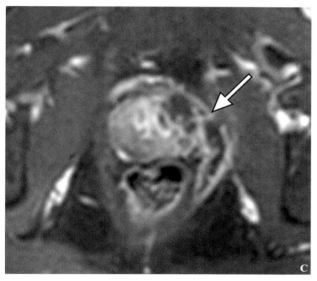

▲ 图 14-12　肉芽肿性前列腺炎（活检证实），患者有膀胱内 BCG 治疗史

A.T₂ 像上显示一个低信号前列腺内结节，累及周围带前角，延伸至移行带（黑箭），并且提肌肌群呈透镜状增大、呈高信号（白箭）；B. 前列腺内（黑箭）和外（白箭）成分在 ADC 图上呈现中等信号；C.T₁ 增强上显示前列腺内外成分为一个连续的肉芽肿肿块，内有脓肿形成，环形强化（箭）。与之相反，高级别肿瘤通常显示实性强化和非常低的 ADC 信号

强化（图 14-17）。

前列腺炎症、感染、甚至坏死可能与邻近结构的慢性感染如肛瘘 / 脓肿或褥疮，以及与先前的治疗性干预如盆腔手术和放疗有关（图 14-18）。在这种情况下，MRI 通过联合使用小视野和大视野图像以及 T₂WI 和对比增强 T₁WI，常常有助于评估器官受累的程度。

（三）前列腺囊肿

前列腺内发育性囊肿并不少见，有时可能有症状。然而，随着前列腺 MRI 的不断应用，它们往往被偶然发现。中线上前列腺囊肿包括由阴道和子宫的同源物衍生的前列腺小囊囊肿，以及由中肾管不完全退化所引起的苗勒管囊肿。据报道，稍年轻患者中的前列腺小囊囊肿常与其他泌尿生殖道畸形相关，并与尿道前列腺部相通。该囊肿不会超出前列腺基底部（图 14-19）。苗勒管囊肿延伸超过前列腺基底部层面（图 14-20），不直接与尿道相通。两者都可能与射精管或尿道功能障碍、感染或非常罕见的癌有关，有时与手术去顶或切除有关。来源于射精管的旁正中线囊肿和前列腺实质的外侧前列腺囊肿都不常见。

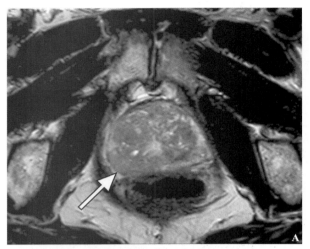

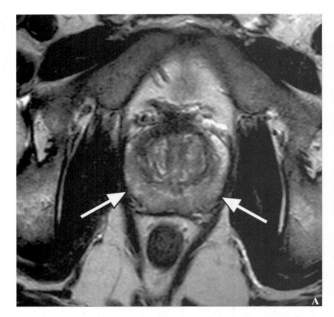

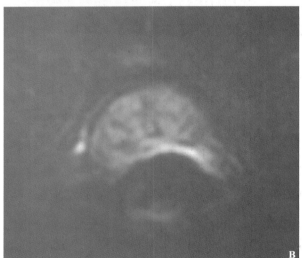

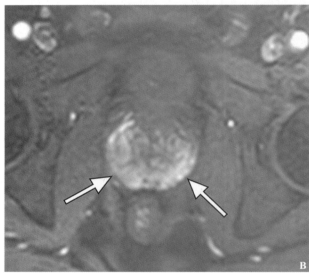

▲ 图 14-14 弥漫性前列腺炎
A. T₂WI 在正常高信号的周围带中表现出均匀的"变灰"信号（箭）；
B. T₁WI 增强在 PZ（箭）显示广泛的明显增强。正常情况下，周围带比移行带强化晚

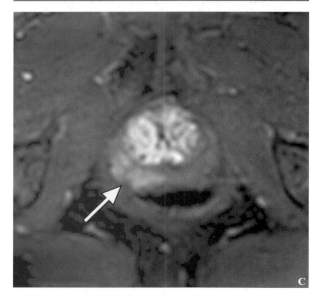

▲ 图 14-13 局灶性前列腺炎
A. 在 T₂WI 上的地图样低信号从包膜延伸到腺体边缘（箭）；B. 在 DWI 上没有相应的信号异常；C. T₁WI 增强显示和移行带相同的局灶早期增强（箭）

（四）前列腺钙化

前列腺的周围带是淀粉样小体的沉着部位，无已知的病因并且无病理影响的钙化好发于此处。这些钙化散在分布，大小从 1 ～ 5mm 不等，通常是多个。移行带内，前列腺增生结节中也可钙化。前列腺钙化临床意义不大，对鉴别良恶性疾病无价值。

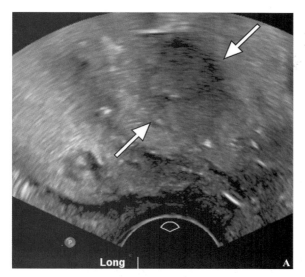

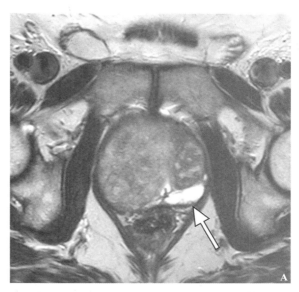

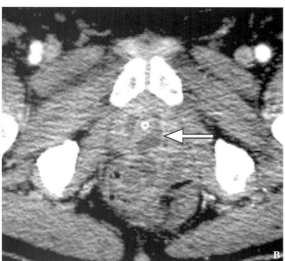

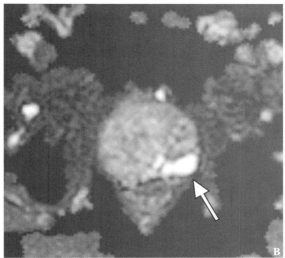

▲ 图 14-15　前列腺脓肿

A. TRUS 矢状位显示前列腺尖部附近低回声聚集（箭）；
B. CT 显示前列腺内低密度（箭）向后延伸进入直肠壁

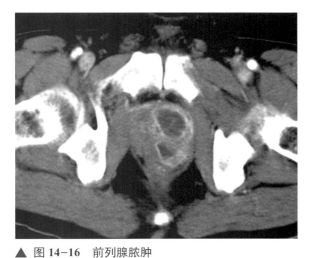

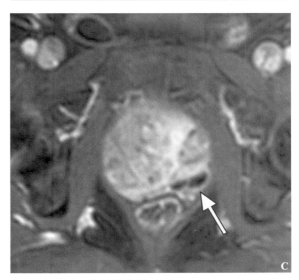

▲ 图 14-16　前列腺脓肿

在前列腺实质内可看到多个环状强化

▲ 图 14-17　前列腺脓肿

A. 在 T₂WI 上周围带可见较小高信号（箭）；B. 在 ADC 图上呈极
高信号（箭）；C. 在 T₁WI 增强后环状强化（箭）

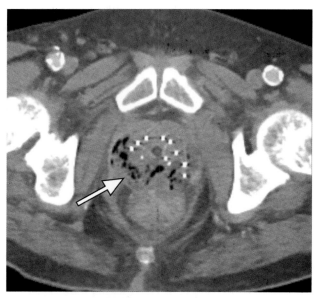

▲ 图 14-18 前列腺坏死

患者前列腺癌放射治疗后，气体和液体聚集取代了腺体的后部（箭）。注意到前面的不透射线的近距离放射疗法的粒子

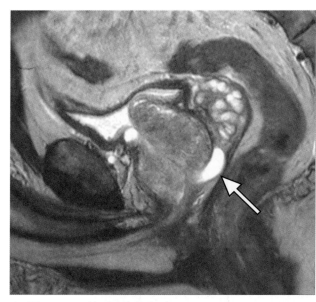

▲ 图 14-19 前列腺小囊囊肿

矢状 T_2WI 图示位于中线的囊肿（箭）尖端指向精阜，在那里与尿道连通。此外前列腺增生明显

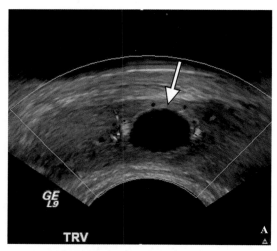

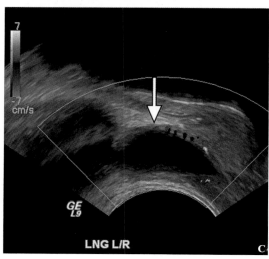

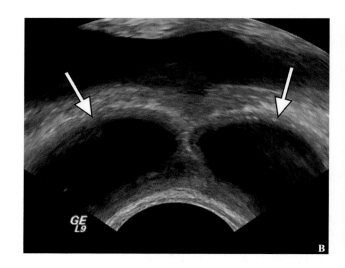

▲ 图 14-20 苗勒管囊肿

轴位 TRUS 显示中线无血流囊肿（A，箭）和扩张的双侧精囊（B，箭）；C. 矢状图显示这种泪滴状囊肿延伸到前列腺基底上方（箭）

四、前列腺癌

（一）发生率

前列腺癌是美国重要的公共卫生问题，专家曾预测，至 2016 年将有近 20 万例新病例确诊，死亡人数超过 2.5 万人。在因癌症死亡的美国男性中，前列腺癌是最常见的实质器官癌症，仅次于肺癌。然而，从本书最早几个版本开始，早期发现和治疗手段的进步改善了某些疾病的死亡率。

在 50 岁以下的男性中，前列腺癌罕见，但随着年龄的增长，风险增加。据报道前列腺癌发病率有明显的地域和种族差异。中国、日本、以色列、拉丁美洲和南美洲，还有美洲土著居民的临床前列腺癌发病率较低，而在北美和北欧发病率高。居住在美国和加勒比地区的非洲裔男子的前列腺癌风险最高，原因尚未完全阐明。在美国，非洲裔美国男性患前列腺癌的风险比非西班牙裔白人高出 70%。前列腺癌，如前列腺增生一样，依赖雄激素。其他的危险因素还有家族史和包括 Lynch 综合征在内的基因突变。

（二）病理

超过 95% 的前列腺肿瘤是腺癌，起源于前列腺周围带的腺泡上皮，前列腺其他肿瘤罕见，包括鳞状细胞癌、由前列腺小囊产生的子宫内膜癌、癌肉瘤、黑色素瘤和间质肿瘤（如横纹肌肉瘤、平滑肌肉瘤或纤维肉瘤）。本讨论的剩余内容只涉及腺癌。

用于对前列腺癌进行分级的 Gleason 病理学系统最初建立于 20 世纪 60 年代后期，它包括了对腺体结构、大小、分布的组织学评估和细胞的分化程度评价。然后确定肿瘤的主要结构和次要结构，分别给予 1 ～ 5 的分数，将两者相加形成了一个整体从 2 ～ 10 的分数范围。然而，鉴于前列腺癌只有评分达到 3+3 才能诊断，所以癌症的 Gleason 评分实际上在 6 ～ 10 的范围。两个总分相同但主要类型不同的癌症可能具有不同的预后，因为 Gleason 7（3+4）比 Gleason 7（4+3）在术后 10 年进展的风险降低至少 25%。为了反映这些细微差别，更密切地将病理分级与预后联系起来，国际泌尿外科学会提出了 1 ～ 5 级的改良分级系统，并得到世界卫生组织的接受，但尚未被广泛使用。

（三）筛查

直肠指检（directeral rectun examination，DRE）和血清前列腺特异性抗原（prostatic-specific antigen，PSA）被用来筛查前列腺癌。PSA 是丝氨酸蛋白酶，正常仅分泌到前列腺的导管系统中，在前列腺癌患者中经常升高。任何前列腺结构的紊乱都可能导致 PSA 从腺泡渗入腺体基质，并通过淋巴管和毛细血管进入体循环。PSA 水平升高有多个良性原因，包括近期有过 DRE 或尿路介入操作、前列腺炎、前列腺梗死、急性尿潴留、高龄和前列腺良性增生。

结合临床情况来解释血清 PSA 结果能提高其特异性。低于 4.0 ng/mL 的 PSA 水平一般被认为"正常"，但年轻男性 PSA 低至 2.5 ng/mL 也可能患有临床有意义的前列腺癌。PSA 水平越高，癌症风险越高，但会受到前述因素的影响。将血清 PSA 水平除以前列腺的体积（通常由 TRUS 测定）产生"PSA 密度"，可能是更可靠的筛查值。此外，与单次 PSA 测定相比，PSA 随时间的变化（PSA 速率）被认为是肿瘤更好的预测指标。最后，血清 PSA 可以是游离的，也可与血浆蛋白结合。在前列腺癌患者中，较高比例的 PSA 与蛋白质结合，导致游离 PSA 与总 PSA（游离 PSA 加上与蛋白结合的 PSA）的比率降低。

DRE 筛查依赖检查者的技术，最多只能发现约 40% 的＜ 1.5cm 的前列腺癌。DRE 发现的前列腺癌超过 50% 在临床上为进展期。DRE 和 PSA 敏感性都不是很高，但是联合使用提高了筛查的效能。如果 DRE 和 PSA 均为阳性，那么 60% 的患者将患有前列腺癌；如果 DRE 和 PSA 都是正常的，只有 2% 的阳性患者。

PSA 筛查的扩大已经提高了小肿瘤的诊断，其中许多是临床上无法检测的，并且不可能影响患者的长期健康。治疗局限性癌症，包括手术、近距离放疗、外照射放射治疗和冷冻治疗或 HIFU 消融，会产生不良反应，如勃起功能障碍、尿失禁、瘘管形成和直肠炎。由于过度发现、过度治疗和与之伴随的发病率提高，美国预防服务工作组（the U.S. Preventive Services Task Force, USPSTF）反对在所有年龄段进行 PSA 筛查，并将所有 PSA 筛查定为"D"等级。但是，美国泌尿学协会（the American Urological Association, AUA）建议针对年龄介于 55—69 岁的一般风险的男性，在他们与医生讨论并了解其局限性后进行 PSA 检查。现已有共识，男性 ≤ 40 岁或 ≥ 70 岁，无特殊危险因素，PSA 不是合适的筛查项目。

目前，没有把任何影像检查作为前列腺癌筛查手段的依据。广义而言，虽然超声、CT、磁共振成像（MRI）、闪烁扫描和正电子发射断层扫描（PET）在前列腺癌诊断和分期、治疗计划制订和随访中有潜在的实用性，但作为筛查手段都不够准确和（或）太昂贵。

（四）诊断

当 DRE 和（或）PSA 怀疑前列腺癌时，通常由泌尿科医生进行"盲穿"（非病变靶向活检）。因为准确的预后评价需要组织学信息，所以即使在疾病明显局部进展甚至临床上有转移的情况下，也要在治疗之前进行组织诊断。在 TRUS 的引导下，弹簧式活检枪从腺体的至少 6 个代表性位置获得组织条。可以获得多条组织，有时可获得多达数十条（"饱和"活检）。因为活检是经直肠的，所以对诊断周围带后部肿瘤最有效，对诊断周围带前部及所有移行带的肿瘤有局限性。

TRUS 主要用于在活检过程中确定前列腺的位置和边界，而不是用于发现病变或病变靶向穿刺。在 TRUS 上，典型的小癌灶相对于邻近的周围带实质表现为低回声。然而，其边缘和回声多种多样。肿瘤与其他病变（如前列腺炎或 BPH）区别很小，

超声对肿瘤的总体阳性预测值 < 50%。彩色多普勒、超声造影增强和弹性成像都能提高 TRUS 发现病变并定性的诊断效能。

当多次 TRUS 引导下的活检结果阴性或模棱两可，但仍怀疑隐匿的高危肿瘤时，MRI 在病灶定位和危险分层中起重要作用。对可疑部位，可以在 MRI 引导下进行直接活检，虽然这在技术上相对复杂并消耗大量的磁体时间。另外，可以在门诊进行实时 MR 图像和 TRUS 引导活检的图像融合，以指导 TRUS 引导活检。与随机活检相比，这种方法提高了最可疑区域的采样成功率，增加了术前肿瘤分级和癌症分期的准确性，并对前列腺癌治疗产生了巨大影响。关于其成本效益的研究正在进行中。

多参数 MRI（mpMRI）评估前列腺在研究和临床前沿中都是蓬勃发展的领域。前列腺 mpMRI 的关键序列是 T_2WI、DWI 和 DCE（脂肪饱和动态增强 T_1WI）。通过整合每个序列中信号异常所代表的风险水平来达到诊断的最大特异性，这些信号异常需要结合解剖学定位和该区域中已知的类似癌症的情况进行解释。用于前列腺癌评估的 MRI 必须以清晰而可行的方式来出报告，国际上强烈倾向推行标准化报告。目前主要采用两种方法，两种方法均将病变评为 1～5 分，其中 1 分为极不可能，5 分为高度可能为临床上有意义的癌（Gleason 3+4 或更高）。第一种方法是序数或 Likert 量表，它不是根据特定特征进行正式分类的，而且允许医生进行更全面的主观评估，并用单一数字总结总体的可疑水平。该系统对于有经验的医生来说执行良好。

第二种方法，前列腺影像报告和数据系统（Prostate Imaging and Reporting and Data System, PI-RADS）更具结构性。PI-RADS 最初由欧洲泌尿生殖放射学会（the European Society of Urogenital Radiology, ESUR）于 2012 年制订。目前的第 2 版旨在更具全球实用性，并且已经得到包括美国放射学会（the American College of Radiology, ACR）在内的更大的学术组织的认可。PI-RADS v2 根据其在各序列上的信号、形态和大小明确地对病变进行评分。重要的是要认识到，评分主要根据周围带的

DWI 信号和移行带的 T₂WI 信号来决定。这个评分系统的细节有些超出了本章的范围，感兴趣的读者可以参考后面的几个关于 PI-RADS 的参考文献。

广义而言，在两种系统中，当任何解剖位置在高 B 值 DWI 上存在局灶高信号并且在 ADC 图上呈明显低信号时，则认为该位置可疑有病变。在 T₂WI 周围带，前列腺癌呈低信号，呈肿块样（图 14-21）、结节状或透镜状（图 14-22），而地图状、结节或三角形的低信号病灶更可能是前列腺炎或出

血。在 DCE 中，前列腺癌和前列腺炎（图 14-13 和图 14-14）都可以明显强化，这个序列通常在重要性中居第三位。在 T₂WI 移行带，前列腺癌边界不清（图 14-23）或透镜状，通常呈中等的"炭灰色"信号，而 BPH 结节一般边界清，常有非常高的（腺体结节）或非常低的（基质结节）信号（图 14-7 和图 14-8）。就像癌一样，BPH 结节可以在 DCE 上明显强化，在 DWI 上呈高信号，这更加强了 T₂WI 上病灶形态对诊断移行带病变的重要性。

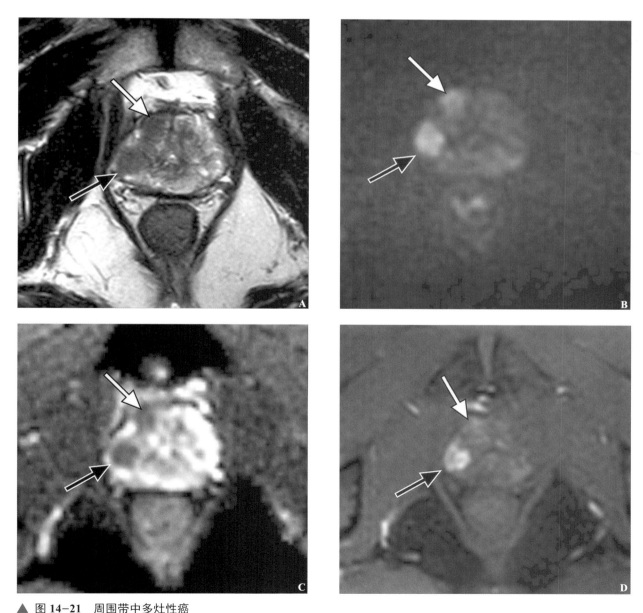

▲ 图 14-21　周围带中多灶性癌
侧部（黑箭）的评分为 Gleason 7（4+3），前角（白箭）的评分为 Gleason 6（3+3）。A. 两个病变在 T₂WI 上呈低信号；B. 在 DWI 上为显著高信号；C. 在 ADC 图上呈低信号；D. 高级别的肿瘤在 DCE 时强化更加明显

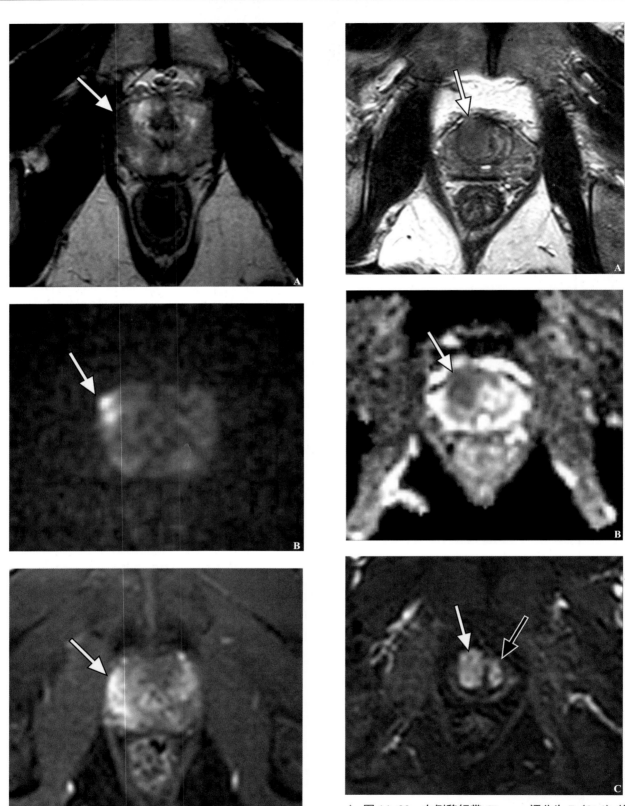

▲ 图 14-22　周围带前角癌（箭）

A. 在 T$_2$WI 上呈低信号；B. 在 DWI 呈局灶高信号；C. 在 DCE 上为局灶早期强化

▲ 图 14-23　右侧移行带 Gleason 评分为 7（3+4）的癌

A. 病变在 T$_2$WI 上呈"污迹木炭"样（箭）和包膜向前隆起；B. 在 ADC（箭）上见相应的低信号；C.DCE 上早期明显（白箭）。移行带早期增强缺乏特异性，相邻的良性前列腺增生结节（黑箭）同样也明显强化

这些类似癌症的病变及其表现将在本章的各个章节中进行更详细的讨论。

DCE 序列可以提供几个重要的诊断信息。首先，应该仔细观察 T_1WI 平扫，以评价是否有因既往 TRUS 活检所致的出血。出血在 T_1WI 上呈高信号（图 14-24），并可能在活检后持续数月。周围带腺体实质中的枸橼酸盐是一种天然的抗凝药，可能是活检后影像学检查中发现的出血率较高的原因。T_1WI 平扫高信号区域内的局灶性低信号很可能是取代了正常外周带实质的肿瘤，这被称为"出血保留"或"出血排除"征象。当增强前 T_1WI 有大量出血时，如果可能的话，应该使用减影图像进行增强后评价。还应该注意的是，周围带出血通常在 T_2WI 上为低信号，可能类似前列腺癌。其次，对于非肿块病变比如复杂囊肿、脓肿甚至钙化，可以用有或无强化这种二元方式来评价。第三，可以评价前列腺某一病变或区域的增强动力学。这可以通过先进的后处理技术来完成，可以生成曲线或也可以在同一水平滚动浏览多个高时间分辨率图像。一般来说，移行带增强早于周围带，许多 BPH 结节在早期动脉图像中明显增强。如果周围带中的病灶与移行带同时增强则为异常，如果是结节状或透镜状（DWI 上具有高信号），则提示为癌；或者如果是三角形、结节性、地图性或弥漫性，则可能是前列腺炎。

（五）播散

大部分前列腺癌发生于 PZ，距离前列腺包膜比距离尿道更近。前列腺癌通过三种方式播散：直接侵犯，淋巴转移和血行转移。包膜侵犯打开了侵犯到神经周围淋巴管和前列腺周围 Santorini 静脉丛的路线，进而远处转移到内脏和中轴骨。

局部播散是侵犯精囊、尿道、膀胱颈、膀胱底以及输尿管间嵴，有时伴有输尿管梗阻。少见情况下，前列腺癌向后和向上蔓延，侵犯 Denonvilliers 筋膜和直肠乙状结肠。罕见情况下，侵犯直肠产生溃疡性病变，与直肠癌很难区分。也有报道晚期局部扩散到阴茎海绵体、尿道海绵体和阴囊。

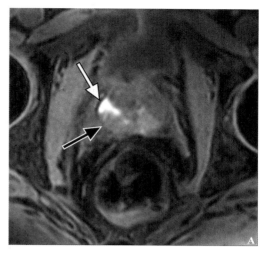

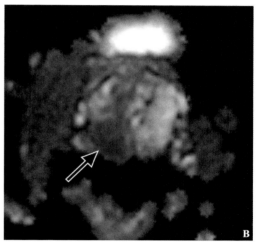

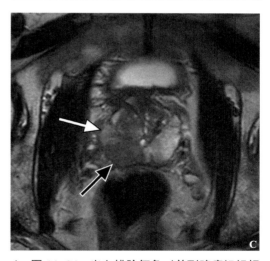

▲ 图 14-24　出血排除征象（前列腺癌组织相对于正常组织中出血少的征象）

A. 周围带右侧份 T_1WI 平扫显示活检后出血，呈高信号（白箭），出血避开了旁边卵圆形低信号肿瘤（黑箭）。该肿瘤在 ADC 图（B）上为显著低信号（箭），并且在 T_2WI（C）呈低信号（黑箭），而出血区域（白箭）的信号丢失很少

淋巴扩散是从前列腺内到盆腔淋巴结，最初是闭孔、髂外和髂内淋巴结。进展期疾病可以有髂总、主动脉旁、纵隔和锁骨上淋巴结累及，但这几乎总是在淋巴结转移到最初引流部位之后发生。

血行播散至中轴骨或内脏。85% 死于前列腺癌的患者有中轴骨的骨转移。常见骨转移的部位依次是腰椎、近侧股骨、骨盆、胸椎、肋骨、胸骨、颅骨和近侧肱骨。早期血行播散到脊柱和骨盆的途径是穿过 Batson 椎间静脉丛，后者与前列腺周围的 Santorini 静脉丛直接相通。超过 90% 的前列腺骨转移是成骨性的。除了淋巴结和骨骼，前列腺癌很少转移到内脏器官，除非已广泛转移的患者。

（六）分期

目前采用肿瘤 – 淋巴结 – 转移（tumor–node–metastasis，TNM）系统（图 14–25 和表 14–1）进行分期，另外从血清 PSA 水平和 Gleason 评分得到预后信息。基本上，Ⅰ～Ⅲ期肿瘤不累及相邻结构，无淋巴结或远处转移。前列腺癌患者的总体 5 年生存率为 95%。然而，T_4 肿瘤、N_1 或 M_1 状态表示Ⅳ期，其 5 年生存率降低至约 28%。为了纳入包括 TNM 分期、Gleason 评分和 PSA 水平在内的整个预后信息，美国国家综合癌症网络（the National Comprehensive Cancer Network，NCCN）制订了五个类别：极低风险，低风险，中等风险，高风险，极高风险。这些术语经常被临床医生使用，并且与前列腺 MRI 读片相关，因为目前认为 MRI 能够可靠地发现高风险和极高风险的癌症。

在初诊前列腺癌后，影像检查在分期中起重要作用。CT 与超声一样，在局部分期中相对不准确。然而，CT 在 T_3 或 T_4 期患者的全身分期中起重要作用，包括评估淋巴结和骨骼。MRI 是前列腺癌局部解剖分期最准确的方法。术前风险评估可能影响手术方式或指导患者非手术治疗。如果通过活检已经确诊高风险癌症，则怀疑或确定包膜外侵犯是最重要的影像要点。肿瘤超出包膜（T_3）或侵犯相邻结构（T_4）有时显而易见，但是更多时候包

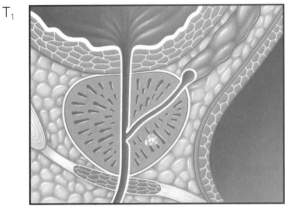

T_1

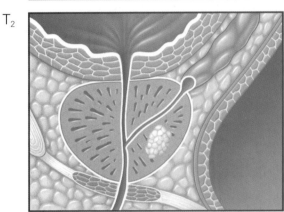

T_2

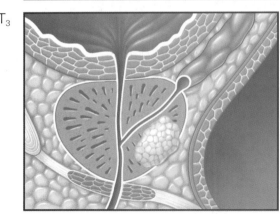

T_3

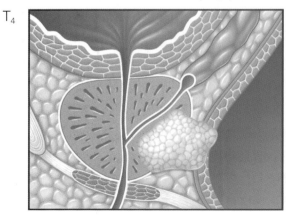

T_4

▲ 图 14-25　前列腺癌肿瘤（T）分期的示意图

膜侵犯的征象细微，包括腺体轮廓的外凸（图 14-24）和肿瘤区域包膜不连续。约 25% 的包膜平滑隆起的病例有包膜受侵，而不规则的包膜隆起中 75% 提示前列腺周围侵犯。具有接触包膜或包膜外侵犯的后部肿瘤累及相邻的神经血管束时可以很明显，也可征象细微，例如脂肪间隙消失和结构黏附（图 14-26 ）。

正常精囊腔内液体在 T_2WI 上呈高信号，而薄壁呈相对低信号。肿瘤累及可以表现为正常解剖结构的阻塞和（或）低信号肿瘤替代正常明亮的精囊腔（图 14-27）。据报道 MRI 诊断前列腺癌患者精囊受累的准确性大于 90%。最后，淋巴结在 T_2WI 和 DWI 上都呈高信号，所以易于通过 MRI 发现和测量。

表 14-1　前列腺癌肿瘤（T）分期

T 分期	描　　述
T_0	没有肿瘤证据
T_1	临床隐性的肿瘤
T_{1a}	≤ 5% 的切除腺体内偶然发现
T_{1b}	> 5% 的切除腺体内偶然发现
T_{1c}	针管活检时发现触诊阴性的肿瘤
T_2	局限于前列腺的肿瘤
T_{2a}	肿瘤累及 ≤ 1/2 叶
T_{2b}	肿瘤累及 > 1/2 叶，但未达双叶
T_{2c}	肿瘤累及两个叶
T_3	肿瘤突破前列腺包膜
T_{3a}	包膜外侵犯（单侧或双侧）
T_{3b}	肿瘤侵犯精囊
T_4	肿瘤固定在盆腔中或侵犯除精囊外的其他的前列腺外结构（直肠，提肌复合体，盆腔侧壁）

（七）治疗计划

前列腺癌患者的治疗仍然是一个复杂的问题，超出了本章的范围。但目前某些原则对于正确选择影像学方法和解释影像学所见有帮助。必须考虑每个患者的年龄、预期寿命、肿瘤大小和分级、PSA 水平、临床和放射学分期、患者对肿瘤以及每种治疗潜在并发症风险的忍耐度。

极低风险和低风险的肿瘤可能根本不需要治疗，但可以主动监测。主动监测也可能是高风险肿瘤但预期寿命短的患者的首选方法。主动监测包

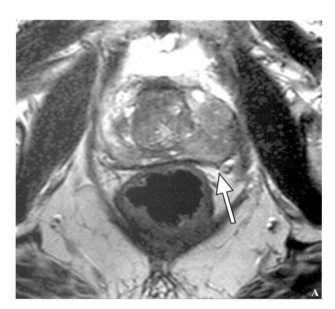
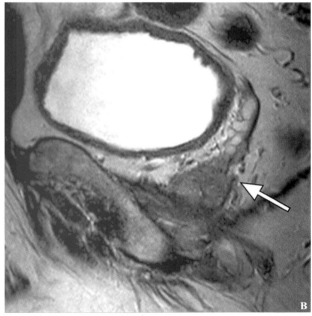

▲ 图 14-26　轴位（A）和矢状位（B）T_2WI
示周围带左侧份（箭）Gleason 9（4+5）分癌，侵犯神经血管束

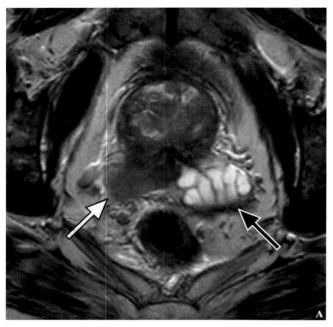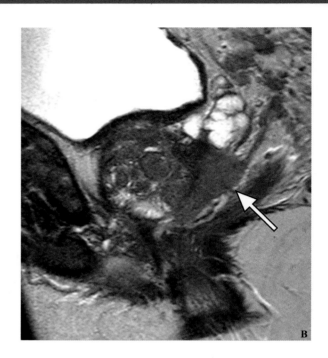

▲ 图 14-27　前列腺癌侵犯精囊

A. 轴位 T_2WI 显示肿瘤（白箭）使右侧精囊消失、左侧精囊阻塞（黑箭）；B. 矢状位 T_2WI 肿瘤从周围带（箭）向后广泛侵犯，引起上方的精囊阻塞

括周期性 DRE 和 PSA、间歇性重复活检以及 MRI（如果其他监测手段发现可疑表现）。需要治疗的局限性肿瘤、没有明显转移并且治疗后相对不易复发的可治愈肿瘤，可以进行手术（通常是根治性前列腺切除术）、放疗（近距离放射治疗或外照射）或偶尔尝试新的治疗技术，如冷冻疗法或高强度聚焦超声（high-intensity focused ultrasound, HIFU）。更详细的选择取决于肿瘤完全位于前列腺包膜内的可能性有多大。这些治疗中的每一项都不是没有风险的，但这些风险可以被潜在的治愈可能性所平衡。最后，转移性肿瘤（或不可能通过局部治疗而成功治疗的肿瘤）通常需要抗雄激素药物、手术和（或）化疗。

（八）监测

前列腺癌的不同治疗可能会产生特征性的所见。接受前列腺近距离放疗的患者将在整个腺体内放置金属粒子。在根治性前列腺切除术中，整个前列腺及其所包含的尿道部分和 2 个精囊均被全部切除。必须通过将膀胱颈吻合到从泌尿生殖器膈延伸的膜性尿道残端来重新建立下尿路的连续性。最终

结果是膀胱底部的漏斗形状延伸到耻骨联合上缘的下方。相关的并发症包括根治性前列腺切除术后吻合口瘘、瘘管形成和淋巴囊肿。

局部前列腺癌治疗后，复发监测主要通过系列 PSA 测定进行。如果 PSA 高于最低点且持续升高，治疗方式的选择在很大程度上取决于在原始治疗部位肿瘤是否复发或是否已经发生远处转移。CT 或 MRI 可以显示局部复发，通常在手术床表现为增强的软组织肿块（图 14-28）。如果原来的治疗是

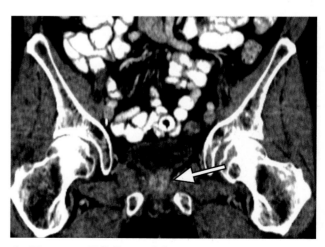

▲ 图 14-28　冠状位 CT 重建

示前列腺切除术后，膀胱基底部的前列腺癌复发（箭）

切除，可以采用挽救性放疗；如果原来的治疗是放疗，可能需要补救性前列腺切除术。排除转移也是至关重要的，如果转移病灶已经存在，挽救性治疗会产生潜在的不良反应并且是无效的。

五、精囊

由于精囊和前列腺之间的功能相互关联和位置紧密相邻，精囊疾病引起的症状常常难以和原发性前列腺疾病进行区分。相关的症状包括射精疼痛、血精、会阴或耻骨上疼痛以及不育症。影响精囊的疾病包括结石、囊肿、炎症、感染和肿瘤。

精囊可以通过 CT、TRUS 或 MRI 进行成像，并且细节显示越来越好。精囊正常前后径 ≤ 15mm，体积较大者可能反映因梗阻而充血。但是，精囊大小有非常大的生理变化。精囊梗阻可能是单侧或双侧的，由几种潜在原因引起，包括结石、囊肿、炎症或邻近肿瘤累及。

精囊可能会被中线前列腺囊肿（图 14-20）或精囊囊肿阻塞，后者不常见，并且至少 2/3 患者与同侧肾发育不全有关。因此，当发现精囊囊肿时，通常提示要检查肾脏。精囊发育不全还与同侧肾发育不全有关。获得性囊肿可能继发于精囊梗阻或炎症。囊肿内出血可能会导致 CT 上的实性表现。出血性囊肿在超声检查中会产生回声或碎屑沉积。出血性囊肿在 MRI 上表现为典型的 T_1WI 和 T_2WI 高信号。

精囊炎症（精囊炎）可能与前列腺炎或其他泌尿系统感染有关，导致壁增厚和明显强化，该表现在前列腺 MRI 中被越来越多地发现（图 14-29）。精囊脓肿和其他位置脓肿特征相同（图 14-30），可以和感染性囊肿难以区分。精囊原发性肿瘤包括囊腺瘤和腺癌（图 14-31）极其罕见，但侵袭性很强。最常见的精囊肿瘤是邻近前列腺癌或直肠癌直接侵犯精囊（图 14-32）。

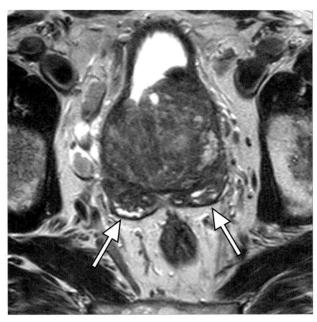

▲ 图 14-29　精囊炎
这位 BPH 明显的患者中由于慢性精囊炎导致精囊管消失、精囊壁增厚（箭）

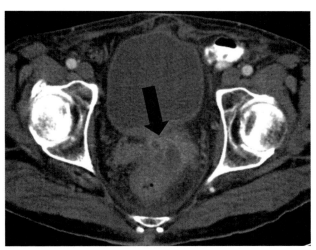

▲ 图 14-30　精囊脓肿
CT 显示左侧精囊肿大；脓肿（箭）中央充满液体和壁轻度强化

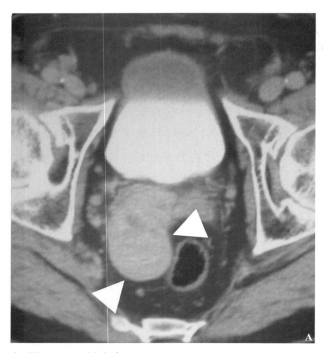
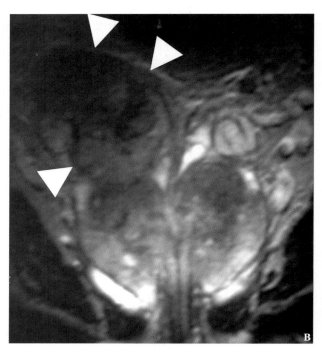

▲ 图 14-31 精囊癌

A. CT 上显示来源于右侧精囊的实性大肿块（箭头）；B. 在冠状位 T₂WI 上肿块（箭头）代替了正常高信号的精囊

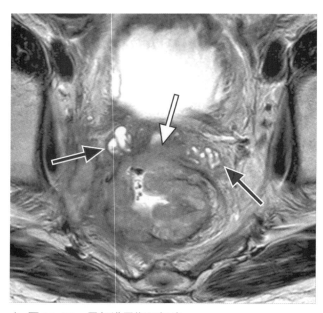

▲ 图 14-32 局部进展期肛门癌

累及精囊中线区（白箭）；残留精囊位于两侧（黑箭），右侧精囊
管扩张

（李春媚 译，姜 蕾 校）

☞ 推荐阅读

[1] Aaron L, Franco OE, Wayward SW. Review of prostate anatomy and embryology and the etiology of benign prostatic hyperplasia. *Urol Clin North Am*. 2016;43(3): 279–288.

[2] American Joint Committee on Cancer (AJCC). *Prostate Cancer Staging*. 7th ed. https://cancerstaging.org

[3] American Cancer Society. *Cancer Facts & Figures 2016*. Atlanta, GA: American Cancer Society; 2016.

[4] Barrett T, Vargas HA, Akin O, et al. Value of the hemorrhage exclusion sign on T1-weighted prostate MR images for the detection of prostate cancer. *Radiology*. 2012;263(3): 751–757.

[5] Carter HB, Albertsen PC, Barry MJ, et al. Early detection of prostate cancer: AUA guideline. *J Urol*. 2013;190(2): 419–426.

[6] Costa DN, Lotan Y, Rofsky NM, et al. Assessment of prospectively assigned Likert scores for targeted magnetic resonance imaging-transrectal ultrasound fusion biopsies in patients with suspected prostate cancer. *J Urol*. 2016;195(1): 80–87.

[7] Costa DN, Yuan Q, Xi Y, et al. Comparison of prostate cancer detection at 3-T MRI with and without an endorectal coil: a prospective, paired-patient study. *Urol Oncol*. 2016; 34(6):255.

[8] Dagur G, Warren K, Suh Y, et al. Detecting diseases of neglected seminal vesicles using imaging modalities: a review of current literature. *Int J Reprod Biomed (Yazd)*. 2016;14(5):293–302.

[9] Egan KB. The epidemiology of benign prostatic hyperplasia associated with lower urinary tract symptoms. *Urol Clin North Am*. 2016;43(3):289–297.

[10] Epstein JI, Egevad L, Amin MB, et al.; Grading Committee. The 2014 International Society of Urological Pathology (ISUP) Consensus Conference on Gleason Grading of Prostatic Carcinoma: definition of grading patterns and proposal for a new grading system. *Am J Surg Pathol*. 2016;40(2):244–252.

[11] Kim B, Kawashima A, Ryu JA, et al. Imaging of the seminal vesicle and vas deferens. *Radiographics*. 2009; 29:1105–1121.

[12] Kitzing YX, Prando A, Varol C, et al. Benign conditions that mimic prostate carcinoma: MR imaging features with histopathologic correlation. *Radiographics*. 2016;36: 162–175.

[13] Kongnyuy M, Sidana A, George AK, et al. Tumor contact with prostate capsule on magnetic resonance imaging: a potential biomarker for staging and prognosis. *Urol Oncol*. 2016;35(1):30.e1–30.e8. pii: S1078-1439.

[14] Lee JY, Spratt DE, Liss AL, et al. Vessel-sparing radiation and functional anatomy-based preservation for erectile function after prostate radiotherapy. *Lancet Oncol*. 2016; 17(5):e198–e208.

[15] Macey MR, Raynor MC. Medical and surgical treatment modalities for lower urinary tract symptoms in the male patient secondary to benign prostatic hyperplasia: a review. *Semin Intervent Radiol*. 2016;33(3):217–223.

[16] May EJ, Viers LD, Viers BR, et al. Prostate cancer post-treatment follow-up and recurrence evaluation. *Abdom Radiol (NY)*. 2016;41(5):862–876.

[17] Moyer VA; U.S. Preventive Services Task Force. Screening for prostate cancer: U.S. preventive services task force recommendation statement. *Ann Intern Med*. 2012;157(2): 120–134.

[18] NCCN. Clinical Practice Guideline in Oncology: Prostate Cancer. Version 3. 2016. http://www.nccn.org

[19] Purysko AS, Rosenkrantz AB, Barentsz JO, et al. PI-RADS Version 2: a pictorial update. *Radiographics*. 2016;36(5): 1354–1372.

[20] Shebel HM, Frag HM, Kolokythas O, et al. Cysts of the lower male genitourinary tract: embryologic and anatomic considerations and differential diagnosis. *Radiographics*. 2013;33(4):1125–1143.

[21] Siddiqui MM, Rais-Bahrami S, Truong H, et al. Magnetic resonance imaging/ultrasound–fusion biopsy significantly upgrades prostate cancer versus systematic 12-core transrectal ultrasound biopsy. *Eur Urol* 2013;64:713–719.

[22] Weinreb JC, Barentsz JO, Choyke PL, et al. PI-RADS prostate imaging- reporting and data system: 2015, Version 2. *Eur Urol*. 2016;69(1):16–40.

[23] Wong LM, Tang V, Peters J, et al. Feasibility for active surveillance in biopsy Gleason 3 + 4 prostate cancer: an Australian radical prostatectomy cohort. *BJU Int*. 2016; 117(suppl 4):82–87.

15

Urethra and Penis
尿道和阴茎

一、正常男性尿道 / 398
二、男性尿道获得性狭窄 / 399
　（一）淋病 / 399
　（二）结核 / 401
　（三）血吸虫病 / 402
三、外伤 / 403
　（一）男性尿道器械性狭窄
　　　 / 403
　（二）导管性狭窄 / 403

四、尿道周围脓肿 / 404
五、尖锐湿疣 / 404
六、男性尿道肿瘤 / 404
七、女性尿道肿瘤 / 406
八、女性尿道憩室 / 407
九、尿道阴道瘘 / 408
十、尿道结石 / 408
十一、尿道术后改变 / 408
　（一）尿道成形术 / 408

　（二）前列腺切除术 / 408
十二、阴茎 / 409
　（一）阴茎肿瘤 / 409
　（二）勃起功能障碍 / 410
　（三）阴茎假体 / 411
　（四）阴茎持续勃起症 / 412
　（五）Peyronie病 / 413

一、正常男性尿道

在讨论尿道狭窄和肿瘤之前，首先对男性尿道的正常影像学表现做出简要介绍。动态逆行性尿道造影可显示整个尿道（图 15-1A）。若操作顺利，对比剂可经由膀胱颈部注入膀胱内。尿道前列腺部

的卵圆形充盈缺损即为精阜。尿道膜部起自精阜远端，止于尿道球部的锥形尖。尿道膜部总长度小于 1cm，为尿道穿过尿生殖膈的部分，周围有尿道外括约肌环绕。前尿道起自尿道膜部末端，延伸直至尿道外口，可进一步分为尿道球部和尿道阴茎部（或悬垂部）。尿道球部起自尿道膜部末端，止于阴茎 - 阴囊结合处的悬韧带。尿道球部和尿道阴茎部

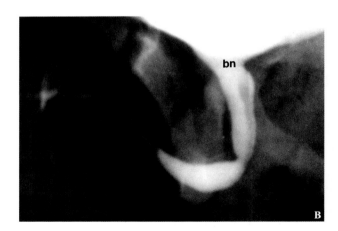

▲ 图 15-1　正常男性尿道
A. 动态逆行性尿道造影显示尿道全程，对比剂经由闭合的膀胱颈部（bn）注入膀胱，精阜（黑箭）为位于尿道前列腺部的卵圆形充盈缺损，尿道膜部（白箭）位于精阜末端与尿道球部锥形尖之间，前尿道于阴茎 - 阴囊结合处可见轻度成角（白边箭），其将前尿道分为尿道球部和尿道阴茎部；B. 尿道排尿造影显示膀胱颈（bn）的漏斗样结构，精阜仍为尿道前列腺部的充盈缺损，尿道膜部为前列腺部和球部之间的狭窄连接。排尿时，尿道膜部明显增宽（引自 Amis ES Jr, Newhouse JH. Essentials of Uroradiology. Boston, MA: Little, Brown and Company; 1991:336.）

结合处常见轻度成角。

尿道排尿造影中，膀胱颈部开放、增宽，呈现漏斗形（图 15-1B）。精阜仍可显示，但尿道球部近段的锥形轮廓不很明显了。虽然排尿时尿道膜部的直径会扩张至 6 ～ 7mm，但它仍是尿道中最狭窄的部分。

在检查过程中，医生需准确地识别出尿道膜部的标志，以便在尿道逆行性造影和排尿造影的图像上对其准确定位。同时要认清正常尿道的标志，以免将其与狭窄混淆（图 15-2）。

二、男性尿道获得性狭窄

（一）淋病

淋病是一种性传播疾病，多见于发展中国家，

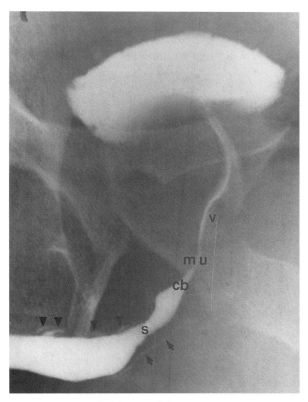

▲ 图 15-2　尿道球部近段狭窄
逆行性尿道造影显示尿道球部近段呈中度锥形狭窄（s），管壁光滑。尿道 Littré 腺（箭）及 Cowper 导管（箭头）内均可见对比剂填充。尿道膜部（mu）显示清晰，位于精阜（v）远端与尿道球部圆锥（cb）之间

但在北美仍较常见。早期抗生素治疗可以根治淋病，不遗留后遗症。未经治疗或治疗不充分的淋病则会引起慢性炎症反应，导致尿道狭窄。在美国，约 40% 的尿道狭窄由淋病引起，其余约 60% 的尿道狭窄则由其他疾病（如衣原体或支原体、肺结核、血吸虫病、肿瘤、外伤或医源性损伤）所引起。

在与感染了淋球菌的女性伴侣进行性行为之后，淋球菌经由男性尿道外口进入前尿道。位于前尿道黏膜下层的 Littré 腺具有分泌黏液起到润滑的功能，其在感染淋球菌 48h 内便会产生脓性尿道分泌物。此时，若无充分的治疗，感染会蔓延至尿道周围的海绵体，导致海绵体内静脉血栓形成及组织坏死，随后在上皮细胞脱落坏死处形成肉芽组织。坏死与肉芽组织共同发展为纤维瘢痕，在尿道球部最为显著。经过数月或数年，纤维瘢痕逐渐变得不规则。部分瘢痕环为较硬的纤维组织，难以扩张；而其他瘢痕环为较软的纤维组织，相对容易扩张。淋球菌性尿道狭窄通常多发、长度约数厘米。大多数硬纤维瘢痕发生于尿道球部的最低部位。淋球菌性尿道狭窄导致的尿道梗阻症状常需要手术干预来缓解。

在硬纤维瘢痕处的感染可向其近侧及远侧蔓延数厘米，产生更多的瘢痕。排尿过程中，瘢痕近侧尿道的静水压可以非常高，导致瘢痕近侧的尿道扩张（图 15-3）。

淋球菌性尿道周围脓肿破入尿道而遗留的空

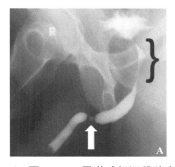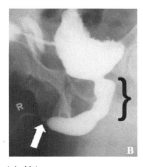

▲ 图 15-3　尿道球部远段狭窄（白箭）
A. 逆行性尿道造影。后尿道（括号）狭窄，周围括约肌收缩；B. 尿道排尿造影。经耻骨上方的导管向膀胱内注入对比剂，使之充盈。排尿过程中后尿道静水压升高，导致其明显扩张（括号）

腔，称为尿道假性憩室。大多数假性憩室发生于
尿道下部，但也可见于阴茎 - 阴囊连接处（图
15-4）。偶尔，体积较大的尿道周围脓肿可延伸至
会阴，既破入尿道又穿透会阴，形成尿道皮肤瘘。
多发尿道皮肤瘘也不是不常见。尿液经由会阴部
的瘘道流出，形成"喷壶会阴"。尿道皮肤瘘是淋
病较为罕见的并发症，其更多见于结核病或血吸虫
病。形成瘘道的脓腔最终因纤维化而收缩，仅遗留
从尿道至会阴的狭窄瘘道（图 15-5）。

狭窄近侧尿道内压力升高不仅会导致尿道扩
张，还会导致尿液反流入前列腺导管。前列腺导管
30 ～ 40 个，开口于尿道前列腺部、精阜周围。尿
液反流量通常较大，且可导致淋球菌逆行进入前列
腺引起感染，导致前列腺内脓肿形成或者多发结石
（图 15-6）。与引起膀胱出口梗阻的其他疾病一样，
膀胱需要给予尿液足够大的压力以使其通过狭窄处
的尿道。此过程便会导致膀胱逼尿肌肥大、小梁和
憩室的形成。部分患者还会发生膀胱输尿管反流，
引起单侧或双侧的上尿路扩张。膀胱内的残余尿液
则可导致反复感染和结石形成。

动态逆行性尿道造影是显示淋球菌性尿道狭窄
最有效的方法，通常可显示尿道的不规则狭窄、病
变范围数厘米。狭窄处边缘光滑，或呈串珠样外观
（图 15-7）。虽然淋球菌性尿道狭窄最常发生于尿
道球部，但尿道其他部位均可受累，病变甚至可累

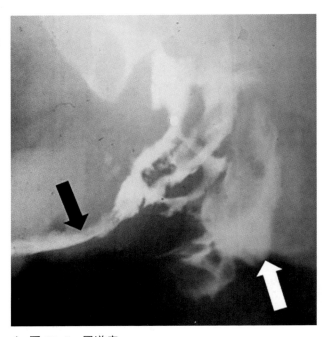

▲ 图 15-5　尿道瘘
通过尿道阴茎部的导管（黑箭）向尿道中注入对比剂。尿道球部
多发瘘管内可见对比剂充盈，其中一处可见对比剂经皮肤瘘管流
出（白箭）

及整个前尿道。在尿道狭窄处背侧常可见多发扩张
的 Littré 腺，于动态逆行性尿道造影上可见内部对
比剂充盈。

逆行性尿道造影图像上精阜几乎总是能够显
示。医生以尿道球部圆锥作为尿道膜部远端的边
界，当尿道球部圆锥形态失常而难以分辨，则可以
精阜远端作为边界。

如果导管能通过尿道狭窄部位，则可经导管向
膀胱内注入对比剂，进行排尿期膀胱尿道造影，可
对狭窄近侧的尿道情况进行较好的评估。为顺利通
过狭窄部位，可选用 5F 或 8F 儿科营养管。此外，
患有尿道狭窄的男性，其膀胱容量通常会增加，甚
至会增加至 1000ml 以上时才会产生排尿的迫切
需要。

对淋球菌性尿道狭窄的患者进行尿道排尿造影
时，通常显示狭窄近侧尿道扩张（图 15-3）。扩张
可以累及尿道膜部，甚至当瘢痕延伸至尿道膜部时
仍可扩张。

动态逆行及排尿检查也可提示淋球菌尿道狭窄
的其他并发症。常见对比剂反流入前列腺导管或球

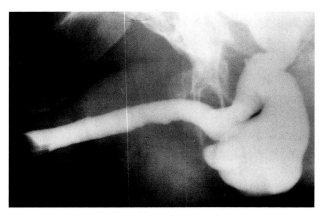

▲ 图 15-4　动态逆行性尿道造影
示该患者 2 处尿道憩室（1 个体积较大），憩室自尿道球部向后下
方延伸

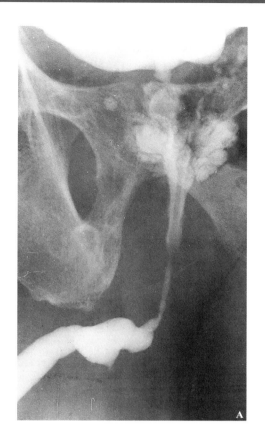
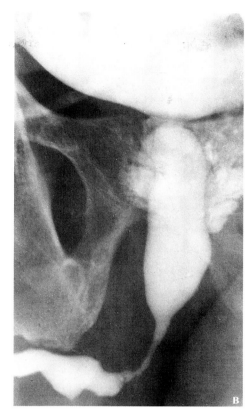

◀ **图 15-6　尿道造影**
A. 动态逆行性尿道造影显示
近侧尿道球部圆锥明显变形，
提示纤维瘢痕已累及尿道膜
部，大量对比剂反流入前列
腺导管，提示患者既往患有
前列腺炎及尿道出口梗阻；
B. 同一患者的尿道排尿造影
图像。与动态逆行性尿道造
影相对比，可见尿道球部明
显扩张，前列腺导管反流明
显加重

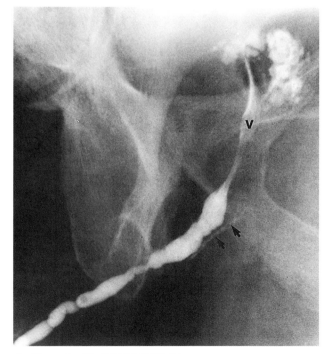

▲ **图 15-7　淋球菌性尿道狭窄**
逆行性尿道造影显示尿道不规则狭窄、呈串珠样外观，病变累及
尿道阴茎部和尿道球部远侧 2/3 段。尿道球部圆锥及精阜（v）仍
清晰可见，可以借此识别出膜性尿道。Cowper 导管内可见对比剂
充盈（箭），并可见对比剂前列腺内反流

尿道导管（Cowper 导管）。射精管、精囊和输精管
的反流不常见（图 15-8）。部分患者可出现对比剂
反流入前列腺小囊可使之扩张，但该处的反流也较
少见（图 15-9）。

（二）结核

大多数情况下，生殖系统结核由肾结核病灶的
下行感染所致。但是，部分生殖系统结核也可为结
核杆菌经血行感染尿道所致，而肾脏并无异常。生
殖系统结核多累及前列腺。前列腺脓肿可破入其周
围任何结构，导致前列腺直肠瘘、前列腺会阴瘘以
及与后尿道相连的窦道。部分生殖系统结核的患者
可发生附睾结核、阴囊脓肿伴瘘道形成，但较少累
及尿道。当尿道感染了结核杆菌，则会形成一个或
数个尿道周围脓肿，进而导致尿道狭窄、尿道会阴
瘘及尿道阴囊瘘。

动态逆行性尿道造影和排尿期膀胱尿道造影通
常可显示前尿道狭窄，及其并发的前列腺皮肤瘘、
尿道皮肤瘘和与尿道相连的盲端窦道。常规的尿道

造影可因对比剂经瘘道流出而无法对整个尿道进行显示。此种情况下，建议同时经尿道及瘘道插管并注入对比剂进行尿道造影，大多可取得较满意的效果（图 15-10）。

（三）血吸虫病

日本血吸虫病最常累及的部位为膀胱和输尿管，但瘘却常发生于尿道与耻骨上区域、会阴、阴囊之间。其影像学特征与结核性尿道疾病相似。

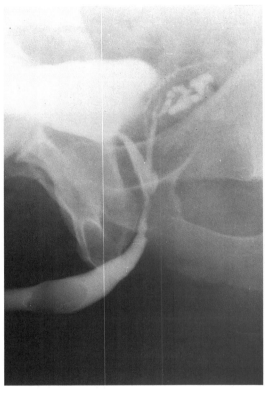

▲ 图 15-8　动态逆行性尿道造影示尿道膜部及球部狭窄，并可见对比剂反流入射精管、精囊和输精管内

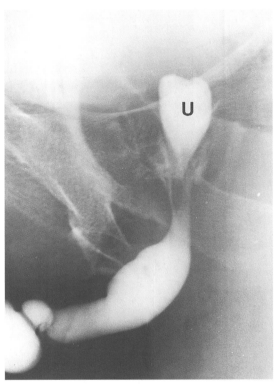

▲ 图 15-9　动态逆行性尿道造影显示该患者前尿道多发狭窄，并可见起自精阜的扩张的前列腺小囊（U）

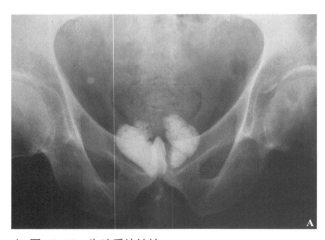

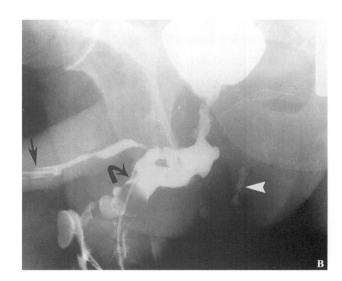

▲ 图 15-10　生殖系统结核
A. 平片显示几乎完全钙化的前列腺；B. 经舟状窝插管（箭）并注入对比剂，进行逆行性尿道造影，图像显示尿道会阴瘘。另一导管（弯箭）经会阴瘘孔插入。同时向两个导管内注入对比剂，可清晰地显示出尿道会阴部的脓腔以及有瘢痕形成的尿道。附睾可见钙化（箭头）

三、外伤

大多数导致狭窄的尿道外伤是医源性的。伤及尿道前壁的较严重的阴茎外伤也可导致尿道狭窄。插入尿道的异物可能会产生创伤性狭窄。此外，骑跨伤时，会阴部受到的撞击力将尿道球部挤压向耻骨联合下缘，可以造成后来的创伤后狭窄。

（一）男性尿道器械性狭窄

男性尿道有几处相对固定的弯曲，如阴茎阴囊连接处和尿道膜部。阴茎阴囊连接处的弯曲由阴茎悬韧带附着于耻骨联合形成，而尿道膜部的弯曲由其穿过尿生殖膈形成。当笔直且僵硬的导管插入男性尿道中，极易在上述弯曲处形成压力性坏死，最终导致尿道狭窄。目前，多数膀胱镜器械柔软易弯曲。但是，用于进行经尿道前列腺切除术的前列腺切除器笔直且管径较大，若在尿道中置入时间过长或未经润滑便粗暴移动，极易产生压力性坏死，最终导致瘢痕形成及尿道狭窄。据报道，经尿道前列腺电切术（TURP）后的患者尿道狭窄的发生率高达 14%，术后尿道轮廓不规则或呈锯齿状的发生率高达 30%。但是，细致小心操作可大大降低该并发症的发生率。

器械性尿道狭窄累及的范围较短，而炎症疾病引起的尿道狭窄累及范围相对较长，且形态不规则、边界不清晰。器械性尿道狭窄多发生于尿道球膜部区域（图 15-11），仅不到 20% 的狭窄发生于阴茎阴囊连接处（图 15-12）。

（二）导管性狭窄

留置导尿管也可在尿道固有的弯曲点产生压力性坏死。导尿管若留置超过数天，则几乎都会发生尿道感染。留置导尿管可引发尿道的炎症反应，并易继发感染。长期置入导尿管的患者发生弥漫性尿道炎几乎不可避免。感染沿尿道蔓延，累及 Littré 腺，扩散到黏膜下组织和尿道海绵体。尿道造影可显示范围较长且形态不规则的狭窄，常可见 Littré

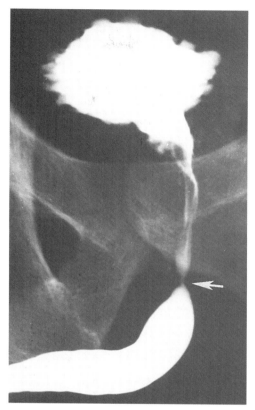

▲ 图 15-11　TURP（经尿道前列腺电切术）后器械性尿道狭窄
动态逆行性尿道造影显示尿道球部（靠近尿道膜部）短小且紧张的狭窄（箭）

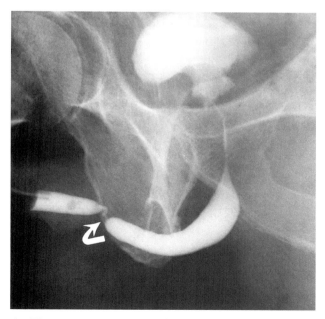

▲ 图 15-12　TURP（经尿道前列腺电切术）后器械性尿道狭窄
动态逆行性尿道造影显示阴茎阴囊连接处短小且紧张的狭窄（弯箭）。尿道球部圆锥形态狭长，提示尿道球膜部瘢痕

腺（图 15-13）。累及尿道球膜部的导管性狭窄可导致尿道球部圆锥的形态不规则及不对称。

四、尿道周围脓肿

当 Littré 腺被黏稠的脓液或纤维组织所堵塞时，就会引起尿道周围脓肿。尿道周围脓肿可向周围组织蔓延，但是由于白膜的抗感染作用，背侧较少受累。多数情况下，脓肿会沿腹侧进入海绵体，局限于 Buck 筋膜内。如果 Buck 筋膜发生穿孔，脓肿将破溃入前腹壁，大腿或臀部。

尿道周围脓肿最常见的主诉为阴囊肿胀及发热。偶可见脓肿堵塞尿道，导致尿潴留。大多数患者有尿道狭窄的病史，许多患者与近期尿道器械性操作或导尿相关。尿道周围脓肿最常见的致病菌主要包括革兰阴性杆菌、肠球菌和厌氧菌。

如果脓肿引流入尿道，则尿道造影可显示脓肿。MRI（图 15-14）或超声可显示水肿和积液。约 10% 的尿道周围脓肿可自行排出。治疗方面，可行经皮针吸和导管引流，通常经会阴途径进行。

五、尖锐湿疣

尖锐湿疣（性病疣）是由病毒感染所引起，通常在阴茎头、阴茎体和包皮上产生无蒂的鳞状细胞乳头状瘤。偶尔这些疣沿尿道蔓延生长（图 15-15），甚至长入膀胱内。尿道造影可显示病变区域内特征性的多叶状乳头状充盈缺损。偶尔可见尿道阴茎部内单发的孤立性充盈缺损。

六、男性尿道肿瘤

鳞状细胞癌和移行细胞癌（TCC）是最常见的男性尿道恶性肿瘤。其发病率随着年龄的增长而增

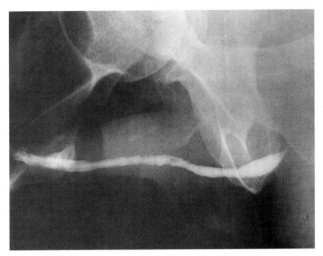

▲ 图 15-13　导管性狭窄

患者既往于 1 年前曾留置导尿管，留置时间为 7d。动态逆行性尿道造影显示尿道阴茎部及尿道球部远段明显狭窄、形态不规则，以阴茎阴囊连接处为著。并可见 Littré 腺

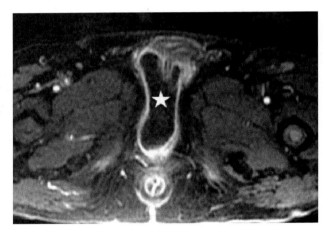

▲ 图 15-14　尿道周围阴茎脓肿

MRI（横轴位，脂肪抑制序列，钆剂增强）显示尿道周围脓肿腔（星形），脓肿壁呈明显强化。脓肿已侵入尿道海绵体和阴茎海绵体

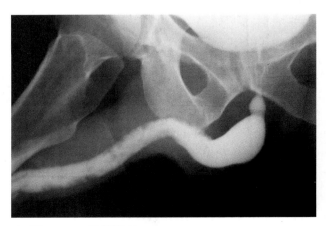

▲ 图 15-15　尖锐湿疣

前尿道内多发充盈缺损

加，分别在 75 岁以上年龄组和 84 岁以上年龄组中达到峰值。尿道 TCC 可由膀胱 TCC 累及尿道所致，或原发于尿道前列腺部；尿道腺癌可发生于 Littré 腺及 Cowper 腺。良性尿道肿瘤极为罕见。

多达 75% 的尿道鳞状细胞癌患者伴有既往尿道狭窄的病史。任何可能导致尿道狭窄的情况都应被认为是鳞状细胞癌的诱发因素，包括淋菌性尿道炎、长期留置导尿管及尿道创伤。尿道狭窄扩张后的过度出血、尿道会阴瘘的形成（图 15-16）以及尿道球部可触及的硬质肿块，均是导致鳞状细胞癌的因素。尿道癌患者的临床表现主要包括：尿道梗阻、血性浆液性分泌物、尿道会阴瘘、尿道周围脓肿、会阴部或沿尿道可触及的硬质肿块。

尿道肿瘤具有多种不同的影像学表现。当尿道本身存在狭窄时，在狭窄部位发生的肿瘤会导致狭窄程度加重，且边缘极不规则。当尿道狭窄的患者出现上述影像学改变时，应考虑到狭窄继发肿瘤的可能性。当尿道本身无狭窄，肿瘤可表现为尿道内充盈缺损或新出现尿道狭窄。无论哪种情况，均可见到肿瘤近侧的尿道梗阻性改变，如前列腺导管的扩张及反流。早期的尿道肿瘤表现为局限于黏膜层的小结节，肿瘤近侧尿道无扩张。T_1 期和低级

别尿道肿瘤侵及深度未超过上皮下层；T_2 期尿道肿瘤侵及尿道海绵体、前列腺或尿道周围肌肉；T_3 期尿道肿瘤已侵及阴茎海绵体或膀胱颈；T_4 期尿道肿瘤进一步侵及邻近器官。MRI 是局部分期的最佳影像学检查方法（图 15-17）。

男性尿道的继发性肿瘤不常见。膀胱 TCC 可通过尿道内器械性操作或经尿道膀胱电切除术发生播散，种植至尿道。在尿道造影时通常表现为多发体积较小的黏膜结节。前列腺癌（图 15-18）、直肠癌、精索癌和睾丸癌的连续扩散可累及尿道海绵体，导致广泛的尿道狭窄和不规则。尿道海绵体转移瘤侵及尿道时，可造成尿道形态不规则（尽管恶性肿瘤经血行转移至尿道海绵体和阴茎海绵体的情况极为罕见）。

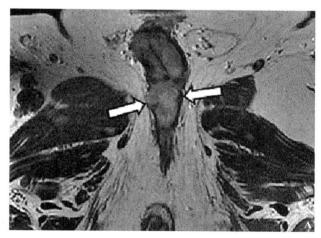

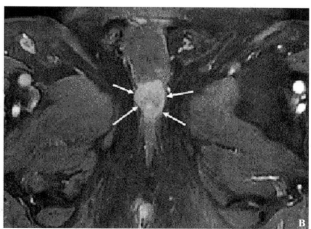

▲ 图 15-17 尿道鳞状细胞癌（箭）
T_2WI（A）和 T_1WI 抑脂增强（B）图像显示阴茎体肿块影，侵及阴茎海绵体

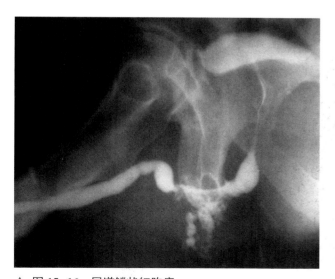

▲ 图 15-16 尿道鳞状细胞癌
该患者以自发性尿道会阴瘘为主诉就诊，诊断结果为尿道鳞状细胞癌

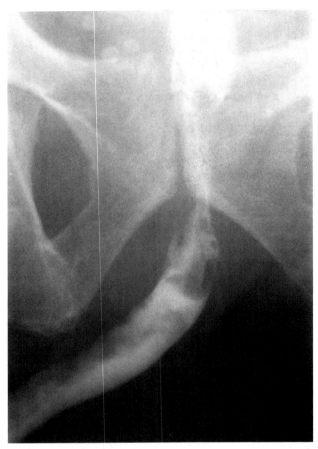

▲ 图 15-18　前列腺癌连续扩散至尿道
尿道球部及膜部可见多发充盈缺损

七、女性尿道肿瘤

女性尿道癌罕见，在泌尿生殖系统恶性肿瘤所占比例不足 1%。大多数女性尿道恶性肿瘤为尿道癌。TCC 和腺癌主要累及尿道近段（图 15-19），而鳞状细胞癌主要累及尿道远段 2/3。其他组织学类型非常罕见。

关于女性尿道癌的病因学，目前仍然存在争议；但是既往尿道感染、尿道创伤及尿道肉阜可能为女性尿道癌的易感因素。女性尿道憩室内可继发结石及肿瘤。女性尿道癌的临床表现主要包括自尿道口突出的肿块、尿道出血、排尿困难及尿频。部分患者的临床症状出现较晚，仅在发生由肿瘤继发引起的尿潴留、尿道脓肿或尿道阴道瘘时才出现相应的症状。疼痛为晚期表现，且较少出现。

女性尿道肿瘤的诊断通常为临床诊断，尿道造影对此病的意义不大。女性尿道癌的局部分期与男性尿道癌的分期相似，仅有一点差别：女性尿道癌累及膀胱前壁时，肿瘤分期为 3 期。一旦确诊，MRI 可用于对疾病分期（图 15-20）。

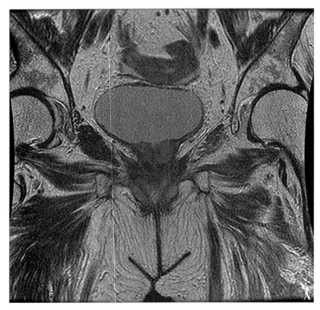
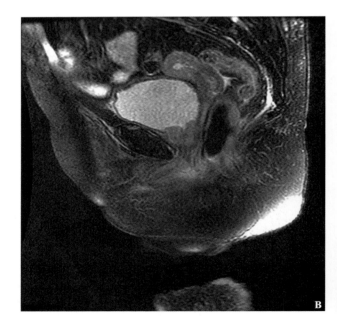

▲ 图 15-19　MRI（A. T₂WI 冠状位；B. T₂WI 矢状位）
示移行细胞癌累及膀胱颈部和尿道近段（由 Akira Kawashima, M.D. 提供）

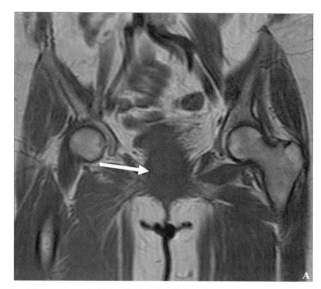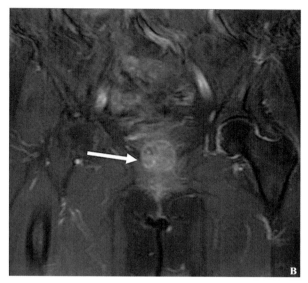

▲ 图 15-20　女性尿道鳞状细胞癌冠状位 MRI

A.T_1WI 平扫；B.T_1WI 抑脂增强。膀胱下方肿块影（A，箭），增强扫描可见强化（B，箭）

八、女性尿道憩室

女性尿道憩室并不罕见。当患者出现慢性刺激性排尿症状、排尿后滴尿及性交痛时，应考虑到尿道憩室的可能。随着盆腔 CT 和 MRI 检查的应用越发普遍，女性尿道憩室常为其他疾病检查过程中的偶然发现。憩室若发生慢性感染，可引发包括性交痛在内的刺激性症状。憩室若在排尿过程中充盈、在排尿后排空，则会导致排尿后滴尿。女性尿道憩室多位于尿道后方，但也可见于尿道侧方和前方，或者甚至部分或完全包绕尿道。

在膀胱尿道造影的排尿期，尿道憩室内可见对比剂填充，表现为尿道周围边界清晰的高密度影（图 15-21）。但是，部分憩室也可无对比剂进入。因此，膀胱尿道造影检查结果阴性不能完全排除尿道憩室。既往的膀胱尿道造影采取经"双泡"导管（导管具有 2 个球囊，分别置于膀胱颈部和尿道口以起到阻塞的作用）直接注入对比剂的方法，目前基本上已经被断层影像尤其是 MRI 所取代。憩室内结石、碎片或者肿瘤的发生率较低，于尿道造影图像上表现为憩室内充盈缺损。尿道憩室内最好发

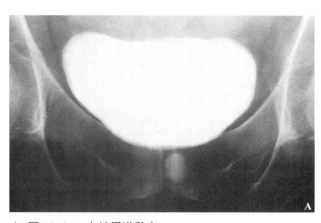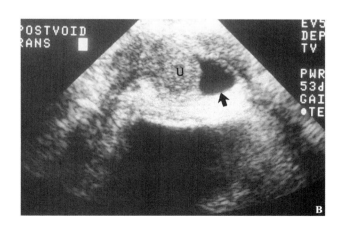

▲ 图 15-21　女性尿道憩室

A. 膀胱尿道造影（排尿后）图像显示：膀胱底部下方、中线略偏左侧可见类圆形对比剂异常充盈区；B. 经阴道超声检查显示尿道（U）旁囊性肿块（箭）

的肿瘤病理类型为腺癌。

经阴道超声、CT及MRI可有效检出尿道憩室，且敏感性高于尿道造影。超声图像上尿道憩室表现为位于尿道旁的无回声空腔（图15-21）；超声也可显示尿道憩室内的炎性碎片和（或）周围组织的炎性水肿。MRI的T₂WI可较容易地明确憩室的范围及轮廓，憩室在T₂WI像上表现为高信号（图15-22）。

九、尿道阴道瘘

尿道阴道瘘的发病率明显低于膀胱阴道瘘。在西方国家，尿道阴道瘘主要作为并发症由医源性创伤所引起，如尿道憩室切除术、尿道悬吊术、创伤性置管术和子宫切除术等。在发展中国家，尿道阴道瘘则主要由产伤所引起。排尿期尿道透视造影或经双泡管直接尿道透视造影是显示尿道阴道瘘最为有效的影像学检查方法（图15-23）。

十、尿道结石

上尿路或膀胱内的小结石，若体积足够小可顺

利通过膀胱颈排入尿道，则也可经尿道排出。偶尔有结石体积大，嵌顿于尿道较狭窄的部分（如尿道膜部、获得性尿道狭窄等）（图15-24）。先天性或获得性尿道憩室内均可形成结石（图15-25）。尿道结石的症状主要包括尿流细弱、排尿困难和血尿。X线平片及CT容易显示尿道结石；逆行性尿道造影则表现为尿道中的类圆形充盈缺损。

十一、尿道术后改变

（一）尿道成形术

尿道成形术，尤其是针对前尿道狭窄的两阶段手术，可能导致尿道的囊状扩张，以修复部位的近端和远端尿道为著（图15-26）。此种囊状扩张可以体积很大，易与尿道憩室相混淆；逆行性尿道造影可对其进行鉴别。如果扩张处体积大，在排尿过程中，尿液可在此蓄积，导致患者出现排尿后滴尿的症状。

（二）前列腺切除术

少数情况下，良性前列腺增生TURP治疗术后在被切除的尿道内可再次形成增生结节；上述情

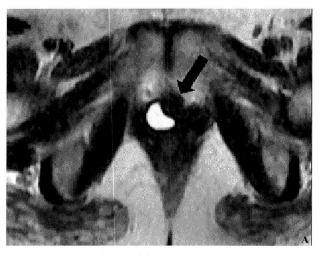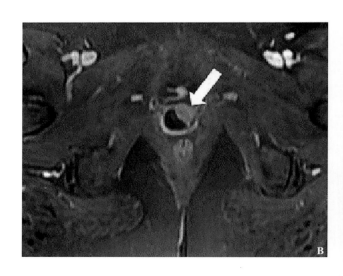

▲ 图 15-22　尿道周围憩室的 MRI
A. T₂WI 像。憩室腔内的尿液呈高信号；B. T₁WI 抑脂增强图像。憩室腔内的尿液呈低信号，憩室壁可见强化。图内箭所指结构为尿道

况多发生于被切除尿道的远端部分，因为泌尿外科医生在对此处进行 TURP 时相对保守，主要是为了保护尿道外括约肌。动态逆行性尿道造影显示上述病灶呈圆形或卵圆形充盈缺损，边界光滑（图 15-

27）。TURP 或其他介入治疗的另一个少见并发症为膀胱颈挛缩（图 15-28）。目前，由于使用 TURP 解决阻塞性排尿问题的情况逐渐减少，膀胱颈挛缩的发生率也随之降低。经过开放式前列腺切除术治疗前列腺良性疾病后，尿道造影、CT、MRI 或经直肠超声均可见尿道前列腺部近段呈明显扩张，且形态不规则。

十二、阴茎

（一）阴茎肿瘤

原发性阴茎癌较为罕见，仅占美国男性恶性肿瘤的 0.4%，多发于未受割礼的男性。其病理类型多为鳞状细胞癌，好发年龄介于 60 — 70 岁，好发部位为阴茎头部。患者的生存期长短取决于原发肿瘤的浸润深度和腹股沟引流淋巴结的状况。T_1 期：肿瘤未侵及阴茎海绵体；T_2 期：肿瘤侵及阴茎海绵体或尿道海绵体；T_3 期：肿瘤侵及尿道；T_4 期：肿瘤侵及邻近组织结构。MRI 是进行上述这些评估的最敏感影像学方法。T_2WI 及 T_1WI 对比增强图像可准确地明确病变的范围。在 T_1WI 和 T_2WI 上，肿瘤信号均低于阴茎海绵体，增强后可

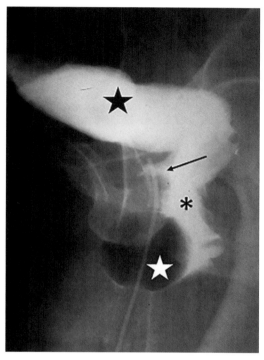

▲ 图 15-23　尿道憩室切除术后，尿道阴道瘘
将双球囊导管置入尿道内，球囊充气扩张。其中一个球囊（白星）用以阻塞尿道口；另一个球囊（黑星）置于膀胱内，被对比剂所掩盖。经由导管侧孔向尿道内注入对比剂，可见对比剂经瘘道（箭）流入阴道（星号）

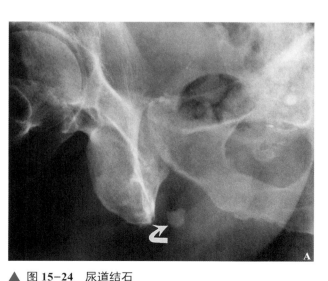
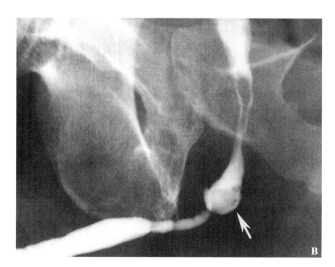

▲ 图 15-24　尿道结石
A. X 线平片示尿道走行区域内可见一高密度结石影（弯箭）；B. 动态逆行性尿道造影显示尿道球部的严重瘢痕。瘢痕近侧尿道扩张，其内的充盈缺损（箭）为尿道结石

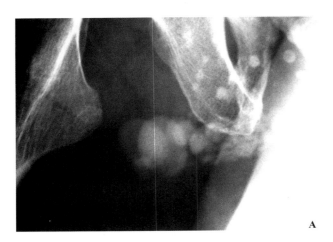

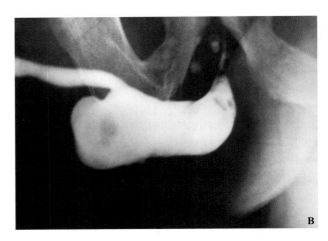

▲ 图 15-25　尿道憩室结石

A. X 线片上可见多发高密度结石影；B. 尿道造影图像上可见尿道憩室内对比剂填充，内有多发充盈缺损

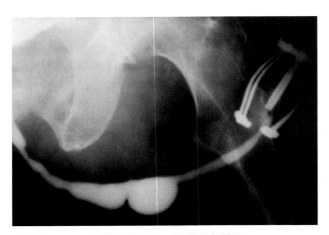

▲ 图 15-26　尿道成形术后，尿道囊状扩张

患者既往曾行尿道成形术，使用 Brodney 夹进行逆行性尿道造影，可见尿道中段两处囊状扩张（引自 Taveras JM, Ferrucci J. Radiology: Diagnosis-Imaging-Intervention. Philadelphia, PA: JB Lippincott Co.; 1986:6, chapter 114. ）

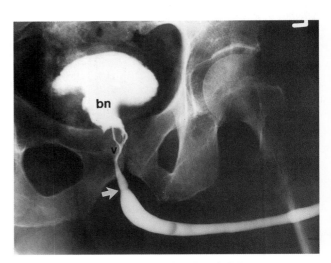

▲ 图 15-27　TURP 术后复发性前列腺结节

逆行性尿道造影显示被大范围切除的尿道前列腺部及膀胱颈（bn）。紧邻精阜（v）的上方可见一突入尿道腔内的结节影。尿道球部近段狭窄的部分（箭）为肌肉压迫裸区

见强化（图 15-29），但强化程度低于阴茎海绵体。肿瘤的局部分期越高，发生转移的可能性越大，患者的预后越差。原发性阴茎癌发生淋巴结转移时，首先转移至腹股沟淋巴结，其次为髂区淋巴结（图 15-30）。

　　阴茎也可发生继发性肿瘤，大多数情况下，其继发于泌尿生殖系统的原发性肿瘤。在 MRI 上，阴茎继发性肿瘤常表现为位于尿道海绵体及阴茎海绵体的多发、散在的软组织肿块，于 T_1WI 及 T_2WI 上的信号均低于海绵体。

（二）勃起功能障碍

　　勃起功能障碍（erectile dysfunction，ED）是最常见的男科疾病，在美国，ED 患者的数量多达 3000 万。ED 的病因有很多，包括血管性因素、神经性因素、外伤性因素、内分泌因素、心理因素、药物相关因素和 Peyronie 病（见下文）等。在大多数情况下，不需要影像学检查，医生通过询问病史及相关体格检查即可明确 ED 患者的病因。当口服药物治疗 ED 有效时，偶尔会对患者进行特定的

检查。

　　然而，在治疗效果不理想的情况下，多普勒超声对于探究 ED 的病理生理学原因可能有价值。

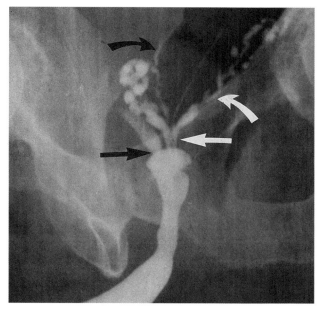

▲ 图 15-28　TURP 术后膀胱颈挛缩逆行性尿道造影显示狭窄的膀胱颈（直黑箭）

由于膀胱颈部挛缩、膀胱出口梗阻，对比剂流向阻力最小的路径，反流入射精管（直白箭）头、输精管迂回部（弯黑箭）和精囊（弯白箭）（引自 Amis ES Jr, Newhouse JH, Cronan JJ. Radiology of the male periurethral structures. AJR Am J Roentgenol. 1988;151:321.）

血管性因素引起的 ED 主要包括两种：动脉性 ED 和静脉性 ED。①动脉性 ED：当供应海绵体的动脉（包括内阴动脉、阴茎动脉、阴茎背动脉和海绵体动脉）发生狭窄（图 15-31），阴茎在未勃起的状态下便血供不足，多普勒超声可探及狭窄动脉的血液流速减低。CT 动脉造影或经导管动脉造影可进一步明确导致狭窄的病变，以指导临床治疗。②静脉性 ED：在正常阴茎勃起的过程中，静脉血流出阻力大，流出量为零，海绵体的静脉窦血容量增加及血压力增高从而形成勃起。如果静脉血流出阻力异常减低，便产生静脉性 ED。海绵体内注射罂粟碱后，若多普勒超声仍可检测到高速的静脉血流时，则可排除动脉性 ED。

（三）阴茎假体

　　对于 ED 患者，当标准的治疗方法无效或患者难以耐受时，可考虑植入阴茎假体。几乎所有 ED 患者都可以使用这种方法，而且设备的存活率和患者及其配偶的满意度都很高。目前，植入式阴茎假体有固体型和液压型两种。固体型具有良好的延展性及机械固定性。液压型则更常用一些；每个液压型植入式阴茎假体包括两个可膨胀的圆筒状液缸、

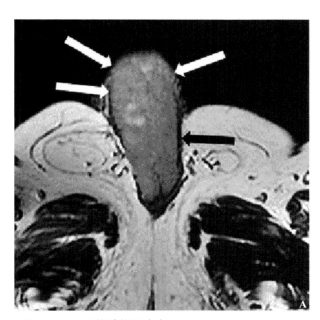

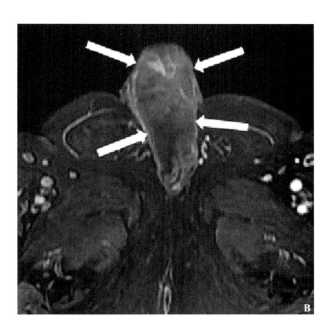

▲ 图 15-29　阴茎鳞状细胞癌

T$_2$WI（A）及 T$_1$WI 抑制增强图像（B）示肿瘤（箭）侵及海绵体及尿道

一个储液器及一个抽液泵；植入时，储液器置于腹部、抽液泵置于阴囊内（图15-32），或二者均置于阴囊内。目前，基于现上述假体的各种新产品逐渐涌现，但其基本功能与影像学特征都较为相近。

当植入式阴茎假体功能异常，通常需要对其进行影像学检查以明确原因。对于液压型假体，X线片可检出假体的故障，如储液器是否漏液（图15-33）、连接各个部件的管道是否扭结或断联（图15-34）。MRI和CT则可更加容易地显示各种假体的各种部件（图15-35）。

（四）阴茎持续勃起症

阴茎长时间持续性保持勃起状态（超过4h）被称为阴茎持续勃起症。阴茎持续勃起症主要分为两种类型：低流量型和高流量型，低流量型更常见。①低流量型阴茎持续勃起症：其主要致病原因为海绵体血窦的血流发生病理性梗阻。患者通常感到疼痛。如果不及时治疗易导致慢性ED。低流量型阴茎持续勃起症可为特发性疾病，也可并发于其他疾病，如会导致小血管闭塞的镰状细胞病。②高流量型阴茎持续勃起症：其致病原因为海绵体动

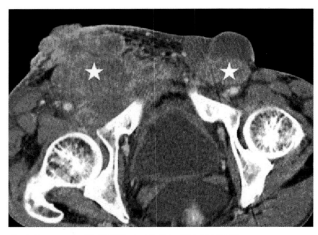

▲ 图 15-30　阴茎鳞状细胞癌，淋巴结转移
可见腹股沟淋巴结及股骨前方肿大融合呈团的淋巴结（星形）

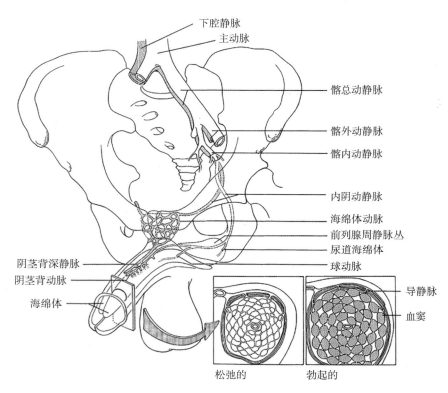

▲ 图 15-31　勃起功能的简化示意图
在勃起过程中，阴茎海绵体中的血窦扩张，并将导静脉向质硬的白膜压迫，从而阻塞静脉流出道。若血液通过这些静脉异常流出，则会导致静脉性阳痿。海绵体供血动脉狭窄则会导致动脉性阳痿，通常由动脉粥样硬化引起（引自 Amis ES Jr，Newhouse JH.Essentials of Uroradiology.Boston，MA：Little，Brown and Company；1991：382.）

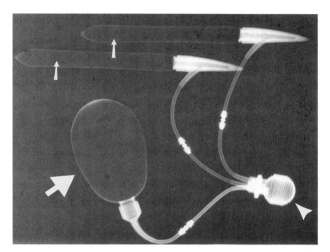

▲ 图 15-32 多组分可膨胀式阴茎假体（**inflatable penile prosthesis, IPP**）

IPP 的 X 线平片（示例）：储液器（大箭）、阀门结构（箭头）和圆筒状液缸（小箭）（引自 Cohan RH. Radiology of penile prostheses: normal appearance and evaluation of malfunctions. In: Uroradiology Syllabus. Leesburg, VA: American Roentgen Ray Society; 1989:169.）

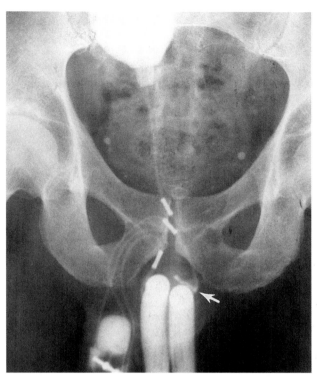

▲ 图 15-34 连接管道扭结

突兀的弯曲（箭）提示连接管发生扭结（引自 Cohan RH. Radiology of penile prostheses: normal appearance and evaluation of malfunctions. In: Uroradiology Syllabus. Leesburg, VA: American Roentgen Ray Society; 1989:170.）

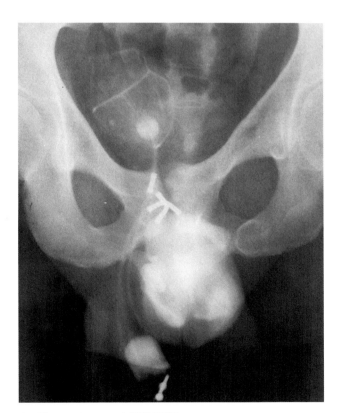

▲ 图 15-33 IPP 内液体渗漏

X 线平片示储液器和圆筒状液缸内仅残留少量液体，提示液体渗漏

脉 / 阴茎背动脉与海绵体血窦之间发生低阻抗的血液分流，此种异常分流通常由外伤引起。患者很少感到疼痛。该病可自发缓解或用血管栓塞疗法来解决，很少发生后遗症。

影像学检查：①低流量型阴茎持续勃起症：多普勒超声提示海绵体动脉和阴茎海绵体血流量极低或无血流。②高流量型阴茎持续勃起症：多普勒超声提示海绵体动脉及血窦中血流速度增快，并可见特征性的动静脉分流；CT 动脉造影、MR 动脉造影和导管动脉造影也可对分流处血管的解剖学异常进行明确显示；其中，导管动脉造影最大的优势在于可以直接对其进行栓塞治疗。

（五）Peyronie 病

阴茎纤维性海绵体炎（Peyronie 病）是一种发生于白膜的特发性疾病，较为少见。患者的白膜发生炎性病变，最终导致白膜增厚及纤维化。在炎症期，该病的主要临床症状为疼痛。而随后的纤维化将导致在勃起时扩张受限，导致勃起时阴茎畸形和疼痛。MRI 是诊断该病的最有效的影像学方法。白膜增厚和纤维化的部分于 T_1WI 及 T_2WI 上表现为低信号（图 15-36）。部分病变区域内的白膜可发生钙化（图 15-37）。

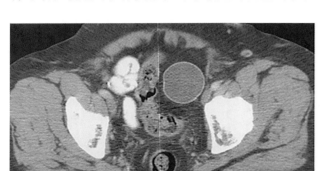

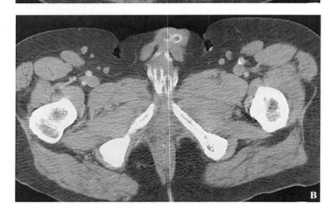

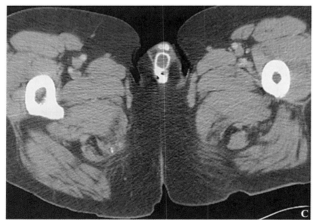

▲ 图 15-35　IPP 植入术后患者的腹部 CT（储液器置于腹部、抽液泵置于阴囊内）

A. 储液器置于真盆腔内；B. 连接管道置于阴茎海绵体植入物的侧方；C. 抽液泵位于阴囊内

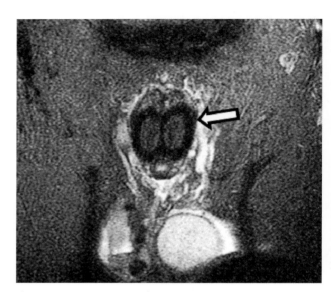

▲ 图 15-36　Peyronie 病

冠状位 MRI 显示阴茎海绵体周围的白膜增厚，箭指示其最厚的部位

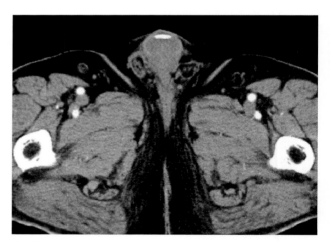

▲ 图 15-37　Peyronie 病

阴茎腹侧可见白膜钙化斑块

（徐文睿　译，姜　蕾　校）

☞ 推荐阅读

尿　道

[1] Amis ES Jr, Newhouse JH, Cronan JJ. Radiology of male periurethral structures. *AJR Am J Roentgenol*. 1988;151: 321.

[2] Chaudhari VV, Patel MK, Douek M, et al. MR Imaging and US of female urethral and periurethral disease. *Radiographics*. 2010;30:1857–1874.

[3] Chou C-P, Levenson RB, Elsayes KM, et al. Imaging of female urethral diverticulum: an update. *Radiographics*. 2008;28:1917.

[4] Crescenze IM, Goldman HB. Female urethral diverticulum: current diagnosis and management. *Curr Urol Rep*. 2015; 16(10):71.

[5] Fernbach SK, Feinstein KA, Schmidt MB. Pediatric voiding cystourethrography: a pictorial guide. *Radiographics*. 2000; 20:155.

[6] Gallentine ML, Morey AF. Imaging of the male urethra for stricture disease. *Urol Clin North Am*. 2002;29:361.

[7] Hosseinzadeh K, Furlan A, Torabi M. Pre- and postoperative evaluation of urethral diverticulum. *AJR Am J Roentgenol*. 2008;190:165–172.

[8] Kawashima A, Sandler CM, Wasserman NF, et al. Imaging of urethral disease: a pictorial review. *Radiographics*. 2004; 24:S195.

[9] Pavlica P, Barozzi L, Menchi I. Imaging of male urethra. *Eur Radiol*. 2003;13:1583.

[10] Pollack HM, DeBenedictis TJ, Marmar JL, et al. Urethro-graphic manifestations of venereal warts (condyloma acuminata). *Radiology*. 1978;126:643.

[11] Prasad SR, Menias CO, Narra VR, et al. Cross-sectional imaging of the female urethra: technique and results. *Radiographics*. 2005;25:749.

[12] Ryu J, Kim B. MR imaging of the male and female urethra. *Radiographics*. 2001;21:1169.

[13] Shebel HM, Fag HM, Kolokythas O, et al. Cysts of the lower male genitourinary tract: embryologic and anatomic considerations and differential diagnosis. *Radiographics*. 2013;33:1125.

[14] Singla P, Long SS, Long CM, et al. Imaging of the female urethral diverticulum. *Clin Radiol*. 2013;68(7):e418–e425.

[15] Swartz MA, Porter MP, Lin DW, et al. Incidence of primary urethral carcinoma in the United States. *Urology*. 2006; 68:1164–1168.

[16] Symes JM, Blandy JP. Tuberculosis of the male urethra. *Br J Urol*. 1973;5:432.

阴　茎

[17] Andipa E, Liberopoulos K, Asvestis C. Magnetic resonance imaging and ultrasound evaluation of penile and testicular masses. *World J Urol*. 2004;22:382.

[18] Avery LL, Scheinfeld MH. Imaging of penile and scrotal emergencies. *Radiographics*. 2013;33:721.

[19] Bertolotto M, Pavlica P, Serafini G, et al. Painful penile induration: imaging findings and management. *Radiographics*. 2009;29:477.

[20] Halls J, Bydawell G, Patel U. Erectile dysfunction: the role of penile Doppler ultrasound in diagnosis. *Abdom Imaging*. 2009;34:712.

[21] Hanchanale V, Lehana Y, Subedi N, et al. The accuracy of magnetic resonance imaging (MRI) in predicting the invasion of the tunica albuginea and the urethra during the primary staging of penile cancer. *Br J Urol Int*. 2016; 117(3):439–443.

[22] Huang Y-C, Harraz AM, Shindel AW, et al. Evaluation and management of priapism: 2009 update. *Nat Rev Urol*. 2009; 6(5):262–271.

[23] Kirkham APS, Illing RO, Minhas S, et al. MR Imaging of nonmalignant penile lesions. *Radiographics*. 2008;28:837.

[24] Kirkham APS. MRI of the penis. *Br J Radiol*. 2012;85(Spec No 1):586–593.

[25] Moncada I, Jara J, Cabello JJ, et al. Radiological assessment of penile prosthesis: the role of magnetic resonance imaging. *World J Urol*. 2004;22:371.

[26] Parker RA, Menias CO, Quazi R, et al. MR imaging of the penis and scrotum. *Radiographics*. 2015;35:1033.

[27] Patel DV, Halls J, Patel U. Investigation of erectile dysfunction. *Br J Radiol*. 2012;85(Spec Iss 1):S69–S78.

[28] Pretorius ES, Siegelman ES, Ramchandani P, et al. MR imaging of the penis. *Radiographics*. 2001;21:S283.

[29] Shenoy-Bhangle A, Perez-Johnston R, Singh A. Penile imaging. *Radiol Clin North Am*. 2012:50(6):1167–1181.

[30] Singh AK, Saokar A, Hahn PF, et al. Imaging of penile neoplasms. *Radiographics*. 2005;25:1629.

[31] Wang AC, Wang CR. Radiologic diagnosis and surgical treatment of urethral diverticulum in women. A reappraisal of voiding cystourethrography and positive pressure urethrography. *J Reprod Med*. 2000;45(5):377–382.

[32] White C, Gulati M, Gomes A, et al. Pre-embolization evaluation of high-flow priapism: magnetic resonance angiography of the penis. *Abdom Imaging*. 2013;38(3): 588–597.

16

Scrotum and Contents
阴囊和内容物

一、解剖和胚胎学 / 416
　（一）睾丸未降（隐睾） / 417
　（二）鞘状突未闭 / 418
二、睾丸和阴囊急症 / 418
　（一）睾丸扭转 / 418
　（二）阴囊创伤 / 420
　（三）附睾炎和睾丸炎 / 421
　（四）Fournier坏疽 / 422

三、睾丸内病变 / 422
　（一）睾丸肿瘤 / 422
　（二）精原细胞瘤 / 424
　（三）非精原生殖细胞肿瘤 / 425
　（四）非生殖细胞睾丸肿瘤 / 426
　（五）睾丸转移瘤、淋巴瘤和白血病 / 427
　（六）睾丸良性病变 / 428
　（七）睾丸肾上腺残余肿瘤 / 431

　（八）睾丸混合病变 / 431
四、睾丸外阴囊病变 / 431
　（一）疝 / 431
　（二）阴囊积液 / 431
　（三）附睾囊肿和精子囊肿 / 432
　（四）精索静脉曲张 / 432
　（五）肿瘤和假瘤 / 433
　（六）阴囊水肿 / 433
五、总结 / 433

阴囊成像的主要适应证包括疼痛、可触及肿块或不对称、男性不育和隐睾。超声已被广泛应用于临床，价格相对低廉，而且无电离辐射，目前是阴囊及其内容物主要的影像检查方法。检查可以针对患者或医生的临床关注点进行，如局灶性疼痛或结节。患者变换体位和（或）做 Valsalva 动作的动态影像尤其有助于鉴别睾丸内和睾丸外病变，有助于一些特殊应用，包括评价腹股沟疝和精索静脉曲张。多普勒成像有助于鉴别具有血供的实性肿块和复杂囊肿，可显示睾丸或附睾炎症的充血，或扭转睾丸的血供减少。

虽然 CT 对睾丸癌的腹膜后分期很重要，对腹股沟疝、阴囊脓肿和坏死性筋膜炎软组织气体的评价有一定价值，但 CT 很少用于阴囊的初步评估。更多时候，阴囊病变是偶然在 CT 上发现的，并进一步用超声定性。由于采用高分辨率表面线圈的 MRI 有着良好的软组织对比，因此它有助于超声上不明确病变的定性。

一、解剖和胚胎学

胚胎期睾丸在腹腔内形成，并在妊娠 3 个月末下降到腹股沟区。每个睾丸下端都被睾丸引带固定，成年后睾丸引带作为纤维带存在，每一个睾丸都被包裹在一个称为鞘状突的腹膜突出里，它后来变成了鞘膜或阴囊的衬里（图 16-1）。睾丸不完全下降和鞘状突持续未闭都伴有特定的临床表现。

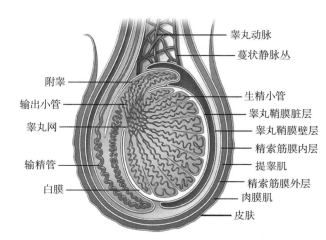

睾丸动脉
蔓状静脉丛
附睾
输出小管
睾丸网
输精管
白膜
生精小管
睾丸鞘膜脏层
睾丸鞘膜壁层
精索筋膜内层
提睾肌
精索筋膜外层
肉膜肌
皮肤

▲ 图 16-1　睾丸解剖和阴囊各层示意图

（一）睾丸未降（隐睾）

睾丸从腹股沟内环最后下降至阴囊发生在妊娠晚期，在胎儿的第 34～36 周。因此，睾丸未降的发病率在早产儿（30%）远高于足月新生儿（3%）。虽然 75% 的隐睾位于腹股沟管，但下降可终止于任何水平，睾丸可能位于腹腔内从肾脏到骨盆的任何地方。出生后自发下降降低了隐睾的总体发病率，到 1 岁时发病率大约仅 1%。

许多未下降的睾丸可在腹股沟管内触及；或者位于阴囊上部，可活动。影像有助于精确定位，有助于评估大小、血供和实质特征。当睾丸位于腹股沟管内或附近时，超声能准确定位 90% 以上的隐睾（图 16-2）。检查应从阴囊开始，以确定正常下降的睾丸，未下降的睾丸通常较小，而且比正常睾丸长，具有相似或轻度减弱回声。引带的球状末端（引带鞘膜下部）与隐睾的大小、回声相似，因此，需要识别睾丸纵隔以确定是否为睾丸。

当超声无法定位隐睾时，可以采用 CT、MRI 或偶尔使用动脉造影或静脉造影。据报道 CT 发现腹股沟管内或附近隐睾的敏感性是极好的，沿着睾丸下降路线可见一个卵圆形软组织密度肿块，没有同侧精索结构。在 MR 图像上（图 16-3），隐睾信号与正常睾丸相似（T$_1$WI 上中等到低信号；T$_2$WI 上高信号）。超声、CT 和 MRI 都可能无法识别出隐睾，有时还需要更进一步的激素和染色体核型评

估，特别是当两个睾丸都无法确定时。

只有在典型的血管、激素和阴囊热环境中，睾丸才能正常发育；隐睾与生育能力下降、肿瘤风险增加相关，后者的风险高于正常人群 5 倍（值得注意的是，当累及双侧睾丸时两种风险都更高，但低于旧文献所报道）。如果睾丸没有自发下降，通常

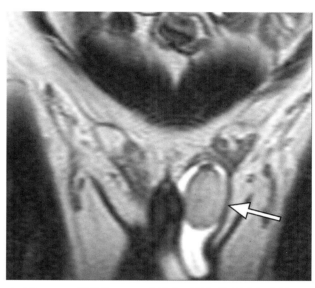

▲ 图 16-3　冠状位 T$_2$WI 上隐睾（箭）位于腹股沟管

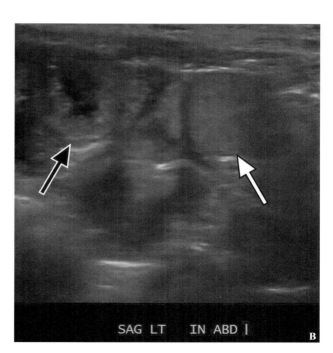

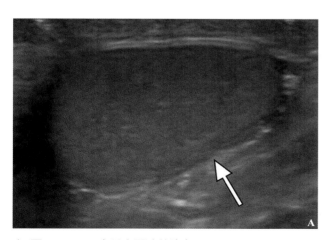

▲ 图 16-2　10 个月大男孩的隐睾
A. 正常位置的右侧睾丸（箭）；B. 左侧睾丸（白箭）在腹股沟管的顶端，周围是蠕动的肠管（黑箭）

在 1 岁左右施行睾丸固定术，目的是保护睾丸功能和预防恶性肿瘤。已过青春期的患者，通常需要切除隐睾，以避免恶变。年龄较大的男性，偶然发现已基本纤维化的睾丸残留，可以观察。

（二）鞘状突未闭

鞘状突在许多新生儿中是未闭的，大多数男孩在出生后几年里闭合。如果鞘状突保留一个小孔与腹膜腔相通，液体可以存留在这个间隙内，表现为先天性交通性阴囊积液。当开口较大时，肠襻可进入阴囊形成疝。

二、睾丸和阴囊急症

对于仍在培训中的放射科医生及经验丰富的非泌尿生殖道专业的放射科医生，以下四种情况是值班时阴囊超声检查需要高度关注的。这四种情况十分紧急，是否及时诊断将会影响治疗和患者预后。肿瘤也是非常重要的诊断，将在随后章节中讨论。

（一）睾丸扭转

睾丸扭转是指睾丸以其血管蒂、精索为轴异常扭转。当睾丸扭转时，睾丸动脉可能闭塞，血管充盈水肿往往会加重闭塞。如果扭转没有缓解，可导致睾丸急性缺血。疼痛通常严重，急性发作，很少与创伤有关。多数患者是婴儿、男孩或年轻男性。睾丸阴囊内扭转与睾丸鞘膜叶先天性固定不全有关，即所谓的"钟摆畸形"，也被称为"鞘膜内扭转"。当精索扭转在阴囊之上时，被称为"鞘膜外扭转"。

症状刚刚出现时，扭转睾丸的灰阶超声图像可能是正常的。几小时之内，扭转睾丸通常会呈现不对称增大、低回声，并有花斑状实质回声（图16-4）。在彩色或能量多普勒图像上，两个睾丸血流不对称减低通常很明显（图16-5）。但是，有时由于患者体型较大或不适，超声检查技术上会有困难，重要的是要确保设置最优化（包括增益和脉冲重复

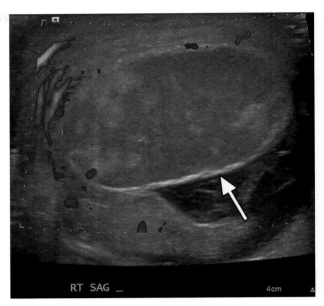

▲ 图 16-4　亚急性睾丸扭转
能量多普勒上睾丸回声呈花斑状，无血流（箭）

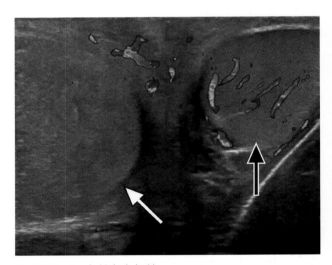

▲ 图 16-5　急性睾丸扭转
多普勒上与正常对侧睾丸（黑箭）比较，右侧扭转睾丸（白箭）增大、低回声、无血流

频率），以发现睾丸血流减慢。

不全性或间歇性扭转可造成诊断困难。频谱多普勒图像可显示睾丸动脉未闭，由于水肿和静脉血流阻塞导致动脉舒张期血流减少。少数情况下，如果没有梗死，睾丸可自发地反扭转，导致多普勒超声显示一过性睾丸充血。扭转的睾丸外表现包括附睾增大、阴囊皮肤增厚、阴囊积液和精索扭转；有时候，扭转睾丸可伴有睾丸外血肿。

在大多数医疗中心，动态闪烁显像已经完全被超声取代。由于 MRI 的费用高、检查时间长、部分医院无 MRI 设备，MRI 很少用于急性睾丸扭转的诊断。然而，睾丸扭转在 MRI 上确实有特征性的表现，包括不对称增大、精索打结状或"旋涡"状。MRI 钆对比剂动态增强成像对显示睾丸缺血非常准确（图 16-6），但对间歇性扭转没有特异性表现。

睾丸扭转致急性严重缺血需要立即外科手术。

在症状出现几小时内手术，睾丸挽救率接近 100%，但 12～24h 迅速下降到大约 20%，完全性睾丸缺血持续超过 24h 几乎总会导致不可逆性梗死，被称为过期扭转。睾丸固定术在睾丸还可以被挽救时将睾丸固定于阴囊上。钟摆畸形多为双侧，此时常需进行双侧睾丸固定术，甚至对过期扭转患者的正常睾丸也应进行该手术。

少数情况下，睾丸附件或附睾附件可能发生扭转。在超声上，睾丸附件可表现为一个增大的回声

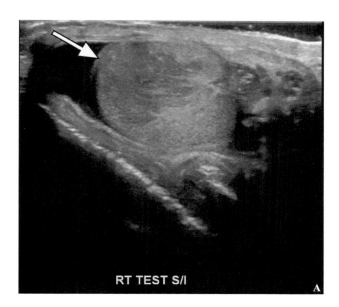

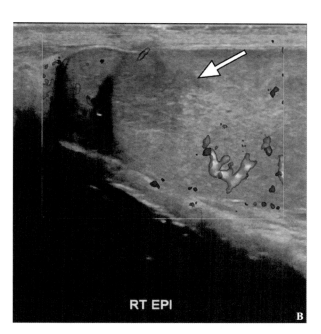

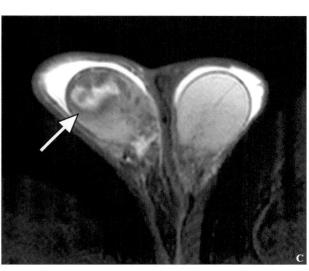

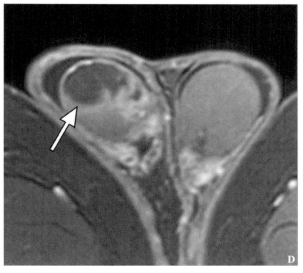

▲ 图 16-6　睾丸梗死
A. 在灰阶超声上为不规则低回声区（箭）；B. 在多普勒上，没有内部血流（箭），有别于肿瘤；C. 当时超声难以定性所以进行了 MRI 检查，在轴位 T_2WI 上表现为地图样信号异常（箭）；D. 在增强后图像上表现为局灶性强化缺损（箭）从而确定诊断

结构，与睾丸上极毗连，靠近附睾头部，多普勒超声上附件呈一个无血流的肿块。附件扭转是自限性的，不需要手术。

（二）阴囊创伤

阴囊血肿相当常见，很少需要干预；相比之下，睾丸内在创伤比较少见，但可能需要紧急手术。睾丸破裂最常见的原因有运动损伤、交通事故和受到攻击，通常是在睾丸被挤压于骨盆骨质和外部物体之间时发生。白膜破裂，出血发生在阴囊和（或）睾丸本身。如果能在 72h 内手术，大约 90% 病例的睾丸可以保存，手术延迟挽救率只有 55%。因此，睾丸创伤是急诊超声检查的适应证，超声对诊断或排除睾丸血肿和撕裂非常准确。

要正确诊断该病，需仔细评估白膜的完整性、实质的均质性和血管改变。睾丸撕裂伤和睾丸内血肿都会引起局灶性、通常是线状或卵圆形的睾丸回声异常，病灶可以是不均匀回声、低回声或高回声，伴有血流减少（图 16-7 和图 16-8）。局灶性睾丸梗死也可伴有创伤，产生回声的改变。睾丸破裂时，超声可能看不到正常睾丸轮廓或组织，仅看到一大

而不均匀的肿块（包含血肿和残留睾丸组织）。如果明显的话，白膜局部回声不连续是实质损伤的关键征象（图 16-9）。睾丸鞘膜积液或积血可能伴有睾丸损伤，积血有时表现为低水平移动回声。

值得注意的是，睾丸局灶性损伤和睾丸内肿瘤仅用超声可能无法鉴别，需要结合病史。如果临床病史不确定，短期随访有助于鉴别，挫伤和

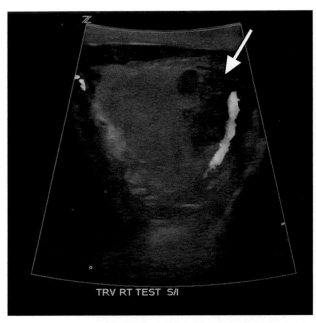

▲ 图 16-8　与周围组织相比，睾丸大血肿（箭）呈低回声、无血流

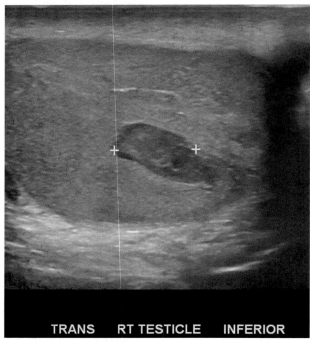

▲ 图 16-7　患者被马踢后，睾丸内低回声小血肿（卡尺所示）

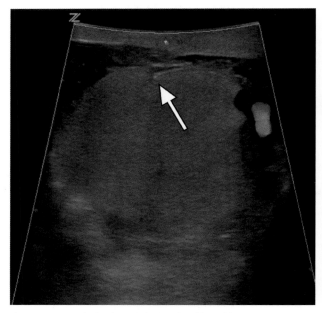

▲ 图 16-9　睾丸破裂伴白膜局部破损（箭）

血肿趋向迅速缓解，但肿瘤变化非常缓慢。最后，当睾丸创伤患者的超声表现不明确时，MRI 可能有助于诊断。MRI 对显示睾丸白膜特别有效，当见到圆弧形完整暗线时，不太可能诊断睾丸破裂或严重撕裂。像腹盆部其他部位的血肿一样，阴囊血肿在 T_1WI 和 T_2WI 上信号多种多样，取决于出血时间。

（三）附睾炎和睾丸炎

附睾炎是阴囊内最常见的炎症，发生在青年人（通常性活跃男性）和有尿潴留或留置膀胱内导尿管等危险因素的老年人，在儿童中很少见。尽管病原体常来自泌尿道，如大肠埃希菌、假单胞菌和产气杆菌，但只有少数男性伴有排尿困难。性传播有机体包括衣原体和淋球菌，也与附睾炎有关，偶尔也会有分枝杆菌或病毒附睾炎的病例。在少数病例中，附睾炎可以扩散到睾丸，被称为"附睾 – 睾丸炎"。流行性腮腺炎病毒或梅毒可以导致孤立性睾丸炎，其余的睾丸炎都为继发性的。

急性附睾炎表现为剧痛和阴囊触痛，可能出现发热、排尿困难或脓尿。与睾丸扭转比较，发病倾向于亚急性，但附睾炎与急性扭转的临床鉴别有时很困难。幸运的是，它们的超声表现完全不同。

超声检查显示发炎附睾头部、体部的一部分或全部体积增大且回声异常（图 16-10）。回声通常降低，但也可表现为附睾头部的高回声区。在彩色或能量多普勒图像上，如果没有睾丸炎，发炎附睾比同侧睾丸血流更丰富。如果有附睾 – 睾丸炎，睾丸和附睾都比对侧有更丰富的血流，伴随表现包括反应性鞘膜积液或积脓，偶尔有附睾脓肿。

当睾丸炎与附睾炎共存时，睾丸增大且回声降低，可能在灰阶图像上像一个扭转的睾丸，但明显富血供（图 16-11）。局灶性睾丸炎比整个睾丸受累少见，但它可能紧邻发炎附睾，偶尔类似睾丸肿瘤。脓肿通常在超声上表现为低回声、无灌注区（图 16-12）或在 MRI 上呈环状强化。急性睾丸炎消退后，受累睾丸可能萎缩。严重急性附睾炎的并发症之一是睾丸缺血，有时继发梗死，可能是附睾肿胀压迫睾丸血管所致。慢性附睾炎临床上表现为触诊时无痛性结节状肿块，超声检查呈相对低回声。

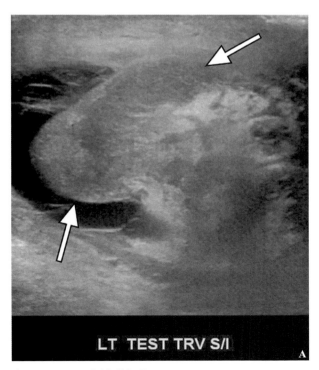
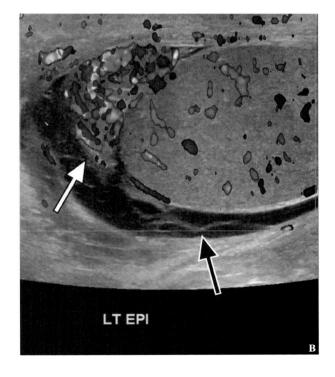

▲ 图 16-10　急性附睾炎
A. 增大缺乏特征的附睾（箭）；B. 多普勒上血流明显丰富（白箭），还可以看到反应性鞘膜积液（黑箭）

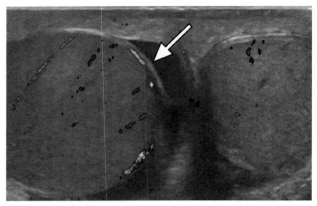

▲ 图 16-11　急性附睾 - 睾丸炎
右侧睾丸 (箭) 增大，呈低回声，血供丰富；在评估睾丸扭转或睾丸炎时，对侧睾丸是很好的内部对照

（四）Fournier 坏疽

这是一种罕见的阴茎、阴囊、会阴暴发性坏死性筋膜炎，在 1883 年由 Fournier 描述，现在仍然是令人恐惧且经常有争议的诊断。大约一半患者有糖尿病，这使患者易于感染，而且由于神经病变患者发现蜂窝织炎的意识下降；其他危险因素包括恶性肿瘤、截瘫、酗酒和长期住院。大多数患者有潜在的泌尿道感染、近期泌尿外科器械操作、直肠周围或结肠疾病。局限性蜂窝织炎导致深筋膜弥漫性炎症反应，糟糕的是它的症状并不明显，但它却是致命性的。这种情况可能会迅速发展为广泛的坏

疽。皮下气肿可通过查体、X 线片、超声（图 16-13）或 CT（图 16-14）做出诊断。重要的突出特点还有盆腔深部间隙受累及可以引流的积液。治疗包括静脉注射抗生素治疗和清创术。

三、睾丸内病变

（一）睾丸肿瘤

睾丸癌约占所有男性癌症的 1%。睾丸肿瘤包括原发性生殖细胞和间质肿瘤、转移瘤（包括淋巴瘤）和肾上腺残余肿瘤。生殖细胞肿瘤（germ cells tumors, GCTs）占原发性睾丸肿瘤的 95%，其中大约一半是单纯精原细胞瘤（见以下示意图）。一些精原细胞瘤与其他生殖细胞类型肿瘤混合在一起，被认为是非精原生殖细胞肿瘤（nonseminomatous germ cell tumors, NSGCTs），包括胚胎细胞癌、绒毛膜癌、畸胎瘤和（或）卵黄囊瘤。NSGCTs（包括卵黄囊瘤和畸胎瘤）在儿童比成人更常见。其余 5% 原发性睾丸肿瘤起源于间质细胞，通常是良性的。

隐睾和睾丸肿瘤有关联。然而，现在认为隐睾患者患睾丸肿瘤的风险比以往文献报道的要低，原

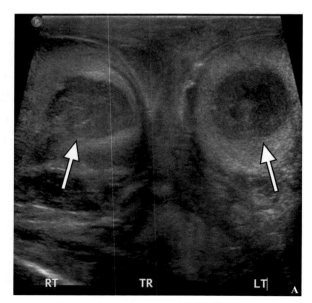

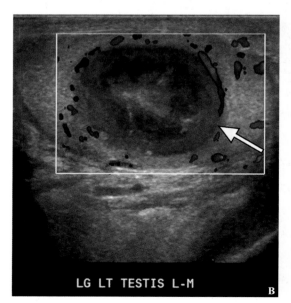

▲ 图 16-12　双侧睾丸脓肿
A. 低回声的睾丸内积液 (箭)；B. 无内部血流 (箭)

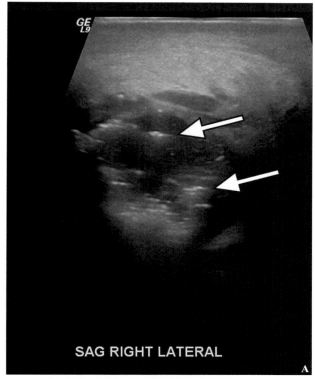

SAG RIGHT LATERAL

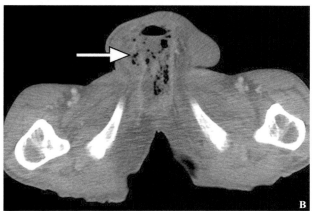

▲ 图 16-13　Fournier 坏疽
A. 超声上阴囊内气体小回声灶（箭）伴后方"震铃"伪影；B. CT 上阴囊脓肿（箭）

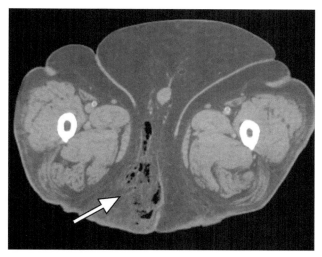

▲ 图 16-14　Fournier 坏疽伴右臀部（箭）多灶性气体
CT 报告中应提示病变扩张至坐骨直肠窝或肛提肌上方，以指导制订手术计划

通常倾向于其他疾病，如睾丸扭转或附睾 - 睾丸炎。偶尔，因其他原因行阴囊超声时可发现查体触摸不到的无症状睾丸内肿块。晚期疾病患者可能会在出现转移的征象和症状时（如锁骨上淋巴结、呼吸困难和背痛）才来就诊。

偶尔，睾丸肿瘤也会出现上腹膜后转移，但阴囊内没有可触及的肿块（图 16-15）。在这种情况下，超声检查对寻找原发肿瘤尤其重要。超声通常显示原发病灶为睾丸内肿块，确定肿块的相对位置可能是诊断恶性肿瘤最重要的步骤，因为睾丸外阴囊病变很少是肿瘤。

超声不能准确区分组织学亚型，但是大多数精原细胞瘤是均质的，且大多数非精原细胞瘤不均质。彩色多普勒示小肿瘤倾向于乏血流，而大肿瘤的血流可能更明显。在 MRI 上，与正常实质相比，肿瘤通常于 T_2WI 呈低信号，于平扫 T_1WI 呈等信号。钆对比剂对于增强 MRI 对局部肿瘤的显示具有很高的准确性，并能比其他检查方法更详细地确定局部分期（白膜破裂、附睾侵犯、阴囊壁侵犯等）。然而，局部肿瘤分期几乎都是通过手术获得而不是术前影像。

睾丸癌采用肿瘤 - 淋巴结 - 转移（TNM）系统来分期，局限于阴囊的肿瘤定义为 I 期，II 期累及区域淋巴结，III 期提示远处淋巴结、结外转移或

因是在既往的研究中混合有潜在的激素和基因综合征因素，它们使风险增加。青春期前做睾丸固定术，罹患睾丸癌的相对风险大约是正常人群的 2 倍；青春期后做手术，相对风险大约是正常人群的 5 倍。总的来说，大约 10% 的睾丸肿瘤发生在隐睾，与正常位置的睾丸一样，精原细胞瘤是最常见的细胞类型。

睾丸肿瘤通常无痛，但可触及。急性阴囊疼痛

原发性睾丸肿瘤

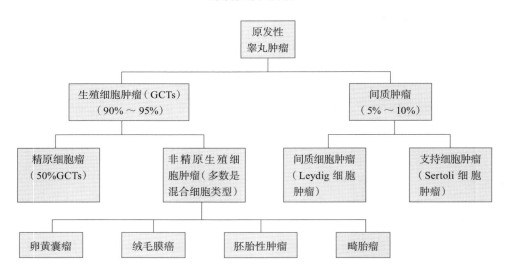

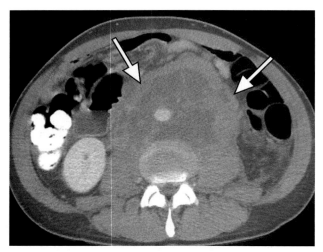

▲ 图 16-15　精原细胞瘤患者，以腹膜后转移伴腹部疼痛首诊
对比增强 CT 显示肾脏水平中央含坏死的肿块（箭）

睾丸切除术后血清肿瘤标记物明显升高。肿瘤标记物，包括乳酸脱氢酶（LDH）、α- 甲胎蛋白（αFP）和人绒毛膜促性腺激素（hCG），用于原发肿瘤分期和监测。影像学研究包括胸部 X 线片、腹部和盆部 CT。胸部 CT 是在发现腹部肿块、异常胸部 X 线片或有相关症状时进行。目前的 NCCN 指南没有推荐 18F- 脱氧葡萄糖正电子发射体层摄影术（18FDG-PET）用于初次分期；但它对再分期有价值，以评估任何化疗后持续存在的可测量病变的活性。

睾丸肿瘤可直接侵犯附睾或精索，可通过淋巴道转移到上腹膜后淋巴结，也可血行转移。血行转移最常见于绒毛膜癌。腹膜后淋巴结侵犯通常首先出现在左侧肾门水平和右侧略低的位置，分别靠近性腺静脉汇入左肾静脉和下腔静脉的部位。右侧肿瘤能通过淋巴道进入左侧腹膜后，例如初次就诊时就表现为主动脉旁病变；但左侧肿瘤很少出现右侧腹膜后的初始转移。除非阴囊皮肤受累，腹股沟和髂外淋巴结通常没有转移。肿瘤可通过胸导管继续淋巴道播散，继而到达锁骨上淋巴结。血行转移通常出现在肺，形成多个肺结节或肿块。

淋巴结转移的影像学诊断仍然是关注大小。淋巴结越大，其包含转移病变的可能性就越大，但也有小淋巴结包含肿瘤细胞而大淋巴结却是良性反应性改变的可能性。短轴径线 10mm 是最常采用的标准，但其他特征例如头尾长度、皮质不规则、球状、内部坏死、淋巴结簇集、两侧淋巴结数量或大小的不对称都应该考虑。

根治性腹股沟睾丸切除术仍然是评估睾丸肿瘤的主要诊断性和治疗性手段。由于经皮活检有使肿瘤种植在阴囊皮肤或淋巴道的风险，所以几乎不做。

（二）精原细胞瘤

精原细胞瘤是最常见的睾丸肿瘤，约占 GCTs

的一半。与其他类型睾丸肿瘤相比，精原细胞瘤发生在年龄稍大的男性身上，通常在 30—45 岁。这些人大多数都是高度可治愈的 I 期疾病，疾病特异性 10 年生存率为 99.6%。Ⅱ期疾病的预后仍然很好，治愈率为 98%。在过去的半个世纪，包括铂基药的联合化疗显著改善了患者的生存率，即使在疾病转移和（或）复发时，完全治愈率高达 80%。

肿块可以通过触诊或影像发现。在超声图像上，精原细胞瘤大小不一，与邻近实质相比通常是低回声的。多普勒超声如果设置适当，几乎都能显示内部血管（图 16-16）。睾丸精原细胞瘤通常边界清楚，很少累及白膜，肿瘤边缘可见卫星结节。与 NSGCT 不同，精原细胞瘤质地倾向于均匀，很少坏死、囊变或出血。MRI 上，睾丸背景信号强度在 T_2WI 上为高信号，主要是由于生精小管内液体所致。精原细胞瘤取代正常实质，在 T_2WI 上呈相对低信号（图 16-17），增强后强化。

在没有高危组织学特征或阴囊外病变时，I 期精原细胞瘤睾丸切除术后有三种临床路径：积极监测、术后放疗和术后化疗，均与 > 99% 的长期生存有关。积极监测的方法有查体、肿瘤标记物、腹部和盆部 CT，它们没有直接相关副作用，但大约有 20% 的复发率，对这些患者接着进行补救性化疗，仍不会影响长期生存。术后放疗和化疗有短期副作用，但复发机会减少到 4%。对小体积Ⅱ期精原细胞瘤的治疗方案为对主动脉旁和同侧髂淋巴结进行放疗，但对大体积和高分期者需要联合化疗。

（三）非精原生殖细胞肿瘤

NSGCT 被定义为任何含有非精原细胞成分的 GCT。这类肿瘤经常混合有精原细胞瘤，纯 NSGCT 相对少见，治疗指南很大程度上把这类肿瘤看作是一组混合细胞肿瘤。与精原细胞瘤相比，NSGCT 发生于年龄稍小的患者，高峰年龄在十几岁到二十几岁之间，血清 αFP 通常升高。尽管 NSGCT 在组织学上比精原细胞瘤侵袭性稍高，更常侵犯白膜，但多数 NSGCT 患者为 I 期疾病。

单纯胚胎细胞癌、畸胎瘤（图 16-18）、卵黄囊癌、绒毛膜癌相当罕见，并且在影像上彼此之间很难鉴别。囊性成分、粗糙钙化（图 16-19）、内部异质性、边缘不规则和白膜侵犯比纯精原细胞瘤更为常见。这种内部异质性也反映在 MR 图像上，

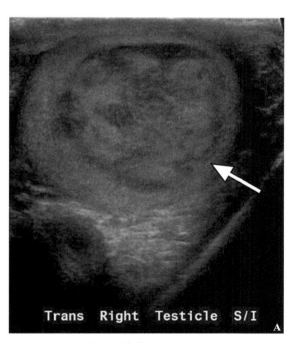
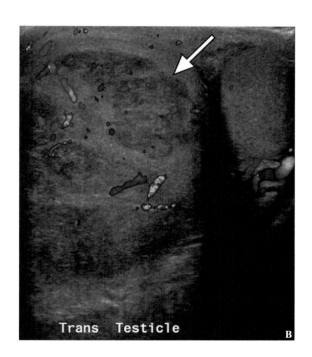

▲ 图 16-16　精原细胞瘤
A. 混合回声、边界清楚的肿块（箭）；B. 活跃的内部血流（箭）

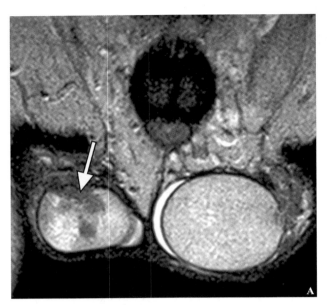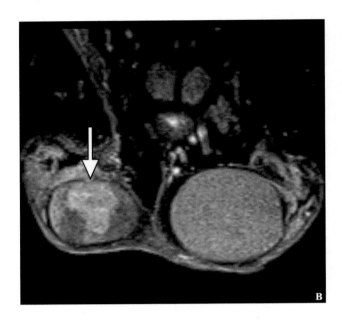

▲ 图 16-17　单纯精原细胞瘤

A. 在 T_2WI 上呈低信号肿块（箭）；B. 与周围实质相比强化明显（箭）

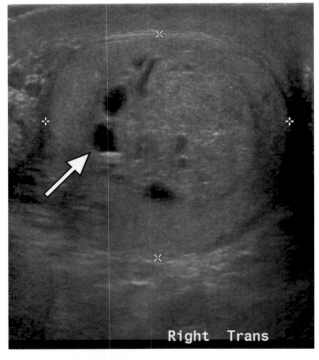

▲ 图 16-18　混合型 NSGCT

由 60% 畸胎瘤组成，表现为具有囊性成分的不均质睾丸内肿块（箭）

但没有任何特异性影像征象可以做出组织学诊断。

　　睾丸切除术后，Ⅰ期 NSGCT 根据组织学是否有淋巴血管侵犯进行风险分层。高危患者在积极监测时复发风险高达 50%，但低危患者在没有辅助治疗时复发风险只有 15%。其他初诊治疗方法包括保留神经腹膜后淋巴结清扫术（retroperitoneal lymph node dissection, RPLND）和短程化疗。与精原细胞瘤一样，Ⅰ期 NSGCT 远期治愈率达 99%，Ⅱ期 NSGCT 可以采用加或不加 RPLND 的化疗，Ⅲ期患者根据肿瘤类型、受累部位和血清肿瘤标记物水平进一步做风险分层。总治愈率随着风险水平的增高而下降，最高风险级别的总治愈率为 50%～60%。

（四）非生殖细胞睾丸肿瘤

　　原发于性腺性索和间质的肿瘤包括 Leydig、Sertoli 或颗粒细胞肿瘤。最常见的是 Leydig 细胞肿瘤，来源于纤维血管间质的间质细胞。由于该肿瘤产生睾酮，可能会出现过度男性化和肌肉量增加。精原细胞瘤也可合并 Leydig 细胞增生。Sertoli 细胞肿瘤起源于生精小管基底膜，产生雌激素，偶尔出现男性乳腺发育。这类肿瘤中大约 90% 为惰性肿瘤，但 10% 肿瘤行为类似 GCT 并转移到腹膜后。不幸的是，睾丸性索 – 间质肿瘤与 GCT 相比对化疗和放疗不太敏感，因此腹膜后转移常导致

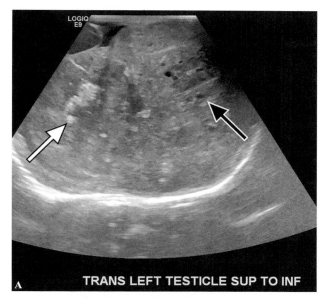

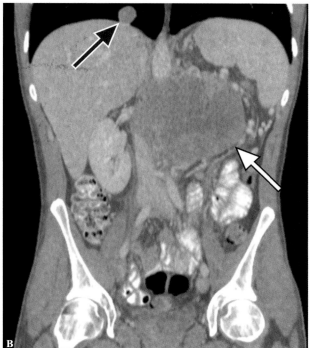

▲ 图 16-19　混合型 NSGCT

A. 在 US 上大肿瘤内含有粗糙钙化（白箭）和囊肿（黑箭）；B. 冠状位 CT 重建显示腹膜后肿块（白箭）位于左肾静脉水平，其足侧的淋巴结未见肿大，可见肺转移（黑箭）

死亡。

　　性索 – 间质肿瘤的影像学特征没有特异性（图 16-20），放射科医生的任务是识别睾丸内肿块、确认内部血供丰富程度、评估疾病范围，如果可能的话需评估腹膜后淋巴结。与 GCT 一样，睾丸切除术对组织学诊断和预后评价至关重要。对这些罕见

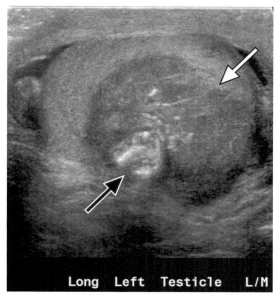

▲ 图 16-20　性索 – 间质肿瘤

表现为低回声肿块（白箭）伴粗糙钙化（黑箭），有内部血流（图片未展示）

肿瘤，腹膜后淋巴结清扫的作用和时机还有争议，但相比于 GCT 患者，性索 – 间质肿瘤患者的腹膜后淋巴结清扫常在治疗过程的早期就进行，主要是由于对这类肿瘤缺乏有效的补救治疗。

　　其他罕见的原发性睾丸肿瘤并不是起源于生殖细胞，这些肿瘤包括性腺母细胞瘤、睾丸网腺癌、间质肿瘤如纤维瘤和平滑肌瘤。腺瘤样肿瘤，为良性，很小，可以发生在睾丸，但更常见于附睾。

（五）睾丸转移瘤、淋巴瘤和白血病

　　在 50 岁以上男性中，睾丸转移性疾病比原发性睾丸肿瘤更常见。据报道，转移瘤来源于多种原发肿瘤，包括前列腺、肾脏、肺、胃肠道、皮肤等。睾丸转移瘤通常是双侧、多发，常常为低回声。

　　睾丸淋巴瘤通常为非 Hodgkin 型，最常见于有系统性疾病的情况。淋巴瘤占 50 岁以上男性睾丸肿瘤的 25%。淋巴瘤往往是低回声、边界不清、富血供、双侧（图 16-21），但有时表现为睾丸弥漫性增大。睾丸淋巴瘤侵犯附睾并不少见。淋巴瘤在 T_1 和 T_2 加权 MR 序列上均为低信号，比正常睾丸组织强化程度低。睾丸白血病表现类似于淋巴瘤。由于化疗药物灌注进入睾丸受限，导致白血病细胞

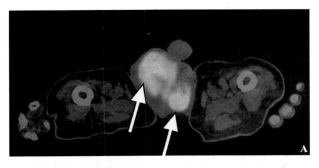

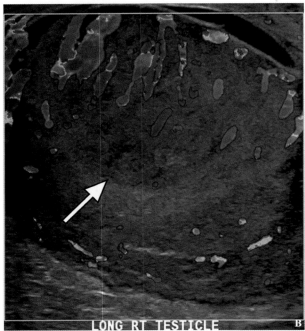

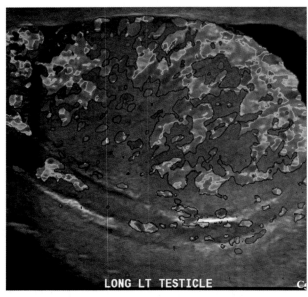

▲ 图 16-21　睾丸淋巴瘤
A. 在 ^{18}FDG-PET 上，双侧睾丸肿块核素浓聚；B、C. 在多普勒超声上，多灶性、富血流的肿块（箭），超声上，淋巴瘤血流往往比原发睾丸肿瘤更丰富

持续存在，系统性白血病复发时，睾丸往往是首先复发部位。

（六）睾丸良性病变

1. 囊肿

不同大小的囊肿可发生在睾丸、白膜或鞘膜。睾丸内单纯性囊肿罕见。它们通常是特发性的，但也可以是炎症后或创伤后改变。它们起源于睾丸网的输出小管，内衬立方或矮柱状上皮，位于睾丸纵隔的内部外周或邻近睾丸纵隔。它们平均大小是 5～7mm，不可触及。超声检查显示外周的、边界清晰的无回声病变，周围睾丸回声正常（图 16-22）。偶尔会看到分隔，一般不需要干预。

表皮样囊肿起源于睾丸内的上皮残余，很可能是一种很低级别的生殖细胞肿瘤，由包括鳞状细胞和角蛋白碎片的外胚层产物组成。超声上表现为无血流的、具有同心状高回声和低回声环的孤立结构，呈"牛眼"或"洋葱皮"样表现（图 16-23）。与大多数肿瘤不同，表皮样囊肿通常在 MRI T_2WI

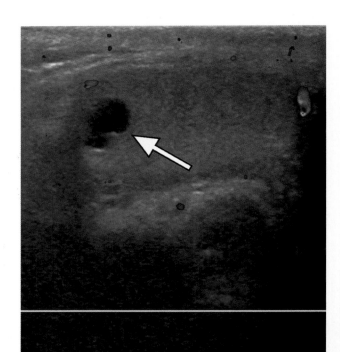

▲ 图 16-22　睾丸囊肿（箭）
无回声，边界清楚，没有血流

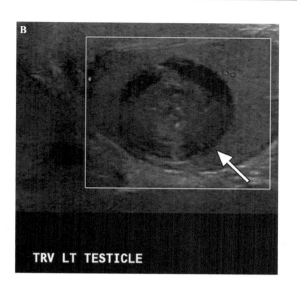

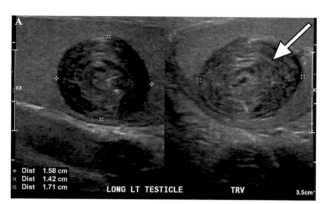

▲ 图 16-23　表皮样囊肿
A. 层状、"洋葱皮"样表现（箭）；B. 无内部血流（箭）

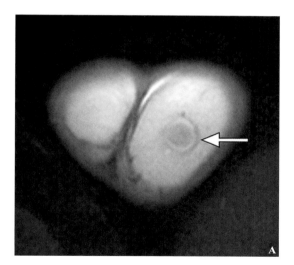

上呈高信号（图 16-24）。与其他睾丸内肿瘤对比，对表皮样囊肿可以做睾丸肿块核除术，而不是睾丸切除术。虽然真正的表皮样囊肿是良性的，考虑它们的生殖细胞起源，组织学检查是必需的，以排除癌前成分的存在。

　　白膜囊肿因其位于睾丸表面而可触及，通常较小（2～5mm），光滑无痛。触诊无法区分囊肿和肿瘤，但是超声检查可显示微小的无实性成分的无回声病变（图 16-25）。

　　2. 睾丸网扩张症

　　创伤、炎症、囊肿或输精管切除术引起附睾流出道阻塞，导致睾丸网囊性扩张。这种情况通常是

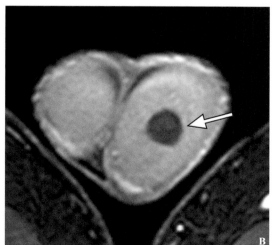

▲ 图 16-24　表皮样囊肿
A.T$_2$WI 上，见环绕高信号圆形病变的同心高信号环（箭）；
B. 增强后无强化（箭）

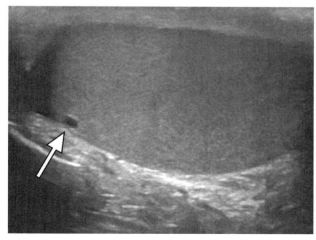

▲ 图 16-25　白膜囊肿
表现为睾丸外周微小的无回声病变（箭）

双侧的，50 岁以上男性更常见。睾丸网扩张症表现为许多卵圆形和（或）管状病变沿睾丸一侧簇集（图 16-26）。这些囊肿聚集在睾丸纵隔上，不改变外部轮廓，可以伴有精子囊肿。这是一种良性病变，看似肿瘤，但其形态和缺乏内部血流与肿瘤不同，不需要干预。

3. 微石症

多个微小的（＜ 1mm）钙化或苏木精小体散布在睾丸实质内称为微石症。该病通常为弥漫的、双侧的，但也可为单侧的或局灶的。超声显示多个微小的有回声病灶（图 16-27），无后方声影或相关血流异常。

大约 5% 无症状成年男性和 2% 无症状者男孩有微石症。患有其他睾丸疾病的男性（包括生育能力低下、隐睾、Klinefelter 综合征和睾丸癌，特别是精原细胞瘤）更容易有微石症（图 16-28）。这些统计学上的关联使人们推测微石症

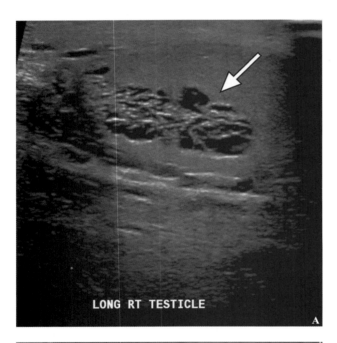

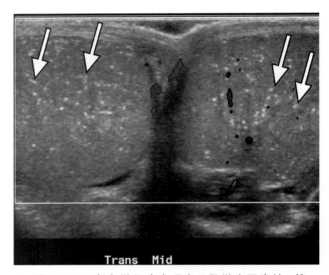

▲ 图 16-27　睾丸微石症表现为无数微小回声灶（箭），睾丸其他表现正常

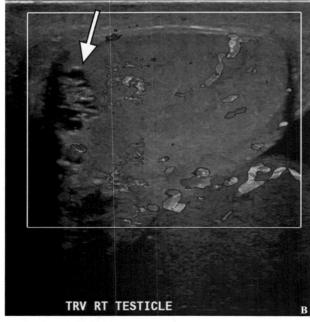

▲ 图 16-26　睾丸网扩张症
A. 成簇囊肿或小管呈偏心线性排列（箭）；B. 无内部血流（箭）

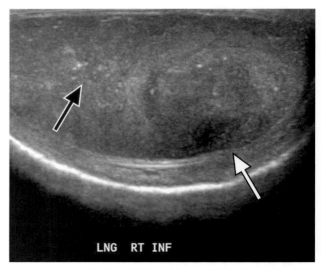

▲ 图 16-28　在实质背景内，精原细胞瘤和睾丸微石症表现为低回声肿块（白箭）和微小回声病灶（黑箭）

和其他疾病（尤其肿瘤）之间存在因果关系和时间关系。有关微石症是癌前病变的担心使文献中出现多种对微石症的处理建议，从自我或体检监测到采用肿瘤标记物、超声、甚至睾丸活检进行评估。然而，目前证据不支持有创性评估方法。在没有睾丸肿瘤的其他危险因素的情况下，微石症应被认为是一种良性所见，不需要影像监测或干预。

（七）睾丸肾上腺残余肿瘤

高达 15% 的新生儿睾丸中有肾上腺组织残余，但正常情况下在婴儿期会退化。促肾上腺皮质激素（ACTH）水平升高的患者（通常是由于 21- 羟化酶缺乏导致肾上腺类固醇合成受损）会有双侧肾上腺和睾丸内残余肾上腺增生。残余肾上腺增生体积增大，扭曲和阻塞正常的生精小管并导致不育。氢化可的松替代治疗使 ACTH 刺激被去除，所以通常（但并不总是）会使肿物退化。

睾丸肾上腺残余肿瘤（testicular adrenal rest tumor, TART）通常是双侧、多发的（图 16-29），可使睾丸肿大。它们往往偏心性位于睾丸内。超声特点多种多样，小肿瘤呈低回声（图 16-30），但 TARTs 变大时可呈高回声伴后方声影。内部血流很少或不存在。和其他睾丸内肿块一样，T_2WI 上 TARTs 信号低于正常睾丸，可以是多发的。

（八）睾丸混合病变

其他良性睾丸内病变包括脓肿、错构瘤、实质内精索静脉曲张、假性动脉瘤、动静脉畸形、结核或结节病的肉芽肿。其中一些病变会在本章的其他部分阐述，另一些非常罕见，不在本书中阐述。

四、睾丸外阴囊病变

（一）疝

正常腹部内结构可通过腹股沟管进入阴囊形成疝。内容物可包括脂肪、肠、腹水或偶尔膀胱。超声或 CT 检查时进行 Valsalva 动作可发现穿过腹股沟管组织的动态信息。超声可以显示特征性的肠道回声或蠕动肠管，而 CT 可分别显示肠襻内肠管和疝出的膀胱内的排泄物密度对比。处理方法取决于大小、位置、症状和可复性。

（二）阴囊积液

阴囊积液是鞘膜脏层与壁层之间的液体异常积聚。先天性（交通性）阴囊积液来自鞘状突的不完

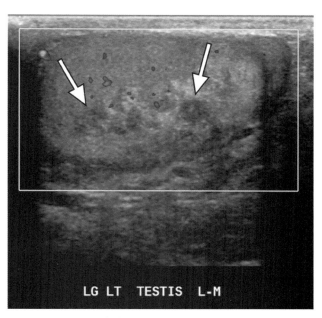

▲ 图 16-30　这个患者的睾丸肾上腺残余肿瘤（TART）很小、低回声 (箭)、少血流

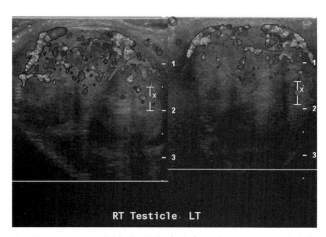

▲ 图 16-29　双侧睾丸肾上腺残余肿瘤 (TART)，对比前部正常实质 , 后部伴有阴影的肿块血流很少

全闭合，如上文所讨论。在成人中，小的（非交通性）特发性阴囊积液很常见，通常没有症状。事实上，超过一半的正常男性在超声检查时会发现小的阴囊积液。阴囊积液较少继发于炎症性疾病、肿瘤或创伤。创伤性阴囊积液可含有血液，被称为阴囊血肿，而脓性积液含有脓液。

常见的小的、单纯的、特发性的阴囊积液通常只累及睾丸圆周的一部分（图 16-31），大的阴囊积液可包绕整个睾丸，但通常位于后外侧，那里是鞘膜覆盖睾丸和附睾之处。无菌性阴囊积液内可见薄的分隔，但厚的分隔应怀疑感染，低水平回声可能提示血液、脓液或碎片。

（三）附睾囊肿和精子囊肿

附睾囊肿是由附睾内小管扩张引起的，通常小而多发，但直径也可达数厘米。附睾囊肿含浆液，可发生在附睾内任何地方。精子囊肿通常代表附睾头部小管内的滞留囊肿，可为分叶状，内含充满精子的液体，比浆液性附睾囊肿更稠，有时回声更多。它可以是特发性的或与手术后输精管阻塞有关；也可继发于附睾炎，此时更多见于老年男性。精子囊肿与附睾囊肿通常很难区分，但偶尔精子囊肿因含精子而显示内部回声。

两种类型的囊肿都可以是单侧的或双侧的，通常触诊表现为睾丸后部睾丸外肿块。超声显示薄壁无回声结构伴后方回声增强（图 16-32）。囊肿即使很大，通常也可根据位置与阴囊积液鉴别。阴囊积液包绕睾丸，睾丸通常在前部，而附睾囊肿和精液囊肿位于附睾，在睾丸上部或后部。

（四）精索静脉曲张

睾丸的主要静脉引流是蔓状静脉丛，而睾提肌静脉丛引流附睾和阴囊壁。当这些静脉扩张直径大于 3mm 时，导致的血管团状聚集称为精索静脉曲张。原发性精索静脉曲张是特发性的，更常见于左侧，也许是因为左侧性腺静脉进入左肾静脉的角度比右侧性腺静脉斜入下腔静脉的角度更锐。继发性精索静脉曲张是由左侧性腺静脉瓣膜关闭不全

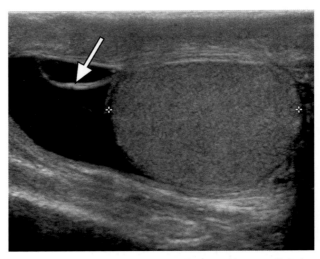

▲ 图 16-31　阴囊积液具有单一薄分隔（箭）和正常睾丸

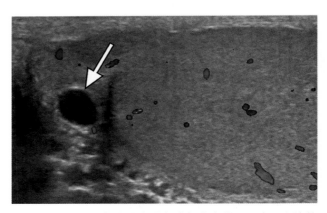

▲ 图 16-32　附睾囊肿为附睾头部内小的无回声无血流的结构（箭）

所致，很少是由于左侧性腺静脉或者肾静脉阻塞。10%～20% 的健康男性具有精索静脉曲张；多达50% 的不育男性具有精索静脉曲张——通常是双侧的。精索静脉曲张由于提高了阴囊温度、优先引流肾或肾上腺代谢物到睾丸、睾丸低氧血症和（或）睾丸激素分泌不足，从而会降低患者生育能力。外科精索静脉曲张切除术或血管内闭塞后通常精子质量会改善、生育能力会提高。

高分辨率实时多普勒超声是一种显示精索静脉曲张的很好方法。患者在仰卧位做 Valsalva 动作或直立位时检查，可使小的精索静脉曲张更容易被看到。小精索静脉曲张可以表现为睾丸附近精索内迂曲的、管状的、长的无回声液体聚集（图 16-33）。这些静脉的直径通常大于 3mm，做 Valsalva 动作

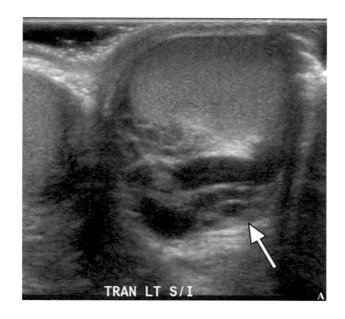

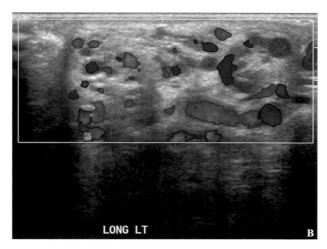

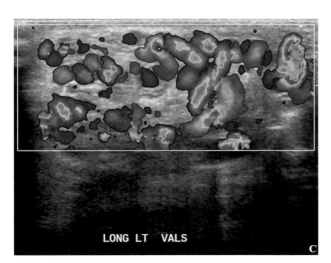

▲ 图 16-33 精索静脉曲张伴

A. 扩张的管状静脉（箭）；B. 首次多普勒上血流中等；C. 在 Valsalva
动作之后超声显示血流明显增加并有混叠现象

时会增粗并显示多普勒"闪光"。静息时，多普勒超声可显示顺行的、停滞的或逆行的血流。

（五）肿瘤和假瘤

原发性睾丸外肿瘤并不常见。事实上，阴囊超声通常遵从的一个诊断原则是睾丸内病变很可能是恶性肿瘤，而睾丸外病变几乎都是良性的。罕见的睾丸外肿瘤中，最常见的是良性腺瘤样瘤，表现为一个小的实性回声肿块（图 16-34），腺瘤样瘤最常累及附睾头部或白膜。罕见的精索肿瘤，包括脂肪瘤、脂肪肉瘤（图 16-35）和淋巴瘤，偶尔表现为腹内和阴囊内同时累及。

其他良性的睾丸外阴囊肿块包括移动的钙化，有时称为阴囊珍珠（图 16-36）和纤维性假瘤。假瘤很可能是由于既往创伤或炎症损伤后瘢痕形成，回声多样，通常可移动和无血流。

（六）阴囊水肿

弥漫性阴囊水肿是由全身性水肿（由于器官衰竭或低蛋白血症）或淋巴管阻塞（由于丝虫病、淋巴结清扫或转移、盆腔肿瘤或腹膜后纤维化）。阴囊水肿若发生在壁层，应该与阴囊积液相区别。超声显示增厚的皮下组织（图 16-37），回声高于正常脂肪；CT 显示浸润和皮肤增厚；MRI 显示水肿的皮下脂肪，在所有序列上信号有相应改变。疾病给患者带来的不适很明显，临床处理取决于基础疾病。

五、总结

超声是评价阴囊及其内容物的主要影像学方法。急诊诊断包括扭转、创伤、附睾 - 睾丸炎和坏死性筋膜炎（Fournier 坏疽）。精原细胞瘤是目前为止最常见的睾丸肿瘤，通常在 I 期诊断，有极好的长期预后。大多数睾丸外病变是良性的，并且许多病变不需要进一步干预。

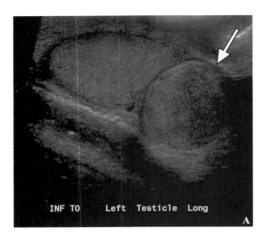

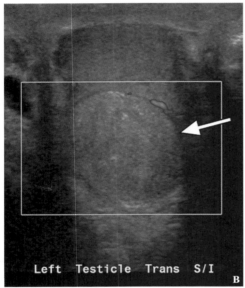

▲ 图 16-34　附睾腺瘤样瘤
A. 低回声、边界清楚的睾丸外肿块（箭）；B. 没有明显的内部血流（箭）

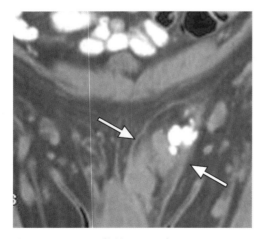

▲ 图 16-35　冠状位 CT 重建
脂肪肉瘤表现为软组织肿块、钙化和脂肪，沿左腹股沟管延展（箭）

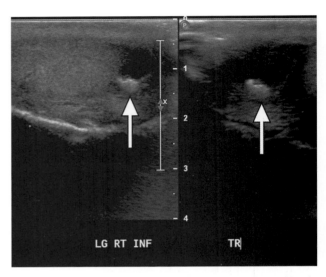

▲ 图 16-36　阴囊"珍珠"是移动的、有回声的（箭）睾丸外钙化

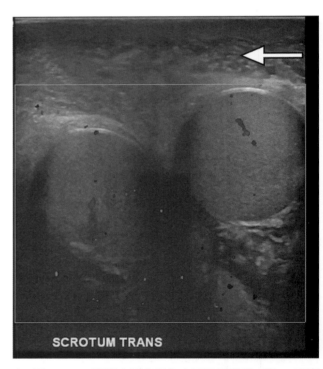

▲ 图 16-37　阴囊水肿表现为皮下组织增厚（箭）、回声增高

（叶晓华　译，姜　蕾　校）

☞ 推荐阅读

[1] Alleman WG, Gorman B, King BF, et al. Benign and malignant epididymal masses evaluated with scrotal sonography: clinical and pathologic review of 85 patients. *J Ultrasound Med*. 2008;27(8):1195–1202.

[2] Avery LL, Scheinfeld MH. Imaging of penile and scrotal emergencies. *RadioGraphics*. 2013;33(3):721–740.

[3] Barrisford GW, Kreydin EI, Preston MA, et al. Role of imaging in testicular cancer: current and future practice. *Future Oncol*. 2015;11(18):2575–2586.

[4] Bernard B, Sweeney CJ. Diagnosis and treatment of testicular cancer: a clinician's perspective. *Surg Pathol Clin*. 2015;8(4):717–723.

[5] Bhatt S, Rubens DJ, Dogra VS. Sonography of benign intrascrotal lesions. *Ultrasound Q*. 2006;22(2):121–136.

[6] Buckley JC, McAninch JW. Use of ultrasonography for the diagnosis of testicular injuries in blunt scrotal trauma. *J Urol*. 2006;175(1):175–178.

[7] Cassidy FH, Ishioka KM, McMahon CJ, et al. MR imaging of scrotal tumors and pseudotumors. *RadioGraphics*. 2010;30(3):665–683.

[8] Cooper ML, Kaefer M, Fan R, et al. Testicular microlithiasis in children and associated testicular cancer. *Radiology*. 2014;270(3):857–863.

[9] Hedgire SS, Pargaonkar VK, Elmi A, et al. Pelvic nodal imaging. *Radiol Clin North Am*. 2012;50(6):1111–1125.

[10] Heller HT, Oliff MC, Doubilet PM, et al. Testicular microlithiasis: prevalence and association with primary testicular neoplasm. *J Clin Ultrasound*. 2014;42:423–426.

[11] Howard SA, Gray KP, O'Donnell EK, et al. Craniocaudal retroperitoneal node length as a risk factor for relapse from clinical stage I testicular germ cell tumor. *AJR Am J Roentgenol*. 2014;203(4):W415–W420.

[12] Kim W, Rosen MA, Langer JE, et al. US MR imaging correlation in pathologic conditions of the scrotum. *Radiographics*. 2007;27:1239–1253.

[13] National Cancer Care Network (NCCN). Guidelines in Oncology: Testicular Cancer. Version 2.2016. Accessed August 2016, NCCN.org.

[14] Parker RA III, Menias CO, Quazi R, et al. MR imaging of the penis and scrotum. *RadioGraphics*. 2015;35(4):1033–1050.

[15] Pedersen MR, Rafaelsen SR, Moller H, et al. Testicular microlithiasis and testicular cancer: review of the literature. *Int Urol Nephrol*. 2016;48(7):1079–1086.

[16] Philips S, Nagar A, Dighe M, et al. Benign non-cystic scrotal tumors and pseudotumors. *Acta Radiol*. 2012;53(1):102–111.

[17] Qublan HS, Al-Okoor K, Al-Ghoweri AS, et al. Sonographic spectrum of scrotal abnormalities in infertile men. *J Clin Ultrasound*. 2007;35(8): 437–441.

[18] Shetty D, Bailey AG, Freeman SJ. Testicular microlithiasis an ultrasound dilemma: survey of opinions regarding significance and management amongst UK ultrasound practitioners. *Br J Radiol*. 2014;87(1034):20130603.

[19] Sielberstein JL, Bazzi WM, Vertosick E, et al. Clinical outcomes of local and metastatic testicular sex cord-stromal tumors. *J Urol*. 2014;192(2):415–419.

[20] Tsili AC, Argyropoulou MI, Giannakis D, et al. MRI in the characterization and local staging of testicular neoplasms. *AJR Am J Roentgenol*. 2010;194(3):682–689.

[21] Vasdev N, Chadwick D, Thomas D. The acute pediatric scrotum: presentation, differential diagnosis and manage-ment. *Curr Urol*. 2012;6(2):57–61.

[22] Walsh TJ, Dall'Era MA, Croughan MS, et al. Prepubertal orchiopexy for cryptorchidism may be associated with lower risk of testicular cancer. *J Urol*. 2007;178(4 Pt 1):1440–1446.

[23] Wasnik AP, Maturen KE, Shah S, et al. Scrotal pearls and pitfalls: ultrasound findings of benign scrotal lesions. *Ultrasound Q*. 2012;28(4):281–291.

[24] Winter TC, Kim B, Lowrance WT, et al. Testicular microlithiasis: what should you recommend? *AJR Am J Roentgenol*. 2016;206(6):1164–1169.

[25] Wood HM, Elder JS. Cryptorchidism and testicular cancer: separating fact from fiction. *J Urol*. 2009;181(2):452–461.

[26] Yu MK, Jung MK, Kim KE, et al. Clinical manifestations of testicular adrenal rest tumor in males with congenital adrenal hyperplasia. *Ann Pediatr Endocrinol Metab*. 2015; 20(3):155–161.

17 Ovaries and Adnexa 卵巢及附件

一、正常解剖 / 436
二、卵泡和囊肿 / 437
三、卵巢扭转 / 441
四、子宫内膜异位症 / 442

五、盆腔炎性疾病 / 445
六、卵巢肿瘤 / 451
　（一）肿瘤影像特征 / 452
　（二）上皮性肿瘤 / 453

　（三）生殖细胞肿瘤 / 459
　（四）性索间质肿瘤 / 463
七、结论 / 466

一、正常解剖

"附件"指与器官相邻或相关的结缔组织和其他结构。每侧子宫附件包括各自相应的卵巢、输卵管、韧带和其他结缔组织，以及子宫外侧的神经血管结构。在查体时，这些结构很难区分，因此，将每侧子宫外侧的整个区域称为"附件区"。

新生儿每个卵巢的体积只有 1 ~ 3ml，在整个儿童时期生长缓慢，在青春期时生长迅速，在育龄期正常体积达到 4 ~ 16ml。计算卵巢的体积通常应用扁椭圆体公式：长 × 宽 × 高 ×0.52。育龄期卵巢正常大小的简单记忆方法是 2cm×3cm×4cm。影像检查能见到双侧卵巢多发单房的正常生理性卵泡，通常为 2.5cm，有时可达 7cm，相关内容会在下文详述（图 17-1）。MRI 能够显示卵巢的分区解剖：T_2WI 上，中央基质呈低信号，周围卵泡呈高信号。绝经后，卵巢大小及清晰性在各种成像方式下均下降，正常卵巢体积减小至 1 ~ 6ml。

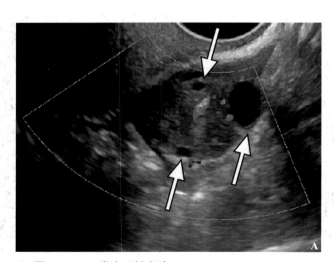
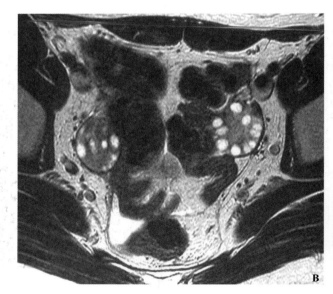

▲ 图 17-1 正常生理性卵泡
TVUS（A，箭）和 T_2WI 上（B）见大小不等的正常卵泡

二、卵泡和囊肿

育龄女性正常的生理性卵泡每月会形成多个"囊肿"，良性单纯性囊肿在绝经后仍比较常见。绝大多数影像诊断的卵巢囊肿是偶然发现的，并且是良性的，不需要影像学监测，认识到这一点很重要。但是，鉴于某些类型的卵巢癌的侵袭性和发病率，超声上不确定的病变需要进一步检查，以便与这些常见良性单纯性囊肿进行区分，这一点同样重要。

在育龄期，每个月大约都会有一次，1个或多个优势卵泡会长到 2～3cm，最终释放出 1 个卵母细胞。这些单纯性卵泡囊肿是单房的，超声呈无回声，CT 呈液体密度，MRI 呈液体信号。卵泡壁薄而边界清晰，内部没有软组织特征（图 17-2）。偶尔会有 1 或 2 个纤薄（≤ 2mm）间隔，但没有明显的血流。排卵后，黄体在超声上显示为环状、含血管的软组织结构（图 17-3），CT 或 MR 呈圆形或不规则锯齿状富血管结构，PET/CT 呈 ^{18}FDG 高摄取。这些都是生理性表现，在大多数情况下不需要影像随访。2010 年超声放射学家协会（Society of Radiologists in Ultrasound, SRU）针对无症状附件囊肿的共识指南建议，对育龄期女性直径 5～7cm 以及绝经后女性直径 1～7cm 的单纯性囊肿，每年进行超声检查，所有年龄组中，> 7cm 的囊肿应该由妇科医生进行评估。

出血性囊肿也是生理性的，但有时会出现症状，特别是发生破裂时。在超声上，出血性囊肿急性期可呈强回声，之后出现血液成分分层，由于有纤维蛋白束而形成一个无血管的"蜘蛛网"或网状结构，最终形成三角形或凸透镜形的可回缩血凝块（图 17-4）。出血性囊肿在 CT 上呈高密度，通常为 30～100HU，可伴有盆腔内单纯性或出血性游离液体（图 17-5）。出血性囊肿在 T_1WI 上呈高信号，注射对比剂后无强化。急性症状在出血性囊肿较子宫内膜异位症更常见，二者具有相似的影像表现（子宫内膜异位症将在下面的独立章节中详述）。有时，唯一能够区别二者的方法就是影像随访：出血性囊肿会消失，而子宫内膜异位症不会。

黄体囊肿是最易出血的，因此出血性囊肿在育龄期女性通常是生理性的。出血性囊肿在绝经后女性不是生理性的，当发现病变时建议妇科咨询。对于育龄期女性，SRU 指南建议对直径 ≤ 5cm 的出血性囊肿，无须随访。对于绝经前女性较大的出

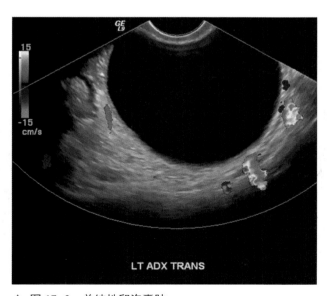

▲ 图 17-2　单纯性卵泡囊肿
多普勒 TVUS 显示单纯囊肿边界清楚、无血管、无回声

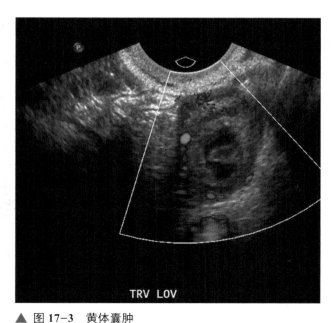

▲ 图 17-3　黄体囊肿
有厚壁，并表现为"坍塌"状，TVUS 能量多普勒显示内部无血流

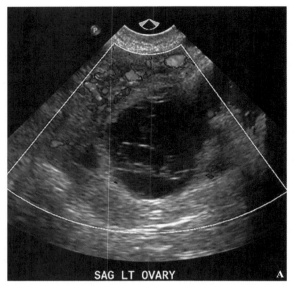

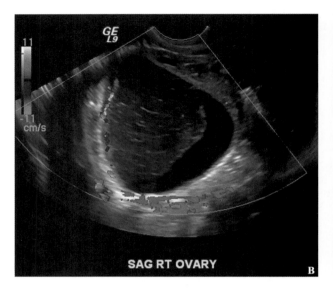

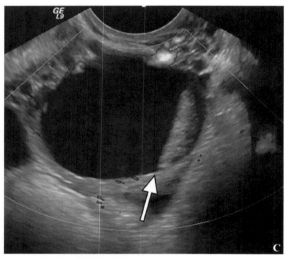

▲ 图 17-4　出血性囊肿

TVUS 表现为：A. 由纤维蛋白束形成的特征性网状结构；B. 可回缩血凝块；C. 分层的血液成分（箭）

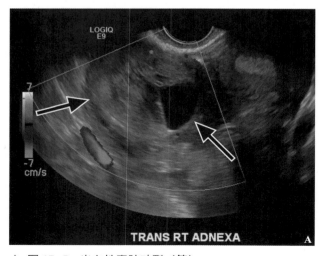

▲ 图 17-5　出血性囊肿破裂（箭）

A. TVUS 呈高回声无血供肿块；B. CECT 呈混合密度肿块及腹腔积血，盆腔积液 CT 值＞ 70HU

血性囊肿（＞5cm），或围绝经期（绝经后 5 年内）女性任何大小的出血性囊肿，建议超声随访 6 ～ 12 周以确诊。在绝经晚期女性中，所有出血性囊肿都应进行手术评估。

　　一些其他类型非肿瘤性囊肿值得一提。在妊娠滋养细胞疾病，包括葡萄胎妊娠（图 17-6）和多胎妊娠，以及接受药物性诱导排卵的女性中，会出现黄体膜囊肿，这是对高水平人绒毛膜促性腺激素（β-hCG）的反应。通常为大的、单房的，并且是

多发的。卵巢过度刺激的特征是卵巢明显增大，有时伴有腹水和胸腔积液。卵巢冠囊肿是起源于阔韧带的附件囊肿，而不是卵巢，可以看到病变与卵巢分开。SRU指南建议这些病变的处理类似卵巢囊肿，除非病变内显示软组织成分或有血供，否则无须影像随访。腹腔包裹性囊肿是另一种类似卵巢囊肿的病变。它是由于粘连而形成的，粘连有时是由盆腔手术或炎症引起。粘连包裹排卵液和正常浆液性腹腔液，形成特征性的包裹现有结构的积液（图 17-7）。

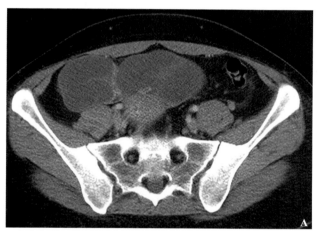 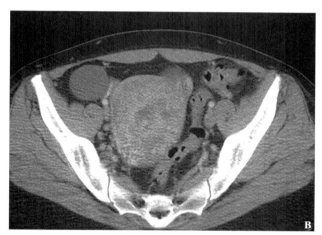

▲ 图 17-6　侵袭性滋养细胞疾病导致 β-hCG 升高、多发黄体膜囊肿
CT 强化示：A. 卵巢增大、多囊状；B. 子宫增大、不均质

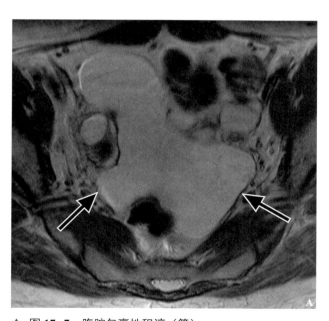 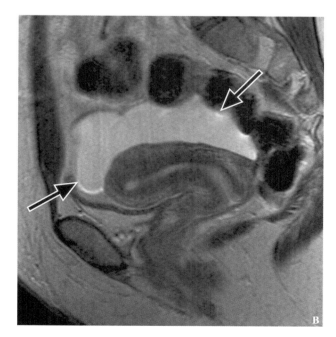

▲ 图 17-7　腹腔包裹性积液（箭）
轴位（A）和矢状位（B）T₂WI 表现为盆腔中央单房积液，沿着邻近结构的形态铸形。该患者有长期盆腔胀满感，之后成功进行了硬化治疗

超声难以诊断腹腔包裹性囊肿时，MRI 往往能提供有价值信息。

多囊卵巢综合征，又称 Stein–Leventhal 综合征，有月经过少、闭经、肥胖、不孕症、多毛症等症状。类似的"多囊"卵巢也可见于其他激素疾病。影像表现不明显；卵巢轻微增大，可呈强回声；卵泡囊肿数量增多，较小（通常小于 5mm），分布于卵巢周围（图 17–8）。

当发现附件囊肿时，异位妊娠是一个重要的鉴别诊断。每次盆腔超声检查读片都应考虑以下三个问题：患者年龄、是否妊娠、血清 β–hCG 水平。关于产科超声和并发症的讨论超出了本章的范围，但异位妊娠是重要的致死性疾病，在诊断育龄期女性相关疾病时必须注意排查此病。输卵管异位妊娠最常见，最有可能类似卵巢囊肿。与生理性囊肿不同，异位妊娠通常有症状，"囊肿"成分复杂、厚壁，常伴有复杂盆腔游离液体，特别是发生破裂时（图 17–9）。当一位孕妇 TVUS 未见明显宫内妊娠，血清 β–hCG > 3000mU/ml 时，宫内妊娠存活的可能性约为 0.5%。该情况下，必须仔细检查所有明显的"囊肿"是否有支持异位妊娠的影像征象，以尽快做出恰当治疗。

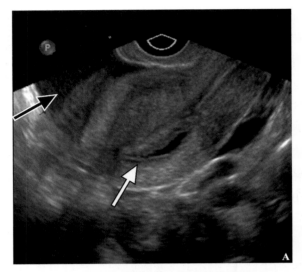

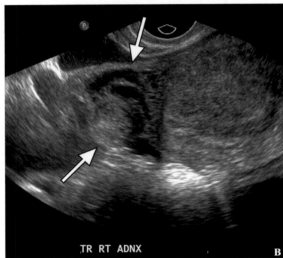

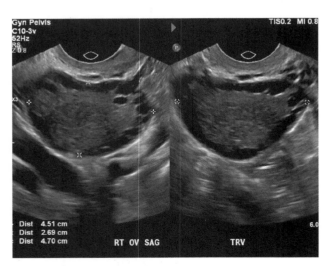

▲ 图 17–8　多囊卵巢综合征
卵巢轻度增大，周围多个小卵泡。多囊卵巢综合征是个临床诊断，而不是影像诊断

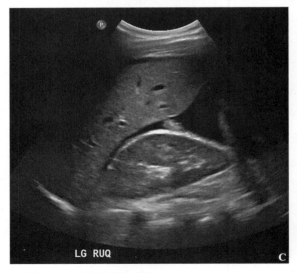

▲ 图 17–9　异位妊娠破裂
A.TVUS 显示宫腔内假孕囊（白箭）以及复杂性盆腔积液（黑箭）；B. 右附件区肿块，代表妊娠孕囊和出血（白箭）；C. 经腹部超声显示游离液体

三、卵巢扭转

卵巢扭转是卵巢以其血管蒂为轴发生的病理性旋转。这一过程会阻断卵巢血流灌注，常出现急性症状。年轻女性和女孩比年长女性更容易发生卵巢扭转，也有报道子宫也可发生扭转。尽管正常卵巢或伴有生理性卵泡或黄体的卵巢都可发生扭转，但卵巢肿瘤（特别是囊性畸胎瘤或称皮样囊肿）更容易导致扭转。

卵巢扭转引起急性下腹部或盆腔疼痛，常为突发剧烈疼痛。临床鉴别诊断包括阑尾炎、出血性囊肿、异位妊娠破裂及输尿管结石。卵巢缺血程度取决于扭转的持续时间与严重程度。卵巢具有源自子宫和卵巢动脉的双重血供，并且可以发生部分性或间断性扭转，因此血管的损伤程度不一。在一些病例中，卵巢扭转可自发缓解。短暂或局部的缺血可手术去扭转而卵巢仍可存活。然而，完全缺血超过几个小时通常会导致不可逆的卵巢坏死，必须手术切除。

扭转使柔软的压力低的静脉结构首先闭塞，然后才会闭塞厚壁高压的动脉，因此静脉引流受损先于动脉供血受损。结果导致扭转的卵巢出现水肿、淤血，有时有出血。在超声上，扭转的卵巢不对称地增大，通常有花斑样回声，卵泡周边化（图17-10）。彩色多普勒超声即使为优化对慢血流的检测而设置为低脉冲重复频率（low pulse repetition frequency, PRF），也无法显示卵巢内的血流，或能显示血流但血流减少。能量多普勒超声能够进一步提高敏感性。频谱多普勒图像可以显示舒张期血流受损或静脉血流量减少（图17-11）。部分性或间断性扭转时，多普勒超声可显示卵巢内近乎正常的血流，因此血流正常不能排除卵巢扭转的诊断。然而，如果超声检查时技术上已经优化，但仍血流缺失则高度提示扭转。超声还能显示卵巢蒂扭转部位的"旋涡"状扭转征象，还可显示是否有盆腔游离液体。

如果扭转的卵巢内有肿瘤，特别是无血供或乏血供肿瘤，例如子宫内膜异位症囊肿（或子宫内膜异位瘤）、成熟畸胎瘤或囊肿，卵巢扭转会更难诊断（图17-12）。肿块周边的卵巢组织可以用多普勒进行评估，但是可能由于肿块或其他病变的存在而被拉伸和扭曲。输卵管扭转较卵巢扭转少见，影像上表现为水肿、扭曲的管状结构，而卵巢往往是正常的。

尽管通常不用 CT 来评估卵巢扭转，但偶尔患者因怀疑阑尾炎等其他疾病行 CT 检查而意外发现卵巢扭转。如果 CT 上可以见到双侧卵巢并且大小正常，则鉴别诊断可以不考虑扭转。典型的卵巢扭转在 CT 图像上表现为卵巢增大、呈低密度、卵泡位于卵巢周围并偶尔出血、卵巢经常"翻转"至不同寻常的高或偏内侧的位置（图17-13）。盆腔水肿和游离液体常见。

MRI 上，通过多平面 T_2WI 很容易诊断卵巢扭转，急性期表现为高信号的增大卵巢（图17-14），有时输卵管呈明显的鸟嘴样、扭曲状或打结样。MRI 对水肿及少量液体高度敏感，后者几乎总是围绕在扭转的卵巢周边。在平扫 T_1WI 上，卵巢或输卵管出血区可能显示高信号。增强扫描，病变侧卵巢通常与对侧正常卵巢强化不同。

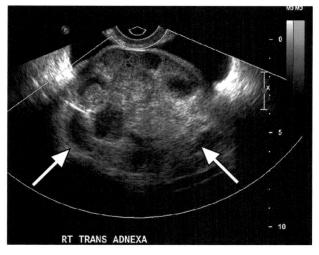

▲ 图 17-10 右侧卵巢扭转
一位进行药物促排卵的女性，扭转的右侧卵巢（箭）增大并水肿，即使能量多普勒 TVUS 也没有显示血流

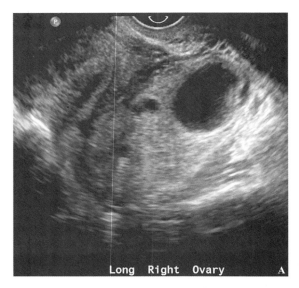

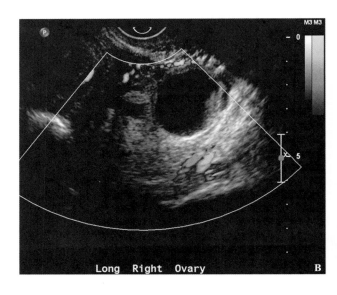

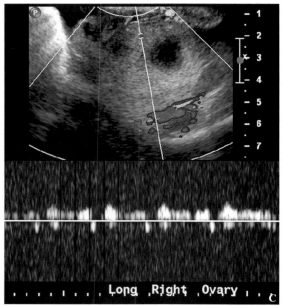

▲ 图 17-11　卵巢扭转
A. TVUS 灰阶图像显示卵巢体积增大；B. 能量多普勒无明显血流；
C. 频谱多普勒显示模糊的动脉搏动

四、子宫内膜异位症

　　子宫内膜异位症是指子宫内膜组织在子宫外增殖。最常见的表现是子宫内膜异位瘤或附件区囊性血性积液。子宫内膜异位症还可沿着腹膜表面形成小的实性子宫内膜组织种植，有时会深度浸润腹膜或盆腔器官的浆膜面。种植部位包括子宫、骶子宫韧带、Douglas 窝、输卵管、直肠、膀胱、直肠阴道隔以及盆腔、下腹部壁层或脏腹膜表面。病因

学假说包括苗勒管残留向子宫内膜分化和子宫内膜细胞通过输卵管逆行播散进入腹腔。子宫内膜异位症偶尔出现在剖腹产或其他手术瘢痕（图 17-15），可能是由于盆腔手术中子宫内膜种植于切口。

　　子宫内膜异位症最常见于 30 — 40 岁女性。子宫内膜异位症会引起痛经、不孕症、盆腔疼痛、性交痛；少数情况下，子宫内膜异位症及其造成的粘连会引起肠梗阻或输尿管梗阻。与子宫腺肌病类似，子宫内膜异位症有雌激素依赖性，绝经后会自行缓解，对激素控制类药物治疗有一定反应。血清

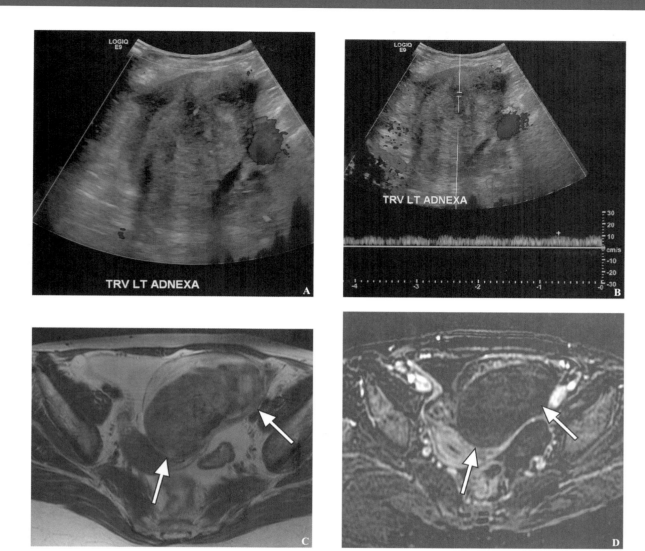

▲ 图 17-12 卵巢纤维瘤扭转

A. 多普勒表现为乏血供；B. 频谱多普勒表现为低阻血流；C.T₂WI 上的水肿（箭）使纤维瘤的低信号变模糊；D.T₁WI 增强减影显示肿块没有强化（箭）

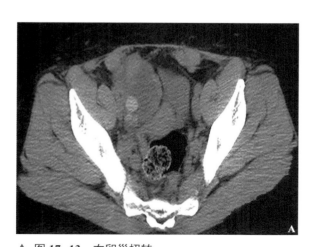
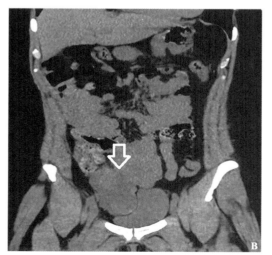

▲ 图 17-13 右卵巢扭转

轴位（A）和冠状位（B）平扫 CT 显示，卵巢体积增大，呈不同寻常的垂直走向（B，箭），周围多发出血性卵泡

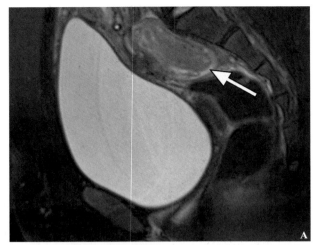

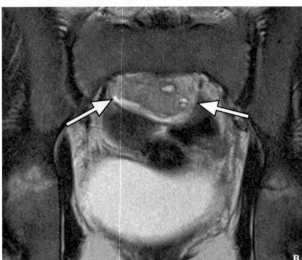

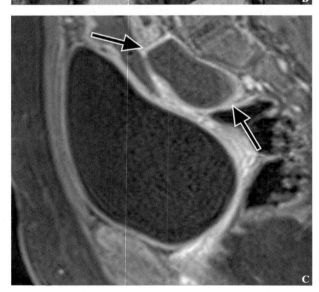

▲ 图 17-14 卵巢扭转
矢状位（A）和冠状位（B）T₂WI 显示，卵巢体积增大、水肿（箭），卵泡向周边移位；C. 矢状位增强 T₁WI 卵巢完全无强化

CA-125（一种通常用于卵巢癌诊断或随访的血循环中的物质）在子宫内膜异位症患者中会升高。腹腔镜常被用于诊断子宫内膜异位及其粘连，TVUS 和 MRI 常用于病情监测。TVUS 具有实用性和低成本的优点，3D 和对比剂增强成像等技术创新增强了其性能；但是，需要相当的专业技能才能发现子宫内膜异位症更细微的表现，这种情况在美国以

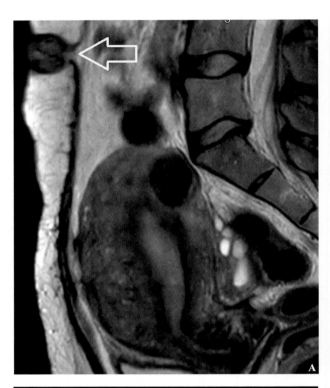

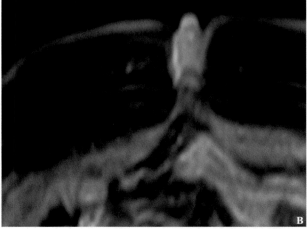

▲ 图 17-15 开腹手术部位的瘢痕子宫内膜异位症
矢状位 T₂WI（A，箭）和平扫 T₁WI（B），子宫内膜异位组织的种植可具有软组织信号特征，而没有明显的血液成分集聚

外更常见。MRI 对于子宫内膜异位症具有非常高的敏感性，但仍然昂贵且耗时。

与正常的子宫内膜类似，子宫内膜异位瘤由于激素依赖性而随着月经周期反复出血，逐渐增大，常常达到 5～10cm 或更大。超声上，子宫内膜异位瘤常表现为均匀"磨玻璃"样回声，有无数可以移动的细小点状回声（图 17-16）。典型的 MRI 影像特征是于平扫 T_1WI 呈明显高信号，无论是否抑脂（图 17-17）；于 T_2WI 呈中等信号，信号强度具有分层或环形梯度，表现为浓淡不均的暗影。含铁血黄素在子宫内膜异位瘤周围聚集，在超声上表现为产生回声的微小晶体并产生振铃伪影，并在 T_2WI 和同相位 GRE 上更明显（图 17-18）。子宫内膜异位瘤内部无血管，长期和较大的子宫内膜异位瘤与透明细胞型和子宫内膜样卵巢腺癌的形成有关（图 17-19）。因此，建议对未行手术切除的子宫内膜异位瘤每年进行 TVUS 监测，如果病灶内出现含血管的软组织，则需手术干预。

与囊性子宫内膜异位瘤相比，子宫内膜异位症实性种植通常很多，但很小。TVUS 可能难以评估，特别是对体格较大的患者。MRI 会显示得更好些，在平扫 T_1WI 上为小的高信号囊腔（图 17-20）。子宫内膜异位症刺激局部炎症反应，伴有粘连，形成大小及分布不等的多种结构，从细丝状到致密的纤

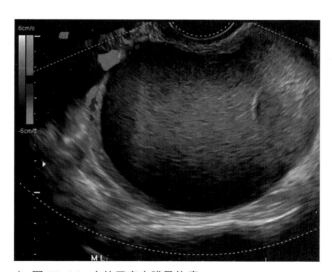

▲ 图 17-16　大的子宫内膜异位瘤
TVUS 上呈现特征性的细腻、均匀的"磨玻璃"样内部低回声，多普勒显示没有血流

维组织区域均可。子宫内膜异位症及伴随的纤维化可为浸润性的和肿块样的，于超声呈星芒状低回声，于 T_2WI 呈边缘有毛刺的低信号肿块（图 17-21）。深部浸润的子宫内膜异位症常累及直肠子宫陷凹，由于慢性粘连引起腹膜返折特征性的抬高。其他后遗症包括输卵管积水、粘连，有时造成小肠或大肠梗阻以及侵犯膀胱壁（图 17-22）。

五、盆腔炎性疾病

盆腔炎性疾病（pelvic inflammatory disease，PID）是妇科感染的通用术语。在北美，淋球菌（Neisseria gonorrhoeae）或沙眼衣原体（Chlamydia trachomatis）经性传播是常见病因，危险因素常为多个性伴侣和缺乏避孕屏障。尽管这是一种常见于年轻女性的疾病，但在过去的 20 年中，该病在性活跃的老年男性和老年女性中数量激增。

PID 通常无症状。然而，促使患者就诊的特征性症状包括盆腔疼痛、发热、性交痛和阴道分泌物。PID 的后遗症包括子宫内膜炎、输卵管炎、卵巢炎、输卵管积脓、输卵管卵巢脓肿和局限性腹膜炎，有时会发生输卵管积水、结节性输卵管峡部炎（salpingitis isthmica nodosa，SIN）、盆腔粘连、子宫内膜粘连（即 Asherman 综合征，特别是如果有子宫内节育器时）。偶发的长期并发症包括不孕症和宫外孕。罕见情况下，急性炎症会扩散到右上腹（Fitz-Hugh-Curtis 综合征），并伴有腹膜炎和粘连。

多数 PID 是临床诊断，但影像能提供疾病范围及并发症的重要信息。超声是影像学检查的主要方法。患有活动性 PID 的女性常在 TVUS 检查中感到不适，为影像诊断提供线索。与其他盆腔疾病类似，CT 很少用于 PID 的初步评估，但对疾病治疗可能有帮助。MRI 能提供极好的软组织细节，对发现早期炎症敏感性更高。大多数 PID 女性患者使用抗生素治疗有效。少数患者需要影像引导脓肿引流介入治疗。偶尔，慢性感染性输卵管卵巢脓肿伴输卵管积脓需要手术切除。

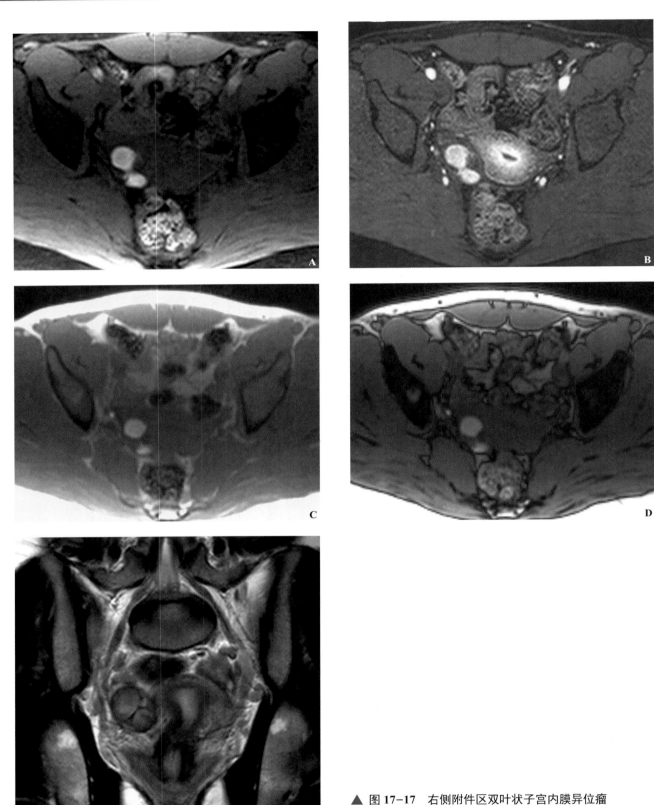

▲ 图 17-17　右侧附件区双叶状子宫内膜异位瘤
A. 由于血液成分，平扫 T_1WI 呈高信号；B. 对比增强 T_1WI 信号没有变化；C. 同相位 GRE 呈高信号；D. 反相位 GRE 没有信号衰减或边缘效应；E. 冠状位 T_2WI 呈浓淡不均的暗影

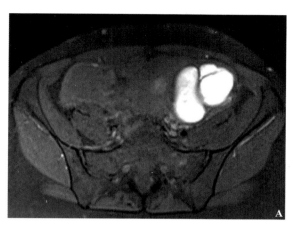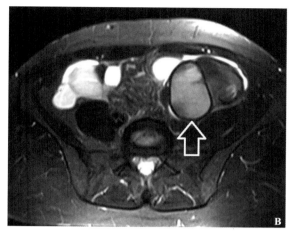

▲ 图 17-18　左侧附件子宫内膜异位瘤
A. 脂肪饱和平扫 T_1WI 呈非常高信号；B. T_2WI 上含铁血黄素环呈极低信号（箭）

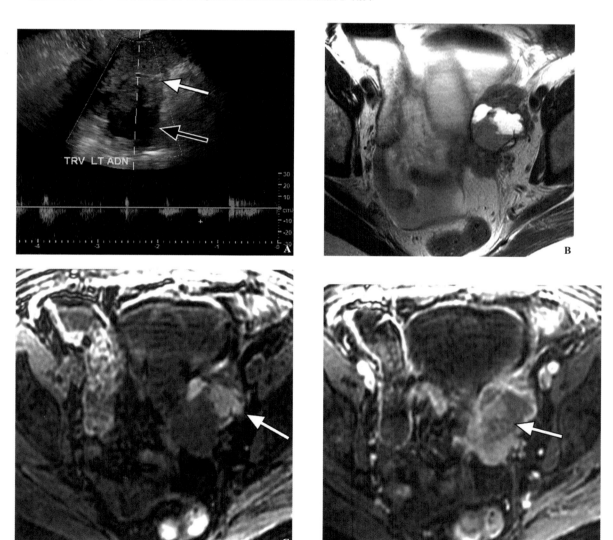

▲ 图 17-19　起源于子宫内膜异位症的透明细胞癌
A.TVUS 上出血性（黑箭）和含血管的实性成分（白箭）；B. T_2WI 上呈两种信号模式；C. 平扫 T_1WI 血液成分呈高信号（箭）；
D. 增强 T_1WI 实性成分强化（箭）

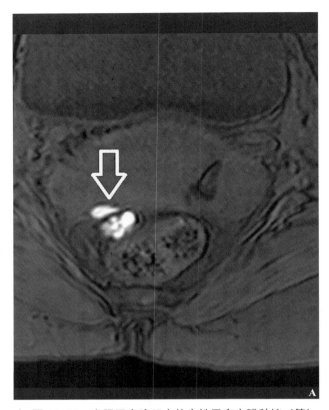
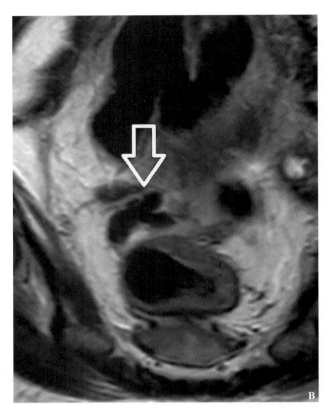

▲ 图 17-20　直肠子宫陷凹小的实性子宫内膜种植（箭）

A. 轴位脂肪饱和 T₁WI 平扫呈极高信号；B. 在子宫斜短轴 T₂WI 呈低信号（箭）

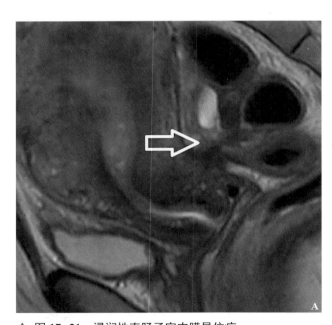
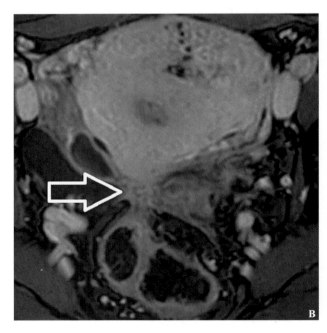

▲ 图 17-21　浸润性直肠子宫内膜异位症

A. 矢状位 T₂WI 呈星芒形低信号肿块（箭），抬高子宫直肠陷凹；B. 轴位增强 T₁WI 示强化的软组织使盆腔结构粘连栓系（箭）

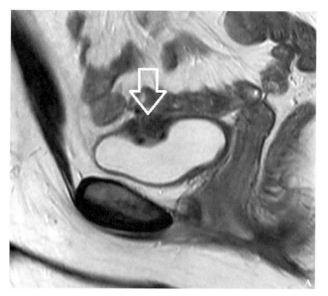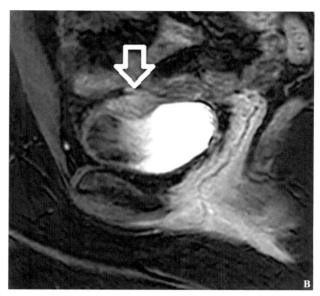

▲ 图 17-22　发生于子宫切除术后的浸润性子宫内膜异位症，累及膀胱顶部（箭）
A. 矢状位 T_2WI 上呈低信号肿块；B. 增强 T_1WI 可见病变强化

根据病变范围和严重程度不同，影像表现非常多样。经常出现游离液体，有时是复杂性的。发炎和水肿的脂肪较正常脂肪回声增强。TVUS 可见骨盆内结构缺乏正常的移动性。宫颈炎和子宫内膜炎是这种上行性感染疾病的最早期表现，但通过 TVUS 很难诊断。宫颈和子宫会水肿，有时伴宫腔积液。由于 T_2WI 上水肿呈高信号，MRI 显示正常子宫的带状解剖结构消失。输卵管炎表现为管壁增厚、高强化，可因复杂性积液或积脓而扩张，称为输卵管积脓（图 17-23）。一侧或双侧卵巢可在病程早期因水肿而增大，也可由于输卵管卵巢脓肿累及而增大（图 17-24）。输卵管卵巢脓肿的大小和复杂程度差异很大。当病变表现为肿块样，而不是以囊性为主时，可以使用输卵管卵巢复合体一词。由于周围炎症和患者不适，TVUS 有时对诊断输卵管卵巢脓肿或复合体作用有限，此时 CT 和 MR 特别有帮助。输卵管卵巢脓肿中气泡极其罕见，遇到这种情况时，应重点考虑肠道来源的脓肿。

输卵管慢性炎症会伴有 SIN，SIN 是由腹腔镜或透视下子宫输卵管造影（hysterosalpingography，HSG）来诊断。由于逆行注射对比剂有造成现有感染逆行性播散的风险，HSG 在急性 PID 中是禁忌的，但它可作为不孕症检查的一部分，用于亚急性或慢性 PID。SIN 的特征是在输卵管峡部炎症组织小结节内有多发小憩室或空腔。这些结节在手术中可见到、可触及，而憩室可在 HSG 上显示，表现为起自输卵管腔内簇集的线样和烧瓶样外凸的充盈影（图 17-25）。在 HSG 上，SIN 常与其他原有炎症性疾病同时出现，如输卵管阻塞和输卵管积液。

输卵管炎治疗后可由于输卵管瘢痕和输卵管阻塞导致无菌性输卵管积液。正常情况下，输卵管在影像上是观察不到的。但当输卵管扩张积液时，形成管状结构，通常在附件区呈 C 形或 S 形。单纯性输卵管积液内容物在 TVUS 上呈无回声（图 17-26），在 CT 上呈液体密度，于 T_1WI 呈低信号，于 T_2WI 呈高信号。正常输卵管的线样纵向皱褶可在 TVUS 或 MR 断面图像上观察到，有助于鉴别输卵管积液与囊性肿块。不同于输卵管积脓，输卵管积液不出现急性症状，无须抗炎治疗，但输卵管积液与生育能力低下有关，对备孕女性来说，是输卵管切除术或输卵管抽吸术（与其他辅助生殖技术配合）的指征。HSG 能显示多种异常。输卵管可能被堵塞，无法显影。或输卵管远端可能被堵塞，输卵管在注射期间充盈扩张，但对比

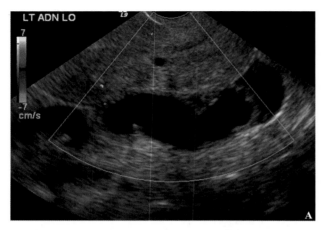

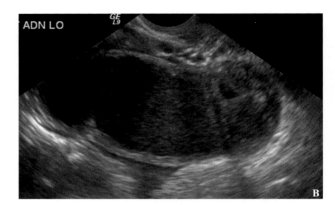

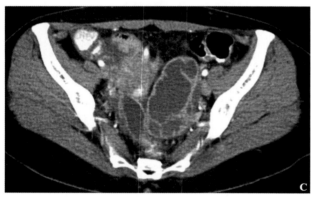

▲ 图 17-23　输卵管积脓

A、B.TVUS 显示输卵管扩张、厚壁及腔内碎片；C. CECT 显示双侧输卵管炎症和复杂的腔内容物

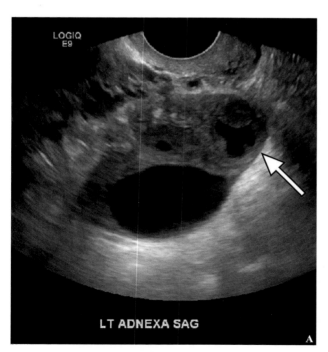

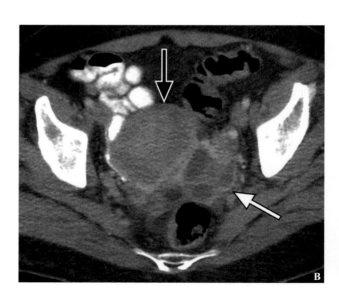

▲ 图 17-24　输卵管卵巢脓肿

A. TVUS 上见囊性肿块与厚壁输卵管（箭）黏合；B. CT 上见左侧盆腔多房炎性肿块（白箭），还可见到子宫（黑箭）水肿，呈低强化，这是子宫内膜炎的表现

剂不会溢到腹腔内（图 17-27）。HSG 与其他技术
所显示的输卵管积液程度不一致，这种情况并不少
见。输卵管中两点堵塞，两点之间输卵管扩张，可
在 US、CT 或 MR 上表现为输卵管积液，但不能在
HSG 上显影。或者，HSG 期间，远侧闭塞的输卵
管可在注射对比剂时暂时扩张，但应用其他技术时
显示直径正常。

六、卵巢肿瘤

　　卵巢原发肿瘤可为良性或恶性，为上皮、生
殖细胞或是性索间质来源。转移性疾病也可累及卵
巢，原发灶最常来自胃肠道或子宫内膜癌。放射科
医生的主要任务不是进行组织学诊断，而是要识别

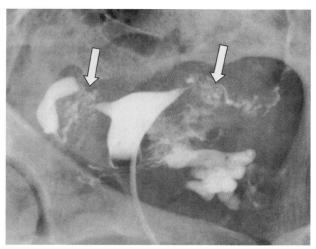

▲ 图 17-25　结节性输卵管峡部炎（SIN）
HSG 显示输卵管峡部多发小憩室（箭）；盆腔粘连阻止了对比剂
在盆腔内自由弥散

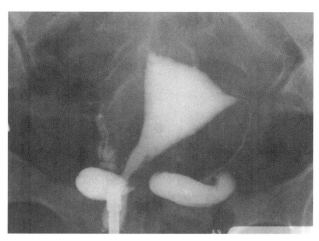

▲ 图 17-27　HSG 上双侧输卵管积液
输卵管壶腹部分扩张，对比剂没有向腹腔内溢出

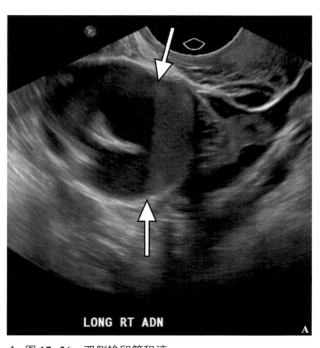

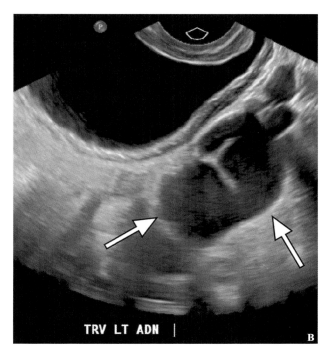

▲ 图 17-26　双侧输卵管积液
TVUS（箭）可见：A. 右侧输卵管内碎片分层；B. 左侧输卵管内液性物质更单纯

典型的良性和生理性病变以避免不必要的进一步检查，同时警惕是否有侵袭性或恶性肿瘤的影像特征。卵巢癌是最致命的妇科恶性肿瘤，但大多数卵巢病变不是癌症。当诊断卵巢癌时，影像学能提供有关分期（表 17-1）及监测的重要信息，将在下文进行更详细地讨论。

表 17-1　卵巢癌 2014 FIGO 分期

分　期	描　述
I 期	肿瘤局限于卵巢
	A. 肿瘤局限于一侧卵巢，包膜完整
	B. 肿瘤局限于双侧卵巢
	C. 肿瘤局限于一侧或双侧卵巢，包膜破裂和（或）在腹水或腹腔冲洗液中找到恶性细胞
II 期	肿瘤扩展至盆腔
	A. 肿瘤扩展和（或）种植在子宫和（或）输卵管表面
	B. 肿瘤扩展至其他腹腔内盆腔组织
III 期	卵巢肿瘤伴盆腔外腹腔内肿瘤和（或）腹膜后淋巴结转移
	A. 淋巴结阳性和（或）镜下腹腔腹膜种植转移
	B. 大体可见盆腔外腹膜种植直径 ≤ 2cm ± 腹膜后淋巴结阳性（包括肝和脾表面种植）
	C. 大体可见盆腔外腹膜种植直径 > 2cm ± 腹膜后淋巴结阳性（包括肝和脾表面种植）
IV 期	除腹膜转移外的远处转移
	A. 胸腔积液伴细胞学阳性
	B. 腹部或腹部外实质转移，腹股沟或远处淋巴结转移

（一）肿瘤影像特征

当病变通过影像学检查得以充分显现时，含有单纯液体而没有内部软组织成分的单房囊肿在任何年龄都可认为是良性的。单纯性囊肿涵盖了从功能性囊肿和卵泡到囊腺瘤的一系列诊断。为了避免不必要的诊断性检查和手术，以及与之相关的患者焦虑、医疗成本和相关并发症，识别、诊断单纯性囊肿对于放射医生是非常重要的。

识别与肿瘤相关的影像特征并推荐合适的处理方法，对放射科医生同样重要。与附件区囊肿评估相关的超声指南包括国际卵巢肿瘤分析（International Ovarian Tumor Analysis, IOTA）模型和 SRU 指南。这些指南与其他共识或建议的重点和细节不尽相同，但某些基本概念是相同的。单纯性囊肿、出血性囊肿、子宫内膜异位瘤和成熟畸胎瘤（皮样囊肿）通常具有特征性的超声表现，应根据相应诊断进行处理，将在下文详述。当病变显示不清、不完全，或超声检查不能确定诊断时，建议 MR 检查进一步分析其特征。

一般来说，囊肿越大、软组织成分（包括壁结节和 > 2mm 的厚壁分隔）越多和越大、软组织成分内血流越多、双侧病变和有腹水，则卵巢恶性肿瘤的风险越高。虽然低阻频谱多普勒动脉波形与恶性肿瘤相关，但这一征象的敏感性和特异性较差。卵巢恶性肿瘤相关的临床特征包括：绝经状态和肿瘤标志物升高，特别是 CA-125，但 HE-4、抑制素 A 和 B、癌胚抗原（carcinoembryonic antigen，CEA）、人绒毛膜促性腺激素（human chorionic gonadotropin，β-hCG）和甲胎蛋白（fetoprotein，α-FP）也有意义。

当超声显示卵巢囊肿有非常可疑的影像特征，如大而富血供的壁结节和腹水，可能不需要进一步的影像检查，可让患者直接咨询妇科医生或妇科肿瘤医生。然而，很多病变超声上不能确定其良恶性，需要 MRI 进一步定性以指导下一步处理方法，避免不必要的手术。可以用于附件肿块定性的盆腔 MRI 检查可以在 1.5T 或 3T 设备上进行。静脉或肌内注射胰高血糖素或其他抗蠕动剂对于减少肠蠕动伪影是非常有用的，特别是对于自盆腔向上生长的肿块。重要的序列包括多平面 T_2WI、DWI，以及脂肪饱和 T_1WI 平扫和增强。在许多医学中心进行高时间分辨率动态增强成像，可以得到增强曲线，有助于区分良恶性肿瘤。多时相增强成像更常用，可进行 3 ~ 5 次全盆腔增强成像，可按放射科医生的习惯在任意平面进行成像。同、反相位 GRE 序列对评估皮样囊肿内脂肪以及显示血液成分有帮助。

与超声成像类似，在盆腔肿块的 MR 定性中也有些广义上的基本概念。肿块内含肉眼可见的脂质是良性皮样囊肿的特征表现。T₂WI 上实性肿块内低或极低信号是良性征象，可见于外生性平滑肌瘤、纤维瘤、纤维卵泡膜瘤和 Brenner 瘤。大多数原发性卵巢恶性肿瘤是囊实混合性的，因此除非有已知的卵巢外原发恶性肿瘤，单纯实性肿块相对安全。单房囊肿是良性的；如果存在壁结节或乳头，恶性肿瘤的风险随其数量的增多和体积的增大而增加。任何实性成分的强化，包括厚间隔或壁结节，应在增强图像上仔细评估，根据需要使用图像减影，以区分血液成分所致的高信号与真正强化。几乎所有侵袭性肿瘤的实性成分在 DWI 呈高信号，但 DWI 高信号并不特异，也可见于多种良性病变中。然而，非常低的表观弥散系数值（apparent diffusion coefficient，ADC）提示病变为恶性。这些概念将在下文中讲到特定肿瘤组织学时进行说明。

（二）上皮性肿瘤

卵巢癌乃至卵巢肿瘤中，绝大多数为上皮性肿瘤。浆液性和黏液性亚型是最常见和最需要着重了解的，少见类型包括子宫内膜样、透明细胞性卵巢癌及 Brenner 肿瘤。在美国，卵巢上皮性癌是妇科癌症死亡的主要原因，其危险因素包括月经初潮提前、更年期推迟、未育、肥胖症、激素替代治疗和 BRCA 基因突变等。与子宫内膜异位症和 PID 的相关性尚不确定。保护因素包括口服避孕药、妊娠和母乳喂养。

与子宫内膜癌类似，目前认为卵巢上皮癌起源于两种不同的谱系，称为Ⅰ型和Ⅱ型癌症。Ⅰ型上皮性肿瘤是低级别、生长缓慢的，可能从已有良性病变，如囊腺瘤，逐步发展而来。这种从不典型增生到肿瘤形成的有序进展或谱系类似于许多身体其他部位的肿瘤，例如结肠腺瘤到癌的过程。相比之下，Ⅱ型肿瘤是高级别的，通常就诊时就已经为进展期。虽然称为"卵巢癌"，很多Ⅱ型上皮性肿瘤，比如高级别浆液性癌（high-grade serous cancer，HGSC），被认为起源于已有输卵管上皮前

体病变，即浆液性输卵管上皮内癌（serous tubal intraepithelial carcinoma，STIC）。

1. 浆液性肿瘤

浆液性肿瘤是卵巢肿瘤最常见的上皮细胞类型。Ⅰ型浆液性肿瘤包括良性浆液性囊腺瘤（有时完全是单纯性的）和囊腺纤维瘤（图 17-28），其特征是囊壁有 1 个或几个小壁结节，如果没有壁结节则完全就是一个单纯性单房囊肿。多普勒超声能显示的病变血流情况多种多样，但这些壁乳头几乎总是能在 MRI 上显示强化。结节内可见少量砂粒体样钙化灶，薄壁上偶有钙化灶。囊腺瘤和囊腺纤维瘤不会成为高级别的Ⅱ型恶性肿瘤，因此可以通过影像学和肿瘤标志物放心地监测。然而，它们易使卵巢发生扭转，并且长期来说，有发展为交界性或低度恶性肿瘤的能力，因此，中青年女性的该类肿瘤通常主张切除，可行囊肿切除术和卵巢切除术。

恶性Ⅰ型浆液性肿瘤包括交界性和低级别浆液性癌，这需要组织学而不是影像学进行区分。"交界性"是一种特定的组织学名称，用来指肿瘤为恶性，但没有侵及卵巢基质的情况。交界性肿瘤可有浅表腹膜种植，影像上特别像癌症扩散，但显微镜下没有真正的腹膜侵犯。影像上，交界性和低级别浆液性肿瘤有乳头状和叶状软组织成分（图 17-29），与良性肿瘤相比，具有更多、更大的壁结节。基于影像学的分期应包括评估卵巢、子宫、腹膜表面、盆腔和腹膜后淋巴结。低级别浆液性肿瘤虽然生长缓慢，但是真正的侵袭性癌症。某些亚型表现出广泛的砂粒状钙化，并呈线样覆盖在腹膜表面（图 17-30）。术中冰冻切片通常用于决定手术干预的程度。目前的美国国立综合癌症网络（National Comprehensive Cancer Network，NCCN）指南推荐进行完整的手术分期。

HGSC 是"经典"的和最常见的卵巢癌细胞类型。这是一种快速生长的Ⅱ型卵巢癌，具有明显的细胞不典型性，常伴 p53 基因突变。HGSC 不是起源于已有的良性病变，如囊肿和囊腺瘤，而最可能来自微小的 STIC。无论被称为卵巢癌、输卵管癌

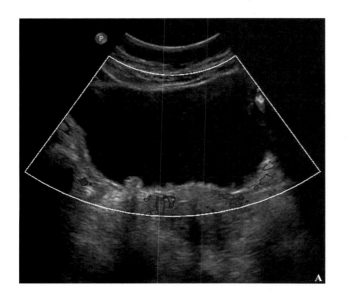

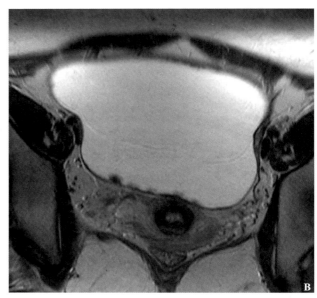

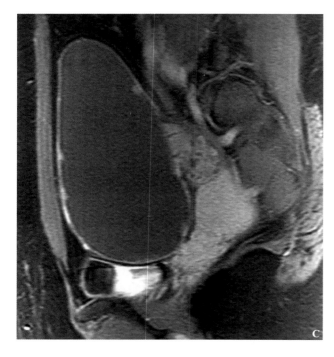

▲ 图 17-28　良性浆液性囊腺纤维瘤主要为囊性，伴小的壁乳头
A. 经腹超声；B. 斜轴位 T₂WI；C. 矢状位增强 T₁WI

还是原发性腹膜癌，它们都有一样的影像和组织学表现、治疗路径和预后。HGSC 在影像上多是囊实混合性的（图 17-31），通常具有大量的边界不清的实性成分。HGSC 侵犯卵巢间质并直接扩散至邻近器官及腹膜腔，覆盖体腔表面、使器官之间的边界模糊不清（图 17-32）。HGSC 最常在 Ⅲ 期或 Ⅳ 期才得以诊断，5 年生存率分别约为 39% 和 17%。STIC 和 HGSC 与 BRCA 基因突变有关，这也是目前推荐对这些女性进行预防性双侧输卵管卵巢切除

术的基础，但有趣的是，BRCA 突变患者相比一般人群具有更好的化疗效果。

通常在术前进行腹部和盆腔 CT 检查。通过开腹手术进行全面的手术分期和减瘤，包括抽空腹水和（或）腹腔灌洗进行细胞学检查、子宫切除术、双侧输卵管卵巢切除术、网膜切除术、腹膜充分暴露以切除结节以及盆腔和腹膜后淋巴结切除。因此，与许多其他腹部和盆腔恶性肿瘤类似，腹膜播散不是 HGSC 的手术禁忌证，对存在癌扩散的患

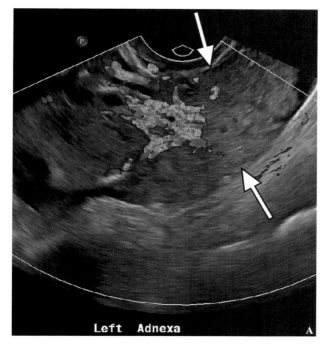

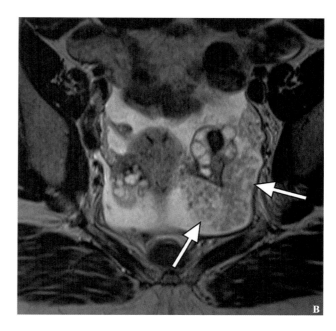

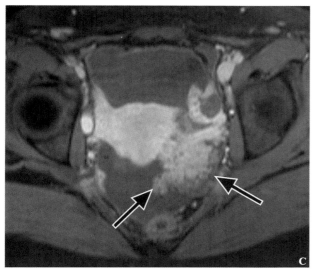

▲ 图 17-29 浆液性交界性肿瘤表现为左侧卵巢后部外生性叶状组织（箭）

A.TVUS 多普勒显示血管蒂；B.T$_2$WI 腹水环绕乳头状组织；C. 增强 T$_1$WI 显示强化。影像上不能与 HGSC 可靠区分，明确病情需要完整的手术分期

者也不做二元性评价。非常广泛的腹腔内肿瘤播散不适合直接做减瘤手术，需要新辅助化疗后再进行手术（图 17-33）。腹膜表面、网膜脂肪内和肠系膜上是否存在软组织结节及其范围应分开描述。尤其是，应特别说明是否有下列情况：右侧膈下较大结节、肾门水平及以上的腹膜后淋巴结、肠系膜（不同于网膜）＞ 1 cm 的结节，因为如果有这些情况，则提示减瘤术效果不理想（图 17-34）。

PET/CT 通常不用于初次诊断和分期，但有助于评估复发情况，特别是血清 CA-125 水平升高

时。PET/CT 增加了发现腹腔内小面积复发的灵敏度。多数研究表明 PET/CT（图 17-35）对于发现全部转移性病灶以及治疗后定位复发病灶较 CT 更敏感。与依赖于肿瘤大小进行疗效评估的影像技术相比，SUV 的变化能更早地反映治疗效果。在一些 CA-125 正常的情况下，PET/CT 甚至也能发现病变复发。

2. 黏液性肿瘤

大多数黏液性肿瘤为良性或低度恶性。因为许多卵巢黏液癌实际上是胃肠道肿瘤的转移，所有卵

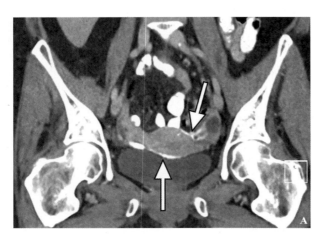

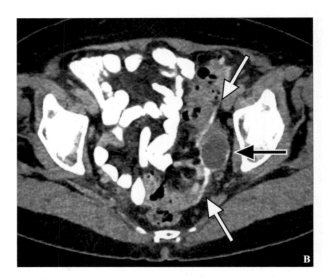

▲ 图 17-30　浆液性肿瘤亚型

冠状位（A）和轴位（B）CECT 显示覆盖于腹膜表面的砂粒体钙化（白箭），伴左侧卵巢囊性病变（黑箭），内含 CT 不可见的乳头。砂粒体样钙化通常与低级别浆液性癌相关，但任何浆液性肿瘤镜下都可能见到砂粒体样钙化

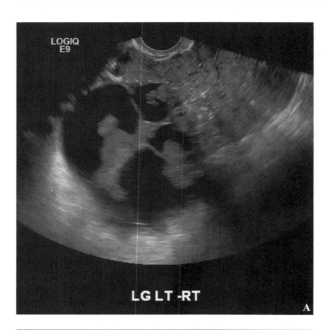

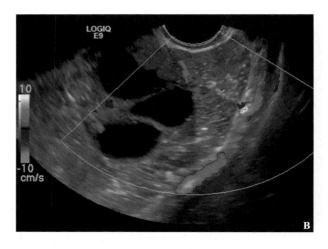

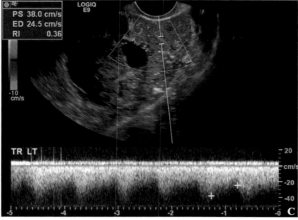

▲ 图 17-31　高级别浆液性卵巢癌

A. 许多乳头状结节散布于薄分隔上；B. 多普勒见实性成分存在血流；C. 低阻（高舒张血流）波形与肿瘤血管调节紊乱相关，但不特异、不敏感

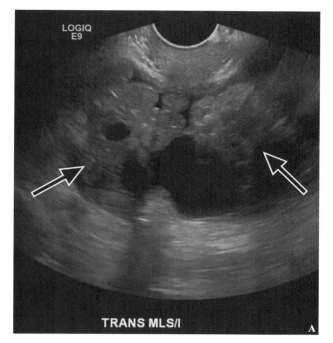

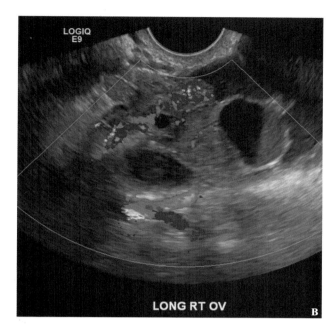

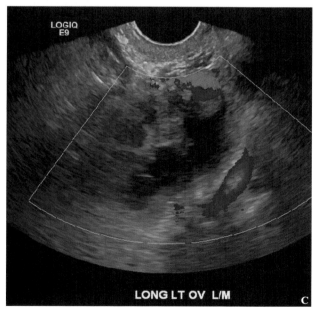

▲ 图 17-32　高级别浆液性卵巢癌

A. 弥漫性乳头状软组织（箭）模糊了深部盆腔的器官边界；B、C. 双侧附件区肿块

巢黏液性癌较以往认知少见。原发卵巢黏液癌是 Ⅰ型肿瘤，意味着它们是按良性黏液性囊腺瘤、黏液性交界性肿瘤到黏液癌一步步发展来的。黏液性囊腺瘤单房或多房（图 17-36），通常有光滑的分隔，没有明显的实性成分，其囊性成分内积聚由中等数量的上皮细胞产生的大量黏蛋白，所以黏液瘤体积很大仍为良性。黏液性囊腺瘤治疗上可以采取肿瘤切除术或单侧卵巢切除术。黏液性交界性肿瘤或癌实性成分较多，伴厚壁结节样分隔（图 17-37），

其实性成分和浆液性肿瘤中的乳头状或叶状结构不同，可以看到粗糙钙化或分隔上的钙化。与上述浆液性肿瘤一样应予以手术并进行手术分期。

仅 20% 的黏液性卵巢肿瘤是恶性，这其中仅 20% 是卵巢原发，余 80% 为胃肠道转移，通常是阑尾黏液性肿瘤。尽管这些肿瘤组织学上为低级别，它们常和播散性腹膜腺黏液蛋白病（disseminated peritoneal adenomucinosis, DPAM）有关，又名腹膜假黏液瘤，该病患者的腹膜腔内充满

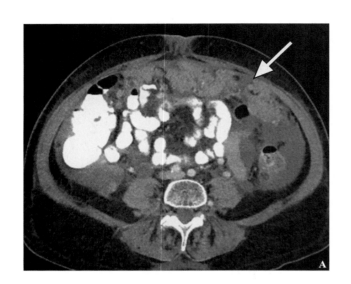
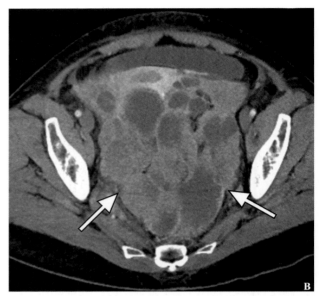
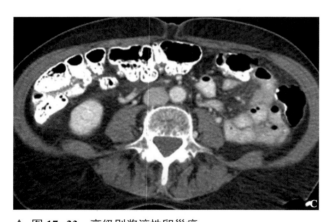
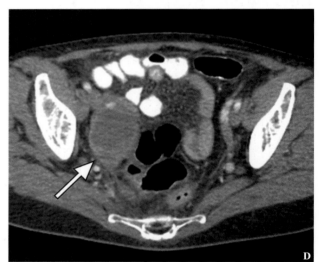

▲ 图 17-33　高级别浆液性卵巢癌
新辅助化疗（A、B）前、（C、D）后的 CECT。注意（A、C）网膜饼（箭）近乎完全的消失，（B、D）盆腔肿块（箭）明显减小。之后通过减瘤术进行手术分期，组织学上证明没有存活肿瘤

少细胞的黏蛋白物质（图 17-38）。临床上呈侵袭性，导致腹部膨大、腹胀、腹痛，甚至肠梗阻。虽然腹膜假黏液瘤和卵巢癌有关，但它更多来自于阑尾黏液性肿瘤。因此，对黏液性肿瘤进行卵巢切除术时常常同时切除阑尾。

3. 其他上皮性肿瘤

卵巢子宫内膜样肿瘤和透明细胞肿瘤较浆液性及黏液性肿瘤少见，多数表现为癌。二者都和长期子宫内膜异位症有关，这使得通过影像就能做出前瞻性的诊断。在超声或 MRI 上，如果典型子宫内膜异位瘤内出现有血供的结节，则高度提示该结节为子宫内膜样癌或透明细胞癌（图 17-19）。高达 40% 的卵巢子宫内膜样癌同时伴有子宫内膜增殖（癌或者增生）（图 17-39）。

Brenner 瘤是卵巢良性上皮性肿瘤，组织学上和尿路上皮相似，多是含大量纤维基质成分的实性肿块，其典型超声表现为含血流的低回声，在 T_2WI 上表现为均匀低信号的肿块（图 17-40）。

其他上皮性癌包括混合性上皮肿瘤，治疗方法和恶性程度最高的细胞类型及癌肉瘤一致。癌肉瘤

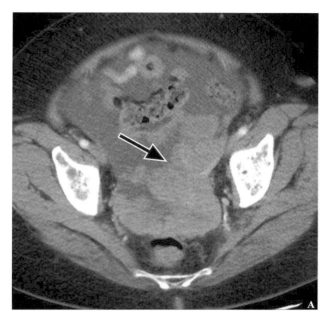

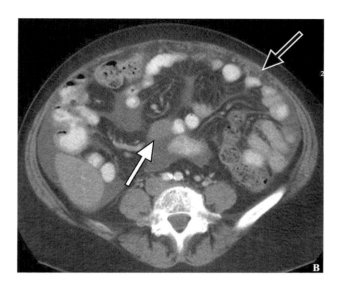

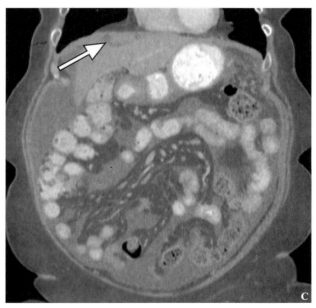

▲ 图 17-34　高级别浆液性卵巢癌
A. CECT 显示融合的盆腔肿块（箭）；妨碍初次肿瘤减灭术效果的因素包括：肠系膜肿块（B，白箭），应与大网膜种植（黑箭）区分，以及肝顶部的膈下结节（C，箭）

也被称为恶性混合性中胚叶及苗勒管肿瘤（mixed mesodermal/Müllerian tumor,MMMT）。MMMT 是上皮性成分和肉瘤样成分的混合，与囊实性上皮样肿瘤相比，实性成分更多。但是，无法通过影像进行术前特异性的诊断，与其他上皮性肿瘤一样需要手术分期。

（三）生殖细胞肿瘤

与上皮性卵巢癌相比，生殖细胞肿瘤（germ cell tumor, GCT）的患者更年轻，大多数 GCT 是良

性的。成熟畸胎瘤（皮样囊肿）是最常见的 GCT，很可能也是最常见的卵巢肿瘤，边界清晰，内容物含两个或多个胚层（外胚层、中胚层、内胚层）成分。类似这样的皮样囊肿组织成分多样，包含牙齿、毛发、油脂、皮脂及脂肪类物质、神经组织等。病变内的脂性成分是其影像诊断的主要特征。根据其实性还是液性，经阴超声上皮样囊肿的脂性成分可表现为强回声肿块、脂液平面，甚至漂浮的可以移动的脂肪团（图 17-41）。毛发常形成强回声巢，有时伴"点划线符号"征及后方声影。牙齿

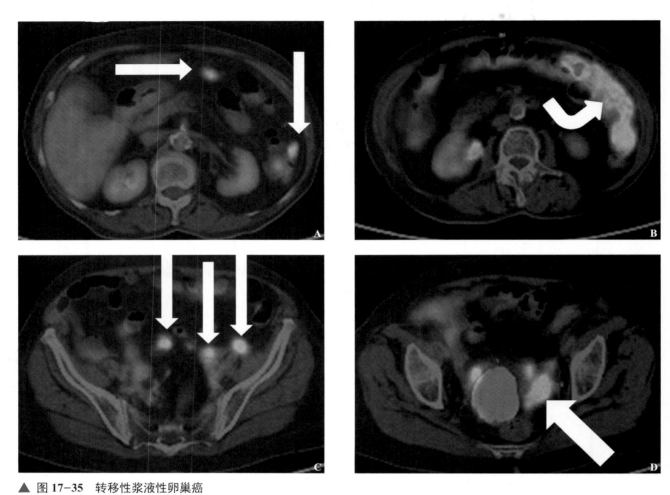

▲ 图 17-35　转移性浆液性卵巢癌

^{18}FDG PET / CT 融合图像显示腹膜、淋巴结和盆腔种植（箭）和网膜病变（弯箭）。该患者还有致密钙化的子宫肌瘤

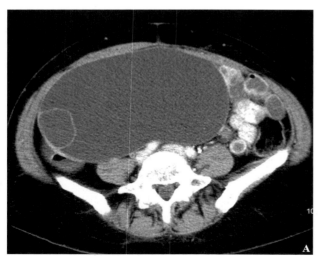

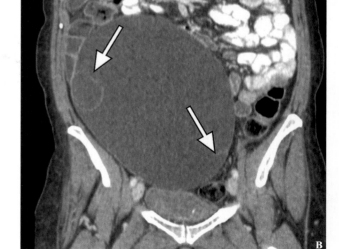

▲ 图 17-36　黏液性囊腺瘤

增强 CT 示囊性为主的肿块（A）及少许纤细分隔（B，箭）。该例肿瘤为偶然发现

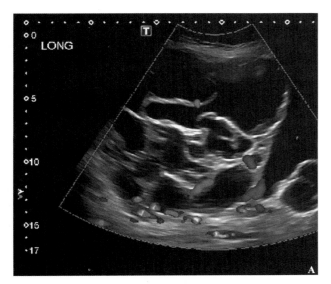

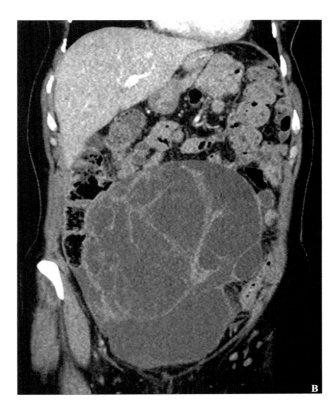

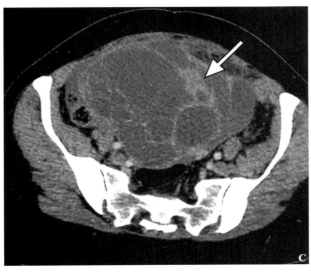

▲ 图 17-37　交界性黏液瘤
经腹超声示一交界性黏液瘤呈较大肿块（A），分隔较厚，其内有血管，冠状位增强 CT 示肿块延伸至腹部（B），轴位增强 CT 可见结节状实性软组织成分（C，箭）。分隔的数量多、分隔厚及结节、肿块大，这些特点使肿块恶性程度增加，无法从影像上鉴别是交界性肿瘤还是囊腺癌

的粗糙钙化也为强回声，有后方声影。脂质及钙化在 CT 上易于显示（图 17-42）。根据皮样囊肿内脂肪及其他成分混杂的程度不同，其脂性成分在 MR 压脂序列上会不同程度地被抑制，在 GRE 反相位上可表现为弥漫性的信号缺失或者周围出现化学位移伪影（图 17-41 和图 17-43）。皮样囊肿可以有强化的软组织成分，但仍为良性。

　　未成熟畸胎瘤是罕见的实性肿块，没有特异的影像学表现，常发生在十几岁的少年。由成熟畸胎瘤恶变而来的未成熟畸胎瘤也很罕见；老年女性的未成熟畸胎瘤常由鳞状细胞恶变转化而来，表现为内部实性结节的增大或者侵犯邻近结构。成熟畸胎瘤恶变的概率远小于发生扭转的概率。大多数患者选择手术切除，也有些患者选择每年超声监测。

　　在卵巢恶性肿瘤中，年轻女性中恶性生殖细胞肿瘤较上皮性卵巢癌常见。在恶性生殖细胞肿瘤中

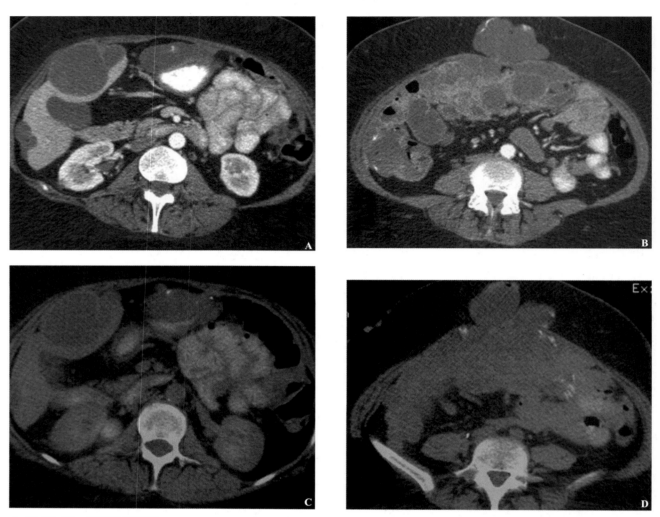

▲ 图 17-38　腹膜假黏液瘤

增强 CT（A、B）示肝、胃前方凝胶状黏蛋白物质，包绕肠管，经脐疝出，细胞含量少导致其 ^{18}FDG PET/CT 摄取少（C、D）及对化疗反应差

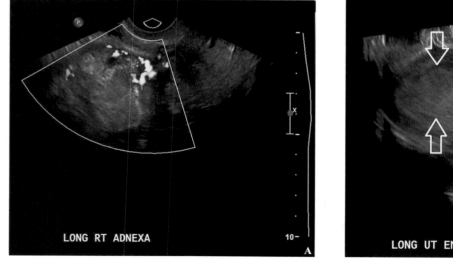

▲ 图 17-39　卵巢子宫内膜样癌

经阴超声发现右侧卵巢子宫内膜样腺癌（A）和子宫内膜样癌同时发生，伴明显增厚的子宫内膜带（B，箭）

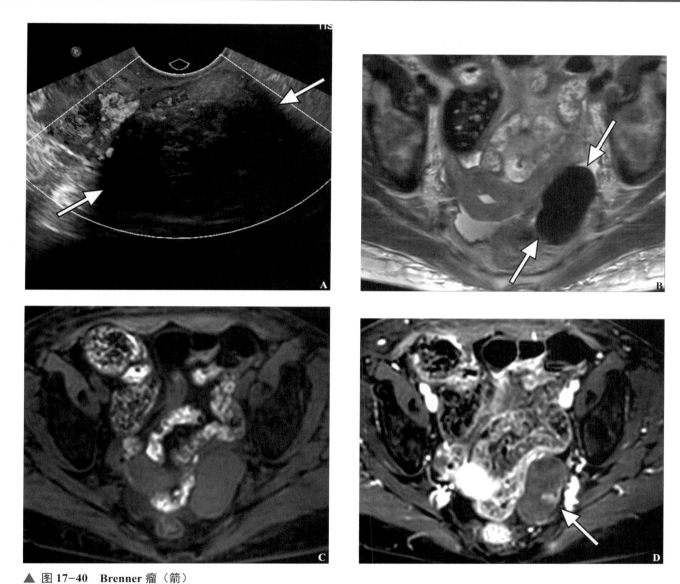

▲ 图 17-40　Brenner 瘤（箭）
经阴超声显示为低回声（A），与纤维瘤高度相似，T$_2$WI 为极低信号（B），平扫 T$_1$WI 信号和骨骼肌相似（C），轻度强化（D）

最常见的是无性细胞瘤，相当于女性发生精原细胞瘤，表现为小的实性肿块，有时发生在双侧，中央有坏死或出血。卵黄囊瘤生长迅速，发现时体积常较大并坏死，与甲胎蛋白（α-FP）水平升高有关。胚胎性肿瘤常表现为单侧、体积较大，发生在儿童及青少年，α-FP 或 β-hCG 升高。绒毛膜癌典型特征为血管丰富，易出血，β-hCG 升高。

（四）性索间质肿瘤

卵巢原发肿瘤中最少见的是性索间质肿瘤（sex cord-stromal tumor，SCST），起源于卵巢内基质，

包括纤维瘤、卵泡膜细胞瘤、纤维卵泡膜细胞瘤、颗粒细胞肿瘤及 Sertoli-Leydig 细胞肿瘤。这些肿瘤可发生在各年龄段女性，常为良性或低度恶性潜能。但是，这些肿瘤往往易于分泌类固醇激素，导致临床上特征性症状，常为雌激素过多的症状，但有时表现为女性男性化。

纤维瘤是最常见的性索间质肿瘤，常偶然发现。与子宫肌瘤及 Brenner 肿瘤一样，纤维瘤在经阴超声上表现为低回声，其内有血流，于 T$_2$WI 上表现为低信号（图 17-44）。纤维瘤在产生激素方面并不活跃，但常混有卵泡膜细胞成分，导致其分

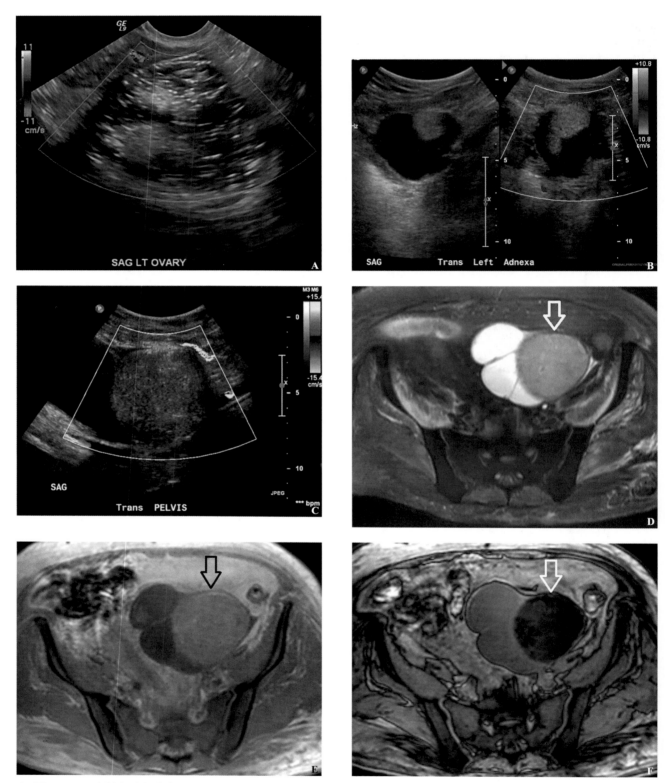

▲ 图 17-41 皮样囊肿超声表现多样

A. 表现为一团网状毛发中含有能产生回声的脂肪结节；B. 有回声的壁结节，通常无血流；C. 以实性成分为主的肿块，需要 MRI 明确性质；D. 在此例中，混合的脂性成分在 T_2WI 轴位上不能完全被脂肪抑制（箭）；E. 在 GRE 同相位上为中等信号；F. 在 GRE 反相位上信号减低

泌雌激素。因此，卵泡膜细胞瘤和纤维卵泡膜细胞瘤最常见的症状是因子宫内膜增生而导致的阴道出血。

颗粒细胞肿瘤是最常见的恶性性索间质肿瘤，它通常低度恶性，有术后多年甚至几十年复发的倾向，产生雌激素，导致年轻女孩性早熟、育龄期妇女月经过多、老年女性绝经后出血。通常体积较大，含多个血性囊肿（图 17-45），与子宫内膜增厚、体积增大及子宫腺肌症有关。

Sertoli 细胞产生雌激素，Leydig 细胞产生雄激素，但两种细胞类型常混合。Sertoli–Leydig 细胞肿瘤常为实性、有强化，与纤维瘤相比在 T_2WI 上信号更高（图 17-46），低度恶性潜能，长期预后较好。

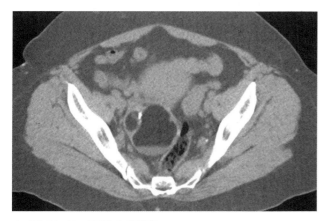

▲ 图 17-42　卵巢皮样囊肿
CT 平扫显示被分隔分开的含脂肪密度肿块，含一小点状钙化。在较大的分房内可看到密度较高的液性成分沉淀于底层

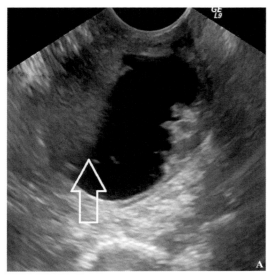

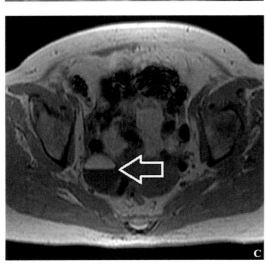

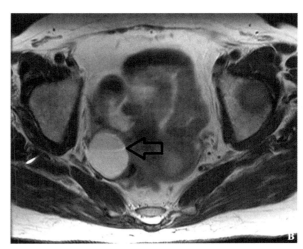

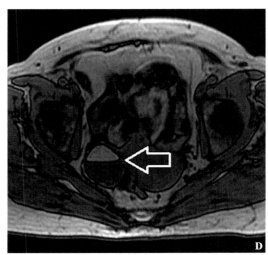

▲ 图 17-43　卵巢皮样囊肿
经阴超声示含脂 - 液平面（箭）的皮样囊肿（A），患者仰卧，有回声的脂肪漂于上层。T_2WI（B）、GRE 同相位（C）、GRE 反相位（D）示脂 - 液交界处化学位移伪影，液体沉淀于下层而脂肪漂浮于上层

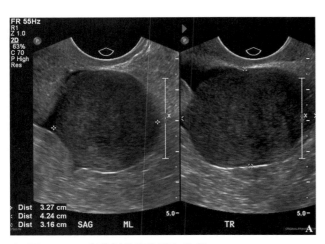
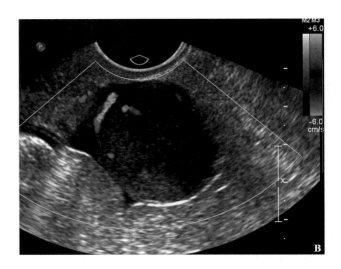

▲ 图 17-44　卵巢纤维卵泡膜细胞瘤

A. 经阴超声表现为均质低回声；B. 内有血流信号，可与子宫内膜异位瘤或其他含复杂成分的囊肿区别开

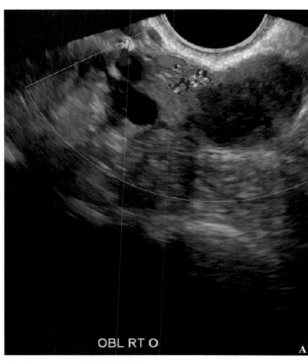
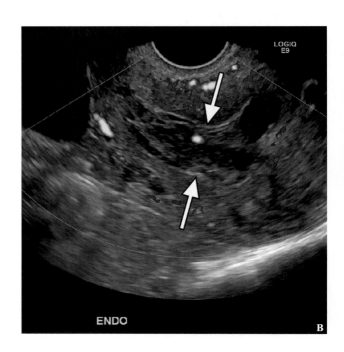

▲ 图 17-45　颗粒细胞瘤

A. 经阴超声表现为右侧卵巢混合回声肿块；B. 由于肿块分泌雌激素导致子宫内膜不典型增生（箭）

七、结论

　　卵巢及附件异常，包括囊肿、肿块、炎症，比较常见并常在多种影像学检查时偶然发现。盆腔影像学检查要适度进行，依据患者的月经及妊娠情况解释其表现。放射科医生应该熟悉各年龄段卵巢及附件的正常表现，理解偶然发现的病变的随访指南，识别提示恶性病变的特异的影像学特征。高质量的图像，在理解卵巢的生理学表现及疾病的前提下进行解释，对于影响及改善患者的治疗有极大作用。

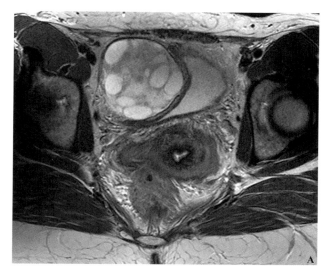

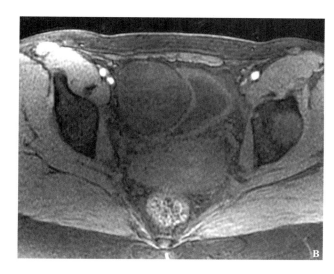

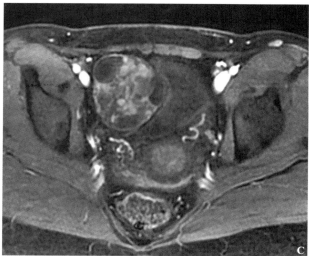

▲ 图 17-46　右侧卵巢颗粒细胞瘤
A.T₂WI 上中心实性基质成分，周围囊性成分；B.T₁WI 平扫呈低
信号；C.T₁WI 增强表现为实性成分强化

（李春媚　译，姜　蕾　校）

☞ 推荐阅读

[1] Chang HC, Bhatt S, Dogra VS. Pearls and pitfalls in diagnosis of ovarian torsion. *Radiographics*. 2008;28(5): 1355–1368.

[2] Coutinho A Jr, Bittencourt LK, Pires CE, et al. MR imaging in deep pelvic endometriosis: a pictorial essay. *Radiographics*. 2011;31(2):549–567.

[3] Czeyda-Pommersheim F, Kalb B, Costello J, et al. MRI in pelvic inflammatory disease: a pictorial review. *Abdom Radiol (NY)*. 2017;42(3):935–950.

[4] Davarpanah AH, Kambadakone A, Holalkere ME, et al.

Diffusion MRI of uterine and ovarian masses: identifying the benign lesions. *Abdom Radiol (NY)*. 2016;41(12):2466–2475.

[5] Doubilet PM, Benson CB, Bourne T, et al. Diagnostic criteria for non-viable pregnancy early in the first trimester. *N Engl J Med*. 2013;369(15):1443–1451.

[6] Forstner R, Thomassin-Naggara I, Cunha TM, et al. ESUR recommendations for imaging of the sonographically indeterminate adnexal mass: an update. *Eur Radiol*. 2017; 27(6):2248–2257.

[7] Histed SN, Desmukh M, Masamed R, et al. Ectopic pregnancy: a trainee's guide to making the right call: women's imaging. *Radiographics*. 2016;36(7):2236–2237.

[8] Horta M, Cunha TM. Sex cord-stromal tumors of the ovary: a comprehensive review and update for radiologists. *Diagn Interv Radiol*. 2015;21(4):277–286.

[9] Iyer VR, Lee SI. MRI, CT, and PET/CT for ovarian cancer detection and adnexal lesion characterization. *AJR Am J Roentgenol*. 2010;194(2):311–321.

[10] Kaijser J, Bourne T, Valentin L, et al. Improving strategies for diagnosing ovarian cancer: a summary of the International Ovarian Tumor Analysis (IOTA) studies. *Ultrasound Obstet Gynecol*. 2013;41(1):9–20.

[11] Langer JE, Oliver EO, Lev-Toaff AS, et al. Imaging of the female pelvis through the life cycle. *Radiographics*. 2012; 32:1575–1597.

[12] Levine D, Brown DL, Andreotti RF, et al. Management of asymptomatic ovarian and other adnexal cysts imaged at US: Society of Radiologists in Ultrasound Consensus Conference Statement. *Radiology*. 2010;256(3):943–954

[13] Masch WR, Kamaya A, Wasnik AP, et al. Ovarian cancer mimics: how to avoid being fooled by extraovarian pelvic masses. *Abdom Radiol*. 2016;41(4):783–793.

[14] Moyle P, Addley HC, Sala E. Radiological staging of ovarian carcinoma. *Semin Ultrasound CT MR*. 2010;31(5): 388–398.

[15] National Comprehensive Cancer Network (NCCN). *Guidelines: Ovarian Cancer, Including Fallopian Tube Cancer and Primary Peritoneal Cancer, Version 1.2016*. www.nccn.org.

[16] Patel MD, Ascher SM, Paspulati RM, et al. Managing incidental findings on abdominal and pelvic CT and MRI, part 1: white paper of the ACR incidental findings committee II on adnexal findings. *J Am Coll Radiol*. 2013;10:675–681.

[17] Prakash P, Cronin CG, Blake MA. Role of PET/CT in ovarian cancer. *AJR Am J Roentgenol*. 2010;194(6):W464–W470.

[18] Revsin MV, Mathur M, Dave HB, et al. Pelvic inflammatory disease: multimodality imaging approach with clinical-pathologic correlation. *Radiographics*. 2016;36(5):1579–1596.

[19] Rezvani M, Shaaban AM. Fallopian tube disease in the nonpregnant patient. *Radiographics*. 2011;31:527–548.

[20] Shaaban AM, Rezvani M, Elsayes KM, et al. Ovarian malignant germ cell tumors: cellular classification and clinical and imaging features. *Radiographics*. 2014;34(3): 777–801.

[21] Stein EB, Wasnik AP, Sciallis AP, et al. MRI-Pathologic correlation in ovarian cancer. *MR Clin North Am*. 2017, in press.

[22] Timmerman D, Testa AC, Bourne T, et al. Simple ultrasound-based rules for the diagnosis of ovarian cancer. *Ultrasound Obstet Gynecol*. 2008;31(6):681–690.

[23] Thomassin-Naggara I, Aubert E, Rockall A, et al. Adnexal masses: development and preliminary validation of an MR imaging scoring system. *Radiology*. 2013;267(2):432–443.

[24] Thomassin-Naggara I, Toussaint I, Perrot N, et al. Characterization of complex adnexal masses: value of adding perfusion- and diffusion-weighted MR imaging to conventional MR imaging. *Radiology*. 2011;258(3):793–803.

[25] Young SW, Saphier NB, Dahiya N, et al. Sonographic evaluation of deep endometriosis: protocol for a US radiology practice. *Abdom Radiol (NY)*. 2016;41(12):2364–2379.

Uterus and Cervix
子宫和宫颈

18

一、子宫的带状解剖 / 469
二、子宫肌层 / 469
　　（一）子宫肌瘤 / 469
　　（二）子宫腺肌病 / 472
　　（三）肉瘤 / 476

三、子宫内膜 / 479
　　（一）增生 / 479
　　（二）息肉 / 480
　　（三）癌 / 480

四、子宫颈 / 485
　　癌 / 487

　　本篇回顾了常见的非产科妇科疾病的影像。超声是女性盆腔影像最重要的初始影像学方法，能够明确诊断很多疾病。MRI 提供了进一步的细节，具有良好的软组织对比，新兴方法包括扩散加权成像（DWI）和动态对比增强（DCE）成像，可用于功能评估，使病变定性和肿瘤分期更为准确。产科影像不在本文的范围内，先天性子宫异常已在第 1 章讨论。

一、子宫的带状解剖

　　子宫的衬里或子宫内膜上皮与子宫肌层之间，被胚胎学上的一层独特的子宫肌层（称作结合带）所分隔开，子宫的带状解剖可在 MRI 上分辨出（图 18-1），且在育龄期女性中最明显。结合带起源于苗勒管，对激素反应比子宫肌层其余部分更敏感，在孕育生命时负责生理性子宫蠕动。实时电影 MR 或超声成像可观察其蠕动，在月经周期前半期向头侧蠕动，帮助运送精子，排卵期蠕动更剧烈。相比之下，正常子宫在月经周期后半期向尾侧蠕动。对患有子宫肌瘤和子宫腺肌病的女性来说，蠕动波的方向、幅度和（或）频率的破坏与疼痛症状和不育密切相关（见以下讨论）。

二、子宫肌层

（一）子宫肌瘤

　　子宫平滑肌瘤很常见，是子宫肌层良性的单克隆平滑肌肿瘤，在临床工作、尸检中分别有 30%、50% 的女性被诊断为平滑肌瘤。在非裔美国女性中

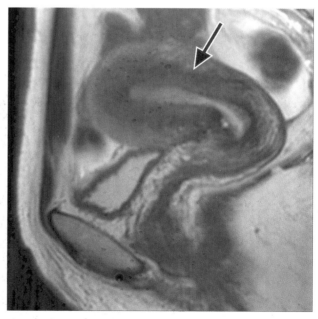

▲ 图 18-1　矢状位 T₂WI 上子宫正常的带状解剖

注意高信号的内膜、低信号的结合带（箭）和中等信号的外肌层

更为普遍。平滑肌瘤对体内雌激素的变化很敏感，所以罕见于月经初潮前的女孩，妊娠期会变大，绝经后趋向消失。

平滑肌瘤是平滑肌细胞肿块，尽管它们俗称"纤维瘤"，肉眼病理检查呈坚韧有弹性的质地（图18-2），但它们不是由成纤维细胞组成的。平滑肌瘤常多发，大小不等，可从几毫米的结节至充满腹腔的巨大肿块。平滑肌瘤可完全位于子宫肌壁内（肌壁间的）；可扭曲或凸入子宫腔（黏膜下）；可突出于子宫轮廓之外（浆膜下），或外生性生长，或带蒂，或两者结合呈有蒂的外生性生长方式。有蒂的平滑肌瘤可与邻近结构（如阔韧带）粘连，并形成侧支循环，而来自子宫的原发血供消失，这被称为寄生平滑肌瘤。

平滑肌瘤可以有多种类型的内部变性，包括坏死、出血、透明样变和少见的感染。这些现象将会在各种影像检查中改变肿块的影像表现（详述如下），部分病例可导致急性症状。平滑肌瘤是良性的，不会转移，但临床上寄生性平滑肌瘤和腹膜平滑肌瘤实际上反映了平滑肌瘤在子宫表面不同程度

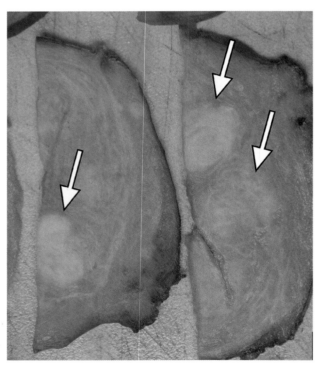

▲ 图18-2　子宫平滑肌瘤大体病理图像（箭）
呈浅色，凸出于邻近正常肌层的切面

的表浅种植。曾有细胞性平滑肌瘤分化为平滑肌肉瘤的报道，但最近文献提示这种情况极其罕见。

平滑肌瘤通常没有症状，只是被偶然发现，但是根据体积和位置，也可以产生一系列症状，包括异常出血、盆腔疼痛、性交困难、不育、尿频和腹部增大。多数子宫肌瘤无须治疗，但对部分女性的生活质量有显著影响。治疗方法包括：药物，如口服避孕药、促性腺激素释放激素类似物、左炔诺孕酮宫内节育器、子宫肌瘤切除术、子宫切除术；消融技术，包括子宫动脉栓塞术和高强聚焦超声。如何选择治疗方法要结合主要症状（出血、腹块、疼痛）、肌瘤大小和位置及患者是否有生育要求。病变定位在制订治疗计划中非常重要，用 MRI 评价最为准确。

影像：超声是诊断和监测子宫肌瘤的基本影像学方法，而当需要制订治疗计划时则需要 MRI 提供更多的信息，如精确定位、内部变性、血供以及是否同时存在腺肌病。平滑肌瘤偶然可在平片上发现，表现为盆腔内"爆米花"样钙化；当它位于黏膜下并扭曲子宫内膜腔时，透视下子宫输卵管造影（HSG）也可见到。CT 上，平滑肌瘤一般都能清楚显示，表现为子宫肿块，伴有不同程度的内部强化和钙化（图18-3），但通常是偶然被发现而不是专门为评价平滑肌瘤而进行检查。

在超声图像上，与邻近肌层相比，平滑肌瘤通常为低回声。由于平滑肌纤维交叉排列形成复杂的内部结构，所以超声束透过平滑肌瘤时衰减明显，常形成后方声影（图18-4）。平滑肌瘤与邻近肌层边界的线状阴影也很常见。平滑肌瘤可以有中心或周边的钙化（图18-5），内部不均质，囊性变区呈更低回声，内部出血或脂肪呈高回声（脂肪平滑肌瘤）（图18-6）。带蒂的黏膜下平滑肌瘤可脱垂入子宫腔或阴道，由于它们的成分是肌肉而不是上皮，通常比内膜息肉回声更低。寻找是否有由子宫进入肿块的血管可鉴别外生性或带蒂的浆膜下平滑肌瘤与附件或其他腹腔内肿块（图18-7）。声影衰减使子宫后缘和附件显示不清晰，尤其是经阴道超声更是如此，经阴道和经腹部图像的结合通常是诊

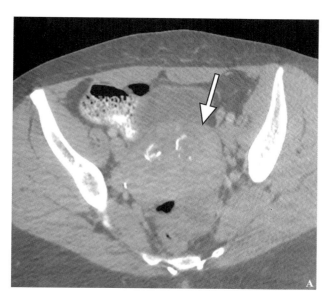

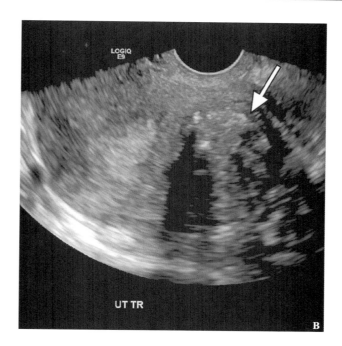

▲ 图 18-3　钙化的平滑肌瘤（箭）
A. CT；B. TVUS

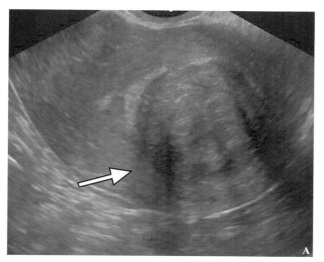

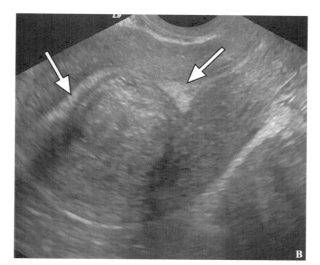

▲ 图 18-4　大的黏膜下平滑肌瘤在 TVUS 上显示了典型特征
A. 后方声影（箭）；B. 正常高回声子宫内膜线扭曲

断性评价所需要的。多数平滑肌瘤能在彩色多普勒超声上见到血流，但血流丰富的极少。

　　平滑肌瘤在 T_2WI 上通常为边界清楚、低信号肿块（图 18-8）。但是，富细胞的或黏液样变性的平滑肌瘤在 T_2WI 上呈中等至高等信号。MRI 具有良好的组织分辨率，能够精确定位浆膜下、肌壁间和黏膜下肿块（图 18-9）。MRI 常可清晰显示子宫肌层与肿块间的血管桥，对超声不能明确的肿块，能提高解剖定位和诊断的准确性。平滑肌瘤在动态增强 T_1WI 上为进行性强化（图 18-10），但其 DWI 的信号特征却多种多样，取决于肿块内细胞的丰富程度和是否变性。在子宫动脉栓塞术前评估中，需要特别考虑到一些情况：是否有带蒂病灶坏死并脱落至腹膜腔内或延伸至阴道内；是否有需要额外栓塞的来自卵巢动脉的侧支血管；以及病灶是否明显强化，这是一个重要的预测因子，有强化则

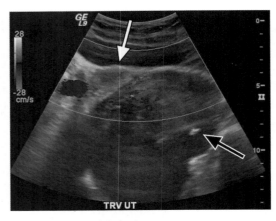

▲ 图 18-5　经腹部超声
巨大的伴粗大钙化（黑箭）的外生性平滑肌瘤，使子宫显得很小（白箭）

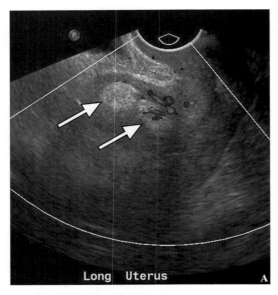

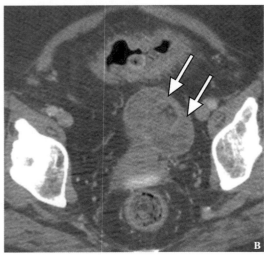

▲ 图 18-6　脂肪平滑肌瘤表现
A. TVUS 上增大子宫内见高回声肿块（箭）；B. CT 上子宫内密度非常低的区域（0HU）（箭）

提示血管内治疗可能对该肿瘤有效。

经治疗的、变性的（图 18-11，图 18-12）或去血管化的肿块，缺乏典型的内部信号和强化特点。近期治疗过的肿块内有气泡是一种正常的术后表现，并不一定提示感染。由于缺血导致的子宫坏死是一种罕见的栓塞并发症（图 18-13）。平滑肌瘤去血管化后，其周围肌层短暂性低灌注是术后数天至数周的预期表现，但在数周至数月后的随访图像上，正常子宫强化应恢复，而完全栓塞无强化的平滑肌瘤逐渐缩小。

（二）子宫腺肌病

子宫腺肌病是子宫内膜腺体在子宫肌层内异常增殖，一般认为源于正常内膜组织内陷进入子宫肌层或苗勒残余组织向内膜分化。子宫腺肌病可为局限性或弥漫性。异位的内膜组织巢引起局部平滑肌增生（图 18-14），最终导致子宫增大。子宫腺肌病与多产和子宫介入治疗有关，提示子宫内膜线的破坏在腺肌病形成的病理生理学中起着一定作用。子宫腺肌病也与其他雌激素敏感疾病包括子宫平滑肌瘤和子宫内膜异位具有很强的相关性。因盆腔疼痛或出血行子宫切除术的女性中，一半以上病理诊断为子宫腺肌病，但术前诊断率却低于 25%。目前该病在临床和影像上诊断率都很低。

子宫腺肌病与痛经、月经过多和生育能力低下等症状相关。异位腺体累及子宫结合带并破坏正常子宫蠕动，这可能是上述三种症状的潜在驱动因素。子宫腺肌病的药物治疗包括口服芳香酶抑制药、促性腺激素释放激素激动药，还可放置左炔诺孕酮释放宫内节育器。虽然越来越多的证据支持子宫动脉栓塞和高频超声消融对子宫腺肌病的治疗有效，但子宫切除术依然是症状严重患者的确定治疗方法。

影像

子宫腺肌病在经阴道超声（TVUS）成像、透视下子宫输卵管造影（HSG）和 MRI 上具有特异性影像特征。TVUS 诊断子宫腺肌病的阳性预测值（专家判读时）接近 68%，相比之下 MRI 大致为 76%。然而，大约 50% 的子宫腺肌病患者同时

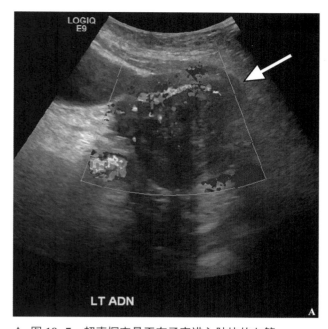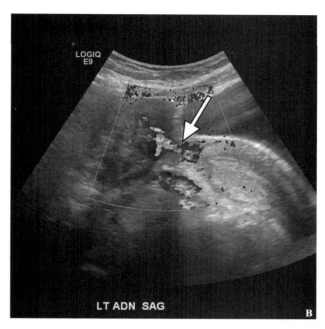

▲ 图 18-7　超声探查是否有子宫进入肿块的血管

A. 横轴位经腹超声上带蒂的平滑肌瘤（箭）类似左侧卵巢肿块；B. 肿块（位于此矢状位图像的左侧）通过血管柄（箭）与位于图像右侧的子宫相连

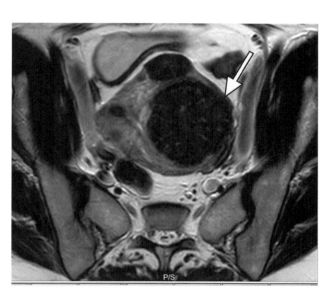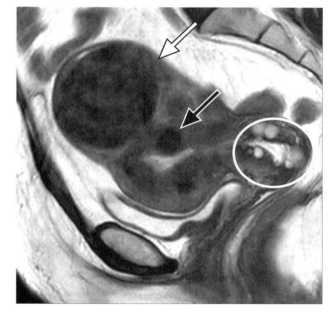

▲ 图 18-8　多发平滑肌瘤

在轴位 T₂WI 上具有特征性的极低信号，最大者（箭）位于肌壁间但已生长至黏膜和浆膜面下

▲ 图 18-9　矢状位 T₂WI

见一大的浆膜下平滑肌瘤（白箭）和小的黏膜下平滑肌瘤（黑箭），也可见到宫颈良性纳氏囊肿（圆圈）

伴有平滑肌瘤，使 TVUS 敏感性降低至 33%。MRI 能更有效地鉴别和定位两种疾病，对腺肌病而言是更好的诊断方法。HSG 有时能够显示内膜下外突的"烧瓶"样结构内对比剂填充，但它是一种有创性方法，诊断子宫腺肌病真正的敏感性尚未知。

　　子宫腺肌病的超声特征包括不对称增厚和球状子宫（图 18-15）、子宫肌层不均质、子宫结合带不明确或增厚、子宫内膜下囊肿（图 18-16）以及

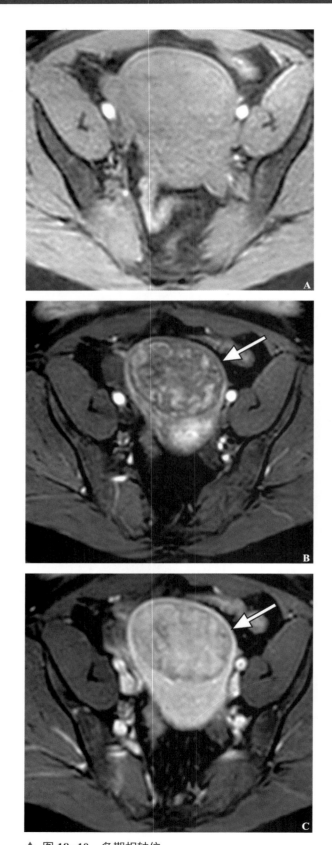

▲ 图 18-10　多期相轴位

增强前（A）和增强后（B，C）T₁WI 显示注射对比剂后平滑肌瘤内部进行性强化（箭）

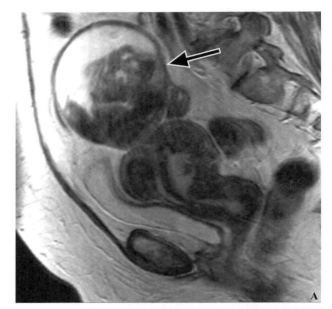

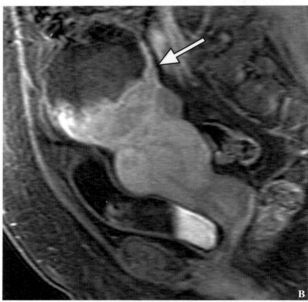

▲ 图 18-11　浆膜下平滑肌瘤囊变

A. 矢状位 T₂WI 显示浆膜下平滑肌瘤（箭）伴囊变，呈混杂信号；B. 增强矢状位 T₁WI 显示与 T₂WI 低信号区对应的肿块下部实性区域有强化（箭）

子宫肌层线状条纹。在子宫超声造影时，连接子宫内膜和子宫肌层的潜在开放通道会在注入盐水时膨胀，表现为子宫肌层"裂痕"（图 18-17），由输入的空气形成的微小气泡也可以进入子宫肌层，导致肌层内局灶性高回声。然而，据报道这些独有特征的敏感性＜ 30%，且子宫超声造影尚未广泛应用于子宫腺肌病的诊断。

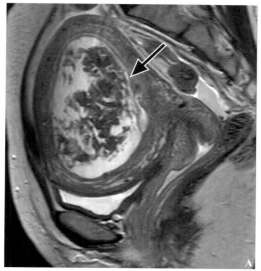

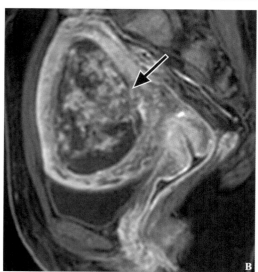

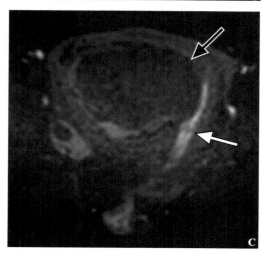

▲ 图 18-12　黏膜下平滑肌瘤坏死和囊变
A. 矢状位 T₂WI 呈低和极高混杂信号（箭）；B. 增强 T₁WI 呈不均匀强化（箭）；C. DWI 肿块内部呈非常低信号（黑箭），正常高信号的内膜线（白箭）扭曲

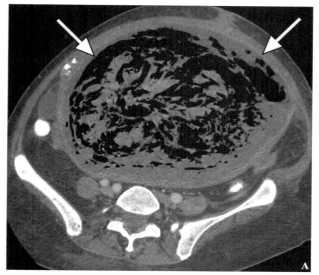

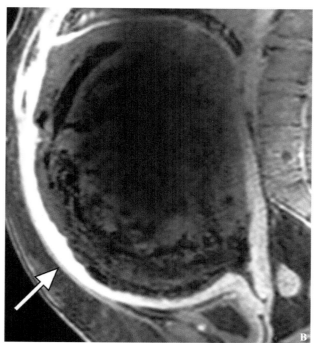

▲ 图 18-13　子宫出血紧急栓塞后坏死
A. 轴位 CT 图像显示子宫体内广泛气体（箭），超过正常栓塞后应有的气体量；B. 矢状位增强 T₁WI 示子宫底部少许或无强化，子宫下段和子宫颈仍有强化（箭）。术中发现子宫明显坏死

　　矢状位 T₂WI 是评估子宫腺肌病最有用的 MR 序列。T₂WI 显示子宫结合带（junctional zone,JZ）局灶性或弥漫性增厚（＞ 12mm），这是由于平滑肌在微小的内膜组织沉积物周围增殖所致（图 18-18）。还有一些表达 JZ 增殖的测量值可用于诊断不清的病例，包括 JZ 与肌层厚度之比＞ 40% 和 JZ

475

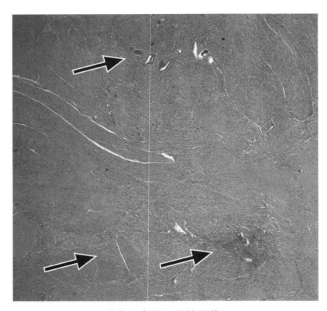

▲ 图 18-14　子宫腺肌病的显微镜图像
显示丛状腺体组织（箭）被带状子宫平滑肌包绕

差（最大－最小 JZ 厚度）＞ 5mm。还有一点很重要，短暂的子宫收缩可以类似 JZ 增厚，所见应该在 T₂WI 另一平面上确认（图 18-19）。局灶性腺肌瘤也很难与平滑肌瘤鉴别，但在 T₂WI 上信号一般信号不是很低并有小囊性包含物（图 18-20）。子宫内膜下囊肿，于 T₂WI 呈高信号，通常嵌于增厚 JZ 内，这是子宫腺肌病唯一最特异的（＞ 98%）MRI 征象（图 18-21），但仅见于不到 50% 的病例。这些囊肿内偶有出血，在平扫 T₁WI 上表现为高信号。整个受累区域在增强 T₁WI 上通常强化，增强 T₁WI 基本没有增加额外的诊断信息。

（三）肉瘤

　　子宫间叶肿瘤不到子宫恶性肿瘤的 10%，超过一半的子宫肉瘤是平滑肌肉瘤，较少见的亚型包

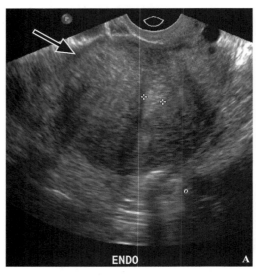

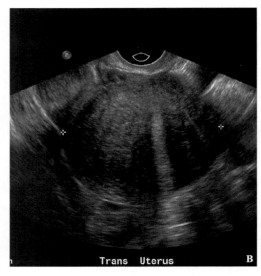

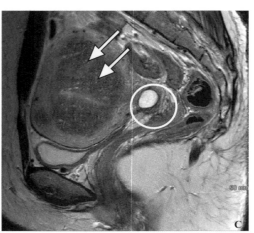

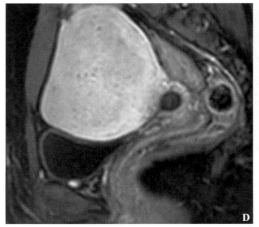

◀ 图 18-15　TVUS 上子宫腺肌病的表现
A. 矢状位图像示不对称肌层增厚（箭）扭曲正常子宫内膜（卡尺所示）；
B. 横轴位图像示类似平滑肌瘤的条纹状阴影区域；
C. 矢状位 T₂WI 显示子宫结合带明显增厚，结合带内含子宫内膜的区域见多发小囊肿（箭）。注意子宫颈良性纳氏囊肿（圆圈）；D. 子宫腺肌病区在增强后 T₁WI 上与正常子宫肌层呈等信号

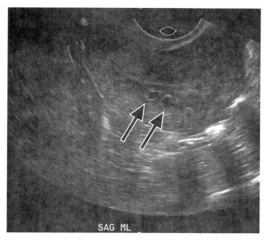

▲ 图 18-16　TVUS 上见子宫腺肌病的内膜下包涵囊肿（箭）

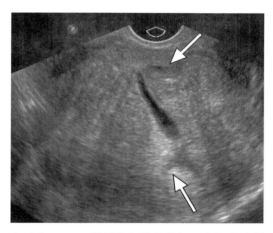

▲ 图 18-17　通过注入盐水进行子宫超声造影时，子宫腺肌病出现肌层"裂痕"（箭）

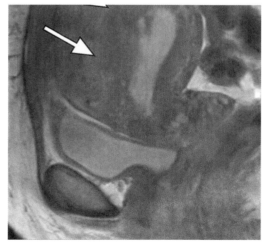

▲ 图 18-18　矢状位
T₂WI 上前部 JZ(箭) 因子宫腺肌病而明显增厚，注意正常的后部 JZ

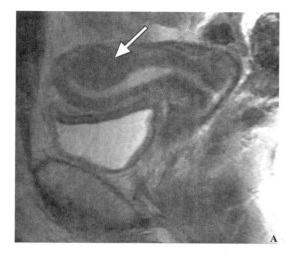

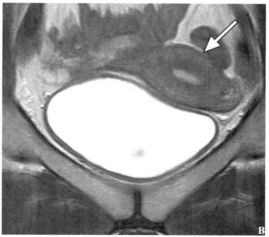

▲ 图 18-19　局部子宫收缩
A. 矢状位 T₂WI 上类似平滑肌瘤或腺肌病 (箭)；B. 在采集到冠状位 T₂WI 时已完全消退 (箭)

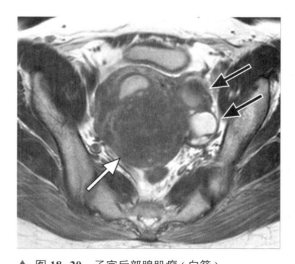

▲ 图 18-20　子宫后部腺肌瘤 (白箭)
在轴位 T₂WI 上呈中等低信号和多发小高信号包涵物。注意左侧附件伴有"T₂ 阴影"的子宫内膜瘤（黑箭），许多子宫腺肌病女性也有子宫内膜异位

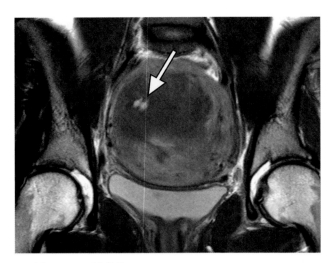

▲ 图 18-21　冠状位

T$_2$WI 上后部肌层腺肌病有明显的子宫内膜下囊肿（箭）

括子宫内膜间质肉瘤、癌肉瘤和腺肉瘤。大多数平滑肌肉瘤被认为是新出现的，而不是由良性平滑肌瘤发展而来。子宫肉瘤发生在绝经前、围绝经期女性和绝经后女性，但癌肉瘤在绝经后女性中更为常见。最常见的症状是阴道出血，其他表现包括腹痛、子宫增大和全身症状如体重减轻。少数情况下，肉瘤是在"平滑肌瘤"行子宫切除术后标本的病理检查中偶然发现的。近年来在妇科文献上，肉瘤意外碎裂导致腹腔内播散的风险引发了相当多外科手术技术的争议。

　　影像

　　影像学研究不能可靠区分子宫肉瘤与其他肿瘤，特别是子宫肌瘤。不寻常的、奇特的平滑肌瘤要比平滑肌肉瘤更常见，而且在生育年龄良性平滑肌瘤可以生长迅速。但是，绝经后女性的平滑肌瘤持续或快速增长却是一个值得临床关注的征象。大体而言，在所有影像中，肉瘤可能表现出内部坏死（图 18-22）、血管紊乱、边缘模糊（图 18-23），侵犯或阻塞邻近结构。子宫肉瘤在 T$_2$WI 和 DWI 上呈高信号、在表观扩散系数（ADC）图上呈常低信号、血供非常丰富，但所有这些特征偶尔也可见于富细胞或变性的子宫肌瘤。存在转移结节是恶性肿瘤特有的，但相对不敏感，它提示病程已到了国际妇产科联合会（International Federation of Gynecology and Obstetrics，FIGO）Ⅲ c 期。

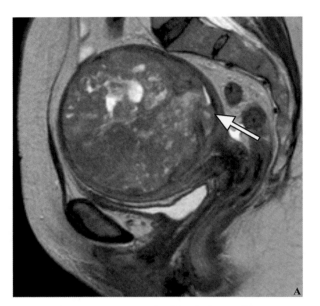

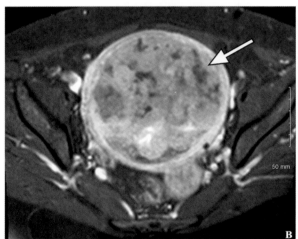

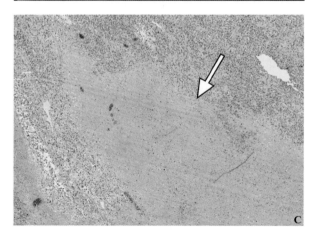

▲ 图 18-22　平滑肌肉瘤

A. T$_2$WI 上内部信号不均匀，子宫肌层肿瘤挤压进入子宫内膜腔（箭）；B. 增强 T$_1$WI 显示明显不均匀强化（箭），在影像上很难与变性平滑肌瘤鉴别；C. 显微镜下见存活（顶部）和坏死（底部）组织之间突然过渡（箭），这是平滑肌肉瘤独特的组织学特征，在梗死平滑肌瘤中不存在

三、子宫内膜

　　子宫内膜在女性每个月经周期和一生中都经历着很大的变化——无论是组织学上还是影像上都是如此。在成年后绝经前，每个月子宫内膜带都经历着明显的周期性变化。每个周期开始时都很薄，在月经前最厚。超声上，月经周期开始时可见子宫内膜表面交界面薄回声线；在分泌期或月经周期的下半期其厚度最大可达 10 ～ 14mm，可表现为三层结构（图 18-24）。绝经后内膜带的正常最大厚度为 8mm，但如果有绝经后出血，厚度＞ 5mm 就足以有理由进行子宫内膜活检。

（一）增生

　　在高雌激素情况下，绝经前或绝经后妇女可能发生子宫内膜增生。雌激素过量可能是由无排卵状态、产生雌激素肿瘤、应用外源性雌激素或他莫昔芬，或者肥胖女性脂肪组织中雄烯二酮转换为雌激素（也许是最常见的原因）所致。病理上，增生的子宫内膜可能表现为光滑增厚层状、微结节状表面或肉眼可见的息肉。子宫内膜增生可引起月经过多或者绝经后出血。多数子宫内膜增生不会进展为子宫内膜癌，但严重的细胞非典型性增生可能会进展为子宫内膜癌。

　　影像

　　TVUS 能准确测量大多数患者的子宫内膜带，即使内膜腔被内源性或注入的液体分离，测量也应包括双侧子宫内膜线的总和。对绝经前女性，内膜带厚度＞ 14mm 可提示子宫内膜增生或其他病理状态；对无症状绝经后女性，如果内膜带厚度＞ 8mm 应视为异常。内膜带可以表现为均匀高回声（图 18-25）至复杂囊性（图 18-26）。对于绝经后出血的女性，更严格的标准是 5mm，超过此阈值则建议进一步门诊盲取子宫内膜套管针活检，子宫输卵管造影和生理盐水灌注子宫超声造影（图 18-27）可显示增生子宫内膜不规则、结节状或息肉状。

　　CT 通常不用于评估子宫内膜带，但是应该注意的是，绝经前女性子宫内膜腔中的低密度物质通

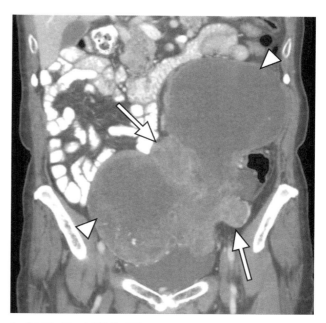

▲ 图 18-23　冠状位 CT
图像上平滑肌肉瘤具有囊性（箭头）和实性（箭）成分

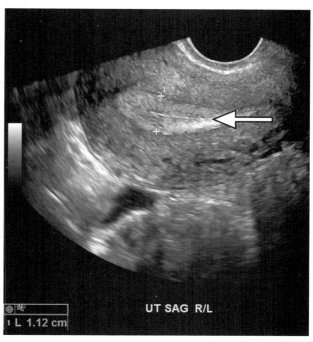

▲ 图 18-24　TVUS 上正常分泌期子宫内膜呈三层（卡尺），在相对的子宫内膜表面之间具有回声界面（箭）

常是子宫内膜上皮本身，而不是管腔内液体。因此，CT 上如果见到子宫内膜带明显，对育龄期妇女可以是完全正常的表现。MRI 能够很容易地分辨子宫的解剖结构，并能详细评估由于解剖或其他因素限制而无法进行高质量超声成像的患者的子宫内

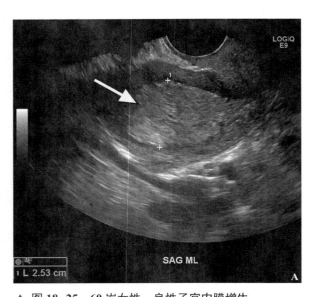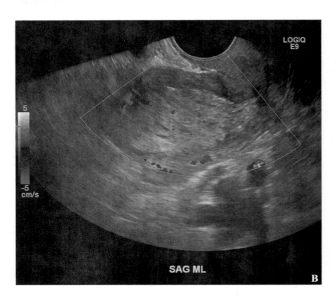

▲ 图 18-25　60 岁女性，良性子宫内膜增生
A. 灰阶超声上子宫内膜带明显增厚（卡尺，箭）；B. 在多普勒 TVUS 图像上，见散在内部血流，但没有显著的血管蒂

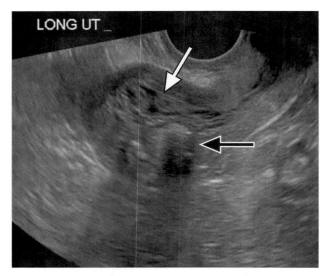

▲ 图 18-26　56 岁女性，良性子宫内膜增生
增厚子宫内膜带呈囊样（白箭），后部黏膜下肌瘤（黑箭）使管腔略凹陷

膜带。正常子宫内膜线（图 18-1）由于腺上皮内液体含量高在 T$_2$WI 上呈很高的信号；由于因为细胞密集，在 DWI 上呈高信号；注射对比剂后显示弥漫性强化。增生的子宫内膜表现类似，但更厚。结合带正常，没有肌层侵犯。

（二）息肉

子宫内膜管腔内息肉样肿块内可能是带蒂的

黏膜下平滑肌瘤、良性上皮性息肉、子宫内膜息肉伴细胞异型性，或带蒂的癌。在透视 HSG 上这些充盈缺损很难鉴别。平滑肌瘤在所有检查方法上往往与子宫肌层类似，在超声上呈相对低回声，在 T$_2$WI 上与子宫内膜相比为低信号。子宫内膜息肉为高回声，T$_2$WI 上为高信号，反映了它们的上皮起源。在没有明显侵犯的情况下，影像对鉴别良恶性上皮息肉不敏感。如下文子宫内膜癌部分所述，恶性肿瘤在 T$_2$WI 上的信号强度通常比正常子宫内膜稍低，在延迟期强化也稍低。然而，这些特征在低级别和小癌肿中不太明显。

在 TVUS 中，子宫内膜息肉是高回声的，特征性地使子宫内膜线或两个表面之间的界面中断。经常能发现明显的血管蒂（含供给或引流血管）（图 18-29）。当阴道异常出血的患者出现上述超声表现时，其他的影像检查常不能提供更多信息，这时合理的下一步检查是宫腔镜活检。如果子宫内膜增厚但未见到息肉征象，盐水注入子宫超声造影（图 18-30）有助于分辨出息肉。

（三）癌

子宫内膜癌是妇科最常见的原发性恶性肿瘤，新出现的证据支持两个不同临床分组的概念

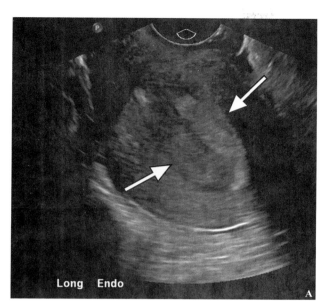

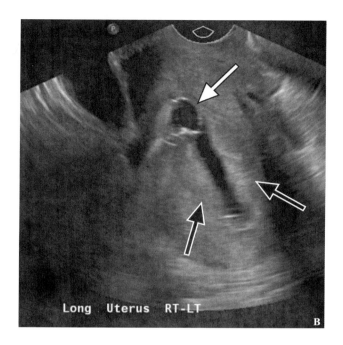

▲ 图 18-27　28 岁病态肥胖女性，良性子宫内膜增生

A. TVUS 上内膜带（箭）明显增厚；B. 生理盐水注入的子宫超声造影显示两侧的子宫内膜（黑箭）光滑、对称增厚，注入的盐水使管腔扩张（白箭），能够排出需要宫腔镜活检的局部息肉

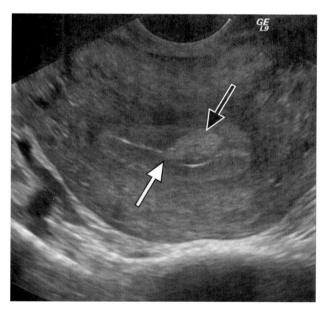

▲ 图 18-28　子宫内膜息肉

在 TVUS 上为子宫内膜线内明显的高回声结节（黑箭），使两侧内膜间正常的高回声界面中断（白箭）

（表 18-1）：Ⅰ型，低级别，主要为子宫内膜样腺癌，由子宫内膜增生经过雌激素依赖的方式逐步转变而来；Ⅱ型，高级别子宫内膜样、浆液性、透明细胞腺癌和癌肉瘤，初次分期就比较晚，没有雌激

素依赖性。Ⅰ型癌症更常见（约占所有子宫内膜癌的 85%），在疾病早期阶段就诊，五年生存率＞ 80%。Ⅱ型癌症相对少见，具有侵袭性生长方式，五年疾病相关生存率＜ 50%。Ⅰ型癌症多数发生在绝经前和围绝经期妇女，相关因素与增生相同，包括肥胖所致高雌激素状态、月经延长 [初潮早、绝经晚和（或）未生育]、激素分泌性肿瘤和应用外源性激素。子宫内膜样腺癌也和 Lynch 综合征有关。Ⅱ型癌症通常出现在绝经后女性，但没有其他已知危险因素。与高级别卵巢癌类似，Ⅱ型子宫内膜癌经常有 p53 基因突变。

表 18-1　子宫内膜癌 Ⅰ 型和Ⅱ型的特征

	Ⅰ 型	Ⅱ 型
病例比例	85%	15%
主要危险因素	高雌激素	老龄
主要组织亚型	子宫内膜样	其他（浆液性、透明细胞等）
肿瘤等级	低	高
出现时分期	Ⅰ～Ⅱ	Ⅲ～Ⅳ
五年生存率	＞ 80%	＜ 50%

子宫内膜癌的女性患者最常见的表现是异常子宫出血。子宫内膜癌需要病理学诊断，子宫内膜组织是通过套管针活检或扩张刮除获得。组织学分级（FIGO 1～3 级，侵袭性逐渐增加）和肿瘤亚型会影响手术计划的制订和预后。和其他妇科癌症一样，分期是根据以手术为基础的 FIGO 系统进行的（表 18-2，图 18-31）。因为多数子宫内膜癌都属于 I 型（生长缓慢），通常会导致异常子宫出血，多数子宫内膜癌出现在 I 期（局限于子宫体）和 II 期

（累及宫颈间质）。癌症延伸至浆膜外，和（或）盆腔或腹主动脉旁淋巴结累及为 III 期，远处转移至非区域淋巴结、肝、肺或脑归为 IV 期。

表 18-2　子宫内膜癌 FIGO 分期

I 期	肿瘤局限于子宫
	A. 没有或肌层侵犯＜ 50%
	B. 肌层侵犯＞ 50%
II 期	侵犯子宫颈间质
III 期	局部区域性疾病
	A. 肿瘤侵犯子宫浆膜或附件
	B. 阴道和（或）宫旁累及
	C. 盆腔和（或）主动脉旁淋巴结转移
IV 期	局部器官侵犯和（或）远处转移
	A. 膀胱和（或）肠黏膜侵犯
	B. 远处转移，包括腹腔内和（或）腹股沟淋巴结转移

子宫和双侧卵巢输卵管切除术是子宫内膜癌的标准外科治疗术式。淋巴结分期是个一直有争议的话题，根据术前组织学结果，淋巴结处理方式多样，从常规盆腔淋巴结清扫到前哨淋巴结活检，或只对高危患者进行淋巴结清扫（FIGO 分级为 2 级或 3 级的子宫内膜样癌，或更具侵袭性类型如透明

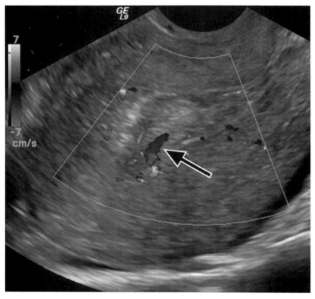

▲ 图 18-29　多普勒 TVUS 上见子宫内膜息肉具有血管蒂（箭）

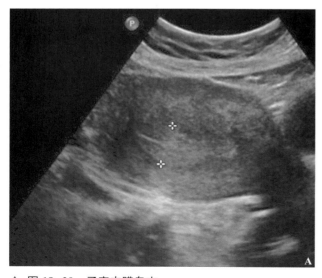

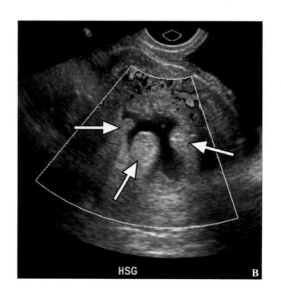

▲ 图 18-30　子宫内膜息肉
A. 在经腹超声上，子宫内膜带增厚，未见其他病变；B. 在盐水注入子宫超声造影上至少有 3 个清楚的息肉（箭）

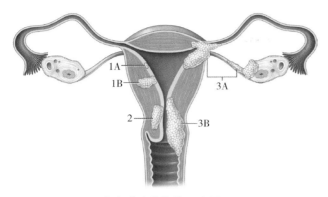

▲ 图 18-31　子宫内膜癌分期的示意图

细胞和浆液性癌）。具有侵袭性组织学类型或已知有主动脉旁淋巴结肿大者通常需要主动脉旁淋巴结清扫。如何处理淋巴结很重要，因为进行淋巴结切除术会使手术时间和相关费用增加、围术期并发症增多以及淋巴水肿加重，但绝大多数子宫内膜癌患者没有淋巴结转移。

大约 1/3 的子宫内膜癌女性患者被认为手术后完全治愈，仅仅进行临床随访；其余女性患者进行了以下一种或多种方法联合辅助治疗：阴道柱体近距离放射治疗（降低阴道袖口肿瘤复发）、整个骨盆外照射（减少淋巴结复发）、和（或）化疗（降低远处转移的风险）。辅助治疗方案的制订要依据最终的肿瘤组织学、子宫肌层侵犯深度、是否有淋巴血管间隙侵犯、淋巴结转移和患者年龄。

影像

超声是异常子宫出血首选的初诊检查方法。如

上文中讨论增生时提到，增厚的子宫内膜带可反映癌、增生或息肉。5mm 是绝经后妇女常用的阈值，超过此阈值应活检。影像不能区分增生与早期癌（图 18-32）。某些特征可能增加癌症的可能性，包括深肌层侵犯（图 18-33），伴有内肌层的薄低回声线中断，以及宫腔积血（图 18-34）（宫腔积血也可见于良性宫颈狭窄）。超声对子宫内膜癌原发性肿瘤的分期不敏感，虽然病变广泛时肌层侵犯常很明显。

子宫内膜癌可在 CT 上被偶然发现，或许 CT 是为了术前的系统分期。CT 对子宫内膜癌局部肿瘤分期不敏感。即使在 I 期或 II 期病变中，子宫内膜带增厚仍可很明显（图 18-35），而在疾病 III 期和 IV 期，子宫外和淋巴结累及更为明显（图 18-36）。子宫内膜癌淋巴结转移通常逐步进行：子宫中部、下部肿块引流至子宫旁、宫颈旁和闭孔淋巴结；子宫上部和底部肿瘤引流至髂总和主动脉旁淋巴结。淋巴结短径 >1cm、球状淋巴结增大、簇状或不对称淋巴结分布是可疑淋巴结转移的征象，应予以报告，但其敏感性欠佳。腹股沟淋巴结不是子宫内膜癌的区域淋巴结，该组淋巴结累及提示 IV 期疾病。最后，在监测过程中，对于放射科医生来说很重要的是要意识到阴道袖口是早期疾病最常见的复发部位（图 18-37），应对该区域特别注意。

MRI 对子宫内膜癌术前肿瘤分期有良好的诊

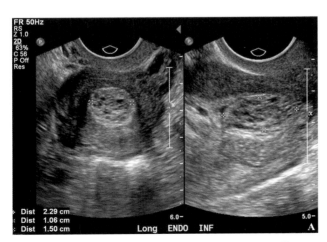
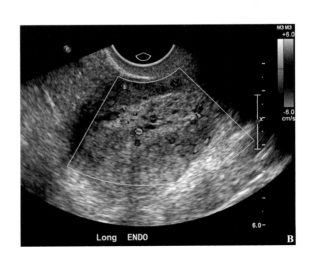

▲ 图 18-32　子宫内膜样腺癌，无肌层侵犯（ I A 期）
TVUS 示：A. 囊性子宫内膜增厚；B. 散在血流

断价值，在美国国立综合癌症网络（the National Comprehensive Cancer Network，NCCN）指南中，适用于高级别或临床怀疑高分期子宫内膜样癌患者，和高危组织学类型包括浆液癌、透明细胞癌、癌肉瘤。肿瘤分期的三个基本序列是高分辨率多平面 T_2WI、多期相或 DCE 脂肪饱和 T_1WI 与 DWI，垂直子宫内膜管的短轴 T_2WI 和 DWI 尤其有助于评估子宫肌层侵犯深度。抗蠕动药物如胰高血糖素等预处理有助于减少肠道运动伪影。

子宫内膜癌在 T_2WI 上为中等信号强度——低于正常高信号的子宫内膜，而高于正常子宫肌层（图 18-38）。短轴 T_2WI 是评估肌层侵犯深度的基本序列，这是一个重要的预后指标，会改变手术方式——深度侵犯的肿瘤应行盆腔淋巴结切除术充分分期。在对比增强图像上，肿瘤和正常子宫内膜的最大对比发生在较晚的增强期相，此时肿瘤信号低于邻近正常实质（图 18-39）。

小肿瘤在以解剖为基础的图像序列上很难与

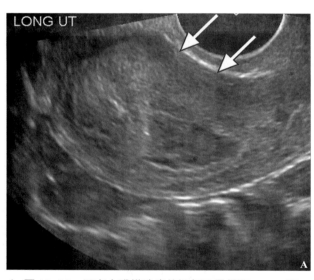

▲ 图 18-33　子宫内膜样腺癌伴深部肌层侵犯（ⅠB 期）
TVUS 示：A. 肿瘤轮廓丢失和子宫肌层变薄（箭）；B. 肿瘤血流信号深入子宫肌层（箭），宫腔中的无血流物质可能是血凝块

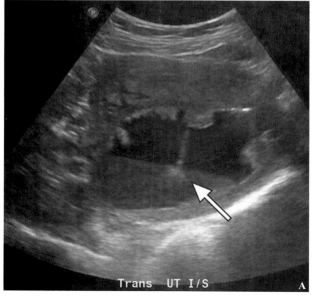
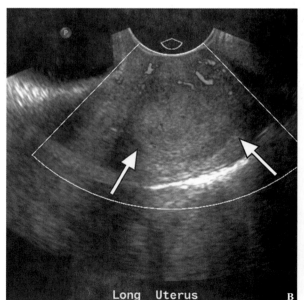

▲ 图 18-34　子宫内膜样腺癌 Ⅱ 期
A. 经腹部图像示宫腔积血和悬挂的血凝块（箭）；B. 血流丰富的肿瘤组织（箭）累及子宫颈

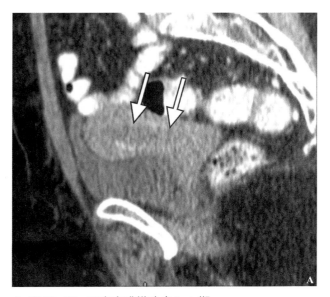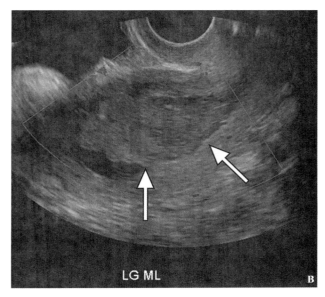

▲ 图 18-35　子宫内膜样腺癌 I A 期

A. 在 CT 矢状位重建上子宫内膜带增厚（箭）；B. 在 TVUS 上更为明显，增厚的内膜带血流丰富，但肌层仍保留（箭）

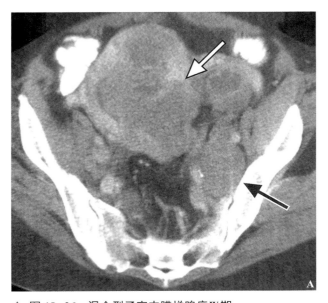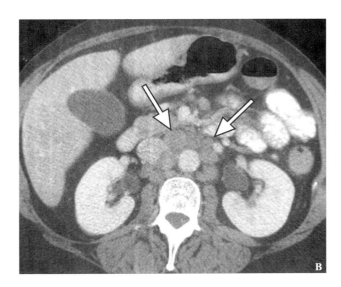

▲ 图 18-36　混合型子宫内膜样腺癌Ⅳ期

A. 明显的肌层侵犯（白箭），邻近左卵巢受累，闭孔淋巴结增大（黑箭）；B. 上腹膜后淋巴结增大（白箭）

正常子宫内膜区分，功能成像序列如 DWI 能增加分期的准确性。正常情况下，富细胞子宫内膜上皮在 DWI 上为高信号，但肿瘤尤其是高级别，在 DWI 上有更高的信号，对应 ADC 图上为低信号（图 18-40）。MRI 分期的不足之处在于，当肿瘤累及子宫角部（正常较薄）或被子宫腺肌病或平滑肌瘤扭曲的子宫肌层区域时，肌层侵犯深度测量不准确。

四、子宫颈

子宫颈是子宫的"颈部"，始于宫颈内口，并向远侧延伸至阴道顶端，被阴道穹窿这一潜在间隙包绕。子宫颈间质比子宫肌层具有更多的纤维和更少的水，TVUS 上回声更低，T_2WI 上信号更低。内宫颈是子宫颈管的内衬，覆以单层柱状黏液分泌

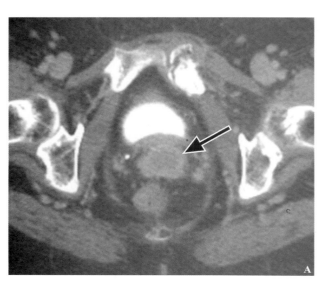

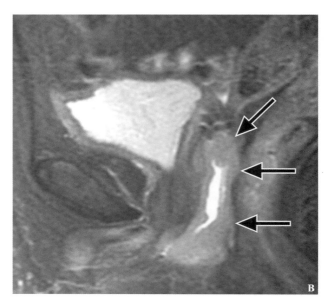

▲ 图 18-37　子宫内膜样腺癌子宫切除术后阴道袖口复发

A.CECT 显示阴道肿块（箭）；B. 矢状位 T₂WI 证实阴道袖口顶端和后壁（箭）的广泛受累

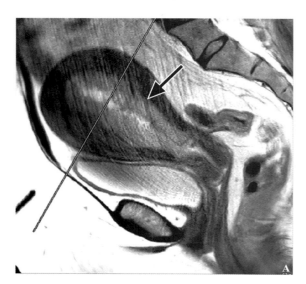

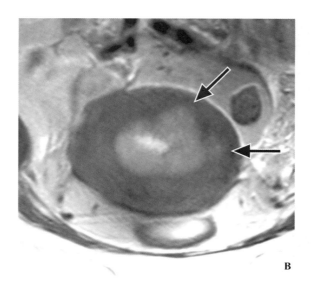

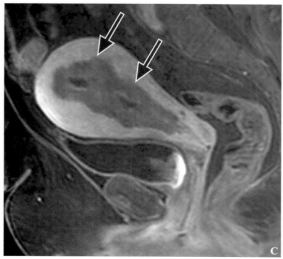

▲ 图 18-38　子宫内膜样腺癌 I B 期，累及外肌层

A. 矢状位 T₂WI 上肿瘤（箭）呈中等"灰"信号，垂直短轴平面用黄线表示；B. 短轴 T₂WI 显示肿瘤结节状生长（箭）至子宫肌层的外 50%；C. 在脂肪饱和 T₁WI 上，在门静脉期至延迟期得到肿瘤与肌层的最大对比（箭）

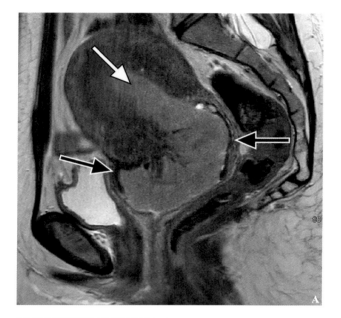

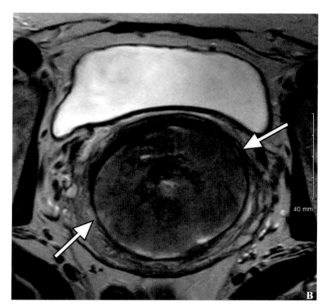

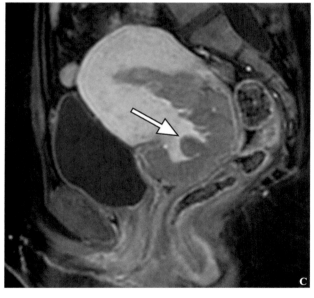

▲ 图 18-39　子宫内膜样腺癌 Ⅱ 期，起自子宫下段并脱垂进入宫颈管

A. 矢状位 T₂WI 显示中等信号肿瘤（白箭）使子宫内膜腔扩张，使宫颈延长，宫颈的前部和后部外层基质仍很明显，呈薄的低信号带（黑箭）；B. 短轴 T₂WI 显示明显菲薄但完整的子宫颈基质（箭），没有经浆膜或宫旁扩散，故不是 Ⅲ 期肿瘤；C. 延迟增强矢状位 T₁WI 显示结节状低强化肿瘤（箭）延伸到子宫颈管，但未突破子宫颈间质

上皮。子宫颈阴道部（或外宫颈）是子宫颈的一部分，延伸至阴道内，被覆多层鳞状上皮，如阴道的其他部分，鳞柱交界处通常位于外口。

　　有时，鳞状上皮与部分柱状上皮重叠并黏液滞留，形成纳氏（Nabothian）囊。这些良性囊肿经常在超声和 MRI 检查时偶然发现，超声上如果以前未曾合并过感染通常为无回声，MRI 的 T₂WI 上为很明显的高信号的卵圆形结构（图 18-9，图 18-15），有时很大或多房。另一种良性变异可见于囊性纤维化女性，其宫颈黏液异常黏稠。明显增大的内

宫颈腺体在盆腔检查和影像上类似外生肿块（图 18-41）。

　　当宫颈外口被瘢痕组织或肿块阻塞时，可能导致血肿。良性子宫颈狭窄可以是特发性的，也可与先前的炎症或介入操作、盆腔放疗照射相关。以下详细讨论的子宫内膜癌和子宫颈癌可导致恶性子宫颈狭窄。

癌

　　子宫颈癌是全世界女性第三常见的癌症。85%

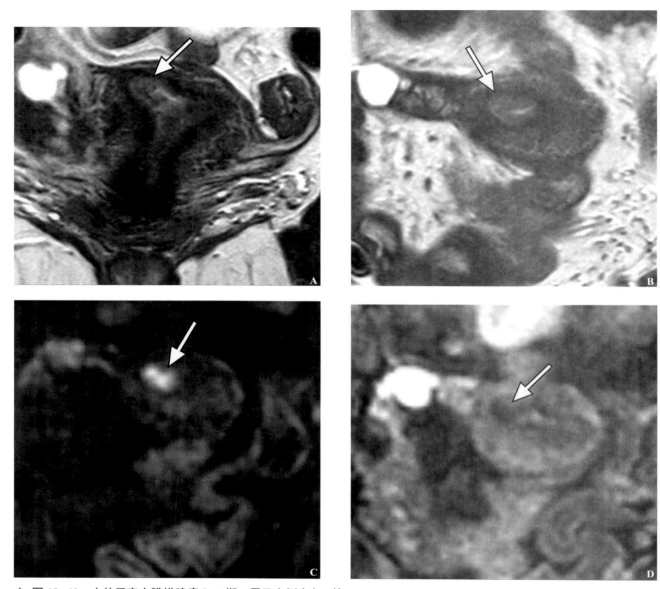

▲ 图 18-40 小的子宫内膜样腺癌 I A 期，累及右侧宫角（箭）
在长轴（A）和短轴（B）T₂WI 上呈中等信号，相应区域在 DWI（C）上呈局灶性高信号，在 ADC 图上（D）呈低信号

的宫颈癌属于鳞状细胞型，它们大多与人乳头瘤病毒（HPV）感染有关，特别是高危亚型 HPV-16 和 HPV-18。由于 Pap 涂片筛查的广泛应用和女孩及年轻女性中 HPV 疫苗接种逐渐增多，子宫颈癌在美国比在发展中国家少见，尽管有这些进展，宫颈癌依然致病性强，是年轻女性癌症死亡的主要原因。

子宫颈上皮不典型增生，又称为子宫颈上皮内瘤变（cervical intraepithelial neoplasia，CIN），在 < 1% 的女性中会进展为浸润性鳞状细胞癌。治疗耐受或高级别不典型增生患者进展为宫颈癌的风险更高，并与高度致癌 HPV 亚型感染相关。早期疾病通常无症状，但有时会引起阴道分泌物和（或）性交后出血。晚期疾病可能导致盆腔疼痛、梗阻性尿路病变和全身症状。

宫颈癌根据 FIGO 系统分期。尽管该分期系统还没有结合先进的影像学方法，但它一直是全球主要的分期方法。FIGO 分期总结于表 18-3 和图 18-42，是基于膀胱镜和（或）乙状结肠镜、胸部和（或）骨骼 X 线摄影、静脉泌尿系造影和开放手术的结果，CT 和 MRI 在条件允许时可作为辅助。相比之下，

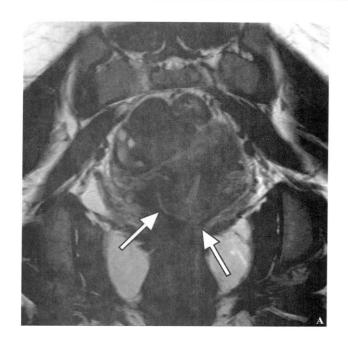

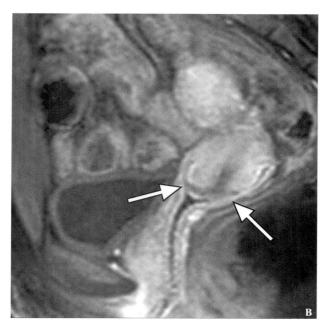

▲ 图 18-41　囊性纤维化伴良性宫颈黏液腺扩张，体检时表现为肿块

A. 经子宫颈长轴 T_2WI 显示出从内宫颈延伸出来的高信号帽（箭）覆盖外宫颈；B. 在矢状位增强 T_1WI 上相应区域低强化（箭）

表 18-3　子宫颈癌 TNM+FIGO 分期总结

TNM 分期	FIGO 分期	描　述
T_x	无	原发肿瘤无法评估
T_0	0	无原发肿瘤证据
T_{is}		原位癌
T_1	I	病变局限于子宫颈和子宫体
T_{1a}	I A	显微镜下浸润肿瘤
T_{1b}	I B	临床可见肿瘤，≤ 4.0cm（I B1）或 ≥ 4.0cm（I B2）
T_2	II	肿瘤超出子宫但未达盆壁或未达阴道下 1/3
T_{2a}	II A	肿瘤无宫旁浸润，≤ 4.0cm（II A1）或 ≥ 4.0cm（II A2）
T_{2b}	II B	肿瘤宫旁浸润
T_3	III	肿瘤累及阴道下 1/3（III A）、盆壁（III B）、和（或）输尿管梗阻（III B）
T_4	IV	肿瘤侵犯膀胱或直肠黏膜（IV A）或播散超出真骨盆（IV B）
N_x	服从局部分期	区域淋巴结无法评估
N_0		无区域淋巴结转移
N_1	III B	有区域淋巴结转移
M_0	服从局部分期	无远处转移
M_1	IV B	有远处转移（包括腹主动脉旁淋巴结）

在工业化国家的大多数医疗中心，来自先进影像检查的信息，包括 CT、MRI、PET/CT 和图像引导下活检，都可以正式用于肿瘤 – 淋巴结 – 转移（TNM）系统，并被纳入 NCCN 指南和治疗决策制订中。

决定子宫颈癌治疗和预后的基本分期分界点在于区分早期和局部进展期疾病。根据肿瘤大小和患者是否保留生育能力的要求，早期肿瘤可采用手术切除子宫颈（子宫颈切除术）、单纯或根治性子宫切除术治疗。传统上，要区分 II A 和 II B 疾病，但 I B2 和更高级病变现在也被认为是局部进展期。根据定义，局部进展期疾病累及宫旁，治疗主要采用放化疗，腔内（串列式）近距离放射治疗和体外照射相结合，目的是取得肯定的疗效，而不是在手术前减少肿瘤体积。

早期子宫颈癌治疗效果非常好，I A 期的五年

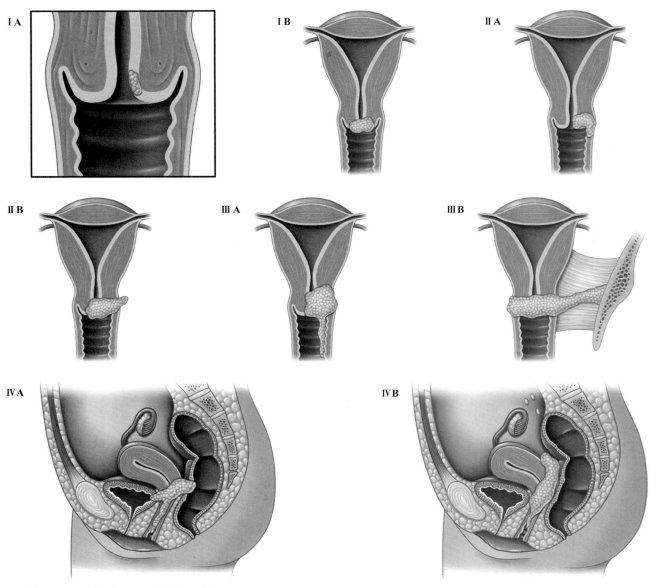

▲ 图 18-42　宫颈癌 FIGO 分期示意图

生存率是 93%，Ⅰ B 期的五年生存率是 80%。但是，到了局部进展期、甚至远处转移时，长期生存率急剧下降，Ⅳ期疾病只有大约 15% 的五年生存率。当临床怀疑晚期疾病时，常要结合 MRI 和 PET/CT，分别对患者进行局部肿瘤分期和全身分期。在测量肿瘤大小、评估是否有宫旁浸润和浸润范围和（或）盆壁累及及盆腔淋巴结分期方面，MRI 比查体更准确。PET/CT 能显示代谢活性，即使淋巴结大小正常，并能检测更远处的病变。MRI 也被用于子宫颈癌放射治疗的方案制订，特别是近距离放射治疗及评估

可疑的盆腔复发。因此，影像学在局部进展期子宫颈癌处理中的作用正在不断扩大，这也给了放射科医生参与治疗这些患者的机会。

影像

超声是盆腔肿块或子宫异常出血女性的初步影像检查方法，有时候可能是最先显示子宫颈肿块的影像学方法。宫颈癌通常表现为低回声、边缘不规则和血供丰富（图 18-43）。肿瘤进一步发展可能会引起子宫内膜管或输尿管的阻塞和扩张（图 18-44）。当有其他成像方式可用时，应进一步行其他影

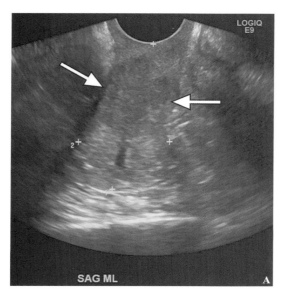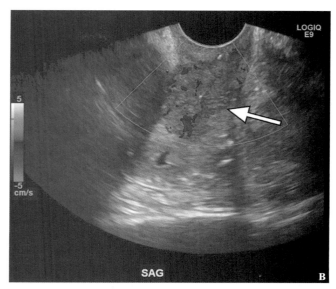

▲ 图 18-43　子宫颈鳞状细胞癌
A. 灰阶上呈低回声肿块（箭）；B. 多普勒 TVUS 上有丰富血管（箭）

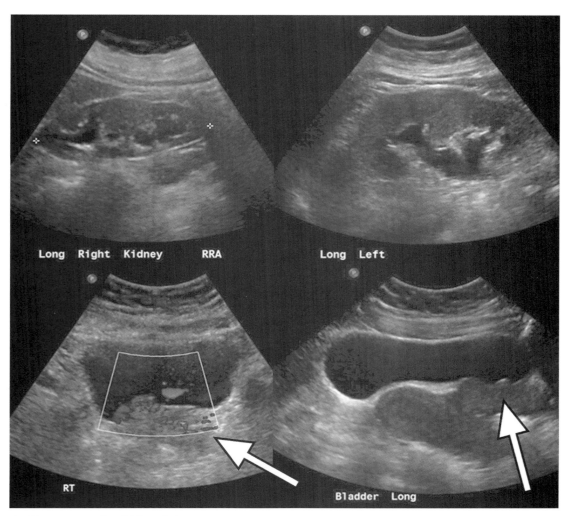

▲ 图 18-44　子宫颈鳞状细胞癌
经腹超声图像显示局部进展期肿瘤（箭）累及膀胱后壁和远端输尿管导致双侧肾积液

像检查，不应该借助超声进行子宫内膜癌原发肿瘤的分期。

　　CT 中盆腔器官的组织对比较差，不太可能发现小肿瘤。大的肿瘤，特别是那些累及盆腔侧壁、膀胱或直肠的肿瘤，通常表现为明显的边界不清的肿块（图 18–45），强化程度取决于先前的治疗和中心坏死。CT 对于评价盆腔和主动脉旁淋巴结肿大非常有帮助，如果存在将改变癌症分期和放射治疗计划。

　　MRI 是局部肿瘤分期最准确的影像学方法。扫描方案类似于子宫内膜癌，要做垂直子宫颈管的多平面小视野短轴 T₂WI、脂肪饱和多期相增强 T₁WI 和 DWI。高场强（3.0T）磁体成像可提高空间分辨率，而低场强（< 1.0T）开放式磁体获得的图像很难用于诊断。静脉注射或肌内注射抗蠕动药物也能改善图像质量，阴道内凝胶非常有助于勾画肿瘤的轮廓和评估穹隆侵犯情况（图 18–46）。

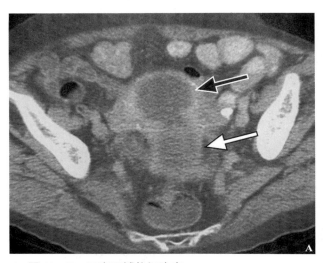
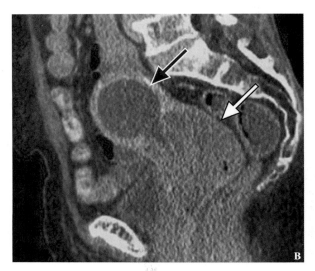

▲ 图 18–45　子宫颈鳞状细胞癌
轴位（A）和矢状位（B）重建 CT 图像显示宫颈肿块（白箭）阻塞导致的宫腔积血（黑箭）

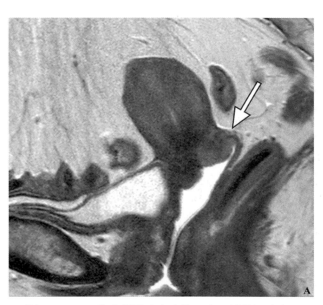
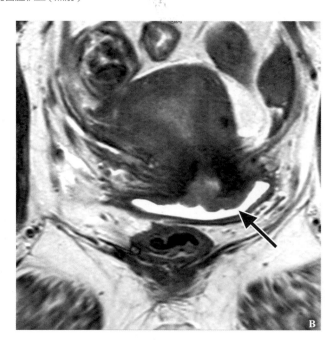

▲ 图 18–46　一位尖锐湿疣患者的子宫颈鳞状细胞癌
A. 矢状 T₂WI 上，高信号的凝胶扩张阴道，有助于勾画后穹隆的受累情况（箭）；B. 长轴 T₂WI 显示肿瘤（箭）被凝胶所描绘

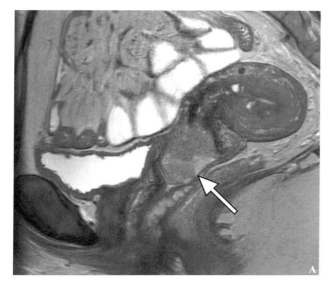

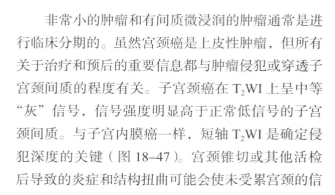

非常小的肿瘤和有间质微浸润的肿瘤通常是进行临床分期的。虽然宫颈癌是上皮性肿瘤，但所有关于治疗和预后的重要信息都与肿瘤侵犯或穿透子宫颈间质的程度有关。子宫颈癌在 T_2WI 上呈中等"灰"信号，信号强度明显高于正常低信号的子宫颈间质。与子宫内膜癌一样，短轴 T_2WI 是确定侵犯深度的关键（图 18-47）。宫颈锥切或其他活检后导致的炎症和结构扭曲可能会使未受累宫颈的信

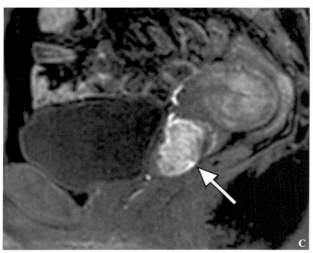

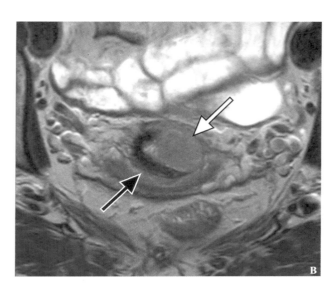

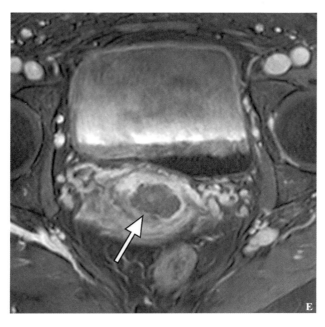

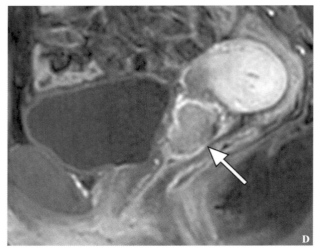

▲ 图 18-47 子宫颈鳞状细胞癌 Ⅱ B 期
A. 矢状位 T_2WI 上，子宫颈前唇中等信号肿块；B. 短轴 T_2WI 上，肿瘤透壁侵犯（白箭）正常低信号的子宫颈基质（黑箭）；C. 动脉期高强化（箭）；较晚期相矢状位（D）和轴位（E）增强 T_1WI 呈相对低强化（箭）

号增高。在这种情况下，DWI 有助于鉴别肿瘤与良性水肿。

子宫颈癌的强化程度有些多样，但通常与正常背景组织在所有期相都不同。子宫颈癌在动脉期通常是富血供的，可能出现中央坏死，较晚期相强化低于正常基质。对比增强成像尤其有助于评估透壁性膀胱或肠侵犯。黏膜下膀胱壁受累阻碍淋巴引流并引起膀胱黏膜的大疱性水肿（图 18-48），这必须与透壁性膀胱壁侵犯区分开来，后者具有强化腔内软组织，提示Ⅳ期疾病。存活肿瘤在 DWI 上为高信号，在 ADC 图上为低信号，这些序列也有助于监测治疗反应。

其他子宫颈肿瘤包括腺鳞癌、黏液癌、小细胞癌，偶尔还有淋巴瘤。恶性腺瘤是一种罕见的子宫颈高分化黏液腺癌，具有不寻常的特征性的表现。在 T₂WI 上，它表现为一簇囊性病变，通常位于子宫颈管内（图 18-49），甚至可以类似子宫颈腺囊肿（纳氏囊肿）。放射科医生也应该知道这种罕见疾病，又被称为"微小偏离型腺癌"。

子宫颈癌术前 MRI 分期应包括：肿瘤大小的三维测量，宫旁受累是否存在和位置，阴道、膀胱、尿道、输尿管、直肠或侧壁结构侵犯是否存在和范围，淋巴结的评估。据报道，MRI 分期的整体准确性从 76% ～ 94%。只有理解高质量成像的技术要求和影像表现的临床意义，放射科医生才能有机会为妇科癌症女性提供有价值的帮助。

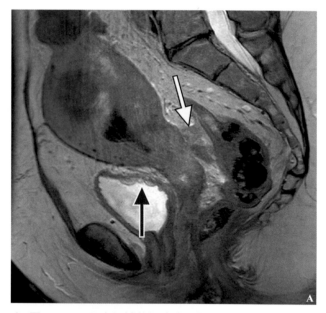 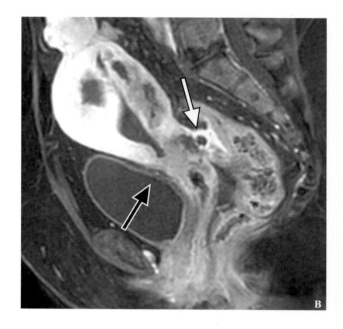

▲ 图 18-48　子宫颈鳞状细胞癌Ⅲ期

A. 大块子宫颈肿块向后延伸累及直肠浆膜（白箭），淋巴引流受阻导致膀胱壁的大疱性水肿（黑箭）；B. 矢状位增强 T₁WI 显示后部直肠子宫隐窝的肿瘤组织明显强化（白箭），但未累及直肠和膀胱（黑箭）黏膜表面；透壁强化提示为Ⅳ期疾病

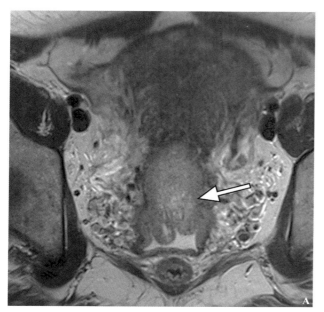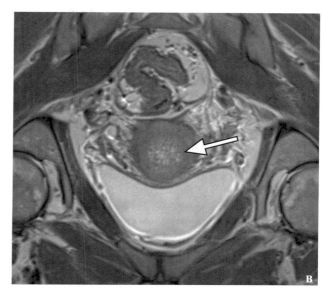

▲ 图 18-49　长 (A) 和短轴 (B)T$_2$WI 上，子宫颈恶性腺瘤伴微小瘤内囊肿 (箭)
在部分患者中，这种黏液性肿瘤几乎完全是囊性的，可能被误诊为纳氏囊肿

（叶晓华　译，姜　蕾　校）

☞ 推荐阅读

[1] Adelman MR. The morcellation debate: the history and the science. *Clin Obstet Gynecol*. 2015;58(4):710–717.

[2] Bazot M, Cortez A, Darai E, et al. Ultrasonography compared with magnetic resonance imaging for the diagnosis of adenomyosis: correlation with histopathology. *Hum Reprod*. 2001;16(11):2427–2433.

[3] Chuang LT, Temin S, Camacho R, et al. Management and care of women with invasive cervical cancer: American Society of Clinical Oncology Resource-Stratified Clinical Practice Guideline. *J Global Oncol*. 2016;2(5):311–339.

[4] Choi HJ, Ju W, Myung SK, et al. Diagnostic performance of computer tomography, magnetic resonance imaging, and positron emission tomography or positron emission tomography/computer tomography for detection of meta-static lymph nodes in patients with cervical cancer: meta-analysis. *Cancer Sci*. 2010;101(6):1471–1479.

[5] Deng L, Wang QP, Chen X, et al. The combination of diffusion- and T2-weighted imaging in predicting deep myometrial invasion of endometrial cancer: a systematic review and meta-analysis. *J Comput Assist Tomogr*. 2015; 39(5):661–673.

[6] Deshmukh SP, Gonsalves CF, Guglielmo FF, et al. Role of MR imaging of uterine leiomyomas before and after emboli-zation. *Radiographics*. 2012;32(6):E251–E281.

[7] Dueholm M, Lundorf E. Transvaginal ultrasound or MRI for diagnosis of adenomyosis. *Curr Opin Obstet Gynecol*. 2007;19:505–512.

[8] Early HM, McGahan JP, Scoutt LM, et al. Pitfalls of sonographic imaging of uterine leiomyoma. *Ultrasound Q*. 2016;32:164–174.

[9] Freeman SJ, Aly AM, Kataoka MY, et al. The revised FIGO staging system for uterine malignancies: implications for MR imaging. *Radiographics*. 2012;32:1805–1827.

[10] Gaetke-Udager K, McLean K, Sciallis AP, et al. Diagnostic accuracy of ultrasound, contrast-enhanced CT, and conventional MRI for differentiating leiomyoma from leiomyosarcoma. *Acad Radiol*. 2016;23(10): 1290–1297.

[11] Kamaya A, Yu PC, Lloyd CR, et al. Sonographic evaluation for endometrial polyps: the interrupted mucosa sign. *J Ultrasound Med*. 2016;35(11):2381–2387. pii: 15.09007.

[12] Langer JE, Oliver ER, Lev-Toaff AS, et al. Imaging of the female pelvis through the life cycle. *Radiographics*. 2012;

32:1575–1597.

[13] Levy G, Dehaene A, Laurent N, et al. An update on adenomyosis. *Diagn Interv Imaging*. 2013;94:3–25.

[14] Munro MG, Critchley HOD, Broder MS, et al. FIGO classification system for causes of abnormal uterine bleeding in nongravid women of reproductive age. *Int J Gynaecol Obstet*. 2011;113:3–13.

[15] Nakai A, Reinhold C, Noel P, et al. Optimizing cine MRI for uterine peristalsis: a comparison of three different single shot fast spin echo techniques. *J Magn Reson Imaging*. 2013;38:161–167.

[16] National Comprehensive Cancer Network (NCCN). Clinical Practice Guidelines in Oncology: Uterine Neoplasms (Version 2.2016) and Cervical Cancer (*Version 1.2016*). National Comprehensive Cancer Network. www.nccn.org

[17] Novellas S, Chassang M, Delotte J, et al. MRI characteristics of the uterine junctional zone: from normal to the diagnosis of adenomyosis. *AJR Am J Roentgenol* 2011;196: 1206– 1213.

[18] Rauch GM, Kaur H, Choi H, et al. Optimization of MR imaging for pretreatment evaluation of patients with endometrial and cervical cancer. *Radiographics*. 2014; 34(4): 1082–1098.

[19] Sala E, Rockall AG, Freeman SJ, et al. The added role of MR imaging in treatment stratification of patients with gynecologic malignancies: what the radiologist needs to know. *Radiology*. 2013;266(3):717–740.

[20] Siddiqui N, Nikolaidis P, Hammond N, et al. Uterine artery embolization: pre- and postprocedural evaluation using magnetic resonance imaging. *Abdom Imaging*. 2013;38: 1161–1177.

[21] Son H, Kositwattanarerk A, Hayes MP, et al. PET/CT evaluation of cervical cancer: spectrum of disease. *Radiographics*. 2010;30(5):1251–1268.

[22] Timmermans A, Opmeer BC, Khan KS, et al. Endometrial thickness measurement for detecting endometrial cancer in women with postmenopausal bleeding: a systematic review and meta-analysis. *Obstet Gynecol*. 2010;116(1):160–167.

[23] Verma SK, Lev-Toaff AS, Baltarowich OH, et al. Adenomyosis: sonohysterography with MRI correlation. *AJR Am J Roentgenol*. 2009;192: 1112–1116.

[24] Wildenberg JC, Yam BL, Langer JE, et al. US of the nongravid cervix with multimodality imaging correlation: normal appearance, pathologic conditions, and diagnostic pitfalls. *Radiographics*. 2016;36:596–617.

Female Perineum and Vagina
女性会阴和阴道

19

一、解剖 / 497
二、会阴的囊性疾病 / 499
　　（一）尿道憩室 / 500
　　（二）Skene 腺囊肿 / 500
　　（三）前庭大腺囊肿 / 501
　　（四）Gartner 管囊肿 / 501
　　（五）Nuck 管囊肿 / 502
　　（六）其他少见疾病 / 502

三、盆底功能障碍 / 503
　　（一）影像学检查技术 / 503
　　（二）分区 / 503
　　（三）盆底痉挛 / 503
　　（四）膀胱膨出和尿道过度活动 / 503
　　（五）直肠前突 / 504
　　（六）小肠膨出和乙状结肠膨出 / 504
　　（七）盆底下降和脱垂 / 505

四、盆底肿瘤 / 506
　　（一）尿道 / 506
　　（二）阴道 / 508
　　（三）外阴 / 508
　　（四）少见肿瘤 / 511
五、结论 / 511

泌尿、生殖和消化系统汇聚在女性会阴的一个狭小部分。此处解剖结构复杂，病理种类繁多。因为会阴在查体时容易触到，临床医生常常不用影像学检查就能做出诊断。然而，在一些情况下，影像学可以提供指导下一步处理方法的重要解剖和功能信息。CT 上偶尔会诊断会阴病变，但 CT 并不是检查阴道和会阴的最佳影像学评估方法。经阴唇或经阴道超声以及高分辨 MR 能提供关于局部精细结构的最有效信息。对于恶性病变，PET/CT 还能为肿瘤分期提供信息。

一、解剖

会阴是一个菱形结构（图 19-1），前方为耻骨联合，两侧为坐骨结节，后方为尾骨。本章会简要回顾会阴从浅表到深部的相关解剖。不同于其他解剖部位，从浅到深意味着从尾到头。因为在女性立位时，会阴是上下颠倒的。

阴阜是覆盖于耻骨联合上的皮下组织，大阴唇是查体时可见的外部皮肤皱褶。阴唇和男性阴囊同源，也是在中线融合而成。小阴唇是位于大阴唇

内侧的对称性黏膜皱襞，参与阴道口的开闭。阴道口前方是尿道和成对的尿道旁腺，又名 Skene 腺。这些腺体和成对的前庭球相通，前庭球（图 19-2）是梨形结构的勃起组织，与男性的阴茎海绵体同源。前庭球被浅表的球海绵体肌环绕。前庭球邻近阴蒂脚（阴蒂海绵体），两侧阴蒂脚在中线处的阴蒂体和阴蒂头汇合（图 19-3）。阴蒂脚被坐骨海绵

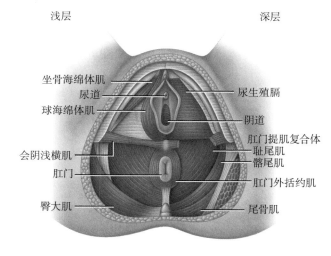

▲ 图 19-1　盆底解剖图
左侧（患者的右侧）标注的是浅层肌肉组织，右侧标注的是深层肌肉组织。坐骨直肠脂肪已被移除，暴露肛门提肌复合体和其他肌肉组织

体肌覆盖，与耻骨下支平行。女性的勃起组织能用多种影像学方式检查，包括经大阴唇超声、MR等。外阴的定义包括以上所有结构：阴唇、尿道及阴道的开口以及勃起组织。

会阴膜又名尿生殖膈，是盆底最浅表的肌层，连接两侧耻骨下支，形成一个三角形结构（图19-1）。深、浅层会阴肌是会阴膜的主要组成部分，在后部联合形成位于阴道和肛门之间的会阴体

（图19-4）。会阴膜有尿道和阴道的开口。

阴道是一个长8～12cm的肌性管道，被覆鳞状上皮，有明显的横向褶皱。在静息状态下（图19-5），黏膜表面是平行排列，阴道是扁平的，轴位图像上是典型的"H"形。阴道的上部在阴道穹隆与宫颈融合，阴道穹隆是围绕宫颈的环形潜在腔隙。在子宫切除术后，阴道断端通常会看到位于尖部的线形缝合口。

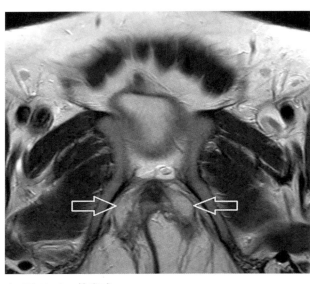

▲ 图 19-2 前庭球

为成对的勃起组织（箭），在尿道融合，在 T₂WI 上呈等信号。在增强 CT 或 MRI 上，前庭球通常出现一过性血供增多表现，与男性勃起组织常见表现类似

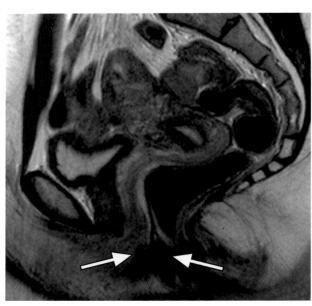

▲ 图 19-4 矢状位 T₂WI

示正常的纤维肌会阴体（箭），位于阴道口后方、肛门前方

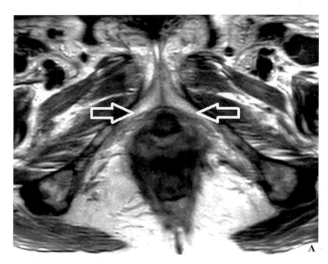

▲ 图 19-3 阴蒂脚

A. 在 T₂WI 上，阴蒂结构包括成对的阴蒂脚，为等信号、平行于耻骨下支的管状结构（箭）并在前方融合；B. 经阴唇超声图显示中线处阴蒂体（黑箭）和头（白箭）

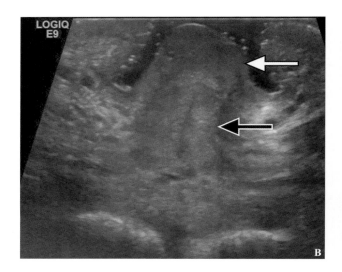

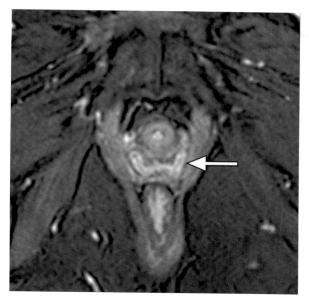

▲ 图 19-5　轴位 T₁WI 增强后图像

示正常 H 形或 W 形的松弛阴道（箭），位于尿道后方、肛门前方

漏斗形的肛门提肌复合体（图 19-6）为盆腔的器官提供主要的肌肉支持。肛门提肌复合体有数个组成部分：髂尾肌、耻尾肌从盆壁延伸到尾骨和肛尾缝，耻骨直肠肌是一个 U 形结构，向前牵引肛直肠连接部，附着端近耻骨联合。肛门提肌复合体在尾部与肛门外括约肌相连。

盆内筋膜是由薄筋膜片组成的网状结构，覆盖

和支持盆腔器官并将它们固定在骨性结构上。盆内筋膜的结构大部分在影像学上是不可见的，但当盆腔器官异常下降造成损伤时可见。

二、会阴的囊性疾病

良性会阴囊肿通常是偶然发现的，也会由于占位效应、感染等引起症状而发现。根据发病部位分为几种常见类型，详见表 19-1。分类目的是为了根据解剖部位进行相应的临床治疗。此外，如果条件允许的话，根据多普勒超声或增强 CT、MR 等影像学检查将以上几种疾病与会阴的实性肿块进行鉴别。

表 19-1　良性会阴囊性病变

名　称	位　置
尿道憩室	后侧方或者围绕中段尿道，尿道口上方，和尿道腔相通
Skene 腺（尿道旁腺）囊肿	位于尿道口，4:00 和 8:00 方向
Bartholin 腺（前庭大腺）囊肿	阴道口后方
Gartner 管（卵巢冠纵管）囊肿	阴道的前侧上方，耻骨联合下缘上方
Nuck 管囊肿	阴唇内，可以延伸至腹股沟管

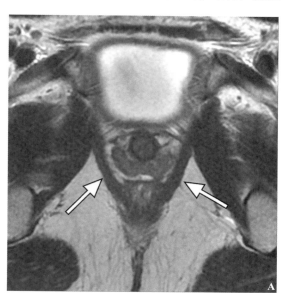

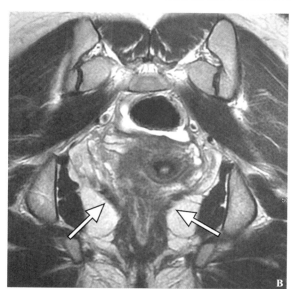

▲ 图 19-6　盆底肌结构

A. T₂WI 示耻骨直肠肌（箭）悬于耻骨联合后缘至肛门直肠结合部之间；B. 冠状 T₂WI 示漏斗状肛提肌复合体（箭），该结构将直肠系膜间隙与坐骨直肠脂肪分开，该图像也能看到会阴膜

（一）尿道憩室

尿道旁腺的感染或炎症可能导致脓肿形成，从而继发与尿道腔相通。这些内有上皮形成的外突囊袋，又称憩室，通常是泪滴形的（图 19-7），而且会累及中段尿道。当憩室较大时，可能会穿过尿道阴道间隙，成为马蹄形。尿道憩室的影像学表现为单纯的液体信号，合并炎症时还可能出现壁厚、腔内悬浮物和（或）分隔等。临床症状包括尿不尽或反复感染，有症状的憩室通常行手术切除或尿道成形术。憩室腺癌是少见的长期并发症。

（二）Skene 腺囊肿

不同于尿道憩室，Skene 腺囊肿（图 19-8）位

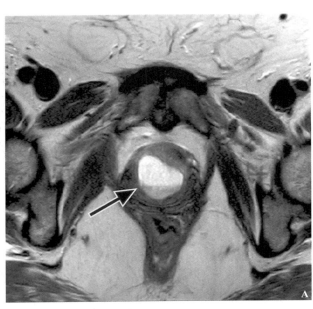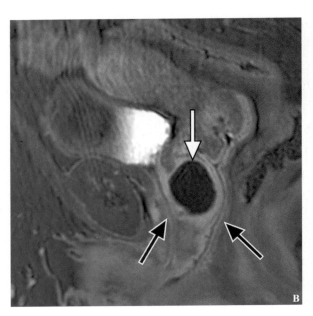

▲ 图 19-7　大尿道憩室
A. T₂WI，憩室内见分层（箭）；B. 矢状位 T₁WI 增强，囊内未见强化。注意由于大憩室（白箭）的占位效应而分开的尿道和阴道腔（黑箭）

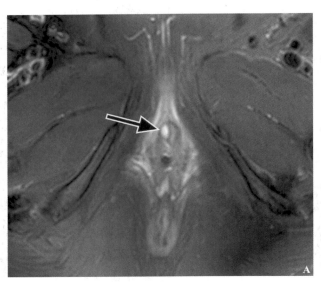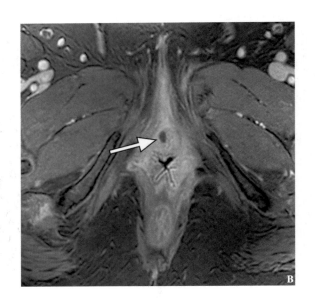

▲ 图 19-8　轴位 T₂WI（A）和增强 T₁WI（B）
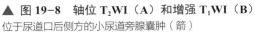
位于尿道口后侧方的小尿道旁腺囊肿（箭）

于尿道口，不直接与尿道腔相通。Skene 腺囊肿也来源于导管堵塞，但是没有脓肿形成或继发与尿道相通。该囊肿通常无症状，偶有因占位效应引起不适，有时和尿道憩室鉴别困难。

（三）前庭大腺囊肿

成对的前庭大腺位于阴道口后方，阻塞时可能形成囊肿（图 19-9）。与其他囊肿一样，不合并炎症时边界清楚，囊内为单纯的液体信号或密度。

（四）Gartner 管囊肿

该囊肿累及阴道上 2/3，常位于前部偏一侧。Gartner 管囊肿（图 19-10）是壁内的，与外伤或手术引起的阴道包涵囊肿有时难以区分。因为该囊肿源于中肾管的残留，偶尔会合并其他先天异常，包括先天性肾缺如、融合肾等。

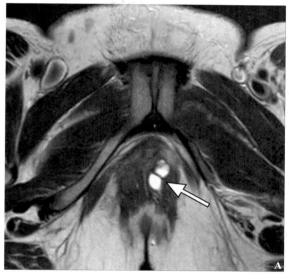
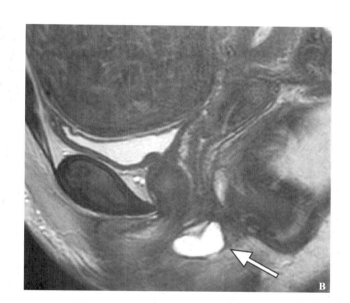

▲ 图 19-9　轴位（A）和矢状位（B）T₂WI
左侧阴道口前庭大腺囊肿（箭），此患者还有一个大的子宫肌瘤

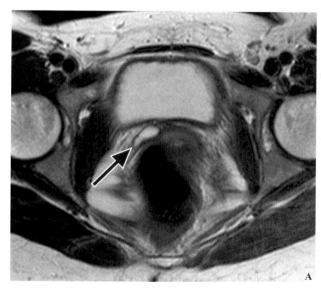
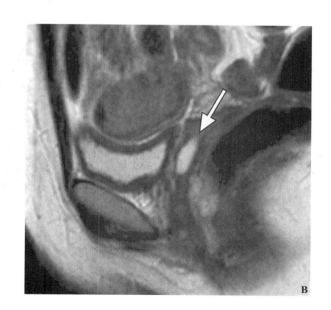

▲ 图 19-10　轴位（A）和矢状位（B）T₂WI
Gartner 管囊肿（箭）累及阴道右上部

（五）Nuck 管囊肿

子宫圆韧带下行止于大阴唇前部，被腹膜包绕，这层腹膜被称为 Nuck 管，类似于鞘状突。严重者可以引起腹股沟疝。另一种情况下，如果这个腹膜隐窝部分闭合，可能形成囊肿（图 19-11）。这种囊肿位置更靠前，并且和其他女性会阴囊肿比起来要少见。

（六）其他少见疾病

其他阴道和会阴的囊性或部分囊性疾病包括创伤后血肿（图 19-12）、阴蒂包涵囊肿、肛门和会阴囊肿及脓肿（图 19-13），以及少见的淋巴管或淋巴血管畸形。大部分情况下，与单纯、边界清楚

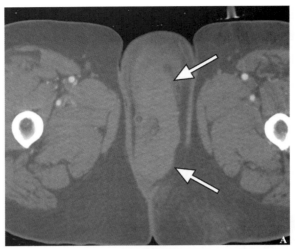

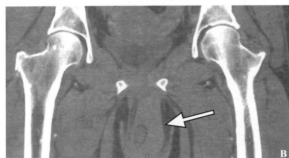

▲ 图 19-12 轴位（A）和冠状位（B）增强 CT
示前庭大腺囊肿切除术后左侧会阴血肿（箭），气囊导管被移到右侧

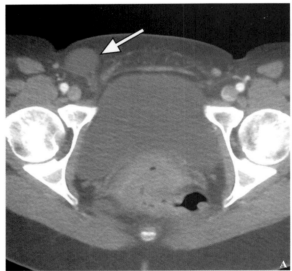

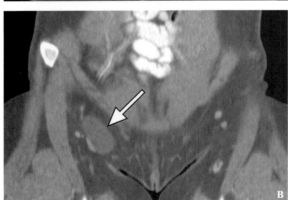

▲ 图 19-11 轴位（A）和冠状位（B）增强 CT
示 Nuck 管囊肿（箭），位于腹股沟环内的泪滴形液体密度结构，向阴唇方向延伸

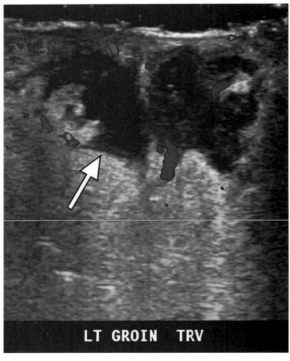

▲ 图 19-13 会阴脓肿
经阴唇超声图示边缘不规则的液性区域（箭）

的会阴囊肿比较，以上这些病灶成分会更复杂，包括其他组织或血管成分。

三、盆底功能障碍

尿道功能障碍、排便功能障碍和盆腔器官脱垂等盆底功能问题很常见，对女性的生活质量影响很大。妊娠和经阴道分娩会引起女性的盆底损伤。肌肉、筋膜的缺损和松弛可能会立即产生临床症状，或者亚临床损伤持续存在，直到停经后肌肉萎缩和（或）体重增加诱发临床症状出现。本书已提供介绍这个复杂的解剖和生理过程的文章，感兴趣的读者建议选择其一详细阅读。

（一）影像学检查技术

盆底功能成像可以通过 X 线透视、超声或者 MRI 检查实现。每一项检查的准备工作都不同，总体目标都是显示清楚重要结构，并且模拟排空的生理过程。传统 X 线透视排便造影（又称直肠造影）需要把不同浓度的钡剂灌入直肠，通常也需注入阴道。在一些医疗中心，患者会在检查前 1 ～ 2h 服用低浓度钡剂来观察小肠，另一些医疗中心会向膀胱内通过导管注入稀释的碘对比剂。患者需要保持垂直坐位，交替放松和紧缩盆底，然后排空钡剂到荧光便桶里。这一套方法被称为静态—提肛—力排（rest–squeeze–push）或松弛—凯格尔—紧缩（relax–Kegel–strain）。这种方法的优点是便宜且历史悠久，与排便的生理过程最为接近，能够评估显示不清的结构，缺点是有电离辐射且缺少对支持肌肉和器官脱垂的直接评估。

超声不需要准备或灌肠，采用仰卧位，经会阴或者经阴道分别在放松、提肛和咳嗽状态下观察。这项新技术仅在某些较好的医疗中心进行，虽然它不能显示真实的排空过程，然而，价格低、无辐射暴露和检查易得性使其在盆底功能紊乱的筛查上非常有吸引力。

直肠和阴道凝胶在盆底功能 MRI 检查前的准备中应用广泛。患者通常是仰卧位（尽可能屈膝），如果是开放式磁体采用立位。扫描患者放松、提肛和将凝胶排到吸水垫的过程中的中线处矢状位 T_2WI SSFSE 电影，从而得到盆底功能的动态评价，小视野高分辨率连续层面的 T_1WI 和 T_2WI 图像则提供支持肌的结构信息。MRI 的优点是可以对盆底器官、肌肉和脱垂进行直接评估，缺点是价格高、患者依从性差，而且大部分医疗中心都是闭合式磁场，只能采用非生理性的仰卧位检查方式。

患者的教育和支持对于以上所有检查方法都很重要，可以减少患者的窘迫，确保力排时为最大力度。如果患者检查时没有全力提肛和力排，评估结果价值十分有限，甚至可能会漏诊。

（二）分区

根据相应的主治医生分科不同（包括泌尿科、妇产科和普外科），盆底被人工分为前（膀胱和尿道）、中（阴道和子宫）、后（肛门和直肠）三个部分。但支持肌是由以上三个部分共享的，而且许多患者会出现多组功能障碍。

（三）盆底痉挛

正常情况下肛直角在 90° ～ 110°。当排便开始时，肛直角会变钝，肛管变直。但有些患者会出现耻骨直肠肌悬带反常收缩，盆底松弛失败，引起排便梗阻，这种现象称为盆底失弛缓或者盆底痉挛（图 19–14）。生物反馈技术治疗对一些患者有效。

（四）膀胱膨出和尿道过度活动

膀胱膨出指膀胱向阴道前壁的膨出。在透视时表现为阴道穹隆的外源性压迫，MRI 可以直接观察到膀胱下降到耻尾线以下（图 19–15）。膀胱膨出的原因是盆内筋膜的薄弱或者缺损，常见于多次分娩的女性。正常情况下下尿道几乎是垂直方向走行，但是对于经阴道分娩或子宫切除术后尿道失去支持的患者，尿道在静息或者应力情况下可能会出现向水平方向的旋转，从而导致压力性尿失禁。

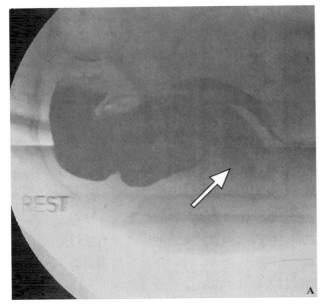

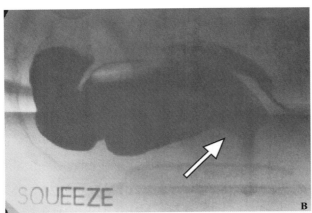

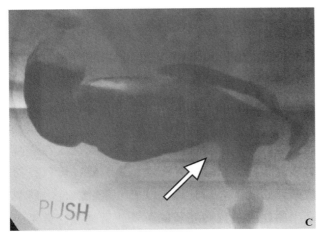

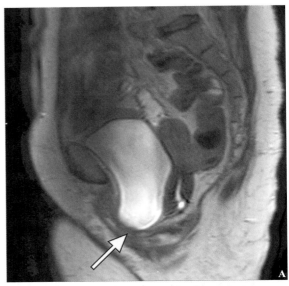

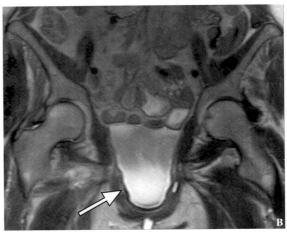

▲ 图 19-15　膀胱膨出
矢状位（A）、冠状位（B）的 T₂WI 示膀胱下疝（箭）至耻骨联合以下。注意整个盆底下降

▲ 图 19-14　耻骨直肠肌悬带松弛功能受损，致盆底痉挛，阻碍排便
静息状态（A）、提肛状态（B）和力排状态（C）的排便造影图显示肛直角（箭）的变化，在提肛时应角度变小，力排时应角度变大。力排时耻骨直肠肌的压迹更明显（C，箭），提示反常收缩

（五）直肠前突

典型的直肠前突是指直肠向前方膨大，引起直肠阴道隔和阴道后壁的异常膨隆。肛管向前膨大范围在 2cm 以内是生理性的。较大的直肠前突经常和排空不完全有关（图 19-16）。肛门提肌复合体的松弛或缺损，有时和直肠侧方突出至坐骨直肠窝有关，MRI 是诊断的最佳方法。

（六）小肠膨出和乙状结肠膨出

小肠膨出和乙状结肠膨出指小肠或冗长的乙状结肠下降到盆腔深部，压迫直肠的前或上壁，严重时能引起排便梗阻（图 19-17）。小肠和乙状结肠膨出能下降到直肠子宫陷窝，甚至脱垂出肛门（图 19-18）或者阴道口。这些情况常见于子宫切除术后或多次分娩，导致盆内筋膜连续性中断的患者。外科手术修复包括腹膜内容物的悬挂，防止疝的形成。

（七）盆底下降和脱垂

当紧张或排便时，整个盆底肌肉向下膨出的现象叫会阴下降（图 19-15）。盆底功能正常者，肛直角在最大压力情况下位于耻尾线下方小于 2cm

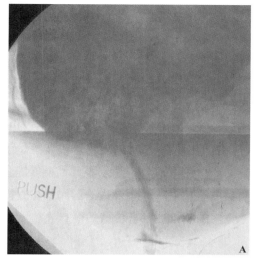

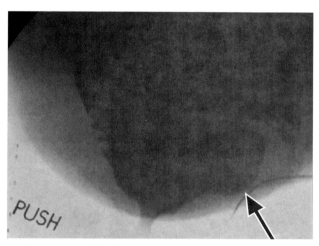

▲ 图 19-16 传统排便造影图显示的直肠膨出
可见力排期一较大的向前方膨隆的结构（箭）。注意阴道也有钡剂，由于直肠膨出的影响，阴道和直肠阴道隔走行几乎为水平方向

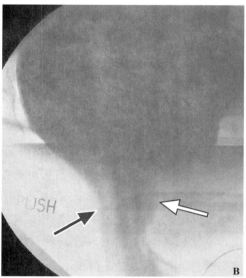

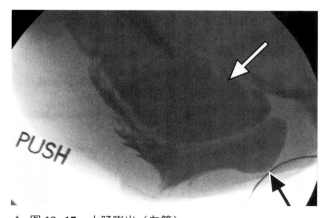

▲ 图 19-17 小肠膨出（白箭）
力排期含钡的小肠下降到直肠阴道间隙，压迫直肠（黑箭），同时也有直肠膨出

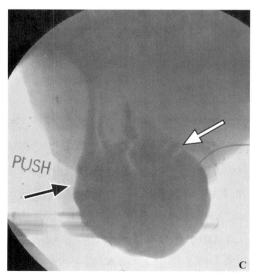

▲ 图 19-18 盆底腹膜疝
随着排便力度加大，小肠、大肠经过肛门脱垂（A ～ C）。直肠位于后方（黑箭），乙状结肠和小肠位于前方（白箭）

的位置，严重下降者可以达到距离耻尾线下方大于6cm的位置。相应的，盆腔器官穿过盆底间隙的情况，我们称为脱垂。阴道、宫颈和（或）子宫可以出现盆底中部的脱垂（图19-19），MR 比传统排便检查观察效果更好。对于盆底后部，直肠可以嵌入、内脱垂或者穿过肛门（外脱垂）（图19-20）。脱垂可以自行回纳，有时需要患者或者医生手动回纳。根据严重程度不同，盆腔器官脱垂可能会引起生活质量的严重下降，而合适的影像学检查能为外科手术方案的制订提供有价值的信息。

四、盆底肿瘤

（一）尿道

尿道肿瘤包含多种病理类型，如尿道口的鳞状细胞癌、好累及上中段尿道的尿路上皮癌、起源于尿道旁腺或憩室的腺癌（图19-21）、转移瘤（图19-22）或其他肿瘤的直接侵犯。肿瘤的外形根据对应的组织学类型有所不同，包括不同程度的强化、中心坏死和局部侵犯的实性肿块。尿道平滑肌瘤很难根据影像学与其他肿瘤区分。对于这种病例，放射科医生的职责是进行精准的解剖学描述，以便制订手术方案。通常需要在 3T MRI 扫描，得到小视野 T_2WI 和增强 T_1WI 图像，根据情况行 CT 或 PET/CT 帮助分期。

（二）阴道

阴道平滑肌瘤比尿道平滑肌瘤少见，影像学表现二者类似。原发阴道癌同样少见，通常是鳞癌，且常与人乳头瘤病毒（HPV）感染有关。阴道癌在 T_2WI 上表现为中等信号的斑块或者息肉（图19-23），有时伴溃疡，在增强 T_1WI 有相应的强化，在 DWI 上为高信号。如果位置表浅或者局限于阴道上部，阴道癌有时可以手术切除。如果是浸润性的，通常首选放化疗，可以在影像学引导下进行（图19-24）。淋巴结转移的部位由肿瘤位

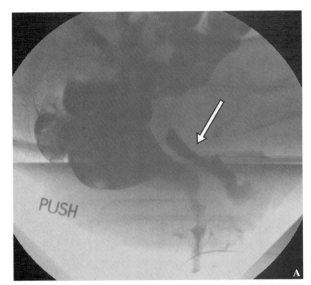
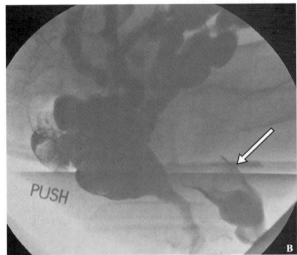
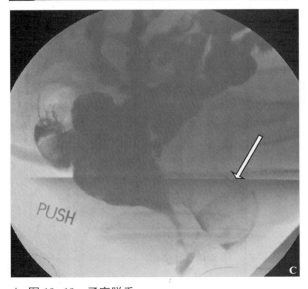

▲ 图 19-19　子宫脱垂
随着排便力度的增大，宫颈向阴道的突出程度增加（箭，A ~ C），直到脱出阴道口

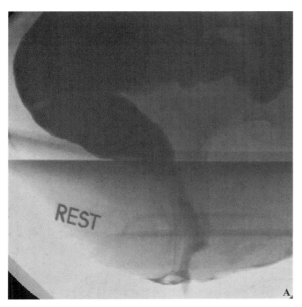
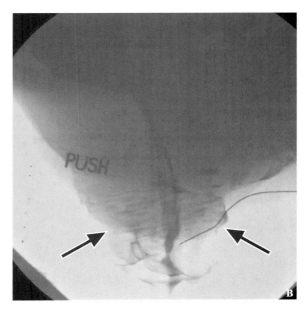

▲ 图 19-20 静息状态下的正常直肠（A），力排时直肠外脱垂（B）（箭）
颠倒的远端直肠皱褶被钡剂清晰勾勒

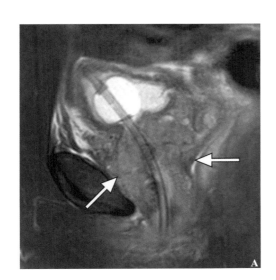
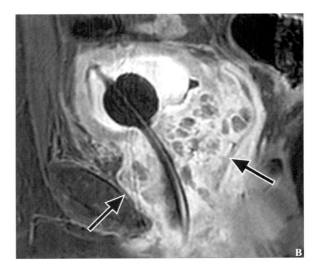

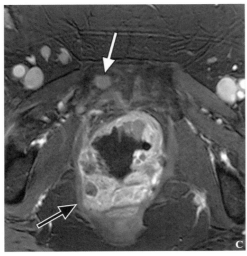

▲ 图 19-21 尿道透明细胞腺癌，起源于一个尿道憩室
A. 矢状位 T₂WI 显示不均匀等信号肿块（箭）；B. 增强 T₁WI 示斑点状强化（箭），邻近脂肪间隙消失；C. 轴位增强 T₁WI 显示中心坏死，还可见耻骨骨转移（白箭）和右侧耻骨直肠肌悬带松弛，可疑受侵犯（黑箭）

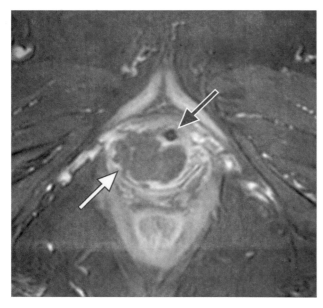

◀ 图 19-22　宫颈癌尿道转移
轴位增强 T₁WI 示低强化肿块（白箭）偏心包绕输尿管，腔内有导尿管（黑箭）

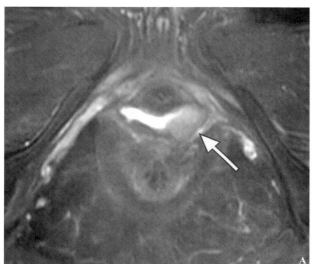

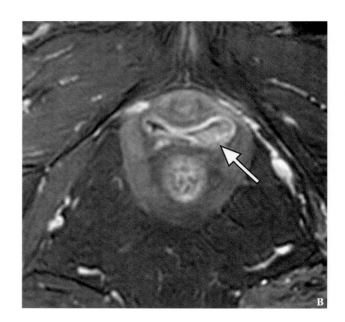

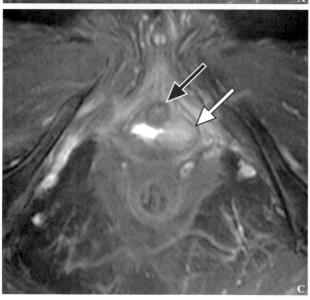

▲ 图 19-23　阴道原发鳞癌
A. 轴位 T₂WI 示等信号肿块（箭）；B. 增强 T₁WI 示与正常黏膜比较，肿块呈不规则厚壁强化（箭）；C. 下方另一层面轴位 T₂WI 示肿瘤（白箭）侵犯尿道表层（黑箭）

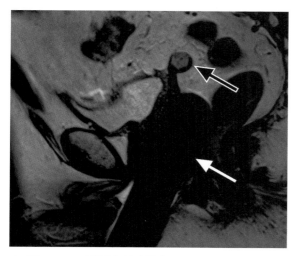

▲ 图 19-24　近距离放疗图像
矢状位 T_2WI 示阴道腔内低信号的阴道放疗筒（白箭），阴道断端尖部结节样子宫内膜癌复发（黑箭）

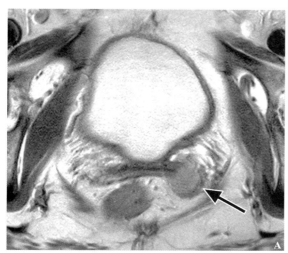

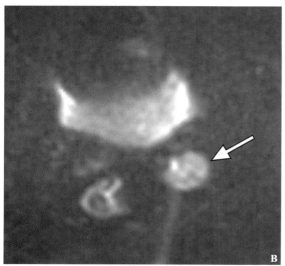

▲ 图 19-25　宫颈癌复发于左侧阴道断端（箭）
A. 轴位 T_2WI 示等信号；B. 轴位 DWI 上显著高信号

置决定，阴道口附近的癌易转移到腹股沟淋巴结，上、中部的阴道癌易转移到闭孔和髂骨。

阴道转移或局部肿瘤复发比原发性阴道癌更常见，可能于子宫内膜癌或宫颈癌子宫切除术后数年内发生（图 19-25）。注意，阴道断端是此类患者影像监测的重要组成部分。阴道淋巴瘤罕见，往往是黏膜下的，应通过活检诊断。

（三）外阴

大部分的外阴癌是原发鳞状细胞癌。尽管外阴癌比其他妇产科恶性肿瘤发病率低，2016 年美国仍有新发病例 6000 人。年轻女性外阴癌的发生与 HPV 16、HPV 18 感染有关，具有多灶、复发倾向，可能需要多次手术治疗。老年女性外阴癌的发生与慢性炎症有关，如扁平苔藓。外阴癌是一个临床诊断，如有条件需行外科手术。因此影像学检查的作用是评估病变范围和腹股沟淋巴结的受累情况。FIGO 分期是应用最广泛的外阴癌分期法（表 19-2）。与其他会阴病变检查方法一样，术前 MR 检查应包括小视野、高分辨的 T_2WI，增强前后的 T_1WI 以及 DWI。外阴鳞状细胞癌和其他部位的一样，在 T_2WI 上呈等信号，边缘呈毛刺或分叶状，不同程度的强化、中心坏死以及 DWI 上高信号。外科手术切除前，应详细了解邻近器官（阴蒂、尿道、膀胱、肛门、直肠）、肌肉、骨骼、脉管系统和淋巴结的受累情况（图 19-26）。另外，CT 或 PET/CT 可以用来评估腹股沟淋巴结。鳞癌的转移性淋巴结容易坏死，可以表现为囊性（图 19-27）。腹股沟和股淋巴结侵犯提示预后不良，分期为Ⅲ期，5 年生存率约 50%。因此，对放射科医生来讲，评估淋巴结的大小和形态十分重要。盆腔淋巴结归为远处转移，因为它们位于淋巴回流链的上游，提示分期为Ⅳ期。

外阴黑色素瘤、汗腺肿瘤、前庭大腺腺癌和转移瘤（图 19-28）的诊断思路不同，最佳确诊方式为组织活检。

表 19-2　外阴癌的 FIGO 和 TNM（AJCC）分期

FIGO 分期	TNM 分期	标　准
I		肿瘤局限于外阴
I A	$T_{1a} N_0 M_0$	肿瘤 ≤ 2cm，间质浸润 ≤ 1mm，无淋巴结转移
I B	$T_{1b} N_0 M_0$	肿瘤 > 2cm，或间质浸润 > 1mm，无淋巴结转移
II	$T_2 N_0 M_0$	无论肿瘤大小，肿瘤局部扩散至会阴邻近器官（下尿道或阴道、肛门），但无淋巴结转移
III		无论肿瘤大小，无论肿瘤局部是否扩散至会阴邻近器官，有腹股沟淋巴结转移
III A	$T_{1\sim2} N_{1a}$ 或 $_b M_0$	1～2 个淋巴结转移（< 5mm）或 1 个淋巴结转移（≥ 5mm）
III B	$T_{1\sim2} N_{2a}$ 或 b M_0	≥ 3 个淋巴结转移（< 5mm）或 ≥ 2 个淋巴结转移（≥ 5mm）
III C	$T_{1\sim2} N_{2c} M_0$	阳性淋巴结出现包膜外扩散
IV		肿瘤侵犯邻近区域其他器官或远处器官
IV A	$T_3 N_{0\sim2} M_0$ 或 $T_{1\sim2} N_3 M_0$	肿瘤侵犯下列任何器官：（T₃）上尿道或阴道黏膜、膀胱黏膜、直肠黏膜或固定于盆腔；（N₃）腹股沟淋巴结固定或溃疡形成
IV B	$T_3 N_{0\sim3} M_1$	任何远处部位转移，包括盆腔淋巴结转移

（四）少见肿瘤

　　会阴间皮来源肿瘤包括纤维瘤、少见的肉瘤和不常见但是有特点的侵袭性血管黏液瘤（图 19-29）。神经源性肿瘤（图 19-30）也很少见。在此强调影像学上利用多参数的方法，鉴别实性肿块和明显的"囊肿"十分重要。

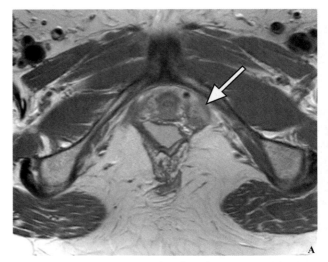

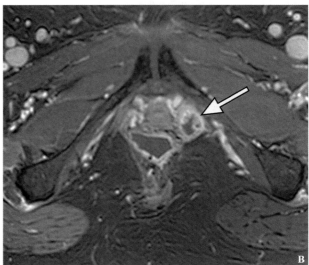

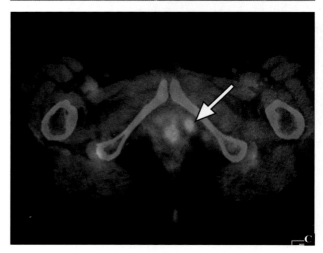

▲ 图 19-26　外阴鳞状上皮细胞癌

A. 轴位 T_2WI 示一等信号肿块（箭），邻近但未侵犯尿道或左侧阴蒂脚；B. 增强 T_1WI 示边缘强化的肿块（箭）；C. PET/CT 示对应区域局灶性 ¹⁸FDG 高摄取（箭），PET/CT 检查对于本例患者尤其有帮助，因为存在阳性腹股沟或股淋巴结或远处转移会在很大程度上影响手术计划

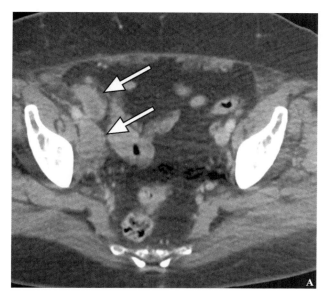
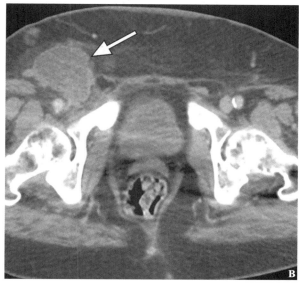

▲ 图 19-27 淋巴结转移（箭）

原发肿瘤为右侧外阴鳞状细胞癌，增强 CT 示闭孔和髂外肌（A），腹股沟淋巴结（B）。注意最大的淋巴结中心已经出现坏死和囊变

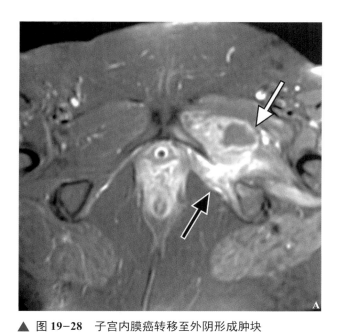
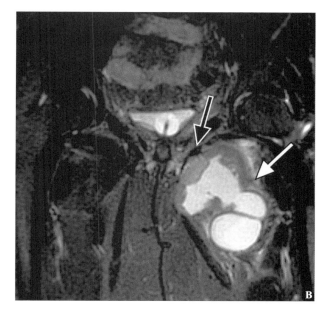

▲ 图 19-28 子宫内膜癌转移至外阴形成肿块

轴位增强 T_1WI（A）和冠状位 T_2WI（B）示一个中心有坏死的膨胀生长肿块（白箭），累及闭孔窝，延伸至大腿，坐骨海绵体肌受累（黑箭）

五、结论

女性会阴是解剖结构和功能都十分复杂的部位，很多良性和恶性肿瘤可能在此发生。荧光透视和 MR 排便造影可以提供关于盆底功能和器官脱垂的重要信息。超声和 MRI 是检查会阴软组织疾病的主要影像学方法，在良性肿瘤的诊断和会阴恶性肿瘤的分期、监控中起重要作用。随着这些检查方法的空间分辨率和对比度分辨率的不断改良，放射科医生能观察和评估会阴结构，为提高医疗水平提供新的机会。

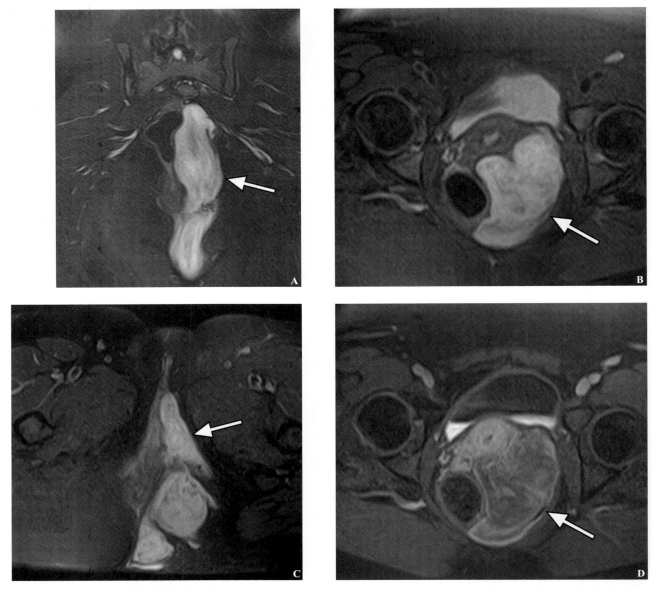

▲ **图 19-29　外阴侵袭性血管黏液瘤（箭）**
累及直肠系膜间隙、坐骨直肠窝和阴唇，冠状位 (A) 和轴位压脂 T_2WI 上 (B、C) 表现为高信号肿块，增强 T_1WI 上（D）有明确的强化。这是一个组织学上的良性肿瘤，但是浸润性生长，容易局部复发

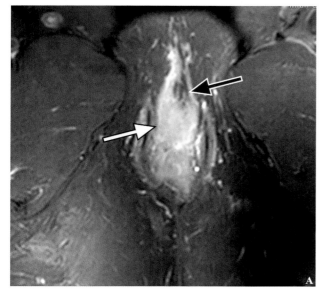

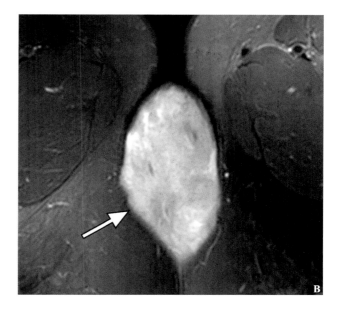

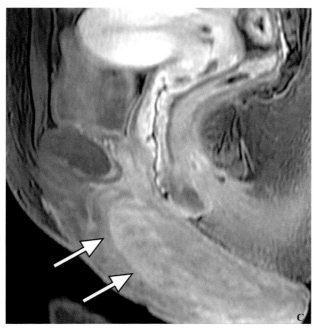

▲ 图 19-30　会阴神经鞘瘤

A、B. 轴位 T_2WI 示高信号（白箭），与阴蒂体（黑箭）关系密切；
C. 增强 T_1WI 示肿块（箭）弥漫强化

（徐筑津　译，姜　蕾　校）

☞ 推荐阅读

[1] Agarwal MD, Resnick EL, Mhuircheartaigh JN, et al. MRI of the female rerineum: clitoris, labia, and introitus. *Magn Reson Imaging Clin N Am*. 2017, in press.

[2] Bitti GT, Argiolas GM, Ballicu N, et al. Pelvic floor failure: MR imaging evaluation of anatomic and functional abnormalities. *Radiographics*. 2014;34:429–448.

[3] Brandon CJ, Lewicky-Gaupp C, Larson KA, et al. Anatomy of the perineal membrane as seen in magnetic resonance images of nulliparous women. *Am J Obstet Gynecol*. 2009; 200(5):583.e1–583.e6.

[4] Dahiya K, Jain S, Duhan N, et al. Aggressive angiomyxoma of vulva and vagina: a series of three cases and review of literature. *Arch Gynecol Obstet*. 2011;283(5):1145–1148.

[5] Heller DS. Benign tumors and tumor-like lesions of the vulva. *Clin Obstet Gynecol*. 2015;58(3):526–535.

[6] Hosseinzadeh K, Heller MT, Houshmand G. Imaging of the female perineum in adults. *Radiographics*. 2012;32:E129–E168.

[7] Khatri G, Diaz de Leon A, Lockhart M. MR imaging of the pelvic floor. *Magn Reson Imaging Clin N Am*. 2017, in press.

[8] Lakhman Y, Nougaret S, Micco M, et al. Role of MR imag-ing and FDG PET/CT in selection and follow-up of patients treated with pelvic exenteration for gynecologic malignancies. *Radiographics*. 2015;35(4):1295–1313.

[9] Langer JE, Oliver ER, Lev-Toaff AS, et al. Imaging of the female pelvis through the life cycle. *Radiographics*. 2012; 32:1575–1597.

[10] Lee SI, Oliva E, Hahn PF, et al. Malignant tumors of the female pelvic floor: imaging features that determine therapy: pictorial review. *AJR Am J Roentgenol*. 2011;196: S15–S23.

[11] Micco M, Sala E, Lakhman Y, et al. Imaging features of uncommon gynecologic cancers. *AJR Am J Roentgenol*. 2015;205(6):1346–1359.

[12] *NCCN Guidelines: Vulvar Cancer. National Comprehensive Cancer Network Clinical Practice Guidelines in Oncology*. Version I. 2017. nccn.org

[13] Ravier E, Lopex JG, Augros M, et al. Case report and review of the literature: a perineal schwannoma. *Prog Urol*. 2011;21:360–363.

[14] Shetty AS, Menias CO. MR imaging of vulvar and vaginal cancer. *Magn Reson Imaging Clin N Am*. 2017, in press.

Urinary Tract Trauma
泌尿道创伤

20

一、肾脏损伤 / 515
　（一）临床表现：钝性伤 / 515
　（二）临床表现：穿透伤 / 515
　（三）解剖及损伤机制 / 516
　（四）肾脏创伤的影像学诊断方法 / 517
　（五）影像学检查 / 517
　（六）创伤性肾损伤的分类 / 518
　（七）异常肾脏的创伤性损伤 / 526
　（八）肾脏创伤后的影像学检查 / 526
二、肾盂输尿管结合部损伤 / 529
三、输尿管损伤 / 530
四、膀胱损伤 / 531

　（一）临床表现 / 531
　（二）影像学检查 / 532
　（三）盆腔钝性创伤后的膀胱损伤 / 534
　（四）穿透性创伤后的膀胱损伤 / 537
　（五）医源性膀胱损伤 / 538
　（六）自发性膀胱损伤 / 540
五、尿道损伤 / 540
　（一）男性尿道损伤 / 540
　（二）损伤机制 / 541
　（三）影像学检查 / 541
　（四）男性尿道损伤的分类 / 542
　（五）导管周围尿道造影 / 544

　（六）临床治疗 / 546
　（七）膀胱和尿道联合损伤 / 547
　（八）穿透性尿道损伤 / 548
　（九）医源性尿道损伤 / 548
　（十）女性尿道损伤 / 549
六、阴茎损伤 / 550
　尿道破裂联合阴茎折断 / 551

泌尿道损伤占创伤性腹部损伤的 10%，可以分为钝性伤、穿透伤和医源性损伤。在很多情况下，尤其是钝性伤的患者，尿道损伤的严重程度很难通过物诊来判断。因此，对于怀疑存在泌尿道损伤的患者，常常要行影像学检查。

一、肾脏损伤

（一）临床表现：钝性伤

钝性伤占所有肾脏损伤的 80% 左右。据报道，大约 3/4 的肾脏损伤发生于年龄小于 50 岁的男性，而且儿童的损伤比成年人要严重。车祸伤占已报道的肾脏钝性伤的至少一半，其他原因还有高空坠落、打架伤、工业事故和运动伤等，其中运动伤所占比例最高。

肾脏钝性伤有一大部分发生于全身多系统创伤的患者，运动相关的损伤是个例外，这时有可能单独发生严重肾损伤。肝脏和脾脏是最常与肾脏伴随发生损伤的腹部脏器，其次是胰腺、结肠和小肠。

血尿是腹部钝性伤后常见的症状，大部分钝性肾损伤的成年人和儿童不需要外科手术治疗。对于正常血压的镜下血尿患者是否需要影像学检查这一点曾经有过争议，因为即使存在肾损伤，这种情况也不需要治疗。另一方面，对于有低血压的镜下血尿患者或正常血压的肉眼血尿患者，肾脏的影像学检查都是必不可少的。一些患者可能会在影像学检查中发现活动性出血，通常需要进行动脉造影，如果能发现出血的动脉则可行栓塞治疗。

（二）临床表现：穿透伤

穿透性肾损伤主要分为两种：刀刺伤相关和枪伤相关。很多肾脏刀刺伤不伴有其他损伤。另一方面，大于 80% 的肾脏枪伤伴随其他腹部损伤，通常是小肠、胰腺、膈肌、肝脏或脾脏。和钝性损伤不同，任何穿透性损伤之后的血尿都是肾脏损伤的表现，需要进一步评估。

在过去，大部分怀疑肾脏存在穿透性损伤（根据损伤机制或者出现血尿症状）的患者都会进行外科手术探查。如果肾脏位于穿透伤的通路上，即使没有血尿症状，也是外科手术的探查指征。然而对于局限性的刀刺伤，如果没有穿透肾脏隐窝，是可以保守治疗的。近年来，枪伤的患者如果临床没有腹膜炎的证据或者出现低血压，也建议通过一系列物诊评估病情，采取保守治疗。许多肾损伤患者都不需要外科手术治疗。

（三）解剖及损伤机制

双侧肾脏受到肋骨、椎体和腰大肌的保护，同时肾脏周围的筋膜、腹膜后脂肪也提供了额外的保护。当保护机制失效，肋骨和椎体出现钝性伤

时，肾脏也有很大的可能性出现损伤。脾损伤常伴随左肾损伤（图 20-1），而肝损伤常伴随右肾损伤（图 20-2）。

肾脏的钝性伤是由于直接击打肋部或减速造成的。直接击打的情况下，肾脏被压缩，引起肾实质的、包膜下、肾周的血肿或多个同时存在。肾组织的出血引起肾实质血肿，肾实质和肾包膜之间的出血引起包膜下血肿。如果包膜也破裂了，出血渗到肾周间隙但局限在 Gerota 筋膜内，就形成肾周血肿。因为 Gerota 筋膜的填塞止血效应，肾周间隙内的出血经常是自限性的，极少部分出血会超出 Gerota 筋膜达到腹膜后间隙。

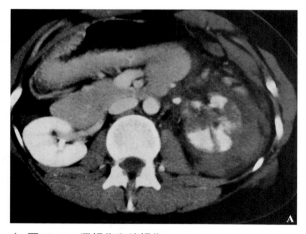
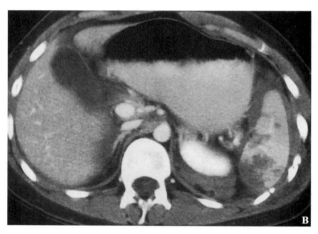

▲ **图 20-1　肾损伤和脾损伤**
增强后肾实质期轴位 CT 图像示左肾中部多发撕裂（A）及肾周大血肿、脾脏多发撕裂（B）

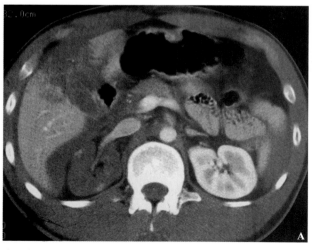

▲ **图 20-2　肾损伤和肝损伤**
A. 增强后皮髓质期轴位 CT 图像示右肾无强化，提示肾梗死，邻近的腹水为血性积液；B. 肝脏邻近胆囊的部分出现不均匀灌注减低及大面积肝脏撕裂（箭）

部分钝性伤会产生一处或多处肾实质的撕裂。撕裂可以是浅表的，也可以是深层的。当撕裂范围跨越整个肾脏时，会将肾脏分成两个或两个以上部分，称为肾破裂。在急性减速伤情况下，由于肾蒂突然张力增加，导致肾静脉或肾动脉的撕裂，血管内膜出现破口，最终可能引起肾动脉血栓、肾蒂撕脱，极少情况下会造成肾盂输尿管移行处（ureteropelvic junction, UPJ）撕脱。

穿透性创伤影响到肾脏时，通常是肾实质、血管蒂或集合系统的直接损伤。医源性肾损伤的原因包括肾脏活检、经皮肾造口术或外科手术（图 20-3）。医源性肾损伤可能引起出血（包膜下或肾周血肿）、假性动脉瘤、动静脉瘘或形成尿性囊肿。

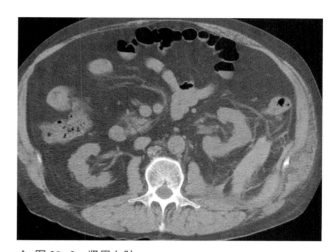

▲ 图 20-3　肾周血肿
患者肾活检后，平扫轴位 CT 图像示邻近左肾后方、后侧方边界不清的高密度区域，为大面积肾周血肿

（四）肾脏创伤的影像学诊断方法

遭遇钝性创伤后，血压正常以及没有或只有镜下血尿的患者有严重泌尿道损伤的可能性极小。因此，如果仅是为了评估这些患者的泌尿道情况，不需要影像学检查。但对于出现肉眼血尿（无论是否伴有血压下降）以及镜下血尿合并低血压的患者，应当进行肾脏影像学检查。

穿透性肾创伤和钝性创伤的影像学检查适应证不同。穿透性创伤后，不管患者血尿程度如何，都建议行影像学检查。此外，从穿透伤的损伤机制分析，如果损伤可能累及泌尿道，即使是没有血尿，也推荐行影像学检查。

对于遭受盆腔钝性创伤（有或无腹部创伤）的患者，下尿路的评估要优先于上尿路。对于男性患者，逆行尿道造影要先于膀胱造影进行。传统的膀胱造影可以用来评估膀胱。如果需要行 CT 检查来评估所有腹部脏器，CT 膀胱造影可以和标准腹盆 CT 同时进行，用于代替传统膀胱造影。

（五）影像学检查

1. 超声

在美国的一些医疗中心，超声是评估患者钝性腹部创伤的首要影像学检查方法。超声检查便利、价格低，没有电离辐射，不干扰后续的心肺复苏治疗。但是，超声检查对于体型魁梧或者肠气较多的患者不适用。此外，超声的质量和操作者的水平密切相关。

超声检查通常在急诊科进行，为了明确腹膜腔内是否有积液或积血。在超声上，腹膜内游离液体可以是低回声或者无回声，最容易在肝肾隐窝、脾脏顶部和盆腔内探测到。如果超声筛查结果是阳性的，患者需要进一步行 CT 检查评估病情。

超声检查的一个重要局限是阴性结果不能排除腹腔脏器的损伤。这是因为包括肾包膜下和肾周血肿在内的急性血肿，有可能是有回声的而并非无回声，从而难以探测到。区分高回声的肾周血肿和有回声的肾周脂肪，有时候会比较困难。因此，即使在急诊科超声结果正常，也会常常让患者进一步做 CT 检查。

超声有时在 CT 诊断过的肾损伤患者的随访中能起到一定作用，尤其是在希望减少患者的辐射暴露时（如儿童和孕妇）。然而，即使是在随访中，超声的作用依然有限。因为超声在评估肾脏、肾脏集合系统和尿道的细节方面，无法达到 CT 的程度。

2. CT

腹、盆部 CT 仍然是最常用和最有用的评估患者钝性伤的影像学方法。CT 也是穿透性损伤患者的一线检查方法。静脉注射对比剂后，行标准多排螺旋 CT（MDCT）检查。对比剂通常是非离子型碘对比剂，团注，浓度为 300 ~ 370mg/ml，100 ~ 125ml。图像通常是在注射对比剂 65 ~ 70s 后的门静脉期（肾脏在皮髓质期，此时皮质和髓质强化程度不一样）开始采集。之所以选择这一期是因为这段时间是评估其他所有腹部脏器的最佳时期，尽管它不是观察肾脏的最佳时间。当怀疑有血管损伤时，可以扫描动脉期的图像。当肾周有液体时，即便肾实质看上去是完好的，也应该扫描延迟期或者排泄期的图像，即对比剂已被排泄至肾脏的集合系统的这一时期，目的是排除尿漏。因为少数情况下，会出现肾实质没有损伤但肾脏集合系统或输尿管破裂的情况（图 20-4）。

3. MRI

MRI 在创伤患者的检查中作用有限，特别是急性创伤时完成 MRI 扫描更加困难，因为 MR 仪器的位置通常距离急诊较远，而 CT 仪器通常就在急诊。此外，CT 检查时监控患者情况较为容易，而 MR 相对困难。

对于有较严重的对比剂相对禁忌证的患者（如碘对比剂严重过敏史），选择检查时 MRI 优先于 CT。因为 MR 可以评估血管完整性和肾脏集合系统的完整性。少数情况下，CT 诊断的急性损伤的

随访过程中会用到 MRI。

4. 血管造影

在诊断和评估肾血管损伤方面，血管造影已经不是必需检查了。然而，在 CT 诊断活动性动脉出血以后，经常行紧急血管造影检查，如果发现损伤动脉可以直接进行栓塞治疗（图 20-5）。

（六）创伤性肾损伤的分类

根据美国创伤外科医师协会（the American Association of Surgeons in Trauma，AAST）系统（表 20-1），肾损伤可以分为五级，或者精简分为三类，分别为轻微（包括 AAST 1 和 2 级损伤）、中度（包括 AAST 3 和 4 级损伤）、重大（AAST 5 级损伤）。AAST 系统通常用于 CT 发现的肾损伤评价。

大约 80% 的 AAST 肾损伤被归到 1 级，包括肾实质挫伤和小面积包膜下血肿。其余 20% 的肾损伤较为平均地分布在其他四个级别（每一级约占 5%）。

AAST 分类方法存在一些问题，其中之一是没有涉及 CT 对活动性出血的诊断问题，活动性出血的原因可能为肾动脉或肾动脉分支、假性动脉瘤或动静脉瘘的破裂。可见的活动性出血通常是急诊行血管造影检查的指征，如果能确定出血位置，可以

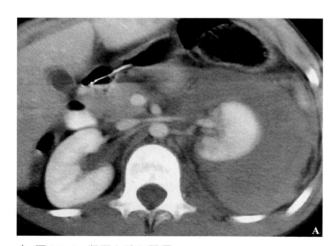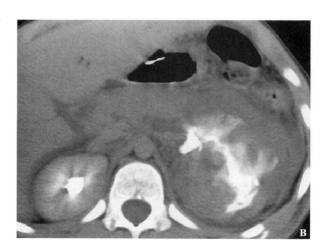

▲ 图 20-4 肾周血肿和尿漏

A. 对比增强后肾实质期轴位 CT 图示大片液体密度包绕左肾，肾实质看上去是完整的；B. 排泄期示对比剂从左肾集合系统漏出至肾周间隙，对比剂源自一处累及集合系统的撕裂

进行栓塞治疗。此外，肾盂输尿管移行处破裂没有包含在这个分类系统中，这种情况常需要迅速治疗。由于这些局限性的存在，对于肾损伤的影像学完整描述还需要 AAST 分类之外的更多信息。特别是注意评价是否有任何活动性出血，是否有集合系统或尿道的单独损伤。

1. 肾脏轻微损伤

肾脏轻微损伤（AAST1、2 级损伤）保守治疗效果较好，很少需要外科治疗。绝大多数肾脏轻微损伤表现为小至中等面积的肾实质内血肿或肾挫伤，大部分无肾包膜的破裂。其他损伤包括小面积包膜下或者肾周血肿，轻微的皮质撕裂和亚段肾梗

表 20-1　美国创伤外科医师协会（AAST）的肾损伤衡量标准

分　级	损伤描述
1	有包膜下血肿但不继续扩大，无撕裂伤
	有挫伤但无撕裂伤
2	肾周围血肿局限在腹膜后间隙，不继续扩大
	肾皮质裂伤深度＜ 1cm，不累及集合系统
3	肾皮质裂伤深度＞ 1cm，不累及集合系统（增强扫描延迟没有尿外渗）
	继续扩大的包膜下血肿
	肾实质裂伤延伸至肾盂
4	集合系统尿漏
	肾段动脉或静脉损伤，含出血
	节段性梗死，无撕裂伤
	肾粉碎伤
5	内膜剥离，肾动脉完全血栓形成
	肾蒂撕裂，肾脏血流中断

死。大部分损伤由钝性创伤所致，也可见于穿透性创伤，偶尔见于医源性损伤（如体外冲击波碎石术后）。

超声上，肾实质内血肿表现为皮质内边界不清的低回声或高回声区域（图 20-6 和图 20-7）。在 CT 上，肾实质内血肿表现为肾实质内圆形或卵圆形、边界不清的密度减低区域（图 20-8）。在一些情况下，能见到肾脏裂伤延伸至血肿位置（图 20-9）。

在超声上，包膜下和肾周血肿可以表现为各种不同的回声（图 20-10）。CT 上包膜下血肿表现为位于肾皮质和肾包膜之间的圆形或椭圆形密度减低区。这种血肿使得肾脏轮廓凹陷，对肾实质产生压迫（图 20-11）。肾周血肿位于肾包膜和 Gerota 筋膜之间，对肾脏轮廓没有影响（图 20-12），可以和肾实质血肿伴随，或者和包膜下血肿同时存在（图 20-13）。肾周血肿可以面积很大，并向下沿肾筋膜圆锥到达真性骨盆。也可以将肾脏向前推挤。相反地，肾周血肿偶尔也可以很局限，类似包膜下积液，这是因为血液能聚集在位于肾周间隙的桥接隔膜之间。

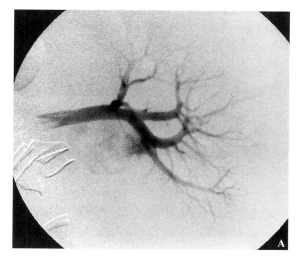
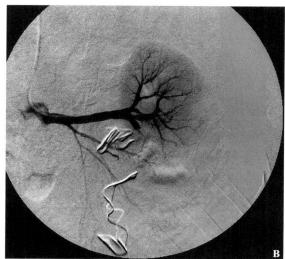

▲ 图 20-5　创伤性肾出血

A. 传统动脉造影图，选择性向左肾动脉注入对比剂后显示明显出血，源自下段动脉的一处撕裂；B. 明胶海绵栓塞后 (Upjohn, Kalamazoo, Michigan)，出血得到控制

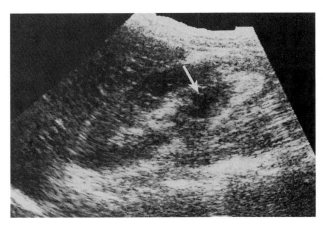

▲ 图 20-6　肾挫伤及肾实质血肿超声图
右肾纵向超声图显示肾挫伤部位肾实质回声减低，原因为血肿形成（箭）。右肾下极向前移位

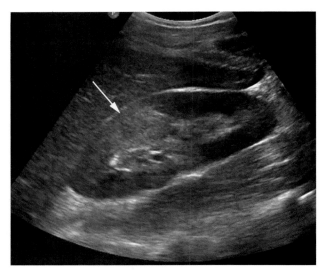

▲ 图 20-7　肾挫伤及肾实质血肿超声图
右肾纵向超声图显示肾挫伤部位肾实质回声增强，原因为肾实质内血肿形成（箭）

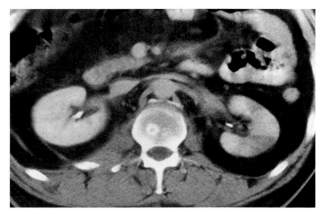

▲ 图 20-8　肾挫伤和肾实质血肿 CT 图
对比增强肾实质期轴位 CT 图像示左肾两处不易观察到的低密度区域，为肾挫伤表现

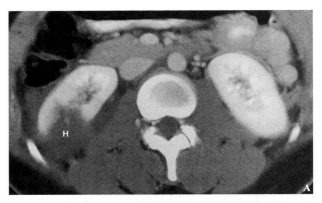

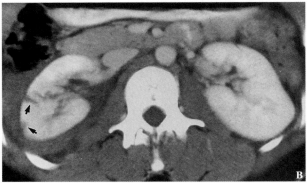

▲ 图 20-9　肾实质血肿及肾裂伤 CT 图
A. 对比增强肾实质期轴位 CT 图像示右肾一大血肿（H）；B. 同一患者另一层面图像示右肾两处相邻的线状裂伤（短箭）及右侧肾周血肿

　　血肿的 CT 密度根据形成时期有所不同，与平扫的肾实质比，急性血肿密度更高（图 20-14）。随着时间推移，血肿内部会出现密度减低区域，原因是血凝块的液化。亚急性或慢性血肿可以形成薄环样强化（图 20-15）。

　　2. 中度损伤

　　大约 10% 的外伤性肾损伤为中度损伤，即 AAST 3、4 级损伤。中度损伤在 CT 上显示清楚，通常采取保守治疗。偶有需要外科手术的情况，尤其是临床症状加重的情况下。这一类损伤还包括超出肾包膜的肾裂伤，通常伴随大范围的肾周血肿。许多较深的肾裂伤会累及肾集合系统，因此在肾排泄期之后的 CT 图像甚至是传统 X 线片上可以看到对比剂漏出至腹膜后间隙。累及肾段血管的损伤也包括在这一类损伤中。

　　当 CT 上显示被血肿填充的裂隙突破肾包膜到达肾实质时，可以诊断为肾脏重大撕裂伤（图

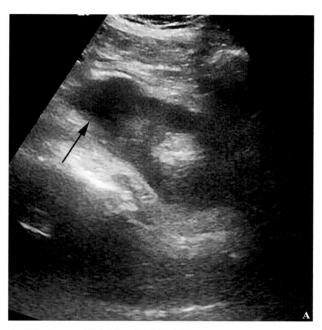

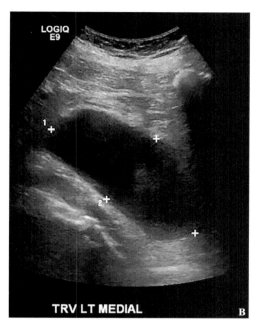

▲ 图 20-10　肾包膜下血肿超声图
患者有钝性伤病史，横向（A）及纵向（B）超声图示左肾内侧面（箭）包膜下血肿，回声不均匀

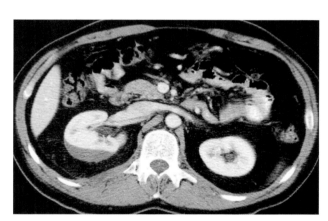

▲ 图 20-11　肾包膜下血肿 CT 图
对比增强皮髓质期轴位 CT 图示右肾后部包膜下一小血肿。由于血肿的压迫，肾轮廓出现变形，这点具有特征性

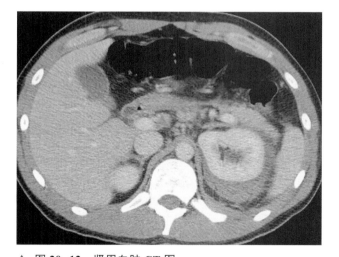

▲ 图 20-12　肾周血肿 CT 图
对比增强肾实质期轴位 CT 图示左侧肾周血肿。注意到血肿没有压迫肾实质或使其变形

20-16）。如果撕裂伤累及肾的集合系统，延迟期图像上能见到对比剂渗出到肾周间隙（图 20-17）。若撕裂的部分已经无功能，对比增强后这部分肾实质就不会强化。因为被血肿包绕且没有强化，这部分肾实质会较难辨认。

　　肾段血管闭塞是肾钝性创伤后最常见的血管损伤，会导致节段性肾梗死。CT 上梗死表现为边界清楚的楔形低或无强化区域，延伸至肾皮质（图 20-18）。如果包膜血供完整，增强后会形成特征性的肾皮质环（图 20-19）。肾皮质环沿着肾梗死区域外缘分布，它在创伤性梗死后不一定会立即出现，有可能需要数小时才会出现。

　　3. 重大损伤

　　重大损伤（ASST 5 级损伤）占所有肾损伤的

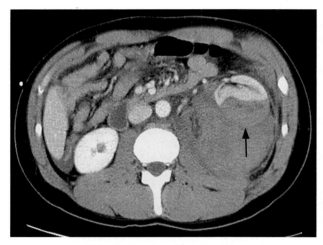

▲ 图 20-13　肾包膜下血肿合并肾周血肿 CT 图
对比增强皮髓质期轴位 CT 图示左肾实质周围的大面积血肿（箭）。
左肾包膜下血肿使肾轮廓变形，其后方是大片肾周血肿

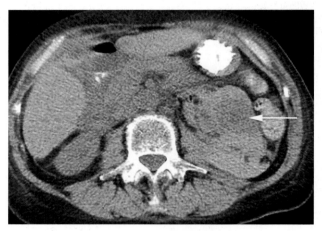

▲ 图 20-14　急性肾周血肿 CT 平扫图像
轴位平扫 CT 图示左侧肾周液性成分，较肾实质密度高

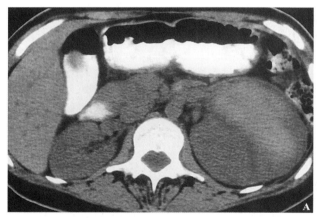

▲ 图 20-15　亚急性肾包膜下大面积血肿 CT 图
A. 平扫轴位 CT 示左肾实质旁大片液性区，内含高低混杂密度血性成分；B. 随后行对比增强 CT，排泄期轴位图像示血肿周围有一层厚壁
包裹，提示血肿机化，与临床处于亚急性期相符

比例约为 5%，可能对肾脏功能产生严重损伤或者造成威胁生命的大出血。在这种情况下，如果证实有活动性出血，应立即行经导管栓塞治疗。肾脏重大损伤包括能导致肾粉碎的多发肾脏裂伤、肾蒂损伤（包括一个或多个的肾动脉血栓形成或撕裂以及 1 个或多个肾静脉的撕裂）。多发肾裂伤时，常形成大面积肾周血肿。如果肾筋膜也破损了，肾筋膜的填塞止血效应就会消失。肾实质可能会出现多发节段性功能丧失（图 20-20）。动脉损伤会在后续关于血管损伤的章节中详细介绍。

4. 肾脏集合系统损伤

根据定义，创伤性肾损伤患者出现集合系统尿漏为 AAST 4 或 AAST 5 级损伤。尿漏大部分是在伤后首次 CT 检查的延迟期（排泄期）观察到的。在 Fischer 等的一项研究中，26 个患者中只有 1 人在首次 CT 检查排泄期漏诊。漏诊的原因尚不确定，有可能是血肿对肾脏集合系统造成填塞所致。幸运的是，多于 90% 的集合系统尿瘘可以自发愈合（图 20-21）。

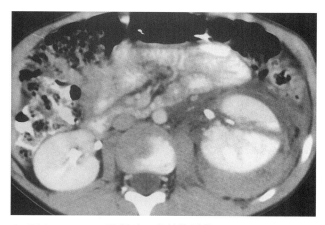

▲ 图 20-16　CT 示肾脏一大的撕裂伤

对比增强轴位 CT 图示左肾一大的线形裂伤，伴左侧肾周血肿

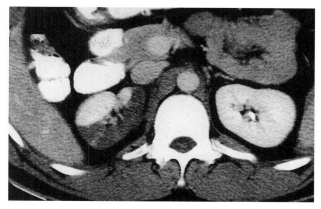

▲ 图 20-18　大范围节段性肾梗死，没有皮质环征

对比增强排泄期轴位 CT 图示右肾上极大片无强化区域，原因是创伤后右侧肾动脉后段分支的闭塞。注意这时梗死灶周围还没有出现皮质环征

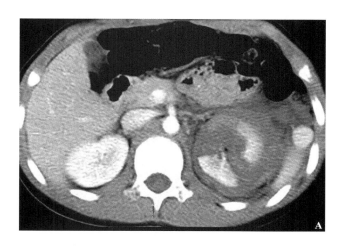

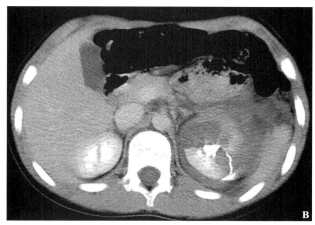

▲ 图 20-17　CT 示肾实质断裂，累及集合系统

A. 对比增强皮髓质期轴位 CT 图示左肾实质完全分离为两部分，肾周大量积液；B. 对比剂排泄至肾集合系统后的延迟期图像，示对比剂渗漏到后部的肾周积液内

5. 血管损伤

临床中可能遇到多种创伤性血管损伤，包括活动性动脉出血、肾动脉夹层和撕裂、假性动脉瘤和动静脉瘘等。肾静脉也可能出现损伤，但仅会引起血肿，影像学上很难诊断。所以在此不多做介绍。

在钝性创伤后，最常见的严重肾动脉损伤包括肾动脉的创伤性夹层、肾动脉的明显撕裂（急性减速伤患者对冲侧肾动脉内膜撕裂所致）及相对少见的肾蒂真性撕裂。创伤性夹层发生后，内膜片会引起肾动脉血栓形成，通常是完全性的。大部分这类损伤的患者不合并肾周或者包膜下血肿，除非是穿透伤或合并其他器官损伤。如果不治疗的话，最终结果是全肾梗死，导致肾功能不可逆性下降以及肾实质萎缩。有一些关于肾功能自发恢复的个案报道，推测其原因是肾侧支循环保留了一小部分肾实质的功能。

不幸的是，外科治疗肾动脉血栓或修复肾动脉撕裂很少有成功的例子。据一些学者报道，人类肾脏的热缺血时间（即成功再灌注最长允许时间）为 1～6h，而另一些报道称经过长达 12～20h 的时间仍然能再血管化成功。然而，即便努力在此时间窗内完成再血管化，肾脏功能常常仍无法成功恢复。肾蒂损伤大部分发生于多系统创伤的患者。鉴于合并其他器官损伤时通常危及生命，在考虑保留肾单位手术之前，已经过几小时热缺血的情况并不

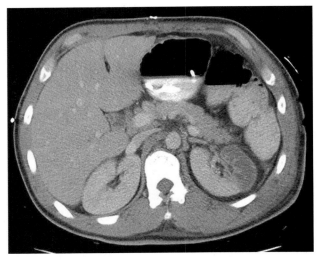

▲ 图 20-19　有皮质环征的节段性肾梗死 CT 图

对比增强肾实质期轴位 CT 图示左肾外侧部楔形无灌注区域。可见到梗死部分外缘很薄的皮质环强化，这是由于左肾动脉向包膜供血的分支仍然存留形成的

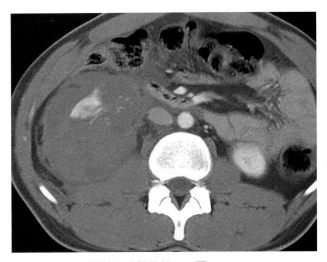

▲ 图 20-20　肾脏严重损伤的 CT 图

对比增强皮髓期轴位 CT 图示：大面积右侧肾周血肿内仅见一右肾的碎裂小片段仍有血供

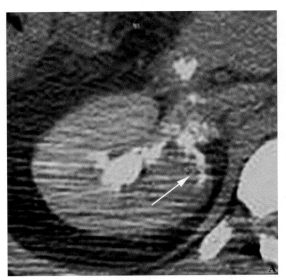

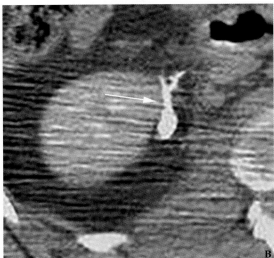

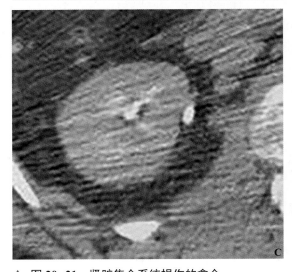

▲ 图 20-21　肾脏集合系统损伤的愈合

A、B. 低聚焦筒对比增强排泄期轴位 CT 图示右肾中部（A）和下极（B）对比剂漏出，对比剂从右肾集合系统流向肾窦方向；C. 1d 后复查，漏出已经消失

少见。鉴于这一点，再加上缺少重要的与全肾梗死相关的远期并发症发病率的数据，许多专家认为再血管化治疗应仅限于少见的双侧肾血管损伤的患者。

　　假性动脉瘤和创伤性肾动静脉瘘通常是穿透伤所致或医源性肾损伤。其中大部分发生在经皮肾穿刺之后，在血流动力学上意义不大，会自发关闭。临床上假性动脉瘤常常无症状。相比而言，动静脉瘘的患者如果瘘比较大，可以出现高血压、左心衰竭和（或）查体时可闻及杂音。

所有肾动脉损伤 CT 都可以较容易做出诊断，不需要诊断性血管造影。目前常规行血管造影常规的目的主要是为了进行出血血管、假性动脉瘤和动静脉瘘的栓塞。

在 CT 上，活动性动脉出血能比较容易地在动脉期、门静脉期图像看到，通常是包膜下或者肾周液性区域内的线状增强区域。这代表含有对比剂的血液向腔外渗漏（图 20-22）。活动性出血的增强程度与腹主动脉相同。如果扫描延迟期的图像，因为血液向邻近血肿弥散，血管外增强成分经常增多，边界更加模糊。

如果是在损伤后短期内进行 CT 扫描，主肾动脉的血栓形成或者撕裂常导致肾脏完全不强化（图 20-23 和图 20-24）。

主肾动脉的闭塞通常发生于血管近 1/3 段（图 20-23 和图 20-24）。如果肾脏有一支以上肾动脉供血，则未损伤血管的供血可以避免全肾梗死的发生（图 20-25）。对于大部分肾蒂损伤的患者，没有肾周或包膜下血肿，除非损伤是穿透伤或者合并其他器官损伤。

在特殊情况下，尤其是诊断肾窦损伤较晚的情况下，肾皮质外缘可以看到环形强化（皮质环征），这是由来自肾包膜血管和侧支血管供血导致的（图 20-19），有时还可以见到肾窦旁的部分肾实质有灌注，这是由来自输尿管周围侧支血管供血导致的（图 20-26）。

假性动脉瘤通过超声、CT 或 MRI 容易做出诊断。表现为肾实质内局灶性圆形区域，超声上可探及血流信号，CT 和 MRI 增强后与同层腹主动脉强化程度相同（图 20-27）。

动静脉瘘也容易通过超声、CT 或 MRI 做出诊断。可以看到异常血管形成，扩张的静脉早期就显影且明显强化。肾静脉、下腔静脉也早期显影。某些情况下邻近肾实质强化程度可以减低，原因是血流会优先进入静脉而不是肾实质。

肾静脉损伤的诊断比起动脉要困难很多。对于包膜下或肾周血肿不断扩大且没有明确动脉出血的患者，要考虑静脉损伤的可能（图 20-28）。

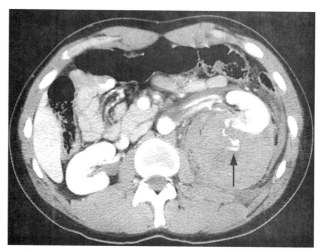

▲ 图 20-22　活动性动脉出血、肾周血肿形成的 CT 图
对比增强皮髓质期轴位 CT 图示对比剂呈线样从血管溢出到左侧肾周大血肿内（箭）。患者后续进行了出血血管的动脉栓塞治疗

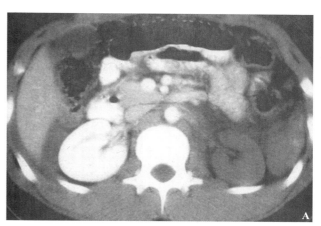

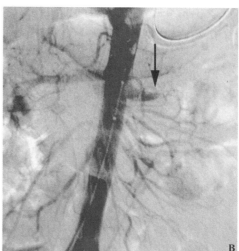

▲ 图 20-23　创伤性肾动脉血栓形成 CT 图
A. 对比增强皮髓质期轴位 CT 图示左肾完全无灌注；B. CT 检查后行腹部动脉造影，示左侧肾动脉完全堵塞。注意肾动脉近段走行中断（箭）

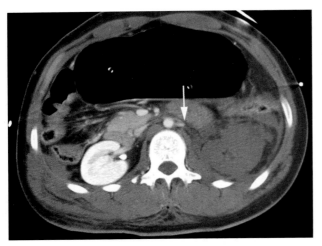

▲ 图 20-24 创伤性肾动脉血栓形成 CT 图
对比增强皮髓质期轴位 CT 图示左侧肾动脉无灌注。左肾周有小面积血肿。注意肾动脉在距离开口几厘米处闭塞（箭）

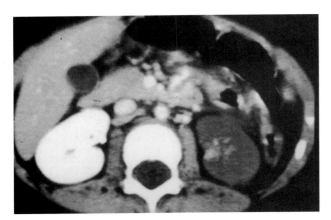

▲ 图 20-26 创伤性肾动脉血栓形成 CT 图
因输尿管周围侧支供血，肾中央的肾实质可见灌注。钝伤后患者的对比增强皮髓质期轴位 CT 图示左肾几乎无灌注。肾中央有一小片强化的区域，是由于输尿管周围侧支供血所致

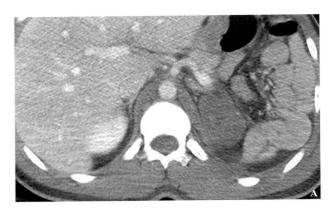

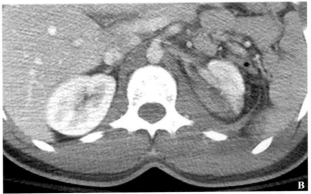

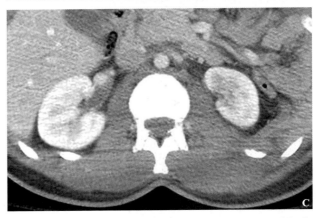

▲ 图 20-25 两支左肾动脉，其中一支创伤性肾动脉闭塞
对比增强皮髓质期轴位 CT 图示一位钝伤后患者的左肾上极（A）、中部（B）和下极（C），其中上极无灌注，中部只有后唇无灌注，下极灌注良好。这种灌注差异是由于患者有两支左肾动脉，其中上极动脉创伤性血栓形成

（七）异常肾脏的创伤性损伤

对于外伤前就有肾脏异常的患者，较小的创伤都有可能引起不相称的临床症状。这些异常包括肾结石、肾脏肿瘤、肾囊肿和一些先天畸形，如肾盂输尿管连接部梗阻、盆腔肾、马蹄肾等。

异常肾脏的创伤性损伤通常在 CT 上容易观察到（图 20-29）。进行 CT 评估时应重点关注先天变异的患者，特别是马蹄肾，因为钝性伤时马蹄肾的峡部（有血供的肾实质或纤维组织带组成，跨越中

线）没有前肋的保护，容易被推挤向脊柱方向从而受到损伤（图 20-30 和图 20-31）。

（八）肾脏创伤后的影像学检查

临床中会遇到一些偶然发现的早期或晚期肾脏创伤并发症。早期并发症包括出血、感染、瘘、尿

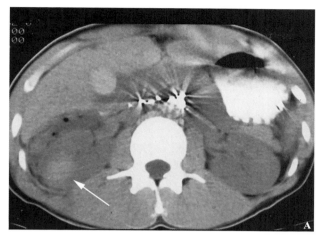

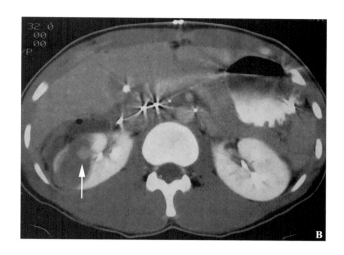

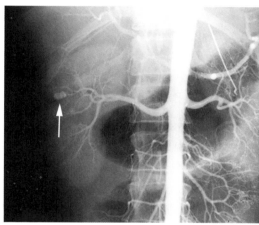

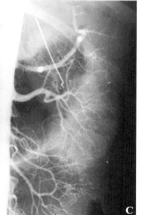

▲ 图 20-27 穿透伤后创伤性肾动脉假性动脉瘤形成 CT 图

A. 穿透伤患者的平扫轴位 CT 图，示右肾内高密度，为肾内血肿，右肾前方可见液体和游离气体影；B. 对比增强排泄期轴位 CT 图示肾血肿内的一个大的假性动脉瘤，注意假性动脉瘤和腹主动脉强化程度一致；C. 主动脉造影示右肾动脉分支的假性动脉瘤

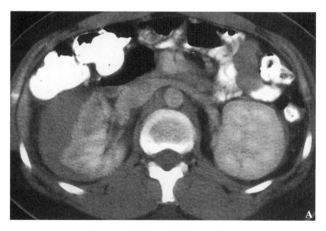

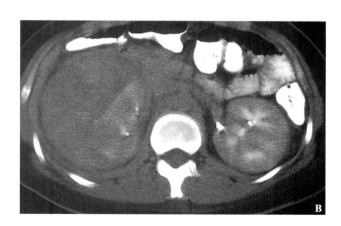

▲ 图 20-28 创伤性肾静脉撕裂的 CT 图

A. 对比增强皮髓质期轴位 CT 图示中等大小的血肿，压迫肾侧缘；B. 3d 后，患者血红蛋白持续性下降，复查平扫 CT 示血肿体积显著增大。外科术中见右肾静脉撕裂

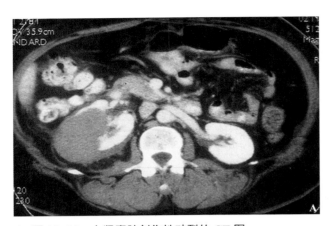
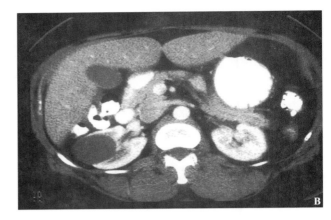

▲ **图 20-29　右肾囊肿创伤性破裂的 CT 图**
A. 对比增强皮髓质期轴位 CT 图示右肾中部大血肿，延伸至肾周间隙，肾皮质有大面积缺损；B. 该患者 2.5 年前的对比增强皮髓质期轴位 CT 图，示该区域为一较大的单纯性囊肿

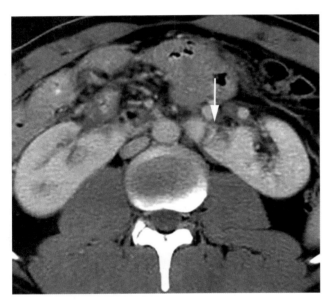

▲ **图 20-30　马蹄肾的创伤性损伤 CT 图**
对比增强肾实质期轴位 CT 图示马蹄肾左半侧中部内侧面一处不均匀线状缺损（箭），提示小片肾脏裂伤和挫伤

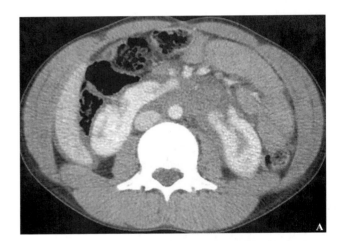
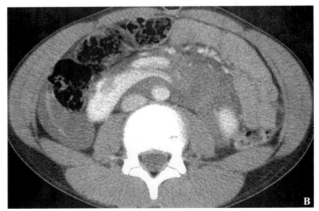

▲ **图 20-31　马蹄肾创伤性损伤 CT 图**
A. 对比增强皮髓质期轴位 CT 图示马蹄肾左半侧内侧面一大血肿；B. 向盆腔方向下移几厘米的轴位图同样示大血肿，同时可见有灌注的肾脏不连续、形态不规则

漏伴尿性囊肿形成等。晚期并发症包括持续或新发出血、尿道梗阻、瘘形成及少见的高血压（小于5%）。尽管存在以上这些并发症，无论患者是否治疗，如果患者没有症状并且初始肾脏损伤不是最严重的（小于 ASST 5 级损伤），肾脏创伤后很少需要常规 CT 随访。这是因为肾脏创伤后大部分有并发症的患者都有症状［如疼痛、发热、白细胞增高和（或）高血压］，从而提示需要进行影像学检查。

没有必要为那些偶发的无症状创伤后肾脏异常进行影像追踪，如肾实质瘢痕、节段性梗死和持续包膜下或肾周积液（图 20-32）。

二、肾盂输尿管结合部损伤

肾盂输尿管结合部（ureteropelvic junction, UPJ）的孤立性损伤或撕裂很少见。当 UPJ 损伤发生时，肾蒂血供仍然保持完整，但是 UPJ 与肾盂连接异常会导致尿性囊肿。UPJ 的损伤可以是部分

或者完全性的。将二者区分开来很关键，因为部分性损伤可以用支架治疗，如果是完全性损伤需要外科手术治疗。

UPJ 断裂总是伴有沿着内侧肾周间隙的积液。有时影像上仅表现为肾周积液，而没有任何提示肾实质损伤的证据（图 20-33A）。当平扫或早期增强 CT 检查图像上看到这类积液时，应该扫描排泄期图像，能看到排泄出的对比剂在积液内积聚（图 20-33B）。对于部分性 UPJ 损伤，在排泄期时，对比剂会在损伤处以下的输尿管内显影（图 20-34）。UPJ 完全性断裂时，输尿管连续性彻底中断，

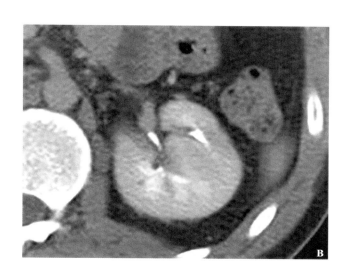

▲ 图 20-32　严重创伤性肾损伤的吸收
A. 对比增强皮髓质期轴位 CT 示左肾前部大面积撕裂，伴肾周血肿，延迟期可见到对比剂漏到血肿内（未展示），说明存在肾集合系统尿瘘；
B. 9 个月后的对比增强排泄期轴位 CT 图示损伤完全好转。只有肾轮廓的轻微不规则，没有肾周积液

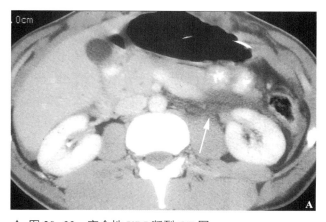
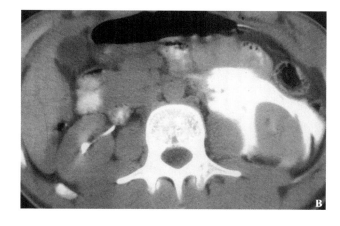

▲ 图 20-33　完全性 UPJ 断裂 CT 图
A. 对比增强排泄早期图示左肾前侧方少量液体密度（箭），肾实质完整；B. 延迟期轴位 CT 图示对比剂渗出到肾周间隙内

因此除非是从膀胱反流，UPJ 远侧的输尿管内不会有对比剂显影（图 20-35）。

三、输尿管损伤

输尿管损伤罕见，占所有尿道损伤比例小于 1%。大部分输尿管损伤是医源性的，一些发生在外科手术中，另一些发生在泌尿系相关检查中，穿

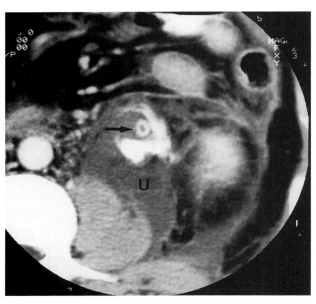

▲ 图 20-34　部分性 UPJ 断裂 CT 图
对比增强皮髓质期轴位 CT 图示左侧腰大肌旁对比剂／尿液从输尿管漏出，尿性囊肿（U）形成。输尿管内可见对比剂包绕一个小充盈缺损（箭），考虑为血凝块。输尿管内对比剂显影提示本例为部分性 UPJ 断裂

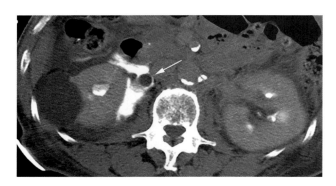

▲ 图 20-35　完全性 UPJ 断裂 CT 图
对比增强排泄晚期轴位 CT 图示右肾内侧方大量对比剂渗出（箭）。右侧输尿管被对比剂环绕，管腔内无对比剂显影，提示为完全性 UPJ 断裂

透性创伤后也有可能发生。输尿管损伤包括部分、完全性撕裂和输尿管挫伤。挫伤是指输尿管壁有损伤，但是没有明显的撕裂。与 UPJ 断裂类似，输尿管断裂可以是部分性的或完全性的。

很多腹、盆腔的外科手术都有可能造成输尿管的损伤，据报道最常见于妇产科手术，尤其是子宫切除术。输尿管损伤还见于腹会阴联合切除术、乙状结肠切除术、肠粘连松解术、腹主动脉瘤切除术、腰椎板切除术等。造成输尿管损伤通常是因为外科手术中无意结扎输尿管，此外，盆腔淋巴结清扫术中远段输尿管血供不良也会造成损伤。当输尿管血供被破坏时，会继发输尿管坏死，急性或亚急性尿性囊肿形成，进一步发展为输尿管狭窄。外科手术横断输尿管也会引起尿性囊肿形成。以上也解释了为什么大部分外科手术造成的输尿管损伤累及的是远段而不是近或中段输尿管。

大约一半的外科手术导致的输尿管损伤是在术中发现的，术中就可以进行修补。术中没有发现的单侧输尿管损伤通常很难在术后诊断，可能需要数周甚至数月的时间来做出诊断。出现的症状通常都不典型，包括手术侧胁肋部疼痛和（或）发热等。25% ～ 50% 的输尿管损伤患者没有血尿症状，因此没有血尿并不意味着没有输尿管损伤。若输尿管损伤长期没有被发现，有可能出现瘘，常见瘘位于阴道或皮肤。输尿管阴道瘘通常是由于尿液经过阴道穹隆的吻合口处漏出引起的，由于尿液漏向阴道，临床症状可能会很明显。

与部分和完全性单侧输尿管断裂比较，完全性双侧断裂由于有无尿的症状，通常在术后立即能发现。

输尿管损伤也能在泌尿系相关操作后发生，包括输尿管镜检查、输尿管镜取石、逆行肾盂造影及输尿管切开取石术等，其中输尿管镜检查的风险最高。大部分情况下，损伤是由于输尿管穿孔产生的。一些荧光透视输尿管检查中发生的损伤是可以立即发现的，如逆行肾盂造影，漏出的对比剂可以很容易观察到（图 20-36）。

枪伤、刺伤等穿透伤后会造成输尿管损伤。几

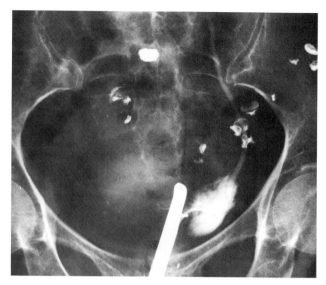

▲ 图 20-36　逆行肾盂造影中的输尿管损伤

患者有创伤性输尿管镜下取石的病史，膀胱镜下左侧输尿管末端插管后，前后位腹部 X 线片示左侧输尿管末端围绕有模糊不清的对比剂影

乎所有穿透伤造成的输尿管损伤都会合并其他器官的损伤。输尿管挫伤最常见于枪伤，是子弹或子弹碎片冲向输尿管过程中爆炸波造成的。挫伤在其他类型创伤中很少见，包括刺伤或手术。

鉴于手术造成的输尿管损伤临床可能会遗漏，对于术后出现发热、腹痛的患者，可以行腹、盆腔 CT 检查寻找病因。通常在对比增强门静脉期扫描，如果患者有对比剂过敏或肾功能减低，可以行 CT 平扫检查代替。在这些情况下，输尿管损伤无法直接在平扫 CT 上观察到。有输尿管损伤的患者可能出现肾积水或肾周液体积聚（即尿性囊肿）。如果不进行排泄期对比增强扫描的话，这些表现很难与局部积液或脓肿区别开来（图 20-37）。如果能进一步检查，就可以根据肌酐水平升高来确定病因。

只有获得对比增强排泄期 CT 图像后发现对比剂漏到输尿管外时，才能做出输尿管损伤的特异性诊断。如果损伤处远侧输尿管显影，最有可能是部分损伤。也有极少情况下是完全性断裂，由于膀胱输尿管反流使得损伤远侧输尿管显影。膀胱内有对比剂是因为对比剂经过对侧肾集合系统、输尿管和膀胱正常排泄。如果远段输尿管不显影，需要考虑

完全性损伤的诊断（图 20-38）。然而，损伤部位远侧输尿管显影与否并不是最终确诊的金标准。如果远端输尿管蠕动，也会表现为远端输尿管不显影，可见于输尿管部分撕裂的患者。如果损伤的输尿管周围只有少量的对比剂，有更大可能性为部分撕裂，而不是输尿管完全性撕裂。

有时输尿管断裂后，不会出现输尿管周围的活动性渗出，甚至在排泄期图像上都观察不到（推测原因可能是间断性漏出或已经闭合）。在这种情况下，输尿管周围通常仍然伴有液体积聚。另一个可以见于输尿管损伤的征象为同侧肾盂肾盏积液。肾积液扩张可能是损伤部位瘢痕形成所致，扩张可以见于长期慢性损伤者，有时也会在损伤后几天内出现。

如果无法在损伤后迅速做出诊断，影像学检查还可以确定输尿管损伤的并发症，包括慢性尿性囊肿和瘘（图 20-39）。

部分性输尿管损伤可以通过介入手段成功治疗。一些患者可以通过经皮肾造瘘引流治疗或者肾造口术加输尿管支架置入治疗。通常情况下，行肾造口术和支架置入需要较长时间（通常 1～2 个月）。相比之下，完全性输尿管损伤常常需要开腹外科手术，其中近、中段输尿管损伤一般行输尿管造口术，远段输尿管损伤通常行输尿管切除和再植入膀胱治疗。

四、膀胱损伤

膀胱损伤的原因包括钝性伤、穿透伤及医源性创伤，其中最主要的原因为交通事故中的钝性创伤。膀胱在受伤时的充盈状态决定了膀胱对损伤的易感性，充盈的膀胱比起排空的更易受伤。

（一）临床表现

膀胱损伤的临床表现没有特异性，常见症状包括耻骨弓上压痛、血尿等，患者可以有正常排尿反射，也可排尿反射消失。对于一部分膀胱破裂的患

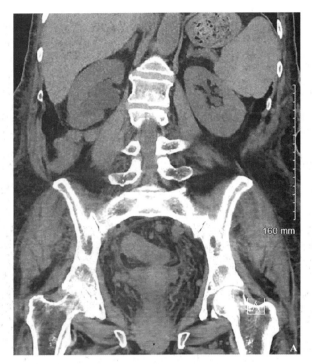

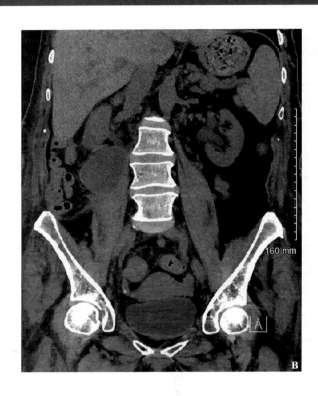

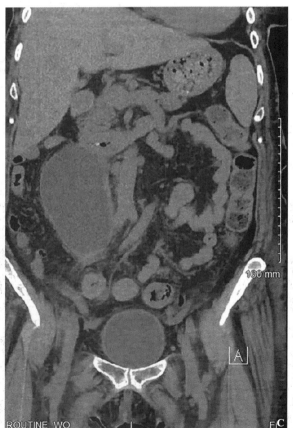

▲ 图 20-37　右半结肠切除术中输尿管损伤 CT 图

A. 平扫冠状位 CT 图示右侧肾盂、肾盏扩张；B. 另一张冠位图示扩张的右侧近段输尿管，其右侧旁为输尿管外的液体积聚；C. 液体集聚区为尿性囊肿，体积较大，能在多个层面观察到

者，膀胱可以仍保留储存尿液的功能，仍可有正常排尿反射。

（二）影像学检查

　　逆行膀胱造影是诊断膀胱破裂的传统检查方法。尽管最佳方式是在荧光透视房间内进行，如果临床情况需要的话，逆行膀胱造影也可以在便携荧光透视装置下或仅在床头手提式 X 线摄影下进行。为了使膀胱充盈良好，需要灌入至少 300ml 的稀释（30%）对比剂（图 20-40）。但是，有盆腔血肿的患者对膀胱充盈的耐受度会大大减低，在尚未充盈时就会出现明显不适症状（因为盆腔血肿会对充盈过程中的膀胱产生压迫），这时注入少量对比剂就可，因为注入对比剂的目的是通过施压使膀胱被动扩张，此时已达到目的。因此，注入对比剂的量应该根据患者的症状进行调整。如果患者在注入不到 300ml 的对比剂时就出现膀胱充盈感，这对于发现膀胱破裂已经足够了。

　　注入对比剂前的基础 X 线片和膀胱排空后的 X 线片对于传统创伤膀胱造影检查都是十分重要的组成部分，前者用于发现有可能会和漏出的对比剂

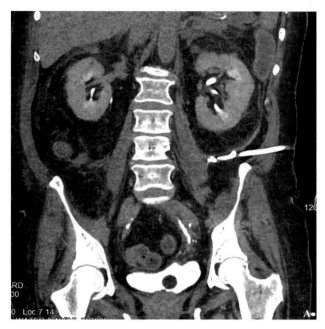
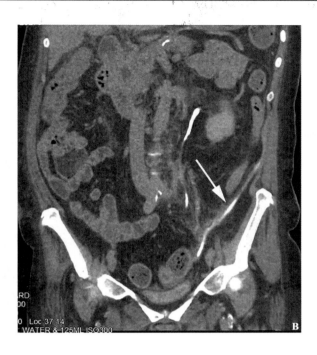

▲ 图 20-38　内镜检查导致的输尿管损伤的 CT 图

A. 对比增强排泄期冠状位重建 CT 图示双肾集合系统内都可见到对比剂，无集合系统扩张。经皮引流导管影所在位置之前为一个左侧肾周尿性囊肿，现在尿性囊肿已经减压消失；B. 另一层面图像示对比剂进入没有扩张的左侧输尿管内，但有部分对比剂呈线状渗入到腹膜外间隙（箭），这证实有输尿管瘘。远段输尿管没有对比剂，提示输尿管破裂为完全性。患者随后进行了左侧远段输尿管外科手术修补

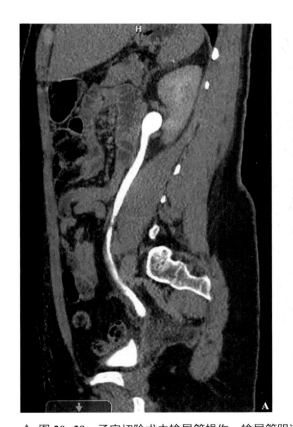
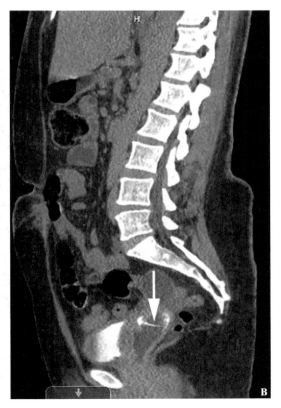

▲ 图 20-39　子宫切除术中输尿管损伤，输尿管阴道瘘 CT 图

A. 对比增强排泄期矢状位 CT 图示左侧输尿管扩张；B. 另一张接近中线位置图像示左侧输尿管远段和阴道之间的瘘管（箭），阴道后部也能看到少量对比剂沉淀分层

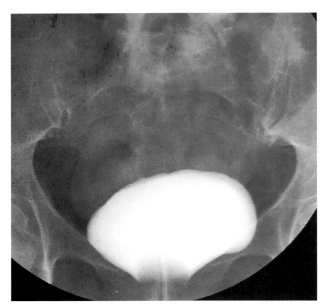

▲ 图 20-40　正常膀胱造影图

通过 Foley 管向膀胱内注入 350ml 对比剂后，拍摄前后位腹部 X 线片，对比剂未见漏出，说明患者无膀胱破裂

混淆的检查前就存在的高密度，后者用于排除漏出的对比剂被充盈的膀胱遮挡的可能性。摄片范围应该包括上腹部，对于判断是否有膀胱破裂对比剂漏到腹膜腔内很重要。如果没有荧光透视设备，可以向膀胱内注入约 100ml 对比剂来观察是否有明显的漏出。如果没有漏出，可以继续将剩余的对比剂注入膀胱。

据报道膀胱造影用于诊断膀胱破裂的准确率在 85% ~ 100%。在膀胱穿透伤患者中容易出现假阴性结果，特别是小口径子弹伤。在这些情况下，小的膀胱撕裂可能会被血肿或邻近的肠系膜覆盖而难以发现。

因为大部分外伤患者会行腹部、盆腔 CT 检查，与膀胱造影比较，CT 是目前更常用于评估膀胱创伤的检查方法（图 20-41）。然而，如果选用 CT 检查，仅通过排泄到膀胱内的对比剂填充量，是不足以排除膀胱损伤的。如果膀胱内只有来自尿液中对比剂的被动填充，膀胱破裂有可能会漏诊。与传统膀胱造影类似，CT 也需要通过 Foley 管或者耻骨上导尿管主动注入对比剂到膀胱内。这种主动的膀胱充盈方式被称为 CT 膀胱造影。

对于所有盆腔钝性创伤的患者，如果出现膀胱腔外的盆腔积液（腹膜外、腹膜腔内均包括），无论积液量多少都应该行 CT 膀胱造影检查。在骨盆骨折的情况下，更容易合并膀胱破裂。膀胱破裂也可以在没有骨盆骨质损伤的情况下出现。如果损伤机制和（或）临床表现指向膀胱损伤，穿透性创伤也应行 CT 膀胱造影。比较之下，如果腹部和盆腔 CT 检查中没有发现膀胱腔外积液，那么存在膀胱破裂的可能性非常小。因此，对于没有膀胱腔外盆腔积液的患者，不需要行传统或 CT 膀胱造影检查。

为了行 CT 膀胱造影，需要逆行向膀胱内注入极稀的对比剂（3% ~ 5%），并且需要整个盆腔的连续图像。为了配制合适浓度的对比剂，需要向 500ml 的普通生理盐水中注入 30 ~ 35ml 的 300mgI/ml 的对比剂。与传统膀胱造影类似，建议注入至少 300ml 稀释对比剂，同时也需要根据患者的不适程度控制注入量。按照以上流程操作，CT 膀胱造影的准确率至少不低于传统膀胱造影的准确率。

（三）盆腔钝性创伤后的膀胱损伤

对于钝性创伤患者，出现膀胱损伤的最大危险因素是骨盆骨折。然而，骨盆骨折的患者中也只有一小部分出现膀胱损伤，概率为 5% ~ 10%。反之，绝大部分（80% ~ 90%）膀胱损伤患者合并有骨

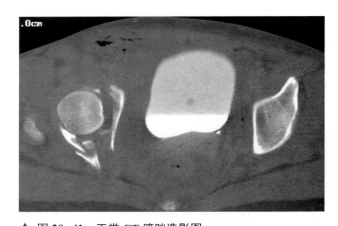

▲ 图 20-41　正常 CT 膀胱造影图

经过导尿管向膀胱内注射 300ml 对比剂后的轴位 CT 图像，没有见到对比剂漏出征象。能见到盆腔内血肿、皮下积气和右侧髋臼复杂粉碎性骨折。此患者没有膀胱破裂

盆骨折。

膀胱损伤分为以下几个类型：膀胱挫伤、间质性膀胱损伤和膀胱破裂。

膀胱挫伤是指膀胱黏膜的不完全撕裂，会引起局灶性膀胱壁的瘀斑形成。膀胱挫伤是最常见的膀胱损伤。膀胱挫伤患者的 X 线透视和 CT 膀胱造影检查结果均为正常。因此，此诊断是一个排除性诊断，对于在骨盆损伤后出现血尿但没有发现其他引起血尿原因的患者，有可能存在膀胱挫伤。对于此类患者很少需要进行膀胱镜检查确诊，而且不需要治疗。

间质性膀胱损伤是指膀胱浆膜面的不完全撕裂。在 X 线透视和 CT 膀胱造影检查中，可以发现膀胱壁的不规则充盈缺损，提示为损伤部位。然而，对比剂并不会从膀胱漏出（图 20-42）。这种损伤很少见，确诊的报道数量也很少。间质性膀胱损伤能自我修复，也不需要治疗。

膀胱破裂是膀胱损伤中最重要的一种。分为腹膜外、腹膜内和联合破裂（指腹膜内、外破裂均存在）。

1. 腹膜外膀胱破裂

腹膜外膀胱破裂是目前为止最常见的膀胱破裂类型，几乎总是合并一处或多处耻骨支的骨折或者耻骨联合脱位。最常见的情况是，骨折后形成的骨性尖端刺破位于腹膜外的膀胱壁，引起膀胱壁的撕裂。然而，膀胱渗漏的部位可能距离骨折部位较

远，提示存在其他造成损伤的机制。一种解释是当腹下韧带或耻骨前列腺韧带承受压力过大时，会引起膀胱壁撕裂，从而造成损伤。此外还有部分病例为对冲性损伤。

当出现腹膜外膀胱破裂时，漏出的对比剂局限于盆腔的腹膜外间隙。在传统膀胱造影和 CT 膀胱造影下，都能看到条纹样不规则的对比剂延伸到腹膜外脂肪组织内（图 20-43 和图 20-44）。典型者对比剂沿着膀胱的侧面漏出和（或）进入到腹膜外膀胱前间隙内（图 20-45）。如前所述，如果行传统膀胱造影检查，取得排空后 X 线图像很重要，因为在充盈时拍摄的 X 线图像上，有些破裂征象可能被充盈的膀胱遮挡（图 20-46）。在 CT 上腹膜外对比剂渗出至膀胱前、外侧的腹膜外间隙，形成"臼齿"型（图 20-47）。少数情况下，破裂的膀胱内可见到脂肪—液体平面，这是由于膀胱外脂肪通过膀胱壁的缺损处进入膀胱内形成的。

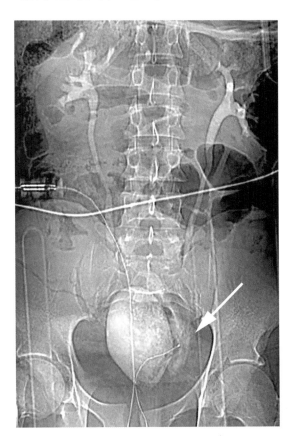

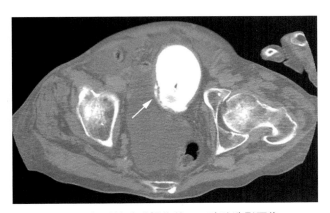

▲ 图 20-42　间质性膀胱损伤的 CT 膀胱造影图像
CT 膀胱造影中扫描的轴位 CT 图像示膀胱右侧内壁不规则充盈缺损（箭），无对比剂从膀胱漏出至腹腔或腹膜外间隙

▲ 图 20-43　腹膜外膀胱破裂的腹平片
注射对比剂后的 CT 定位片示膀胱左侧壁旁漏出的对比剂（箭），形状不规则，界限模糊，为腹膜外膀胱破裂的典型表现

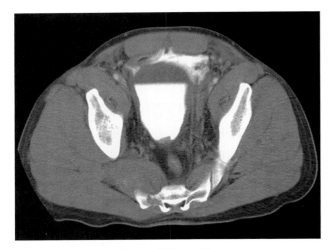

▲ 图 20-44　腹膜外膀胱破裂 CT 图

对比增强排泄期轴位 CT 图示膀胱前间隙内对比剂积聚，界限不清，故诊断为腹膜外膀胱破裂。盆腔左、右两侧均能看到液体密度影，提示血肿形成

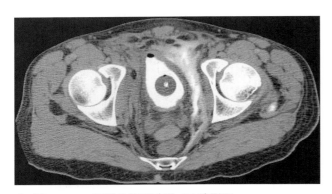

▲ 图 20-45　腹膜外膀胱破裂 CT 造影图

轴位 CT 膀胱造影图示对比剂渗入到盆腔左半侧的腹膜外间隙。膀胱内可见导尿管及少量气体

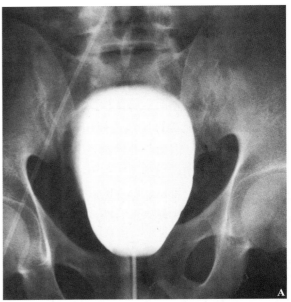

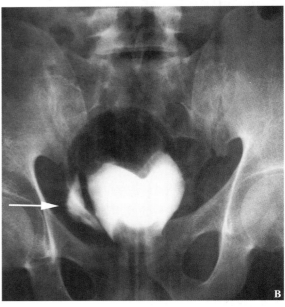

▲ 图 20-46　腹膜外膀胱破裂的传统膀胱造影图

膀胱充盈后的前后位 X 线片上没有见到破裂征象：A. 膀胱内灌注对比剂后的腹部 X 线片，示膀胱充盈良好，无对比剂漏出到腔外征象；B. 几分钟后拍摄的排空膀胱后图像，示膀胱右侧壁旁不规则形对比剂聚集（箭），提示腹膜外膀胱破裂。在前一张 X 线片中此征象被充盈的膀胱所遮挡

在极少数情况下，对比剂会通过膀胱外间隙延伸至会阴、阴囊、阴茎、大腿或者盆腔软组织（图 20-48 和图 20-49），可能是除了膀胱破裂外还有盆腔筋膜的创伤性破坏所致。若出现对比剂漏出至会阴，可能为单纯膀胱损伤或尿道损伤（见下文），或者为膀胱和尿道联合损伤所致。

一般情况下，腹膜外膀胱破裂可以采用留置数周导尿管的方法保守治疗，大部分损伤能在这段时间内修复。外科手术通常应用于严重的膀胱破裂或者需要进行外科手术修补其他腹盆脏器损伤的患者。

2. 腹膜内膀胱破裂

腹膜内膀胱破裂占膀胱损伤的 15% ～ 25%。

当患者在膀胱充盈状态下，下腹部受到冲击时，膀胱内压力突然增加，膀胱壁最薄弱的部分，即膀胱顶就会出现破裂。膀胱顶部是膀胱唯一直接接触腹膜的部位。腹膜内膀胱破裂常见于安全带或方向盘突然对腹、盆腔造成的压力增加。和腹膜外膀胱破裂不同，腹膜内膀胱破裂的患者不合并骨盆骨折。

传统膀胱造影或 CT 膀胱造影时，对比剂灌入腹膜内破裂的膀胱后，会进入腹膜腔，从而勾勒出肠管的轮廓并延伸至结肠旁沟（图 20-50 至图 20-52）。与腹膜外膀胱破裂时不规则形的对比剂不同，腹膜内膀胱破裂时对比剂的边缘是光滑的（图 20-53）。有时，漏出的对比剂也会勾勒出肝脏

和脾脏的轮廓（图 20-54）。

腹膜内膀胱破裂除了可以出现中到大量腹膜内积液外，也可以仅表现为子宫直肠窝的少量积液。因此，如果不进行传统或 CT 膀胱造影检查，可能会漏诊（图 20-55）。

腹膜内膀胱破裂需要外科手术治疗。因为尿液漏入腹腔间隙后，会通过腹膜重吸收，引起电解质紊乱。腹膜内膀胱破裂的患者还可能出现化学性和（或）感染性腹膜炎。

3. 联合性膀胱破裂

联合性膀胱破裂是指同时存在腹膜内和腹膜外膀胱破裂的情况，这是膀胱破裂最少见的一个类型，占总数的 5%～10%。传统膀胱造影可以显示腹膜内、外破裂这两种类型的对比剂漏出征象，然而，有些情况下仅能显示一种，给后续诊断治疗造成麻烦。例如不能发现合并腹膜内破裂，可能导致选择不适合的保守治疗方式。相对来讲，CT 膀胱造影诊断这两种破裂类型较为简单，但在区分小的腹膜内破裂和腹膜外破裂时仍有困难。

（四）穿透性创伤后的膀胱损伤

膀胱的穿透性损伤可以是枪伤或是任何异物的

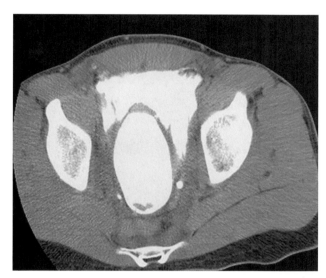

▲ 图 20-47　腹膜外膀胱破裂的 CT 膀胱造影图，示"臼齿"征

轴位 CT 膀胱造影图示膀胱前、侧壁旁对比剂积聚，膀胱外的对比剂形状类似于臼齿

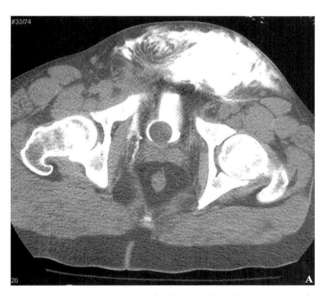
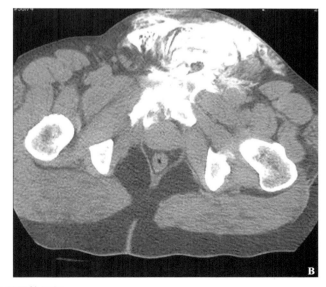

▲ 图 20-48　腹膜外膀胱破裂的 CT 膀胱造影，对比剂渗出至周围软组织

A、B. 一位严重的腹膜外膀胱破裂患者的 CT 膀胱造影轴位图像，示大片对比剂从膀胱漏出至盆壁前方软组织内

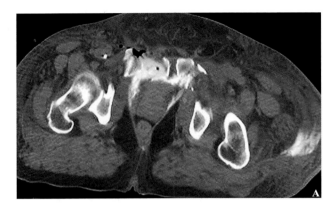

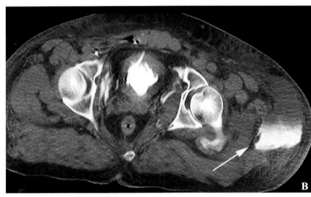

▲ 图 20-49　腹膜外膀胱破裂的 CT 膀胱造影，对比剂延伸至周围软组织内
A. 轴位膀胱造影 CT 图示断裂的耻骨联合周围不规则形对比剂积聚，符合腹膜外膀胱破裂表现；B. 另一层面图像示部分对比剂渗入至盆壁侧方的软组织内（箭）

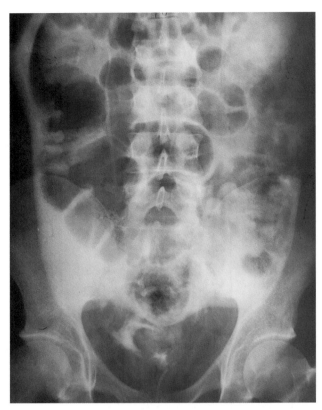

▲ 图 20-50　腹膜内膀胱破裂的传统膀胱镜检查
传统膀胱镜检查前后位 X 线片示对比剂从膀胱漏出到腹膜腔。腹膜内的对比剂将肠管的轮廓勾勒了出来。肾集合管系统和输尿管内的对比剂是之前行 CT 检查未排空所致

刺穿伤，可以引起腹膜内、腹膜外或者联合性膀胱破裂。对于穿透性创伤怀疑膀胱损伤的患者，可以进行传统或 CT 膀胱造影检查。与肾损伤类似，由于高度存在合并其他脏器损伤的可能，对于穿透性膀胱损伤的患者需要进行外科手术探查。尤其是枪伤者，膀胱损伤常合并血管损伤。另外，刀伤者膀胱损伤很大概率合并肠管损伤。

（五）医源性膀胱损伤

　　膀胱是泌尿系统中最容易在外科手术中损伤的部位（通常是妇产科手术中，也包括其他手术）。产科的膀胱损伤包括剖宫产中的膀胱撕裂、产钳创伤的继发损伤及分娩中膀胱壁的压力性坏死等。
　　经尿道的泌尿外科操作，尤其是经尿道膀胱肿瘤活检，还有膀胱修补并发症、前列腺切除术等都

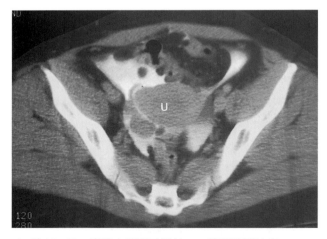

▲ 图 20-51　腹膜内膀胱破裂的 CT 膀胱造影检查
CT 膀胱造影检查轴位图示对比剂漏出到腹膜腔，并将子宫（U）和盆腔内肠管勾勒出，明确提示为腹膜内破裂

会造成膀胱损伤或膀胱漏（图 20-56 至图 20-58）。膀胱损伤也可能由于外科手术置入物移位造成。会引起膀胱损伤的装置包括宫内节育器、导尿管、骨

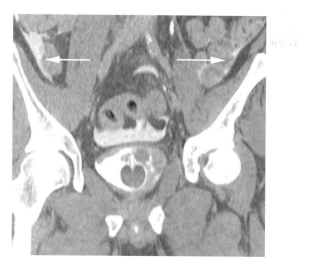

▲ 图 20-52　腹膜内膀胱破裂的 CT 膀胱造影检查
冠状位重建图示灌入膀胱的一部分对比剂漏出到膀胱顶上方的腹膜腔内，并渗出至双侧结肠旁沟（箭）

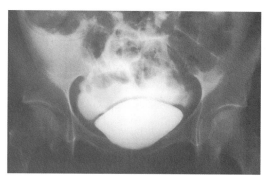

▲ 图 20-53　腹膜内膀胱破裂的传统膀胱造影检查
传统膀胱造影检查前后位 X 线片示大量对比剂漏出到腹膜腔，并勾勒出盆腔内肠管的轮廓。腹腔内的对比剂边缘光滑

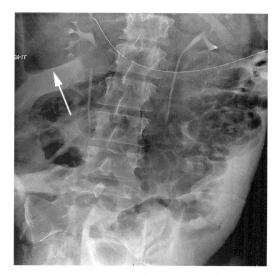

▲ 图 20-54　腹膜内膀胱破裂的传统膀胱造影检查
传统膀胱造影检查前后位 X 线片示大量对比剂漏出到腹膜腔内，并勾勒出肝脏的轮廓（箭）

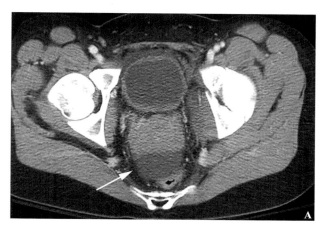

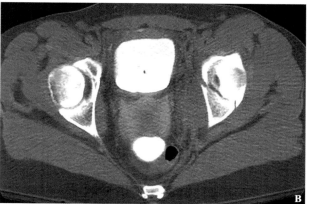

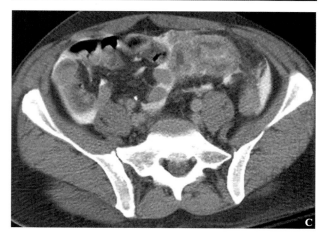

▲ 图 20-55　腹膜内膀胱破裂的 CT 膀胱造影检查
A. 对比增强皮髓质期轴位 CT 图，示子宫直肠窝少量积液（箭），左侧髋臼顶部骨折，伴邻近左侧盆壁血肿；B. 行 CT 膀胱造影检查，显示对比剂进入子宫直肠窝；C. 勾勒出盆腔肠管轮廓

科植入物、外科引流管和脑室腹膜分流导管等。

　　如果膀胱损伤持续存在，与邻近器官之间可能会形成瘘。这种瘘常见于子宫切除术后的阴道，尿液会渗入并穿过阴道穹隆吻合处。作为剖宫产术后

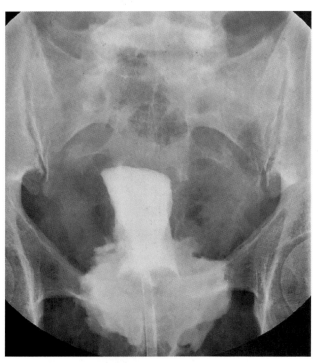

▲ 图 20-56　膀胱造影 X 线片显示前列腺切除术后膀胱瘘
向膀胱内注入 250ml 对比剂后前后位摄片，可见对比剂经膀胱颈部与尿道的吻合处漏出，在膀胱基底部周围积聚，大多数前列腺切除术后的瘘口发生于此处

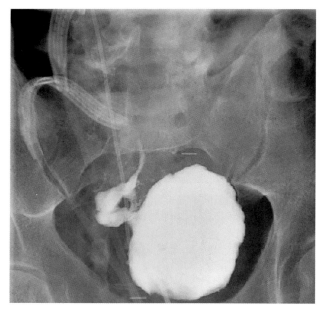

▲ 图 20-57　膀胱造影 X 线片显示膀胱部分切除术后的膀胱瘘
该患者曾因膀胱良性肿瘤行膀胱部分切除，膀胱造影后前后位摄片可见对比剂呈线状向膀胱右侧方的腔外漏出，图中还可见右侧两个引流管和一输尿管支架

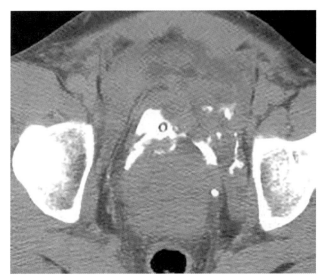

▲ 图 20-58　膀胱 CT 造影显示前列腺切除术后膀胱损伤
该患者近期做过前列腺切除术，膀胱造影后的 CT 轴位图像显示膀胱内 Foley 管，部分对比剂漏出至腹膜外间隙

的延迟性并发症的一种，膀胱子宫瘘很少出现。

（六）自发性膀胱损伤

自发性膀胱损伤指在没有任何已知的创伤下出现的极为少见的膀胱破裂。大部分情况下，是由于膀胱存在潜在的病理学改变，包括膀胱肿瘤、炎症、邻近肿瘤的膀胱侵犯和膀胱出口梗阻。

对于既没有创伤又没有潜在病理学改变或邻近器官病理学改变的膀胱破裂，称之为特发性膀胱破裂。大部分特发性膀胱破裂都发生在酗酒者。有人认为，此种膀胱损伤是源于患者无法回忆起的创伤。

五、尿道损伤

（一）男性尿道损伤

钝性尿道损伤

男性钝性创伤后的尿道损伤多与骨盆骨折有关，或为骑跨伤所致。钝性创伤致骨盆骨折的患者中，有 3% ～ 25% 伴有尿道损伤，其中大部分累及后尿道。后尿道损伤更多见于骨盆环的不稳定骨折。尿道损伤的严重程度与骨盆环断裂的严重程度具有相关性。相反的，严重的骨盆骨折有时不伴有尿道损伤或仅有微小损伤。在某些情况下，严重的尿道损伤可能仅伴有相对较轻的骨盆骨折。事实上，不伴骨盆骨折的后尿道断裂报道数量极少。总体上看，尿道损伤和骨盆骨折的患者通常还伴有其他器官损伤，且死亡率相对较高，达 9% ～ 33%。

伴有骨盆骨折的尿道损伤与一些重要的疾病发病有关，如尿道球部狭窄、阳痿、尿失禁等。

尿道损伤的最重要临床表现是尿道外口滴血，有时也可不出现此症状。直肠指检可以表现为高骑式前列腺。但对于青年男性，常常很难区分前列腺和盆腔血肿。对于疑诊尿道损伤的患者，要避免盲置导尿管，以防把轻度损伤扩大为严重损伤。因此，在放置 Foley 管（气囊导尿管）前，应先行逆行尿道造影检查。

很多外伤患者在到达放射科之前就已经置入导尿管了，导尿管的位置可能是正确的，也可能是错位的。有时，即使导尿管位置正常，急诊科医生或者创伤外科医生仍然会考虑是否存在尿道损伤，需要行尿道造影检查。在这种情况下，已经留置的导尿管不应该拔出。因为如果真的存在尿道损伤，置入导尿管就相当于进行了合理的处置。此外，如果尿道损伤存在，为了逆行尿道造影检查而将导尿管拔除的话，不能保证检查后还能将导尿管再次插入。在这种情况下，可以进行导管周围尿道造影（详见下文）。

（二）损伤机制

尿生殖膈（urogenital diaphragm，UGD）附着于耻骨下支的内侧面。前列腺通过耻骨前列腺韧带连接到耻骨。因此，伴有耻骨联合分离或断裂的耻骨支骨折可能会造成尿生殖膈、耻骨前列腺韧带的断裂，引起前列腺向上后方移位。

钝性创伤引起尿道损伤的典型表现为尿道前列腺部、膜部交界处的完全分离／断裂，为损伤时的

剪切力所致。较轻的创伤可以造成部分尿道损伤，表现为同一位置的尿道撕裂，但是没有完全断裂。根据教科书所述，尿道膜部撕裂是尿道损伤的典型表现，但逆行尿道造影显示尿道损伤大部分会延伸至尿道球部近段，低于而并非刚好位于尿生殖膈，因为尿生殖膈是不连续的。尽管前列腺尖部在尿生殖膈处和尿道外括约肌的肌纤维混合，但是此处连接并不牢固。当出现损伤时，前列腺很容易与前尿道分离。前列腺向上方移动，同时牵拉尿道前列腺部和部分尿道膜部。

当男性以横跨的姿势坠落在硬物上时，容易发生骑跨伤，如自行车横梁、钢铁或木质栏杆或井盖的边缘等。阴囊部踢伤也可能会伤及尿道球部。尿道和尿道海绵体被挤压在硬物与耻骨下端之间，造成尿道挫伤，此时尿道球部可以是完整的，也可以部分或完全断裂。因为骑跨伤发生的位置偏前，不一定伴有骨盆骨折。

（三）影像学检查

对于怀疑尿道损伤的患者，应进行逆行尿道造影检查，因为尿道造影仍然是目前判断是否存在尿道损伤及损伤类型的最佳影像学检查方法。尿道造影检查时，Foley 管的头端应刚好越过尿道口，位于舟状窝处，在注入对比剂（10 ～ 20ml）的过程中应拍一张 X 线片。向 Foley 管气囊充气时注意动作要轻柔，防止导管移位。然后向导管内缓慢手动推入足量对比剂，确保对比剂能充盈尿道球部和前列腺部。在逆行尿道造影时，最好能确保有对比剂进入到膀胱内，以排除 II 型损伤（会造成对比剂漏出到尿生殖膈以上位置，详见下文关于尿道损伤类型的描述）的可能。

导管周围尿道造影是指在已经留置的 Foley 管旁放置一个小导管（如小儿鼻胃管或气囊不充气的小号 Foley 管），然后对尿道口施压（可以通过戴手套的手或让患者自己帮忙，如果患者清醒且愿意配合的话），对比剂就会缓慢注入。通常此操作成功率较高，但有时会因为压力不够，无法使留置的 Foley 管周围的尿道显影。

（四）男性尿道损伤的分类

男性尿道钝性损伤的影像学分类最早由 McCallum 和 Colapinto 提出，之后由 Sandler 进行修改，到目前为止已经广泛应用多年。此分类系统将尿道损伤分为 5 种类型（表 20-2），后文会详细介绍。

表 20-2　男性尿道钝性损伤的影像学分类

Ⅰ——后尿道被拉伸但无破裂
Ⅱ——单纯后尿道损伤（有尿生殖膈以上的膜性尿道破裂）——部位性或完全性
Ⅲ——损伤同时累及前后尿道（有尿生殖膈破裂）——部分性或完全性
Ⅳ——膀胱颈损伤，损伤延伸到尿道
Ⅳ（a）——单纯膀胱颈部损伤，虽然没累及尿道，但伴尿道周围渗漏，所以影像学表现与Ⅳ型损伤类似
Ⅴ——单纯前尿道损伤，包含骑跨伤——部分性或完全性

Ⅰ型男性尿道损伤是由于耻骨前列腺韧带断裂造成的，并没有尿道的破裂。前列腺窝内会形成血肿，使膀胱底部抬高，从而造成后尿道的拉伸（图 20-59 和图 20-60）。真正的Ⅰ型损伤很少见。尿道周围血肿仅对后尿道造成轻微压迫而不伴膀胱移位的情况不应该诊断Ⅰ型损伤。

Ⅱ型尿道损伤指同时存在耻骨前列腺韧带断裂和尿道位于尿生殖膈上部位破裂的情况（图 20-61）。尿生殖膈保持完整，因此在逆行尿道造影检查中，漏出至尿道外的对比剂无法达到骨盆以下或者会阴、阴囊，而是从尿道渗漏到盆腔腹膜外间隙。这一型损伤也相对少见。Ⅱ型损伤可以是完全性，也可以是部分性的。前者在逆行尿道造影时对比剂无法达到膀胱内（图 20-62）；后者尿道全程均会显影，还可以见到对比剂进入膀胱内（图 20-63）。当逆行尿道造影注入的对比剂由于尿道痉挛或者凝血块阻塞，无法进入膀胱内时，部分性损伤可能出现类似于完全性损伤的影像学表现。

Ⅲ型男性尿道损伤是最常见的尿道损伤。同样存在耻骨前列腺韧带断裂，不同的是尿道损伤范围从后尿道跨越尿生殖膈延伸至近侧尿道球部

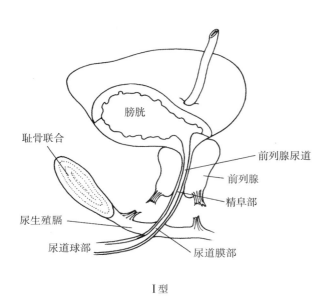

▲ 图 20-59　Ⅰ型尿道损伤示意图
骨盆矢状位图示Ⅰ型尿道损伤产生机制：耻骨前列腺韧带断裂后，前列腺位置抬高（包括尿道前列腺部在内），但尿道仍保持完整

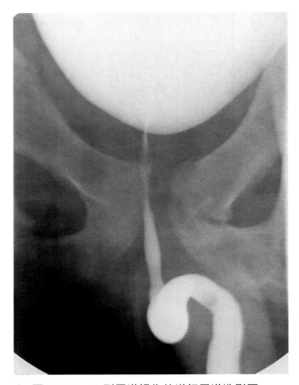

▲ 图 20-60　Ⅰ型尿道损伤的逆行尿道造影图
逆行尿道造影前后位点片示膀胱底部抬高，向头侧移位至耻骨上支上方。尿道前列腺部拉长，膀胱底部稍抬高，均继发于耻骨前列腺韧带断裂

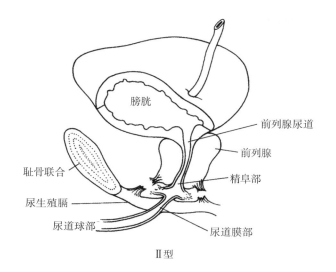

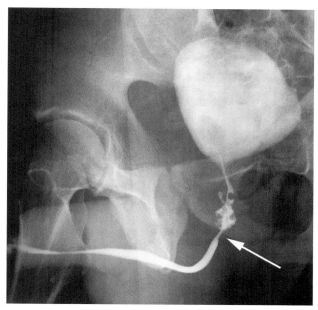

▲ 图 20-61 Ⅱ型尿道损伤示意图

矢状位图示Ⅱ型尿道损伤产生机制：耻骨前列腺韧带断裂，同时有位于尿生殖膈以上部位的尿道破裂。若行逆行尿道造影，可见对比剂在尿生殖膈以上的盆腔内积聚

▲ 图 20-63 部分性Ⅱ型尿道损伤的逆行尿道造影图

逆行尿道造影右后斜位片图示少量尿道外对比剂积聚。可见部分对比剂通过尿道到达膀胱内，提示为部分性尿道破裂。这是一例典型的Ⅱ型尿道损伤，因为所有的尿道外对比剂都位于尿生殖膈上方（箭示尿生殖膈位置）

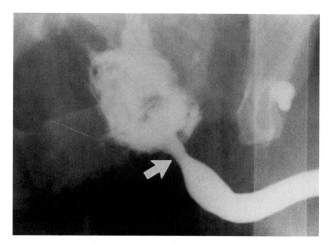

▲ 图 20-62 完全性Ⅱ型尿道损伤的逆行尿道造影图

逆行尿道造影左后斜位片示尿生殖膈以上部分的尿道完全性断裂（箭）。没有对比剂在阴囊内积聚，膀胱内也未见对比剂

（图 20-64）。因此，Ⅲ型尿道损伤不是单纯的后尿道损伤，更准确来讲是前后尿道联合损伤。逆行尿道造影时，对比剂会漏出至尿生殖膈以下的会阴和（或）阴囊，伴或不伴有盆腔腹膜外间隙的渗漏。因为根据创伤的严重程度不同，尿生殖膈的破裂程度不同，对比剂漏出到会阴的量也有所不同。只要有对比剂漏出到会阴和（或）阴囊内（提示至少存在部分尿生殖膈破裂），尿道损伤就应该分类为Ⅲ

型。跟Ⅱ型尿道损伤类似，Ⅲ型损伤也可以分为部分或完全性损伤（图 20-65 和图 20-66）。

Ⅳ型男性尿道损伤指尿道和邻近膀胱颈部的损伤（图 20-67），区别于Ⅳa型损伤的单纯膀胱颈部破裂。因此，Ⅳa型损伤实际上为腹膜外膀胱破裂。Ⅳ型和Ⅳa型同时提起是因为在影像学上二者几乎无法区分。逆行尿道造影时，都表现为后尿路、膀胱颈部周围的尿道外对比剂积聚（图 20-68 和图 20-69）。

Ⅴ型男性尿道损伤指前尿道损伤，通常为尿道球部损伤（图 20-70）。大部分Ⅴ型尿道损伤为骑跨伤。逆行尿道造影时对比剂仅漏出到前尿道周围（图 20-71）。

如果阴茎深筋膜（Buck 筋膜）撕裂，对比剂可以漏出到阴囊内（图 20-72）。在极少情况下，尤其是逆行造影注射的对比剂量较大时，对比剂能进入 Scarpa 筋膜下的前腹壁内。与Ⅱ和Ⅲ型尿道损伤类似，Ⅴ型尿道损伤可分为部分和完全性损伤，其中部分性损伤更常见。

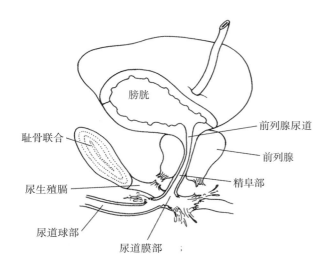

▲ 图 20-64 Ⅲ型尿道损伤示意图

矢状位图示Ⅲ型尿道损伤产生机制：耻骨前列腺韧带断裂，尿道破裂范围跨越尿生殖膈。若行逆行尿道造影，会见到阴囊内尿道外对比剂积聚，位于尿生殖膈水平以下，伴或不伴盆腔内对比剂积聚

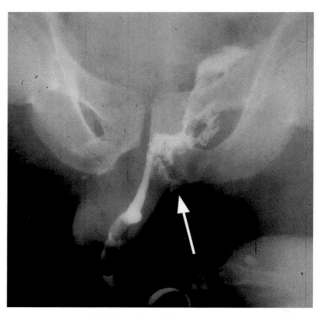

▲ 图 20-65 完全性Ⅲ型尿道损伤的逆行尿道造影图

逆行尿道造影前后位片示尿道外中量对比剂漏出（箭），尿生殖膈上方和下方均有，诊断为Ⅲ型尿道损伤。尿道前列腺部或膀胱内未见对比剂显影，提示尿道破裂为完全性的

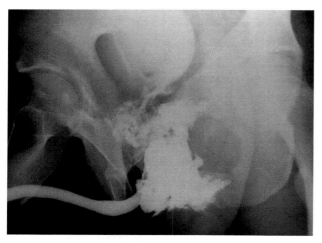

▲ 图 20-66 部分性Ⅲ型尿道损伤的逆行尿道造影图

逆行尿道造影右后斜位片示尿生殖膈上、下方的尿道外对比剂漏出，是Ⅲ型尿道损伤的特征表现。部分对比剂通过尿道全程到达膀胱，提示为部分破裂

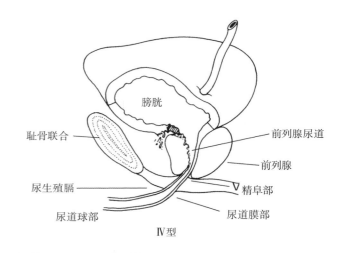

▲ 图 20-67 Ⅳ型尿道损伤示意图

矢状位图示Ⅳ型尿道损伤产生机制：尿道和膀胱颈部的部分或完全性破裂，逆行尿道造影时可见膀胱颈、尿道前列腺部周围的尿路外对比剂积聚

（五）导管周围尿道造影

已经在急诊置入 Foley 管的患者仍有可能有尿道创伤。这种情况下，不能为了评估尿道的完整性而拔除已经置入的导尿管。如果存在尿道损伤，置入的导尿管相当于进行了合理的处置。如果拔除了导尿管，再次尝试插入导尿管时，尿道部分破裂可能发展为完全性破裂。因此，应进行导管周围尿道造影检查。如果检查过程顺利，通常能准确做出诊断，排除（图 20-73）或者确认（图 20-74）存在

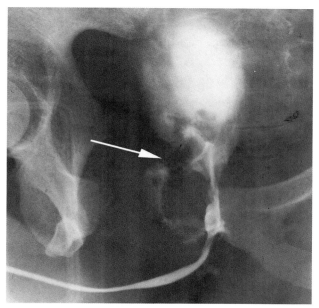

▲ 图 20-68　Ⅳ型尿道损伤的逆行尿道造影图

逆行尿道造影前后位片示膀胱颈、尿道前列腺部处对比剂漏出，伴耻骨联合明显脱位分离（箭）。此表现与Ⅳa型损伤难以鉴别

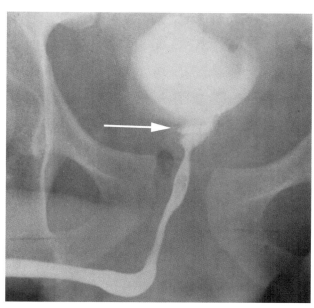

▲ 图 20-69　Ⅳa型尿道损伤的逆行尿路造影图

逆行尿路造影前后位片示膀胱颈、尿道前列腺部周围对比剂漏出，伴耻骨联合脱位分离（箭）。患者随后诊断为单纯膀胱颈损伤，尿道前列腺部是完整的，与Ⅳ型尿道损伤难以鉴别

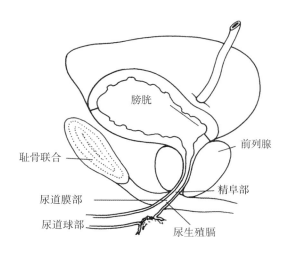

Ⅴ型

▲ 图 20-70　Ⅴ型尿道损伤示意图

矢状位图示Ⅴ型尿道损伤产生机制：前尿道（通常为尿道球部）破裂，逆行尿道造影示尿道球海绵体周围尿路外对比剂积聚。与其他类型相同，Ⅴ型尿道损伤也分为部分和完全性损伤

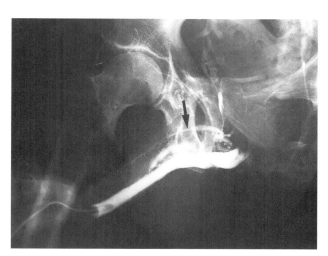

▲ 图 20-71　Ⅴ型尿道损伤的逆行尿道造影图

患者有骑跨伤史，逆行尿道造影右后斜位片示尿道球部处有对比剂漏出。部分对比剂漏至静脉系统内，阴茎背静脉显影（箭）

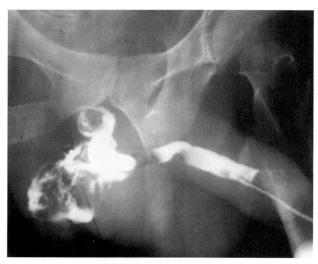

▲ 图 20-72　V型尿道损伤的逆行尿道造影图
患者有骑跨伤史，逆行尿道造影左后斜位片示完全性尿道破裂。由于阴茎深筋膜（Buck 筋膜）撕裂，对比剂漏出到阴囊内

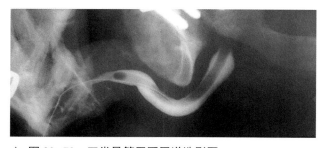

▲ 图 20-73　正常导管周围尿道造影图
导管周围尿道造影右后斜位片，未见对比剂漏出到尿道外。长管形状的充盈缺损为置入的 Foley 管

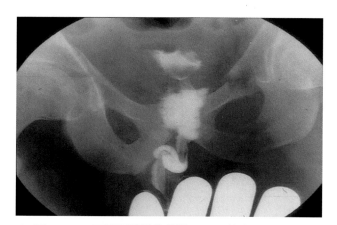

▲ 图 20-74　Ⅲ型尿道损伤导管周围尿道造影图
导管周围尿道造影前后位片示部分对比剂漏出到尿道外。尿道外对比剂延伸到尿生殖膈上、下方的会阴部，提示为Ⅲ型尿道损伤。充盈缺损为置入的 Foley 管。另外，耻骨上、下支有骨折

尿道损伤。

（六）临床治疗

Ⅰ型尿道损伤通常不需要外科手术治疗。如果首次尿道造影检查显示尿道是完整的，就将一根润滑好的小导管置入到膀胱内。通过这根导管注入对比剂使膀胱充盈，行膀胱造影来排除膀胱损伤。若无对比剂从膀胱漏出，就可以拔除导管，嘱患者自由排空膀胱。如果 3 个月内复查逆行和排尿性尿道造影，应明确盆腔内血肿是否吸收，以及膀胱和前列腺是否已经回归正常位置。

完全性Ⅱ和Ⅲ型尿道损伤预后较差。这类尿道破裂伤通常伴随骨盆骨折，必须外科手术治疗。对于完全性尿道损伤，过去曾行开腹一期修补术。该手术需要创伤后很快就进行，如果没有膀胱颈或直肠损伤，目前已不推荐此手术。

完全性尿道破裂的传统治疗方法是行延迟修复手术。这种方法需要在损伤时置入耻骨上导尿管，以排空膀胱。因为没有一期修补，所有患者均会出现尿道狭窄。耻骨上导尿管通常要放置 3 个月，之后通过一期或二期尿道成形术修补尿道。因为要做到创伤后即刻手术十分困难，所以目前这种延迟修复方法应用更多。一方面创伤时通常伴有软组织损伤和大血肿，会影响尿道各段结构的显示。另一方面，3 个月后大部分急性软组织异常会消退。与一期手术比较，延迟修复手术出现尿失禁、阳痿的概率较低（延迟修复手术出现上述 2 个并发症的概率分别为 12%、2%，一期手术分别为 25%、40%）。

对于完全性Ⅱ和Ⅲ型尿道损伤，如果选择进行延迟修复，在尿道成形术前应进行逆行尿道造影检查。在该检查中，通过耻骨上膀胱造口管注入对比剂使膀胱充盈，同时进行逆行尿道造影。然后嘱患者排空膀胱。如果患者想排空时膀胱颈部能打开，此检查就能勾勒出狭窄尿道段的全长（图 20-75）。极少数情况下，膀胱颈无法打开，因为膀胱容量小而且因为耻骨联合上引流膀胱颈已经有 3 个月未曾打开。在这种情况下，第二次排空试验前可以先夹

闭耻骨上导尿管 6 ～ 8h，来增加膀胱容量。

与完全性 Ⅱ 和 Ⅲ 型尿道损伤相比，部分性损伤远期致病率较低。因此，进一步证明了创伤后逆行尿道造影的影像学诊断的重要性。部分性 Ⅱ 和 Ⅲ 型尿道损伤的患者可以通过留置导尿管治疗。

Ⅳ 型尿道损伤需要详细的临床评估，因为膀胱颈部的尿道内括约肌有可能受损。尿道内括约肌是重要的节律括约肌，如果漏诊此处损伤，可能会出现尿失禁和（或）膀胱颈部狭窄等。

Ⅴ 型尿道损伤通常会造成尿道球部近 1/3 处的局限性狭窄。对于较轻的骑跨伤，如果逆行尿道造影提示尿道结构完整，就可以嘱患者正常排空膀胱，不需要其他治疗。如果尿道受压或者受血肿压迫变形，但仍然保持完整，没有对比剂漏出，可以置入一根润滑好的小导管到膀胱内，并且留置数日。

对于较严重的骑跨伤，逆行尿道造影检查常会显示完全性或部分性尿道破裂。完全性尿道破裂应立即行耻骨联合上置管，该损伤几乎总会最后导致尿道狭窄。如果为部分性尿道破裂，尝试置入导尿管可能会造成完全性破裂。因此对于 Ⅴ 型尿道损伤，也有很多人推荐行耻骨联合上膀胱置管。虽然有些部分性破裂可以自愈且不伴尿道狭窄，但许多患者会有短而局限的尿道狭窄（图 20-76），其中一些能通过内镜治疗。瘢痕不会延伸至尿道膜部。尿道球部完全性破裂和一些严重的部分性破裂需要尿道成形术治疗。

（七）膀胱和尿道联合损伤

在因钝性伤造成尿道损伤的男性患者中，大约 20% 同时伴有膀胱损伤。然而，通常情况下很难显示，只有少数的膀胱损伤可以在逆行尿道造影中显示出来（图 20-77）。因此，传统 X 线透视和 CT 膀胱造影检查应该在逆行尿道造影后进行。对于已经排除完全性尿道破裂的患者可以通过 Foley 管逆行造影，或者通过耻骨上置管造影。对于部分或完全性 Ⅱ 和 Ⅲ 型尿道损伤且准备行开腹一期修补术的

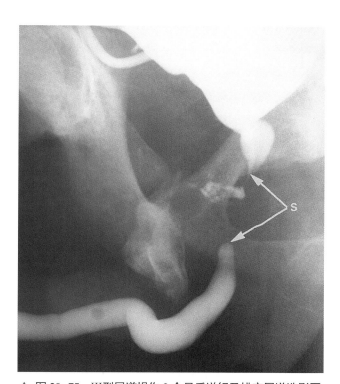

▲ 图 20-75　Ⅲ型尿道损伤 3 个月后逆行及排空尿道造影图
经耻骨上膀胱造口管和逆行导尿管注入对比剂后，嘱患者排空膀胱，拍摄右斜位 X 线片。可见膀胱颈打开，尿道前列腺部近端充盈。有少量对比剂漏出，提示为持续性尿道破裂。这种上下联合注入对比剂的方式可以测量尿道狭窄的长度。图中示尿道闭塞部分已经有纤维瘢痕产生（S）

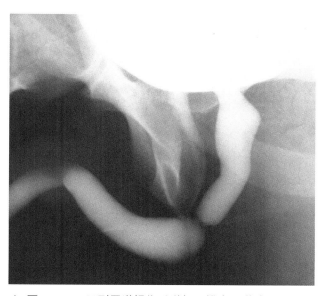

▲ 图 20-76　Ⅴ型尿道损伤后逆行及排空尿道造影图
患者因骑跨伤造成部分性尿道破裂，3 个月后行动态逆行和排空尿道造影（通过耻骨联合上置管）。图中清楚显示一段较短距离的纤维性狭窄，边界清楚

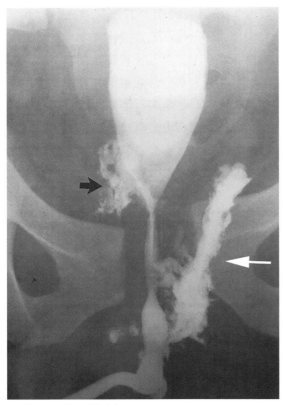

▲ 图 20-77　尿道和膀胱联合损伤逆行尿道造影图

逆行尿道造影前后位片示部分性Ⅲ型尿路损伤（白箭）及腹膜外膀胱破裂（黑箭）。注意还伴有耻骨联合的脱位分离

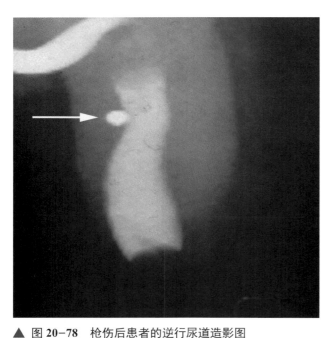

▲ 图 20-78　枪伤后患者的逆行尿道造影图

一名被 BB 枪射伤的患者的逆行尿道造影图示金属密度的 BB 弹紧贴前尿道且使前尿道变形（箭）。未见对比剂漏出到尿道外，说明尿道是完整的

患者，如果术前未行膀胱造影检查，手术时应仔细检查膀胱，以排除存在膀胱破裂的可能。

（八）穿透性尿道损伤

常见的穿透性伤原因包括枪伤和刀伤，相对于后尿道此类损伤更容易累及前尿道。通常需要即刻开腹探查，以及抗生素治疗控制合并的感染。枪伤能使部分尿道变形（图 20-78）甚至是破坏。在外科一期尿道成形术或者是二期尿路成形术的第一期中，可能会需要进行补片或者皮瓣移植。刀伤可能会造成前尿道的局灶性撕裂伤或破裂。这类损伤可以通过吻合受损的尿道球部来治疗。极少情况下，尿道可能会因异物插入而损伤（图 20-79）。

（九）医源性尿道损伤

医源性尿道损伤可以在一些器材操作时发生，最常见的是 Foley 管置入，此外膀胱镜检查时也可能出现。当操作者进管时感到阻力时，可能尿道损伤已经很明显了。当给位于尿道内的导尿管的气囊充气时，有可能会造成尿道破裂。

当医护人员经验不足时，导尿管置入时更容易发生问题。因为导尿操作通常是由护士或低年资医生完成，要保证操作正常完成，需要对相关人员进行充分训练。有效的训练可以减少出现尿道损伤的次数。

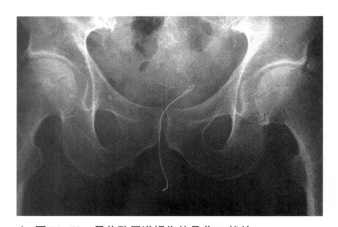

▲ 图 20-79　异物致尿道损伤的骨盆 X 线片

骨盆前后位 X 线片示尿道走行区一细线状金属密度影，末端似位于膀胱内。这是患者为治疗排尿困难，自己向尿道插入的清烟斗用的烟斗通条内的金属线

如果发生医源性尿道损伤，患者通常会主诉阴囊或会阴部疼痛。血尿也经常出现。值得庆幸的是，大部分此类损伤都是挫伤，可以不留后遗症完全治愈。然而，偶有患者会出现远期并发症，一般是尿道狭窄。影像学检查（最常用的是逆行尿道造影或 CT）可以发现导尿管的位置异常（图 20-80）。

（十）女性尿道损伤

女性尿道的创伤性破裂很少见，通常是由于器材操作、阴道手术或产科并发症所致。大约 1% 的女性尿道损伤是由骨盆骨折引起，且据报道大部分发生于青年女性。之所以发生率低，最有可能的原因是女性尿道短、移动范围大（因为女性尿道仅由尿生殖膈固定）。对于骨盆骨折的女性患者，当出现深部阴道撕裂伤或排尿困难或置入导尿管困难

时，应怀疑存在尿道破裂。尿道可以在距离膀胱颈 2cm 处或 2cm 以内的范围内撕裂。与男性尿道损伤类似，女性尿道破裂也可以分为部分性和完全性。

女性尿道损伤通常在内镜下诊断。在少数情况下，可以行排尿期膀胱尿道造影检查（通过耻骨上置管向膀胱内填充对比剂）。很少对女性患者进行逆行尿道造影检查。既往这些检查是通过双气囊导管完成，应用于非创伤性患者。双气囊女性逆行尿道造影一方面技术上很难完成，另一方面患者不适感十分强烈，因此这项技术目前几乎不再应用了。

女性尿道的部分破裂和挫伤可以通过导管置入支架进行治疗。如果是完全破裂，建议一期手术治疗。膀胱颈完全撕裂需要耻骨上入路外科手术治疗，将分离的断端相接。更远端的完全性尿道破裂

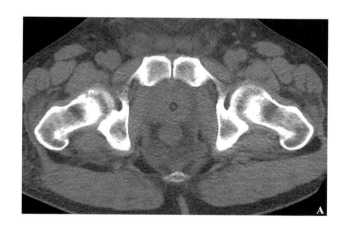

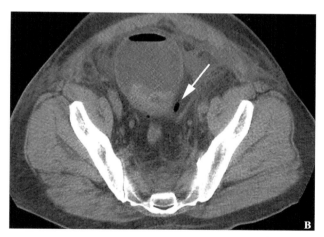

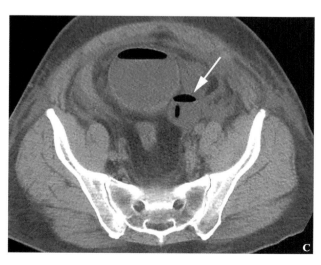

▲ 图 20-80　导尿管位置异常的 CT 图像
A. 平扫轴位 CT 图示带气囊导尿管的一部分位于尿道前列腺部；
B. 较高层面图像示含气导尿管位于膀胱后侧方，而不是在膀胱内（箭）；C. 更高层面图像示扩张的导尿管气囊（箭）位于膀胱腔外

通常经阴道治疗，在固定尿道的导管上进行端—端尿道吻合。不建议行延期尿道修补，因为这样发生尿道狭窄和瘘的概率会增加。

六、阴茎损伤

海绵体破裂并不常见，常在剧烈的性行为中勃起的阴茎被强制弯曲时发生。这类损伤通常被称为阴茎折断。当出现阴茎折断时，患者疼痛剧烈，阴茎会变形并出现瘀斑。当阴茎勃起时，尿道是伸长状态，更容易损伤。因此当海绵体破裂时，尿道也可能会受累。

尿道破裂联合阴茎折断

在阴茎折断患者中，10%～30% 伴有尿道损伤。当阴茎折断的患者出现血尿、尿道口滴血或排尿困难时，应怀疑存在尿道损伤。对于阴茎折断的患者，逆行尿道造影可以有效排除或者帮助诊断尿道损伤（图 20-81）。尿道损伤也可以通过软膀胱镜检查确诊。

对于确诊或者怀疑存在阴茎折断的患者，阴茎海绵体造影可用于外科手术前的评估。因为处于勃

起状态下折断的阴茎会有白膜的撕裂，阴茎海绵体造影可以显示撕裂的确切位置和严重程度。这对于临床治疗十分有价值，因为手术中白膜撕裂的位置可能会很不明显。阴茎折断患者还有可能出现尿道海绵体瘘。尿道成形术和阴茎海绵体造影术能显示出这些瘘道（图 20-82）。

对此类患者建议尽快行外科修补手术，以减少可能出现的创伤后并发症，如阳痿、阴茎弯曲畸形等。外科手术时可以清理血凝块。

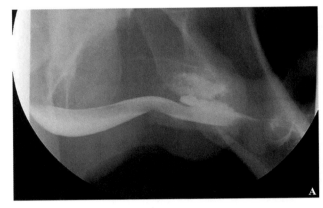

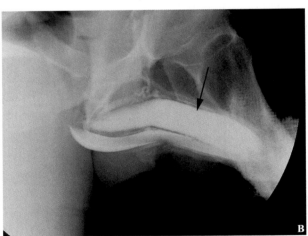

▲ 图 20-82　阴茎折断致创伤性尿道海绵体瘘的逆行尿道造影图
A. 导管周围尿路造影斜位 X 线片示少量对比剂从尿道漏出至更高层面的阴茎海绵体处；B. 追加注入对比剂后的图像示阴茎海绵体显示更清楚（箭），邻近的管状结构是显影的阴茎静脉

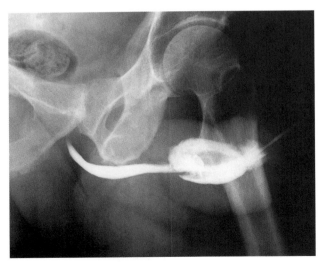

▲ 图 20-81　阴茎折断伴尿路损伤患者的逆行尿道造影图
逆行尿道造影左后斜位图示大量对比剂从尿道海绵体部渗出，伴有邻近海绵体损伤

（徐筑津　译，姜　蕾　校）

☞ 推荐阅读

总　论

[1] Eisenstat RS, Whitford AC, Lane MJ, et al. The flat cava sign revisited what is its significance in patients without trauma. *AJR Am J Roentgenol.* 2002;17:21–25.

[2] Hewitt JJ, Free KS, Sheafor DH, et al. The spectrum of abdominal venous CT findings in blunt trauma. *AJR Am J Roentgenol.* 2001;176:955–958.

[3] Holly BP, Steenburg SC. Multidetector CT of blunt traumatic venous injuries in the chest, abdomen, and pelvis. *Radiographics.* 2011;31:1415–1424.

[4] Lubner M, Menias C, Rucker C, et al. Blood in the belly CT findings of hemoperitoneum. *Radiographics.* 2007;27: 109–125.

[5] Nunes LW, Simmons S, Kinback R, et al. Diagnostic performance of trauma US in identifying abdominal or pelvic free fluid and serious abdominal or pelvic injury. *Acad Radiol.* 2001;8:128–136.

[6] Sirlin CB, Brown MA, Andrade-Barreto OA, et al. Blunt abdominal trauma clinical value of negative screening US scans. *Radiology.* 2004;230:661–668.

[7] Stuhlfaut JW, Soto JA, Lucey BC, et al. Blunt abdominal trauma performance of CT without oral contrast material. *Radiology.* 2004;233:689–694.

[8] Yao DC, Jeffrey RB, Mirvis SE, et al. Using contrasted-enhanced helical CT to visualize arterial extravasation after blunt abdominal trauma incidence and organ distribution. *AJR Am J Roentgenol.* 2002;178:17–20.

肾脏损伤

[9] Amerstorfer EE, Haberlik A, Riccabona M. Imaging assessment of renal injuries in children and adolescents: CT or ultrasound? *J Pediatr Surg.* 2015;50:448–455.

[10] Breen KJ, Sweeney P, Nicholson PJ, et al. Adult blunt renal trauma: routine follow-up imaging is excessive. *Urology.* 2014;84:62–67.

[11] Dahlstrom K, Dunoski B, Zerin JM. Blunt renal trauma in children with pre-existing renal abnormalities. *Pediatr Radiol.* 2015;45:118–123.

[12] Fischer W, Wanaselja A, Steenburg SD. Incidence of urinary leak and diagnostic yield of excretory phase CT in the setting of renal trauma. *AJR Am J Roentgenol.* 2015; 204:1168–1173.

[13] Gross JA, Lehnert BE, Linnau KF, et al. Imaging of urinary system trauma. *Radiol Clin North Am.* 2015;53:773–788.

[14] Harris AC, Zwirewich CV, Lyburn ID, et al. CT findings in blunt renal trauma. *Radiographics.* 2001;21:S201–S214.

[15] Hass CA, Dinchman KH, Nasrallah PF, et al. Traumatic renal artery occlusion: a 15-year review. *J Trauma.* 1998; 45(3):557–561.

[16] Heller MT, Schnor N. MDCT of renal trauma: correlation to AAST organ injury scale. *Clin Imaging.* 2014;38:410–417.

[17] Kawashima A, Sandler CM, Corl FM, et al. Imaging of renal trauma: a comprehensive review. *Radiographics.* 2001;21:557–574.

[18] McPhee M, Arumainayagam N, Clark M, et al. Renal injury management in an urban trauma centre and implications for urologic training. *Ann R Coll Surg Engl.* 2015;97:194–197.

[19] Miller KS, McAninch JW. Radiologic assessment of renal trauma: our 15-year experience. *J Urol.* 1995;154:352–355.

[20] Navsaria PH, Nicol AJ, Edu S, et al. Selective nonoperative management in 1106 patients with abdominal gunshot wounds: conclusions on safety, efficacy, and the role of selective CT imaging in a prospective single-center study. *Ann Surg.* 2015;261:760–764.

[21] Park SJ, Kim JK, Kim KW, et al. MDCT findings of renal trauma. *AJR Am J Roentgenol.* 2006;187:541–547.

[22] Patel DP, Redshaw JD, Breyer BN, et al. High-grade renal injuries are often isolated in sports-related trauma. *Injury.* 2015;46:1245–1249.

[23] Rhyner P, Federle MP, Jeffrey RB. CT of trauma to the abnormal kidney. *AJR Am J Roentgenol.* 1984;142:747.

[24] Sandler CM, Toombs BD. Computed tomographic evaluation of blunt renal injuries. *Radiology.* 1981;141: 461–466.

[25] Serafetinides E, Kitrey ND, Djakovic N, et al. Review of current management of upper urinary tract injuries by the EAU trauma guidelines panel. *Eur Radiol.* 2015;67:930–936.

肾盂输尿管结合部及输尿管损伤

[26] Boone TB, Gilling PJ, Husmann DA. Ureteropelvic junction disruption following blunt abdominal trauma. *J Urol.* 1993;150(1):33–36.

[27] Gross JA, Lehnert BE, Linnau KF, et al. Imaging of urinary system trauma. *Radiol Clin North Am.* 2015;53:773–788.

[28] Patel BN, Gayer G. Imaging of iatrogenic complications of the urinary tract: kidneys, ureters, and bladder. *Radiol Clin North Am.* 2014;52:1101–1116.

膀胱损伤

[29] Avey G, Blackmore CC, Wessells H, et al. Radiographic and clinical predictors of bladder rupture in blunt trauma patients with pelvic fracture. *Acad Radiol*. 2006;13:573–579.

[30] Chan DPN, Abujudeh HH, Cushing GL, et al. CT cystography with multiplanar reformation for suspected bladder rupture experience in 234 cases. *AJR Am J Roentgenol*. 2006;187:1296–1302.

[31] Martinez-Moya M, Dominguez-Perez AD. Letter: fat-fluid intravesical level: a new sign of bladder rupture. *AJR Am J Roentgenol*. 2011;197:W373–W374.

[32] Morgan DE, Nallamala LK, Kenney PJ, et al. CT cystography: radiographic and clinical predictors of bladder rupture. *AJR Am J Roentgenol*. 2000;174:89–95.

[33] Pao DM, Ellis JH, Cohan RH, et al. Utility of routine trauma CT in the detection of bladder rupture. *Acad Radiol*. 2000;7:317–324.

[34] Patel BN, Gayer G. Imaging of iatrogenic complications of the urinary tract: kidneys, ureters, and bladder. *Radiol Clin North Am*. 2014;52:1101–1116.

[35] Sandler CM, Hall JT, Rodriguez MB, et al. Bladder injury in blunt pelvic trauma. *Radiology*. 1986;158:633–638.

[36] Sandler CM, Phillips JM, Harris JD, et al. Radiology of the bladder and urethra in blunt pelvic trauma. *Radiol Clin North Am*. 1981;19(1):195–211.

尿道损伤

[37] Gomez RG, Mundy T, Dubey D, et al. SIU/ICUD consultation on urethral strictures: pelvic fracture urethral injuries. *Urology*. 2014;83(suppl 3a):S48–S58.

[38] Goldman SM, Sandler CM, Corriere JN Jr, et al. Blunt urethral trauma: a unified, anatomical–mechanical classification. *J Urol*. 1997;157:85–89.

[39] Ingram MD, Watson SG, Skippage PL, et al. Urethral injuries after pelvic trauma: evaluation with urethrography. *Radiographics*. 2008;28:1631–1643.

[40] Johnsen NV, Dmochowski RR, Mock S, et al. Primary endoscopic realignment of urethral disruption injuries—a double-edged sword. *J Urol*. 2015;194:1022–1026.

[41] Kashefi C, Messer K, Barden R, et al. Incidence and prevention of iatrogenic urethral injuries. *J Urol*. 2008;179:2254–2258.

[42] Kommu SS, Illahi I, Mumtaz F. Patterns of urethral injury and immediate management. *Curr Opin Urol*. 2007;17:383–389.

[43] Latini JM, McAninch JW, Brandes SB, et al. SIU/ICUD consultation on urethral strictures: epidemiology, etiology, anatomy, and nomenclature of urethral stenosis, strictures, and pelvic fracture urethral disruption injuries. *Urology*. 2014;83(suppl 3a):S1–S7.

[44] Lumen N, Kuehhas FE, Djakovic N, et al. Review of the current management of lower urinary tract injuries by the EAU trauma guidelines panel. *Eur Urol*. 2015;67:925–929.

[45] Sandler CM, Goldman SM, Kawashima A. Lower urinary trauma. *World J Urol*. 1998;16:69–75.

阴茎损伤

[46] Pariser JJ, Pearce SM, Patel SG, et al. National patterns of urethral evaluation and risk factors for urethral injury in patients with penile fracture. *Urology*. 2015;86:181–186.

[47] Wani I. Management of penile fracture. *Oman Med J*. 2008;23:162–165.